Neurologie des Neugeborenen

G. Joppich und F. J. Schulte

Neurologie des Neugeborenen

Mit 153 zum Teil farbigen Abbildungen

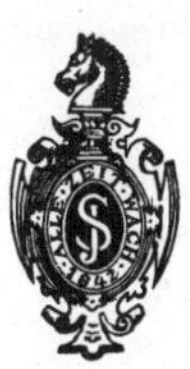

Springer-Verlag Berlin · Heidelberg · New York 1968

Professor Dr. G. Joppich, Direktor der Universitäts-Kinderklinik und Poliklinik Göttingen

Priv.-Doz. Dr. F. J. Schulte, Universitäts-Kinderklinik und Poliklinik Göttingen

ISBN-13: 978-3-642-95062-9 e-ISBN-13: 978-3-642-95061-2
DOI: 10.1007/978-3-642-95061-2

Das Umschlagbild ist der Originalarbeit von E. MORO entnommen, Münchner Medizinische Wochenschrift, **65**, 1149 (1918)

Softcover reprint of the hardcover 1st edition 1968
Library of Congress Catalog Card Number 68-13323.

Titel-Nr. 1465

Vorwort

Immer wieder fragen Eltern den Geburtshelfer nach abnormer Schwangerschaft oder Geburt, den Neurochirurgen nach der operativen Korrektur einer Mißbildung des Nervensystems und den Pädiater nach einer schweren Neugeborenenerkrankung: „Wird sich mein Kind normal entwickeln?" Die Antwort ist oft ausweichend. In dieser Situation soll das Buch eine Hilfe sein. Es soll zeigen, daß in vielen Fällen konkrete Angaben über die prognostische Bedeutung eines Befundes gemacht werden können. In fast jeder größeren deutschen Kinderklinik sind deshalb in den letzten Jahren Arbeitsgruppen entstanden, die sich mit der Neurologie des Neugeborenen beschäftigen. Dem Fortgeschrittenen, ausnahmsweise vielleicht auch dem Experten, soll dieses Buch helfen, die physiologischen Grundlagen einer neurologischen Untersuchung des Neugeborenen zu erarbeiten, ihre klinische Anwendung zu ermöglichen, offene Probleme zu erkennen und eine optimale Therapie durchzuführen.

Unser Dank gebührt der Deutschen Forschungsgemeinschaft, die im Schwerpunktprogramm „Nervensystem" seit 1960 kontinuierlich unsere neurophysiologischen und klinisch-neurologischen Untersuchungen an Neugeborenen unterstützt hat. Das National Institute of Health und die Fulbright Kommission ermöglichten einem von uns Forschungsarbeiten an der Kinderklinik der University of California, Los Angeles, wo wir für dieses Buch entscheidende Anregungen bekamen.

Besonders dankbar sind wir unseren Kritikern, die jeweils Teile des Manuskriptes gelesen und berichtigt haben: P. E. Becker, W. von Berg, P. Eberle und D. Emrich, Göttingen; K. Fischer, Hamburg; H. D. Henatsch und U. Herlyn, Göttingen; H. H. Loeschcke, Bochum; A. H. Parmelee, Los Angeles; H. F. R. Prechtl, Groningen und D. Seitz, Göttingen. Wir sind nicht all ihren Anregungen gefolgt, deshalb tragen wir weiter die Verantwortung für strittige Darstellungen. Andererseits verdanken wir ihnen viele besonders abgewogene Stellungnahmen.

Die eigenen Forschungsarbeiten wären unmöglich gewesen ohne die hilfsbereite Unterstützung durch die Schwestern unserer Neu- und Frühgeborenenstation, insbesondere Schwester Susemarie Kipping und Schwester Mechthild Möller und ohne die unermüdliche Mitarbeit unserer EEG-Assistentin, Frau Ursula Jürgens. Frau Friedel Zeuner und Fräulein Charlotte von Nordheim haben unser Manuskript in mühevoller Arbeit druckreif gemacht.

Frau Frauke Schulte danken wir für das Lesen der Korrekturen und für die Bearbeitung des Literaturverzeichnisses.

Der Springer-Verlag hat unsere Wünsche ausnahmslos erfüllt.

Göttingen im April 1968 Die Verfasser

Inhaltsverzeichnis

I. Einleitung

Der Schwerpunkt der Pathologie des Säuglingsalters hat sich in den meisten Industriestaaten in die Neugeborenenzeit verlagert. Bei uns ist seit 1940 die Sterblichkeit der Säuglinge des 2.—12. Lebensmonats insgesamt niedriger als diejenige des 1. Monats. In den USA wurde dieser Zustand bereits um 1912 erreicht (*532*). 1957 veröffentlichte PETERS (*3070*) ein Diagramm der Säuglingssterblichkeit in der Bundesrepublik von 1951 (Abb. 1). Wie man sieht, starb 1951 etwa ein Drittel aller jener Kinder, die das 1. Lebensjahr nicht überstanden, schon am 1. Tage, das zweite Drittel im 1. Monat. Die wichtigsten pathogenetischen Faktoren sind vorzeitige Geburt, die sog. Lebensschwäche und Entbindungsfolgen. Ihnen zu-

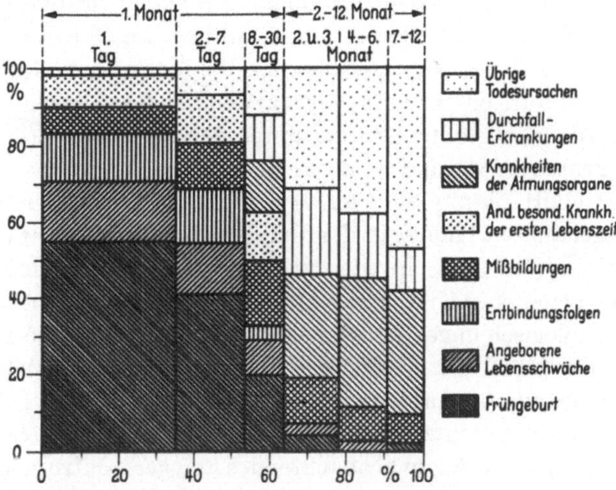

Abb. 1. Aus Statistik der Bundesrepublik Deutschland, Band 169

sammen erliegen mehr als vier Fünftel der am 1. Lebenstag verstorbenen Kinder. Diese Entwicklung ist seither in der gleichen Richtung weiter fortgeschritten.

Die Bedeutung der Sterblichkeit der ersten Lebenstage wurde erstmals 1907 durch DIETRICH statistisch erfaßt. Die systematische klinische Erforschung dieses Gebietes begann mit YLPPÖ, SCHWARTZ, ROTT und PEIPER. Das wichtigste Ergebnis dieser Studien war die Erkenntnis der dominierenden Bedeutung des Zentralnervensystems für Pathologie und Prognose der Neugeborenenerkrankungen. YLPPÖ fand bei verstorbenen Frühgeborenen die typischen anatomischen Läsionen im Zentralnervensystem. PEIPER hat diese morphologisch orientierte Forschung durch eine physiologisch-funktionelle, und v. PFAUNDLER durch eine mathematisch-statistische ergänzt. Zu dieser Zeit war die Neugeborenenpathologie fast ausschließlich Neurophysiologie und Neuropathologie. Heute wissen wir zusätzlich, daß in Entgleisungen des Elektrolytstoffwechsels, in Auf- und Abbaustörungen der Kohlenhydrate, Aminosäuren und Fette, in intrauterin oder unmittelbar post partum erfolgenden Infektionen oftmals die Entscheidung über Leben und Tod des Neugeborenen liegt. Auch bei den nicht primär das Zentralnervensystem betreffenden Krankheiten spielt dieses eine gewichtige Rolle und zwar hinsichtlich der Spätprognose. Überstehen die Kinder ihre Krankheit, so hängt alles davon ab, ob durch Acidose, Hypoxie usw. das Zentralnervensystem Schaden erlitten hat; denn daraus kann ein fortwirkender Defekt mit seinen einschneidenden sozialen und psychologischen Belastungen resultieren.

Eine Neurologie des Neugeborenen ist deshalb eng mit der allgemeinen Pädiatrie dieses Lebensalters verknüpft und sie ist gleichzeitig der entscheidende Ausgangspunkt dessen, was im angelsächsischen Sprachgebiet als Developmental Medicine bezeichnet wird. Wir haben uns bemüht, die neurologischen Erkrankungen vorwiegend während der ersten 10, in Sonderfällen während der ersten 30 Lebenstage einerseits im Zusammenhang mit der allgemeinen Physiologie und Nosologie dieses Alters darzustellen und andererseits die Prognose, die Entwicklungsmöglichkeiten des erkrankten Neugeborenen und des sog. Risikokindes eingehend zu besprechen.

Die zahlenmäßige Bedeutung dieser Krankheitsgruppe geht aus den Ergebnissen einer Erhebung in der Bundesrepublik vom Oktober 1961 hervor, wonach bei Körperbehinderten die Ursache der Behinderung in 7,2% angeboren ist. In der Mehrzahl dürften perinatal entstandene Defekte vorliegen. Es handelt sich dabei um die viertgrößte Gruppe unter den Ursachen der Körperbehinderung. Nach Matthias (*2588*) sind 84% aller infantilen Cerebralparesen auf Frühgeburt, abnorme Geburt, Asphyxie oder Icterus gravis zurückzuführen. Die Zahl der spastisch gelähmten Kinder in der Bundesrepublik wird auf etwa 1—2 je tausend Geburten geschätzt; in Schweden wurden 1,5—1,7, in Dänemark 1,9 Spastiker je tausend neugeborener Kinder ermittelt (*434*). Thalhammer (*3865*) hat berechnet, daß 17% ätiologisch ungeklärter cerebraler Entwicklungsstörungen der connatalen Toxoplasmose zur Last gelegt werden müssen. Connatale Röteln, Cytomegalie, nicht erkannte oder unzureichend behandelte Lues connata gehören ebenso hierher wie eitrige Hirnhautentzündungen, welche in der Neugeborenenperiode durch ein später niemals wieder zu beobachtendes Erregerspektrum hervorgerufen werden können. In keinem Monat des menschlichen Lebens gibt es soviel eitrige Meningitiden wie im ersten. Ein Teil dieser Erkrankungen führt trotz antibiotischer Sterilisierung zu Hydrocephalus, hämorrhagischer Pachymeningosis, Blindheit, Taubheit und geistiger Rückständigkeit. Die Folgen mancher auf das Zentralnervensystem einwirkender Stoffwechselstörungen wie der Oligophrenia phenylpyruvica, der Galaktosämie, des Thyroxinmangels, ferner die schon in der Neugeborenenzeit erkennbaren erblichen degenerativen Krankheiten brauchen nur in Erinnerung gebracht zu werden, um die Bedeutung dieser kritischen Periode des menschlichen Lebens zu beleuchten. Unter den Insassen von Heil- und Pflegeanstalten wurden 0,79% (*2046*) bis 1,22% (*2811*) als Phenylketonuriekranke entdeckt. In den deutschen Anstalten sind es 0,9% (*2127*). Das sind heute wahrscheinlich teilweise vermeidbare Folgezustände.

Der Schritt von der pathologischen Anatomie zur neurologischen Diagnostik hat sich nur langsam vollzogen. Als Geburtsjahr der Neugeborenenneurologie kann man vielleicht das Jahr 1918 bezeichnen, in welchem Moro (*2775*) den „Umklammerungsreflex" beschrieb. Dieser ist freilich schon früher entdeckt worden (s. S. 38), auch das „Brustsuchen" (*2284*) und der „Handgreifreflex" (*3297*) waren um diese Zeit längst bekannt. Jedoch wirkte der Mororeflex wie eine Initialzündung für weitere Entdeckungen, auch verwandte MORO seine Beobachtung im Sinne klinischer Diagnostik, während bis dahin die Gedanken der Untersucher vor allem in die Richtung phylogenetischer Deutungen gegangen waren. Heute stellen die Greif-, Flucht-, Stellreflexe, die Eigentümlichkeiten der Körperhaltung und des Muskeltonus, die Kriech- und Schreitbewegungen Neugeborener die Grundlagen einer diagnostisch nutzbaren Neugeborenenneurologie dar, zu der man gelangt, wenn man sich von der auch heute noch vereinzelt vertretenen Anschauung befreit, daß man Neugeborene mit den klassischen Methoden der Neurologie erfolgreich untersuchen könne (*3754*).

Kein Gewebe bietet der Regeneration so wenig Möglichkeit wie das Nervensystem. Darum kommt es in besonderem Maße auf Prophylaxe und Früherkennung an: Auf Impfungen vor der Schwangerschaft, auf prophylaktische Behandlung während der Gravidität, auf die — zum Teil mit sozialen Maßnahmen erreichbare — Verhinderung einer vorzeitigen Geburt, auf eine Geburtsleitung, die die Lage des Kindes durch Amnioskopie kontrolliert, auf Früherkennung von Stoffwechselstörungen und intrauterinen Infektionen. Ohne Zweifel kann ein großer Teil der Aufwendungen, die die zivilisierte Gesellschaft für geistig und körperlich behinderte Menschen aufbringen muß, durch ärztliche Maßnahmen verringert werden, die ihren Ansatz in der Neugeborenenzeit haben.

II. Neurophysiologie der Früh- und Neugeborenen

Dieses Kapitel muß im Rahmen unseres Buches unvollständig bleiben. Wir werden nicht die gesamte Neurophysiologie besprechen können, obgleich alle nervösen Funktionen während der frühen Entwicklung Besonderheiten aufweisen. Hier wollen wir uns mit der Besprechung jener Themen begnügen, die so weit untersucht sind, daß sie uns für die klinische Neurologie des Neugeborenen belangvoll erscheinen.

Alle neurophysiologischen Parameter und alle neurologischen Symptome müssen bei Neu- und Frühgeborenen zum Alter des Kindes in Beziehung gesetzt werden. Dabei ist die extrauterine Lebensspanne manchmal bedeutungslos. Wichtig ist aber immer das Gestations- bzw. Konzeptionsalter. Unter Gestationsalter verstehen wir die Zeit vom 1. Tag der letzten Menstruation der Mutter bis zur Geburt des Kindes. Konzeptionsalter ist Gestationsalter plus extrauterines Lebensalter. Eigentlich ist diese Definition unzutreffend und viele Embryologen sagen Menstruations- anstatt Gestationsalter, da ja die Gestation erst etwa 14 Tage nach dem 1. Tag der letzten Menstruation beginnt. Einige Autoren (MINKOWSKI u. Mitarb., TIZARD u. Mitarb.) haben deshalb für die Berechnung des Gestationsalters den Zeitpunkt 14 Tage nach dem Beginn der letzten Regel zugrunde gelegt. Obgleich wir den genauen Konzeptionstermin meistens nicht wissen, ist dieser Weg viel logischer, aber die Autoren haben sich bisher damit nicht durchsetzen können. Wir folgen deshalb unwillig in diesem Buch der gebräuchlichen Berechnungsweise.

A. Morphologische Vorbemerkungen

Während der embryonalen und fetalen Entwicklung erfolgt eine stetige Massenzunahme des Gehirns (Abb. 2), an der alle Gewebselemente, wenn auch quantitativ unterschiedlich, beteiligt sind: 1. die Markscheiden, 2. die Nervenzellen mit Axonen und Dendriten, 3. die Glia und 4. das Gefäßbindegewebe.

Diese Massenzunahme ist mit einer Faltung der Hirnoberfläche verbunden (Abb. 3) (*2321*).

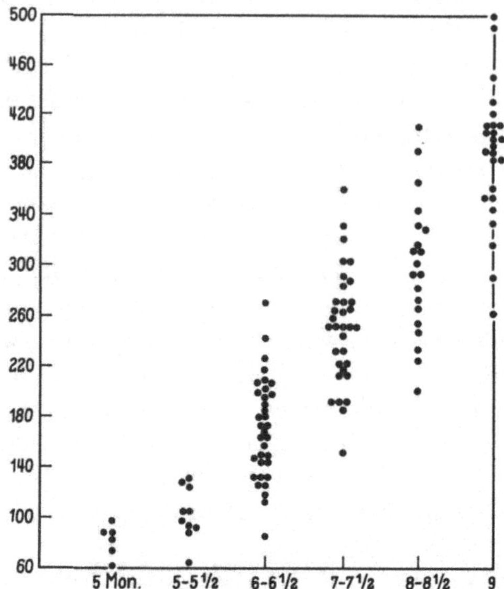

Abb. 2. Hirngewichte [g] in Abhängigkeit vom Gestationsalter [Monate]. (Nach LARROCHE, *2321*)

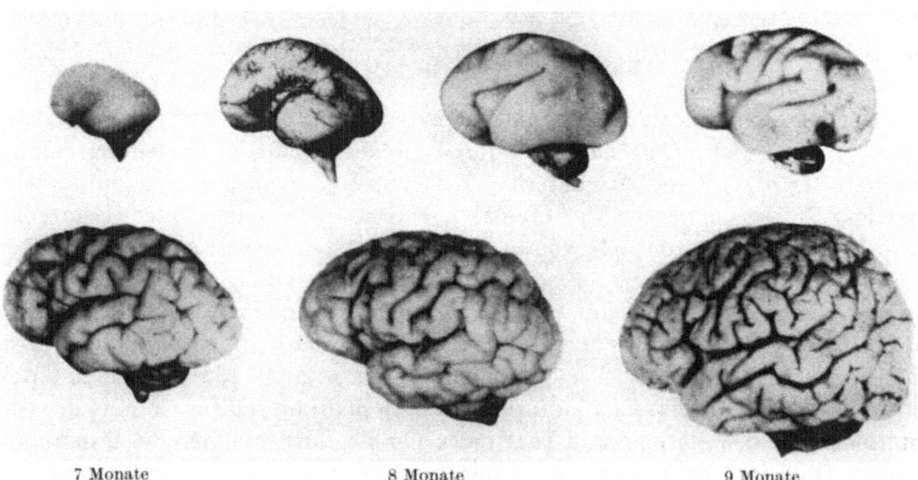

Abb. 3. Morphologie der Hirnoberfläche im Verlaufe der intrauterinen Entwicklung vom 3. bis zum 9. Schwangerschaftsmonat. (Nach LARROCHE, *2321*)

1. Die Markscheiden

Im Anschluß an die Untersuchungen von FLECHSIG in den Jahren bis 1920 galt die Ausbildung der Markscheiden lange Zeit als das wesentliche Kriterium der Hirnreifung. Es bestehen auch zeitliche Zusammenhänge zwischen der Ausbildung der Markscheiden und der Entwicklung nervöser Funktionen (Abb. 4). Es ist aber unwahrscheinlich, daß dieser Zusammenhang ein kausaler ist (*2315, 2316*). Das läßt sich mit vielen Einzelbeispielen belegen. Hier seien nur zwei genannt: Im Nervus opticus des Menschen setzt die Myelogenese erst gegen Ende der normalen Gestationszeit ein und doch kann auch schon das Frühgeborene sehen und von der 31. Woche des Konzeptionsalters an gibt es Pupillenreaktionen auf Licht (*909, 3041, 3301*). Das Gehirn des neugeborenen Opossums hat kaum Myelin und doch findet dieses Tier bald nach der Geburt den Beutel der Mutter und klettert

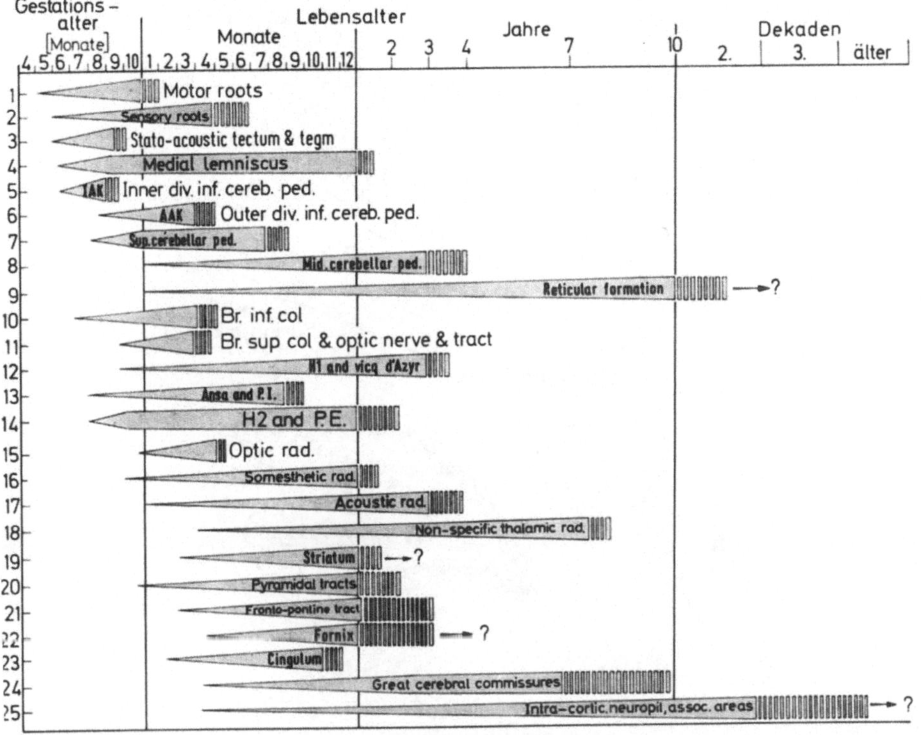

Abb. 4. Zeitliche Folge der Markscheidenbildung beim Menschen. (Nach Jakovlev und Lecours, *4273a*)

in ihn hinein (*2316*). Auch markarme Nervenfasern können schon Aktionspotentiale leiten, ihre Leitungsgeschwindigkeit ist nur wesentlich geringer (s. S. 18). Dieser Nachteil kann aber beim Feten oder beim Neugeborenen in Kauf genommen werden, da ja die Entfernungen viel kürzer sind. Die Leitungszeiten bleiben gleich oder sie sind sogar noch kleiner als bei Erwachsenen (s. S. 31). Andere Besonderheiten markarmer Nervenfasern werden auf S. 19 besprochen.

2. Nervenzellen und Dendriten

Die Bildung der Nervenzellen, ihre Migration vom Ort erster Zellteilungen zu späteren Ganglien oder Zellagen (Abb. 5) und die Aussprossung der Dendriten sind funktionell wahrscheinlich entscheidender als die Dickenzunahme der Markscheiden. Beim Menschen entstehen und wandern die Nervenzellen während der ersten 3 Fetalmonate, ihre Vermehrung ist im 8. Schwangerschaftsmonat abgeschlossen (*2384, 3188*). Für die postnatale Entwicklung psychomotorischer Funktionen bei Früh- und Neugeborenen scheint die Ausbildung der Dendriten besonders wichtig zu sein. Diese Dendriten sind der Hauptort der synaptischen Verknüpfung der Nervenzellen untereinander und das Zusammenspiel von Nervenzellverbänden ist auf die synaptische Impulsübertragung angewiesen (*1113, 1116*).

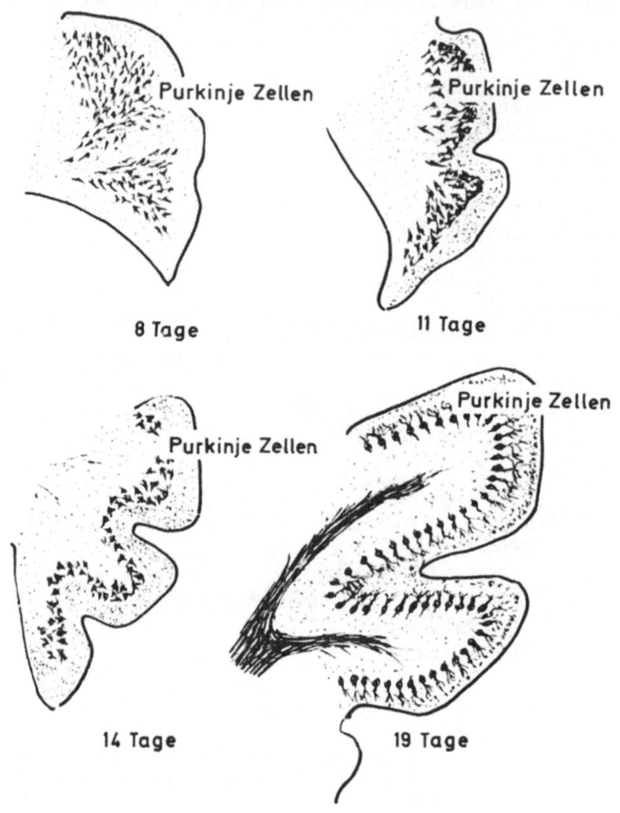

Abb. 5. Migration der Purkinje-Zellen im Kleinhirn eines Hühnerembryo zwischen dem 18. und 19. Tag der Entwicklung. (Nach J. Allen [Ed.]: The Nature of Biological Diversity, zit. nach Levi-Montalcini, *2384*)

Anscheinend sind die Dendriten im Rückenmark und in der Medulla oblongata bei menschlichen Neu- und Frühgeborenen bereits weitgehend gebildet, obgleich genaue anatomische Untersuchungen über die verschiedenen Strukturen von Rückenmark und Stammhirn nicht vorzuliegen scheinen. In der Hirnrinde ist der Archicortex des Gyrus hippocampus der Katze bereits nach Ende der normalen Gestationsperiode mit einem dichten Dendritenfilz durchzogen. Elektronenoptische Untersuchungen haben gezeigt, daß hier auch die Synapsen bereits gebildet sind (*3175, 3173*). Im Neocortex und im Kleinhirn sind nur die apikalen Dendriten, also die vertikalen Verbindungen der Nervenzellen bei der termingerechten Geburt vorhanden. Die Aussprossung der basalen Dendriten erfolgt

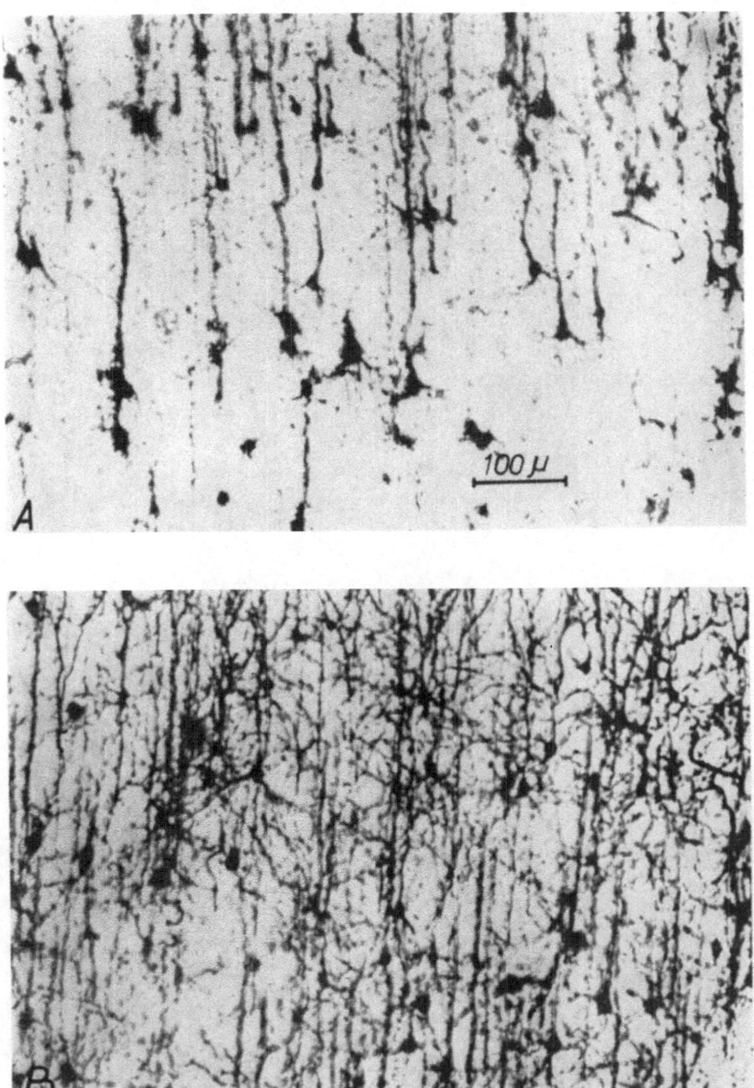

Abb. 6. Die Aussprossung der Dendriten während der ersten 6 Monate der postnatalen Entwicklung beim Kaninchen. Golgi-Färbung eines Präparates aus dem frontalen Gyrus. Oben: unmittelbar nach der Geburt. Unten: mit 6 Monaten. (Nach SCHADÉ et al., *3640*)

beim Menschen und bei den meisten Tieren in den ersten Wochen und Monaten nach der Geburt (*3640*, *3641*, *2983*, *3188*, *3666*, *2984*, *3181*). Beim Kaninchen bestehen Volumen und Oberfläche der corticalen Nervenzellen zur Zeit der Geburt fast zu 100% aus dem Soma der Zelle, nach 300 Tagen dagegen zu 70—95% aus Dendriten (*3496*). Die Abb. 6, 7 und 8 machen die postnatale Aussprossung der Dendriten mikroskopisch, elektronenoptisch und graphisch deutlich. Zwischen den verschiedenen Arealen der Hirnrinde, ja sogar innerhalb des motorischen Cortex, bestehen nochmals deutliche Unterschiede. Es ist bemerkenswert, daß bei einem 8 Monate alten menschlichen Feten die Betzschen Pyramidenzellen der

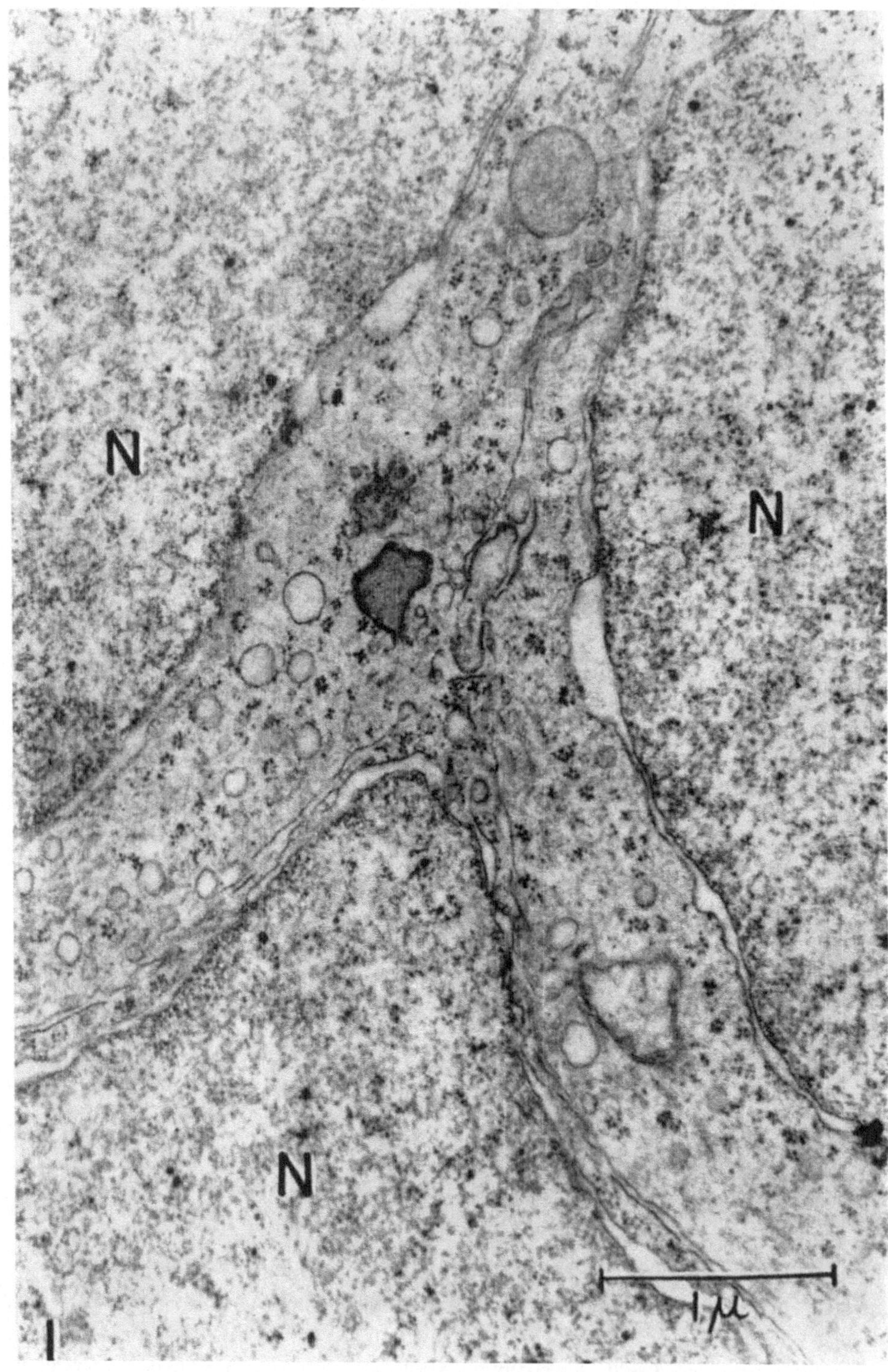

Abb. 7. Elektronenoptische Darstellung eines oberflächlichen Anteils aus dem Neocortex eines 12 (1) und 16 (2) Wochen alten menschlichen Fetus. Drei Zellen sind mit ihrem Zellkern

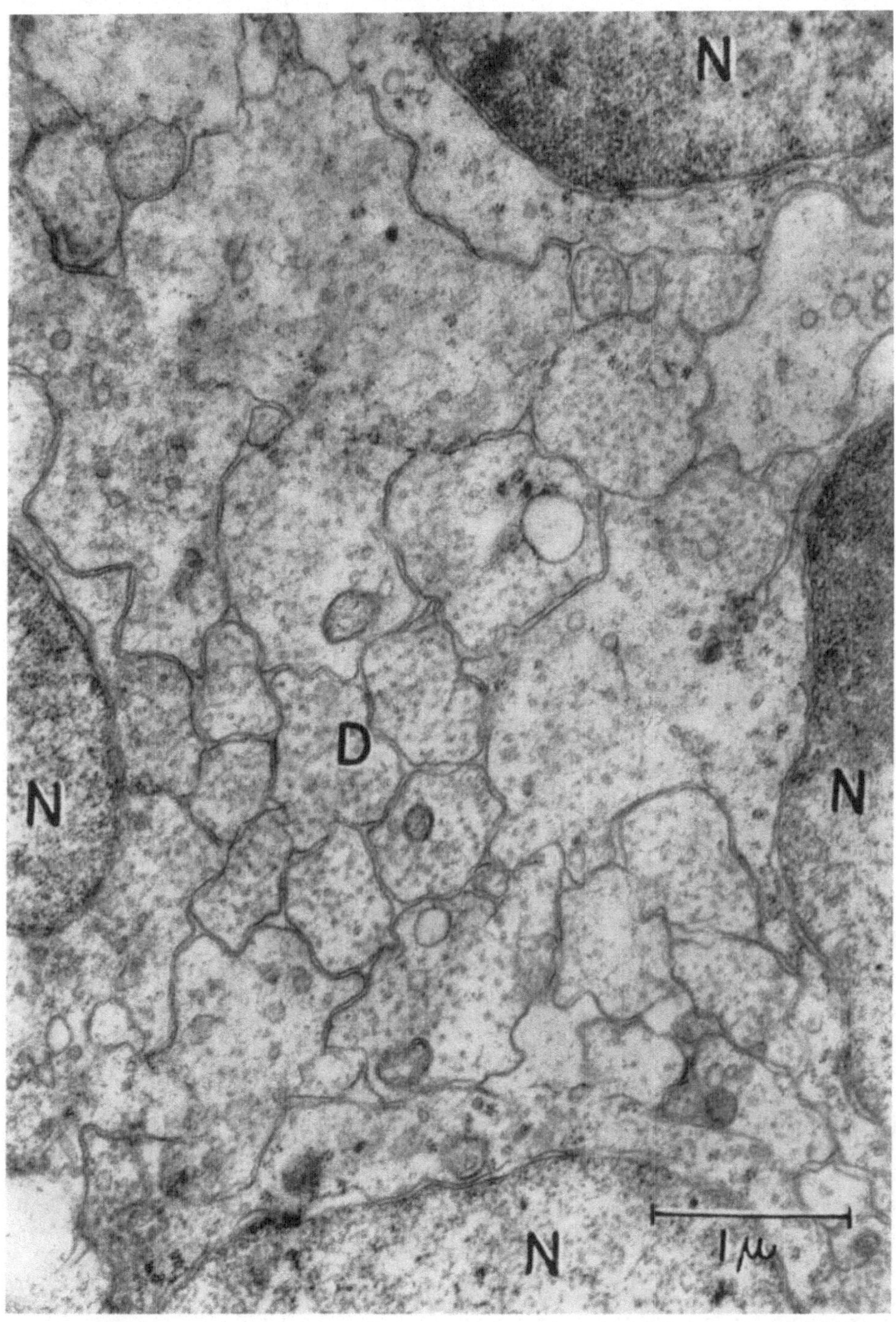

(N) sichtbar. Mit 12 Wochen (1) liegen die Zellen dicht zusammen. Mit 16 Wochen (2) sind sie bereits durch viele Dendriten (D) voneinander getrennt. (Nach PAPPAS u. PURPURA, *2984*)

motorischen Area 4α für die Rumpfmuskulatur mehr Dendriten haben als diejenigen für die Beinmuskeln (Abb. 9). Gleichzeitig mit der Aussprossung der Dendriten verzweigen sich auch die Axone, die mit ihren Endknöpfen die synaptischen Verbindungen zwischen einer Nervenzelle und den Dendriten des nächsten Neurons herstellen.

Mit der Aussprossung der Dendriten gehen viele histochemische Entwicklungsprozesse parallel, die wir auf S. 12 kurz aufzählen werden. FLEXNER (*1285*) hat diese Periode am Beispiel des Meerschweinchens die kritische Entwicklungsphase genannt. Wahrscheinlich entsteht während dieser Periode auch die Nissl-Substanz. Bei Feten im 8. Schwangerschaftsmonat enthalten die Betzschen Pyramidenzellen

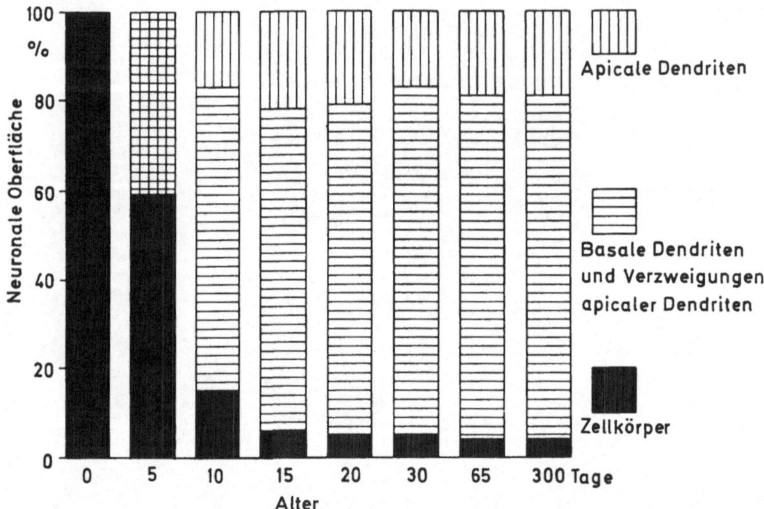

Abb. 8. Die Verteilung der Oberfläche corticaler Nervenzellen vom Kaninchen zwischen Zellkörper und Dendriten während der postnatalen Entwicklung. (Nach SCHADÉ et al., *3640*)

noch keine formierte Nissl-Substanz, sondern nur sog. basophilen Staub. Erst mit 52 Wochen Konzeptionsalter (3 Monate nach der termingerechten Geburt) kann man in diesen Zellen Nissl-Körper nachweisen (*3188*). Die Entwicklung der Nissl-Substanz ist ähnlich wie die Aussprossung der Dendriten in den einzelnen Hirngebieten unterschiedlich.

3. Glia

Vermutlich ist die Neuroglia — immer noch die große Unbekannte in der Neurophysiologie — ein zweites wichtiges Moment in der Ontogenese des Zentralnervensystems. In diesem Buch wird — wahrscheinlich sehr zu Unrecht — von ihr nicht mehr die Rede sein, deshalb möchten wir hier zusammen mit der Morphologie die bekannten und vermuteten Funktionen der Glia kurz erwähnen (*943*): 1. Hirnschwellung und Ödem als Reaktion auf Trauma, Bestrahlung und Drogen; 2. Erzeuger und Verteiler von Metaboliten für den Stoffwechsel der Nervenzellen; 3. Generator bioelektrischer Aktivität, insbesondere Gleichspannungsschwankungen und biochemische Mitwirkung an der Entstehung synaptischer Potentiale; 4. Myelinisierung und Demyelinisierung; 5. Ribonucleinsäureumsatz während des

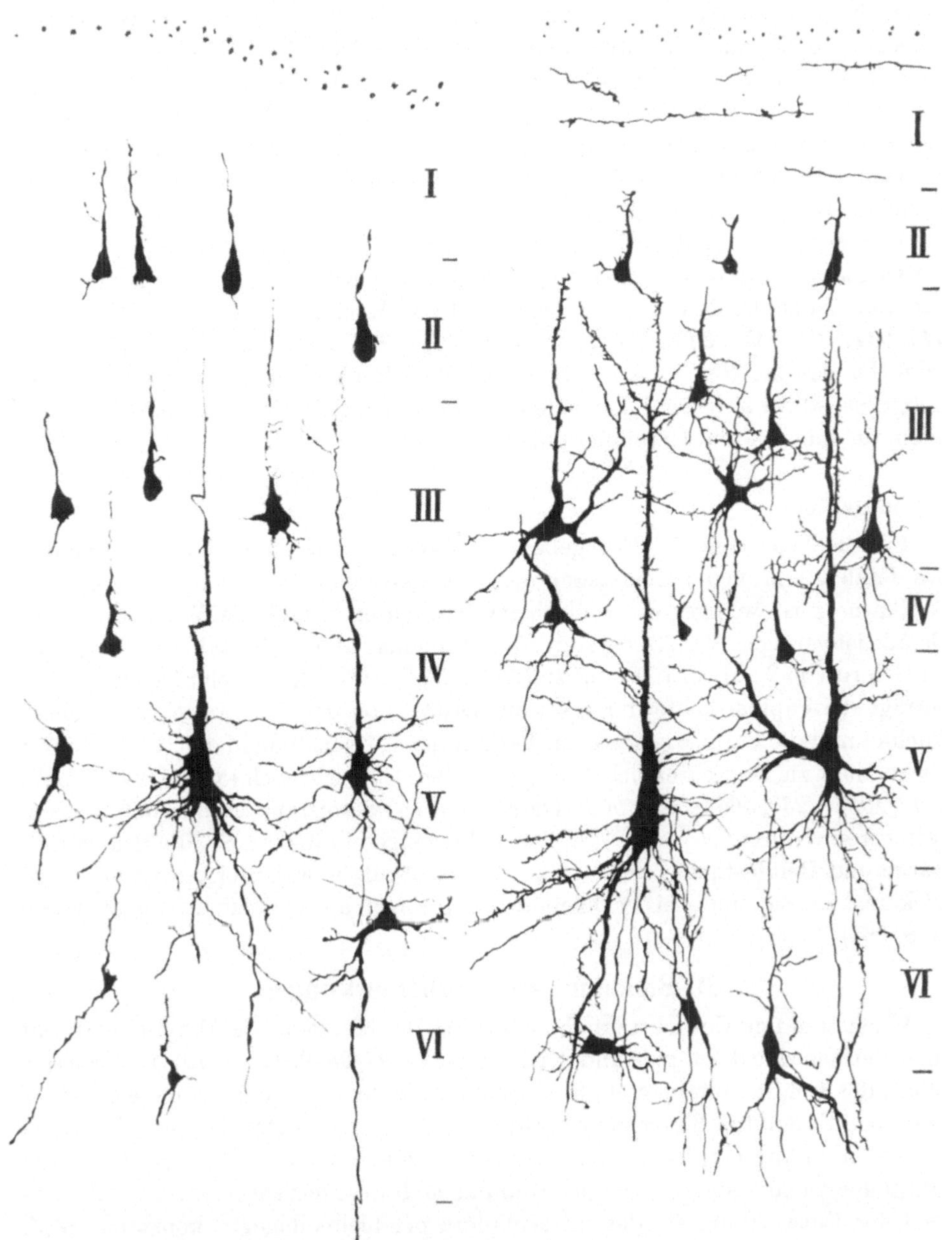

Abb. 9. Nervenzellen und Dendriten aus dem Gyrus centralis anterior eines 8 Monate alten menschlichen Feten. Die Aussprossung der Dendriten ist in der Region für den Körperstamm (rechte Seite) weiter fortgeschritten als in der Region für die unteren Extremitäten (linke Seite). (Nach RABINOWICZ, *3188*)

Lernprozesses. Für die Entwicklung des Nervensystems scheinen die Fakten 4. (Myelinisierung) und 5. (Lernen) besonders wichtig. Die Makroglia (Neuroglia) stammt wie die Nervenzelle aus dem Neuralepithel (*580*), von dem auswandernd die Spongioblasten mehrfache strukturelle Änderungen durchlaufen. Im 3. Embryonalmonat sind dann beim Menschen Neurogliazellen in Form von Astrocyten, Oligodendroglia- und glioepithelialen Zellen nachweisbar (*581*). Während nach der Geburt die Zahl der Nervenzellen leicht abnimmt, steigt die der Neuroglia kontinuierlich während des Lebens etwas an, so daß der Glia-Neuron-Index z.B. bei der Ratte von 0,2 bei der Geburt auf 0,9 vor dem Tode zunimmt (*2906, 466*).

Die Mikrogliazellen (*1474*) stammen aus dem Mesoderm, sie werden im allgemeinen nicht zur Neuroglia gerechnet (*1907*).

Wahrscheinlich sind es die Schwannschen Zellen im peripheren Nerven und die Oligodendrogliazellen im Gehirn und Rückenmark, die sich um die zunächst nackten Axone der Nervenzellen legen und das Myelin bilden (*3074, 1421, 1803, 945, 944, 405, 533, 3346*). Hydén u. Egyhazi (*1974, 1975*) haben Hinweise dafür erbracht, daß die Neuroglia mit biochemischen Reaktionen am Lernvorgang beteiligt ist, wobei sich der Ribonucleinsäuregehalt qualitativ und quantitativ vor allem im Adenin- und Cytoninanteil ändert.

4. Blutgefäße

Für die Neurologie des Frühgeborenen sind zwei anatomische Besonderheiten des fetalen und neonatalen cerebralen Gefäßsystems besonders wichtig: Das Capillarnetz ist weniger dicht als beim Erwachsenen und die Wandstärke der Gefäße ist geringer. Vom 3. bis zum 10. Fetalmonat nimmt die Zahl der Capillaren im Gehirn von 2 auf ca. 150/mm² zu (*2542, 2882, 2883*). Noch beim Neugeborenen beträgt die Capillardichte nur etwa ein Drittel von der des Erwachsenen (*961*). Auch nimmt die Capillarisierung im Verlauf der Entwicklung in der Rinde stärker als im Mark zu, sie richtet sich damit nach dem O_2-Verbrauch (*8, 775, 2477, 1125, 2542, 1085, 4239, 3663, 309, 1906*). Die große Hypoxietoleranz des unreifen Nervensystems wird durch die geringe Capillardichte eingeschränkt (s. S. 301). Die Wandstärke und Reißfestigkeit der Gefäße nimmt ebenfalls während der fetalen Entwicklung zu, sie sind bei Frühgeborenen geringer als bei reifen Neugeborenen (s. S. 264).

B. Biochemische Vorbemerkungen

Wachstum und Gewichtszunahme des Gehirns beruhen, wie Abb. 10 zeigt, auf einer Vermehrung der Lipide und der Proteine (*3894, 2512, 437, 1810*). Der Wassergehalt des Gehirns nimmt vom 3. Fetalmonat laufend ab, womit eine alte philosophische Erkenntnis Thomas von Aquins seine Stütze findet. Der Dominikanermönch nahm an, daß das Gehirn des Neugeborenen noch zu wasserreich sei, um funktionieren zu können. Auch der Kaliumgehalt des Nervensystems nimmt während der Entwicklung ab, das intracelluläre pH bleibt dagegen konstant (*2725, 1817, 4216*).

Die Lipide, und zwar Cerebroside und Sphyngomyelin, dienen zum Aufbau der Markscheiden. Ihre Zunahme als Hirnbestandteil erfolgt deshalb bei jeder Tierspecies synchron mit der Myelinisierung (*1025, 3116*).

Die Proteinsynthese erfolgt im Gehirn vorwiegend während der Fetalzeit parallel mit der Teilung der Nervenzellen (*3266a*). Die Aufnahmebereitschaft des Gehirns ist während der Entwicklung besonders groß für Tryptophan und Tyrosin (*3266, 3958, 1616*). Alle aromatischen Aminosäuren teilen sich die Vehikel für den Transport in das Nervensystem und kompetieren deshalb miteinander (*1616*). Das scheint für die Pathophysiologie des Aminosäurestoffwechsels insbesondere bei der Phenylketonurie (s. S. 118) und der Ahornsyrupkrankheit (s. S. 111) eine fatale Bedeutung zu haben.

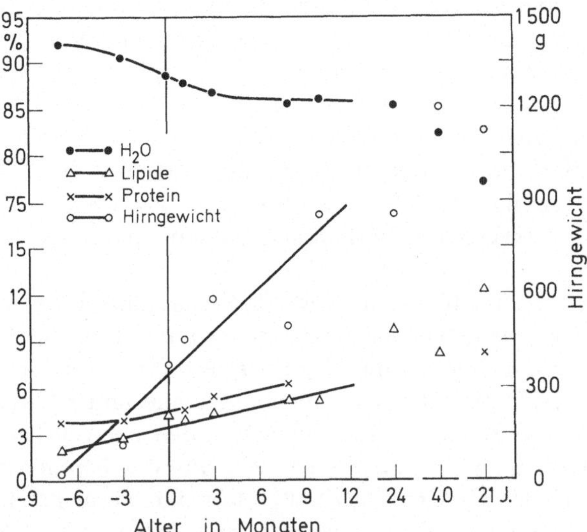

Abb. 10. Änderungen in der Zusammensetzung des Gehirnes während des Wachstums. (Nach HIMWICH, *1810*)

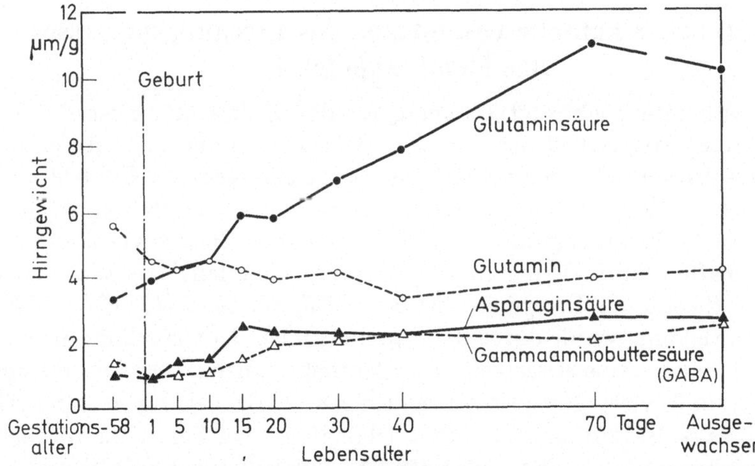

Abb. 11. Gehalt des Hundegehirnes an Glutaminsäure, Glutamin, Asparaginsäure und γ-Aminobuttersäure. (Nach HIMWICH u. DRAVID, *1812a*)

Glutaminsäure, Asparaginsäure, Gammaaminobuttersäure, Serotonin, Acetylcholin und Noradrenalin sind im fetalen Gehirn in niedriger Konzentration enthalten (*1816*, *1817*, *1815*, *1025*). Diese Stoffe treten erst während der postnatalen Entwicklungsphase in nennenswerter Konzentration auf (Abb. 11). Nur das Gehirn des bereits sehr reif geborenen Meerschweinchens enthält davon schon 80% des Erwachsenenwertes (*809*, *2118*). Diese Aminosäuren haben wahrscheinlich enge Beziehungen zu synaptischen Erregungsübertragungen im Gehirn (*1736*,

4152, 1156, 946). Die biochemischen Einzelheiten der chemischen Impulsübertragung sind im zentralen Nervensystem im Gegensatz zu den peripheren Synapsen (s. S. 19) noch weitgehend unbekannt. Aber Acetylcholin und die dazugehörigen Fermente sowie Serotonin kommen in den Vesikeln der präsynaptischen Endknöpfe vor und γ-Aminobuttersäure kann elektrobiologische Hemmvorgänge auf der Hirnrinde auslösen (s. S. 114). Die hier genannten synaptisch aktiven Substanzen erscheinen im Gehirn zeitlich korreliert zur Ausbildung psychomotorischer Verhaltensweisen und zur Entwicklung des Elektroencephalogramms. An den Meilensteinen der Entwicklung ist jeweils eine ganz bestimmte Konzentration dieser Substanzen oder eine bestimmte Aktivität der Fermente im Gehirn nachweisbar. Jeweils 50—70% vom Wert der erwachsenen Tiere scheint für nahezu normales, ausgereiftes Verhalten notwendig und ausreichend zu sein (*1810, 1814, 3626*).

Nahezu alle Fermente — nur die alkalische Phosphatase macht eine Ausnahme — nehmen während der Entwicklung im Gehirn zu. Das gilt besonders für die Fermente der Atmung und des Energiestoffwechsels, sowie für die Cholinacetylase, die 5 HPT-Decarboxylase und die Cholinesterase (*2819, 3129, 117, 3287, 2129, 1149, 552, 2724, 1338, 1339, 2598*). Von den über 20 bekannten Esterasen des ausgewachsenen Rattenhirnes, eines sehr unreif geborenen Tieres, entwickeln sich 14 während der Fetalzeit (*304*). Für fast alle Fermente konnte ein caudorostraler Entwicklungsgradient nachgewiesen werden, d.h. sie entwickeln ihre Aktivität in der Medulla und im Thalamus eher als im Cortex (*2598*).

C. Biophysikalische Grundlagen des Erregungsprozesses. Das Membranpotential

Eine bestimmte Elektrolytverteilung an der Zellmembran ist die Voraussetzung für die Erregbarkeit der Zelle. Den allgemeinen und lokalen Veränderungen der Erregbarkeit lebender Zellen liegen Abweichungen von Elektrolytkonzentrationen auf beiden Seiten der Membran und/oder der Permeabilität dieser Membran für die Ionen zugrunde. Die Bedeutung der Elektrolyte und der Membraneigenschaften für die Erregung ist prinzipiell schon lange bekannt und wurde in der Ionentheorie der Erregung präzisiert (*305, 23, 24, 1845, 1846, 1849*). Die klinische Anwendung wurde durch die experimentellen Untersuchungen gefördert, die Woodbury und seine Mitarbeiter veröffentlicht haben. Diese Autoren konnten nachweisen, daß viele Erregbarkeitsstörungen, z.B. bei Hypo- und Hyperthyreoidismus (s. S. 126), bei Hydantoinbehandlung, bei Funktionsstörungen der Nebennierenrinde und bei anderen Stoffwechselerkrankungen von Veränderungen der in- und extracellulären Ionenkonzentrationen begleitet werden.

Adenosintriphosphorsäure (ATP) liefert die Energie für einen Stoffwechselmechanismus, der ständig das Natrium des umgebenden Mediums — ursprünglich Seewasser — aus der Zelle herauspumpt (*3915*). Eine entsprechende Menge positiv geladener Kaliumionen wird zusammen mit negativen Eiweiß-, Phosphat- und wenigen Chlor-Ionen in der Zelle angereichert. Die verschiedenen Ionensorten werden getrennt durch die Zellmembran, die aus einer inneren Lipid- und zwei äußeren Eiweißschichten besteht und eine Dicke von 75 Å (7,5 nm $= 7{,}5 \times 10^{-9}$ m) hat. Durch die Ionentrennung allein wird die Membran noch nicht elektrisch geladen, da sich die Natriumionen außen und die Kaliumionen innen in ihrer elektrischen Ladung mit 96500 Coulomb/Mol entsprechen. Es ist aber für beide Ionensorten ein Konzentrationsgradient entstanden, der eine Ionenwanderung, eine Diffusion mit bevorzugter Richtung zur Folge hat. Da die Natrium-Ionen wegen ihrer großen Hydratationshülle die ruhenden Zellmembranen etwa 50mal langsamer passieren als die kleinen Kaliumionen, wandern mehr Kaliumionen nach außen als Natriumionen nach innen (*1842, 1843, 1845, 3762, 2813, 1116, 1766*). Dadurch werden die positiven Kaliumionen von ihren vorwiegend aus Eiweißkörpern bestehenden negativen Anionen getrennt, da letztere wegen ihrer Größe die sog. Poren der Membran nicht zu durchdringen vermögen. Die Membran wird also außen durch die dorthin drängenden Kaliumionen positiv geladen. Es strömen so viele Kaliumionen aus, bis das aufgebaute Potential (elektrischer Gradient) dem Druck des Konzentrationsgefälles (chemischer Gradient) gerade die Waage hält. Dieses Potential nennt man Gleichgewichtspotential. Mit vielen Einschränkungen und einigen Korrekturen besteht an der Nerven- und Muskelzellmembran der Warmblüter ein Gleichgewichtspotential für Kaliumionen, dessen Höhe sich aus der Nernstschen Gleichung ergibt:

(1) $$E = \frac{R \cdot T}{F} \cdot \ln \frac{K_a}{K_i}$$ oder für 37° C Körpertemperatur

vereinfacht:

(1a) $$E = 61{,}5 \cdot \log \frac{K_a}{K_i} \text{ [mV]}$$

E = Membranpotential,
R = allgemeine Gaskonstante,
T = absolute Temperatur,
F = Faradaysche Zahl,
K_i = intracelluläre Kalium-Ionenkonzentration,
K_a = extracelluläre Kalium-Ionenkonzentration,
ln = Logarithmus naturalis,
log = dekadischer Logarithmus.

Die vereinfachte Nernstsche Gleichung (*262*) erklärt die komplexen Ionenwirkungen auf die ruhende Membran nur teilweise. Natrium- und Chlorionen beeinflussen das vom Kaliumionen-Konzentrationsgradienten weitgehend bestimmte Membranruhepotential und damit die Erregbarkeit. Da aber die Permeabilität der Membran für die Natriumionen sehr gering ist, ist der direkte Einfluß von Änderungen der Natriumionen-Konzentration im allgemeinen nicht groß. Die Verhältnisse können durch folgende Gleichungen beschrieben werden (*2677*):

(2) $$E = \frac{R \cdot T}{F} \ln \frac{p_{\mathrm{K}}[K_a] + p_{\mathrm{Na}}[\mathrm{Na}_a]}{p_{\mathrm{K}}[K_i] + p_{\mathrm{Na}}[\mathrm{Na}_i]}$$

p_{K} = Permeabilität der Zellmembran für Kaliumionen,
p_{Na} = Permeabilität der Zellmembran für Natriumionen

oder

(3) $$E = \frac{R \cdot T}{F} \ln \frac{K_a + b[\mathrm{Na}_a]}{K_i + b[\mathrm{Na}_i]}$$

wobei $b = \frac{p_{\mathrm{Na}^+}}{p K^+}$ ist.

b beträgt an der ruhenden Membran ≈ 0,01—0,03, während der Erregung steigt dieser Wert infolge der explosiv zunehmenden Permeabilität für Natriumionen auf ≈ 7—12 an.

Der Ionen-trennende Stoffwechselvorgang und die selektive Permeabilitätseigenschaft der Membran beinhalten Grundphänomene des Lebens, da auf ihnen die elektrische Ladung der Membran und damit die Erregbarkeit beruht. Wir wissen nicht, wann im Verlaufe der Ontogenese speziell an den Nerven- und Muskelzellen dieses Membranpotential seine endgültige Höhe erreicht. KEN-ICHI-NAKA (*2827*, *2828*) hat das Membranpotential spinaler Motoneurone bei Katzenfeten verschiedenen Gestationsalters und bei neugeborenen Katzen gemessen, er hat keine wesentlichen Altersunterschiede erwähnt. TOTH (*3916*) hat das Membranpotential embryonaler Herzmuskelzellen untersucht, es war in allen untersuchten Altersstufen gleich groß.

Der Erregungsvorgang und Veränderungen in der Erregbarkeit der Zelle beruhen auf Änderungen des Membranpotentials. Nach ihren biophysikalischen Grundeigenschaften lassen sich die erregbaren Strukturen in vier verschiedene Systeme aufteilen (*1766*).

1. Konduktile Systeme (Beispiel: peripherer Nerv).
2. Synaptische Systeme (Beispiel: Hirnrinde).
3. Receptorische Systeme (Beispiel: Sinnesorgane).
4. Effektorische Systeme (Beispiel: Muskulatur und Drüsen).

Für das Verständnis der Neurophysiologie und der klinischen Neurologie des Neugeborenen sind alle vier Systeme in gleicher Weise wichtig, so daß wir die Grundphänomene der Erregung an Beispielen aus allen vier Gruppen kurz besprechen wollen.

a) Konduktile Systeme

Bestimmte Zelltypen, z.B. die meisten Muskelzellen oder Teile von Zellen, z.B. die Neuriten von Nervenzellen, haben die Fähigkeit, die einmal ausgebildete Erregungsantwort der Membran über weite Strecken mit relativ großer Geschwindigkeit fortzuleiten. Wenn ein genügend starker Reiz die Membran erregt hat, erfolgt ein stereotyper Ablauf biophysikalischer Phänomene, die dann unabhängig sind vom weiteren Anstieg der Reizstärke [Hodgkin-Huxley-Katzsche Ionentheorie (*1847*)]. Diese überschwellige Erregung der konduktilen Membran, die bei gleicher Ausgangslage nach dem Alles- oder Nichtsprinzip erfolgt, hat einen explosiven Charakter. Sie beginnt mit einer selektiven, 500fachen Permeabilitätssteigerung der Membran für Natriumionen, gefolgt vom Natriumeinstrom in die Zelle, wodurch die Membran depolarisiert, sogar umgepolt wird [s. Gl. (2), S. 15]. Der Einstrom der Natriumionen erfolgt unter Zuhilfenahme eines hypothetischen Natriumträgersystems (Abb. 12). Der Erregungsanstieg, die explosive Umpolung der Membran wird fast ebenso schnell wieder rückgängig gemacht durch einen Vorgang, den man als Inaktivierung des hypothetischen Natriumträgersystems bezeichnet und der die Erregungsrückbildung einleitet. Mit zunehmender Depolarisation der Membran stehen immer weniger Natriumträger oder aktivierungsbereite Natriumionen zur Verfügung, so daß sich der Natriumeinstrom selbst erschöpft. Das Membranpotential kehrt zu seinem Ruhewert zurück. Unterstützt wird diese Erregungsrückbildung durch einen Anstieg der Kaliumionenpermeabilität, der ebenfalls schon im Beginn der Erregung erfolgt aber viel langsamer als die Natriumionenpermeabilität zunimmt. Der langsame Kaliumionenausstrom kann die Depolarisation der Membran, den Erregungsanstieg durch den Natriumeinstrom zunächst nicht verhindern. Nach der Inaktivierung des Natriumträgersystems, also nach dem Ende des Natriumein-

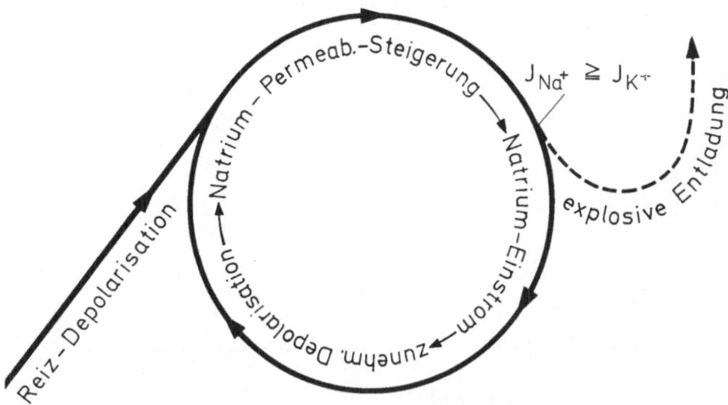

Abb. 12. Schema des autoregenerativen „Natrium-Mechanismus" an der konduktilen Membran. Die vom Reiz bewirkte Depolarisation der Membran leitet einen sich selbst unterhaltenden Prozeß ein (veranschaulicht durch die in sich selbst zurücklaufende Kreisfigur). Hat der Natrium-Einstrom jene kritische Größe erreicht, bei welcher er den (nicht gezeichneten) Kalium-Ausstrom eben übertrifft, so wird die explosive Entladung gewissermaßen „abgeschleudert". (Nach HODGKIN, *1842*; modifiziert durch HENATSCH *1766*)

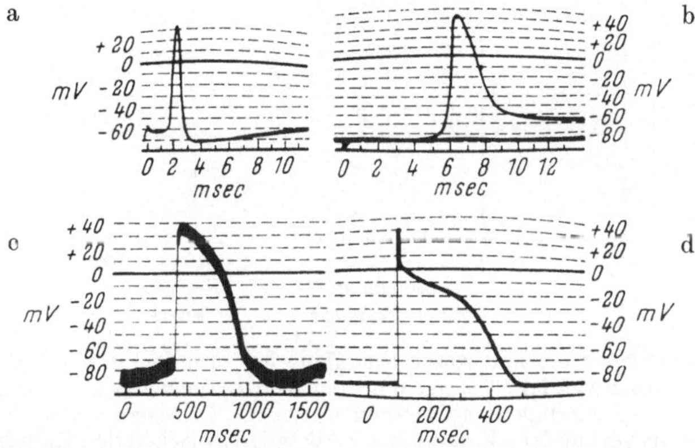

Abb. 13a—d. Beispiele von intracellulär registrierten Aktionspotentialen verschiedener konduktiler Membranen. a Riesenaxon des Tintenfisches, an dem viele der grundlegenden Untersuchungen über die Membranerregbarkeit gemacht worden sind. b Skeletmuskelfaser des Frosches. c Herzmuskelfaser des Frosches. d Purkinje-Faser des Herzmuskels. (Nach GRUNDFEST, *1606*; modifiziert durch HENATSCH, *1766*)

stroms, dauert diese Kaliumionenpermeabilitätssteigerung noch an, wodurch sogar eine überschießende Repolarisation (Hyperpolarisation) nach Gl. (2) auf S. 15 erfolgt. Die plötzliche Depolarisation infolge Natriumeinstrom und die Repolarisation durch Inaktivierung des Natriumträgersystems sowie durch Kaliumausstrom ist das Aktionspotential (Abb. 13), das an jeder konduktilen Membran während des Erregungsprozesses registriert werden kann. Wie die Abb. 13 zeigt, können Dauer und Amplitude dieser Aktionspotentiale je nach der Struktur der konduktilen Elemente sehr verschieden sein. Auch fetale Nerven- und Muskelzellen, z. B. spinale Motoneurone und Herzmuskelzellen, zeigen prinzipiell ähnliches Verhalten. Allerdings dauert das Aktionspotential fetaler konduktiler Membranen offenbar etwas länger und es ist manchmal niedriger als bei den ent-

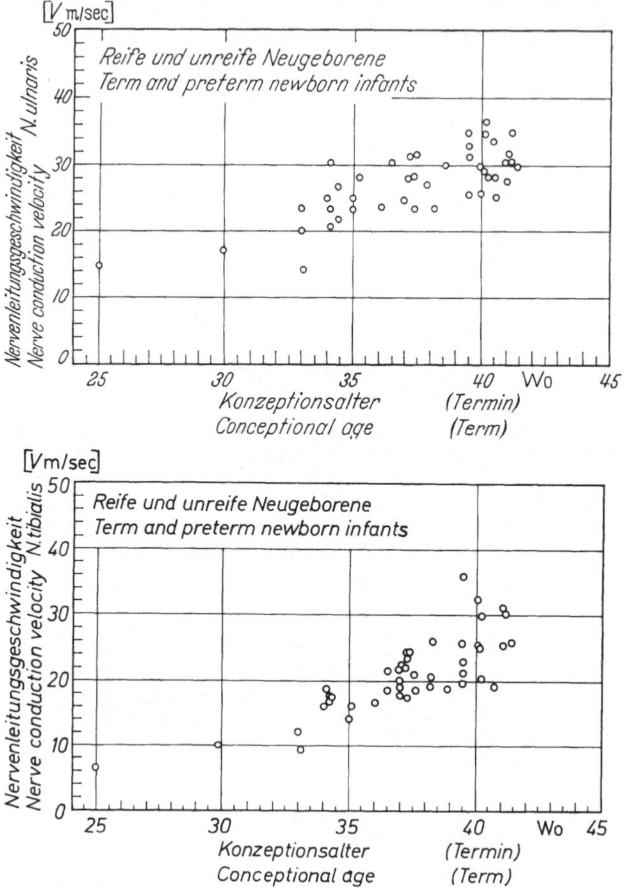

Abb. 14. Motorische Nervenleitungsgeschwindigkeit bei unreifen und reifen Neugeborenen. Die Nervenleitungsgeschwindigkeit steigt mit dem Konzeptionsalter stetig an. Dieser Anstieg der Nervenleitungsgeschwindigkeit ist bedingt durch die Dickenzunahme der Markscheiden und durch eine damit verbundene Zunahme der Abstände zwischen den Ranvierschen Schnürringen

sprechenden Strukturen ausgewachsener Warmblütler. Auch können die sog. Nachpotentiale fehlen, die auf einer Verzögerung (negatives Nachpotential) und auf einem Überschießen (positives Nachpotential) der Repolarisation beruhen (*2827*, *2828*, *3916*). Hursh (*1962*) fand allerdings das positive Nachpotential unreifer Nervenfasern sogar ausgeprägter als am peripheren Nerven ausgewachsener Katzen.

Das Aktionspotential wird fortgeleitet, indem die unmittelbar benachbarten Membranteile jeweils von den elektrischen Feldlinien des einmal gebildeten Aktionspotentials überschwellig erregt werden und ihrerseits ein Aktionspotential ausbilden [Strömchentheorie der Erregungsleitung (*1789*)]. Heute wissen wir, daß die Erregungsleitung nur an den extrem markarmen Fasern des vegetativen Nervensystems auf so umständliche und zeitraubende Weise erfolgt. An den markhaltigen Nervenfasern springt die Erregung von Ranvierschem Schnürring zu Schnürring [saltatorische Erregungsleitung (*1973*, *3854*, *2813*)]. Dadurch wird die Nervenleitungsgeschwindigkeit wesentlich größer, in der Tat ist sie abhängig von der Dicke der Markscheide bzw. von der mit ihr wahrscheinlich korrelierten Länge des Internodiums (*1192*, *2453*, *1955*), dem Abstand zwischen zwei Ranvierschen Schnürringen.

Bei Feten und Neugeborenen ist die Nervenleitungsgeschwindigkeit geringer als beim ausgewachsenen Warmblüter, da die Markscheiden erst im Laufe der postnatalen Entwicklung ihre endgültige Dicke erreichen (*3877*, *642*, *1378*, *1084*, *2911*). In Abb. 14 ist dargestellt, wie die motorische Leitungsgeschwindigkeit beim Menschen in Abhängigkeit vom Gestationsalter zunimmt (*3734*). Außer der Leitungsgeschwindigkeit gibt es noch andere funktionelle Eigenschaften der Neuriten, die auf der Ausreifung der Markscheiden beruhen, z.B. ihre Erregbarkeit und die Amplitude ihrer Aktionspotentiale (*1192*, *2453*, *1955*). Infolgedessen sind auch die peripheren Nervenfasern des menschlichen Früh- und Neugeborenen schwerer erregbar als die älterer Kinder und Erwachsener (*826*, *4137*, *2548*, *1883*, *410*, *3898*). Nacherregungen, wie sie in Form von Aktionspotentialsalven bei hypocalcämischer Übererregbarkeit (s. S. 354) vorkommen, gibt es nicht in den markarmen Nervenfasern von Neugeborenen (*3724*, *3718*).

b) Synaptische Systeme

Sherrington u. Foster (*3488*) definierten den Begriff der Synapse als Übergangsstelle von einem Neuron auf das nächste oder vom letzten Neuron auf das Erfolgsorgan, z.B. Muskel- oder Drüsenzelle. Wir haben bereits darauf hingewiesen, daß die Dendriten der Nervenzellen solche Kontaktstellen zwischen den Neuronen darstellen. An der motorischen Endplatte als der neuromuskulären Synapse ist der Prozeß der Erregungsübertragung besonders gut untersucht (s. S. 22). Im zentralen Nervensystem gibt es zwei elementare Synapsentypen, hemmende und fördernde. Das Aktivitätsverhältnis der beiden zueinander entscheidet sowohl über die Vigilanz des gesamten Gehirns als auch über die punktuale Efferenz an einer bestimmten Stelle. Wahrscheinlich sind synaptische Membranelemente von den konduktilen auch räumlich getrennt, sicher sind sie funktionell unterschieden (*733*, *1603*, *1604*, *1605*, *1113*, *1116*). Der synaptische Membrananteil, die sog. subsynaptische Membran, ist wahrscheinlich weitgehend unempfindlich für elektrische Reize, dagegen aber selektiv empfindlich für chemische Stoffe, die durch das ankommende Aktionspotential aus den präsynaptischen Endknöpfen der afferenten Neuriten als Überträgerstoff (Transmitter) freigesetzt werden. Die elektrische Antwort der postsynaptischen Membran auf kleine Quanten des chemischen Transmitters ist entweder eine allgemeine Permeabilitätssteigerung für alle Ionensorten, zumindest für K^+ und Na^+, was einem vorübergehenden Kurzschluß der Membran und damit einer Depolarisation gleichkommt. Wir nennen das ein exzitatorisches postsynaptisches Potential (EPSP) (Abb. 15). Es ist aber auch möglich, daß der Überträgerstoff an der postsynaptischen Membran nur die Permeabilität für die kleinen, leichter diffundierenden Kalium-

und Chlorionen erhöht. Aus der Gl. (2) folgt (s. S. 15), daß dadurch die Membran kurzfristig hyperpolarisiert wird, wir nennen das ein inhibitorisches postsynaptisches Potential (IPSP) (Abb. 15). Die dauernd auf eine Nervenzelle einströmenden fördernden und hemmenden Impulse werden durch EPSP's und IPSP's miteinander verrechnet. Diese postsynaptischen Potentiale werden nicht fortgeleitet, sie sind lokale Spannungsschwankungen von wenigen Millivolt Amplitude und 10—15 msec Dauer. Sie sind auch nicht Alles- oder Nichts-Potentiale, sie sind in ihrer Höhe von der Quantität des erregenden oder hemmenden Überträgerstoffes abhängig, also graduelle Potentiale. Erst wenn bei der Aufrechnung der IPSP's und EPSP's ein bestimmter Depolarisationsgrad erreicht wird (Schwelle), entsteht

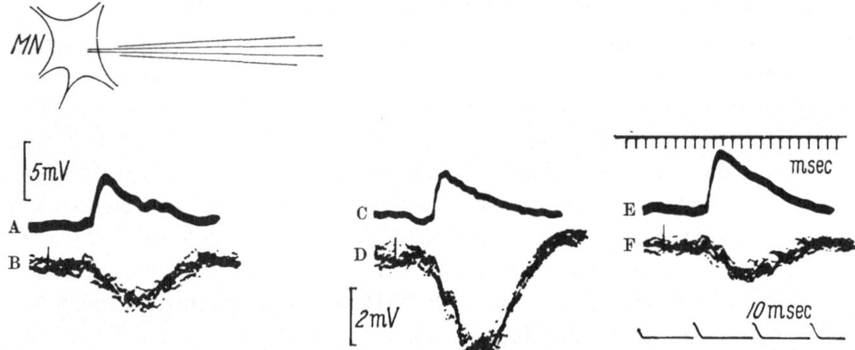

Abb. 15. Intracelluläre Ableitung eines spinalen Motoneurons der Katze: *A*, *C* und *E* excitatorische, d.h. depolarisierende postsynaptische Potentiale (EPSP); *B*, *D* und *F* inhibitorische, d.h. hyperpolarisierende postsynaptische Potentiale (IPSP). (Nach Curtis et al., *823*)

an den konduktilen Membranelementen das volle Aktionspotential, das nun nach Art einer Alles- oder Nichtserregung mit hoher Geschwindigkeit über den Neuriten der Zelle fortgeleitet wird (s. S. 16).

Neben postsynaptischen Potentialschwankungen an der Somato-Dendriten-Membran der Nervenzellen gibt es axonale Endknöpfe an den präsynaptischen Neuriten, die dort das einlaufende Membranpotential beeinflussen können. Die Freisetzung depolarisierender Transmitter kann das Membranpotential der Neuriten im Bereich der präsynaptischen Endknöpfe verringern. Die Amplitude der durchlaufenden Aktionspotentiale wird dadurch kleiner, weil ja durch die Vordepolarisation schon ein Teil des Natriumträgersystems, das für die Erzeugung des durchlaufenden Aktionspotentials benötigt wird, inaktiviert ist. Das Aktionspotential startet vom Niveau des Ruhepotentiales. Ist dieses kleiner, d.h. vordepolarisiert, ist notwendigerweise auch die Amplitude des Aktionspotentials kleiner. Die elektrische Energie des Aktionspotentials wird verringert und damit auch die Quantität an Überträgerstoff, der aus den Vesikeln der präsynaptischen Endknöpfe freigesetzt werden kann (*1638*, *3848*, *1119*). Diesen Vorgang nennen wir präsynaptische Hemmung (*1316*, *1115*, *1119*, *1121*, *1122*).

Die chemische Struktur der Überträgerstoffe intrazentraler Synapsen ist bisher nicht genau bekannt. Wie an den peripheren Synapsen der motorischen Endplatte (s. S. 23) und des vegetativen Nervensystems spielen Acetylcholin und Noradrenalin wahrscheinlich auch an einigen zentralen Synapsen eine Rolle. Die vermutliche Beziehung der γ-Aminobuttersäure zu inhibitorischen Prozessen auf der Hirnrinde werden wir im Zusammenhang mit Pyridoxin-abhängigen Krämpfen auf S. 114 besprechen.

Auch bei Katzenfeten 2 Wochen vor dem Geburtstermin und bei neugeborenen Katzen konnte KEN-ICHI NAKA (*2828*) bereits alle wesentlichen bioelektrischen Charakteristika inhibitorischer und exzitatorischer Membranphänomene im Rükkenmark nachweisen. Die exzitatorischen postsynaptischen Potentiale sind bei vergleichbarer afferenter Reizung erheblich größer als die an den spinalen Motoneuronen ausgewachsener Katzen (*1123*). Allerdings sind bei neugeborenen Katzen die Möglichkeiten begrenzt, die Amplituden der EPSP's durch eine Zunahme der Reizstärke oder Reizfrequenz noch zu erhöhen. Dieser Befund hat wahrscheinlich bereits erkennbare Bedeutung für die Skeletmuskelmotorik Neugeborener. Beim Erwachsenen wird neben den überschwellig aktivierten Motoneuronen immer eine bestimmte, und zwar viel größere Zahl von motorischen Vorderhornzellen unterschwellig erregt. Diese können im Bedarfsfalle kontinuierlich, d.h. ohne sprunghaften Kraftzuwachs, aktiviert werden. Die Gesamtheit der auf diese Weise vorerregten, vordepolarisierten Motoneurone nennt man subliminal fringe. Dieses Phänomen scheint es bei neugeborenen Katzen nicht zu geben. Der Motoneuronenverband einer bestimmten Funktionseinheit wird ganz oder gar nicht aktiviert (*1123*).

Auch in den Nervenzellen der Hirnrinde gibt es bei neugeborenen Katzen bereits inhibitorische und exzitatorische postsynaptische Potentiale (*3182*). Elektrophysiologische und neuropharmakologische Befunde machen es aber wahrscheinlich, daß hinsichtlich der inhibitorischen und exzitatorischen Gesamtaktivität im Cortex neugeborener Katzen, Kaninchen und von Hühnerembryonen deutliche Unterschiede zum bioelektrischen Verhalten ausgewachsener Tiere bestehen. Bei Reizung der Hirnoberfläche kann man in einiger Entfernung von der Reizelektrode eine langdauernde Oberflächen-negative Potentialschwankung registrieren (superficial cortical response, SCR), die eine Summe inhibitorischer postsynaptischer Potentiale im oberflächennahen Dendritenfilz darstellen (*24, 651, 695, 3179, 543, 475, 3178, 3175*). Omega-Aminosäuren mit langen Ketten können bei Applikation auf die Hirnrinde Krampfanfälle auslösen, und zwar sowohl bei der ausgewachsenen als auch bei der neugeborenen Katze. Aber nur bei den ausgewachsenen Tieren vergrößert die krampfauslösende Aminosäure auch die oberflächennegative, inhibitorische Potentialschwankung (SCR) auf der Hirnrinde (*3178*). PURPURA et al. (*3181*) haben aus diesem Befund den Schluß gezogen, daß im Cortex neugeborener Katzen die exzitatorischer Synapsen bereits aktivierbar sind, daß aber für die pharmakologische Hemmwirkung das Substrat, nämlich die inhibitorischen Synapsen, in der Entwicklung nachhinken. Zu ähnlichen Schlußfolgerungen kamen SCHADÉ und PASCOE (*3644*) auf Grund von Untersuchungen, in denen die spontanen, corticalen Potentialschwankungen elektrisch oder chemisch durch Aktivierung inhibitorischer Synapsen gehemmt wurden.

Die Entwicklung der synaptischen Aktivität ist wahrscheinlich von großer Bedeutung für die Entwicklung psychomotorischer Funktionen. Die Verbindung der Nervenzellen untereinander ist mehr als die Markscheidenbildung ein notwendiges anatomisches Substrat psychomotorischer Verhaltensweisen. Der eigentliche Lernvorgang wird wahrscheinlich einmal im biochemischen Aufbau intracellulärer Strukturen gefunden werden, erste Ansätze einer solchen Forschung haben wir auf S. 12 kurz erwähnt. Aber die Übermittlung elektrischer Impulse von einem Neuron auf das andere ist eine notwendige Voraussetzung für die Teilnahme der Nervenzellen an jenen Vorgängen, die dem psychomotorischen Verhalten als biophysikalisches Korrelat dienen. Auch abnorme Erregungsphänomene, z.B. Krämpfe, werden von der Entwicklung synaptischer Strukturen beeinflußt. Wir werden darauf im Kapitel über die Neugeborenenkrämpfe (S. 105) eingehen.

c) Receptoren-Systeme

Die Meßinstrumente des Organismus (*1531*, *1541*) sind transduktorische Elemente, Energiewandler, die chemische, mechanische oder elektromagnetische Energie in elektrische umwandeln. Dabei wird das Ruhepotential des Receptors, also des marklosen sensiblen Endorganes in der Regel depolarisiert. Diese Depolarisation nennt man im Fall der Receptoren das Generatorpotential. Die Höhe des Generatorpotentials ist abhängig von der Reizstärke und es wird nicht fortgeleitet. Es besitzt also ähnliche Charakteristika wie postsynaptische Potentiale. Erst dort, wo die marklose Endstrecke der sensiblen Nervenfasern in den markhaltigen Neuriten übergeht, also am ersten Ranvierschen Schnürring, geht aus dem lokalen, graduellen Generatorpotential eine Salve von Aktionspotentialen hervor. Dabei wird die sensible Information frequenzmoduliert an das Zentralnervensystem weitergegeben, d.h.: je höher das Generatorpotential desto höher die afferente Impulsfrequenz der Aktionspotentiale (*1209*). Bei Feten und Neugeborenen sind diese Verhältnisse noch kaum untersucht. Skoglund (*3544*) hat afferente Nervenfasern von Dehnungsreceptoren, Muskelspindeln und Golgi-Receptoren an neugeborenen Katzen abgeleitet und dabei gefunden, daß sowohl bei mechanischer als auch bei chemischer Reizung die afferente Impulsfrequenz dieser Receptoren niedriger ist als bei ausgewachsenen Tieren und daß die Endorgane außerdem schnell ermüden. Wahrscheinlich zeigt sich hier ein weiterer Nachteil der unvollständig myelinisierten sensiblen Nervenfasern, die das Generatorpotential nicht in entsprechend hochfrequente Impulsserien umsetzen können (*1962*, *2128*). Abgesehen von diesem Mangel sind, soweit wir sehen, beim menschlichen Neugeborenen und bei neugeborenen Tieren alle Receptoren, einschließlich der Presso- und Chemoreceptoren an der Blutbahn bereits funktionstüchtig (*3041*, *377*, *428*).

d) Effektoren; Entwicklungsphysiologie der neuromuskulären Synapse und der Muskulatur

Zwar ist die Skeletmuskulatur nicht das einzige Erfolgsorgan des Nervensystems; glatte Muskulatur und Drüsenzellen gehören in gleicher Weise dazu. Wir wollen uns hier auf die Erörterung nur des einen Erfolgsorgans, auf die Skeletmuskulatur, beschränken.

Die motorische Endplatte

Die Nahtstelle zwischen Nervensystem und Muskulatur ist die neuromuskuläre Synapse, die sog. motorische Endplatte, an der die Aktionspotentiale des Nerven auf die Muskelzelle übertragen werden. Diese neuromuskuläre Synapse besteht aus einem nervalen und einem muskulären Anteil (*3292, 3293*). Die kolbenförmig aufgetriebenen Endaufzweigungen des motorischen Neuriten legen sich einem bestimmten Anteil der Muskelzelle, ihrer sog. postsynaptischen Membran, bis auf eine Entfernung von 100—200 Å an. Das Aktionspotential, das über den motorischen Neuriten die Endaufzweigung erreicht, bewirkt an ihnen aus feinen Vesikeln die Freisetzung eines Überträgerstoffes: Acetylcholin (*1239, 834, 627*). An der postsynaptischen Membran der Muskelzelle bewirkt Acetylcholin eine kurze Permeabilitätssteigerung für Natrium und Kaliumionen. Dadurch wird das Membranpotential von 80—90 mV kurzfristig um 20—40 mV depolarisiert. Diese kurze Potentialschwankung nennt man Endplattenpotential (*3647, 1231*). Das Endplattenpotential ist das neuromuskuläre Analogon zum exzitatorischen postsynaptischen Potential der Nervenzellen (s. S. 19). Erst aus diesem Endplattenpotential entsteht außerhalb der subsynaptischen Membran an der eigentlichen Muskelzellmembran das Aktionspotential (*1603, 1604, 1605*), das mit einer Geschwindigkeit von 5 m/sec über die Zelle hinwegläuft und die Verkürzung der kontraktilen Elemente bewirkt bzw. damit gekoppelt ist (*3226*). Die Freisetzung des Überträgerstoffes und die Entstehung des Endplattenpotentials ist die synaptische Funktion.

Mit $7^1/_2$ Wochen Gestationsalter beginnt der menschliche Embryo sich zu bewegen (*1950*). Bergström u. Bergström (*283*) konnten bei 70 Tage alten Feten elektromyographische Aktivität nachweisen. Zu diesem Zeitpunkt findet man primitive motorische Endigungen in einzelnen Muskeln, offenbar vorwiegend im Gesicht und am Stamm. Möglicherweise sind aber die ersten Muskelkontraktionen gar nicht nervalen Ursprungs, vielleicht handelt es sich um myogene Eigenaktivitäten (*1014*). Mit 11 Wochen haben motorische Nervenfasern Kontakt mit Muskelzellen des Biceps, mit 12 Wochen sind Finger und Zehen erreicht. Erst in der 26.—28. Schwangerschaftswoche differenzieren sich die motorischen Endigungen zu den späteren Endplatten. Noch beim reifen Neugeborenen ist dieser Prozeß keineswegs abgeschlossen. Die neuromuskulären Synapsen der Zunge, des Zwerchfells und der Intercostalmuskeln sind bereits hochdifferenziert. In den Extremitäten aber, speziell in den Fußmuskeln, ist die Entwicklung der reifen, komplizierten Endplattenstruktur noch im Gange (*1798, 818, 2590, 1950*). Diese Zeichen morphologischer Unreife waren Anlaß zu elektrophysiologischen Untersuchungen der neuromuskulären Übertragung bei normalen, reifen Neugeborenen (*683, 684, 3732*). Ein motorischer Nerv, der Nervus ulnaris oder tibialis wurde mit Serien von supramaximalen Rechteckreizen unterschiedlicher Frequenz und Seriendauer transcutan gereizt. Zwischen den einzelnen Serien wurden verschieden lange Erholungsphasen eingeschaltet. Mit einer koaxialen Nadelelektrode wurden die Aktionspotentiale aus einem von dem gereizten Nerv innervierten Muskel abgeleitet. Es ist dieses die in der Elektromyographie des Menschen übliche Methode, die Endplattenfunktionen zu testen (*1794, 1712, 1713, 1714*). Erregbarkeitsveränderungen der Nerven- und Muskelzellmembran gehen allerdings u.U. in diese Meßgrößen mit ein, z.B. Refraktärphänomene bei sehr hohen Reizfrequenzen. Normalerweise setzt jedes Aktionspotential, das die Endaufzweigung des motorischen Nerven erreicht, aus den Vesikeln der Endkolben so viel Überträgerstoff frei, daß die anliegenden Muskelzellen der entsprechenden motorischen Einheit überschwellig erregt werden. Langdauernde Reizserien mit hoher Frequenz können aber diesen Mechanismus erschöpfen. Schon die ersten Beschreiber des Endplattenpotentials beobachteten, daß dieses in seiner Größe abnimmt, wenn die Reizfrequenz 100/sec übersteigt. CASTILLO u. KATZ (*625*) fanden, daß bei hohen Reizfrequenzen der Überträgerstoff Acetylcholin in den Vesikeln der Endkolben des Nerven nicht schnell genug nachgebildet werden kann. Aus jedem genügend großen Endplattenpotential entsteht an der Muskelzelle ein Spitzenpotential. Diese summieren sich im Gesamtmuskel zu dem elektromyographisch abgeleiteten Aktionspotential. Sinkt das Endplattenpotential infolge Ermüdung unter einen bestimmten Wert ab, wird die Muskelzelle nicht mehr überschwellig

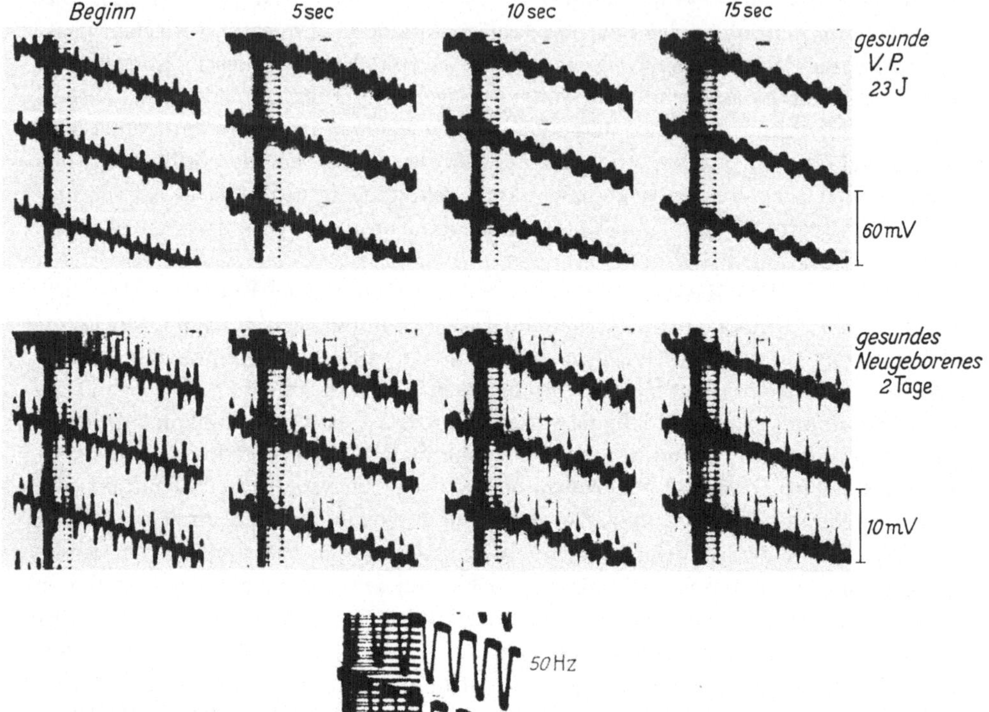

Abb. 16. Muskelaktionspotentiale, abgeleitet aus dem Kleinfingerballen bei rhythmischer Reizung des N. ulnaris mit einer Frequenz von 65/sec. Auf jedem Registrierstreifen sind von oben nach unten die Reize dargestellt, jeweils von rechts nach links mit schneller Zeitablenkung des 2. Elektronenstrahls die Aktionspotentiale. Oben: Erwachsene, gesunde Versuchspersonen. Unten: Gesundes Neugeborenes im Alter von 2 Tagen. Beim Erwachsenen nehmen die Amplituden der Aktionspotentiale nach 5 sec Reizdauer um 18%, nach 10 sec um 29% und nach 15 sec um 31% ab. Bei dem hier untersuchten Neugeborenen beträgt der Abfall nach 5 sec 38%, nach 10 sec 54% und nach 15 sec sogar 83%. (Nach SCHULTE u. MICHAELIS, *3732*)

erregt, d.h. es entsteht kein Spitzenpotential. Je mehr solcher Spitzenpotentiale ausfallen, desto kleiner wird das im Muskel abgeleitete Summenaktionspotential. Bei der Curarelähmung genau wie beim kompetitiven Endplattenblock der Myasthenie (s. S. 146) ist dieser physiologische Ermüdungsvorgang verstärkt. Die morphologische Unreife der Endplatte ist bei Übertragung kurzer Reizserien funktionell bedeutungslos. Frequenzen bis 100/sec werden 500 msec lang auch an den Fußmuskeln des Neugeborenen ohne wesentlichen Verlust übertragen. Bei Anwendung langdauernder Reizserien dagegen fanden wir eine Funktionseinschränkung der neuromuskulären Erregungsübertragung des Neugeborenen. Bei normalen Neugeborenen war bei Reizserien, die über 5, 10 und 15 sec mit einer Frequenz von 65/sec appliziert wurden, die Amplitudenabnahme der Muskelaktionspotentiale stärker als beim Erwachsenen. Auch die notwendige Erholungszeit war länger (Abb. 16 und 17).

Die etwas schnellere Ermüdung der neuromuskulären Übertragungsfunktion beim Neugeborenen könnte auf einer echten Unreife der Synapsen beruhen, Acetylcholin freizusetzen, abzubauen und zu resynthetisieren. Andererseits haben aber auch der Serum-Calciumgehalt sowie die extra- und intracellulären Ionenkonzentrationen für Natrium und Kalium Einfluß auf die Bildung des Endplattenpotentials (*1232*, *629*, *626*, *3847*). Die physiologische Hyperkaliämie und die gelegentliche Hypocalcämie von Neugeborenen (s. S. 355) könnte der Ausbildung von Endplattenpotentialen entgegenwirken und somit eine funktionelle Unreife der neuromuskulären Übertragung vortäuschen.

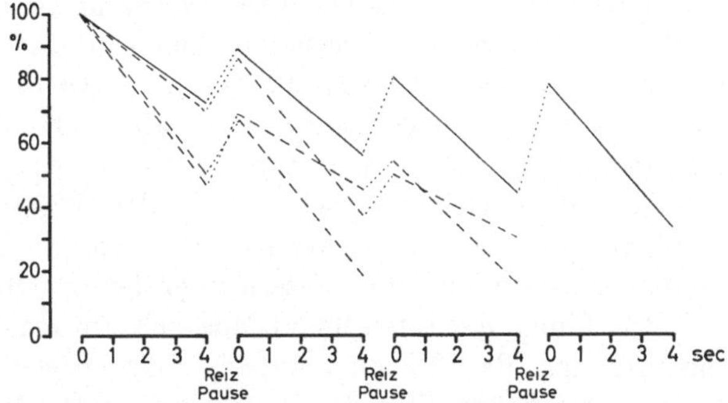

Abb. 17. Amplituden der Muskelaktionspotentiale abgeleitet aus dem Kleinfingerballen bei rhythmischer Reizung des N. ulnaris mit einer Frequenz von 65/sec. ——— gesunde erwachsene Versuchspersonen; --------- gesunde Neugeborene im Alter von 1—3 Tagen. Die Reizserien wurden jeweils 4 sec lang appliziert. Die Pausen zwischen den Reizserien betrugen bei den Erwachsenen 200 msec, bei den Neugeborenen 600—800 msec. Der Amplitudenabfall der Aktionspotentiale ist bei den Neugeborenen schon nach 4 sec Reizdauer, besonders aber nach 8 und 12 sec trotz der längeren Reizpausen deutlich größer als beim Erwachsenen. (Nach SCHULTE u. MICHAELIS, *3732*)

Die Skeletmuskelzelle

Mit der Ausbildung des Aktionspotentials und seiner Fortleitung über die Muskelzelle ist die Zusammenziehung der kontraktilen Substanz, des Myofibrillen-Actin-Myosin-Komplexes verbunden (*3636*, *4090*, *3226*). Bereits 1678 hatte LORENZINI die Skeletmuskulatur des Warmblüters in zwei verschiedene Gruppen unterteilt, rote und weiße Muskeln. Obgleich beim Menschen Muskeln mit ausschließlich roten oder ausschließlich weißen Muskelfasern im Gegensatz zu vielen Tieren (Geflügel) nicht vorkommen, wurde diese Unterscheidung nach genauer biochemischer Erforschung der Farbunterschiede auch für den Menschen wichtig. Rote Muskelfasern haben eine langsame Kontraktionszeit, sie können aber langdauernd tonisch aktiv sein. Ihr Gehalt an Succinat-Dehydrogenase und an den anderen Fermenten des oxydativen Zellstoffwechsels ist hoch. Die weißen Muskelfasern dagegen sind für schnelle, aber nicht für langanhaltende Kontraktionen geeignet, ihr Gehalt an oxydativen Zellfermenten ist gering, der an Phosphorylase hoch (*2209*, *3205*, *3206*, *3207*, *1600*, *687*, *2197*, *2965*, *4035*, *534*, *2820*,

2930, 1419, 1069, 1070, 1071, 368, 1064, 1065, 1058, 1066). Wahrscheinlich sind die roten Typ I-Fasern auf die Bereitstellung der Energie aus dem oxydativen Krebscyclus angewiesen, während die weißen Typ II-Fasern wahrscheinlich die Energie hauptsächlich aus der anaeroben Glykolyse beziehen. Die Differenzierung der Muskelfasern in diese beiden Typen, vielleicht gibt es noch Untergruppen (*3779, 3316*), erfolgt während der Fetalzeit.

Bei solchen Tieren, die sehr unreif geboren werden, z.B. bei der Ratte, ist die Differenzierung bei der Geburt noch nicht abgeschlossen. Erst im Alter von 2 Wochen kann man bei Ratten zwischen Typ I- und Typ II-Fasern sicher unterscheiden. Das Meerschweinchen dagegen wird vergleichsweise reif geboren und hier ist die Differenzierung der beiden Muskelfasertypen bereits bei der Geburt abgeschlossen (*1064*). Beim Menschen hat Dubowitz (*1058, 1066*), teilweise fußend auf den Untersuchungen von Wohlfahrt (*4220*) und Fenichel (*1245*) die Entwicklung der Skeletmuskulatur in drei Phasen eingeteilt. In der 1. Phase, die bis zur 20. Schwangerschaftswoche reicht, ist keine Differenzierung erkennbar. In der 2. Phase, von der 20. bis zur 26. Schwangerschaftswoche, wird die Differenzierung vollzogen, aber die roten Typ I-Muskelfasern machen nur etwa 10% der Gesamtmasse aus. In der 3. Phase, von der 30. Schwangerschaftswoche an, sind Typ I- und Typ II-Fasern etwa im gleichen Verhältnis wie bei Erwachsenen vorhanden. Dieses Verhältnis ist je nach Muskelgruppe sehr verschieden. Während der letzten drei Schwangerschaftsmonate gehen also entweder Muskelfasern vom Typ II in den Typ I über und/oder es werden Typ I-Fasern in größerer Zahl neu gebildet. Diese stürmische Entwicklung von roten Typ I-Muskelfasern mag mit nervösen Einflüssen zusammenhängen, da Büller u. Mitarb. (*531*) zeigen konnten, daß sich die Muskelfasern je nach dem Typ der sie innervierenden Motoneurone in weiße oder rote Fasern differenzieren. Solche Muskelzellen, die mit tonischen α-Motoneuronen verbunden werden, entwickeln sich zu Typ I-Fasern mit langdauernden Kontraktionsmöglichkeiten. Muskelzellen, die mit mehr phasisch entladenden α-Motoneuronen verbunden werden, entwickeln sich zu Typ II-Fasern mit schnellen aber leicht erschöpfbaren Kontraktionsmöglichkeiten. Auch die atrophischen, denervierten Fasern bei der spinalen Muskelatrophie (s. Morbus Werdnig Hoffmann S. 138) lassen die ehemalige Differenzierung in Typ I oder II noch erkennen. Dubowitz (*1066*) schließt daraus, daß diese Erkrankung in utero beginnt, wenn die Differenzierung der Muskulatur unter nervalem Einfluß bereits abgeschlossen ist, also nach der 26. Woche des Konzeptionsalters.

D. Die sensomotorischen Leistungen des Neu- und Frühgeborenen

Wir möchten mit der Beschreibung sensomotorischer Funktionen bei reifen Neugeborenen beginnen, da sie an ihnen besonders gut untersucht sind. Auch können die charakteristischen Entwicklungsstufen während der Fetalzeit leichter beschrieben werden, wenn das vorläufige Endergebnis nach Ablauf der normalen Gestationsperiode geschildert ist.

Das sensomotorische Verhalten des Neugeborenen ist vom Milieu und von der augenblicklichen Vigilanz des Zentralnervensystems stark abhängig. Von den Umweltfaktoren sind Temperatur, Licht und Geräusche in dieser Reihenfolge abnehmend wichtig. Insbesondere Kälte kann zu schweren Abweichungen im neurologischen Verhalten führen (s. S. 305). Kinder mit erhöhten Körpertemperaturen sind gelegentlich übererregbar, insbesondere dann, wenn die Hyperthermie auf einer Dehydratation beruht (*3733*).

Für neurophysiologische Verhaltensanalysen und für die klinisch-neurologische Beurteilung von Neugeborenen ist es besonders wichtig, den allgemeinen Aktivitätszustand des Nervensystems, seine Vigilanz, zu berücksichtigen. Prechtl u. Beintema (*3148*) haben bei ihren Studien die Einflüsse des Schlaf-Wachverhaltens auf sensomotorische Funktionen des Neugeborenen besonders umfassend untersucht, indem sie bei jedem Test im Verlaufe der Untersuchung das allgemeine Verhalten in einen von sechs Zuständen (states) einordneten:

Zustand 1: Augen geschlossen, regelmäßige Atmung, keine Bewegung.

Zustand 2: Augen geschlossen, unregelmäßige Atmung, keine groben Bewegungen.

Zustand 3: Augen offen, keine groben Bewegungen.

Zustand 4: Augen offen, Körperbewegungen, kein Schreien.

Zustand 5: Augen offen oder geschlossen, Schreien.

Zustand 6: andere Verhaltenszustände.

Kinder im Zustand 1 und 2 schlafen, und zwar ist Zustand 1 ruhiger und Zustand 2 aktiver Schlaf, so wie wir diese beiden Schlafphasen auf S. 52 ausführlich mit ihren Charakteristika beschrieben haben. Andere Autoren haben ähnliche, teilweise auch ausführlichere Unterteilungen vorgenommen (*4240*, *2997*). Es ist leicht einzusehen, wie wichtig die Beachtung des allgemeinen Aktivitätszustandes ist, wenn man die neurophysiologischen Testergebnisse beurteilen will. Ein Kind, das kräftig schreit, hat keine klinisch sichtbaren Bauchhautreflexe. Die sog. Patellarsehnenreflexe kann man kaum prüfen, wenn das Neugeborene strampelt. Weniger leicht zu überschauen sind die Veränderungen sensomotorischer Funktionen in den verschiedenen Schlafphasen. Bei der Besprechung des Schlafes auf S. 54 haben wir ausführlich geschildert, wie während des aktiven Schlafes die Muskeleigenreflexe, die sog. Sehnenreflexe, fast verschwinden und wie im ruhigen Schlaf die Fremdreflexe schwächer werden. Unsere Beschreibung des sensomotorischen Verhaltens normaler, reifer Neugeborener bezieht sich im allgemeinen auf wache Kinder, die nicht schreien, also nach Prechtl und Beintema in den Zuständen 3 und 4 untersucht wurden.

a) Die motorischen Vorderhornzellen (Abb. 18)

Die motorischen Vorderhornzellen sind weder funktionell noch anatomisch gleichartig. Große Zellen mit relativ dicken Neuriten, die der Aα-Gruppe nach Erlanger und Gasser (*1191*) angehören, innervieren die eigentliche Arbeitsmuskulatur. Sie werden als α-Motoneurone bezeichnet. Wir unterscheiden α-Motoneurone mit vorwiegend tonischen, d.h. langdauernden und solche mit vorwiegend phasischen, d.h. kurzdauernden Entladungsmustern (*1535*, *1768*). Noch bevor die Neuriten der α-Motoneurone die graue Substanz der Vorderhörner verlassen, geben sie Kollateralen ab, die kleine Zwischenneurone aktivieren, die sog. Renshaw-Zellen (*3247*, *3248*). Diese Einheiten haben an den umliegenden α-Motoneuronen hemmende Funktionen, indem ihre Impulse eine Hyperpolarisation des Membranpotentials in Form inhibitorischer postsynaptischer Potentiale erzeugen (*1116*). Durch diese negative Rückkoppelung wird mit dafür gesorgt, daß eine Erregung auf einige wenige Motoneurone beschränkt bleiben kann, und daß

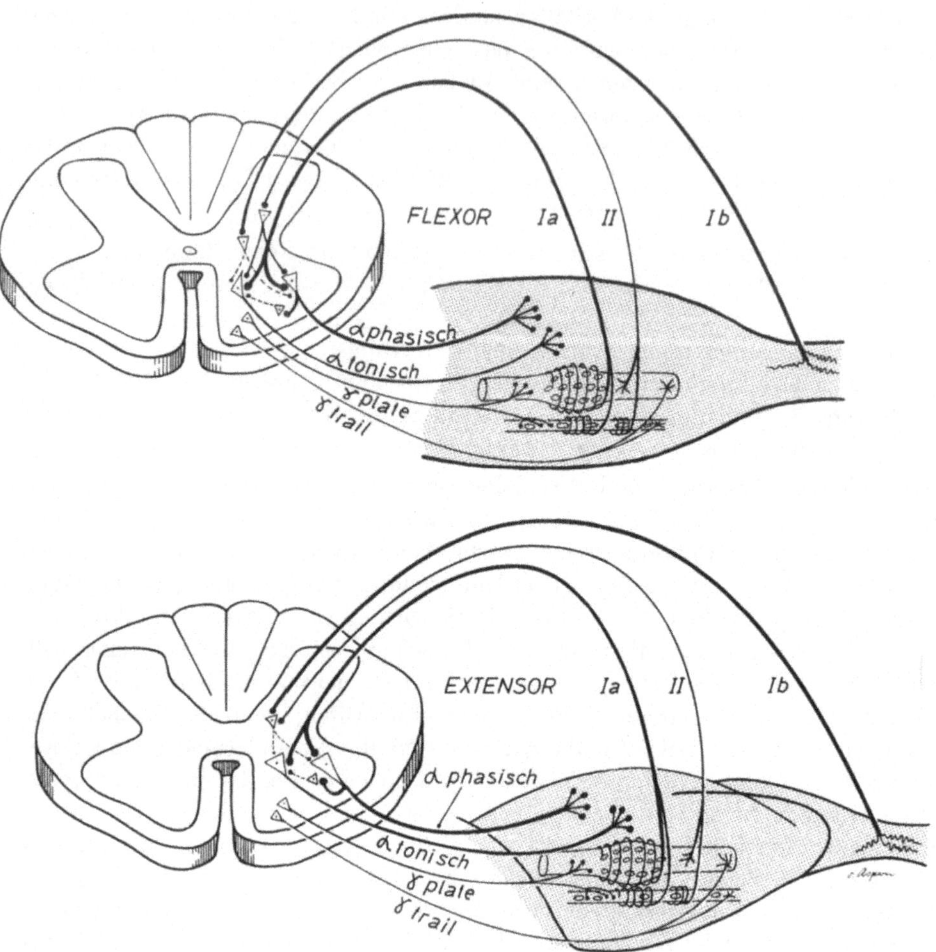

Abb. 18. Halbschematische Darstellung wichtiger Verbindungen im spinalmotorischen System für einen Flexor- (oben) und einen Extensor-Muskel (unten). ——— erregende Verbindungen; -------- hemmende Verbindungen. α-phasisch: Sog. phasische α-Motoneurone, die die Skeletmuskulatur innervieren und im allgemeinen durch kurzdauernde Salven von Aktionspotentiale schnelle Bewegungen hervorrufen. α-tonisch: Sog. tonische Motoneurone, die die Skeletmuskulatur mit langdauernden Salven von Aktionspotentialen innervieren und dadurch Dauerkontraktionen, z.B. Haltearbeit, bewirken. Axon-Kollateralen der α-Motoneurone werden noch innerhalb der grauen Substanz des Rückenmarks an die sog. Renshaw-Zellen abgegeben, die umliegende α-Motoneurone hemmen. γ-plate, γ-trail: Fusimotoneurone, wahrscheinlich mit funktionellen Unterschieden (s. Text). *Ia, II, IIb* Sensible, afferente Nervenfasern von Muskelreceptoren, die sämtlich durch Dehnung aktiviert werden. *Ia* Primäre sensible Muskelspindelfasern mit einer spiraligen Endigung in der Äquatorialregion der intrafusalen Muskelfasern. Die Impulse dieser Nervenfasern erregen ohne Zwischenschaltung einer 2. Synapse die Motoneurone des zugehörigen Muskels (Monosynaptischer Eigenreflex). *II* Sekundäre, sensible Muskelspindelfasern mit spiraliger oder semispiraliger Endigung, die teilweise an den „nuclear bag", vorwiegend aber an den „nuclear chain muscle fibres" liegen. Die Impulse in den sekundären Muskelspindelfasern aktivieren über Zwischenneurone die Motoneurone der Flexoren, dagegen hemmen sie die Nervenzellen, die Extensoren innervieren. *Ib* Sensible Nervenfasern von den sog. Golgi-Sehnenorganen, deren Impulse über Zwischenneurone die Motoneurone desselben Muskels hemmen

auch diese nur in relativ großen Intervallen von etwa 50 msec entladen. Neben den tonischen und phasischen α-Motoneuronen enthalten die Vorderhörner des Rückenmarks noch kleinere motorische Zellen: γ-Motoneurone, deren Neuriten der $A\gamma$-Gruppe von Erlanger u. Gasser (*1191*) angehören. Sie werden auch Fusimotoneurone genannt (*1956*), weil sie die in den Muskelspindeln gelegenen Muskelzellen, die sog. intrafusalen Fasern innervieren. Durch diese γ-Motoneurone kann die Empfindlichkeit des sensiblen Receptors verstellt werden. Die tonische Daueraktivität der γ-Zellen bewirkt eine Kontraktion der intrafusalen Muskelfasern, somit eine größere Vorspannung des sensiblen Endorgans und eventuell sogar bereits eine überschwellige Erregung des sensiblen Receptors (*2358*, *2270*, *1531*). Da diese Muskelspindeln mit ihren afferenten Impulsen motorische Vorderhornzellen aktivieren können, wird ein Erregungskreis sichtbar, der von den γ-Motoneuronen über die Muskelspindeln zurück zu den Arbeitsmotoneuronen (α-Zellen) läuft, und es ist durchaus möglich, daß auf diese Weise tonische Kontraktionen und vielleicht sogar Bewegungsakte unterhalten oder ausgelöst werden (*1148*, *1937*). Bei neugeborenen Katzen ist diese tonische γ-Aktivität noch nicht sehr ausgeprägt, sie entwickelt sich in den ersten 25 Lebenstagen (*3546*). Gleichzeitig entwickelt sich auch die Fähigkeit der Katze, tonische Muskelkontraktionen über längere Zeit zu unterhalten. Ob gleiche Verhältnisse auch für das menschliche Neugeborene gelten, wissen wir nicht. Aber bestimmte Muskelgruppen sind beim Neugeborenen im Gegensatz zum späteren Alter vorwiegend phasisch, kaum tonisch tätig (*3719*). Möglicherweise beruht das auf fehlenden γ-Muskelspindelantrieben für die α-Motoneurone solcher Muskeln.

b) Dehnungsreceptoren des Muskels

Die bereits erwähnten Muskelspindeln sind sehr kompliziert gebaute Sinnesorgane (*177*, *178*, *420*, *422*). Sie senden zwei verschiedene Typen afferenter Fasern, primäre und sekundäre, über die Hinterwurzeln in das Rückenmark (*2584*, *2585*, *1955*). Von jeder Muskelspindel geht eine primäre Faser zu Vorderhornzellen des gleichen Muskels. Daneben senden sie Kollateralen zu Zwischenneuronen, die teils fördernde, teils hemmende polysynaptische Verbindungen zu motorischen Vorderhornzellen herstellen. Die sekundären, sensiblen Muskelspindelfasern erregen dagegen nur die Flexormotoneurone, sie hemmen die motorischen Vorderhornzellen der Strecker (*1116*, *1121*, *2318*). Die primären und sekundären sensiblen Endigungen können beide durch äußere Dehnung des Muskels, aber auch durch Aktivierung verschiedener Typen intrafusaler Muskelzellen erregt werden. Bei den intrafusalen Muskelfasern unterscheiden wir die sog. nuclear bag und die nuclear chain muscle fibres. Jede von beiden wird von zwei Typen von Fusimotoneuronen, den Gamma-plate- und den Gamma-trail-Fasern innerviert. Ein bestimmtes Aktivitätsverhältnis zwischen diesen beiden Fusimotoneuronentypen scheint für den normalen Ablauf der Motorik notwendig zu sein (s. S. 102).

Die Muskelspindeln sind nicht die einzigen Sinnesreceptoren des Muskels. In den Sehnen liegen die sog. Golgi-Organe. Sie verhindern eine zu starke isometrische Kontraktion des Muskels, bei der es zu Abrissen kommen könnte, indem sie die Motoneurone des gleichen Muskels hemmen (*1530*). In Abb. 18 haben wir das komplizierte System der spinalen Eigenmotorik mit seinen hemmenden und fördernden Verbindungen dargestellt, so wie es in den letzten Jahrzehnten erarbeitet wurde (*1864, 1865, 2585, 2452, 2270, 1531, 1533, 1534, 1116, 1957, 1765, 421, 177, 2586*).

c) Die Eigenreflexe der Muskulatur: Proprioceptive oder Muskeldehnungsreflexe und nachfolgende Innervationsstille

Durch eine kurze, brüske Dehnung jeden Muskels kann man den monosynaptischen Eigenreflex auslösen. Beim Schlag mit dem Reflexhammer auf die Sehne werden die Muskelspindeln gedehnt und ihre sensiblen Endigungen erregt.

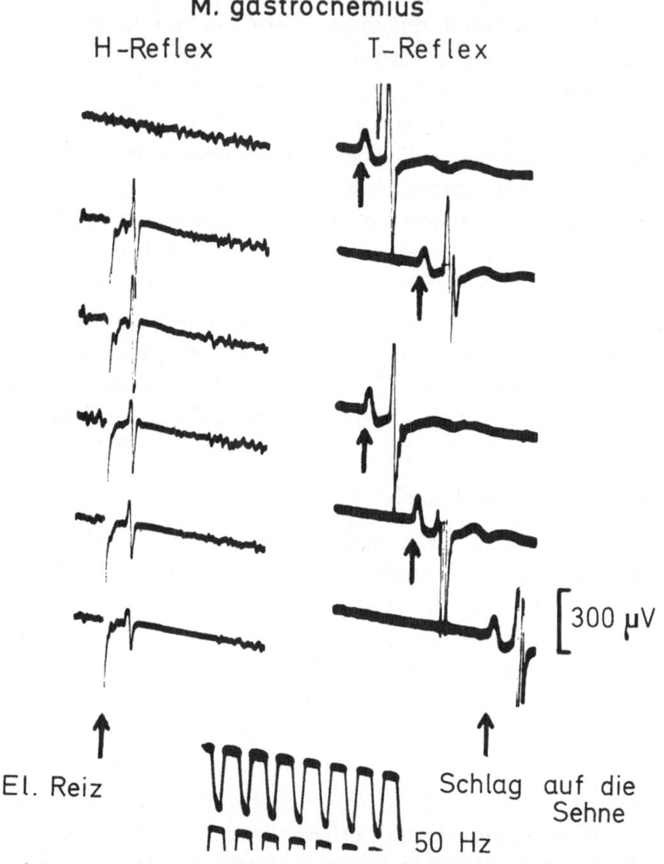

Abb. 19. Reflexaktionspotentiale abgeleitet aus dem M. gastrocnemius bei elektrischer Reizung des N. tibialis (H-Reflex linke Seite der Abb.) und nach Hammerschlag auf die Sehne des Muskels (T-Reflex rechte Seite der Abb.). Das Reflexaktionspotential erscheint 16 msec nach dem elektrischen Reiz und 18 msec nach dem Hammerschlag. Im Anschluß an das Reflexaktionspotential wird die spontane Aktivität im Muskel unterbrochen: sog. Innervationsstille

Die dabei ausgelösten Salven von Aktionspotentialen, die in den primären Fasern über die Hinterwurzeln die motorischen Vorderhornzellen erreichen, bewirken die synchrone Aktivierung der spinalen Motoneurone desselben Muskels (Abb. 19). Man nennt das einen Eigen- oder propriozeptiven Reflex, da die Erregung in denselben Muskel zurückkehrt, aus dessen Muskelspindeln sie gestartet ist. Jedes gesunde, reife Neugeborene hat die normalen Eigenreflexe, auch wenn man sie manchmal klinisch schwer nachweisen kann. Elektromyographisch kann man im M. gastrocnemius etwa 20 msec nach dem Hammerschlag auf die Sehne das Reflexaktionspotential bei allen gesunden Neugeborenen nachweisen. Ähnliches gilt für andere Muskeln, nur die Latenzzeiten wechseln je nach der Länge des Reflexbogens. Man kann den monosynaptischen Eigenreflex auch durch elektrische Reizung sensomotorischer Nerven, z.B. des Nervus tibialis, auslösen (Abb. 19 und 20). Dabei werden einmal die motorischen Nervenfasern gereizt, die direkt in den Muskel ziehen und dort nach einer Latenz (t_M) von wenigen msec ein Muskelaktionspotential (M) evozieren. Zweitens werden auch die im gleichen

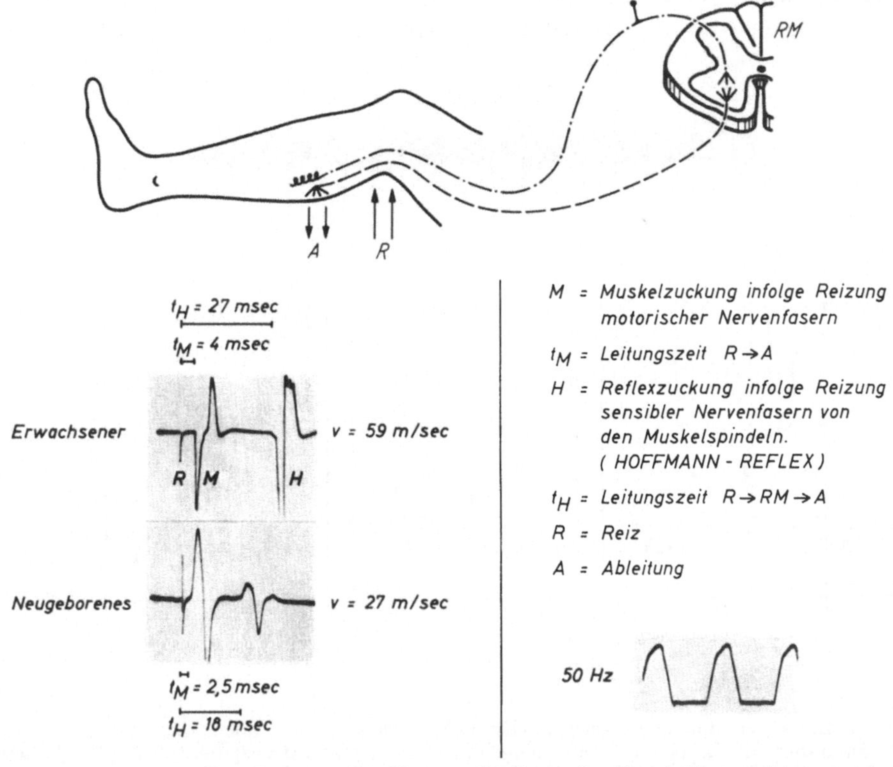

Abb. 20. Bei elektrischer Reizung des Nervus tibialis in der Kniekehle werden motorische Nervenfasern erregt, die nach wenigen msec (t_M) ein Aktionspotential (M) im Musculus gastrocnemius evozieren. Außerdem werden die sensiblen Fasern, die von den Muskelspindeln kommen, gereizt, die die Erregung monosynaptisch an die motorischen Vorderhornzellen weitergeben, welche ihrerseits das Reflexaktionspotential (H) nach der Leitungszeit (t_H) im M. gastrocnemius evozieren. Obgleich die Nervenleitungsgeschwindigkeit beim Neugeborenen infolge der mangelhaften Myelinisierung noch gering ist, sind die Leitungszeiten t_M und t_H kleiner als beim Erwachsenen infolge der kurzen Leitungsstrecken

Nerven verlaufenden primären, afferenten Fasern von den Muskelspindeln gereizt, die die Erregung zum Rückenmark leiten und dort monosynaptisch an die α-Motoneurone weitergeben, die nun ihrerseits die Kontraktion der Muskulatur bewirken und dabei im Muskel ein synchrones Aktionspotential evozieren. Ein solcher elektrisch ausgelöster Reflex wurde zuerst von HOFFMANN (*1864, 1865*) beschrieben; man nennt ihn deshalb H-Reflex. Die Latenz zwischen dem Reiz am Nervus tibialis und diesem H-Reflex (t_H) setzt sich zusammen aus der sensiblen

Leitungszeit von der Kniekehle zum Rückenmark, aus der motorischen Leitungszeit vom Rückenmark zum Muskel, aus den synaptischen Überleitungszeiten im Rückenmark und an der neuromuskulären Synapse im Muskel sowie aus der Fortleitung des Aktionspotentials im Muskel bis zur Ableitelektrode. Die synaptischen Überleitungszeiten im Rückenmark und an der Muskulatur betragen knapp 1 msec. Obgleich beim Neugeborenen die Leitungsgeschwindigkeit im Nerven infolge der noch mangelhaften Myelinisierung (s. S. 5) nur etwa halb so groß ist wie beim Erwachsenen, sind die Leitungszeiten für den peripheren Reflexbogen sogar noch etwas kürzer, da die Leitungsstrecken kleiner sind (*3721*). Dem Neugeborenen erwächst also kein Nachteil aus der geringeren Nervenleitungsgeschwindigkeit, die Leitungszeiten sind nicht länger als beim älteren Kind oder

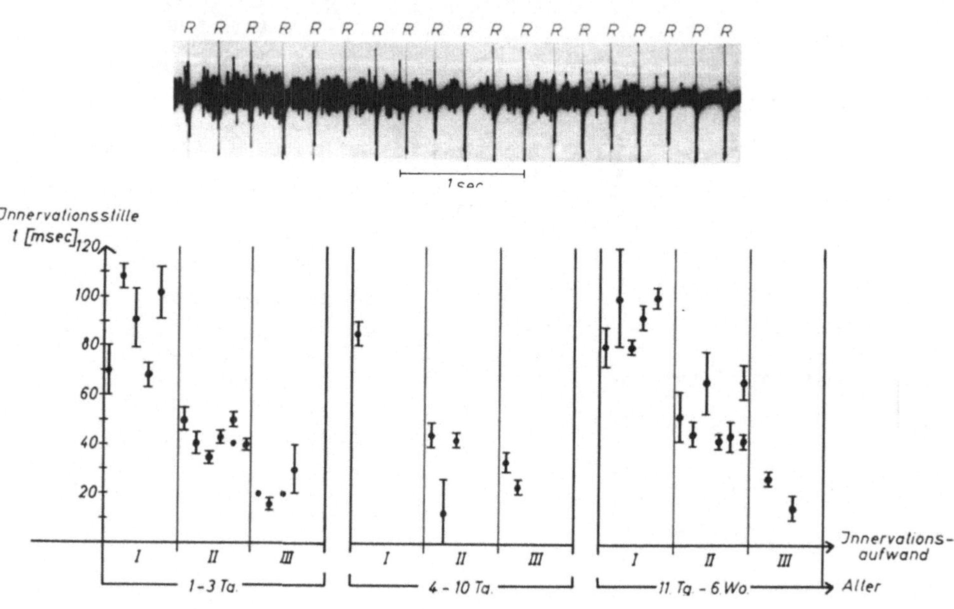

Abb. 21. Dauer der Innervationsstille nach dem Muskeleigenreflex. Oben: Originalregistrierung von spontaner Muskelaktivität mit eingeblendeten Reflexaktionspotentialen (*R*). Unten: Graphische Wiedergabe der Dauer der Innervationsstille nach dem Muskeleigenreflex bei Neugeborenen und jungen Säuglingen in Abhängigkeit vom Innervationsaufwand. Die Dauer der Innervationsstille ist abhängig vom Ausmaß der zentralnervösen Muskelaktivität. Bei geringem Innervationsaufwand (*I*) ist die Innervationsstille lang, bei mittelstarker Innervation (*II*) beträgt die Dauer der Innervationsstille etwa 30—60 msec. Bei sehr starker zentralnervöser Aktivierung des Muskels (*III*) ist die Innervationsstille sehr kurz, sie kann in Ausnahmefällen dann sogar ganz ausfallen. Während der ersten 6 Lebenswochen ändert sich die Dauer der Innervationsstille nach dem Eigenreflex nur wenig

beim Erwachsenen (Abb. 20). Entsprechende Befunde wurden bei neugeborenen Katzen von Hursh (*1962*), Malcolm (*2541*), Skoglund (*3545*), Wilson (*4200*) und bei Hühnchen von Carpenter und Bergland (*605*) erhoben.

Den elektrisch ausgelösten *H*-Reflex kann man beim Erwachsenen im allgemeinen im Gastrocnemius aber nur ausnahmsweise in den Handmuskeln nachweisen (*2526*, *2054*). Beim Neugeborenen dagegen ist er fast regelmäßig auch im Kleinfingerballen bei Reizung des N. ulnaris auszulösen (*3877*, *376*).

Nach der synchronen reflektorischen Entladung der Motoneurone erlischt ihre Aktivität für eine kurze Zeit, jedem Reflex folgt die Innervationsstille oder „silent period", die zuerst von HOFFMANN (*1864, 1865*) beschrieben wurde (Abb. 21). Die Dauer dieser Innervationsstille ändert sich mit dem Ausmaß des supraspinalen Antriebes, sie ist kurz (20 msec) bei starker und lang (über 100 msec) bei schwacher willkürlicher Innervation. Als Ursache dieser Innervationsstille kommen all die inhibitorischen Faktoren in Betracht, die beim Reflexvorgang automatisch mit aktiviert werden, und die hier noch einmal zusammengefaßt werden sollen. 1. Die intraspinale Rückkoppelung über die inhibitorischen Renshaw-Zellen (s. S. 28), die bei jeder Erregung speziell bei der synchronen Massenerregung der spinalen Motoneurone aktiviert werden. 2. Die musculospinale negative Rückkoppelung über die Golgi-Receptoren in den Sehnen des Muskels (s. S. 29), die durch die reflektorische Muskelzuckung erregt werden (*1530, 1939*). 3. Bei der reflektorischen Muskelzuckung werden die Muskelspindeln entdehnt, die normalen „Hintergrundantriebe" für die Motoneurone fallen kurzfristig völlig aus, so daß die vorhandenen supraspinalen Zuströme nicht mehr ausreichen, die motorischen Vorderhornzellen überschwellig zu erregen (*1538*). 4. Auf S. 17 haben wir beschrieben, wie die Nervenzellen nach jedem Aktionspotential kurzfristig überschießend repolarisiert werden. Auch diese Hyperpolarisation bedingt eine verübergehende Abnahme der Erregbarkeit.

Jeder Versuch, die Innervationsstille nach dem Eigenreflex mit nur einer der vier Möglichkeiten zu erklären, ist gescheitert. Offenbar ist jeder der vier Faktoren unter bestimmten Umständen auch ganz allein in der Lage, nach einer synchronen Massenentladung der motorischen Vorderhornzellen, die Innervationsstille kurzzeitig zu bewirken. Auch das Neugeborene hat diese Innervationsstille nach dem Muskeleigenreflex (Abb. 21). Sie ist im M. gastrocnemius, M. quadriceps und im M. masseter nach Art und Dauer nicht deutlich von der älterer Kinder und Erwachsener zu unterscheiden (*3736*). Ist die Innervationsstille durch die intraspinale oder durch die musculospinale negative Rückkoppelung bedingt, sind hemmende Zwischenneurone für ihre Ausbildung notwendig. In diesem Fall würde die normale Innervationsstille bedeuten, daß beim reifen Neugeborenen spinale Hemmneurone bereits funktionieren. Ist dagegen die Innervationsstille durch einen plötzlichen Wegfall der Motoneuronenantriebe aus den Muskelspindeln verursacht, so müssen wir annehmen, daß schon beim reifen Neugeborenen tonische Aktivität im Muskel durch die Gamma-Muskelspindelschleife wesentlich mit unterhalten wird. Nur in einem solchen Fall nämlich, könnte eine plötzliche Muskelkontraktion (Reflex) diese Muskelspindelaktivität zum Schweigen bringen und so die Innervationsstille bedingen (*1538*).

Synchrone Erregung von spinalen Motoneuronen, nachfolgende Innervationsstille, wieder Erregung und wieder Innervationsstille usw., sind die neurophysiologischen Charakteristika des Klonus (*1864, 4034, 2089, 933, 1936*). HOFFMANN hat den Klonus als eine Folge von Eigenreflexen bezeichnet. Kloni gibt es nun besonders häufig bei Neugeborenen, spontan und wenn man auf irgendeine Weise den Muskel dehnt (*3485*). Gelegentlich werden solche rhythmischen Aktivitäten bei Neugeborenen Tremor oder Zittern genannt: grober Tremor der Arme und Beine, Zittern des Unterkiefers (Abb. 22). SCHULTE u. SCHWENZEL (*3736*) konnten zeigen, daß all diese Rhythmen die Charakteristika des Klonus zeigen, sie sind eine Folge von Eigenreflexen, getrennt durch ihre Innervationsstille. Im M. masseter ist die Frequenz des Klonus mit 10—12/sec deutlich größer als im Biceps brachii oder im Gastrocnemius mit 5—8/sec (*3141, 3719*).

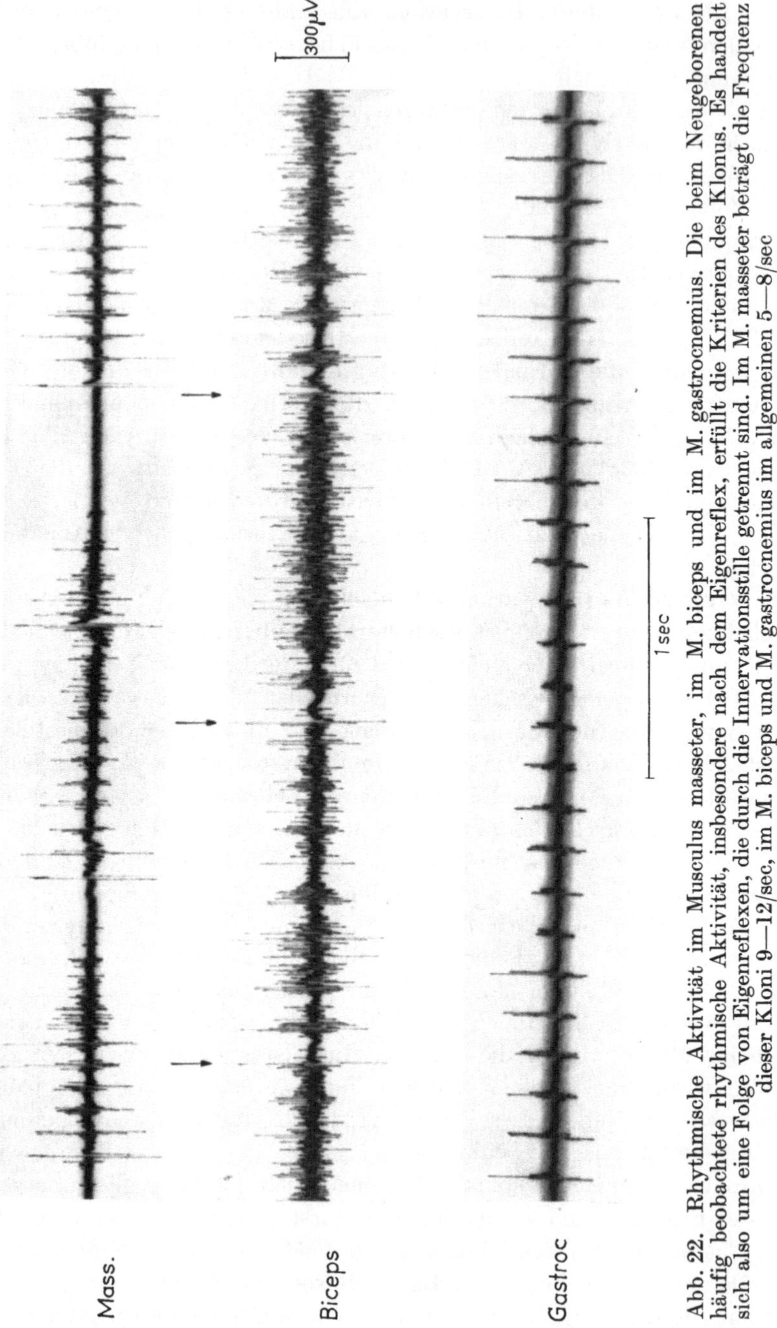

Abb. 22. Rhythmische Aktivität im Musculus masseter, im M. biceps und im M. gastrocnemius. Die beim Neugeborenen häufig beobachtete rhythmische Aktivität, insbesondere nach dem Eigenreflex, erfüllt die Kriterien des Klonus. Es handelt sich also um eine Folge von Eigenreflexen, die durch die Innervationsstille getrennt sind. Im M. masseter beträgt die Frequenz dieser Kloni 9—12/sec, im M. biceps und M. gastrocnemius im allgemeinen 5—8/sec

d) Muskeltonus und passive Beweglichkeit

Die Berechtigung von Muskeltonus zu sprechen, wird gelegentlich bestritten, indem auf unzureichende Definitionen hingewiesen wird. Bei der nicht elektrophysiologischen Prüfung verstehen wir unter Muskeltonus den Widerstand gegen Dehnung. Mit dieser Definition müssen wir bewußt akzeptieren, daß der Muskeltonus aus einer geweblichen und einer kontraktilen Komponente zusammengesetzt ist. Dabei ist die gewebliche Komponente keineswegs auf die Muskelzelle beschränkt. Der Zustand der Haut, des Unterhautfettgewebes, des Bindegewebes und der Muskelzelle, unabhängig von der Kontraktionslage ihrer Myofibrillen, bestimmt den geweblichen Widerstand gegen Dehnung und Bewegung. Gerade in der Neugeborenenneurologie spielt diese Komponente für den Gesamttonus eine große Rolle. Kinder mit einem Sklerödem z.B. setzen jeder Bewegung der Extremitäten einen kräftigen Widerstand entgegen, obgleich die zentralnervöse motorische Aktivität fast Null sein kann. Den kontraktilen Anteil des Muskeltonus können wir durch elektrophysiologische Untersuchungen erfassen, er ist definiert durch die elektrisch nachweisbare Aktivität der motorischen Einheiten in einem Muskel. Diese Aktivität kann kontinuierlich tonisch, phasisch oder rhythmisch sein. Kontraktiler Muskeltonus und Bewegung gehen zwangsläufig ineinander über. Das ist kein Nachteil des Tonusbegriffes. Bewegungen der Extremitäten sind eben eine Weiterführung tonischer Vorkontraktionen, und andererseits liegen den tonischen Dauerkontraktionen rhythmische und phasische Erregungen von Motoneuronenverbänden zugrunde (*3846*). Durch einen kontinuierlichen Aktivitätswechsel zwischen den Motoneuronen eines Muskels kann trotzdem das Kontraktionsergebnis gleichbleibend tonisch sein. Durch die Elektromyographie können wir auch beim Neugeborenen diesen kontraktilen Muskeltonus und das ständig wechselnde Innervationsspiel untersuchen. Wie wir auf S. 28 in Abb. 18 dargestellt haben, sind die motorischen Vorderhornzellen mit der Muskulatur nach Art eines Erregungskreises durch efferente und afferente Nervenfasern miteinander verbunden in einem System, das wir als spinale Motorik bezeichnen. Ursprünglich erkannte man darin nur den Reflexbogen mit dem peripheren Receptor, dem afferenten Nerven, der Umschaltstelle im Rückenmark, dem motorischen Nerven und dem kontraktilen Erfolgsorgan Muskel. SHERRINGTON (*3486*, *3489*, *3490*, *3491*, *3492*, *3493*) war es, der mit diesem System spinalmotorischer Funktionseinheiten die Grundlagen für unser Verständnis des kontraktilen Muskeltonus schuf. Er bewies, daß nicht nur die dauernden Zuströme efferenter Impulse von den Vorderhornzellen zur Muskulatur die Kontraktion verursacht, sondern daß außerdem die dauernden afferenten Zuströme von den Dehnungsreceptoren des Muskels zu den spinalen Motoneuronen ihre Aktivität und damit den kontraktilen Muskeltonus unterhalten.

Das reife menschliche Neugeborene bevorzugt die Beugehaltung der Extremitäten genau wie das Affenjunge (*4279*, *2012*, *3398*, *3041*). Zeitweise hat man die bevorzugte Beugehaltung reifer Neugeborener mit einer vorauseilenden Massenzunahme der Flexormuskeln erklärt, Gewichtsbestimmungen konnten diese Hypothese nicht bestätigen (*3871*, *3285*). PRECHTL und KNOL (*3151*) fanden die Beugehaltung der unteren Extremitäten nicht bei Neugeborenen, die aus Steißlage geboren waren. Diese Befunde legen den Gedanken nahe, daß die intrauterine

Zwangshaltung das Beugemuster induzieren hilft. Vielleicht ist aber auch umgekehrt die Steißlage durch eine abnorme Haltungsinnervation des Feten bedingt. Außerdem kann man klinisch und elektromyographisch die starke und langdauernde tonisch-myotatische Flexoraktivität bei vielen Neugeborenen-Reflexen, z.B. beim MORO, beim Recoil der Unterarme und beim Schulterzugreflex nachweisen (*3721*). Wir möchten also glauben, daß die bevorzugte Beugehaltung zumindest teilweise auf einer dauernden Innervation der Beugemuskeln beruht, während die Strecker nur kurzfristig bei Bewegungsakten innerviert werden. Wir wissen nicht, worauf diese vorübergehende Dominanz der Beugeimpulse beruht. Vielleicht entwickelt sich das Gamma-Muskel-Spindel-System für die Flexoren mit einem zeitlichen Vorsprung vor dem der Extensoren. Außerdem werden die

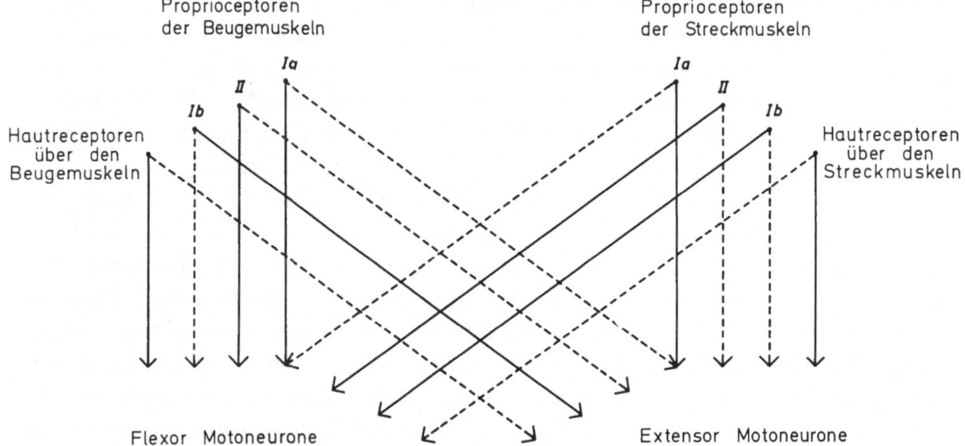

Abb. 23. Erregende und hemmende Zuflüsse aus den peripheren Receptoren zu den Extensor- und Flexor-Motoneuronen des Rückenmarks. ——— erregende Verbindungen; ------ hemmende Verbindungen. Da die sekundären Muskelspindelfasern die Motoneurone der Flexoren fördern, die der Extensoren jedoch hemmen, ergibt sich ein Übergewicht in der reflektorischen Innervation der Flexor-Motoneurone

Flexormotoneuronen im Gegensatz zu den Vorderhornzellen der Extensoren nicht nur durch die primären, sondern auch durch die sekundären afferenten Muskelspindelfasern erregt. Wie wir auf S. 28 dargestellt haben, sind die sekundären Muskelspindelfasern mit den Extensormotoneuronen über hemmende Zwischenneurone verbunden. Auf diese Weise entsteht ein Übergewicht erregender Afferenzen an den Flexoren (Abb. 23). Eine solche Dominanz erregender Receptorafferenzen aus der Peripherie und die daraus resultierende Beugehaltung entspricht dem Muster des Fluchtreflexes. Tonische Innervation der Strecker, unterhalten durch die primären Muskelspindelafferenzen, entspricht dagegen dem Muster der eigenreflektorischen Antischwerkraftreflexe. Offensichtlich entwickelt sich das Beuge- oder Fluchtreflexmuster vor den Antischwerkraftreflexen. Möglicherweise begünstigt die frühe Entwicklung des Pallidums und das Fehlen striärer Hemmungen das Beugemuster der Extremitäten (*1288*).

Bei langsamer Dehnung der Beugemuskeln kann man reflektorisch, d.h. durch Aktivierung der Muskelspindeln, die Innervation im gleichen Muskel verstärken oder überhaupt erst hervorrufen; man nennt das einen propriozeptiven tonisch-myotatischen Reflex. Bei Erwachsenen sind solche tonisch-myotatischen Reflexe nur unter abnormen Bedingungen klinisch nachweisbar. Einige normale, reaktive Bewegungsautomatismen des Neugeborenen beruhen auf der gesteigerten tonisch-myotatischen Reflexerregbarkeit spinaler Flexormotoneurone. Werden die gebeugt gehaltenen Arme eines reifen Neugeborenen gestreckt, federn sie in die Beugehaltung zurück. Man nennt diesen Reflex das Recoil der Unterarme. Öffnet man die Hand des Kindes und dehnt dabei die Fingerbeuger, wird der Faustschluß verstärkt. Das gleiche kann man an den Zehen beobachten. Diese Komponente des Palmar- und Plantargreifreflexes (s. unten) beruht also auf einer proprioceptiven, tonisch-myotatischen Aktivierung der Flexormotoneurone (*84*, *3041*, *3145*).

e) Exteroceptive Reflexe, einfache Fremdreflexe

Die Fremd- oder exteroceptiven Reflexe werden von Hautreceptoren ausgelöst, deren Impulse im Rückenmark über Interneuronenketten, also polysynaptisch, auf motorische Vorderhornzellen übertragen werden. Beim reifen Neugeborenen sind die Prototypen einfacher Fremdreflexe, z.B. die Bauchhautreflexe, bereits alle auslösbar, wenn auch oft durch entsprechende Muskelkontraktionen beim Schreien verdeckt (*2737*, *1092*, *3041*, *2464*). Im ruhigen Schlaf (s. S. 55) sind die Fremd- oder exteroceptiven Reflexe schwach oder nicht nachweisbar (*3156*).

Bei Bestreichen der Fußsohle kommt es zu Zehenbewegungen, die dem Babinski-Reflex ähnlich sind, und manche Autoren haben darin auch analog zu entsprechenden Befunden an neurologisch abnormen Erwachsenen ein Zeichen mangelhafter Kontrolle der spinalen Motoneurone durch supraspinale Zentren gesehen. Allerdings sind die Bewegungsmuster der Zehen nicht so gleichförmig wie oft beschrieben wird. Man findet auch bei ganz gesunden Neugeborenen neben Streckung der Großzehe und Spreizen der übrigen manchmal die Beugung aller Zehen und gemischte Streck- und Beugemuster (*3258*).

Berührt man beim Neugeborenen die Haut über der Beugeseite der Gelenke, so resultiert eine Beugung. Dieses Bewegungsmuster stellt ebenfalls einen Fremdreflex dar, es hat enge Beziehungen zu der bevorzugten Beugehaltung des reifen Neugeborenen (*3957*). Der exteroceptive Beugereflex ist an den meisten Gelenken auslösbar, besonders eindrucksvoll an Fingern und Zehen: Palmar- und Plantargreifreflex (*4219*, *2737*, *1894*, *3809*, *84*, *3138*, *3041*). Schon bei Berührung der Handflächen werden die Finger — exteroceptiv — gebeugt. Durch leichte Dehnung der Flexoren wird der exteroceptive Anteil des Reflexes durch einen proprioceptiven verstärkt. Auf diese Weise wird der Faustschluß kräftig, wenn man den sich beugenden Fingern und Zehen leichten Widerstand leistet (*1661*).

Bestreicht man die Rückenhaut längs der Wirbelsäule, wird diese zur gereizten Seite konkav gebeugt und nach hinten überstreckt (*4000*, *1364*, *1998*, *1818*). Auf der gleichen Seite wird das Bein gestreckt, auf der anderen gebeugt.

Es gibt eine große Zahl von Fremdreflexen beim Neugeborenen wie beim Erwachsenen. Von Peiper und Vlach (*3041*, *4024*, *4025*) wurden sie vollständig zusammengetragen. Dabei fand Vlach (*4024*, *4025*) folgende Gesetzmäßigkeit: Beim Bestreichen der Haut über den Flexoren und ihren Sehnen entstehen häufig die bereits beschriebenen kräftigen Beugesynergien. Von der Haut über den Extensoren kann man diskrete Aktivität in den entsprechenden Muskeln auslösen.

Bei Rumpfmuskeln liegt die sensible Zone jeweils über dem Muskelbauch selbst, bei peripheren Extremitäten-Muskeln oft über der Sehne. Die Kenntnis der Fremdreflexe kann wertvoll sein, wenn es gilt, sensible Ausfälle oder motorische Lähmungen zu entdecken.

f) Komplexe Bewegungsmuster

Mit dieser Überschrift ist die Definition gegeben für den Moro-Reflex, die tonischen Halsreflexe, das Schreiten, die Stehbereitschaft und andere Fortbewegungsautomatismen, Brustsuchen, Saugen und palmomentale Reflexe.

Die neurophysiologischen Verhaltensstudien des Neugeborenen haben mit der Untersuchung typischer Bewegungsautomatismen begonnen. PEIPER hat sie in kaum zu übertreffender Meisterschaft beobachtet, beschrieben und gedeutet. Da sein Buch „Die Eigenarten der kindlichen Hirntätigkeit“ (*3041*) diesen Teil der Neurophysiologie des Neugeborenen erschöpfend darstellt, soll hier eine kurze, zusammenfassende Beschreibung genügen.

Der Moro-Reflex wurde mit seinen typischen Bewegungsabläufen zunächst von MAGNUS u. KLEIJN (*2528*) beim Neugeborenen beschrieben. MAGNUS hatte den Reflex durch kurzes Zurücklegen des Kopfes ausgelöst (head drop), ein Modus, der später wieder eingeführt wurde. Inzwischen hatte MORO (*2775*) den Reflex durch eine Erschütterung der Unterlage ausgelöst und die einzelnen Komponenten des Bewegungsautomatismus genau beschrieben. Von SCHALTENBRAND (*3659*) und ST.-ANNE DARGASSIES (*3400*) wurde der Reflex durch tonisches Auseinanderziehen und dann plötzliches Loslassen der Arme ausgelöst. Entgegen vielen Lehrbuchdarstellungen ist ein lautes Geräusch allein kaum in der Lage, einen Moro-Reflex hervorzurufen (*2995*). MAGNUS u. KLEIJN (*2528*), SCHALTENBRAND (*3659*), ISBERT u. PEIPER (*1998*) sowie PEIPER (*3041*) vertreten die These, daß der Moro-Reflex durch Labyrinthreizung ausgelöst wird. FREUDENBERG (*1335*), ANDRÉ-THOMAS u. HANON (*81*) sowie ANDRÉ-THOMAS und ST.-ANNE DARGASSIES (*84*) glauben, daß die Proprioceptoren der Halsmuskulatur für die Auslösung des Reflexes verantwortlich seien. Untersuchungen von PARMELEE (*2995*) scheinen letzteres zu bestätigen. Nach seiner Ansicht ist der Reflex zumindest brüsker, wenn die Kopfstellung sich im Verhältnis zum Rumpf ändert als wenn Kopf und Rumpf sich gemeinsam im Raum bewegen. PRECHTL und LENARD (*3150*) kamen mit der gleichen Untersuchungsmethodik zum entgegengesetzten Ergebnis. Vielleicht tragen mehrere sensorische Quellen zum Moro-Reflex bei.

Der Moro-Reflex des reifen Neugeborenen besteht aus folgenden Komponenten: Initiale brüske Streckung und Abduktion der Arme und Finger, nachfolgend tonische Beugung und Adduktion (Abb. 24). Manchmal sieht man, daß die Streck- und Beugebewegungen ganz oder teilweise rhythmisch erfolgen. Noch häufiger kann man klonische Entladungen der Motoneurone im Elektromyogramm sehen. Diese Kloni haben eine Frequenz von 5—8/sec, sie sind besonders ausgeprägt bei den hyperexzitablen Neugeborenen (s. S. 97). Viel schlechter untersucht sind die gleichzeitig ablaufenden Beinbewegungen. Offenbar sind diese so inkonstant, daß ihre Bedeutung im Augenblick als gering angesehen wird (PARMELEE, *2995*).

Moro (*2776*) glaubte, daß der Reflex ein Relikt aus unserer phylogenetischen Vergangenheit sei. Er dokumentierte das mit einer Abbildung, auf der neben

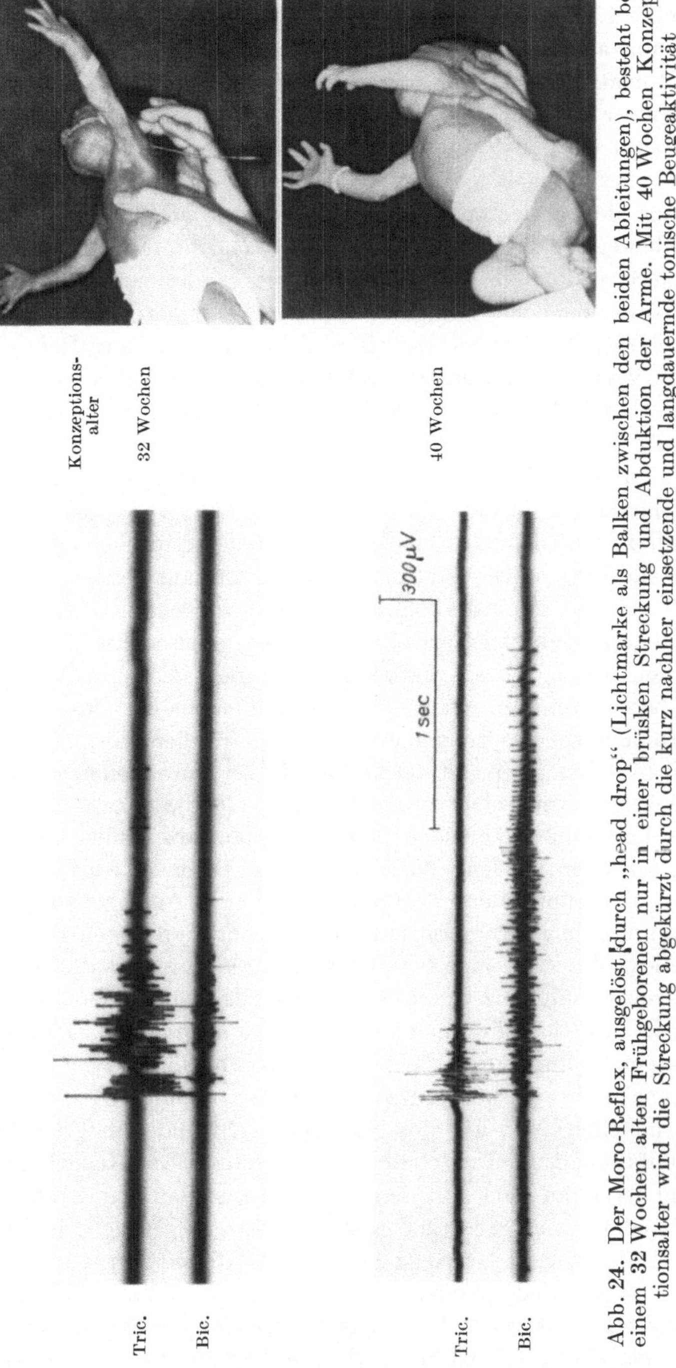

Abb. 24. Der Moro-Reflex, ausgelöst durch „head drop“ (Lichtmarke als Balken zwischen den beiden Ableitungen), besteht bei einem 32 Wochen alten Frühgeborenen nur in einer brüsken Streckung und Abduktion der Arme. Mit 40 Wochen Konzeptionsalter wird die Streckung abgekürzt durch die kurz nachher einsetzende und langdauernde tonische Beugeaktivität

einem Neugeborenen in der Streckphase des Moro-Reflexes ein Orang-Utan-Baby gezeigt wurde, das sich im Haarkleid der Mutter festhält. Peiper (*3041*) hat der Ansicht MOROs widersprochen. Für ihn und STIRNIMANN (*3806*) steht die Streckkomponente des Moro-Reflexes so im Vordergrund, daß sie kaum eine wirksame Umklammerung für möglich halten. Das braucht u.E. nicht immer so im Verlauf der Phylogenese gewesen zu sein. Der Moro-Reflex, auf sehr künstliche Weise von uns ausgelöst, kann doch mit einzelnen Komponenten zu jenem Bewegungsautomatismus gehören, der dem Affenjungen das Festhalten im Haarkleid der Mutter ermöglicht.

SCHALTENBRAND (*3659*) und PEIPER (*3041*) sahen Beziehungen zwischen dem Moro-Reflex des Neugeborenen und der Schreckreaktion späterer Lebensalter. Andere haben dem widersprochen, da die Schreckreaktion mehr eine Beuge- als eine Streckbewegung darstellt (*3828*, *1959*, *1491*). Nun fanden WIESER u. Mitarb., der initialen Streckkomponente des Moro-Reflexes vorausgehend, eine ganz kurze Beugung, die nur bei hoher Filmgeschwindigkeit kinematographisch nachzuweisen war (*4169*, *4170*). Wir glauben trotzdem nicht, daß der Moro-Reflex mit psychomotorischen Verhaltensweisen späterer Lebensalter identisch ist.

Die tonischen Halsreflexe sind mit den Namen von MAGNUS (*2527*) verbunden, der sie an Tieren beschrieb, sie aber beim normalen Säugling gerade nicht fand. Sie sind beim gesunden menschlichen Neugeborenen nicht sehr ausgeprägt, aber doch häufig andeutungsweise vorhanden (*2297*, *3659*, *1998*, *569*, *1428*). Im Magnus-Reflex werden Arme und Bein beim Seitwärtsdrehen des Kopfes auf der Seite gestreckt, der das Gesicht zugewandt ist und auf der kontralateralen Seite gebeugt. Elektromyographisch konnten wir beim Neugeborenen eine entsprechende Tonuszunahme in den Streckern immer finden, auch wenn die Reflexe klinisch nicht deutlich waren. Diese Änderung der Innervationslage kann den Ablauf von Neugeborenenreflexen entscheidend beeinflussen. Die Bewegungsautomatismen und Reflexe sollen also immer bei symmetrischer Körperhaltung mit dem Kopf in Mittelstellung geprüft werden. Auch der Moro-Reflex ist asymmetrisch, wenn die Körperhaltung nicht symmetrisch ist (*1063*).

Die Streckung eines oder beider Beine kann man ganz ähnlich wie beim Magnus-Reflex auf sehr verschiedene Weise erreichen. Beim kräftigen Bestreichen der Fußsohle wird das kontralaterale Bein gestreckt. In Analogie zu entsprechenden Befunden an meistens decerebrierten Tieren nennt man diesen Reflex gekreuzten Extensorreflex. ZAPELLA und SIMOPOULOS (*4296*) fanden, daß diese Reaktion durch Hautreizung an ganz verschiedenen Stellen, insbesondere am Ohrläppchen, auszulösen ist. Ist das ein Analogon zum sog. Pinna-Reflex der Katze, deren lumbale Extensor-Motoneurone bei Hautreizung am Ohr aktiviert werden ? (*1537*).

Das Neugeborene versucht unter bestimmten Bedingungen, die Füße auf die Unterlage zu stellen: Man hält das Kind senkrecht und bringt den Fußrücken in leichten Kontakt mit der Unterseite der Tischkante. Das Neugeborene zieht den Fuß an und setzt ihn flach auf den Tisch. Dieser Bewegungsablauf wird Stehbereitschaft oder placing reaction genannt (*3190*, *84*, *3041*). Die Fixierung von Knie- und Hüftgelenk ist bei Neugeborenen allerdings noch sehr kraftlos, so daß RADEMAKER (*3190*) und PEIPER (*3041*) von einer Stehbereitschaft mit Unterstützungsreaktion erst im 2. Vierteljahr sprechen. Auf solch unterschiedlicher Beurteilung der Stehbereitschaft beruhen wohl teilweise die sehr verschiedenen Angaben darüber, wann und wie oft diese Reaktion beim Neugeborenen gefunden wird. Das Aufstellen der Füße bei der oben beschriebenen Prozedur ohne Unterstützung und Fixierung der Extremitäten gehört u. E. zu den normalen Reflexen jedes reifen Neugeborenen (*3398*, *2970*, *267*, *4294*).

Das Schreiten des Neugeborenen wurde von PEIPER (*3037*) erstmals beschrieben. Der Reflex ist manchmal auch bei ganz normalen Neugeborenen nicht oder nur undeutlich vorhanden (*3805*). Kriech- und Schwimmbewegungen sind noch etwas inkonstanter als das Schreiten (*2619*, *2620*). Bei all diesen Fortbewegungsautomatismen einschließlich des Schreitens ist es nicht unbedingt notwendig, daß das Kind mit den Füßen die Unterlage berührt, durch eine solche Unterstützung werden die Bewegungsautomatismen allerdings deutlich gefördert (*84*, *3041*).

In palmomentalen Reflexautomatismen sieht PEIPER (*3041*) eine frühe Ausbildung der Mund-Handkoordination (*4186*). Beim Bestreichen von Daumen- und Kleinfingerballen oder bei Druck auf die Handfläche öffnet das Kind den Mund, es schließt die Augen und beugt den Kopf (*2563*, *2529*, *137*, *138*, *2994*).

Brustsuchen und Saugen: Berührt man bei einem Neugeborenen Wangen oder Lippen in unmittelbarer Umgebung des Mundes, dann wendet das Kind den Kopf in die Richtung des Reizes. PEIPER (*3041*) glaubt auf Grund seines Literaturstudiums, daß dieser Reflex, der später von GENTRY u. ALDRICH (*1415*) rooting reflex genannt wurde, zuerst von PEPSY (*3066*) beschrieben wurde. Die meisten Autoren sehen darin einen Reflex, der der Nahrungsaufnahme dient, was in der deutschen Bezeichnung Brustsuchen gut zum Ausdruck kommt (*2285*, *1372*). Hungrige Neugeborene, auch Tiere, zeigen den Reflex sogar ohne taktile Reize, „im Leerlauf", und er ist in Bauchlage oft mit groben Pendelbewegungen des Kopfes verbunden (*3152*, *3153*, *3045*). Vielleicht kann auch strahlende Wärme die Suchbewegung in Gang bringen (*857*, *3511*, *3808*). Der Reflex ist wahrscheinlich deutlicher, wenn das Kind hungrig ist (*3041*). Bei schmerzhaftem Reiz wendet das Kind den Mund von der Reizquelle weg (*83*). Werden die Lippen berührt, spitzt das Kind den Mund (*1197*, *3876*), was BESSAU (*312*) als Schnutenphänomen, andere Autoren als Rüsselreflex beschrieben haben. Die Berührung der Lippen, insbesondere aber das Einführen eines Gegenstandes in den Mund, löst Saugbewegungen aus. Anscheinend können süße Geschmacksstoffe den Saugreflex verstärken (*2285*, *3160*). Wie das Brustsuchen ist der Saugreflex leichter bei hungrigen als bei satten Neugeborenen auszulösen, seine Stärke ist außerdem abhängig vom sonstigen Aktivitätszustand des Kindes (*3615*, *2385*). Beim sog. „non-nutritive sucking" treten Saugbewegungen periodisch auf. Man sieht solche Saugperioden auch manchmal im ruhigen Schlaf.

Schon im 19. Jahrhundert wurde der Saugdruck von Neugeborenen und jungen Kindern bestimmt [PFAUNDLER (1899), zitiert nach BARTH (*194*)]. Unterschiede in der Methodik haben zu recht unterschiedlichen Meßwerten geführt. Ungedämpfte Systeme zur Druckmessung zeigen zu hohe Werte an. BARTH (*194*) registrierte einen durchschnittlichen negativen Saugdruck von 10—70, einen maximalen von 140 cm Wasser bei gesunden Neugeborenen. HYTTEN (*1976*) fand durchschnittlich 7—14, maximal 22 mm Hg. COLLEY und CREAMER (*715*) registrierten bei gesunden Neugeborenen 60—100 cm Wasser mit Maximalwerten zwischen 120 und 230 cm Wasser. Die Saugfrequenz ist 50—70/min bei gutem, 10—15/min bei schlechtem Milchfluß. Die Saugkraft ist geringer bei Frühgeborenen (*816*, *2979*) und bei kranken Neugeborenen (*2053*). In den ersten 2 Lebenstagen ist das Saugen oft unregelmäßig und nur kurzdauernd, vom 3. Tag an ist der Reflex — gleiche Aktivitätslage vorausgesetzt — sehr konstant in Stärke, Frequenz und Dauer (*2249*, *1607*).

Die zentralen Schaltneurone für den Saugreflex liegen in der Medulla oblongata. Die Nervenkerne von Trigeminus, Facialis und Hypoglossus bilden das Saugzentrum (*200*, *201*, *202*). Auch großhirnlose Mißgeburten machen Saugbewegungen (*633*).

g) Die Neurogenese der Atmung

Mindestens seit 150 Jahren spricht man vom Atemzentrum. Zunächst wurden in Reiz- und Ausschaltungsversuchen die notwendigen Steuerungszentren der Atmung in der Medulla oblongata entdeckt (*489*, *3313*, *2312*, *2134*, *2611*, *2502*, *26*, *3097*, *2912*, *451*, *974*, *2420*). Nach den ersten Mitteilungen über Mikroableitungen von Atemneuronen in der Medulla oblongata durch Dirken u. Woldring (*974*) haben dann von Baumgarten und seine Mitarbeiter die medullären Zentren in- und exspiratorisch tätiger Neurone lokalisieren können (*218*, *220*, *221*). Eine Anhäufung inspiratorischer Neurone fanden diese Autoren bei der Katze in einem Bezirk der kleinzelligen Substantia reticularis, unmittelbar ventral vom Tractus solitarius. Caudal vom N. ambiguus fanden sie die expiratorischen Neurone (Abb. 25). Obgleich die Autoren das viel strapazierte Wort Atemzentrum vermeiden, sind diese Strukturen wesentlich für die Neurogenese der Atmung. Baumgarten u. Mitarb. (*219*) konnten zeigen, daß diese Zellen eine Eigenrhythmik aufweisen, die membranphysiologisch derjenigen des Sinusknotens am Herzen ähnlich ist. Nach jedem Aktionspotential stellt sich an den Zellen dieses Automatiezentrums kein konstantes Membranpotential ein. Nach der Repolarisation nimmt das transmembranöse Potential kontinuierlich wieder ab, bis die Schwellendepolarisation erreicht ist und ein neues Aktionspotential beginnt (Abb. 26). Ionentheoretisch heißt das: Nach der Erregung kehrt der Netto-Natrium-Einstrom zwar auf sehr niedrige Werte zurück, er bleibt aber nicht, wie normalerweise, stabil, sondern nimmt kontinuierlich wieder zu und schafft somit eine Vordepolarisation [s. S. 15, Gl. (2)]. Auch die Abnahme der zuvor gesteigerten K^+-Permeabilität würde eine langsam wieder wachsende Vordepolarisation erklären.

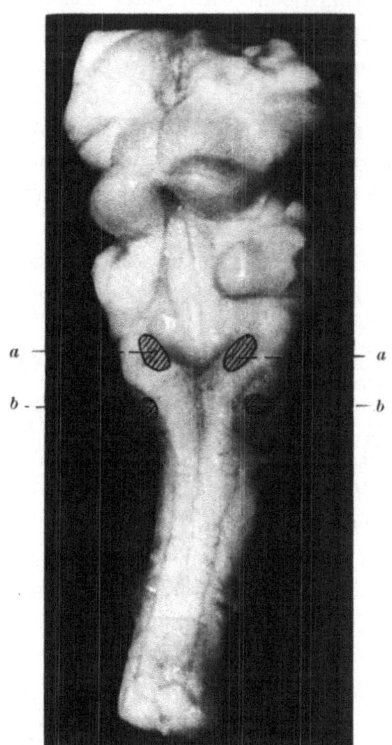

Abb. 25. Dorsalansicht des Rautenhirnes der Katze mit eingezeichneten Projektionen der respiratorischen Vorzugsgebiete auf der Oberfläche. *a* Lage inspiratorischer; *b* Lage exspiratorischer Neurone. (Nach Baumgarten et al., *220*)

Wie auf S. 17 in Abb. 12 dargestellt, nimmt durch diese Depolarisation die Natrium-Permeabilität weiter zu, und schließlich übersteigt sie die der Kalium-Ionen. Damit ist dann die Schwelle für den explosiven Natrium-Einstrom, d.h. für die eigentliche Alles- oder Nichts-Erregung der Zelle erreicht. Diese wird dann über das Axon fortgeleitet und erregt, wahrscheinlich über Zwischenneurone, die Motoneurone des Phrenicus und der Intercostalmuskeln. Die rhythmische Tätigkeit anderer Automatiezentren in Herz, Darm und Uterus scheinen ebenfalls auf solchen Besonderheiten der stetig sich ändernden Ionenpermeabilitäten zu beruhen (*1078*, *528*, *546*, *547*, *2091*).

Insbesondere bei neugeborenen Tieren haben auch spinale Motoneurone einen mit der Atmung synchronen Entladungsmodus (*2312*, *4133*, *4134*). Das ist nicht so verwunderlich, da auch die übrigen motorischen Vorderhornzellen rhythmisch aktiv sein können. Solche Rhythmen, z.B. der lumbalen Motoneurone, werden besonders deutlich unter O_2-Mangel (*3723*).

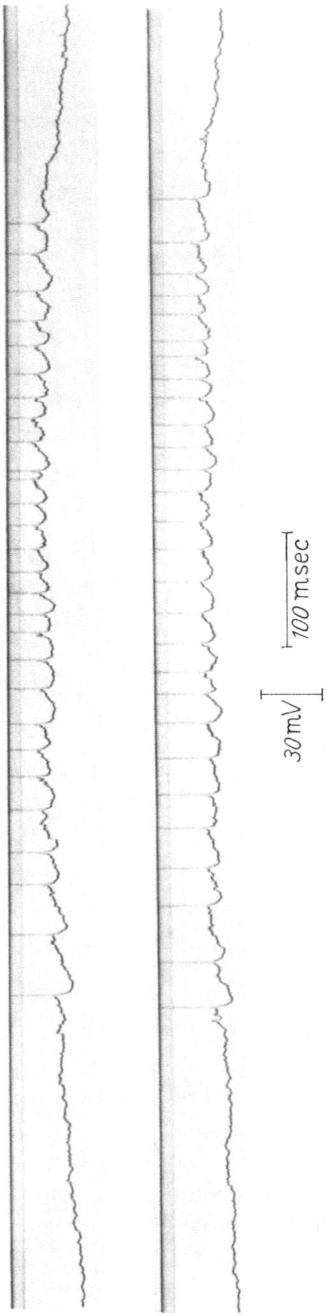

Abb. 26. Intracelluläre Mikroableitung eines Neurons aus dem Kern des Rautenhirns der Katze. Schon vor Beginn der Entladungssalve beginnt eine depolarisierende langsame Schwankung des Membranpotentials. Von einem kritischen Depolarisationsgrade ab werden Aktionspotentiale gebildet. Diese gehen in eine Repolarisationsphase über, welche von erneuten langsamen Depolarisationen, den „Schrittmacherpotentialen" abgelöst wird. (Nach Baumgarten et al., *220*)

Peiper und seine Mitarbeiter haben die verschiedenen Atemformen bei Früh- und Neugeborenen ausführlich studiert (*3041*). Die Atmung ist unregelmäßig am wachen Kind und im sog. aktiven Schlaf (s. S. 54), ganz regelmäßig, etwas langsamer, während des ruhigen Schlafes. Im Schlaf haben Frühgeborene häufig, reife Neugeborene selten, eine periodische Atmung, die der Cheyne-Stokesschen Atmung ähnlich ist (*413*, *1516*). Im aktiven Schlaf sind die Atemzüge innerhalb der Perioden und die Perioden selbst unregelmäßig, im ruhigen Schlaf regelmäßig. Bei Zunahme der O_2-Spannung in der Atemluft wird aus der periodischen eine kontinuierliche Atmung (*125*, *667*), obgleich auch während der periodischen Atmung die O_2-Spannung im Blut des Frühgeborenen nicht vermindert ist. Ganz unreife Frühgeborene oder Neugeborene mit hypoxischen oder traumatischen Hirnschäden zeigen Schnappatmung (*2737*, *3041*).

Der erste Atemzug

Soweit wir sehen, beschäftigte dieses Thema bereits die Naturwissenschaftler und Ärzte des 16. Jahrhunderts (VESALIUS). Seit WINSLOW (*4209*) bis zu den Autoren moderner Monographien (*3041*, *4168*) wurde angenommen, daß die ersten

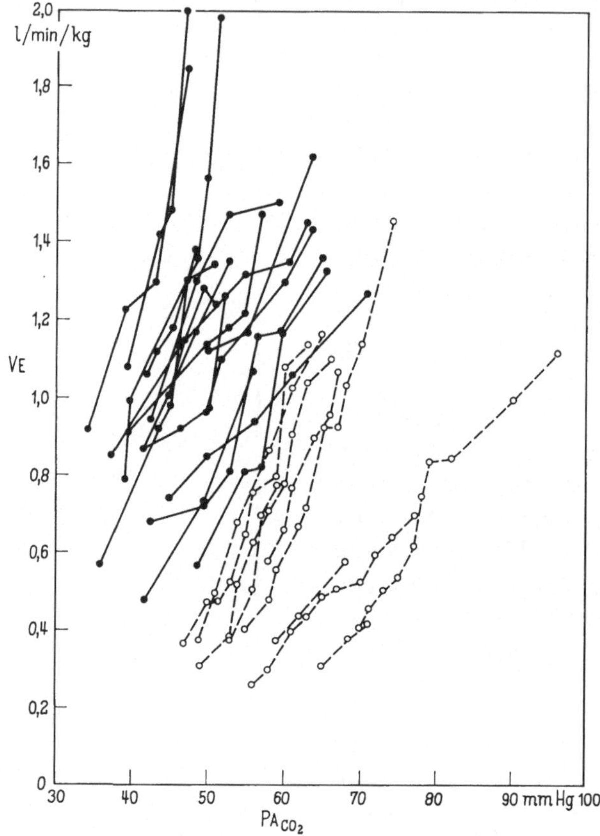

Abb. 27. Der Einfluß der alveolären CO_2-Spannung auf die Lungenventilation bei Neugeborenen (ausgezogene Linien) und Erwachsenen (gestrichelte Linien). (Nach AVERY et al., *126*)

Atemzüge bei Tier und Mensch in utero erfolgen (*30*, *31*, *3227*, *3123*, *964*). Sogar Frequenzangaben wurden gemacht. Erst in den letzten Jahren haben ADAMS und seine Mitarbeiter diesen Angaben mehrfach und mit überzeugenden Belegen widersprochen (*12*, *1179*, *603*). Nach Meinung dieser Autoren gibt es intrauterine Atemzüge nur bei Hypoxidose und Acidose des Feten. Normalerweise fanden sie nicht die chemischen Bestandteile des Fruchtwassers in der Lunge des Feten, sondern umgekehrt Sekret aus dessen Bronchien und der Trachea im Fruchtwasser. An Schaf-Feten konnten die genannten Autoren rhythmische Entleerungen der Trachea kinematographisch eindrucksvoll belegen. Auch Untersuchungen an menschlichen Feten haben dieser Ansicht von ADAMS eine Stütze gegeben. Bei den heute nicht mehr seltenen Amniographien vor intrauterinen Erythrocytentransfusionen wegen Erythroblastose (s. S. 374) findet man normalerweise röntgenologisch kein Kontrastmittel in der Lunge des Kindes, sondern nur in seinem Magen-Darmkanal. Noch reichen die Argumente wohl nicht aus, um den Bruch mit einer 150 Jahre alten Vorstellung vom atmenden Feten endgültig zu vollziehen, zumindest ist diese Vorstellung aber heute umstritten.

Welches sind nun die afferenten Impulse, die nach der Geburt die Atmung in Gang setzen? Der erste Atemzug ist wahrscheinlich eine Schnappatmung, ein glossopharyngiales Verschlucken von Luft (*3686*, *3043*, *407*). Drei afferente Impulsquellen können die Erregbarkeit der Automatiezentren in der Medulla oblongata steigern:

1. Anstieg der CO_2-Spannung und Abfall des pH (Abb. 27). Schon Neu- und Frühgeborene vergrößern ihr Atemvolumen, wenn der Luft CO_2 zugegeben wird (*4195*, *1912*, *804*, *2706*, *2024*, *3764*, *3909*, *126*). Die genannten Autoren sind sich lediglich uneinig darüber, ob dieser Effekt größer, kleiner oder genau so groß wie beim Erwachsenen ist. CO_2- und H-Ionenkonzentrationen wirken direkt auf die respiratorischen Neurone der Medulla und/oder über Chemoreceptoren, die am Liquorufer (*2458*, *2457*, *2459*) und an der Blutbahn im Glomus caroticum et aorticum liegen (*1800*).

2. Abnahme der O_2-Spannung im Blut aktiviert die Chemoreceptoren des Glomus caroticum und aorticum (*1800*). Bereits beim Neugeborenen sind die Chemoreceptoren vorhanden (*420*) und aktionsfähig (*804*, *879*, *428*). Schon in Tierversuchen und beim Erwachsenen ist die Chemoregulation der Atmung durch Hypoxie nicht sehr empfindlich. Am 1. Lebenstag scheint der Chemoreceptorenreflex auf O_2-Mangel besonders träge zu sein (*2706*).

3. Andere, nicht blutchemische Antriebe für die Atmung, stammen aus den Thermoreceptoren (*504*, *2120*, *2122*) und den Schmerzreceptoren der Haut (*544*). Möglicherweise können auch Muskel- und Gelenkreceptoren die Atmung aktivieren (*2915*). Die unspezifische Erregung respiratorischer Neurone durch ganz verschiedene afferente Zuströme wird verständlich, wenn man bedenkt, daß die Automatiezentren der Atmung ein Teil der Stammhirnretikulärzone sind, in deren Erregungskreisen die corticale Vigilanz und der Muskeltonus nach Verrechnung hemmender und fördernder Zuströme aus den Sinnesorganen entscheidend beeinflußt werden (*2787*).

Für uns stellt sich die Neurogenese des ersten Atemzuges damit folgendermaßen dar: Die intrazentralen synaptischen Verknüpfungen respiratorischer Neurone bedingen jene typischen Membranpotentialschwankungen, die wir auf S. 43 in Abb. 26 dargestellt haben. Die rhythmischen Depolarisationen bleiben beim Fetus meist unterschwellig, d.h. es kommt wohl nur ausnahmsweise zu Aktionspotentialen, so daß die Phrenicus-Motoneurone höchstens asynchrone Antriebe erhalten, die nicht ausreichen, sie überschwellig zu erregen. Nach Geburt und Abnabelung entsteht ein kräftiger Depolarisationsdruck auf die respiratorischen Neurone durch erregende, d.h. depolarisierende Afferenzen aus den Chemoreceptoren am Liquor- und Blutufer infolge Anstiegs der CO_2-Spannung, aus den Hautreceptoren infolge des hinsichtlich Temperatur und Druck verändernden Milieus und aus den Muskelreceptoren infolge veränderter Schwerkraft und Bewegungsbedingungen. Durch diese depolarisierenden Afferenzen werden die rhythmischen Schwankungen des Membranpotentials der respiratorischen Neurone überschwellig, es entstehen Salven von Aktionspotentialen, die ihrerseits die Phrenicus-Motoneurone überschwellig erregen. Welche der genannten afferenten Antriebe den stärksten Depolarisationsdruck ausüben, erscheint uns wenig wichtig, da wohl nicht einheitlich zu beantworten. Sicher ist, daß alle genannten Receptoren dazu beitragen. Wahrscheinlich sind sie an dem ersten kräftigen Schnapper auch alle entscheidend beteiligt. Aber es erscheint uns sicher, daß die chemoreceptiven Einflüsse unter den Bedingungen der Hyperkapnie, in die das Neugeborene durch die Abnabelung schließlich kommt, die entscheidende Nothilfe, den endgültig machtvollsten Antrieb für die Atmung darstellen (*3679, 1695*). Wahrscheinlich kommt es gar nicht immer dazu, daß die Grenze ihrer Erregungsfähigkeit benötigt wird. Viele Kinder atmen schon mit ganz geringen Antrieben von peripheren Receptoren. Aber so wie der Opernsänger alle Gunst oder Ungunst des Milieus mit seinem Ehrgeiz überspielt und eine Arie aussingen kann, den chemoreceptiven Antrieben sind er und die meisten Neugeborenen, glücklicherweise, schließlich machtlos ausgeliefert.

Das regelmäßige Weiteratmen nach den ersten Atemzügen ist sicher nicht eine Folge dauernder Chemoreceptorenantriebe. Das arterielle pO_2 ist postnatal mit 60—80 mmHg höher als in utero mit 20—25 mmHg (*876a*) und im Tierversuch kann man jedenfalls die peripheren Chemoreceptoren ausschalten und doch atmet das Tier.

h) Das Schlucken und seine Koordination mit Saugakt und Atmung

Wie beim Erwachsenen umläuft die geschluckte Flüssigkeit die Epiglottis, die beim Neugeborenen etwas höher steht als beim Erwachsenen (*977*). Beim Erwachsenen wird die Atmung durch den Schluckvorgang für mindestens 1,5 sec unterbrochen (*696*) und ähnliche Verhältnisse wurden durch Beobachtung und durch Röntgen-kinematographische Untersuchungen auch für das Neugeborene gefunden (*4010, 84, 2326*). Andere Beobachter sind davon überzeugt, daß der Säugling gleichzeitig schlucken und atmen kann (*1718, 1335, 3701, 1662, 977*). Peiper (*3041*) glaubt, beides gesehen zu haben: In seinen polygraphischen Ableitungen von Saugen, Schlucken und Atmung erkennt man, daß gelegentlich aber nicht immer die Atmung durch das Schlucken unterbrochen wird. Da die zur Debatte stehende Zeit der Ateminhibition beim Neugeborenen nur $^1/_3$—$^1/_2$ sec lang ist (*2326*), ist nicht zu erwarten, daß man sie bei mechanischen Schreibvorrichtungen immer sieht. Im allgemeinen verhalten sich die Frequenzen von Saugen, Schlucken und Atmen wie 1:1:1, es gibt aber Abweichungen in Form des 2:2:1 (*3041*). Lassrich (*2326*) berichtet, daß auch nicht jeder Saugbewegung ein Schluckakt folgen muß. Das Schlucken hat beim Neugeborenen eine positive Druckwelle von 30—100 cm Wasser im Pharynx und 20—40 cm im Oesophagus zur Folge. Die Druckwelle pflanzt sich mit einer Geschwindigkeit von 0,7—4 cm/sec über den Oesophagus fort (*715*).

Die Irradiation und gegenseitige Beeinflussung bulbärer Rhythmen, z.B. Atmung und Blutdruck und Pulsfrequenz, ist auch beim Erwachsenen und im Tierversuch gut bekannt. Sogar Atmung, Blutdruck und Skeletmuskeltonus beeinflussen sich an den retikulären Steuerungszentren (*2203, 3758, 3723, 3726, 923*). Beim Neugeborenen scheint der Saugakt den Rhythmus von Atmung und Schlukken zu bestimmen (*3039*, *3041*). Gelegentlich irradiieren diese Rhythmen noch weiter und es erfolgt ein Lidschlag mit jedem Saugakt oder sogar ein rhythmisches Schließen der Faust (*2207*, *3152*, *3138*).

i) Die Motorik der inneren und äußeren Augenmuskeln

Jedes Früh- und Neugeborene spätestens jenseits der 31. Woche des Konzeptionsalters sollte einen Pupillenreflex auf Licht und Konvergenz zeigen, wenn auch oft sehr unterschiedlich in der Geschwindigkeit (*2525*, *3082*, *3301*). Auch Hautreize können, wie beim Erwachsenen, gelegentlich eine Verengerung der Pupille bewirken (*3036*). Auf Licht-, Schall- und Cornea-Berührungsreize sowie spontan in einer von der Atmung oft abhängigen Rhythmik werden die Lider geschlossen, manchmal wird dabei der Kopf zurückgeworfen (*3036*, *630*, *2674*, *2479*). Der Lidschluß auf Licht erfolgt beim Neugeborenen zeitlich vor dem durch den Sinnesreiz auf der Hirnrinde evozierten Potential (*4295*). Die Schaltneurone dieses Reflexes liegen also möglicherweise — und wahrscheinlich — subcortical.

Die Augenbewegungen sind im allgemeinen schon vom 1. Tage an symmetrisch und ein konstanter Strabismus ist abnorm. Vorübergehend kommen aber Asymmetrien vor (*1781*, *3788*, *3809*). Das reife gesunde Neugeborene kann im ruhigen Wachzustand mit einiger Geduld zur Fixation von Gegenständen gebracht werden (*1757*, *3807*, *1432*, *84*, *3398*, *82*, *4240*).

Von den Receptoren des Vestibularapparates und/oder der Halsmuskeln werden reflektorische Augenbewegungen ausgelöst, die als Puppenaugenbewegungen (*193*, *1199*) oder Doll's eye test bei der neurologischen Untersuchung wichtig sind. Beim Seitwärtsdrehen des Kopfes sowie beim Heben und Senken wandern die Augen in die entgegengesetzte Richtung. Erfolgen diese oder spontane Augenbewegungen rasch, können auch beim normalen Neugeborenen eigenreflektorische Kloni der Augenmuskeln auftreten und einen Nystagmus verursachen (*632*, *3725*). Manchmal entsteht dabei auch ein richtiges Sonnenuntergangsphänomen (*4175*, *4177*). Die Übergänge zu pathologischen Befunden sind noch nicht genau erforscht.

k) Die Entwicklung somatomotorischer Funktionen während der Embryonal- und Fetalzeit

Aus praktisch klinischen Gründen wollen wir zwei Zeitabschnitte getrennt besprechen:

1. Die Entwicklung bis zur 28. Woche und
2. von der 29. bis zur 40. Woche des Gestationsalters.

Die Entwicklungsstufen des ersten Abschnittes bis zur 28. Woche wird man am Menschen nur in seltenen Einzelfällen sehen, da die Kinder nicht lebensfähig sind. Unsere Angaben beruhen auf Beobachtungen, die an Früchten gemacht wurden, die zufällig lebend ausgestoßen oder, z.B. bei Extrauteringravidität, durch Sectio lebend gewonnen wurden (*2735*, *2736*, *2737*, *389*, *1894*, *1895*, *1896*, *1897*, *1898*, *1899*, *1279*, *1495*, *283*, *1950*). Entsprechende Beobachtungen an Tieren sind viel zahlreicher, aber wegen des unterschiedlichen Gestationsalters hier nur vergleichend verwertbar (*1022*, *4205*, *87*, *604*, *461*, *174*, *3830*, *190*, *285*, *286*, *85*).

Wahrscheinlich gibt es Muskelaktivität beim Embryo in Form von Fibrillieren noch bevor efferente Nervenfasern die Muskulatur erreicht haben (*1015*). Reflektorische Bewegungen sind aber an die Ausbildung afferenter und efferenter Nervenstrukturen gebunden. Während der embryonalen Entwicklung beginnt die Reflexaktivität mit den Fremdreflexen, ausgelöst durch sensible Reize an den Lippen, also im Trigeminusbereich. Mit $9^1/_2$ Wochen besteht der motorische Erfolg in Massenbewegungen weg von der Reizquelle mit Beugung der kontralateralen Hals- und Rumpfmuskulatur. Mit 12 Wochen wendet sich der Embryo mit Lippen und Kopfbeugung bereits der Reizquelle zu, wenig später macht er die ersten Saugbewegungen. So entwickeln sich die Reflexe der Nahrungsaufnahme aus einem globalen Fluchtreflexmuster. Bei der Entwicklung der Fremdreflexe führt der Trigeminus. Aus dem zeitlichen Vorsprung wird später ein qualitativer. Die Palmarregion folgt dem Mundbereich in der Entwicklung von Fremdreflexen, und sie bleibt auch später ein sehr sensitives Hautareal. Mit $12^1/_2$ Wochen sieht man die ersten Ansätze des Palmargreifreflexes und zur gleichen Zeit kann man Bewegungen der unteren Extremitäten durch Reizung der Genitalregion hervorrufen. Mit 16 Wochen kann man einen Fluchtreflex an den unteren Extremitäten durch Reizung an der Fußsohle auslösen.

Die embryonalen und frühfetalen Bewegungen haben einen eigenartigen Charakter. Sie sind phasisch, d.h. die Innervation erlischt schnell, wenig beeinflußt und kaum gehemmt von sekundären Afferenzquellen, deshalb stark irradiierend, kaum differenziert und immer gleichförmig. Die Kontraktionszeit selbst ist aber lang, Anstieg und Abfall sind träge (*285*, *283*, *85*).

Gleichzeitig mit dem Auftreten von Fremdreflexen in der 10. Gestationswoche kann man im Hirnstamm elektrische Aktivität nachweisen. Die Hirnrinde ist zu dieser Zeit noch elektrisch stumm. In pontinen Strukturen menschlicher Feten gibt es aber elektrische Antworten auf Hautreize im Mundbereich mit 14 Wochen. Diese evozierten Potentiale sind aber sehr schnell ermüdbar (*283*).

Die Entwicklung der sensiblen Endorgane ist noch keineswegs abgeschlossen, wenn die Fremdreflexe auftreten. Während der 10. Gestationswoche erreichen gerade eben die ersten, an den Enden noch ganz undifferenzierten, freien Nervenfasern das Lippenepithel. Primitive, plattenförmige Tastkörperchen entwickeln sich erst in der 14. Woche. Die Meissnerschen und Paccinischen Körperchen sind erst in der 26. und 30. Woche ausgebildet (*3069*, *1798*, *1869*, *233*, *638*).

Die proprioceptiven oder Eigenreflexe des Muskels entwickeln sich bei Tier und Mensch anscheinend etwas nach den Fremdreflexen. Den Gastrocnemius-Eigenreflex sahen Bergström u. Bergström (*283*) zwar einmal fraglich schon mit 13 Wochen, regelmäßig ist er aber wohl erst mit 16 Wochen beim menschlichen Feten vorhanden. Die Entwicklung der entsprechenden Receptoren, also der Muskelspindeln, beginnt mit 14 Wochen in der Gesichts- und Atemmuskulatur und schreitet kraniocaudal fort (*1798*). Zunächst entstehen primitive Endorgane, die Präspindeln (*955*), und erst mit etwa 24—26 Wochen sind die endgültigen Muskelspindeln in ihrer komplexen Anatomie gebildet (s. S. 29). Wechselwirkungen von Erregung und Hemmung sahen Bergström u. Bergström (*283*) erst mit 18 Wochen. In diesem Alter konnte der Gastrocnemius-Eigenreflex durch Reizung an der Fußsohle gehemmt werden. Veränderungen von Fremdreflexmuster durch kombinierte Reizung an verschiedenen Stellen (z.B. Gesicht und Hand) fanden Humphrey u. Hooker (*1951*, *1952*) mit 14 Wochen.

Atembewegungen bei Sauerstoffmangel sind an menschlichen Feten bereits mit 12 Wochen gesehen worden, mit 19 Wochen treten sie unter diesen Umständen regelmäßig auf.

Die Entwicklung in der zweiten Periode, also von der 29. Woche des Konzeptionsalters an, kann extrauterin an Frühgeborenen verfolgt werden. St.-Anne Dargassies (*3399*, *3401*, *3402*) hat durch Untersuchungen von Frühgeborenen den Hinweis gegeben, daß die neurologische Entwicklung in Abhängigkeit vom Gestationsalter dagegen weitgehend unabhängig vom Lebensalter erfolgt. Für das neurologische Verhalten ist es also gleichgültig, ob ein Kind das Konzeptionsalter

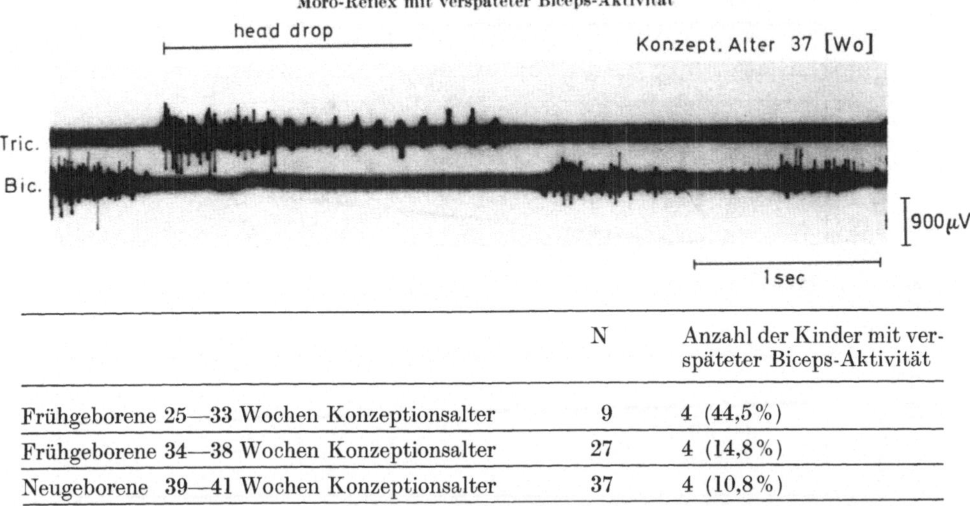

	N	Anzahl der Kinder mit verspäteter Biceps-Aktivität
Frühgeborene 25—33 Wochen Konzeptionsalter	9	4 (44,5%)
Frühgeborene 34—38 Wochen Konzeptionsalter	27	4 (14,8%)
Neugeborene 39—41 Wochen Konzeptionsalter	37	4 (10,8%)

Abb. 28. Bei Frühgeborenen, nur sehr selten bei normalen, reifen Neugeborenen, werden nach Auslösen des Moro-Reflexes die Biceps-Motoneurone nicht sofort erregt sondern erst, wenn die Aktivität im M. triceps bereits wieder erloschen ist. Eine tonische Daueraktivität im Flexor vor Auslösen des Reflexes kann sogar durch die Entladungen der Triceps-Motoneurone abrupt gehemmt werden: Reziproke Innervation oder Antagonisten-Hemmung. (Nach Schulte et al., *3730*)

von 40 Wochen in utero oder als Frühgeborenes teilweise extra uterum erreicht. Wir möchten allerdings glauben, daß eine sehr genaue Verhaltensanalyse Unterschiede aufdecken wird. Grundsätzlich aber wurden die Befunde von St.-Anne Dargassies bestätigt (*139*, *3301*, *3300*). Der extrauterine Einfluß des Milieus hat zumindest einen weit geringeren Einfluß auf die Entwicklung psychomotorischer Verhaltensweisen als das Konzeptionsalter. So wurde es möglich, mit Hilfe einer neurologischen Untersuchung das Konzeptionsalter zu bestimmen. Auch das Gewicht des Kindes ist für sein motorisches Verhalten weitgehend bedeutungslos. Hypotrophe, untergewichtige Neugeborene verhalten sich entsprechend ihrem Gestationsalter auch dann, wenn sie auf Grund der (unsinnigen) Gewichtsdefinition zu den Frühgeborenen gerechnet werden (s. S. 251). Allerdings zeigen viele hypotrophe Neugeborene so starke Abweichungen vom Normalverhalten, daß gerade bei ihnen oft die so erwünschte Bestimmung des Gestationsalters aus dem Verhalten große Schwierigkeiten macht (*3730*). Neugeborene Neger entwickeln sich etwas schneller als Kinder weißer Eltern (*1398*, *457*).

Jeder Reflex, jeder Bewegungsautomatismus ändert sich mit dem Konzeptionsalter (*3403a*). Einige von ihnen eignen sich besonders gut für eine Bestimmung des Konzeptionsalters, weil ihre Entwicklung zu einem bestimmten Zeitpunkt der Gestation mehr sprunghaft als kontinuierlich erfolgt (*3300*).

1. Muskeltonus und tonisch myotatische Reflexe: Bis zum Ende der 31. Woche des Konzeptionsalters liegen Arme und Beine ausgestreckt da. Von Zeit zu Zeit treten phasische, manchmal rhythmische Muskelzuckungen auf, die eine uneingeschränkte Bewegung der Extremitäten zur Folge haben. Von der 32. Woche an

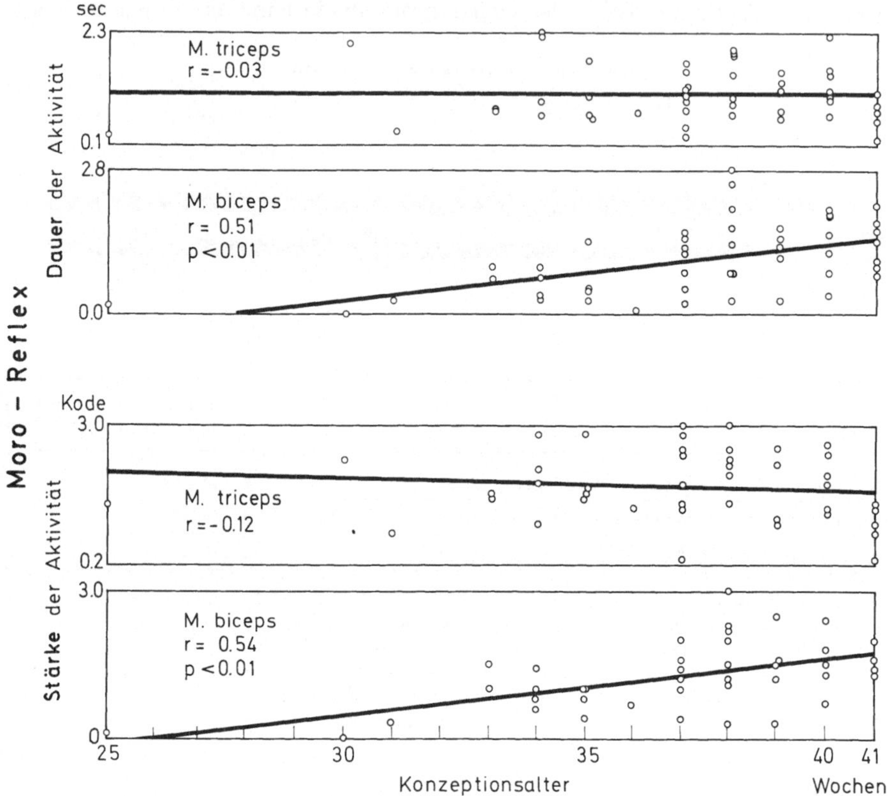

Abb. 29. Die Aktivität der Triceps-Motoneurone nach Auslösen des Moro-Reflexes ist annähernd gleich stark und gleich lang bei Neugeborenen von 25—41 Wochen Konzeptionsalter. Stärke und Dauer der Reflexerregung im M. biceps brachii nimmt dagegen mit dem Konzeptionsalter statistisch signifikant zu (r = Pearson-Korrelationskoeffizient). (Nach SCHULTE et al., *3730*)

werden die Knie und Hüften leicht angewinkelt, mit 35 Wochen deutlich gebeugt gehalten, wodurch die typische Froschhaltung entsteht. Mit 36 Wochen werden auch die Arme vorzugsweise gebeugt. Zwischen der 33. und 36. Woche entwickelt das Frühgeborene den Schulterzugreflex, d.h. die Arme bleiben gebeugt, wenn man das Kind an den Händen aufzieht.

Die gleiche Zunahme des Beugetonus bemerkt man beim Greifreflex: Von der 36. Woche an kann man ihn deutlich verstärken, indem man den eigenen Finger oder einen Bleistift nicht nur in die Hand des Kindes legt, sondern dabei gleichzeitig dem Faustschluß des Kindes einen leichten Widerstand entgegensetzt. Die passive Beweglichkeit der Extremitäten nimmt von der 35. Woche an ab.

2. Der Moro-Reflex ist bis zur 30. Woche leicht erschöpflich, seitendifferent und nur unregelmäßig auslösbar. Bis zur 33. Woche besteht er aus einer brüsken Streckung und Abduktion, die kaum oder verzögert von einer zweiten Komponente, der Beugung und Adduktion gefolgt ist (Abb. 28). Von der 36. Woche an werden Streckung und Abduktion geringer, Beugung und Adduktion deutlicher (Abb. 24, S. 39). Bei vielen reifen Neugeborenen, insbesondere bei leicht hypertonen, ist kaum noch eine Streckung und Abduktion zu sehen. Durch elektromyographische Untersuchungen konnten wir beweisen, daß die Zunahme der

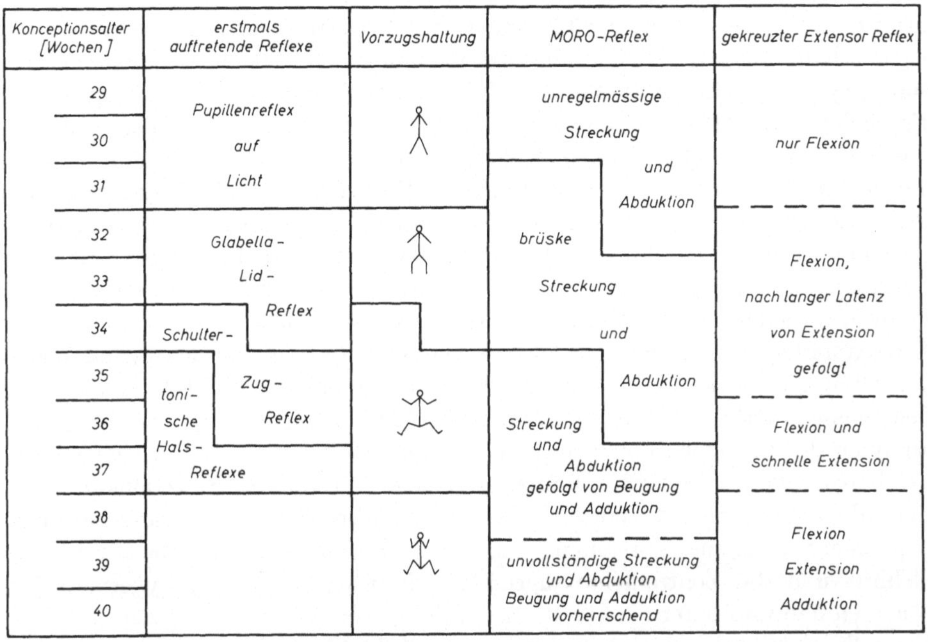

Konceptionsalter [Wochen]	erstmals auftretende Reflexe	Vorzugshaltung	MORO-Reflex	gekreuzter Extensor Reflex
29	Pupillenreflex auf Licht		unregelmässige Streckung und Abduktion	nur Flexion
30				
31				
32	Glabella-Lid-Reflex		brüske Streckung und Abduktion	Flexion, nach langer Latenz von Extension gefolgt
33				
34	Schulter-Zug-Reflex			
35	tonische Hals-Reflexe			
36			Streckung und Abduktion gefolgt von Beugung und Adduktion	Flexion und schnelle Extension
37				
38				Flexion Extension Adduktion
39			unvollständige Streckung und Abduktion Beugung und Adduktion vorherrschend	
40				

Abb. 30. Motorisches Verhalten von Früh- und Neugeborenen in Abhängigkeit vom Konzeptionsalter (Zusammenstellung nach den im Text zitierten Autoren)

Beugung im Verlauf der Moro-Reaktion in den letzten 5 Wochen der Schwangerschaft nicht nur auf einem Anwachsen der Muskelmasse, sondern auf einer echten Zunahme zentralnervöser Beugeimpulse beruht. Die Aktivität des M. triceps, also eines Extensors, bleibt dagegen während der fetalen Entwicklung ziemlich konstant (Abb. 29).

3. Der gekreuzte Extensorreflex wird ausgelöst durch Reizung der Fußsohle des in Knie und Hüfte fixierten Beines. Bis zur 31. Woche wird das kontralaterale Bein nur gebeugt. Von der 33. bis zur 37. Woche folgt nach langer Latenz eine Streckung, danach wird diese Latenz sehr kurz, und in den letzten beiden Schwangerschaftswochen wird das kontralaterale Bein zusätzlich adduziert.

4. Andere Reflexe: Der Saugreflex ist zwar schon bei ganz jungen Feten zu sehen (s. S. 48), regelmäßig und kräftig aber erst von der 33. Woche an. Der Lidschlagreflex bei Berührung der Glabella erscheint mit 32—34 Wochen, die Pupillenreflexe auf Licht mit 29—31 Wochen Gestationsalter. Zwischen der 32. und 36. Woche beginnt das Frühgeborene seinen Kopf dem Licht zuzuwenden. Zwischen der 34. und 37. Woche entwickelt sich der tonische Halsreflex, d.h. das Kind dreht den Rumpf dem Kopf nach.

In Abb. 30 haben wir die Entwicklung motorischer Phänomene von der 29. bis zur 40. Woche des Konzeptionsalters zusammengefaßt. Dabei haben wir uns auf solche beschränkt, deren Abhängigkeit vom Konzeptionsalter zum Teil mehrfach statistisch untersucht ist.

E. Die Entwicklung verschiedener Vigilanzstadien des Gehirns und ihrer bioelektrischen Korrelate

Bewußtsein, Aufmerksamkeit und Reizempfinden sind psychologische Begriffe, die durch die Erforschung der bioelektrischen Hirntätigkeit neue, exakte Grundlagen erhalten haben. Studien über das Bewußtsein sind beim Neugeborenen besonders problematisch. PEIPER (*3041*) hat die Anstrengungen der Philosophen und Psychologen von HERODOT bis FREUD, die Psyche des Neugeborenen zu studieren, ausführlich geschildert. Unter dem dominierenden Einfluß von PEIPER, ANDRÉ-THOMAS u. ST.-ANNE DARGASSIES, PRECHTL, WOLFF u.a. ist die Säuglingspsychologie, wie schon vorher mit so großem Erfolg die Tierpsychologie, eine Verhaltensforschung geworden. Philosophische Erörterungen über das Bewußtsein sind durch bioelektrische Vigilanzuntersuchungen ersetzt, nachdem MAGOUN u. MORUZZI mit ihren Mitarbeitern in der Formatio reticularis des Stammhirns einen wichtigen Knotenpunkt für jene Erregungskreise gefunden hatten, die das Schlaf-Wachverhalten, die bioelektrische Hirntätigkeit und die Muskelaktivität entscheidend beeinflussen (*2531*, *2787*, *2785*, *2786*, *2530*, *3256*, *3353*, *3607a*). Die Computeranalysen des Elektroencephalogramms mit gleichzeitigen Verhaltensbeobachtungen haben uns in den letzten Jahren ein neues Bild von der Funktionsweise des Zentralnervensystems vermittelt. Den klassischen Reiz- und Ausschaltungsexperimenten lag die Vorstellung von der deterministischen Arbeitsweise des Gehirns und die Zentrenlehre zugrunde. Die Einführung von kybernetischen Theorien und Computern sowie die Erforschung von Synapsenmodellen hat diese Vorstellung teilweise ersetzt und gezeigt, daß das Zentralnervensystem weniger auf einer deterministischen als auf einer Wahrscheinlichkeitsgrundlage arbeitet (*446*, *448*). Aufbau und Arbeitsweise des Nervensystems sind nicht hierarchisch. Nahezu alles ist mit allem verbunden, jede Erregung durchläuft viele Kreise mit negativen, gelegentlich sogar mit positiven Rückkoppelungen. An den Synapsen werden die fördernden und hemmenden Afferenzen aus ganz verschiedenen Quellen in jeder Millisekunde zusammengerechnet und die Summe entscheidet über die aktuelle Reaktion der einzelnen Zelle, des Neuronenverbandes und des gesamten Systems.

a) Der Schlaf

Die Entwicklung der Schlaf-Wachperiodik bei Früh-, Neugeborenen, Säuglingen und Kindern wurde von mehreren Autoren untersucht (*527*, *1429*, *1430*, *897*, *2189*, *2765*, *1752*, *1754*, *2993*, *2998*). Aus der Verhaltenscharakteristik in Abb. 31 (*2189*, *2993*) sieht man, wie Schlafen und Wachen zunächst ungeordnet mit relativ kurzen Perioden abwechseln. Von der 4. Woche an werden die Perioden länger, Schlafen oder Wachen wird an bestimmten Tageszeiten bevorzugt, und von der 15. Woche an ist eine zeitlich konstante Periodik entwickelt. Ein reifes Neugeborenes schläft durchschnittlich 15—18 Std am Tag. Die Schlafperioden dauern

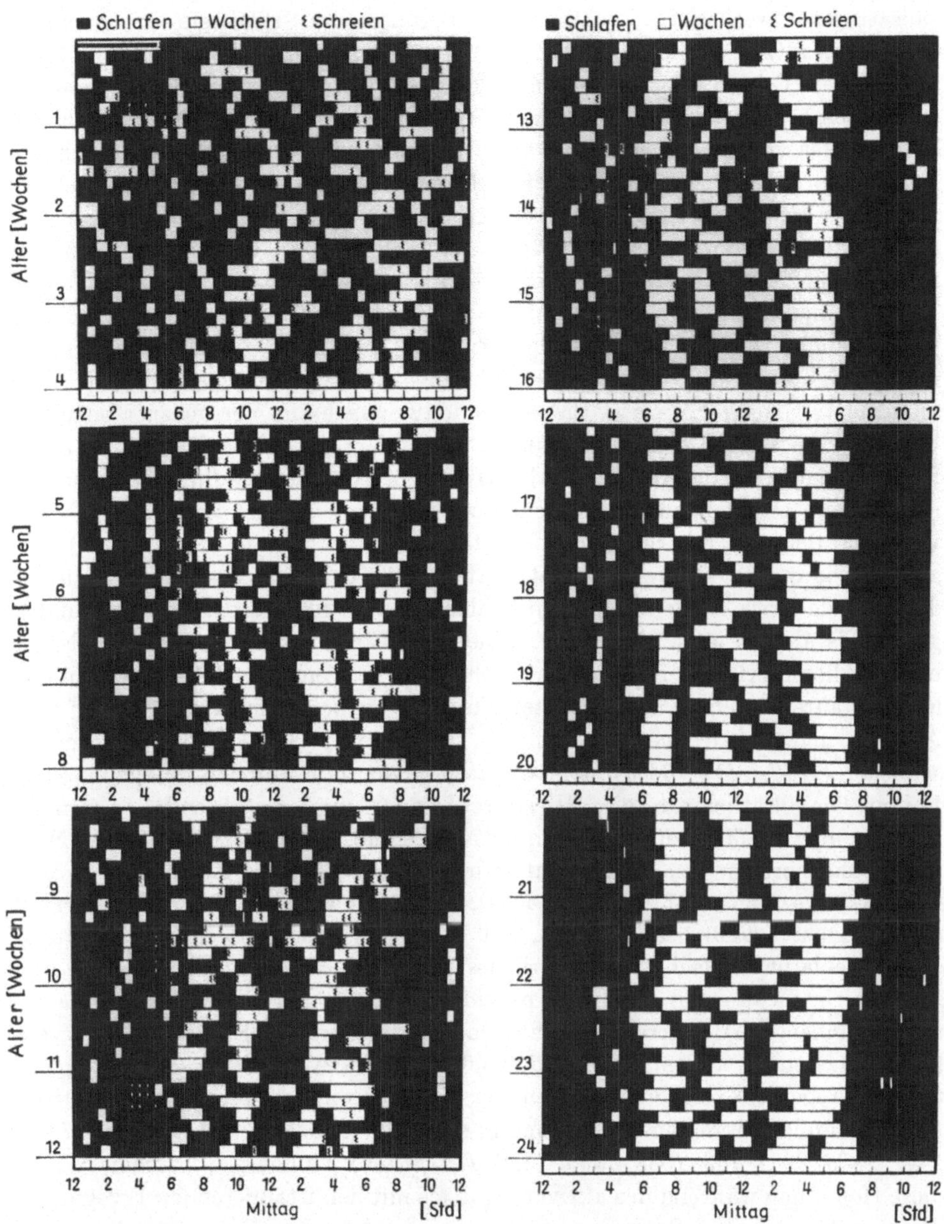

Abb. 31. Schlaf-Wach-Rhythmus während der ersten 24 Lebenswochen. (Nach PARMELEE, *2993*)

höchstens 4—5 Std, Wachperioden höchstens 2—3 Std. Die postnatale Entwicklung besteht darin, daß die gesamte Schlafdauer abnimmt, die Schlaf- und Wachperioden länger werden, der Tagschlaf ab- und der Nachtschlaf zunimmt.

Der Schlaf ist nicht einheitlich. Bereits im Jahre 1891/92 beobachtete CZERNY (*825*) während des Schlafes von Kindern unregelmäßige Pulsationen der Fontanelle, die cyclisch auftraten und mit Phasen ganz regelmäßiger Fontanellenpulsationen abwechselten. Cyclische Veränderungen der Schlaftiefe wurden später von Irwin (*1996*), Wagner (*4040, 4041*) sowie von Gesell u. Amatruda (*1430*) beschrieben. Eckstein u. Paffrath (*1126*) registrierten 1928 mit einem einfachen Luftkissenmechanogramm periodisch auftretende motorische Aktivität während des Schlafes von Säuglingen. 1913 hat Zipperling (*4323*) „über eine besondere Form motorischer Reizzustände" bei Frühgeborenen berichtet, die er „Stäupchen" nannte. Er beobachtete bei Früh- mehr als bei Neugeborenen kurz nach dem Einschlafen 15—60 min dauernde Perioden mit ganz schnellen Augenbewegungen und anderen Muskelzuckungen. Aber erst Aserinsky und Kleitmann (*116*) sowie Dement und Kleitmann (*927*) wurden 1955 und 1957 mit dieser Entdeckung weltberühmt. Dement und Kleitmann (*927*) nannten die Schlafphasen mit motorischer Aktivität wegen der feinen schnellen Augenbewegungen „rapid eye movements" oder REM sleep. Sie fanden, daß erwachsene Versuchspersonen nur während dieses REM-Schlafes träumen. Einem Vorschlag von Dreyfus-Brisac folgend, nennen wir den REM-Schlaf aktiv und den Schlaf ohne Augenbewegungen ruhig. Beim schlafenden Erwachsenen wird in etwa 90 min jeweils ein Cyclus vollendet, der stets mit ruhigem Schlaf beginnt und mit einer sehr kurzen Übergangsphase in den aktiven übergeht. Etwa 20% des Gesamtschlafes verbringt der gesunde Erwachsene im aktiven Schlaf, dessen Anteil in den Morgenstunden größer als abends ist (*2959, 2188*). Eine große Zahl vegetativer biochemischer und psychomotorischer Phänomene machte den aktiven oder REM-Schlaf in den letzten Jahren zu einem interessanten Forschungsobjekt. Im ruhigen Schlaf sind Atmung und Herzfrequenz regelmäßig, im aktiven unregelmäßig und etwas schneller (*4240, 3585, 3309*), was Czerny schon in Form der unregelmäßigen Fontanellenpulsation sah. Die Hirndurchblutung nimmt während des aktiven Schlafes um 30—50% zu (*2113*). Im aktiven Schlaf treten insbesondere bei Neu- und Frühgeborenen eine große Zahl kleiner Finger-, Zehen-, Extremitäten- und Gesichtsbewegungen auf. Tcheng (*3861*), Petre-Quadens (*3075*) sowie Joppich u. Michaelis (*2072*) beobachteten, daß Früh- und Neugeborene nur während dieser Schlafphase lächeln und grimassieren (Abb. 153, S. 449). Die Autoren sehen darin nicht einen Ausdruck psychischer Vorgänge, sondern eine Irradiation rhombencephaler Erregungsphänomene, die die motorischen Hirnnervenkerne erfassen (s. S. 48). So sind wohl auch die Augenbewegungen zu deuten. Die Eigenreflexerregbarkeit spinaler Motoneurone ist während des aktiven Schlafes infolge supraspinaler Hemmung erloschen (*1837, 1838, 1438, 1439, 1440, 1441, 1836, 2255, 162, 1388, 1389, 1390, 1391, 3156*). Es hat den Anschein, als ob diese Hemmung während des aktiven Schlafes mit den irradiierenden Erregungen der rhombencephalen Retikulärzone in einem erbitterten Wettstreit läge. Nur wirkungslose, kurze und schnelle Muskelkontraktionen entgehen der Hemmung. Wären die spinalen Motoneurone als die Vollstrecker psychischer Aktivität während des aktiven Schlafes nicht weitgehend blockiert, hätten unsere Träume wahrscheinlich oft katastrophale Folgen. Während im ruhigen Schlaf bestimmte Muskelgruppen tonisch innerviert sind, z.B. die submentale Muskulatur, erlischt diese Dauerinnervation während des aktiven Schlafes (*2991, 2013, 2014*). Im ruhigen Schlaf sind die monosynaptischen Eigenreflexe nur geringfügig kleiner als an der wachen Versuchsperson. Polysynaptische, exteroreceptive, also Fremdreflexe, sind aber beim Neugeborenen im ruhigen Schlaf fast völlig erloschen (*3156*).

Der Lippenreflex und das Schnutenphänomen sind dafür ein von PRECHTL u. Mitarb. (*3149a*) gut untersuchtes Beispiel. Seine eigenreflektorische Komponente, die kurze Muskelzuckung bei Schlag auf die Oberlippe, ist im ruhigen Schlaf am stärksten. Der nachfolgende polysynaptische, fremdreflektorische Anteil, das Spitzen des Mundes, ist während des aktiven Schlafes am deutlichsten.

Der aktive Schlaf kann durch cholinergische Reizung verlängert, durch Blockade cholinergischer Synapsen vermindert werden (*2087*). Kurze Fettsäureketten, insbesondere γ-Hydroxybuttersäure, ein Abbauprodukt der γ-Aminobuttersäure (s. S. 114), Progesteron und Testosteron, Reserpin und Serotonin können Schlaf, speziell aktiven Schlaf, herbeiführen (*2088*, *2086*, *2582*, *2035*, *2546*). Barbiturate, Alkohol und Amphetamin unterdrücken den aktiven zugunsten des ruhigen Schlafes (*1569*, *2546*, *2959*). Nach Absetzen der Barbiturate sieht man ein Überschießen des aktiven Schlafanteiles. Während des aktiven Schlafes steigt die Urinosmolarität vielleicht infolge vermehrter ADH-Produktion an (*2546*).

ARMSTRONG u. Mitarb. (*68*) fanden eine vermehrte Magensaftsekretion während des aktiven Schlafes, Peniserektionen treten bei 30—50% aller männlichen Versuchspersonen, manchmal auch beim Säugling, während dieser Schlafphase auf (*1273*).

JOUVET und seine Mitarbeiter haben durch Reiz- und Ausschaltungsexperimente an Katzen die Lokalisation der für den aktiven Schlaf verantwortlichen Neuronenverbände ermittelt (*2082*, *2085*, *1833*). JOUVET nannte den aktiven Schlaf aus naheliegenden Gründen paradoxen Schlaf. In der rhombencephalen Formatio reticularis pontis fanden JOUVET u. Mitarb. Neurone, deren Ausschaltung bei der Katze die Verhaltensphänomene des paradoxen Schlafes beseitigte. MORUZZI (*2786*) hat dann die Untersuchung über die Einflüsse der Stammhirnretikulärzone auf das Schlaf-Wachverhalten zusammenfassend dargestellt.

Auch bei Neu- und Frühgeborenen wurde der Wechsel zwischen aktivem und ruhigem Schlaf beobachtet (*920*, *3309*). Sie verbringen sogar mit 50—60% verhältnismäßig und absolut viel längere Zeit im aktiven Schlaf als Erwachsene (*3309*, *1486*, *2758*, *3075*, *978*, *2997*). Allerdings gibt es, insbesondere bei Frühgeborenen, lange Phasen, die sich nicht sicher in eine der beiden Schlaftypen ruhig oder aktiv einordnen lassen (*980*, *979*, *2992*). Da der aktive Schlaf in der rhombencephalen Retikulärzone unabhängig (?) von corticalen Steuerungszentren seinen Ursprung hat, da er in der Phylogenese sehr frühzeitig auftritt und da er bei unreifen Organismen einen großen Anteil am Gesamtschlaf ausmacht, bezeichnet JOUVET (*2083*) ihn auch als Archischlaf, womit den vielen verschiedenen Bezeichnungen dieser Schlafphase eine neue hinzugefügt sei: Traumschlaf — REM-Schlaf — aktiver Schlaf — paradoxer Schlaf — rhombencephaler Schlaf — Archischlaf. Der aktive Schlaf ist ein interessantes Phänomen in der phylogenetischen und ontogenetischen Entwicklung (*926*). Mit der bioelektrisch sichtbaren Reifung der Hirnrinde wird bei Mensch und Tier der aktive zunehmend durch ruhigen Schlaf ersetzt (*2998*, *2654*). In Abb. 32 und 33 haben wir Ausschnitte aus polygraphischen Ableitungen im ruhigen und im aktiven Schlaf dargestellt und auf die wichtigsten Unterscheidungsmerkmale hingewiesen.

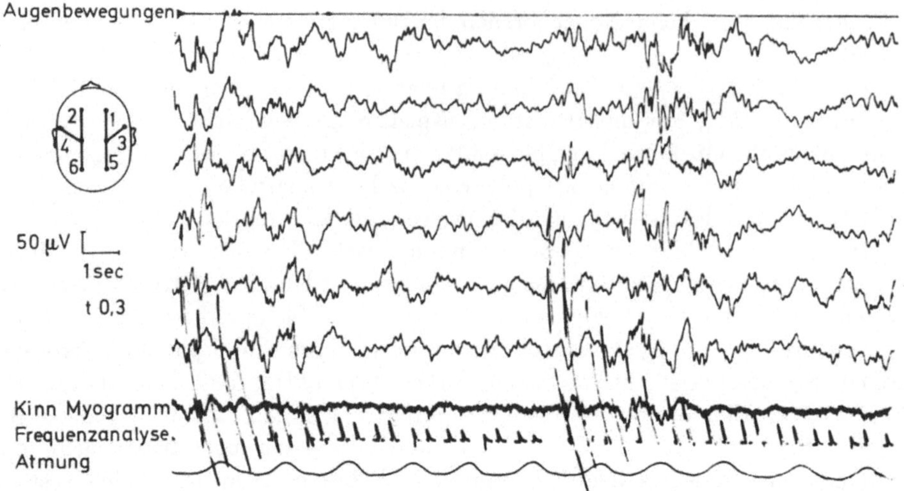

Abb. 32. Ausschnitt aus einer polygraphischen Ableitung eines reifen Neugeborenen während des ruhigen Schlafes. In diesem Verhaltenszustand liegt das Kind ruhig da und hat die Augen geschlossen. Herzaktion und Atmung sind regelmäßig, in den submentalen Muskeln (Kinn-Myogramm) besteht eine geringe Dauerinnervation, es werden keine Augenbewegungen registriert. Das Elektroencephalogramm zeigt Gruppen hochamplitudiger steiler Aktivität, die von Phasen niedriger Spannungsproduktion unterbrochen werden: Schlafgruppen oder Tracé alternant. Der Frequenzanalysator zeigt hohe Ausschläge, insbesondere für die niedrigen Frequenzen

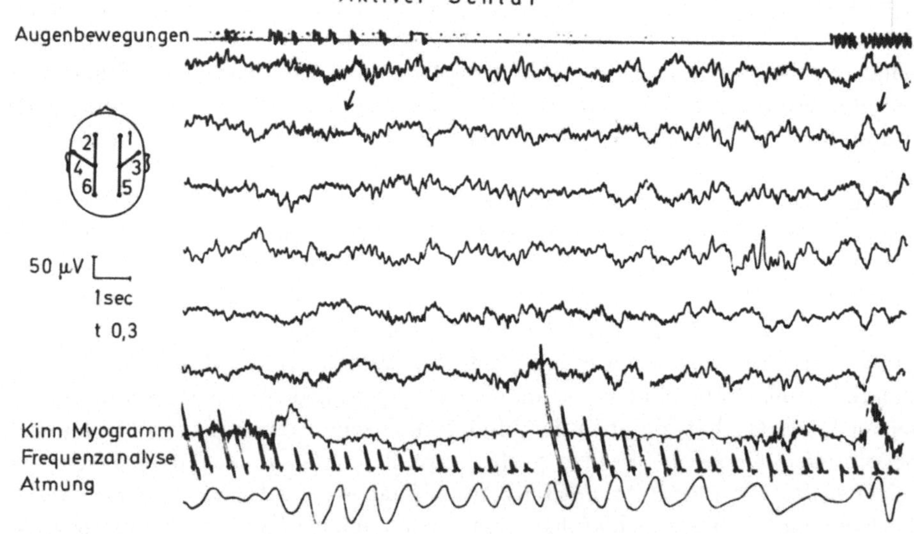

Abb. 33. Ausschnitt aus einer polygraphischen Ableitung eines reifen Neugeborenen während des aktiven Schlafes. Es treten viele kurzfristige Bewegungen der Extremitäten und der mimischen Muskulatur auf (↙). Die Atmung ist unregelmäßig, in der submentalen Muskulatur (Kinn-Myogramm) besteht keine Daueraktivität, es treten schnelle Augenbewegungen auf, die dieser Schlafphase den Namen rapid eye movements sleep (REM) gegeben haben. Das Elektroencephalogramm ist während dieses Schlafstadiums flach und enthält viele rhythmische Wellen aus dem Frequenzbereich 5—8/sec. Der Frequenzanalysator zeigt, verglichen mit dem ruhigen Schlaf, niedrige Ausschläge, insbesondere ist die elektrische Energie vergleichsweise gering in den niedrigen Frequenzen zwischen 2 und 6/sec

b) Das spontane Elektroencephalogramm des Früh- und Neugeborenen

Geschichtlicher Überblick (*2997*)

Berger (*274*) hat 1929 zum ersten Mal ein menschliches Elektroencephalogramm abgeleitet, nachdem die bioelektrische Hirnrindenaktivität im Tierversuch von Caton (*635*) u. Beck (*226*) entdeckt worden war. Berger (*275*) hat auch bereits das Elektroencephalogramm eines 35 Tage alten Kindes abgeleitet. Smith (*3573, 3574*), Loomis u. Mitarb. (*2467*), Lindsley (*2427*) berichteten über die Entwicklung des Elektroencephalogramms vom 1. Lebensmonat an. Bereits diese ersten Autoren fanden die dominierenden Frequenzen der Spannungsschwankungen im EEG des Neugeborenen niedriger als bei älteren Kindern und Erwachsenen. Hughes u. Mitarb. (*1945, 1946*) machten bereits eine Frequenzanalyse des Elektroencephalogramms von schlafenden Neugeborenen. Sie fanden vorherrschend 1—2/sec- und 5—10/sec-Wellen im Schlaf und flache, hochfrequente Tätigkeit beim wachen Kind. Gibbs u. Knott (*1444*) veröffentlichten Spannungsfrequenzanalysen von Früh- und Neugeborenen. Bartoshuk (*198*) fand später mit ähnlicher Methode, daß auch bei Neugeborenen die elektroencephalographisch ableitbare elektrische Energie auf der Hirnrinde im Schlaf größer ist als im Wachzustand. Hughes u. Mitarb. (*1944*), Mai u. Mitarb. (*2535*) sowie Mai u. Schaper (*2533, 2534*) beschrieben dann den diskontinuierlichen Charakter des Elektroencephalogramms von Frühgeborenen (Abb. 32). Schroeder u. Heckel (*3713*) haben zum ersten Mal das typische Schlaf-Elektroencephalogramm des Neugeborenen beschrieben mit seinen Gruppen hochamplitudig steiler Wellen vor einem Hintergrund flacher Aktivität. Sie nannten diese Potentiale Schlaf-Gruppen. 1950 begann die konsequente Erforschung des Elektroencephalogramms von Neu- und Frühgeborenen in verschiedenen Schlafstadien von Dreyfus-Brisac, Fischgold und ihren Mitarbeitern (*3620, 3414, 1039, 1041, 1040, 1042, 1038, 1036, 1027, 1028, 1029, 1030, 1031, 1272*). Die Ergebnisse der Pariser Schule wurden erweitert und bestätigt (*2932, 595, 1150, 3012, 2998*).

Bei der Beurteilung des Elektroencephalogramms müssen wir bedenken, daß alle Untersuchungen an Früh- und Neugeborenen mit Wechselspannungsverstärkungen mit relativ kurzer Zeitkonstante vorgenommen wurden. Langsame und sog. ultralangsame Potentialschwankungen (IPSO), wie sie vor allem von sowjetischen Autoren beschrieben wurden (*43*), und alle Gleichspannungspotentiale werden mit solcher Technik nicht erfaßt. Ergebnisse der Tierphysiologie und auch erste Registrierungen am Menschen lassen vermuten, daß sich uns auf dem Gebiet der Gleichspannungsableitung oder der Ableitung mit sehr großen Zeitkonstanten eine ganz neue Dimension elektroencephalographischer Untersuchungen eröffnet (*3150, 3787*).

EEG — Verhaltenszustände — Hirnentwicklung

Dreyfus-Brisac hat uns die Kenntnis vermittelt, daß die Entwicklung des Elektroencephalogramms bei Neu- und Frühgeborenen in Abhängigkeit vom Konzeptionsalter erfolgt. Geburtsgewicht und Geburtsalter sind höchstens nachgeordnete Faktoren. Unterhalb von 28 Wochen Konzeptionsalter ist das Elektroencephalogramm nur unvollständig differenziert, es läßt keine sicheren Unterschiede zwischen Wachen und Schlafen und den verschiedenen Schlafphasen erkennen. Mit 30 Wochen zeigt das Hirnstrombild im aktiven Schlaf langsame, hochamplitudige Delta-Wellen, die von kleinen, spitzen Beta-Wellen überlagert sind. Mit zunehmendem Alter werden beide Wellentypen im aktiven Schlaf seltener und schließlich resultiert mit 40 Wochen, also zur Zeit der termingerechten Geburt, ein kontinuierlicher Rhythmus von 5—10/sec-Wellen. Mit 48 und 52 Wochen bestimmen Zwischenwellen mit einer Frequenz von 3—6/sec das Hirnstrombild im aktiven Schlaf, und daran ändert sich dann in der weiteren Entwicklung nicht mehr viel. Im ruhigen Schlaf bleibt die bioelektrische Aktivität der Hirnrinde zunächst diskontinuierlich wie mit 28 Wochen. Neben Phasen niedriger oder fehlender Spannungsproduktion, sog. blackouts, treten alle 5, 10 oder 20 sec Gruppen hochamplitudiger Delta- und Theta-Wellen auf, die mit 32 Wochen Konzeptionsalter von kleinen spitzen Beta-Wellen, mit 36 Wochen von hochamplitudigen sharp waves unterbrochen oder überlagert sind. Dieses sehr typische Schlaf-EEG wurde zuerst 1952 von Schroeder u. Heckel (*3713*) beschrieben, die Autoren nannten die Paroxysmen Schlafgruppen. Die Pariser Autoren haben dem diskontinuierlichen EEG dann den Namen Tracé alternant gegeben, er hat sich durchgesetzt. Von der 36. Woche an wird die bioelektrische Aktivität zwischen den Schlafgruppen immer höher, mit 40 Wochen ist der Tracé alternant-Typ noch gut, mit 44 Wochen noch gerade zu erkennen, mit 48 Wochen dagegen nicht mehr. Mit 52 Wochen, also 3 Monate nach der termingerechten Geburt, sind in die kontinuierliche Theta-Delta-Aktivität Sigma-Rhythmen, sog. Schlafspindeln eingelagert. Damit ist auch im ruhigen Schlaf ein für alle späteren Lebensalter typisches bioelektrisches Aktivitätsmuster erreicht. In Abb. 34 haben wir die charakteristischen EEG-Muster in Ausschnitten aus polygraphischen Schlafableitungen dargestellt. Das Elektroencephalogramm während der verschiedenen Schlafphasen ist für das Konzeptionsalter des Kindes typisch. Mit anderen Worten, ein Kind, das mit 30 Wochen geboren wird, durchläuft extra uterum in derselben zeitlichen Folge die bioelektrischen Aktivitätsmuster wie sie jene Kinder zeigen, die mit 34, 36 oder 38 Wochen geboren werden (*2997*). Genau wie das motorische Verhalten erfolgt also die Ausbildung der bioelektrischen Aktivitätsmuster zwischen der 28. und 52. Woche des Konzeptionsalters innerhalb und außerhalb des Uterus gleichartig.

Das Wach-Elektroencephalogramm sieht dem im aktiven Schlaf ähnlich, aber schon beim reifen Neugeborenen ist es diesem nicht mehr ganz gleich. Die sehr rhythmischen Theta-Wellen findet man beim wachen Kind nicht, das EEG ist flach und polymorph. In den ersten Lebensmonaten entwickeln sich auch am wachen Kind mit geschlossenen Augen regelmäßige, rhythmische Potentialschwankungen, deren Frequenzen mit dem Alter zunehmen (Abb. 35).

Parallel mit der Reifung des Elektroencephalogramms gehen die anatomische und biochemische Entwicklung, die wir auf S. 3 und 12 besprochen haben. Wir glauben, daß insbesondere die Aussprossung der Dendriten für die prä- und postnatale bioelektrische Hirnreifung von großer Bedeutung ist. Die Impulsübertragung von einer Nervenzelle auf die andere wird wahrscheinlich durch Stoffwechselvorgänge der Oligodendroglia ermöglicht (*3665*, *1363*, *43*). Diese Impulsübertragung ist mit einer elektrischen Spannungsschwankung an der Dendritenmembran verbunden. Wir nennen das ein synaptisches Potential, dessen ionen-

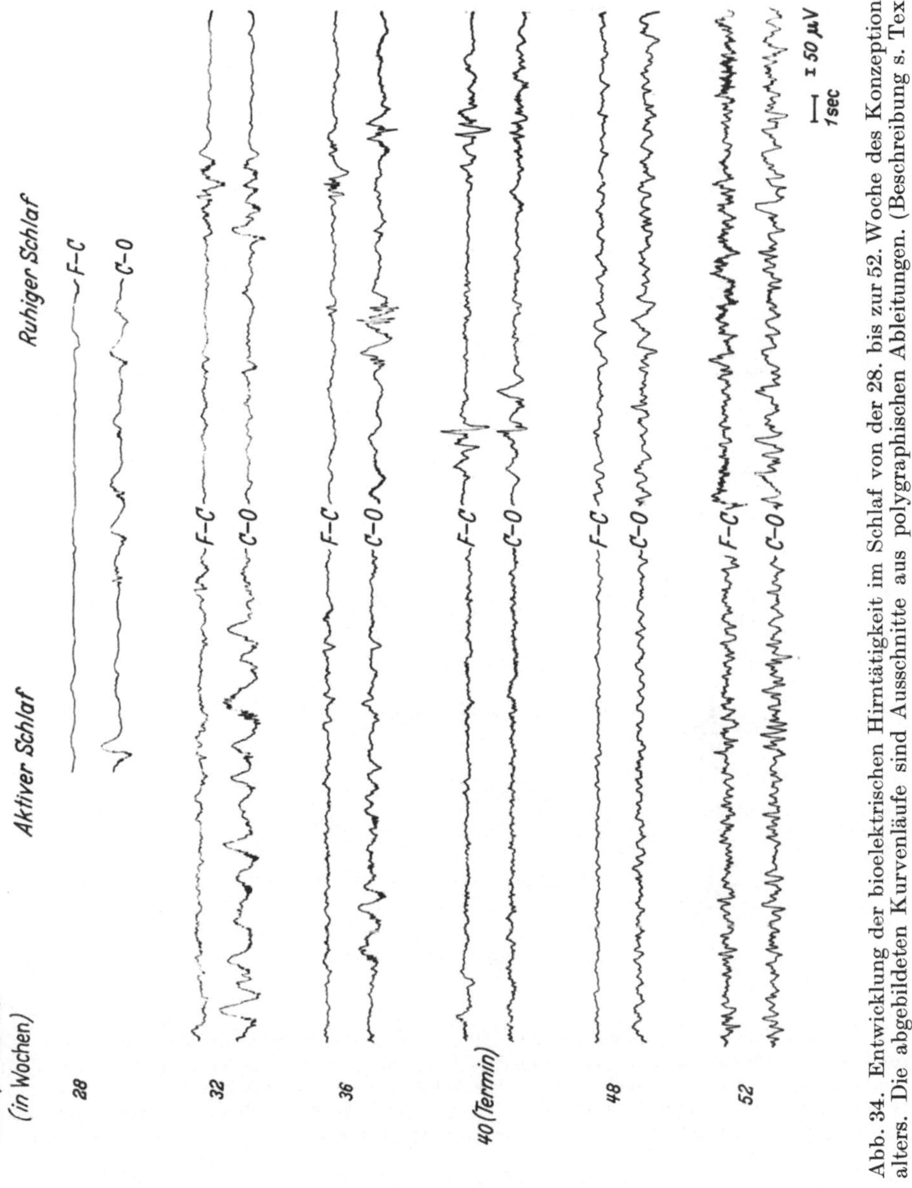

Abb. 34. Entwicklung der bioelektrischen Hirntätigkeit im Schlaf von der 28. bis zur 52. Woche des Konzeptionsalters. Die abgebildeten Kurvenläufe sind Ausschnitte aus polygraphischen Ableitungen. (Beschreibung s. Text)

theoretische Grundlagen wir auf S. 19 besprochen haben. Nach der heute weitgehend übereinstimmenden Meinung von CASPERS (*622*), PURPURA (*3170*), ECCLES (*1112*), GRUNDFEST (*1606*), JUNG (*2092*), CREUTZFELD u. Mitarb. (*788*) ist das Elektroencephalogramm die Summe der synaptischen Potentiale in der Hirnrinde. KORNMÜLLER (*2223*, *2224*) vertritt schon seit Jahren die Auffassung, daß die Neuroglia entscheidend am Zustandekommen des EEG beteiligt ist. Der Einfluß der Neuronographie war jedoch so dominierend, daß seine Anschauungen kaum Beachtung fanden. Hier scheint sich jetzt ein Wandel zu vollziehen. Offenbar versorgt die Oligodendroglia die Neurone mit Stoffwechselprodukten, die für die

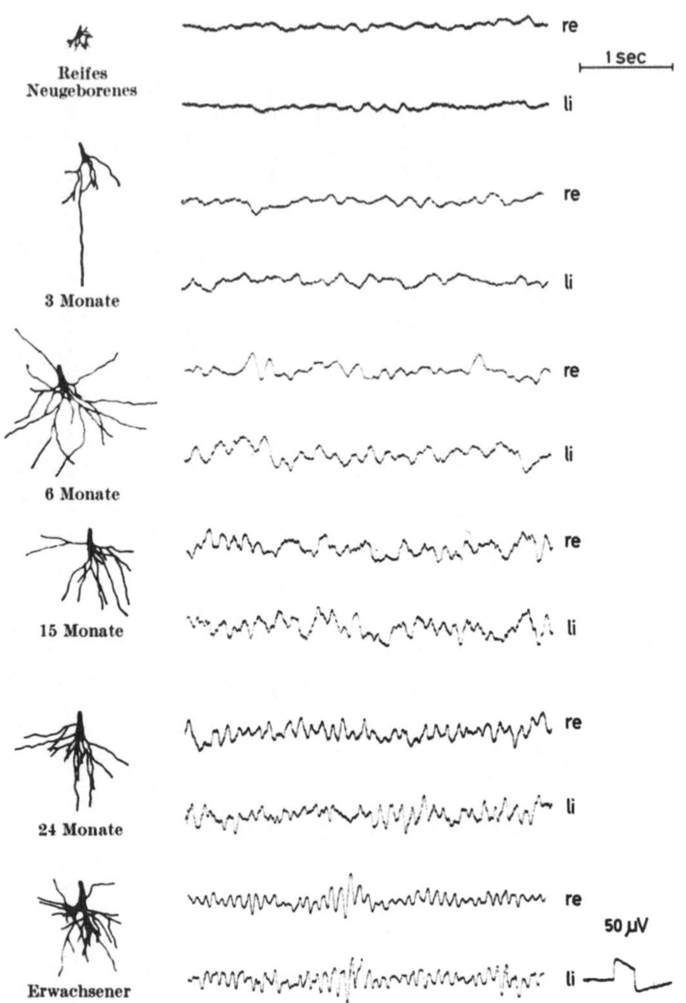

Abb. 35. Anatomische und bioelektrische Hirnreifung. Gleichzeitig mit der Aussprossung der Dendriten entwickelt sich die rhythmische, bioelektrische Hirntätigkeit mit zunehmender Frequenz. Linke Abbildungsseite: Pyramidenzellen aus dem Gyrus hippocampus in schematischer Darstellung. (Nach Schadé u. Meeter, *3643*). Rechte Abbildungsseite: Ausschnitte aus der temporo-occipitalen Ableitung des Elektroencephalogrammes eines wachen Kindes

Impulsübertragung an den axodendritischen Synapsen, also auch für das Zustandekommen des Elektroencephalogramms, notwendig sind. Rückwirkend spielen sich dann in den Oligodendrocyten bei jeder synaptischen Impulsübertragung biochemische Veränderungen ab, die vielleicht einen Teil der zentralnervösen Eingravierung von Informationen darstellen (s. S. 12).

Mehrere Autoren haben die Entwicklung bioelektrischer Hirnrindenpotentiale bei verschiedenen Tieren untersucht. Meyerson (*2687*) und Eidelberg u. Mitarb. (*1145*) fanden beim Schaf-Feten bereits mit 30 Tagen Konzeptionsalter ein Gleichspannungspotential und mit 65 Tagen (150 Tage normale Tragzeit) rhythmische Potentialschwankungen auf der Hirnrinde. Diese sind zunächst diskontinuierlich, mit 85 Tagen schon kontinuierlich. Beim Meerschweinchen treten nach 40 Tagen Gestationsdauer diskontinuierliche, nach 45 Tagen kontinuierliche spontane Spannungsschwankungen auf (*288*, *289*). CADILHAC u. Mitarb. (*576*) und MARLEY u. KEY (*2565*) haben die Entwicklung des spontanen Elektroencephalogramms bei der Katze, PAMPIGLIONE (*2977*) beim Hund untersucht und ähnliche Entwicklungsgänge gefunden.

Bei Mensch und Tier ist im Beginn die bioelektrische Hirnaktivität diskontinuierlich. Es hat den Anschein, als ob sich darin die noch mangelhafte synaptische Verknüpfung von Thalamus und Cortex widerspiegelt. Die kontinuierliche Folge langsamer Wellen und die Schlafspindeln (Sigma-Rhythmen) sind wahrscheinlich durch thalamische Einflüsse auf den Cortex bedingt (*2781*, *2369*, *2786*). Das Tracé alternant ist physiologisch, solange die Thalamo-corticalen Einflüsse infolge mangelhafter Ausbildung axodendritischer Verbindung noch nicht wirksam sind, oder es tritt pathologischerweise wieder auf, wenn diese Verbindungen zerstört werden (*1851*, *2142*).

c) Evozierte Potentiale auf der Hirnrinde

Optische, akustische, Schmerz- und andere Reize können im spontanen Elektroencephalogramm Potentialschwankungen produzieren, die entweder schon bei der visuellen Analyse des Elektroencephalogramms sichtbar sind oder aber erst mit Hilfe eines dafür programmierten Computers (Computer for average transients) entdeckt werden können. Man nennt diese, vom Reiz abhängigen Spannungsschwankungen, evozierte Potentiale (evoked potentials). Nach Lichtreizen kann man bei allen reifen Neugeborenen und bei vielen Frühgeborenen im Elektroencephalogramm über der Occipitalregion ein evoziertes Potential nachweisen, welches eine Reizantwort der Sehrinde darstellt (*1150*, *1151*, *1152*, *1917*, *1173*, *1175*). Die optisch evozierten Potentiale sind im allgemeinen so deutlich, daß man keine Computer benötigt. Superponiert man mehrere Reizantworten auf einem Kathodenstrahloscillographen, kann man etwas besser als im konventionellen EEG die Latenzen messen und die Charakteristika der Potentialschwankung erkennen (*886*, *97*). Im allgemeinen zeigt das optisch evozierte Potential zunächst eine positive dann eine negative Phase. Bei unreifen Kindern kann die initiale positive Phase fehlen. Die Latenz, mit der das Potential nach dem Lichtreiz erscheint, beträgt beim Frühgeborenen mit 29 Wochen Gestationsalter 210—230 msec, beim reifen Neugeborenen 120—180 msec (*1173*, *1917*, *1175*). Rhythmische Flimmerreizung mit einer Frequenz von 2—3/sec bewirkt bei 50% aller reifen Neugeborenen eine Synchronisation der EEG-Wellen mit dem Lichtreiz (photic following) (*1471*).

Laute Geräusche bewirken im Elektroencephalogramm schon beim Frühgeborenen für einige Sekunden eine Abflachung der spontanen Aktivität, polymorphe Theta-Delta-Wellen und/oder Vertex-negative Wellen. 50% der Neugeborenen zeigen die Abflachung, 25% die Vertex-negative Potentialschwankung, die wohl einem K-Komplex (*864*) entspricht (*2553*, *1152*). Frühgeborene zeigen evozierte Gruppen langsamer Wellen oder eine Abflachung der spontanen Aktivität jenseits der 32. Woche des Konzeptionsalters (*1040*, *1042*). Leise Clicks bewirken so kleine Potentialschwankungen, daß sie nur nach Summierung in einem Computer sicher erkennbar sind (*1497, 184, 4114, 3722*). Addiert man 50—150 Reizantworten der Hirnrinde von Neugeborenen, bekommt man ein komplexes Potential mit wenigstens zwei, manchmal bis zu fünf Wellen mit verschiedener Latenz

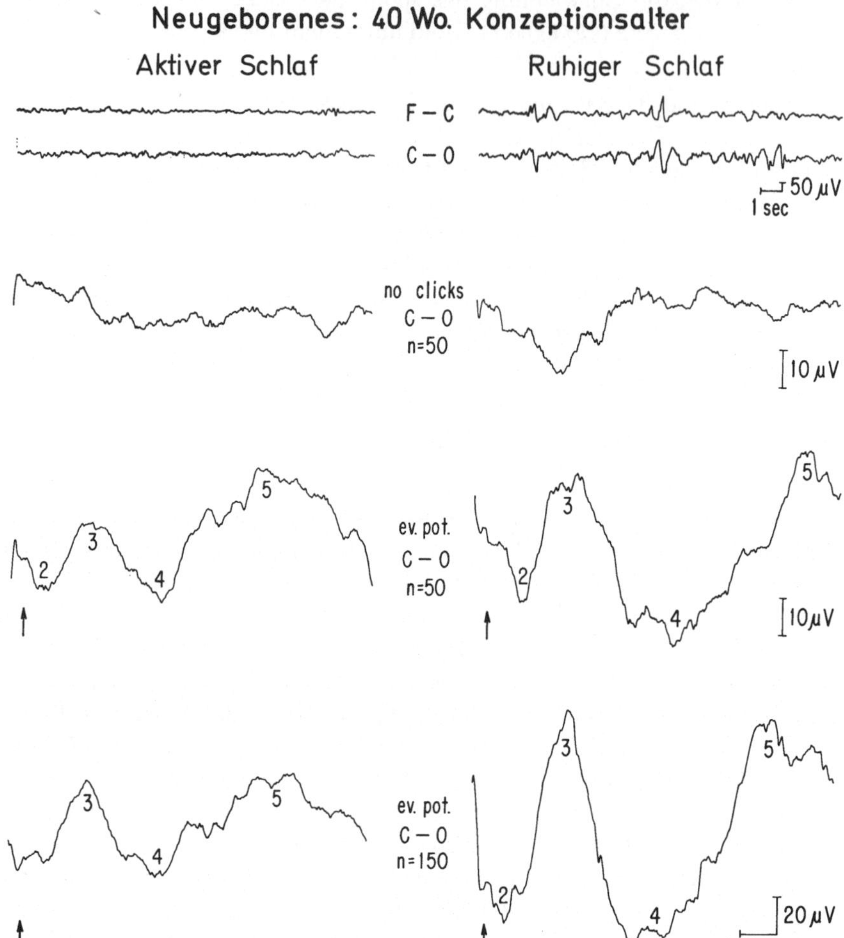

Abb. 36. Akustisch evozierte Potentiale des reifen Neugeborenen während des aktiven (linke Bildseite) und während des ruhigen Schlafes. Die Amplituden der akustisch evozierten Potentiale sind niedriger während des aktiven als während des ruhigen Schlafes. Technik der Ableitung: Mit einem computer for average transients werden die Reizantworten auf der Hirnrinde, abgeleitet unter den üblichen elektroencephalographischen Bedingungen, nach 50 oder 150 akustischen Reizen addiert. Dabei werden die spontanen Potentialschwankungen des Elektroencephalogramms weitgehend eliminiert (2. Registrierreihe: No clicks). Alle Potentialschwankungen, die mit gleichbleibender Polarität in einem konstanten Abstand zum akustischen Reiz erfolgen, werden dagegen summiert und als sog. evoziertes Potential registriert. Dabei ergeben sich typische Wellenfolgen, die in dieser Abb. mit Zahlen von 2—5 numeriert sind. (Unveröffentlichte Abbildung aus Untersuchungen zusammen mit A. H. Parmelee und Y. Akiyama, s. *3722*)

(Abb. 36). Besonders konstant ist die negative Welle Nr. 3, die positive Welle Nr. 4. Auch Frühgeborene haben zumindest jenseits der 34. Woche des Konzeptionsalters, wahrscheinlich schon eher, akustisch evozierte Potentiale auf der Hirnrinde (*3722*). Im aktiven Schlaf sind die Amplituden der evozierten Potentiale bei

Neugeborenen wie beim Erwachsenen und bei Versuchstieren kleiner als im ruhigen Schlaf oder beim wachen Menschen oder Tier (*4183, 4181, 4182, 830, 4114, 4115*). Diese Amplitudenminderung wird im allgemeinen als Okklusion gedeutet: Die Neurone der formatio reticularis sind während des aktiven Schlafes besetzt und können deshalb den synchronen afferenten Impuls nicht in voller Höhe an den Cortex weitergeben (*4115*). Wir haben Gründe, diese Ansicht zu modifizieren, da wir bei Frühgeborenen eine Amplitudenzunahme des akustisch evozierten Potentials im aktiven Schlaf beobachteten (*3722*). Wir glauben, daß die Höhe des evozierten Potentials stark von der Amplitude des spontanen EEG abhängt.

Die akustisch evozierten Potentiale stellen keine spezifische Antwort der akustischen Hirnrinde dar. Es handelt sich um eine unspezifische Reaktion, die von der formatio reticularis auf die Hirnrinde, insbesondere auf die Vertexregion projiziert wird (*863, 324*). Trotzdem sind die evozierten Potentiale als Hörtest bedingt brauchbar.

Elektrophysiologisch besteht das evozierte Potential aus den afferenten Impulsen in den Endaufzweigungen der Axone, aus dem postsynaptischen Dendritenpotential der erregten, corticalen Nervenzellen und den Spitzenpotentialen überschwellig aktivierter Nervenzellen. Bei neugeborenen Katzen hat man versucht, die einzelnen Spannungsschwankungen des evozierten Potentials den verschiedenen Komponenten zuzuordnen (*3175, 3177, 1155, 1931, 3324*).

Evozierte Potentiale auf der Hirnrinde sind nicht die einzigen Reizantworten bei Neugeborenen. Änderungen der Herzfrequenz, der Atmung und des Hautwiderstandes sind mit Erfolg als Hörtest bei Neugeborenen mit verwandt worden (*402, 3135, 814, 2130, 2446*).

III. Untersuchungsmethoden des Nervensystems bei Früh- und Neugeborenen

A. Die Bedeutung der Anamnese und der allgemeinen Untersuchung des Neugeborenen für die Beurteilung des Nervensystems

Wie wir in der Einleitung dargestellt haben, ist das Nervensystem des Neugeborenen und seine Entwicklung besonders eng mit Erkrankungen anderer Organsysteme verbunden. Intrauterine Mangelernährung infolge Placentainsuffizienz, gesteigerte Hämolyse infolge Blutgruppenunverträglichkeit, postnatale Hypoxie und Acidose infolge Lungenentfaltungsstörungen, fast alle Krankheiten des Feten und des Neugeborenen können das Nervensystem schädigen und auf diese Weise über die Dauer der akuten Erkrankung hinaus die Entwicklung des Kindes entscheidend beeinflussen. Deshalb ist die Beurteilung des Nervensystems nur ein Teil der allgemeinen Untersuchung. Wenn wir hier nicht die Untersuchungsmethoden von Herz, Lunge, Blut und Elektrolytstoffwechsel eingehend besprechen, so hat das nur methodische Gründe. Wir wollen uns auf die Besprechung solcher Verfahren beschränken, die die Beurteilung neurophysiologischer und neurochemischer Funktionen ermöglichen.

Die Anamnese ist ein entscheidender Faktor einer solchen Beurteilung. Sie beginnt weit vor der Schwangerschaft, möglichst weit sogar vor dem Leben der

Einweisung durch

(Stempel)

Überweisungsschein für Neu- und Frühgeborene

an die ....

....

Zur Diagnose vieler postnataler, evtl. erst einige Tage nach Geburt auftretender Störungen ist die Anamnese eines der **wichtigsten** Hilfsmittel. Wir bitten daher um **genaues Ausfüllen** bei **jeder** Überweisung.

☒ **Ankreuzen bedeutet „Ja"**, ☐ Nichtankreuzen bedeutet „Nein".

Bei Verdacht auf Morbus haemolyticus neonatorum bitten wir ferner um Beigabe von 5 ml Venenblut der Mutter (ohne Zusätze).

Personalien

Name des Kindes: Rufname:

geb. am: 19 Uhr Konfession:

männl. ☐ weibl. ☐ notgetauft ☐

Name der Mutter: Rufname: geb.: 19

Name des Vaters: Rufname: geb.: 19

Wohnort der Mutter: Straße: Tel.:

Beruf der Mutter: Kind ehelich ☐

Beruf des Vaters: Kind unehelich ☐

Kind versichert durch Mutter ☐ Vater ☐ Kasse: Arbeitgeber:

Familien- und Schwangerschaftsanamnese

Bisherige Kinder (Frühgeborene? Totgeborene? Morb. hämolyt. neonat.? andere wichtige Krankheiten? Todesfälle?):

geb. 19 ,

geb. 19 ,

geb. 19 ,

geb. 19 ,

geb. 19 ,

geb. 19 ,

Darüber hinaus Aborte:

19 , mens. 19 , mens.

Blutformel der Mutter: , des Vaters:

Antikörper der Mutter: Anti– , Titer: 1: am: 19

Titer: 1: am: 19

Krankheiten der Mutter vor bzw. in der Schwangerschaft:

☐ Diabetes (seit wann? ____________)

☐ Schilddrüsenkrankheiten (welche? ____________)

☐ Herzfehler

☐ Lues (seit wann? ________ behandelt? ________ wann letzte Kur? ________)

☐ Toxoplasmose (seit wann? ________ behandelt? ________ Titer: 1: ________ am ________ 19__)

Weitere wichtige Angaben:

Ferner in der Schwangerschaft:

☐ Blutungen (wann? ____________)

☐ Medikamente (welche? ____________ wann? ____________)

☐ Schwangerschaftstoxikose

☐ Eklampsie

Weitere wichtige Erkrankungen (welche? wann?):

Errechneter Geburtstermin: 19

bitte wenden!

Geburt

Blasensprung vor ______ Std./Tagen
☐ Fieber der Mutter
☐ Vorzeitige Placentalösung
☐ Placenta praevia
☐ Vaginalgeburt aus ______ -Lage
☐ Zange aus ______ -Lage wegen ______
☐ Vacuumextraktion aus ______ -Lage wegen ______
☐ Sectio wegen ______
☐ Narkose (Art: ______)
☐ Weitere Medikamente (insbes. Opiate, Dolantin usw.) während der letzten 24 Stunden vor Geburt:
______

Dauer der Geburt: ______ Std.
☐ Veränderte Herztöne
☐ Nabelschnurkomplikationen (welche? ______)
☐ Zwilling I ☐ Zwilling II (______ Min. nach Zwill. I geboren)
Weitere wichtige Angaben: ______

Kind

Gewicht: ______ g Länge: ______ cm
☐ Lebensfrisch
☐ Apnoe
☐ Asphyxie (Dauer: ______)
☐ Künstliche Beatmung (Art: ______)
☐ Stimulantien (welche? ______ Dosis? ______ Uhrzeit? ______)
☐ Anhalt für Aspiration bei Geburt
☐ Bereits Nahrung erhalten (welche? ______ Komplikationen? ______)
☐ Ikterus (wann? ______)
Weitere wichtige Angaben (Beobachtungen, blutungsstillende und andere Medikamente, Impfungen usw.):
______

Einweisungsdiagnose des Kindes: ______

Placenta

Gewicht der vollständigen Nachgeburt einschl. Eihäuten: ______ g
☐ Infarkte ☐ Hydrops placentae
Weitere wichtige Angaben (abnorme Insertion der Nabelschnur, Infektionszeichen, Art der Zwillingsplacenta usw.): ______

Fruchtwasser

☐ Normal ☐ Klar
☐ Auffällig wenig ☐ Grünlich verfärbt
☐ Auffällig viel ☐ Auffälliger Geruch

Abb. 37. Überweisungsschein für Neu- und Frühgeborene an eine Kinderklinik. (Nach KEUTH, *2163*)

Mutter, um Erbkrankheiten in der Familie von Vater oder Mutter zu erfassen. Nie sollte man versäumen, nach Konsanguinität der Eltern zu fragen. Die Gesundheit und die Lebensgewohnheiten der Mutter vor und während der Schwangerschaft sind wichtige Faktoren für die Placentafunktionen (s. S. 248), der soziale Status für die Schwangerschaftsfürsorge und die Geburt (s. S. 287). In den meisten Kliniken werden Fragebögen über Schwangerschafts- und Geburtsverlauf ausgefüllt, von KEUTH (*2163*) wurde ein solcher publiziert (Abb. 37). Indikation und Aussagewert spezieller Untersuchungen während der Schwangerschaft bei Blutgruppenunverträglichkeit werden im Kapitel XVII auf S. 365 besprochen.

Über den Zustand des Kindes unmittelbar nach der Geburt geben Apgar- und Saling-Index (Abb. 38) wertvolle Aufschlüsse, die auch prognostisch bedeutungsvoll sind (s. S. 307). Obgleich der Apgar-Index 5 min nach der Geburt verständlicherweise sicherere Hinweise zur Prognose erlaubt, sollte man auf die entsprechende Untersuchung 1 min nach der Geburt nicht verzichten, da man sonst möglicherweise wichtige Informationen über den Zustand des Kindes unmittelbar nach der Geburt versäumt. Die Untersuchung nach APGAR (*90*) oder

SALING (*3409*) sollte nicht dazu verführen, auf eine etwas spätere, sorgfältige Allgemeinuntersuchung des Neugeborenen zu verzichten. Dieses Problem scheint heute immer dringlicher zu werden: Spezialuntersuchungen wie Apgar-Index, Guthrie-Test und die Suche nach Mißbildungen sind notwendig, aber auch ihre teilweise gesetzliche Verankerung darf uns nicht darüber hinwegtäuschen, daß sie alle nur Teil der allgemeinen Untersuchung des Neugeborenen sein sollten, zu der der Pädiater auf einer Neugeborenen-Abteilung verpflichtet ist.

Apgar-Index nach

V. APGAR: A Proposal for a New Method of Evaluation of the Newborn Infant. Current Researches Anesth. Analg. **32**, 260 (1953)

Name: .... Vorname: .... geb.: ....

Geburtszeit: ....Uhr

	Indexzahl			2	1	0
	1	5	15			
	min					
Herzfrequenz/min				100 bis 140	unter 100	0
Atmung				kräftiges Schreien	unregelmäßig und flach	Apnoe
Reflex-Erregbarkeit, Reiz in Nase oder Mund				gut, Grimassieren, Husten, Niesen	mäßig	fehlend
Muskeltonus				gut mit kräftig gebeugten Armen und Widerstand bei passiven Bewegungen	mäßig	völlig schlaff
Farbe				rosig einschließlich Gesicht und Extremitäten	leicht grau oder cyanotisch	tief blau oder weiß
Summe:						

Abb. 38. Apgar-Index. Für Herzfrequenz, Atmung, Reflexerregbarkeit, Muskeltonus und Hautfarbe werden in der angegebenen Form zwischen 0 und 2 Punkte vergeben, und zwar 1, 5 und 15 min nach der Geburt. Die Summe dieser Punkte ergibt dann den Apgar-Index. (Nach APGAR, *90*)

B. Die klinisch-neurologische Untersuchung

Für die Beurteilung des Nervensystems ist die klinisch-neurologische Untersuchung mit Prüfung der altersspezifischen Reflexe und Bewegungsautomatismen der Ausgangspunkt für alle weiteren diagnostischen und therapeutischen Maßnahmen. In den letzten Jahren haben mehrere Autoren versucht, die von PEIPER (*3041*) gesammelten und beschriebenen Reflexe und Bewegungsautomatismen des Neugeborenen in einem Untersuchungsschema zu ordnen (*84, 3141, 2970, 3400, 2074, 1824, 3148*). Dabei haben sich u.E. inzwischen zwei verschiedene Interessen gezeigt:

a) Die ausführliche neurophysiologische Analyse

Für die wissenschaftliche Bearbeitung bezwecken wir mit einer Untersuchung komplexe Verhaltensstudien von Neugeborenen. Sie haben neurophysiologisch interessante Ergebnisse erzielt und außerdem den Beweis erbracht, daß minimale Normabweichungen zentralnervöser Funktionen u.U. schon in der Neugeborenenperiode erkennbar sind. Für solche Studien haben PRECHTL und BEINTEMA ein Untersuchungsschema publiziert, das wegen seiner Ausführlichkeit, wegen der quantitativen Erfassung der Symptome und wegen der Hinweise für die Datenverarbeitung unübertroffen ist. Jedem Untersucher von Neugeborenen sollten die Prinzipien geläufig sein, die in der von PRECHTL und BEINTEMA veröffentlichten Verhaltensstudie berücksichtigt sind:

1. Die Autoren haben die Auslösung der verschiedenen Reflexe und die Beurteilung der Bewegungsautomatismen standardisiert. Sie sollen hier nicht noch einmal in extenso beschrieben werden. Wir haben die meisten von ihnen im Kapitel über die Neurophysiologie des Neugeborenen erwähnt, PRECHTL und BEINTEMA haben sie meisterhaft illustriert.

2. Die Reflexe und Bewegungsautomatismen sind abhängig vom allgemeinen Aktivitätszustand des Kindes (s. S. 54). Es ist prinzipiell nicht anders als beim älteren Kind und beim Erwachsenen. Das Neugeborene ist aber nicht kooperativ und kann jedenfalls bei einer einmaligen Untersuchung nicht immer in einen optimalen Aktivitätszustand gebracht werden. Bei Verhaltensanalysen muß man also nicht nur Art und Stärke der Reflexantworten, sondern auch das Vigilanzstadium mit angeben (s. S. 27). Andererseits kann und sollte man bei solchen neurophysiologischen Studien zunächst auf eine Klassifizierung der Einzelbefunde als normal oder abnorm verzichten. Sie werden beschrieben, wobei nach bestimmten Kriterien Punkte vergeben und auf Lochkarten festgehalten werden. Erst durch den Vergleich verschieden ausgewählter Gruppen von Neugeborenen wird ein abnormer, durch Zuordnung zu bestimmten Erkrankungen ein pathologischer und durch Nachuntersuchungen ein prognostisch relevanter Befund ermittelt.

b) Die klinische Diagnostik

Für die klinisch-neurologische Beurteilung eines Neugeborenen haben wir eine Untersuchung angegeben, die zumindest teilweise u.U. mehrfach in den ersten Lebenstagen durchgeführt werden muß. Der Hauptunterschied zur Verhaltensanalyse ist folgender: Bei einer klinischen Untersuchung muß man Befunde als normal oder nicht normal klassifizieren. Wir wissen zwar allzu oft nicht, ob ein bestimmter Ablauf beim Moro-Reflex noch normal oder abnorm ist. Das gleiche gilt für viele der Bewegungsautomatismen wie übrigens auch für andere klinische Grenzbefunde außerhalb der Neurologie. Andererseits wissen wir aber doch ganz genau, daß eine Abducensparese, eine Pupillenstarre, eine Areflexie, ein schlaff gelähmter Arm abnorme neurologische Befunde sind. Die klinische Diagnostik muß sich auf solche Befunde stützen, wenn wir subdurale Hämatome, einen Morbus Werdnig-Hofmann und eine Plexusparese erkennen wollen.

Die Indikation der hier angegebenen klinisch-neurologischen Untersuchungen ist bei jedem Neugeborenen gegeben, welches dem Pädiater vorgestellt wird. Da viele der Einzeltests mit einem Handgriff gemeinsam und andere während der

Untersuchungsschema

Klinisch-neurologische Untersuchung des Neugeborenen am: 23.8.67

Name: K. Vorname: U. Klin. Nr.: 67663

Gestationsdauer+: 45/5 Wo. Konzeptionsalter++: 47 Wo. geb. am: 16.8.67

+vom 1. Tag der letzten Menstruation der Mutter bis zur Geburt,
++bis zur Untersuchung

Geburtsgewicht: 2400 g Untersuchungsgewicht: 2270 g

Körperlänge: 49 cm Kopfumfang: 33 cm Körpertemperatur: 36,8°

Untersuchungsort und -bedingungen: Stat. IV

Untersucher: Sch.

Wichtige Befunde an anderen Organsystemen:

Dysmatures Aussehen, Hämatokrit 66%

Alle Tests müssen am wachen aber ruhigen Kind durchgeführt werden. Falls dieser Zustand nicht sicher herbeigeführt werden kann, muß die Untersuchung wiederholt oder der abweichende Zustand (Schreien, Koma, Krämpfe) angegeben werden.

Spalte I: Symbolische Kurzbeschreibung, soweit möglich, wie folgt:

- \- Reaktion fehlt
- \+ schwach vorhanden
- ++ deutlich vorhanden (im allgemeinen = Normalbefund)
- +++ stark ausgeprägt
- ++/- rechts vorhanden, fehlt links

Spalte II: Charakterisierung der Befunde

wahrscheinlich normal	(N)	apathisch	(APA)
hyperexcitabel	(HES)	hyperton	(HPE)
hypoton	(HPO)	Hemisyndrom	(HSY)
fokales Zeichen	(FOK)		

Spalte III: Falls möglich, Hinweise auf das Konzeptionsalter

Spalte IV: Falls notwendig, ausführliche Beschreibung oder Skizze

In der zusammenfassenden Beurteilung am Ende des Untersuchungsbogens wird angegeben, ob ein Verhaltenssyndrom (z. B. Apathie) vorliegt und wie stark es ausgeprägt ist durch einfaches Abzählen der entsprechend abnormen Reaktionsweisen.

1.) Vorzugshaltung des wachen Kindes in Rückenlage

	I	II	III	IV
Flexorhaltung: obere Extremität	+ + +	HPE	> 38 Wo.	Extensor HPE (rigide)
untere Extremität	∅	HPE		
Opisthotonus	∅	N		
Symmetrie	ja	N		

Abb. 39

Untersuchungsschema: Fortsetzung

2.) Widerstand gegen passive Bewegung

	I	II	III	IV
Hals	+ +	N		
Unterkiefer	+ +	N		
Rumpf	+ +	N		
untere Extremitäten	+ +	N		
obere Extremitäten	+ + +	HPE		federnd

3.) Tonisch-myotatische Reflexe

	I	II	III	IV
d. unt. Extremitäten	+ +	N		
Recoil d. Unterarme	+ + +	HPE	>36 Wo.	schnelles Zurückfedern
Schulterzugreflex	+ + +	HPE	>36 Wo.	
Kopfkontrolle	+ +	N		

4.) Stellreflex

	I	II	III	IV
asymmetrischer ton. Halsreflex	+ +	N	>38 Wo.	
Magnusreflex	+	N		

5.) Phasische Eigenreflexe

	I	II	III	IV
Guadriceps	+ +	N		
Gastrocnemius	+ +	N		
Adduktoren	+ +	N		
Biceps brachii	+ +	N		
Triceps	+ +	N		
Masseter	+ +	N		

6.) Fremdreflexe

	I	II	III	IV
Palmar-Greifreflex	+ +	N		
seine ton.-myotat. Verstärkung	+ + +	HPE		
Plant. Greifreflex	+ +	N		
Babinski-Reflex	+ +	N		
Fluchtreaktion	+ +	N		
Bauchhautreflexe	+ +	N		
Cremasterreflex				♀
Analreflex	+ +	N		

Untersuchungsschema: Fortsetzung

7.) Untersuchungen im Hirnnervenbereich

	I	II	III	IV
Öffnung der Lidspalten	+ +	N		
Augenstellung	O|O	N		= symmetrisch
Spontane Augenbewegungen	+ +	N		
Nachblicken	+ +	N		
Puppenaugenphänomen	+ +	N		
Pupillen	=O	N		= gleichweit, rund
Pupillenreaktion auf Licht	+ +	N	> 31 Wo.	
Blinzelreflex				
Licht	+ +	N		
Ton	+ +	N		
Corneareiz	+ +	N		
Glabellareflex	+ +	N		
Mimik	+ +	N		
Facialisphänomen	∅	N		
Rooting	+ +	N		
Saugen	+ +	N		
Zungenbewegungen	+ +	N		leichtes Fibrillieren
Gaumensegelbewegungen	+ +	N		
Geschmacksreaktion (NaCl)	+ +	N		

8.) Komplexe Verhaltensweisen

Stehbereitschaft	+ +	N		
Stehbereitschaft mit Unterstützungsreaktion	+ + +	HPE		Extensor HPE (rigide)
Schreiten	+ +	N		
Kriechen	+ +	N		
Recurvation (Galant)	+ +	N		
gekreuzter Extensorreflex	∅	N		
Moro-Reflex Ext. u. Abd.	+		> 38 Wo.	
Flex. u. Add.	+ + +	HPE		Flexor HPE
Spontanbewegungen	+ +			
Berührungs-empfindlichkeit	+	N		
Paroxysmen	+	HES		anfallsweise Myoklonien

Untersuchungsschema: Fortsetzung

9.) Angaben über:

Große Fontanelle	2 x 2 cm, im Niveau, pulsiert
Andere Fontanellen und Schädelnähte	geschlossen
Schreien	o. B.
Nahrungsaufnahme	o. B.
Erbrechen	Ø
Stuhlgang	o. B.
Urinentleerung	o. B.
Sonstiges	Ø

10.) Apparative Untersuchung

Fundus bulbi: o. B.

Transillumination: Ø

11.) Zusammenfassende Beurteilung

Extensor HPE der unteren Extremitäten (2)
Flexor HPE der oberen Extremitäten (6)
Leichte Hyperexcitabilität (1)
Das Kind ist älter als 38 Wo. Konzeptionsalter

12.) Diagnose

Hypotrophie (< 5. Percentile)
Dysmaturität, Postmaturität (6 Wo.)
federnde Flexorhypertonie der oberen Extremitäten
rigide Extensorhypertonie der unteren Extremitäten
(Steißlage)

VKM 1015

Allgemeinuntersuchung bei Inspektion des Kindes ohne zusätzlichen Zeitaufwand geprüft werden, ist die Untersuchung zumutbar; sie dauert bei uns nicht länger als 15 min. Das klinische Untersuchungsschema verzichtet auf die Angabe des allgemeinen Aktivitätszustandes des Neugeborenen bei jedem Test. Wir sind der Meinung, daß man bei der klinischen Diagnosestellung im Gegensatz zur Verhaltensstudie durch entsprechende Manipulationen oder durch Warten ein brauchbares Vigilanzstadium erreichen muß. Haben wir z. B. Verdacht auf einen Morbus Werdnig-Hoffmann ist es nutzlos, Muskeleigenreflexe im aktiven Schlaf (s. S. 54) zu untersuchen. Sie sind dann normalerweise abgeschwächt oder erloschen. Die Untersuchung muß also wiederholt werden. Auch ist es klinisch sinnlos, die Fontanellenspannung beim schreienden Kind zu prüfen, auch dann, wenn man mit einem elaborierten Punktsystem für später festhält, daß das Kind bei der Untersuchung geschrien hat. Die klinische Untersuchung sollte grundsätzlich am wachen, aber nicht schreienden Kind vorgenommen werden. Wo das nicht möglich ist, weil z.B. das Neugeborene komatös ist, wird diese Besonderheit vermerkt. Sie ist dann ein Untersuchungsbefund für sich.

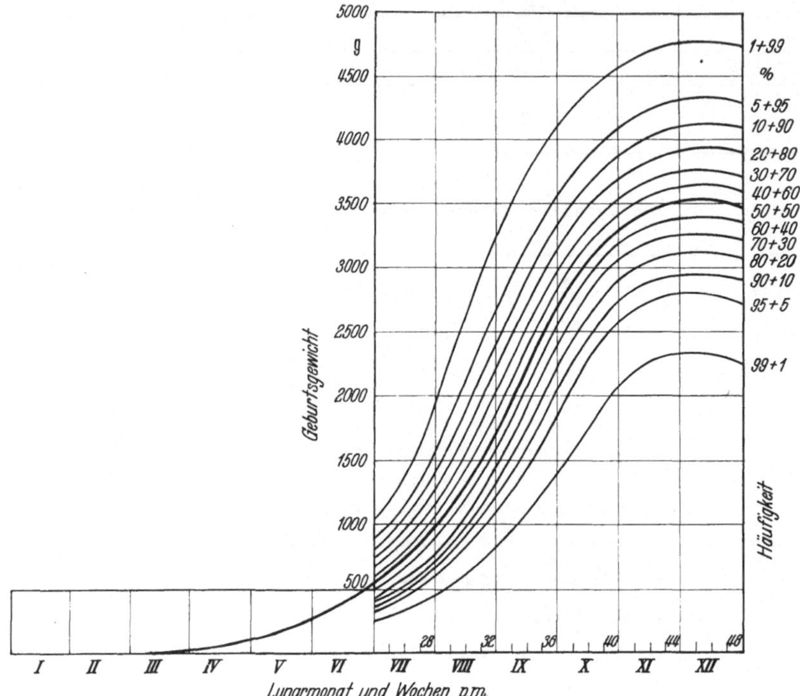

Abb. 40. Variationsbreite des Körpergewichtes in Abhängigkeit vom Gestationsalter, gerechnet vom 1. Tag der letzten Menstruation der Mutter. Die Variationsbreite ist in sog. Percentilenkurven angegeben. (Nach HOSEMANN, *1908a*)

In Abb. 39 haben wir unser klinisches Untersuchungsschema für reife Neugeborene wiedergegeben. Körpergewicht und -länge sowie Kopfumfang werden in ein Percentilendiagramm eingetragen (Abb. 40, 41 und 42). Die anderen Ergebnisse werden zusammengefaßt, so daß Verhaltenssyndrome (s. S. 97) entstehen oder spezielle Symptomkombinationen, die eventuell auf eine ganz bestimmte Erkrankung hinweisen bzw. die Indikation zu weiteren Untersuchungen abgeben.

Ein besonderes Problem stellt die neurologische Untersuchung von Frühgeborenen dar. Wir haben im Kapitel II auf S. 47 gezeigt, daß ihr Verhalten vom Konzeptionsalter abhängig ist und daß es sich von dem reifer Neugeborener unterscheidet. Soweit wir das Normalverhalten kennen, kann man den Untersuchungsbogen der Abb. 39 benutzen und die veränderten Normen anwenden. Wegen unserer großen Unkenntnis wird es aber noch lange notwendig sein, Art und Ausmaß der Reflexe und Bewegungsautomatismen bei Frühgeborenen zusätzlich zu beschreiben.

Zur klinisch-neurologischen Untersuchung eines Neugeborenen gehört unbedingt die Beurteilung des Augenhintergrundes. Technisch ist dieses Verfahren in den ersten Lebenstagen eher leicht, Narkose ist selten oder nie erforderlich. Die Augenhintergrundbefunde bei angeborenen Encephalitiden sind im Kapitel XVIII

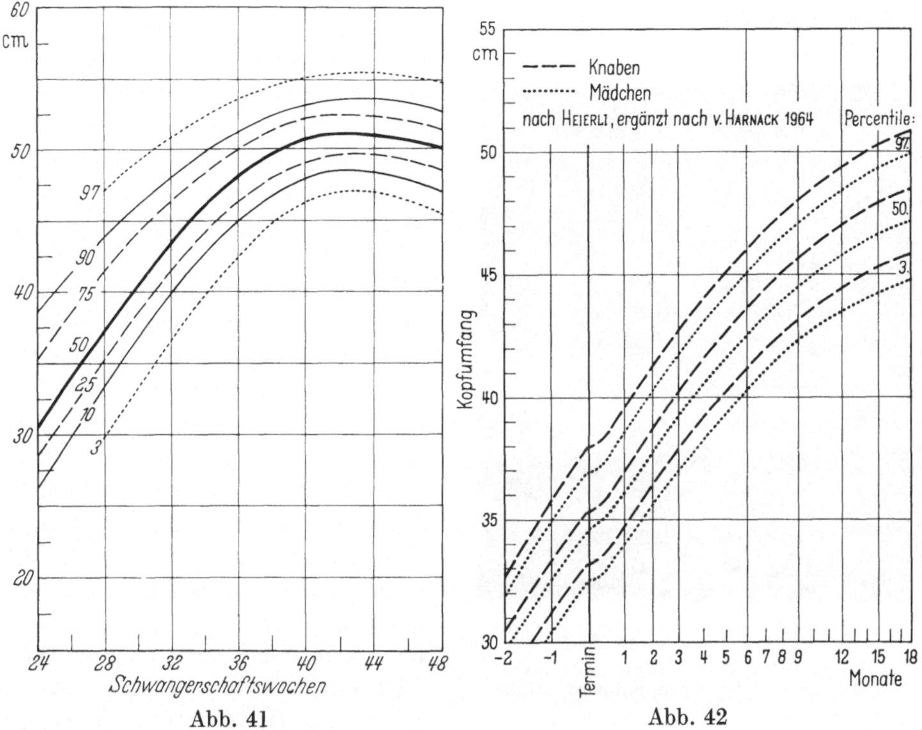

Abb. 41 Abb. 42

Abb. 41. Variationsbreite der Körperlänge in Abhängigkeit von der Tragzeit. (Nach HOSEMANN, modifiziert: Einführung in die Entwicklungsphysiologie des Kindes, *1908*)

Abb. 42. Variationsbreite des Kopfumfanges in Abhängigkeit vom Gestations- bzw. Konzeptionsalter, gerechnet vom 1. Tag der letzten Menstruation der Mutter. Die Variationsbreite ist in sog. Percentilenkurven angegeben

auf S. 389 und 436, die Bedeutung der Retinablutungen im Kapitel XV auf S. 312 beschrieben. Bei Frühgeborenen mit langdauernder Inkubatorbehandlung sollten regelmäßige Funduskontrollen durchgeführt werden, um eine beginnende retrolentale Fibroplasie frühzeitig zu erkennen.

c) Die Transillumination des Schädels

Für die deutsche Literatur hat MATTHES (*2583*) diese einfache und sehr ergiebige Untersuchungsmethode wieder in Erinnerung gerufen. Sie ist eine alte englische Erfindung (BRIGHT, 1831), die technisch mehrfach abgewandelt wurde. Die ursprünglich benutzte Kerze wurde durch immer kompliziertere Lichtquellen ersetzt (*1422*, *3824*, *387*, *1666*, *2935*, *1108*, *2386*, *990*, *3299*, *3432*, *3499*). Blitzlicht und photographische Dokumentation sind u. E. für die Routineuntersuchungen unnötig. Sie erschweren die gerade wegen ihrer Einfachheit so vorteilhafte Methode. Da der Transilluminationseffekt von der Stärke der Lichtquelle und von ihrem Verhältnis zur Kalottendicke und dem Pigmentreichtum der Kopfhaut abhängt, wird man durch solche Dokumentation zu pseudoquantitativen Angaben verführt.

Wir transilluminieren mit einer lichtstarken Stablampe, die drei Intensitätsstufen hat. Mit einem Gummiring kann die Lampe auch konvexen Schädelpartien aufgesetzt werden. Der Raum muß ganz dunkel sein. Normalerweise sieht man um den Gummiring der aufgesetzten Lampe einen $^1/_2$—1 cm breiten leuchtenden Ring (Halo), dessen Breite wiederum von der Lichtintensität, von der Kalottendicke und von der Beschaffenheit der Kopfhaut abhängt. In der Gegend der Schädelnähte und der Fontanellen sowie am Haaransatz kann dieser Halo deshalb leicht unregelmäßig sein. Sonst aber sind alle unregelmäßigen Abweichungen vom Leuchtring verdächtig auf abnorme Flüssigkeitsansammlungen. Aufleuchten (Diaphanie) an einem lichtquellenfernen Punkt des Schädels ist immer abnorm (Abb. 43). Abnorme Diaphanie bedeutet entweder eine epicorticale Flüssigkeitsansammlung von mindestens 0,5 cm Dicke oder einen Hydrocephalus internus mit einem Hirnmantel von weniger als 1—1,5 cm Dicke (*2583*). Auch diese quantitativen Angaben sind unsicher. Sie mögen als grobe Anhaltspunkte in einem bestimmten Alter zutreffen. Während des ersten Lebensjahres ändern sich diese Werte mit der Dicke und dem Pigmentreichtum von Kalotte und Galea.

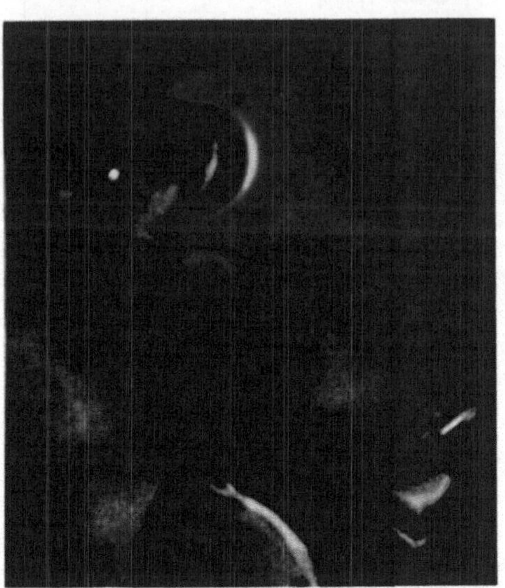

Abb. 43. Starker Diaphanieeffekt bei der Transillumination eines Kindes mit corticaler Atrophie und Hydrocephalus externus

Die epicorticale Flüssigkeitsansammlung kann ein subduraler Erguß, eine subarachnoidale Cyste oder ein Hydrocephalus externus sein. Reines Blut, also ganz frische subdurale Blutungen, geben keinen Diaphanie-Effekt.

C. Echoencephalographie und elektrophysiologische Untersuchungsverfahren

a) Die Echoencephalographie

Intrakranielle Massenverschiebungen und Veränderungen der Ventrikelgröße können durch die Registrierung der Reflexionen von Ultraschallwellen aufgedeckt werden (*1088*, *2346*, *2359*). Bei Neugeborenen ist die Methode bisher noch wenig verwandt. Umbach u. Kley (*3975*) machten Verlaufskontrollen zur Messung der Dicke des Hirnmantels beim Hydrocephalus von jungen Säuglingen. Wir haben die Methode bisher in der Neugeborenenperiode nicht angewandt. Emery (*1165*) hat eine große Fehlerbreite der Echoencephalographie bei Kindern unter 18 Monaten festgestellt. Auf Grund seiner vergleichenden echoencephalographischen und anatomischen Befunde glaubt Emery, daß die Dichteverhältnisse des Gehirns in diesem Lebensalter eine Bestimmung der Ventrikelgröße durch Ultraschallwellen erschweren.

b) Die Elektromyographie

Daß die Willkürinnervation im Muskel mit elektrischen Spannungsschwankungen verbunden ist, wurde zuerst von Piper [zitiert nach Kugelberg (*2274*)] beschrieben. Hoffmann (*1864, 1865*) schuf mit der elektromyographischen Methodik seine Lehre über die Eigenreflexe. Adrian u. Bronk (*25*) verbesserten die Methode durch Konstruktion von koaxialen Nadelelektroden, die in den Muskel eingestochen werden können. Denny-Brown und Pennybaker (*932*) führten dann die Elektromyographie in die klinische Neurologie ein. Sie beschrieben und deuteten die charakteristischen Befunde am denervierten Muskel. Inzwischen sind alle Störungen der Erregungsbildung und Leitung innerhalb des spinalmotorischen Systems (s. Abb. 18, S. 28) mit elektromyographischer Methodik früher oder später sicher zu erfassen (*2274, 512, 3348, 3096, 3781*).

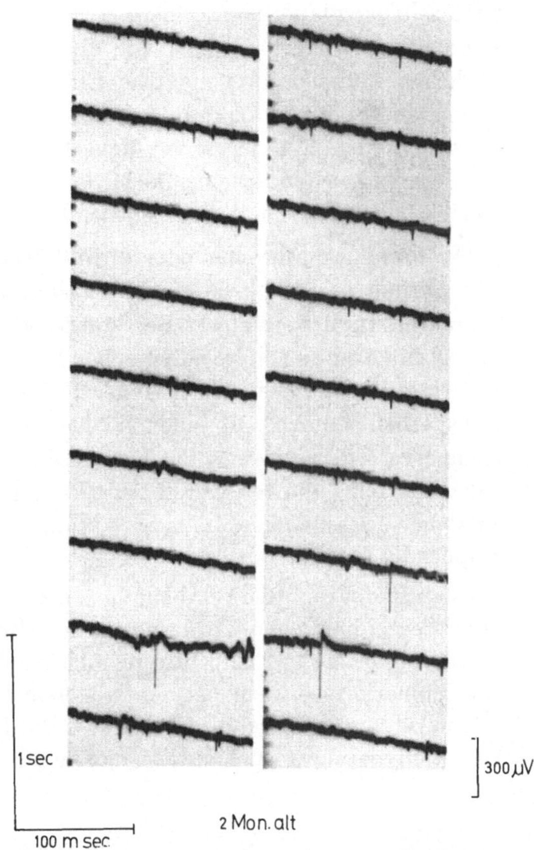

Abb. 44. Fibrillationspotentiale im M. ext. carpi rad. eines 2 Monate alten Säuglinges nach geburtstraumatischer Radialisparese. Die Fibrillationspotentiale sind Aktionspotentiale einzelner oder weniger Muskelzellen, sie haben deshalb eine kürzere Dauer und meistens auch eine niedrigere Amplitude als die normalerweise im Muskel vorkommenden Summenaktionspotentiale ganzer motorischer Einheiten

Die Indikation zur Elektromyographie ist immer dann gegeben, wenn Verdacht auf eine Erkrankung des peripheren motorischen Neurons und der Muskulatur (s. S. 132) besteht oder wenn eine solche Erkrankung ausgeschlossen werden soll. Im einzelnen ergibt das Elektromyogramm bei folgenden Erkrankungen abnorme Befunde und damit diagnostisch, prognostisch und pathophysiologisch wichtige Aufschlüsse:

1. Bei der neurogenen Parese.
2. Bei der myogenen Parese.
3. Bei Funktionsstörungen der neuromuskulären Synapse.
4. Bei Störungen im Kalium- und Calciumstoffwechsel.
5. Beim Tetanus.
6. Bei supraspinalen Bewegungsstörungen.

Zu 1. Die neurogene Parese. Im Sprachgebrauch der Elektromyographie bedeutet neurogene Parese eine Erkrankung des peripheren motorischen Neurons, d.h. der Vorderhornzelle oder ihres Neuriten. Bei einer solchen Erkrankung treten beim Muskel in Ruhe nach 10—15 Tagen Denervationszeichen in Form von Fibrillationen, Denervierungspotentialen und eventuell Fasciculationen auf (*2034*). Die Fibrillationspotentiale sind kürzer und meist auch kleiner als die Potentiale normaler motorischer Einheiten, ihre Dauer beträgt 0,5—3 msec, ihre Amplitude 20—50 μV. Die Fibrillationspotentiale sind häufig biphasisch (Abb. 44). Wahrscheinlich sind die Fibrillationspotentiale Aktionspotentiale einzelner oder weniger Muskelzellen. Das Fibrillieren erfolgt meist in kürzeren oder längeren Salven, die Einzelpotentiale haben aber eine regelmäßige Entladungsfolge von 10/sec. Die sog. Denervationspotentiale sind monophasische, positive Entladungen von 3—5 msec Dauer. Sie finden sich meist beim Neugeborenen noch nicht, da sie erst nach sehr langdauernder Denervierung eines Muskels auftreten (*2034, 2298*). Als Fasciculieren bezeichnet man die nicht normale, beim Erwachsenen nicht willkürlich steuerbare unregelmäßige Erregung einzelner oder mehrerer motorischer Einheiten. Spontanaktivität einzelner motorischer Einheiten gibt es aber gelegentlich auch beim gesunden Menschen, deshalb ist das Fasciculieren nur dann ein sicheres Zeichen für eine Denervierung, wenn es in Form, Höhe und Dauer die Aktivität von Riesen- oder Doppeleinheiten anzeigt.

Während willkürlicher oder unwillkürlicher, also spinaler und supraspinaler, Aktivierung des Muskels ist das Entladungsmuster bei der neurogenen Parese charakteristisch verändert. Bei kompletter Lähmung fehlt jede Aktivität, bei teilweiser Lähmung ist sie entsprechend vermindert. In Abb. 45 haben wir typische Elektromyogramme bei neurogener Parese einem Normalbild gegenübergestellt. Die spärlichen, noch vorhandenen Aktionspotentiale sind typisch verändert durch Reinnervationsprozesse (*1494, 711*). Die denervierten Muskelzellen werden von benachbarten Neuriten durch Aussprossung wieder innerviert. Auf diese Weise entstehen Rieseneinheiten, deren Aktionspotentiale breit, polyphasisch und hochamplitudig sind.

Man findet das Bild der neurogenen Parese in ähnlicher Weise bei der Erkrankung der motorischen Vorderhornzelle, also bei der Poliomyelitis, beim Morbus Werdnig-Hoffmann, bei intramedullären Tumoren und bei Verletzungen des Rückenmarks wie auch bei den Läsionen des peripheren Nerven, also bei Neuritiden und Nervenverletzungen (*4167*). Die Differentialdiagnose ist allein aus dem Elektromyogramm oft schwierig, manchmal unmöglich. Bei den Erkrankungen

Abb. 45. Typische Elektromyogramme bei spinaler Muskelatrophie (Typ Werdnig-Hoffmann), bei nervaler Muskelatrophie (Radialisparese), bei myogener Atrophie (Muskeldystrophie) und bei einem normalen, 7 Tage alten Neugeborenen. Bei der spinalen und bei der nervalen Muskelatrophie sind die Aktionspotentiale breit und polyphasisch infolge Reinnervation denervierter Muskelzellen durch benachbarte, intakt gebliebene Motoneurone. Selbst bei maximaler Willkürinnervation bestehen breite Abstände zwischen den Aktionspotentialen, da viele Motoneurone zugrunde gegangen sind. Bei der myogenen Atrophie dagegen sind die einzelnen Aktionspotentiale schmal und polyphasisch, da die motorischen Einheiten infolge Untergang von Muskelzellen kleiner als normal geworden sind. Bei maximaler Willkürinnervation stehen die Aktionspotentiale dagegen weiterhin sehr dicht, da der Untergang der Muskulatur nicht ganze motorische Einheiten betroffen hat. Das normale Innervationsbild zeigt dichtstehende und hochamplitudige Aktionspotentiale während maximaler Willkürinnervation und bi- oder triphasische Muskelaktionspotentiale bei geringem Innervationsaufwand

Werdnig-Hoffmann
Quadriceps
Deltoideus
Radialis Parese
Ext. carpi rad.
Muskel Dystrophie
Quadriceps
Normal
Quadriceps
1 sec
100 msec
Alter: 6 Wo.
300 µV
1½ J.
1,2 mV
6 Tg.
300 µV
2 Mo.
1,2 mV
9 J.
300 µV
7 Tg.
300 µV

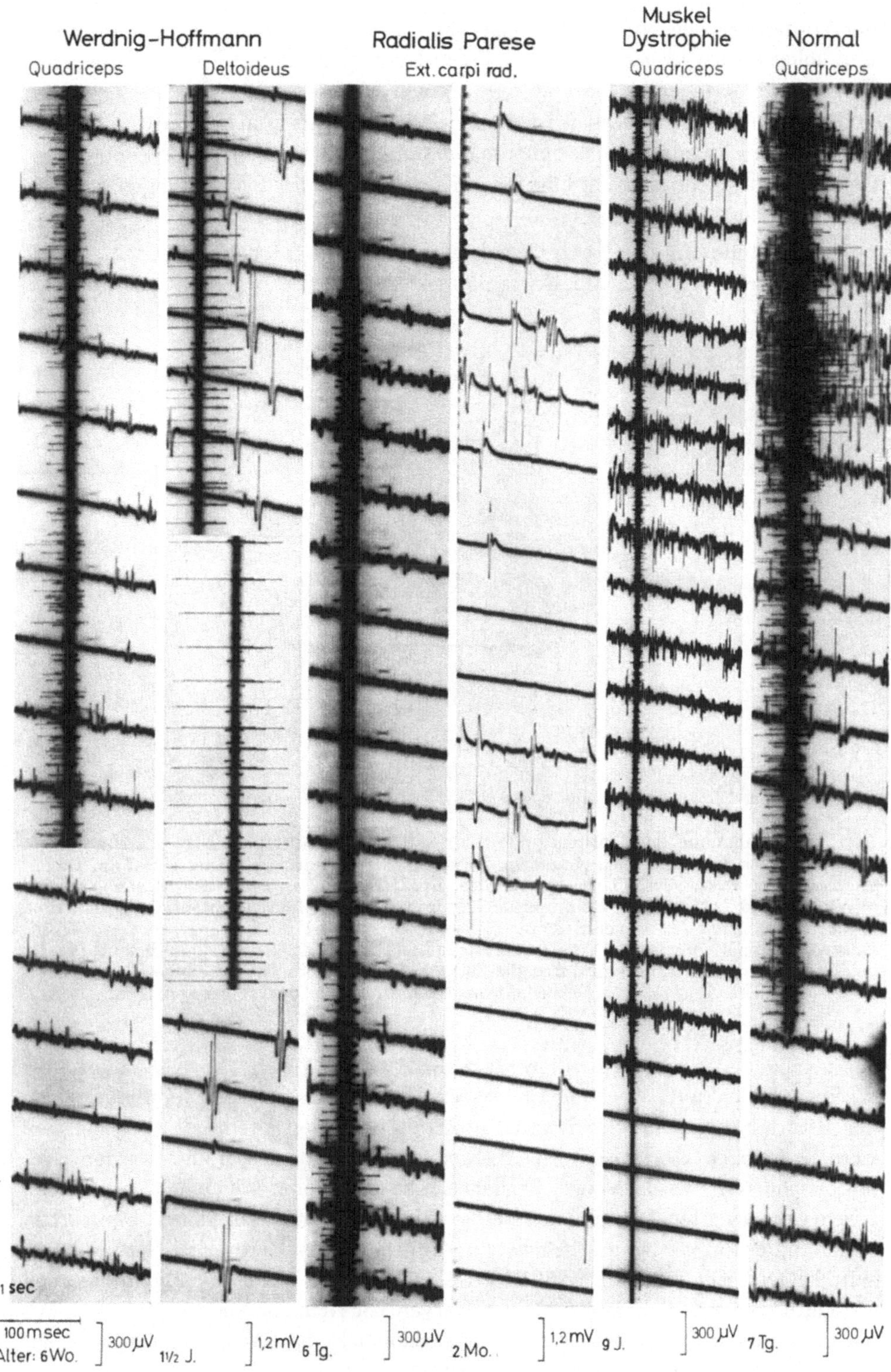

Abb. 45

der Vorderhornzelle sind die Aktionspotentiale der motorischen Einheiten breiter und höher als bei Läsionen des peripheren Nerven, bei denen Potentialdauer und Höhe sogar geringer als normal sein können (Abb. 45). Bei Erkrankungen der motorischen Vorderhornzellen ist die Entladungsfrequenz höher als beim Gesunden und bei Patienten mit peripheren Nervenkrankheiten. Fibrillationspotentiale findet man ausgeprägter bei Läsionen des Nerven als bei Erkrankungen der Vorderhornzellen (*3781*).

Die Bestimmung der Nervenleitungsgeschwindigkeit ist die sicherste elektromyographische Methode, um Erkrankungen der Vorderhornzellen von Läsionen

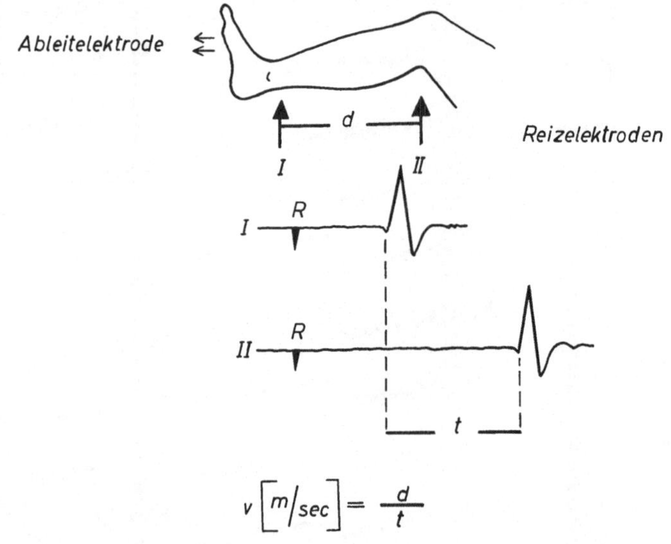

Abb. 46. Bestimmung der Leitungsgeschwindigkeit eines motorischen Nerven in situ beim Menschen. Der N. tibialis wird einmal in der Kniekehle (*II*) und ein anderes Mal am Innenknöchel (*I*) gereizt. Aus einem Muskel des Großzehenballens wird das Aktionspotential abgeleitet. Die Latenz vom Reizeinbruch *R* bis zum Muskelaktionspotential ist natürlich größer bei Reizung *II* als bei Reizung *I*. Die Differenz *t* ist die Leitungszeit des Nervenaktionspotentials vom Reizpunkt *II* zum Reizpunkt *I*. Dividiert man den Abstand (*d*) der beiden Punkte *I* und *II* in mm durch die Zeit *t* in m/sec, so erhält man die Geschwindigkeit in m/sec, mit der das Nervenaktionspotential von *II* nach *I* gewandert ist

des peripheren Nerven zu unterscheiden (*3737*, *3096*). Da die Nervenleitungsgeschwindigkeit außerdem ein Charakteristikum der Markscheidenbildung also der Hirnreifung ist und zur Bestimmung des Gestationsalters mit herangezogen werden kann (s. S. 18), soll die Methode hier genau geschildert werden. Der motorische Nerv wird an zwei Stellen elektrisch gereizt. Aus einem von diesen Nerven innervierten Muskel wird das evozierte Potential abgeleitet. Der Unterschied in der Latenz bei muskelnaher und muskelferner Reizung ist die Leitungszeit, der Quotient Weg/Zeit ergibt die Geschwindigkeit (Abb. 46). Man kann auch die Leitungsgeschwindigkeit sensibler Nerven bei Neugeborenen bestimmen. Mit plattenförmigen Elektroden werden die sensiblen Endaufzweigungen in den Fingern gereizt. Das summierte Aktionspotential kann man transcutan an einem oberflächennahen Verlaufspunkt des Nerven ableiten (*1378a*, *519*). Die Abhängigkeit der Nervenleitungsgeschwindigkeit vom Alter des Kindes haben wir auf S. 18

dargestellt. Unabhängig davon ist die Nervenleitungsgeschwindigkeit vermindert bei Entzündungen und Verletzungen des peripheren Nerven (*1107*, *2099*, *983*).

Die elektromyographische Ableitung aus verschiedenen Muskeln erlaubt die exakte Zuordnung der Parese zu bestimmten Nerven oder Rückenmarkssegmenten.

Bei Verletzungen der Vorderhornzellen oder des Nerven kann man im Elektromyogramm objektiv das Ausmaß der Schädigung und die beginnende Besserung frühzeitig erkennen. Viele Geburtsverletzungen von Nerven erscheinen oft für lange Zeit als vollständige Parese, obgleich man im Elektromyogramm noch deutliche zentralnervöse Aktivität ableiten und damit die Prognose günstig stellen kann (s. S. 326).

Zu 2. Die myogene Parese. Die Erkrankung des Muskels, also die Myositis und die progressive Muskeldystrophie zeigen im Elektromyogramm ein sehr typisches Bild. Es ist allerdings beim Neugeborenen meistens nicht möglich, Myositis von Muskeldystrophie zu unterscheiden und die selteneren Erkrankungen der Muskulatur, wie z.B. die Glykogenose, sicher zu erkennen (s. S. 159). Bei der Elektromyographie des Muskels in Ruhe findet man bei der myogenen Parese, außer in weit fortgeschrittenen Fällen, im allgemeinen keine oder nur ganz spärliche Denervationszeichen, also keine Fibrillationspotentiale. Das Areal der motorischen Einheit ist bei den Myopathien kleiner als normal, die Muskelzellen sind diffus, im Gegensatz zur neurogenen Parese nicht in Form motorischer Einheiten zugrunde gegangen. Bei zentralnervöser Innervation des Muskels findet man deshalb im Elektromyogramm noch ein dichtes Bild von Aktionspotentialen, ein sog. Interferenzmuster, die einzelnen Potentiale sind aber klein, kurzdauernd und polyphasisch (*2273*, *513*, *514*, *146*). In Abb. 45 haben wir das Elektromyogramm einer myogenen Parese den Bildern der neurogenen Atrophie und dem Normalbild gegenübergestellt.

Zu 3. Das Elektromyogramm boi den Funktionsstörungen der neuromuskulären Synapse wurde ausführlich im Kapitel über die Myasthenie besprochen (s. S. 146). Gleiche Bilder findet man bei der Hypermagnesiämie (s. S. 364) und bei der Lähmung der Endplatten durch Curare.

Zu 4. Die typischen Elektromyogramme bei der Hypocalcämie haben wir auf S. 354 dargestellt.

Zu 5. Wahrscheinlich gehört auch der Wundstarrkrampf zu den Erkrankungen des spinal-motorischen Systems. Nach den Vorstellungen von ECCLES und seiner Schule (*474*) werden durch das Toxin des Clostridium tetani kleine hemmende Zwischenneurone in den Vorderhörnern des Rückenmarkes gelähmt. Wahrscheinlich wird die synaptische Übertragung der hemmenden Impulse auf die umliegenden Motoneurone verhindert. Somit wird verständlich, daß die Innervationsstille, die normalerweise nach jedem Eigenreflex auftritt (s. S. 32), beim Tetanus deutlich verkürzt ist oder ganz ausfällt (*3839*). Diese elektromyographische Untersuchung kann auch beim Tetanus neonatorum leicht durchgeführt werden. Zweckmäßigerweise wird die Muskelaktivität aus dem Musculus masseter abgeleitet, der Eigenreflex dieses Muskels wird dann durch Schlag auf den Unterkiefer ausgelöst. Die Normalwerte für die Innervationsstille wurden von uns für verschiedene Muskeln einschließlich des Masseter bestimmt (*3736*).

Zu 6. Die Elektromyographie supraspinaler Bewegungsstörungen beansprucht mehr wissenschaftliches als klinisch-diagnostisches Interesse. Unser Verständnis vom Wesen der Tonusstörungen des Skeletmuskels vom Neugeborenen ist durch Elektromyogramme gefördert worden (*3736*). An verschiedenen Stellen dieser Monographie haben wir auf charakteristische elektromyographische Untersuchungsbefunde beim Hyperexzitabilitätssyndrom (s. S. 97), bei der Hypotonie und bei den verschiedenen Formen der Skeletmuskelhypertonie (s. S. 101) hingewiesen.

c) Die klinische Elektroencephalographie

Die Neurophysiologie der corticalen Makropotentiale und damit die Grundlage der klinischen Elektroencephalographie haben wir im Kapitel II auf S. 57 besprochen. Die elektroencephalographische Ableitungstechnik und ihre physikalischen Grundlagen wurden im deutschen Schrifttum von Kugler (*2277*) und von Dumermuth (*1080*) dargestellt. Hier wollen wir Indikation und Aussagefähigkeit des Elektroencephalogramms in der Neugeborenenperiode erörtern.

Wach- oder Schlaf-EEG

Es ist zweckmäßig, noch einmal daran zu erinnern, daß es ganz anders als bei vielen anderen Untersuchungsmethoden nicht *ein* Elektroencephalogramm gibt, sondern viele, ganz verschiedene Kurvenläufe. Das EEG des wachen Neugeborenen ist von dem des müden oder gar schlafenden deutlich unterschieden. Bioelektrische Muster, die während des Schlafes ganz normal sind, sind, am wachen Kind abgeleitet, schwer abnorm. In den letzten Jahren ist mehr und mehr betont worden, daß zu einer guten elektroencephalographischen Diagnostik auch die Schlafableitung gehört. Tatsächlich wird dadurch die Aussagefähigkeit deutlich erhöht. Wir können uns aber trotzdem dem oft unkritischen Ruf nach dem Schlaf-EEG nicht anschließen. Es gibt nämlich nicht „*das* Schlaf-EEG“. Auch das Schlaf-EEG ist ganz verschieden, je nachdem, ob der Patient während des Einschlafens, im aktiven oder im ruhigen Schlaf (s. S. 59) untersucht wurde. Hat ein Neugeborenes z. B. hochamplitudige, langsame Potentialschwankungen oder ein Tracé alternant (s. S. 56, Abb. 32) zusammen mit feinen, schnellen Augenbewegungen und einer unregelmäßigen Atmung, ist das sicher schwer abnorm. Das gleiche EEG ist zusammen mit regelmäßiger Atmung bei Körperruhe physiologisch. Dieses Beispiel zeigt deutlich, daß die Schlafableitung nur dann sinnvoll ist, wenn gleichzeitig das Verhalten mitregistriert und/oder beobachtet wurde. Da viele EEG-Laboratorien nicht in der Lage sind, bei jedem Routine-EEG einen gut geschulten Beobachter abzustellen oder polygraphisch Atmung und Augenbewegungen mitzuregistrieren, ist die Interpretation des Schlaf-EEG unter Umständen für den Patienten sogar gefährlich. Wir sind der Meinung, daß ein Elektroencephalogramm, das 20 min lang sicher am wachen Kind abgeleitet wurde, brauchbarere Resultate liefert als ein Schlaf-EEG von 1 Std Ableitungsdauer, bei dem die Verhaltensparameter unsicher sind. Das gilt ganz besonders für die Neugeborenenperiode, wo die abnormen Graphoelemente und Muster so sehr den Potentialverläufen im Schlaf gleichen. Obgleich uns die Besonderheiten des Schlaf-Elektroencephalogramms beim Neugeborenen sehr interessieren (*2997*, *3721*, *3742*, *2889*), werden bei uns die klinischen Routine-Elektroencephalogramme an wachen Kindern abgeleitet. Schlaf-Elektroencephalogramme werden aus Gründen der personellen und apparativen Beschränkungen bei uns nur mit spezieller Indikation, dann allerdings mit der 2—3 Std langen polygraphischen Ableitung vorgenommen. Nur so ist es gewährleistet, daß mindestens ein Schlafcyclus (s. S. 54) technisch sauber mit den notwendigen Verhaltensparametern registriert ist und Seite für Seite ausgewertet werden kann (*2997*). Auf diese Weise gewinnt die EEG-Diagnostik eine ganz neue Dimension. In solchen polygraphischen Ableitungen sind abnorme Graphoelemente, ohnehin ein umstrittener Begriff, ziemlich belanglos. Viel wichtiger wird die Zuordnung bestimmter EEG-Muster zu den Verhaltensweisen, die Dauer einzelner Schlafphasen und die Ausprägung bzw. das Fehlen von bestimmten, für die jeweiligen Schlafstadien typischen bioelektrischen Phänomene. Frühgeborene z.B. haben einen hohen Prozentsatz undifferenzierten Schlafes (*2999*). Mit zunehmender Reife lernt das Kind, EEG und Verhalten synchron zu orientieren, d.h. es zeigt entweder aktiven oder ruhigen Schlaf (s. S. 56). Das schwer geschädigte reife Kind zeigt fast nur die undifferenzierte Form von Schlaf. Jungen Säuglingen mit Hypothyreose fehlen typische Schlafmuster, die sog. Sigma-Rhythmen oder Schlafspindeln im Elektroencephalogramm (*3742*). Diese Beispiele sollen zeigen, daß in der quantitativen Analyse des Schlaf-EEG neue Möglichkeiten klinisch-physiologischer Forschung liegen. Unsere diagnostischen Möglichkeiten beruhen aber in der Neugeborenenperiode heute noch weitgehend auf der Beurteilung einzelner Graphoelemente, der Symmetrie und der Ausprägung corticaler Makropotentiale. Diese Beurteilung ist nur sinnvoll, wenn das Vigilanzstadium sicher bekannt ist. Wenn nicht ausdrücklich anders vermerkt, beziehen sich die Angaben und Abbildungen in diesem Kapitel auf Elektroencephalogramme, die an wachen, ruhigen Neugeborenen abgeleitet wurden. Das Kind öffnete also immer wieder die Augen und blickte dann interessiert umher. Es läßt sich allerdings nicht ganz sicher verneinen, daß zwischendurch Einschlafstadien auftreten, die unter Umständen von der technischen Assistentin nicht sofort bemerkt werden. Man muß das bei der Beurteilung berücksichtigen. Kurzfristige Verlangsamungen der Grundtätigkeit mit etwas höherer Amplitude, leicht dysrhythmisch aussehende Kurvenverläufe, haben bei uns deshalb keinen Krankheitswert. Solche immer wieder auftretenden Verlangsamungen des Rhythmus sind physiologisch, da wir wissen, daß ein normales Neugeborenes nicht 20 min lang wach und dabei ruhig ist.

Indikation

Beim Neugeborenen ist das Elektroencephalogramm immer dann indiziert, wenn der Verdacht auf eine primäre Schädigung des Zentralnervensystems besteht, z.B. nach einer traumatisierenden Geburt oder wenn die Frage gestellt wird, ob das Gehirn sekundär, z.B. bei einer Elektrolytstörung, einer Hypoglykämie oder einer Meningitis in seiner Funktion oder gar in seiner Struktur verändert ist. Da wir über die Möglichkeiten und das Ausmaß perinataler Hirnschädigung noch so wenig wissen, ist das EEG in all diesen Fällen eine nützliche Hilfe. Der Einblick, den das Elektroencephalogramm in den Ablauf der Hirntätigkeit gewährt, ist von anderer Art als der durch die klinische Beobachtung. Das EEG hilft uns, die

Pathophysiologie von Krämpfen und von Bewegungsautomatismen zu verstehen. Man sollte die Aussagefähigkeit des Elektroencephalogramms für klinische Belange in der Neugeborenenperiode nicht überschätzen. All diejenigen, die sich von einem EEG eine fertige Diagnose, womöglich noch die Unterscheidung zwischen hypoxischen und traumatischen Hirnschäden erhoffen oder die einen sicheren Hinweis auf die Entwicklungsschancen des Kindes erwarten, werden meistens enttäuscht.

Elektroencephalographische Ableitungen in utero oder unter der Geburt haben bisher keine praktische Bedeutung (*2428*, *3331*).

Die Beurteilung des Elektroencephalogramms

Die Auswertung des Neugeborenen-EEG erfolgt am besten blind, d.h. ohne Kenntnis des klinischen Befundes. Zur wissenschaftlichen Klärung offener Fragen

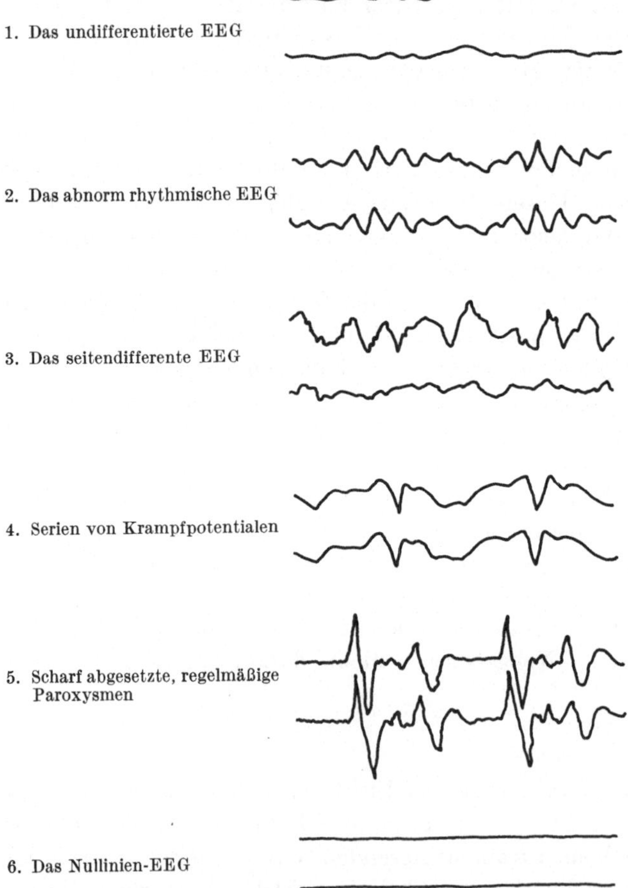

Abb. 47. Die wichtigsten Formen abnormer Graphoelemente in den Hirnstromkurven von Neugeborenen. (Nach SCHULTE u. HERRMANN, *3727*)

ist eine der jeweiligen Problemstellung adäquate Kontrollserie notwendig. Nach unserer Meinung kennen wir die exakte Grenze zwischen dem normalen und dem pathologischen Neugeborenen-EEG nicht. Alle prozentualen Angaben über abnorme Elektroencephalogramme nach dieser oder jener geburtshilflichen Situation sind anfechtbar, wenn nicht durch eine Vergleichsgruppe sichtbar wird, wie „empfindlich" der Auswerter ist.

Das pathologische Elektroencephalogramm des reifen Neugeborenen haben wir in Anlehnung an HARRIS u. TIZARD (*1705*) in sechs verschiedene Gruppen eingeteilt, wie es die Abb. 47 zeigt.

Zu 1. Das undifferenzierte, unregelmäßige Elektroencephalogramm. Hirnstromkurven, in denen über längere Strecken die für dieses Alter normalen Wellentypen fehlen oder durch wenige langsame Potentialschwankungen ersetzt werden, bei denen zwischen frontal und occipital, zwischen Wachen und Ein-

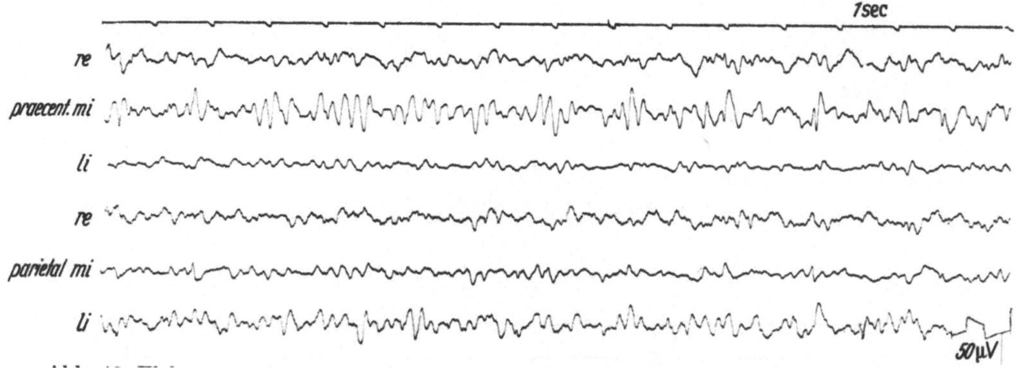

Abb. 48. Elektroencephalogramm mit abnormer Rhythmisierung bei einem 3 Tage alten Neugeborenen mit multiplen, linsenkorngroßen Blutungen in das Marklager beider Hemisphären. Hochamplitudige rhythmische Theta-Wellen, insbesondere über den präzentralen und parietalen Hirnregionen. (Nach SCHULTE u. HERRMANN, *3727*)

schlafen keine wesentlichen Unterschiede auftreten, werden von uns als undifferenziert bezeichnet. Häufig wechseln Phasen sehr niedriger oder kurzfristig fehlender Spannungsproduktion mit Theta-Perioden oder dysrhythmischen Gruppen steiler Alpha- oder Delta-Wellen ab. Der Krankheitswert dieser Kurventypen ist umstritten.

Zu 2. Das abnorm rhythmische Elektroencephalogramm. Rhythmische Beta-, Alpha- oder Theta-Wellen, letztere mit mehr als 50 µV Amplitude, wie sie das normale Elektroencephalogramm des älteren Kindes ja gerade kennzeichnen, kommen beim gesunden Neugeborenen noch nicht vor. Sie erscheinen nach 4—6 Wochen, etwas früher im Einschlafstadium. Da sie bei abnormen Neugeborenen häufig seitendifferent auftreten, nehmen wir an, daß diese Rhythmen im Elektroencephalogramm des wenige Tage alten Kindes Zeichen für eine Funktionsstörung des Hirnes sind. Die Abb. 48 zeigt als Beispiel das extrem rhythmische Elektroencephalogramm eines 3 Tage alten Kindes, das 3 Wochen übertragen war und nach einer sehr schnellen Austreibungsperiode asphyktisch geboren wurde. Im Verlauf der ersten Lebenstage ereigneten sich mehrfach Apnoeanfälle und Krämpfe. 3 Tage nach der Ableitung starb das Kind. Bei der Sektion fanden sich multiple Blutungen in der Hirnrinde, im Marklager und im Thalamus bis zu Linsenkorngröße.

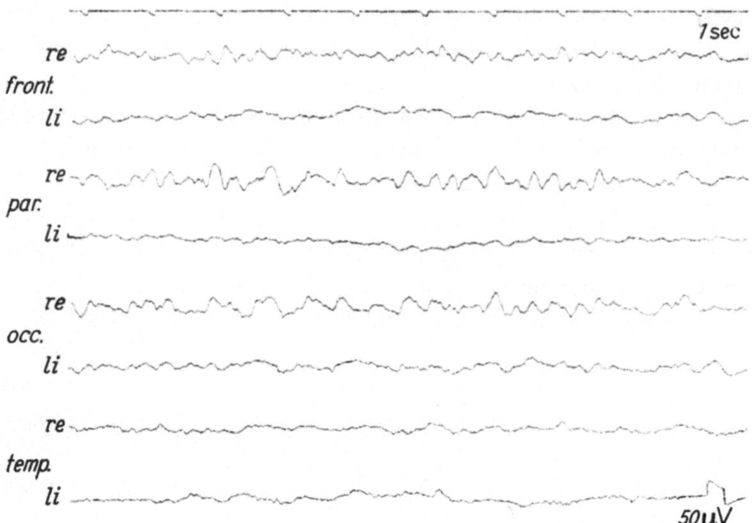

Abb. 49. Elektroencephalogramm mit einseitiger Amplitudendepression bei einem 5 Wochen alten Säugling mit subduralem Hämatom

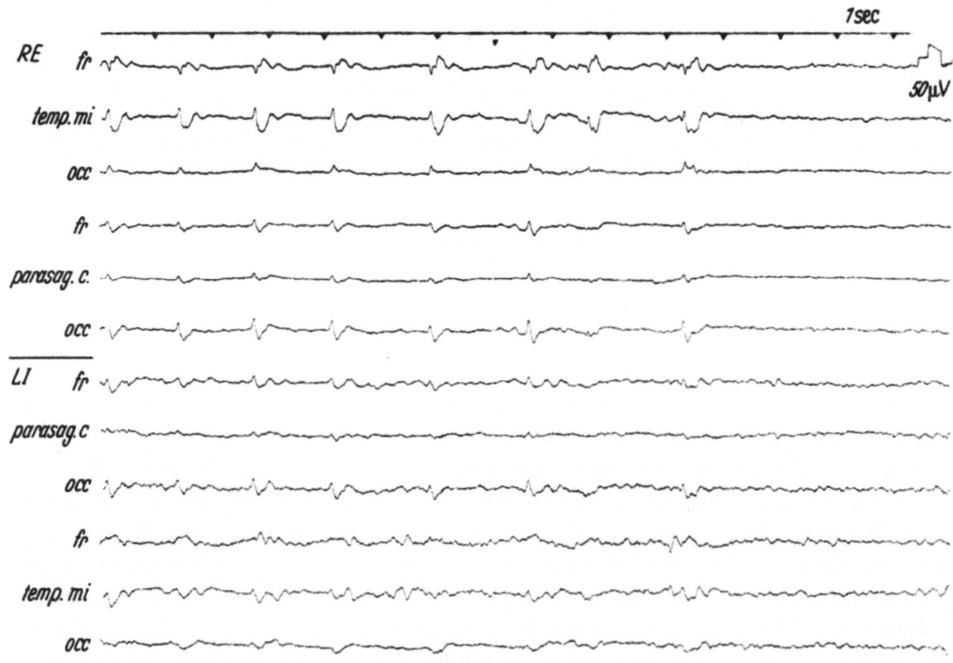

Abb. 50. Elektroencephalogramm mit Serien von Krampfpotentialen bei einem 2 Tage alten Neugeborenen, das aus Querlage gewendet und manuell extrahiert wurde. Im Elektroencephalogramm Theta sharp waves in regelmäßiger Folge. Zwischen den Krampfpotentialen Phasen sehr niedriger Spannungsproduktion. Während der Ableitung krampfte das Kind nicht, es hatte sonst aber häufig kurze tonische Konvulsionen. Mit 1 Jahr hatte das Kind eine schwere residuale Encephalopathie mit vorwiegend linksseitiger supraspinaler Lähmung. (Nach SCHULTE u. HERRMANN, *3727*)

Zu 3. Das seitendifferente Elektroencephalogramm (Abb. 49). Dieser Befund, besonders in der Form lokalisierter Amplitudendepressionen, beansprucht immer wieder Sonderinteresse, da, genau wie im späteren Lebensalter, sofort der Verdacht auf ein subdurales Hämatom auftaucht. Lokalisierte, speziell lateralisierte Spannungsreduktionen sind aber häufiger als subdurale Hämatome und diese sind wiederum manchmal doppelseitig, so daß ihnen die lateralisierte Amplitudendepression im EEG fehlt. Nach unseren Erfahrungen ist neben passageren funktionellen Störungen die häufigste Ursache für die lokalisierte oder laterali-

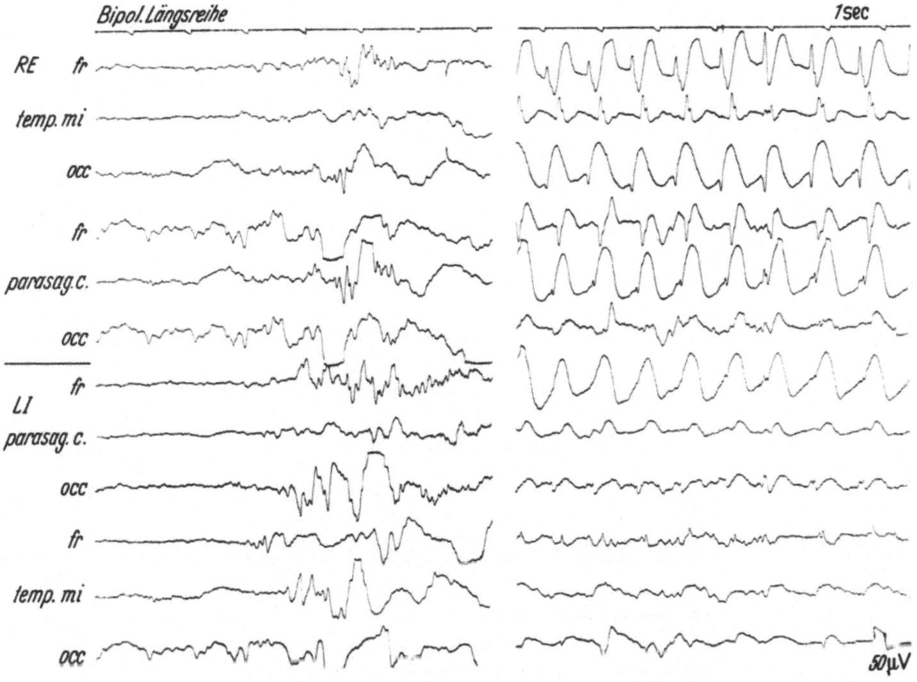

Abb. 51. Elektroencephalogramm mit teils polymorphen (linke Abbildungsseite), teils monomorphen (rechte Abbildungsseite) regelmäßig rezidivierenden Paroxysmen bei einem 4 Tage alten Neugeborenen mit connataler Toxoplasmose. Die hochamplitudigen Spitzwellen projizieren sich nur auf die rechte Hemisphäre und auf die linke Frontalregion. (Nach SCHULTE u. HERRMANN, *3727*)

sierte Spannungsreduktion im Neugeborenen-Elektroencephalogramm der umschriebene Hydrocephalus externus oder auch internus, wenn dieser dicht bis an den Cortex cerebri heranreicht (*2074, 3727*).

Zu 4. Das Elektroencephalogramm mit Gruppen oder Serien von sog. Krampfpotentialen.

Zu dieser Gruppe rechnen wir nicht einzeln steile Alpha- oder Theta-Wellen, die wir in Gruppe 1 oder 2 eingeordnet haben. Echte Krampfpotentiale beim Neugeborenen treten fast immer in Gruppen auf und haben ein recht charakteristisches Aussehen. Sie sind nicht so spitz wie bei älteren Kindern. Die Abb. 50 zeigt typische Krampfpotentiale eines Neugeborenen, die wir als Theta- oder bei langsamerem Verlauf als Delta-sharp waves bezeichnen. Es handelt sich um das Elektroencephalogramm eines Kindes, das aus Querlage auf den Fuß gewendet und manuell extrahiert wurde. Unmittelbar nach der Geburt war das Kind blau asphyktisch, nach 16 Std begannen schwere Krämpfe.

Zu 5. Das Elektroencephalogramm mit immer wiederkehrenden hochamplitudigen Paroxysmen.

Die Abb. 51 zeigt ein solches Elektroencephalogramm eines 4 Tage alten Kindes mit connataler Toxoplasmose. Das Kind ist im Alter von 3 Wochen verstorben.

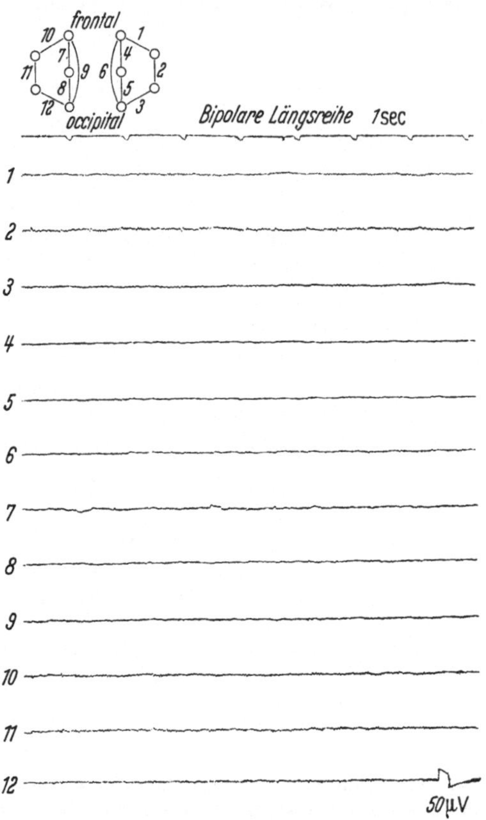

Abb. 52. Nullinien-Elektroencephalogramm bei einem 2 Tage alten Neugeborenen, das nach der Geburt 15 min lang asphyktisch, zur Zeit der Ableitung komatös war. Es bestand eine schwere Rigidität. Das Kind überlebte die akute Hirnschädigung mit einem schweren Residualsyndrom. (Nach SCHULTE u. HERRMANN, *3727*)

Zu 6. Das Nullinien-Elektroencephalogramm, also Hirnstrombilder mit völlig fehlender Spannungsproduktion.

Die Abb. 52 zeigt das Elektroencephalogramm eines 2 Tage alten Kindes, das nach 3 Std dauernder Austreibungsperiode blau asphyktisch geboren wurde. Das Kind war zeitweise tief komatös, zwischendurch traten Krampfanfälle auf. Es bestand ein schwerer Rigor. Das Kind überlebte die postnatale Periode, es ist in seiner psychomotorischen Entwicklung stark retardiert, und es besteht ein schweres neurologisches Residualsyndrom. Andere Ursachen für Nullinien-Elektroencephalogramme sind Porencephalie oder extreme Formen des Hydrocephalus (*2074*).

Was bedeutet das pathologische Neugeborenen-Elektroencephalogramm für die psychomotorische Entwicklung des Kindes?

Um eventuell zu hochgespannten Erwartungen zu begegnen, möchten wir zunächst sagen: Häufig nicht sehr viel. Um aber die nosologische und prognostische Bedeutung wenigstens teilweise beurteilen zu können, haben wir den Begriff „pathologisches Elektroencephalogramm“ unterteilt in eben jene Gruppen, die in Abb. 47 dargestellt sind. Aus den bisher vorliegenden Untersuchungen können wahrscheinlich drei Feststellungen über die prognostische Bedeutung des Elektroencephalogramms in der Neugeborenenperiode getroffen werden. Erstens: Schwere natale Encephalopathien, an denen die Neugeborenen entweder sterben oder die zu bleibenden Hirnschäden führen, sind im Elektroencephalogramm des Neugeborenen im allgemeinen bereits erkennbar. Ausnahmen sind zumindest selten (*3727*). Zweitens: Wahrscheinlich bedeutet nicht jedes pathologische Neugeborenen-Elektroencephalogramm eine substantielle Hirnschädigung. Zumindest kann man sagen, daß Kinder mit pathologischen Hirnstromkurven sich nach der Geburt normal entwickeln können (*3727*). Drittens: Es gibt Veränderungen im Elektroencephalogramm des Neugeborenen, die mit großer Sicherheit auf eine substantielle Schädigung des Gehirns und auf schwere Folgeerkrankungen oder gar auf den baldigen Tod des Kindes schließen lassen. Undifferenzierte und abnorm rhythmische Elektroencephalogramme in der Neugeborenenperiode fanden wir auch bei Kindern mit ganz normaler Entwicklung. Auch seitendifferente Hirnstromkurven sind noch kein sicherer Hinweis auf eine prognostisch ungünstige Hirnschädigung. Aber nur etwa 25% der Neugeborenen mit solchen Elektroencephalogrammen entwickelten sich in unserer Untersuchungsreihe bis jetzt normal (*3727*). Insbesondere, wenn bei mehrfachen Kontrollen in der Neugeborenenperiode eine konstante Seitendifferenz im bioelektrischen Verhalten nachweisbar war, konnten wir später neurologische Herd- und Halbseitensymptome finden. Nullinien-Elektroencephalogramme, Paroxysmen und immer wieder auftretende Serien von Krampfpotentialen dagegen fanden wir mit zwei Ausnahmen nur bei solchen Kindern mit ganz schlechter Prognose. Diese drei elektroencephalographischen Veränderungen betrachten wir deshalb, im Gegensatz zu den drei ersten, als schwer pathologisch. Sie lassen mit großer Wahrscheinlichkeit auf einen sehr ungünstigen Verlauf der Erkrankung schließen (*1037*, *2074*, *1030*, *3890*, *3727*, *3720*).

D. Der Liquor cerebrospinalis

Die Untersuchung der Cerebrospinalflüssigkeit ist auch beim Neugeborenen eine der wichtigsten neurologischen Untersuchungen. Die häufigste Entnahmestelle ist der Lumbalbereich. Auch Suboccipital-Punktionen sind beim Neugeborenen möglich. Wegen der geringen Ausdehnung der Cisterna medullo-cerebellaris ist die Suboccipitalpunktion in diesem Lebensalter aber sicher viel gefährlicher als später im Leben. Wir haben sie viermal ohne Komplikationen ausgeführt. Bei epicorticalen Flüssigkeitsansammlungen kann man durch Fontanellenpunktion Liquor oder Ergußflüssigkeit gewinnen. Ventrikelpunktionen führen wir nicht durch. Wegen der immer damit verbundenen Blutungsgefahr gehört diese Methode u. E. in den Operationssaal und damit in die Hände des Chirurgen.

Indikationen und Kontraindikationen

Die Lumbalpunktion hat ihre weitgehend bekannten Indikationsbereiche, insbesondere bei jedem Verdacht auf eine entzündliche Erkrankung des Zentralnervensystems oder seiner Häute. Bekommt man in einer solchen Situation lumbal keinen Liquor, halten wir unter Umständen die Suboccipitalpunktion für indiziert. Wir führen diagnostische Lumbalpunktionen auch bei Verdacht auf traumatische oder hypoxische Hirnschäden durch, und zwar im allgemeinen am 3.—5. Lebenstag. Zu diesem Zeitpunkt ist die Gefahr der Nachblutung wahrscheinlich geringer. Auch entwickelt sich die posttraumatische Meningitis im allgemeinen nicht vor diesem Zeitpunkt. Alle Kinder mit Neugeborenenkrämpfen werden bei uns aus diagnostischen Gründen lumbalpunktiert. Punktionen durch die offene Fontanelle werden bei uns nur mit dem Ziel durchgeführt, den epicorticalen Raum zu erreichen. Nur bei sehr dünnem Hirnmantel geschieht die Ventrikelpunktion oft unabsichtlich, dann ist sie aber auch bei richtiger Technik gefahrlos. Die Fontanellenpunktion ist immer dann indiziert, wenn ein positiver Transilluminationsbefund aufgefallen ist, oder wenn sonst der dringende Verdacht auf einen subduralen Erguß besteht. Auf S. 317 haben wir zur Indikationsstellung der Fontanellenpunktion Stellung genommen. Gewinnt man bei der Fontanellenpunktion Flüssigkeit (nicht frisches Blut!), so sollte immer die Luftfüllung mit Röntgendarstellung angeschlossen werden (s. S. 94).

Wenn die Haut über der Punktionsstelle mazeriert oder entzündlich verändert ist, ist die Punktion kontraindiziert. Die Gefahr der Lumbalpunktion bei gesteigertem Schädelinnendruck wird wahrscheinlich manchmal überschätzt, insbesondere bei Neugeborenen und Säuglingen mit weit offenen Fontanellen und Schädelnähten. In solchen Fällen sollte man sich aber auf die langsame Entnahme weniger Tropfen Liquor beschränken. Bei allen Veränderungen der Anatomie im Bereich der hinteren Schädelgrube ist die Suboccipitalpunktion nicht erlaubt.

Die Untersuchung der gewonnenen Flüssigkeit

Bestimmte Untersuchungen sollten mit der durch Punktion gewonnenen Flüssigkeit immer durchgeführt werden. Dabei ist es gleichgültig, ob es sich um Liquor cerebrospinalis, um Cysteninhalt oder um subdurale Ergußflüssigkeit handelt. Gerade bei den beiden letztgenannten Flüssigkeiten werden oft wichtige Untersuchungen zum großen Schaden des Kindes unterlassen.

Obligatorische Untersuchungen:

1. Erreger (Ausstrich und Kultur);
2. Zellen, Art und Zahl;
3. Eiweißgehalt;
4. Zuckergehalt.
5. Farbstoffgehalt.

Fakultative Untersuchungen:

6. Druckmessung und Passageprüfung;
7. Elektrolyte (Calcium, Kalium, Natrium, Chlor);
8. Enzyme.

Die Untersuchung auf Erreger bedarf hier keiner weiteren Besprechung. Es gibt bei einem Neugeborenen keinen Grund darauf zu verzichten. Es sei nochmals darauf hingewiesen, daß Bakterien im Liquor vorkommen, ohne daß Zellzahl und Eiweißgehalt wesentlich erhöht sind. Immer sollte direkt ein Gram-Präparat und eine Kultur angelegt werden. Bei gegebenem Verdacht ist die Suche nach Toxoplasmen oder Viren lohnend (s. S. 379).

Die Art der im Liquor vorhandenen Zellen ist ebenso wichtig wie ihre Zahl. Einige Autoren geben an, daß beim Neugeborenen normalerweise bis zu 30, beim Frühgeborenen bis zu 45 Leukocyten im mm³ Liquor vorkommen können (*2391*, *4046*). Wahrscheinlich sind diese Höchstwerte schon nicht mehr normal. Wir sind der Meinung, daß mehr als 10—15 Leukocyten in einem mm³ bei technisch einwandfreier Punktion auf eine Erkrankung des Zentralnervensystems verdächtig sind (*3413*, *4155*, *4231*, *2691*). WIDELL (*4155*) hat 1958 Verlaufsuntersuchungen vorgenommen und dabei gefunden, daß die Zellzahl bis zum 27. Lebenstag auf durchschnittlich 3—8/mm³ abfällt. Bei Frühgeborenen fanden GYLLENSWÄRD und

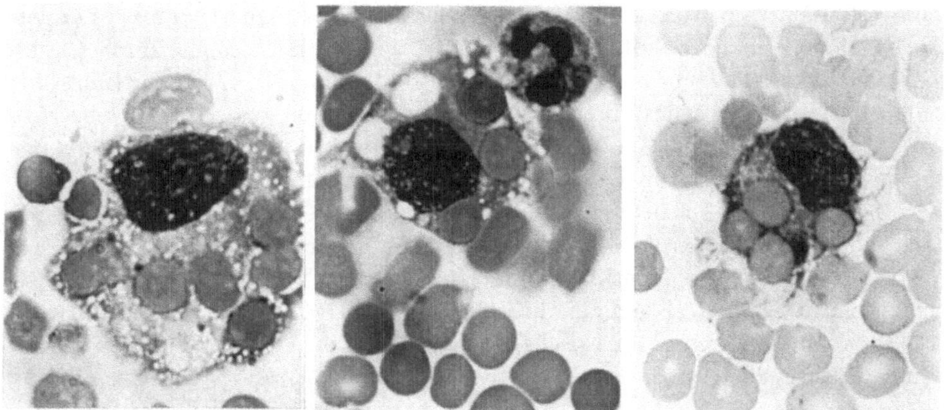

Abb. 53. Erythrophagen aus dem Liquor cerebrospinalis eines Neugeborenen mit Hirnblutung. (Nach BISCHOF u. WILLI, *352*)

MALMSTRÖM (*1629*) nach 40 Tagen noch bis zu 25 Leukocyten im mm³. Erythrocyten finden sich relativ häufig in ziemlich großer Zahl im Liquor wohl als Folge des Punktionstraumas. Eine weitergehende cytologische Differenzierung muß in allen Fällen mit erhöhter Zellzahl erfolgen. Dabei werden in einem Ausstrich Lymphocyten von gelapptkernigen Leukocyten und von Monocyten unterschieden. Insbesondere aber sollte man dabei auf Makro-Erythro-Phagen achten (Abb. 53), die häufig nach Hirnblutungen zu finden sind (*352*, *3217*). Es handelt sich dabei um Mesenchymzellen, die Erythrocyten enthalten. Bei Neoplasmen im Zentralnervensystem kann man im Toluidin Blau- oder Papanicolaou-Präparat manchmal Tumorzellen sehen (*2842*).

Der Eiweißgehalt beträgt bei reifen Neugeborenen in den ersten Lebenstagen 40—100 mg-%, bis zum 27. Tag fällt er meistens auf Werte unter 60 mg-% ab (*3413*, *4046*, *4269*, *1629*, *213*). Bei Frühgeborenen liegen die Werte in den ersten Lebenstagen höher, und zwar bis 180 mg-% (*110*, *4231*, *213*). Nach 40 Tagen fällt der Eiweißgehalt im Liquor Frühgeborener auf Werte unter 80 mg-% ab (*1629*). Die papierelektrophoretische Aufspaltung der Liquoreiweißkörper bei Früh- und Neugeborenen ergab im Vergleich zum Blutserum, dem das Liquoreiweiß entstammt, höhere Werte für Beta-Globulin und niedrigere für Gamma-Globulin. Außerdem fand sich ein Präalbumin (*110*, *4231*). Der Eiweißgehalt des Liquors ist bekanntlich bei allen entzündlichen Erkrankungen erhöht. Die Permeabilität der sog. Blutliquorschranke wird aber bei Neugeborenen offenbar sehr leicht gestört. Deshalb kann auch nach Asphyxien und beim Icterus gravis der Liquoreiweißgehalt erhöht sein (*3785*, *2691*). Wie bei älteren Kindern und Erwachsenen ist der Stopliquor auch beim Neugeborenen sehr eiweißreich.

Der Liquorglucosegehalt beträgt 60% von dem des Serums (*2974*). Die Liquorglucose folgt den Schwankungen im Blutserum aber nur sehr langsam. Vor den bekannten Ursachen einer Verminderung des Liquorzuckers bei älteren Kindern (eitrige und tuberkulöse Meningitis, Leukämie, Cryptococcose, Sarcoidose, disseminiertes Medulloblastom) rangiert in der Neugeborenenperiode die Placentainsuffizienz (s. S. 253).

Soweit wir sehen, wurde der Farbstoffgehalt des Liquors bei Neugeborenen zum ersten Mal von Roberts (*3291*) gemessen und als Diagnostikum bei natalen Encephalopathien verwandt. In Deutschland wurde die Methode durch Catel (*631*) und Liebe (*2404*) bekannt. Nur als Faustregel kann gelten, daß der Bilirubingehalt im Liquor normalerweise etwa ein Zwanzigstel von dem im Serum beträgt (*1472*). Catel hat für die verschiedenen Bilirubinwerte im Serum genauere Beziehungen aufgestellt. Von Gyllenswärd und Malmström (*1629*) wurde energisch bestritten, daß solche Beziehungen überhaupt erkennbar sind. Uns erscheint es dennoch sinnvoll, den Farbstoffgehalt des Liquors stets zu bestimmen und sich nicht mit der Aussage „Xanthochromie" zu begnügen. Sehr hohe Farbstoffwerte erschienen uns immer als ein ziemlich sicherer Anhalt für eine Encephalopathie (*2691*). Nach schweren traumatischen oder hypoxischen Geburtsschäden findet man gelegentlich Farbstoffwerte von 0,5—1,5 mg-%. Neuerdings wurde von Kübler (*2259*) eine spektrophotometrische Auftrennung der verschiedenen Pigmente im Liquor Neugeborener vorgenommen. Die nicht bilirubinbedingte Xanthochromie des Liquors ist oberhalb bestimmter Grenzwerte beweisend für eine Blutung.

Die Druckmessung des Liquors beim Neugeborenen stößt in der üblichen Form meist auf große Schwierigkeiten. Der Aufwand lohnt sich meistens nicht. Nur eine streng isometrische Methode ergäbe brauchbare Werte, da wegen der geringen Gesamtmenge der Verlust von einigen Tropfen Liquor in die Meßapparatur hinein die Werte schon ändert. Das Kind darf nicht schreien, es muß also meist narkotisiert werden. Wentzler (*4126*), Davidoff (*860*) und Brett (*458*) haben mit Hilfe von Fontanometern eine Liquordruckmessung ohne Lumbalpunktion angegeben. Keine der Methoden hat sich durchgesetzt, wohl, weil die genaue Beobachtung des Kopfwachstums mit Eintragung der Umfangswerte in ein Koordinatensystem mit den Percentilen der Norm (s. S. 73) den besten Aufschluß über den Liquordruck geben.

Die Bestimmung der Elektrolyte im Liquor, insbesondere des Calciums, sollte eigentlich keine fakultative, sondern eine obligate Untersuchungsmethode nach jeder Lumbalpunktion sein. Der Calciumgehalt beträgt etwa 50% von dem im Serum und ergibt fast genau den Wert des ionisierten Calciums im Blut (s. S. 349). Bei natalen Encephalopathien ist der Kaliumgehalt im Liquor erhöht (*3323*). Der Quotient Liquor/Serum für Chlorionen beträgt normalerweise $\sim$1,35 und ist bei intrakraniellen Blutungen angeblich manchmal vermindert (*3255*).

Von den Fermenten im Liquor ist die Lactatdehydrogenase am besten untersucht (*2367*, *2093*, *2406*). Offenbar ist der Gehalt an Lactatdehydrogenase nach geburtstraumatischen Blutungen höher als normalerweise. Anscheinend korrelieren die Werte zum Eiweißgehalt des Liquors und sind damit unspezifisch.

E. Biochemische Untersuchungsverfahren

Wegen der beim Neugeborenen engen Verflechtung zentralnervöser Störungen mit primär nicht neurologischen Krankheiten sind die biochemischen Untersuchungen von Blut und Urin bei fast allen Funktionsstörungen des Nervensystems von großem diagnostischen Wert. Einige der nachfolgend genannten Verfahren können auf spezielle Indikationen beschränkt bleiben, die meisten sollten obligat sein.

Obligate Untersuchungsverfahren:

1. Blutbild einschließlich Thrombocytenzählung;
2. Serumelektrolyte (K^+, Na^+, Cl^-, Ca^{++}, Mg^{++}, pH, pCO_2);
3. Rest N;
4. Serumglucose;
5. Guthrie-Test (s. S. 116);
6. Serum-Bilirubin und eventuell Coombs-Test (s. S. 366);
7. übliche Urinuntersuchung.

Ein subdurales Hämatom wird oft durch eine Anämie angezeigt. Beim Entblutungsschock sinkt der Hämatokrit nach einigen Stunden ab. Bei der Thrombocytopenie sind Hirnblutungen häufig. Auf die zusätzliche Bedeutung der Anämie bei Kernikterus-gefährdeten Neugeborenen haben wir auf S. 375 hingewiesen. Der Einfluß der Elektrolytstörungen auf das Nervensystem des Neugeborenen haben wir im Kapitel XVI ausführlich dargestellt. Niedrige Glucosewerte gibt es wahrscheinlich sowohl als Symptom im Rahmen einer natalen Encephalopathie als auch als selbständige Ursache neurologischer Funktionsstörungen. Im Augenblick wird dem Ausgleich solcher Hypoglykämien in der Neugeborenenperiode eine entscheidende Bedeutung beigemessen, und in einigen Kliniken gilt: Jede neurologische Störung bei einem Neugeborenen ist solange eine Hypoglykämie bis das Gegenteil bewiesen ist. Es sei darauf hingewiesen, daß man bei der Beurteilung von Elektrolyt-, Glucose-, Hämoglobin- und Bilirubinkonzentrationen im Serum stets berücksichtigen muß, welche Methode angewandt und wie das Blut gewonnen wurde. Capillarblut durch Fersenstich gewonnen, kann stark hämolytisch sein und ist für Kaliumbestimmungen unbrauchbar (s. S. 335). Bei Neugeborenen, die weniger als 3 Std alt sind oder cardiopulmonale Erkrankungen haben, geben pH und pCO_2-Werte des Capillarblutes ebenfalls höchstens ungefähre Hinweise auf die wahren Verhältnisse im arteriellen Blut (*1380*). Das gleiche gilt für die Glucosebestimmung (*3843*), die zudem noch fehlerhaft ist, wenn das Blut nicht sofort verarbeitet wird. Kleine Variationen in der Methodik ergeben recht unterschiedliche Glucosewerte (*1828*, *751*). Hämoglobinwerte im Capillarblut liegen in den ersten 3—6 Tagen mindestens 5—10% höher als im Venenblut (*3987*, *2749*). Auf Problematik und Fehlerbreite der Bilirubinbestimmung haben wir im Kapitel XVII hingewiesen (*3668*).

Die übliche Urinuntersuchung kann bei der Galaktosämie (s. S. 120) bereits wesentliche Hinweise liefern. Die Eisenchloridprobe kann in den ersten Lebenstagen bei Kindern mit einer Phenylketonurie noch negativ sein (s. S. 117), trotzdem gehört sie zumindest jenseits der 1. Lebenswoche zur Routineuntersuchung. Eine Infektion der ableitenden Harnwege kann der Herd für Sepsis und Meningitis sein.

Untersuchungen mit spezieller Indikation:

1. Serumeiweißgehalt bei Hyperbilirubinämien (s. S. 377).
2. Protein-gebundenes Jod, Butanol-extrahierbares Jod und Thybontest bei Verdacht auf Hypothyreose (s. S. 124).
3. Seroreaktionen auf Lues bei entsprechenden anamnestischen Hinweisen, auf Toxoplasmose und Cytomegalie bei Chorioretinitis und intrakraniellen Verkalkungen (s. S. 379).
4. Aminosäuren-Ausscheidung im Urin bei Verdacht auf Phenylketonurie, Ahornsirupkrankheit und Galaktosämie (s. S. 110) sowie bei allen nicht einzuordnenden, insbesondere familiären Erkrankungen des Nervensystems.
5. Bestimmung der Galaktose-1-phosphat-uridyl-transferase in den Erythrocyten bei Verdacht auf Galaktosämie (s. S. 120).
6. Prüfung der Decarboxylierung von Leucin, Isoleucin und Valin in den Leukocyten bei Verdacht auf Ahornsirupkrankheit (s. S. 111).

F. Chromosomenanalysen

Die Indikation zur Chromosomenanalyse und Untersuchung der Papillarleisten ist bei Symptomgruppen gegeben, wie sie in Kapitel IX beschrieben sind. Eine breite Anwendung der Chromosomenanalysen bei vielen Kindern mit Verdachtsmomenten ist heute in den meisten deutschen Kliniken noch nicht möglich. Außer bei den typischen Chromosomensyndromen sollten solche Analysen in der Neugeborenenperiode aber immer angestrebt werden, wenn

1. nicht einzuordnende Anomalien des Bewegungsapparates vorliegen und
2. gehäufte Aborte oder Totgeburten vorgekommen sind.

Zur Technik der Chromosomenanalysen sei auf die Spezialliteratur verwiesen (*1694*, *2766*, *1667*). Leukocyten, Haut- und Bindegewebszellen werden in Gewebekulturen gezüchtet. Die Mitosen werden in der Metaphase durch Colchizin blokkiert und die während dieser Teilungsphase sichtbaren Chromosomen in Form vergrößerter Photogramme dargestellt.

G. Radiologische Untersuchungsverfahren

a) Die sog. Nativaufnahme des Schädels. Die Indikation zu einer Röntgenaufnahme des Schädels in mindestens zwei Ebenen ist immer gegeben, wenn neurologische Funktionsstörungen vorliegen, die nicht durch Faktoren außerhalb des Nervensystems, z.B. Hyperbilirubinämie und Elektrolytstörungen sicher erklärt sind. Außerdem machen wir Schädelaufnahmen in verschiedenen Ebenen bei allen Neugeborenen mit einem Kephalhämatom und bei Vakuumextraktorverletzungen, um Frakturen und Osteomyelitiden rechtzeitig zu erkennen.

Die normale Röntgen-Leeraufnahme des Neugeborenenschädels läßt Weite und Verlauf der Nähte und Fontanellen erkennen. Außerdem findet man vor allem im Scheitel- und Stirnbein häufig membranöse Unterbrechungen der Knochenstruktur, die gelegentlich mit Frakturen verwechselt werden (*3857*). Abnorme Befunde im Röntgenbild des Neugeborenenschädels sind:

1. Zeichen intrakranieller Drucksteigerung. Weite Schädelnähte und Abflachung der Sella sind Symptome, die in der Neugeborenenperiode kaum eine quantitative Auswertung lohnen, da Schädelumfangsmessungen in diesem Lebensabschnitt sichere Aussagen über intrakranielle Wachstumsvorgänge erlauben (s. S. 73).

2. Intrakranielle Verkalkungen (Abb. 151): Die sog. physiologischen Verkalkungen der Falx, der Plexus und der Epiphyse gibt es beim Neugeborenen noch nicht. Verkalkungen im Gehirn des Neugeborenen sind deshalb immer pathologisch und verdächtig auf eine Toxoplasmose (mit Makrocephalus), auf Virusencephalitiden (meist mit Mikrocephalus) oder auf einen Tumor [Teratome und Dermoide (s. S. 237)].

3. Lückenschädel (Abb. 91): Bei jedem Neugeborenen mit Meningo- oder Meningomyelocelen sollte man durch eine Röntgenaufnahme den Lückenschädel ausschließen oder nachweisen (s. S. 219).

4. Verletzungen der Schädelkalotte: Einmal nachgewiesene Frakturen oder Osteomyelitiden werden von uns klinisch und röntgenologisch 3 Monate lang oder bis zur vollständigen Ausheilung kontrolliert, um wachsende Frakturen oder Defekte rechtzeitig zu erkennen (s. S. 292). Impressionen mit und ohne Fraktur sowie die Chondrolysen haben wir auf S. 311 und 321 ausführlich dargestellt.

5. Abnorm proportionierter Schädel bei Chromosomenanomalien (s. S. 198).

b) Röntgenaufnahmen der *Wirbelsäule* sind indiziert bei allen schlaffen Extremitäten- und Beckenbodenlähmungen zum Ausschluß von Wirbelsäulenverletzungen (s. S. 322), bei Mißbildungen im Bereich des Neuralrohres (s. S. 224) und bei Systemerkrankungen des Skeletes. Die Myelographien mit Luft, oder anderen Kontrastmitteln, wurden in der Neugeborenenperiode bisher nur in Einzelfällen angewandt bei Verdacht auf Rückenmarkstumoren (s. S. 233) und Mißbildungen (s. S. 324).

c) Röntgenaufnahmen des Skeletes sind auch in der Neugeborenenperiode indiziert bei Verdacht auf Hypothyreose und bei untergewichtigen Neugeborenen (s. S. 123). Die Länge der Fibula und die Entwicklung der distalen Femorepiphyse sind in der Neugeborenenperiode geeignet, Aufschlüsse über das Körperwachstum zu geben. Nicht nur bei Hypothyreosen, sondern z.B. auch bei den hypotrophen Neugeborenen kann dieses Wachstum retardiert sein (*3434a*, *4197a*).

d) Luftfüllungen der Liquorräume. Die Erfahrungen mit Luftfüllungen in der Neugeborenenperiode sind bisher beschränkt auf ziemlich eindeutig pathologische Fälle von Mißbildungen (s. S. 225). Es fehlen verständlicherweise genaue Angaben über normale Ventrikelgrößen. Ventrikulographien durch die Fontanelle oder lumbale Luftfüllungen sollten immer vor eventuell notwendigen Ventiloperationen durchgeführt werden, d.h. bei jedem abnormen Kopfwachstum. LORBER (*2469*) empfiehlt die Ventrikulographie schon vor jeder Operation einer Meningomyelocele (s. S. 219). Die Ventrikulographien sollten aber streng auf jene Fälle beschränkt bleiben, bei denen die lumbale Luftfüllung nicht möglich oder wegen des erhöhten Hirndruckes nicht erlaubt ist. LORBER und EMERY (*2475*) fanden bei 30% vormals ventrikulographierter Säuglinge entlang des Punktionsweges Cysten im Gehirn. Bei konstanten Herdbefunden im Elektroencephalogramm und bei der neurologischen Untersuchung führen wir eine lumbale Luftfüllung durch, im allgemeinen warten wir aber in diesen Fällen bis das Kind 6—8 Wochen alt ist, weil man erst dann von einem konstanten Befund sprechen kann.

Luftfüllungen von subduralen oder subarachnoidalen Flüssigkeitsansammlungen werden in jedem Fall sofort an die erste Flüssigkeitsentnahme angeschlossen. Durch anschließende Röntgenaufnahme in allen möglichen Ebenen läßt sich auch mit geringen Luftmengen (5—20 cm³ je nach Größe des Hohlraumes) die Ausdehnung der Flüssigkeitsansammlung genau feststellen (Abb. 54).

e) Cerebrale *Angiographien* wurden bisher in der Neugeborenenperiode kaum durchgeführt. Sie sind indiziert bei Verdacht auf Gefäßerkrankungen oder Anomalien (*900*, *2986*).

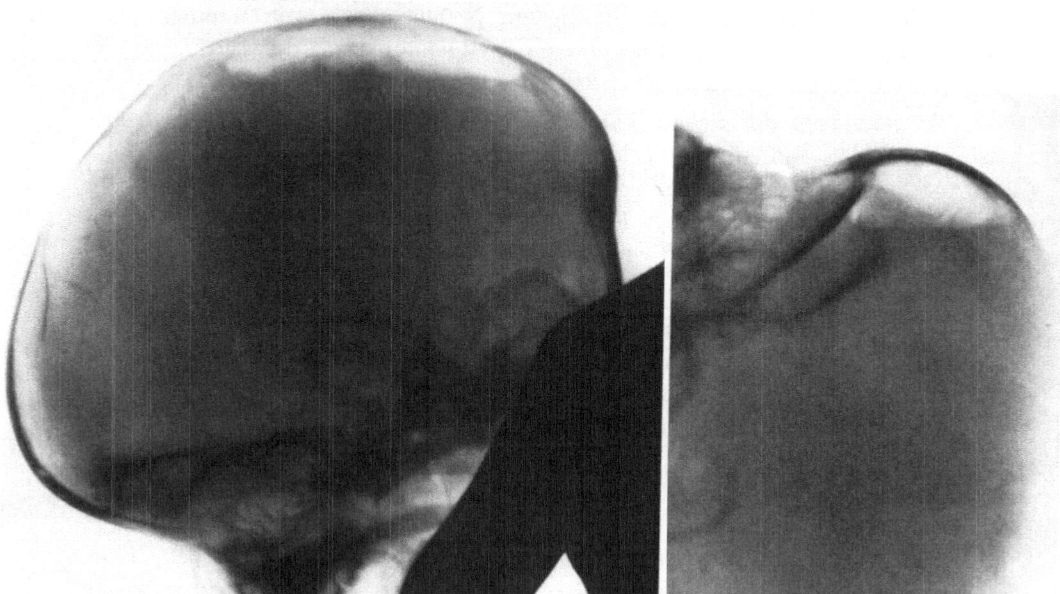

Abb. 54. Negative Kontraströntgendarstellung eines subduralen Hygroms mit Luft. Nach Fontanellenpunktion und Ablassen von 8 cm³ Hygromflüssigkeit wurde der Hohlraum mit Luft gefüllt. Durch Röntgenaufnahmen des Kopfes in verschiedenen Stellungen (einschließlich Kopfhängelage) kann die Ausdehnung des Hygroms exakt bestimmt werden

f) Die *Isotopenencephalographie*, im späteren Kindesalter bereits eingeführt (*2974*, *2986*, *1423*), ist in der Neugeborenenperiode wahrscheinlich entbehrlich, da Hirntumoren selten und wenn vorhanden, durch Luftfüllungen technisch leicht zu diagnostizieren, aber kaum erfolgreich zu behandeln sind (s. Kapitel XI).

IV. Pathologische Neurophysiologie Abnorme Verhaltensweisen von Früh- und Neugeborenen

In den letzten Jahren ist die große Zahl der Reflexe und Bewegungsautomatismen des Neugeborenen einer neurologischen Diagnostik dienstbar gemacht worden. Die Erstbeschreiber der Neugeborenenreflexe sahen in ihnen eher neurophysiologisch, onto- oder phylogenetisch interessante Phänomene, für eine neurologische Diagnostik wurden sie selbst in den Händen Erfahrener nur ausnahmsweise, z.B. bei schweren Mißbildungen, benutzt. Und auch dann überwog das neurophysiologische Interesse gegenüber dem klinisch-neurologischen. Die einzelnen Reflexe sind auch für eine neurologische Diagnostik im klassischen, also topischen Sinn, nur sehr bedingt brauchbar. Das Fehlen z.B. des Moro-Reflexes kann viele und zwar ganz verschiedene Ursachen haben. Bei Kindern mit Miß-

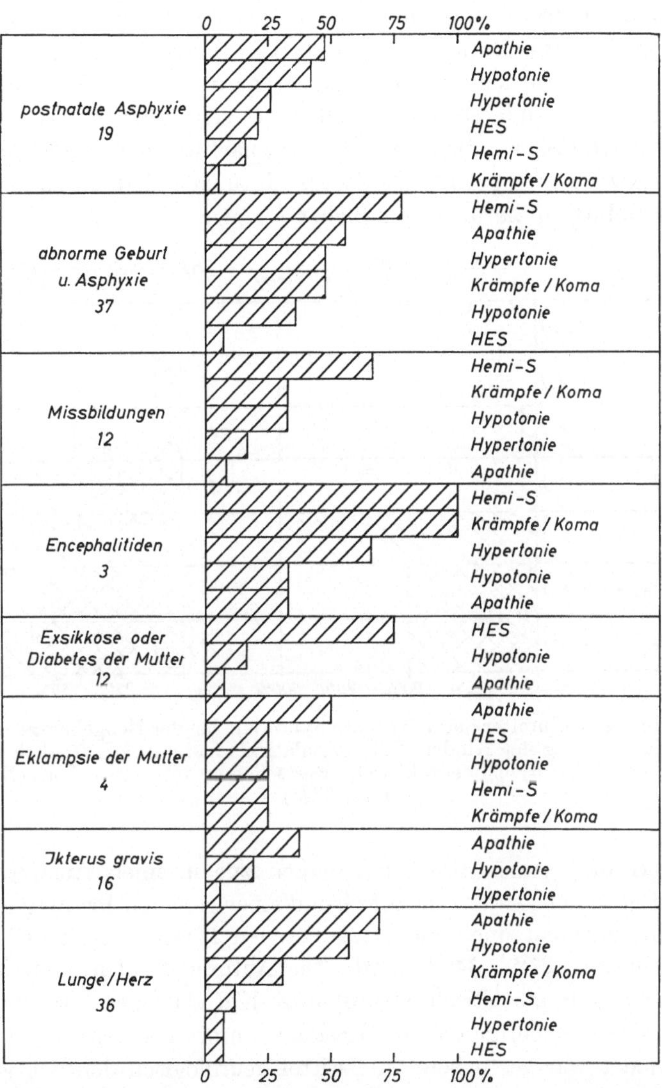

Abb. 55. Die Ursache verschiedener neurologischer Syndrome in der Neugeborenenperiode (HES = Hyperexzitabilitätssyndrom). (Nach SCHULTE et al., *3733*)

bildungen im Hirnstammbereich, mit hohem spinalen Querschnittssyndrom kann er ebenso fehlen wie bei Neugeborenen mit schwerem Icterus gravis, mit allgemeiner Hypoxie bei Herzfehlern wie bei doppelseitiger Plexuslähmung. Außerdem können die Bewegungsautomatismen bei abnormen Kindern heute fehlen und morgen gut auslösbar sein. Ihr diagnostischer Wert scheint also zunächst nicht groß zu sein. Nachuntersuchungen haben gezeigt, daß aus dem vorübergehenden Fehlen einzelner Reflexe kaum prognostische Schlüsse gezogen werden können (*2552*, *2972*, *1004*). Allerdings fanden wir bei schwergeschädigten und später abnormen Kindern häufiger als normal Abweichungen bei den Bewegungsautomatismen und Reflexen in der Neugeborenenperiode (*3725*). Es gibt Neugeborenenreflexe und Symptome in diesem Lebensabschnitt, die mehr und solche, die weniger diskriminieren. Da viele normale Neugeborene in den ersten 3 Lebenstagen Retinablutungen haben (s. S. 312), ist ihr diagnostischer Wert gering, es sei denn, sie sind nach Lokalisation und Dauer ungewöhnlich. Der Masseter-Eigenreflex andererseits ist selbst bei sehr schwer geschädigten Neugeborenen oft noch bis ganz kurz vor dem Tode nachweisbar. Auch seine Diskriminationsfähigkeit ist also gering. Die Retinablutungen sind ein zu empfindlicher, der Masseter-Reflex ein zu unempfindlicher Anzeiger.

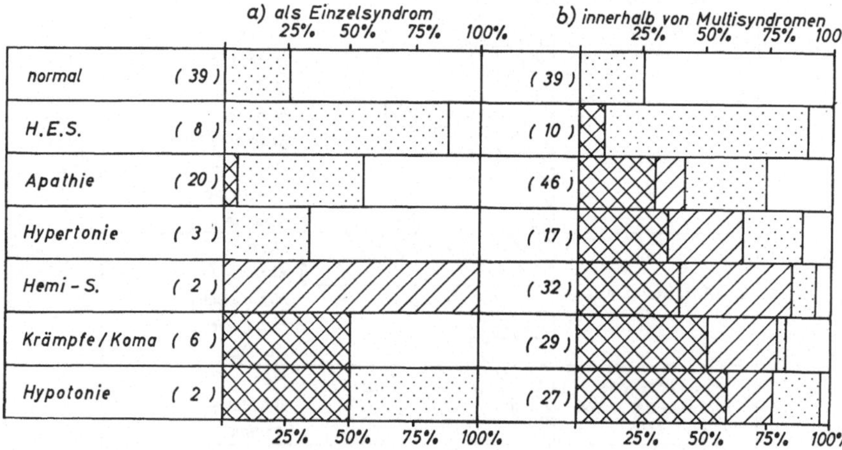

Abb. 56. Zuordnung bestimmter neurologischer Syndrome bei der Neugeborenenuntersuchung zur späteren Entwicklung der Kinder. ▭ normale Entwicklung; ▒ fraglich normale Entwicklung; ▨ eindeutige psychoneurologische Restschäden; ▩ verstorben. (Nach Schulte et al., *3725*)

Minkowski und seine Mitarbeiter haben zuerst einen Ausweg aus dieser Schwierigkeit gewiesen, indem sie auf Grund einer genauen Prüfung aller Reflexe und Bewegungsautomatismen die Neugeborenen klassifiziert haben in normal, verdächtig, abnorm (*2728*, *3403*, *1890*). Die Autoren fanden auch bei späteren Nachuntersuchungen statistisch signifikante Korrelationen zwischen den abnormen Neugeborenenbefunden und Residualsymptomen. Etwa ein Drittel der abnormen Kinder war gestorben, ein Drittel neurologisch deutlich abnorm und ein Drittel hatte sich normal entwickelt. Die große Schwierigkeit dieses Verfahrens liegt darin, zu definieren was normal, was verdächtig und was abnorm ist. Außerdem sind die Abweichungen in Gruppe II und III unter Umständen sehr heterogen: Ein fehlender Moro-Reflex ist abnorm, eine vollständige, schlaffe Parese beider Beine ist es auch, so daß beide Kinder in die gleiche Gruppe eingestuft werden. Prechtl (*3141*) hat die abnormen Befunde in bestimmte Gruppen eingeteilt. Das einzelne Symptom ist dann weniger entscheidend für die Gesamtbeurteilung als die Zusammenschau vieler Befunde. Eine solche Einordnung der Einzelbefunde in Syndrome ist diagnostisch und prognostisch sinnvoll. Bestimmte Syndrome finden sich gehäuft bei bestimmten Erkrankungen (Abb. 55). Einige Syndrome haben eine relativ gute, andere eine schlechte Prognose (Abb. 56).

A. Die einzelnen Syndrome

Die allgemeine Erregbarkeit des Nervensystems wird definiert als normal, hyperexzitabel oder apathisch und der Muskeltonus als normoton, hyperton oder hypoton. Fokale oder Halbseitensymptome werden in einer Gruppe zusammengefaßt. Schwer ist die Beurteilung der koordinativen und Bewußtseinsleistung des Nervensystems beim Neugeborenen. Nur ganz schwere Störungen werden in Form von Krämpfen oder komatösen Zuständen offenbar. Unsere klinisch-neurologische Untersuchung (s. S. 68) erlaubt es uns, die Syndrome quantitativ zu beschreiben. Ein Neugeborenes, bei dem nur ein Symptom auf eine Apathie hindeutet, muß anders beurteilt werden als ein Kind, bei dem alle Reflexe und Bewegungweisen verlangsamt und abgeschwächt sind. Auch ist es wichtig anzugeben, wie lange der abnorme Zustand gedauert hat.

a) Das Hyperexzitabilitätssyndrom (*3141*)

Übererregbare Kinder haben sehr lebhafte Eigen- und Fremdreflexe. Erstere gehen oft in Kloni, also in eine rhythmische Folge von Eigenreflexen über (s. S. 33). Auch der Moro-Reflex besteht bei solchen Neugeborenen aus rhythmisch kloni-

Moro-Reflex mit rhythmischen Kloni

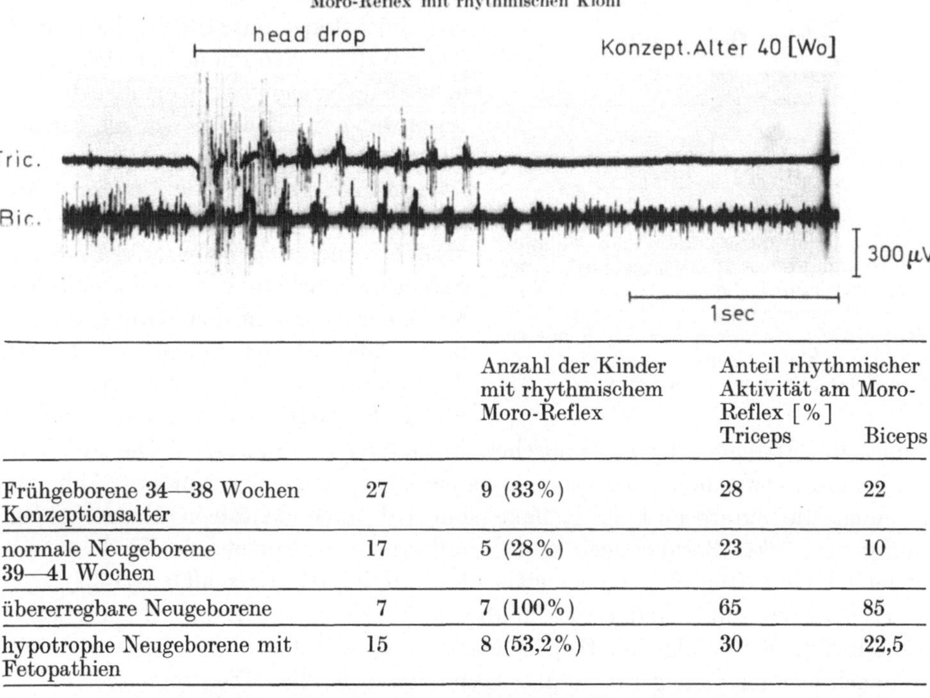

		Anzahl der Kinder mit rhythmischem Moro-Reflex	Anteil rhythmischer Aktivität am Moro-Reflex [%] Triceps	Biceps
Frühgeborene 34—38 Wochen Konzeptionsalter	27	9 (33%)	28	22
normale Neugeborene 39—41 Wochen	17	5 (28%)	23	10
übererregbare Neugeborene	7	7 (100%)	65	85
hypotrophe Neugeborene mit Fetopathien	15	8 (53,2%)	30	22,5

Abb. 57. Bei übererregbaren Neugeborenen erfolgen die Entladungen der spinalen Motoneurone beim Moro-Reflex nicht tonisch, sondern rhythmisch, klonisch. Diese Kloni sieht man nur vereinzelt bei normalen Neu- und Frühgeborenen, häufig dagegen nach abnormer Schwangerschaft und/oder Geburt, insbesondere bei Kindern diabetischer Mütter

schen Bewegungen (Abb. 57). Schon normalerweise kommen solche Kloni nach Muskeldehnung beim Neugeborenen vor. Bei hyperexzitablen Kindern sind sie verstärkt und verlängert. Wird das Puppenaugenphänomen (s. S. 47) durch etwas zu brüske Drehung des Kopfes geprüft, sieht man einen grobschlägigen Nystagmus, ebenfalls eine Folge von Dehnungsreflexen der Augenmuskulatur. Der Unterkiefer und die Mundbodenmuskulatur zittern leicht, wodurch der Schrei der Kinder dem Ziegenmeckern ähnlich wird. Auch dieses Unterkieferzittern ist kein Tremor im neurophysiologischen Sinne, sondern ein Klonus, also eine Folge von Eigenreflexen, getrennt durch die jedem Reflex folgende Innervationsstille. Die neurophysiologischen Unterschiede zwischen Tremor und Klonus wurden vor allem von Jung (*2089*) erarbeitet. Der Klonus wird durch eine kurze brüske Muskeldehnung ausgelöst und der Rhythmus des Klonus wird durch einen eingeblendeten Reflex, z. B. durch Hammerschlag auf die Sehne oder durch elektrische Synchronreizung des sensiblen Nerven verändert. Der Tremor dagegen wird durch zusätzliche Muskeldehnungen höchstens quantitativ beeinflußt. Alle rhythmischen Phänomene bei hyperexzitablen Neugeborenen erfüllen die Kriterien für den Klonus besser als für den Tremor (*3736*).

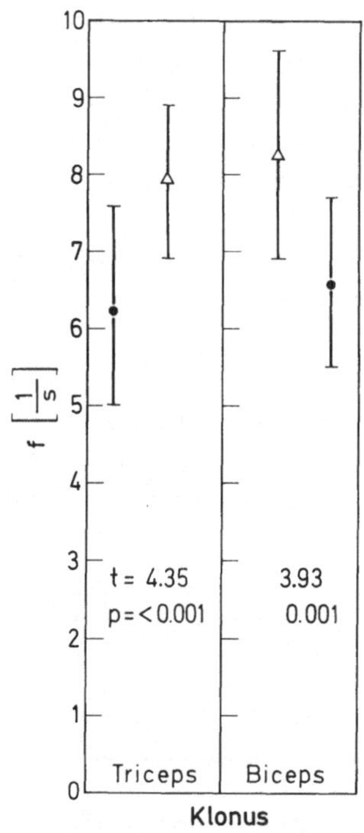

Abb. 58. Spitzenfrequenzen des Klonus, welche mindestens für 0,5 sec nach Auslösen eines Moro-Reflexes auftreten. ● Normale Neugeborene; △ Hyperexzitable Neugeborene. Die Frequenz der Kloni ist signifikant höher bei hyperexzitablen Kindern. (Nach Schulte u. Schwenzel, *3736*)

Die Frequenz der Kloni ist im Hirnnervenbereich mit 10—12/sec größer als an den Armen und Beinen mit 5—8/sec. Schon die Entladungsfrequenz einzelner Motoneurone ist in den Hirnnervenkernen größer als im Spinalmark (*3646*). Andererseits könnte auch die größere Länge des Reflexbogens an Beinen und Armen die Frequenz der rhythmischen Entladungen herabsetzen. Die Frequenz der Kloni ist etwas höher bei hyperexzitablen als bei normalen Kindern (Abb. 58).

Auch die exteroceptiven Reflexe sind bei hyperexzitablen Neugeborenen häufig verstärkt. Berührungen und Schallreize beantwortet das Kind oft mit einem schreckhaften Zusammenzucken. Es schreit viel und schläft wenig.

Hyperexzitabilität findet man häufig bei Kindern diabetischer Mütter, wahrscheinlich auch als Folge der Hypocalcämie (s. S. 352), bei Polyglobulie (s. S. 253) und nach leichten passageren natalen Hypoxien (s. S. 298). Die Prognose der Neugeborenen, die nichts als ein Hyperexzitabilitätssyndrom haben, ist relativ gut. Schwere Residualschäden sind nicht zu befürchten (*3725*). Prechtl (*3143*, *3144*) fand bei Nachuntersuchungen ehemals übererregbarer Neugeborener in 65% leichte choreatiforme Bewegungsunruhen, oft kombiniert mit anderen Verhaltensanomalien, wie schlechte Konzentration, Schulschwierigkeiten, Stimmungslabilität, Ängstlichkeit und Kontaktstörungen.

b) Apathie

Das apathische Neugeborene (*3141*) ist pathophysiologisch das Gegenteil zum hyperexzitablen. Die Eigenreflexe sind träge, Kloni finden sich fast nie. Die Bewegungen laufen im Zeitlupentempo ab. Der Lidschlag ist selten. Die Bewegungsautomatismen, Moro-Reflex, Schreiten, Saugen und andere sind kraftlos und leicht erschöpflich.

Der Moro-Reflex ist oft nicht bilateral synchron, Beugung und Adduktion sind unvollständig oder fehlen. Auch die Fremdreflexe sind träge und leicht erschöpflich. Das Kind schreit wenig, manchmal wimmernd. Oft müssen die Kinder sondiert werden. Regellos und sehr plötzlich wechseln die Vigilanzstadien. Das eben noch scheinbar fest schlafende Kind öffnet plötzlich ohne Weckreiz die Augen und erscheint wach.

Apathische Neugeborene findet man vor allem unter den Kindern mit Icterus gravis (s. S. 370), bei chronischen und schweren Hypoxien (s. S. 298) und besonders typisch bei hypochlorämischen, hypokaliämischen Alkalosen (s. S. 338). Die Apathie, häufig kombiniert mit Tonusstörungen der Muskulatur, läßt immer auf eine schwerere Affektion des Zentralnervensystems schließen. Dauert sie über längere Zeit an, und ist sie nicht wie z.B. bei Elektrolytstörungen therapeutisch leicht zu beeinflussen, ist die Prognose ernst.

Wahrscheinlich beruhen Apathie und Hyperexzitabilität auf einer Funktionsstörung der Tonus- und Vigilanz-regulierenden Neuronenverbände der Formatio reticularis. Allerdings wird man annehmen müssen, daß die Änderung der Erregbarkeit alle intrazentralen Synapsen beeinflußt. Die verschiedenen Strukturen des Nervensystems werden nur quantitativ unterschiedlich betroffen sein je nach Zahl und Art der Afferenzquelle.

c) Die Skeletmuskelhypertonie

Für die klinische Untersuchung besagt Skeletmuskelhypertonie: erhöhter Widerstand gegen passive Bewegung. Wie wir auf S. 35 dargestellt haben, besteht der Tonus aus einer geweblichen und einer kontraktilen Komponente. Gerade bei Neugeborenen ist die gewebliche Komponente oft beachtlich, z.B. beim Sklerödem. Die elektromyographische Untersuchung gibt Auskunft über den Innervationsaufwand, d.h. den kontraktilen Anteil des Muskeltonus. Bei der Skeletmuskelhypertonie sind die tonisch-myotatischen Reflexe gesteigert. Versucht man das Kind an den Armen hochzuziehen, bleiben die Arme gebeugt. Die Wirbelsäule läßt sich nur gegen großen Widerstand biegen, die Oberschenkel kann man im Hüftgelenk nur sehr unvollständig abduzieren, die Kniegelenke sind schwer zu strecken. Die phasischen Eigenreflexe sind wechselhaft, sie können gesteigert oder abgeschwächt sein. Manchmal erscheinen sie bei klinischer Prüfung sogar zu fehlen, was elektromyographisch nicht zutrifft.

Bei Neugeborenen, die aus Steißlage geboren werden, ist eine Prädominanz im Tonus bestimmter Muskelgruppen in den unteren Extremitäten physiologisch

(*3151*). Die Oberschenkel sind in den Hüften leicht gebeugt, die Knie sind gestreckt (Abb. 59).

Es gibt beim Erwachsenen mindestens zwei verschiedene Formen von Skeletmuskelhypertonie. Die erste ist gekennzeichnet durch federnden Widerstand: Spastik, die zweite durch wächsernen Widerstand gegen passive Bewegung: Rigidität (*3840*, *1719*, *934*, *2027*, *3379*).

1. Spastik. Beim Neugeborenen ist der federnde Widerstand gegen Dehnung, also ein gewisses Maß spastischer Hypertonie in den Beugemuskeln physiologisch

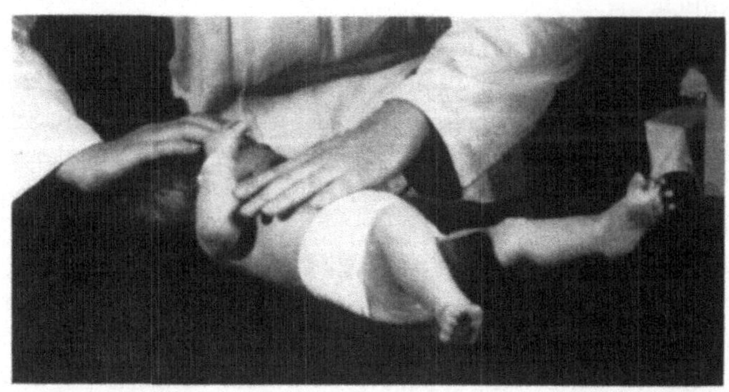

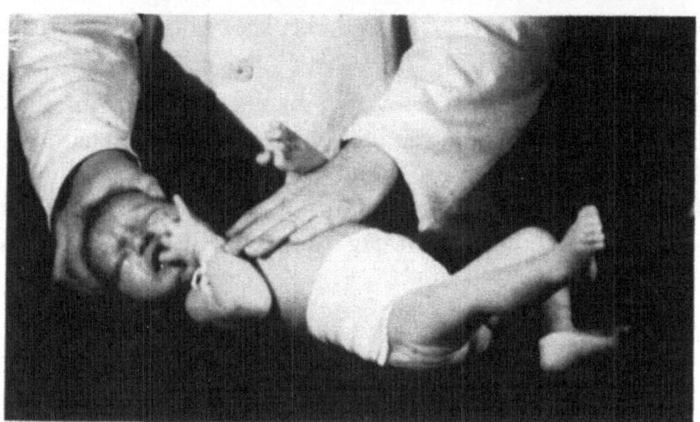

Abb. 59. Typische Beinhaltung eines Neugeborenen, das aus Beckenendlage geboren wurde. Die Beine werden in den Hüftgelenken leicht gebeugt und in den Kniegelenken gestreckt gehalten. Bei Kopfwendung wird das Bein auf der Seite, der das Gesicht zugewandt ist, kräftig gestreckt (positiver Magnus-Reflex). Ausschnitte aus Schmalfilmaufnahmen

(s. S. 35). Eine Abgrenzung gegen abnorme Formen von Spastik ist deshalb in der Neugeborenenperiode besonders schwer. Bei der Elektromyographie fanden wir vermehrt Daueraktivität im Biceps und beim Moro-Reflex ein fast völliges Fehlen der Streck- und Abduktionskomponente (Abb. 60a). Die phasischen Muskeldehnungsreflexe sind bei der spastischen Hypertonie zumindest in den Beugern lebhaft und gefolgt von Kloni. Manchmal ist die Abgrenzung gegenüber dem Hyperexzitabilitätssyndrom schwierig, da wahrscheinlich z.B. nach leichter Hypoxie beides kombiniert miteinander vorkommen kann. Die Prognose der federnden Beugehypertonie ist nach unseren Erfahrungen meist günstig, wahrscheinlich weil die Abgrenzung gegenüber der Norm so unsicher ist. Gelegentlich fanden wir aber auch bei Mißbildungen (Encephalocele) die federnde Beugehypertonie.

Hyperreflexie und federnde Skeletmuskelhypertonie wurden von vielen Autoren als Ausdruck gesteigerter Gamma-Motoneuronen-Aktivität (s. S. 29) gedeutet (*3594*, *2967*, *530*, *1941*). Man stellt sich vor, daß bei der Spastik durch supraspinale Antriebe die Gamma-Motoneurone erregt werden, und daß diese über eine gesteigerte Aktivierung der Muskelspindeln reflektorisch die Alpha-Motoneurone erregen (s. S. 28). So kann man auch durch Procainblockade der Gamma-Motoneurone (*2587*) Hyperreflexie und Spastik beseitigen, ohne die Willkürmotorik (Alpha-Motoneurone) wesentlich zu beeinflussen (*4063*, *3378*). Die Spastik gleicht damit neurophysiologisch der Sherringtonschen Enthirnungs-

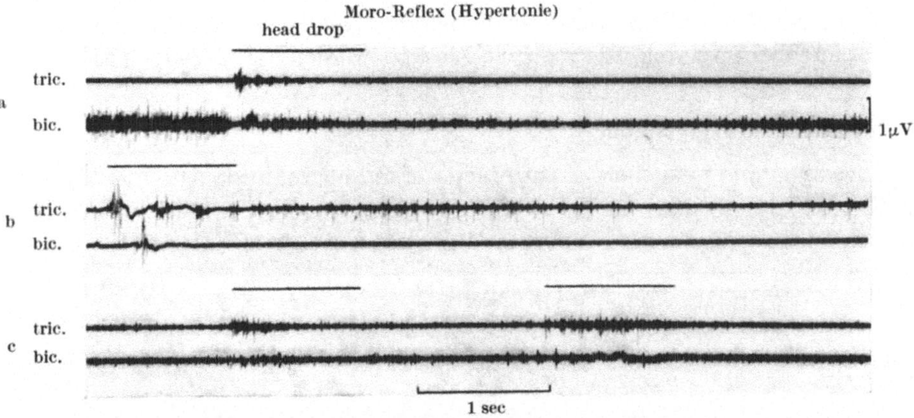

Abb. 60a—c. Moro-Reflex von drei reifen Neugeborenen mit Skeletmuskelhypertonie im Alter von 2—7 Tagen. Oben: Flexor-Hypertonie mit federndem Widerstand. Mitte: Extensor-Hypertonie, unten: Versteifungsreaktion: mit wächsernem Widerstand („Bleirohrrigidität"). (Nach SCHULTE u. SCHWENZEL, *3736*)

starre decerebrierter Katzen. GRANIT und seine Mitarbeiter fanden, daß diese Enthirnungsstarre auf einer gesteigerten Aktivität der Gamma-Motoneurone beruht (*1534*, *1536*, *1767*). Es sei noch erwähnt, daß diese Lehrmeinung über die Gamma-Spastik von LANDAU und CLARE (*2300*) bestritten wurde. Ob wir tatsächlich die federnde Beugehypertonie Neugeborener auf eine Überaktivität der Gamma-Motoneurone beziehen müssen, wissen wir noch weniger.

2. *Die Rigidität* ist nicht so einheitlich wie — wahrscheinlich — die Spastik. Der Widerstand gegen passive Bewegung ist wächsern. Die rigide Skeletmuskelhypertonie beim Neugeborenen kann gelegentlich der Parkinsonschen Rigidität gleichen (*3736*). Manchmal sind nur die Strecker, manchmal Strecker und Beuger betroffen nach Art einer Versteifungsreaktion, was dann besonders gut beim Moro-Reflex im EMG sichtbar wird (Abb. 60b und c). Die phasischen Eigenreflexe sind bei der Parkinson-Rigidität oft kaum sichtbar (*3840*, *1719*).

Die rigide Form der Skeletmuskelhypertonie fanden wir nach schweren hypoxischen oder traumatischen Geburtsschäden und bei Mißbildungen. Gelegentlich ist die Kaumuskulatur mitbefallen, dann kann man den Mund des Kindes kaum öffnen. Die Prognose der Neugeborenen mit Rigidität ist nicht gut.

Sterben die Kinder, findet man häufig Ganglienzellnekrosen unter anderem im Bereich der Stammganglien. Wir sahen zwei Neugeborene mit schwerer Kaumuskelrigidität, bei denen die Basalganglien ziemlich isoliert fast völlig zerstört waren. STRUPPLER, FLEISCHHAUER und HASSLER haben aus der Hyporeflexie geschlossen, daß die Rigidität des Parkinson-Patienten eine Alpha-Motoneuronen-Hypertonie ist analog zur Reserpinrigidität der Katze (*3777*). RUSHWORTH (*3379*) hat dem widersprochen. JANSEN (*2027*) glaubt, daß bei der Parkinson-Rigidität auch eine Überaktivität eines Teiles der Gamma-Motoneurone vorliegt. Die von ihm benutzte Einteilung in Gamma-1- und Gamma-2-Motoneurone ist heute wieder aufgegeben, trotzdem bleiben unterschiedliche Funktionseigenheiten der intrafusalen Motoneurone bestehen (s. S. 29). Eine unanfechtbare, klar bewiesene neurophysiologische Erklärung gibt es bis heute noch weniger als für die Spastik. HUFSCHMIDT (*1938*, *1939*) glaubt, daß die Rigidität auf einer Veränderung der Interneuronenaktivität im Rückenmark beruht. Nur in dieser pauschalen Form kann seine Theorie durch Tierversuche gestützt werden (*1406*, *1408*, *714a*, *b*).

d) Die Skeletmuskelhypotonie

Über hypotone Neugeborene wird klinisch und neurophysiologisch ausführlich im Kapitel VIII (S. 132) berichtet. Unter Skeletmuskelhypotonie verstehen wir klinisch einen verminderten Widerstand gegen passive Bewegungen, die tonisch

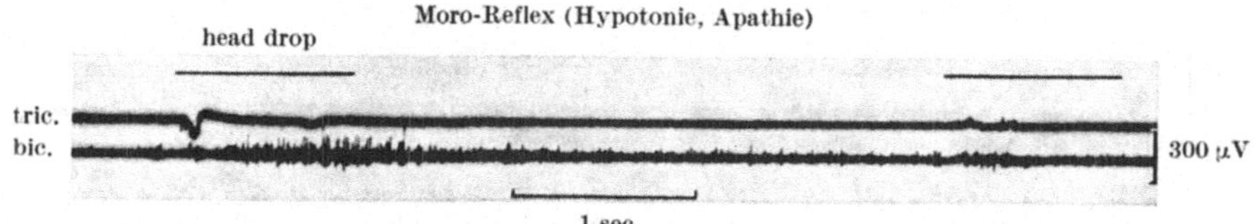

Abb. 61. Unvollständiger Moro-Reflex eines reifen, 3 Tage alten Neugeborenen mit Hypotonie und Apathie. Trotz hoher Verstärkung keine Triceps- und wenig Biceps-Aktivität. (Nach SCHULTE u. SCHWENZEL, *3736*)

myotatischen Reflexe sind erloschen oder stark abgeschwächt. Beim Versuch, das Kind an den Armen aufzuziehen, werden die Arme gestreckt gehalten. Das Recoil der Unterarme ist kraftlos oder fehlt. Der Moro-Reflex ist unvollständig, oft fehlt die Beuge-, manchmal die Streckkomponente (Abb. 61). Der Greifreflex ist schwach, man kann die Oberschenkel in den Hüften leicht abduzieren, oft bis auf die Unterlage drücken. Im Elektromyogramm ist die Aktivität ganz spärlich, in vielen Muskeln fehlt sie ganz. Diese Charakteristika haben alle Skeletmuskelhypotonien gemeinsam. Für eine weitere Unterteilung sind zwei Befunde von entscheidender Bedeutung:

1. Bewegt sich das Kind ausreichend und
2. sind die phasischen Eigenreflexe erhalten.

Muß man beide Fragen verneinen, liegt sehr wahrscheinlich eine Erkrankung des peripheren motorischen Neurons, also eine spinale Muskelatrophie vor (s. S. 139). Areflexien und Adynamien fanden wir sonst nur bei ganz schweren Hypoxydosen präkomatöser Kinder, bei denen dann die Skeletmuskelhypotonie keine weiteren differentialdiagnostischen Probleme mehr aufgibt. Bewegt sich aber das Kind ausreichend, und sind die phasischen Eigenreflexe vorhanden, liegt meist eine der supraspinalen Ursachen der Skeletmuskelhypotonie vor, die wir auf S. 134 in Tabelle 5 zusammengestellt haben. Die Prognose der Hypotonien ist je nach ihrer Ursache sehr unterschiedlich.

e) Hemisyndrome und fokale Zeichen

An dieser Stelle hat die Neugeborenenneurologie ihre engste Verbindung zur klassischen Neurologie, wie sie am Erwachsenen entwickelt wurde. Hirnnervenlähmungen, Hemihypertonien, Paraplegien etc. werfen ganz ähnliche diagnostische Probleme auf wie bei älteren Kindern oder Erwachsenen. Oft kann man zwar mit Vorteil die Neugeborenenreflexe heranziehen, um fokale oder Halbseitensymptome zu entdecken. Die Überlegungen aber, die zur topischen Diagnose führen, sind die gleichen wie später. Die Artdiagnose wird allerdings durch das Alter mit seiner Prädominanz nataler Encephalopathien (s. S. 285) und Mißbildungen (s. S. 211) geprägt.

Einige abnorme Bewegungsautomatismen lassen darüber hinaus auf bestimmte, meist allerdings sehr komplexe Schädigungen des Nervensystems schließen. Ein brüsker Magnusreflex in Armen und Beinen macht z. B. supraspinale Affektionen wahrscheinlich. Der Gampersche Verbeugungsreflex kommt bei Mittelhirnwesen vor (*1372*): Drückt man bei Anencephalen in Rückenlage auf die Kniegelenke und Unterschenkel, beugt sich das Neugeborene mit dem Oberkörper vor (*2754*).

B. Neugeborenenkrämpfe — Koma

Krämpfe und komatöse Zustände sind beim Neugeborenen oft nicht sicher gegeneinander abzugrenzen, deshalb sollen sie hier gemeinsam besprochen werden.

a) Ätiologie

Die häufigste Ursache von Krämpfen während der ersten 10 Lebenstage sind die natalen Encephalopathien, Hypoxie und Trauma (*3122*, *2734*, *2732*, *3259*, *773*, *1705*, *1035*, *3720*). In unserem Material entfallen etwa 50% auf diese Gruppe. Krämpfe, am 5. Lebenstag oder später auftretend, haben zunehmend mit dem Abstand von der Geburt eine andere Ursache.

In Tabelle 1 haben wir die Ursachen für Neugeborenenkrämpfe zusammengefaßt.

Kinder diabetischer Mütter (s. S. 238) haben nach unseren Erfahrungen keine Krampfanfälle, wenn nicht Mißbildungen, Hypoxie oder Geburtstrauma komplizierend hinzukommen. Neugeborenenkrämpfe beim Icterus gravis sieht man heute wohl nur noch selten.

In 20% der Fälle gelang es uns nicht, die Ätiologie der Neugeborenenkrämpfe sicher zu klären, wobei allerdings einfache Beckenausgangszangen und Vakuumextraktionen noch nicht als hinreichend sicherer Grund für Krämpfe gewertet wurden.

Von Rett und Teubel (*3250*) wurden Neugeborenenkrämpfe mit familiärem Auftreten beschrieben, ohne daß eine der erblichen Stoffwechselerkrankungen

Tabelle 1. *Differentialdiagnostische Erwägungen zur Ätiologie der Neugeborenen-Krämpfe*

1. Hypocalcämie (s. S. 349)
2. Hypomagnesiämie (s. S. 363)
3. Wasserintoxikation und Hyponatriämie (s. S. 331)
4. Polyglobulie und Hypernatriämie (s. S. 329)
5. Schnelle Aufwärmung nach Hypothermie (s. S. 306)
6. Hypoglykämie (s. S. 119)
7. Vitamin B_6-Mangel oder -Abhängigkeit (s. S. 113)
8. Ahornsirupkrankheit (s. S. 111)
9. Amaurotische Idiotie (s. S. 121)
10. Hyperglycinämie (s. S. 119)
11. Natale Encephalopathien, insbesondere das subdurale Hämatom (s. S. 315) und Morbus haemorrhagicus neonatorum (s. S. 310)
12. Meningoencephalitiden (s. S. 379)
13. Mißbildungen und Tumoren des zentralen Nervensystems (s. S. 211 und 233)
14. Sekundäre Encephalopathien bei primär renalen oder cardiopulmonalen Erkrankungen (s. S. 343)
15. Kernikterus (s. S. 370)
16. Familiär auftretende Neugeborenen-Krämpfe unbekannter Ursache

nachgewiesen werden konnte. Auch wir sahen zwei Kinder mit Neugeborenenkrämpfen in einer Familie. Beide Kinder haben sich bisher normal entwickelt.

b) Klinische Symptome

Krämpfe sehen bei Neugeborenen anders aus als bei älteren Kindern und Erwachsenen. Selten findet man einen generalisierten Anfall mit klonischer und tonischer Komponente (*3404, 2734, 3259, 1035*). Häufiger sind generalisierte oder wechselnd lokalisierte klonische Zuckungen mit Frequenzen von 0,3—1,5/sec

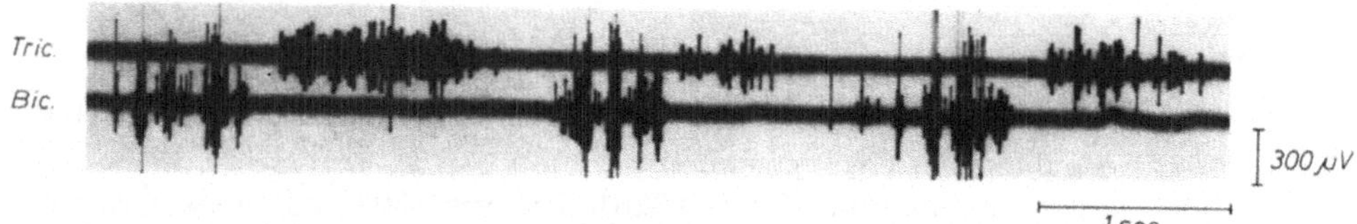

Abb. 62. Elektromyogramm auf dem M. triceps und M. biceps brachii während eines cerebralen Krampfanfalles bei einem hypotrophen Neugeborenen mit Hypoglykämie. Die Krampfaktivität erfolgt reziprok in den beiden antagonistischen Muskeln mit einem zeitlichen Abstand von jeweils etwa 1 sec. Innerhalb der Krampfaktivität des M. biceps sieht man noch Rhythmen in Form von Kloni

(Abb. 62). Nicht selten haben die Kinder dabei eine Apnoe, sie kann auch das alleinige oder zumindest das sichtbarste Zeichen des cerebralen Paroxysmus sein. Bei genauer Beobachtung findet man dann oft feine Zuckungen der Augen-, Hand- oder Zehenmuskeln. Die Augen können offen oder geschlossen sein, die meisten Kinder sind während des Anfalles nicht völlig reizrefraktär (*3720*). Andererseits kann das Kind während des hirnelektrischen Paroxysmus komatös, d.h. völlig reizrefraktär sein, ohne daß Skeletmuskelkrämpfe sichtbar sind. Je unreifer das Neugeborene ist, desto weniger dramatisch sind die motorischen Begleitphänomene des Anfalles (*3404, 1030, 2610*). Bei Frühgeborenen und bei schwer geschädigten oder mißgebildeten reifen Neugeborenen sind Koma und Apnoe oft einzige Symptome des cerebralen Anfalles, manchmal begleitet von plötzlicher Hautblässe und Salivation.

c) Das EEG und die Pathophysiologie der Neugeborenenkrämpfe

Im allgemeinen ist das EEG während und auch kurz nach dem Anfall mit typischen Krampfpotentialen schwer abnorm (*3714*, *577*, *1705*, *1037*, *1035*, *3727*). Nicht immer ist aber der Beginn des Anfalles im EEG eindeutig durch das Erscheinen von Krampfpotentialen markiert, es kommen auch rhythmische Theta-Wellen oder Nullinien-EEG vor. Bleibt das EEG ganz unverändert, muß man die cerebrale Genese des Anfalles wohl bezweifeln. Es sei aber betont, daß es hirnelektrische Paroxysmen in tiefen Strukturen gibt, die nicht von der Schädelkalotte abgeleitet werden können. Brazier u. Mitarb. (*449*) haben an erwachsenen Menschen in der Tiefe des Temporallappens epileptogene Foci bei ganz unverändertem corticalen Elektroencephalogramm registrieren können. Bei 57 Neugeborenen mit klinisch sicher beobachteten Krämpfen oder komatösen Zuständen fanden wir unmittelbar nach dem Anfall in 80% der Fälle ein abnormes EEG, in etwa 10% fragliche Befunde, weniger als 10% der Elektroencephalogramme waren wahrscheinlich normal (*3720*). Die abnormen Graphoelemente und unsere Kriterien für normale und pathologische Befunde haben wir im Kapitel III (S. 82) ausführlich beschrieben. Häufig sind die EEG-Veränderungen fokal oder multifokal, manchmal mit wechselndem Fokus. Die axodendritischen Verknüpfungen der Nervenzellen untereinander sind insbesondere bei Frühgeborenen noch mangelhaft (s. S. 7), die Generalisationstendenz deshalb geringer als später im Leben. Der epileptische Anfall besteht ja in synchronen, repetierten Entladungen ganzer Neuronenverbände, was ohne synaptische Verknüpfung der Nervenzellen schwer möglich ist. Vielleicht ist das der Grund, warum die Krampfschwelle beim Neugeborenen noch hoch ist und Frühgeborene noch selten krampfen (*3461*, *577*, *301*). Ganz selten werden Krampfanfälle des Feten in utero bemerkt (*2003*).

d) Therapie

Es gibt bisher keine Studien über die Wirksamkeit antikonvulsiver Behandlungen in der Neugeborenenperiode. Auf Grund von Tierexperimenten erscheinen Hydantoine zur Behandlung von Krampfanfällen des unreifen Gehirns wenig geeignet zu sein (s. S. 14). Barbiturate und Chloralhydrat werden für die akute Anfallbehandlung empfohlen (*2734*, *1357*, *169*, *1684*). Im Anfall geben wir bei Neugeborenen bis zu 15 mg/kg Luminal (Äthylphenylbarbiturat) intramuskulär. Ist das erfolglos, geben wir zunächst 0,01 g/kg Chloralhydrat rectal. Beide Gaben haben wir bis zu zweimal täglich wiederholt. Wenn der Serum-Calciumgehalt nicht bekannt ist, geben wir außerdem 0,3—0,5 g Calcium-Gluconat intravenös, bei erniedrigtem Serum-Calcium setzen wir die Calciumbehandlung fort (s. S. 359). Bei Krampfanfällen unbekannter Ätiologie, bei geringstem Verdacht auf Vitamin B_6-Mangel oder wenn die Krämpfe therapieresistent sind, geben wir zweimal 50 mg Vitamin B_6 an aufeinanderfolgenden Tagen. Neugeborene mit Krämpfen werden zweckmäßigerweise in einem Inkubator behandelt, um die Temperaturregulation zu unterstützen und das Kind besser beobachten zu können. Bei

Bedarf wird zusätzlich Sauerstoff gegeben (s. S. 304). Wir geben allen Neugeborenen mit Krämpfen Vitamin K_1 (s. S. 314) und Antibiotica, sobald der geringste Verdacht auf eine Infektion besteht.

Die Langzeitbehandlung ist noch problematischer als die des akuten Anfalles. Auch hier sind uns analog zu den Untersuchungen über die Behandlung der Epilepsie keine Studien an Neugeborenen bekannt. Wir haben Zweifel, ob der therapeutische Eifer, der aus vielen Lehrbuchdarstellungen spricht, und unser eigenes Vorgehen bei Neugeborenenkrämpfen wirklich sinnvoll ist. Neugeborene mit kurzen klinisch und elektroencephalographisch fraglichen Anfällen erhalten bei uns keine Dauertherapie. Bei gesicherten cerebralen Paroxysmen geben wir 4—10 Wochen lang zwei- bis viermal täglich 15 mg Äthylphenylbarbiturat (2—4 Luminaletten täglich). Die Dauer richtet sich nach dem klinischen und elektroencephalographischen Befund. Hat das Kind weiter Anfälle, setzen wir die Medikation nicht ab und versuchen höhere Dosen und eventuell Mylepsinum. In Ausnahmefällen haben wir das Medikament auch weitergegeben, wenn Elektroencephalogramm und neurologischer Befund abnorm blieben, das Kind aber anfallfrei war. Wir konnten trotzdem den Übergang in ein chronisch rezidivierendes Anfalleiden auch in diesen Fällen nicht immer verhindern.

Neuerdings wird Valium zur Anfallbehandlung und Prophylaxe empfohlen (*1394*, *169*, *1502*).

e) Prognose

Die Letalität der Neugeborenen mit Krämpfen liegt zwischen 20 und 42% (*578*, *538*, *773*, *3720*). Interessanterweise haben die Autoren, die über eine niedrige Letalität berichten, viele Kinder mit Residualschäden und umgekehrt. Faßt man verstorbene und bleibend schwer geschädigte Kinder in einer Gruppe zusammen, ist diese mit 50—55% bei allen Untersuchungen auffallend konstant groß. Von den überlebenden Kindern haben 20—35% später cerebrale Anfälle (*2136*, *3720*). Besonders häufig kommt es zum Wiederauftreten von Krampfanfällen zwischen dem 5. Monat und dem 4. Lebensjahr, wenn die iktophobe Phase der ersten Lebenszeit wohl auf Grund der stürmischen Entwicklung der axodendritischen Synapsen in eine iktophile übergeht (*3720*, *3721*). Aber wahrscheinlich können Krämpfe auch noch nach vielen Jahren eines anfallfreien Intervalls wieder auftreten (*169*, *1295*). Bestimmte Befunde in der Neugeborenenperiode lassen auf einen ungünstigen Verlauf schließen. Verständlicherweise bestimmen unheilbare Grundkrankheiten, wie Toxoplasmose, Mißbildungen und renale Anomalien entscheidend den Verlauf. Schwere und langanhaltende neurologische Befunde in Form von Multisyndromen, z. B. rigide Hypertonie und fokale Zeichen, Apathie und Hypotonie, verschlechtern die Prognose. Krampfparoxysmen im EEG oder ganz fehlende Spannungsproduktion sind sehr ungünstig; die meisten Neugeborenen mit solchen EEGs sterben (*1037*, *2074*, *1035*, *3727*, *3890*). Nach unseren Erfahrungen ist die Prognose relativ günstig, wenn

1. eine heilbare oder vorübergehende Grundkrankheit vorliegt,
2. das EEG nur kurzfristig abnorm ist,
3. der neurologische Befund normal ist oder nur für wenige Stunden pathologisch oder einige Tage diskret abnorm ist.

V. Das gefährdete Neugeborene
Risikokinder

Seit einigen Jahren werden wir mehr und mehr konfrontiert mit einem Problem, das zu einem wesentlichen Teil pädiatrischer Tätigkeit zu werden scheint: Die Früherfassung von Kindern, deren körperliche und geistige Entwicklung gefährdet erscheint. Sicherlich ist die Anstrengung nicht neu, gefährdete Kinder besonders aufmerksam zu untersuchen. Wenn aber diese Aktivität erfolgreich sein soll, ist Systematik erforderlich in der Erfassung aller Gefahrenmomente und all der Kinder, die ihnen ausgesetzt waren. Diese Systematik wurde von SHERIDAN (*3482*) für England und von ANDERSON u. Mitarb. (*76*) für die USA geschaffen. In beiden Ländern sind solche Risikoregister versuchsweise eingeführt. Dabei zeigte sich ein Problem: Werden alle Risikofaktoren in das Register aufgenommen, dann fallen mindestens 60—70% aller Neugeborenen in eine Risikogruppe. Das ist kaum sinnvoll, wenn man bedenkt, daß nur etwa 0,5% aller Kinder, die die Neugeborenenperiode überleben, in ihrer frühen psychoneurologischen Entwicklung behindert sind (OPPÉ, *2942*). Unseres Erachtens ist diese Zahl zwar deutlich größer, wenn man frühkindliche Krampfanfälle und Verhaltensstörungen mit einbezieht, trotzdem ist eine Risikogruppe von 60—70% aller Neugeborenen ungerechtfertigt und unpraktisch. Wahrscheinlich wird auch bei den betroffenen Eltern eine meistens ganz unbegründete Furcht und übertriebene Sorgfalt erzeugt, die der normalen Entwicklung ihrer Kinder abträglich ist. OPPÉ (*2942*) hat deshalb das Risikoregister drastisch verkleinert, es entspricht damit ungefähr dem Programm zur Früherfassung cerebral-paretischer Kinder (*1982*). Wahrscheinlich ist dieser Vorschlag von OPPÉ sehr praktikabel für Hausgeburten, Entbindungsheime und für alle ähnlichen geburtshilflichen Situationen. Für die so dringend notwendige breite wissenschaftliche Bearbeitung des Risikoproblems ist aber der Vorschlag von OPPÉ unseres Erachtens nicht brauchbar, vielleicht ist er dafür auch nicht gedacht.

Das Problem stellt sich mit zwei Fragen, und es erscheint uns wichtig zu sein, zwei Definitionen deutlicher als bisher voneinander zu trennen: Risikofaktoren und Risikokinder.

1. Risikofaktoren. Entsprechend dem Thema dieses Buches werden nur jene Faktoren besprochen, die bereits in der Neugeborenenperiode wirksam sind (*3474*). Wir meinen, daß folgende Definition für den Begriff des Risikofaktors eine brauchbare wissenschaftliche Arbeitsgrundlage darstellt: Es soll ein statistisch siginifikanter Unterschied bestehen in den Entwicklungschancen der Kinder mit Risikofaktoren, verglichen mit der low-risk Kontrollgruppe. Risikofaktoren sind also nicht unbedingt pathologisch, sie stellen lediglich nichtoptimale Einflüsse dar. Durch diese Definition wird die Liste der Risikofaktoren (Tabelle 2) vielleicht noch etwas länger als bei SHERIDAN. Aber die Kinder mit Risikofaktoren werden von uns nicht automatisch in eine Risikogruppe aufgenommen, weil wir streng zwischen Risikofaktoren und Risikokindern unterscheiden.

2. Risikokinder. War ein Kind Risikofaktoren ausgesetzt, wird es nur dann in die Risikogruppe aufgenommen, wenn entweder Gründe für die Annahme bestehen, daß das Kind durch die Risikofaktoren auch geschädigt wurde, oder wenn es keine Möglichkeit gibt, zum gegebenen Zeitpunkt diese Frage zu ent-

Tabelle 2. *Register der Risiko-Faktoren*

I. Familie (Erbkrankheiten)
1. Genetisch bedingte Taubheit und Blindheit
2. Erbliche neurologische Krankheiten wie spinale Muskelatrophie, Muskeldystrophie etc.
3. Genetische Stoffwechseldefekte wie Phenylketonurie, Galactosämie, Vitamin B_6-Abhängigkeit etc.

II. Schwangerschaft
1. Schlechte soziale Stellung der Mutter und mangelhafte Schwangerschaftsfürsorge
2. Sehr junge oder alte Mütter
3. Infektionskrankheiten während der Schwangerschaft
4. Andere Krankheiten der Mutter, insbesondere Diabetes, Hyperthyreose, Nephropathie, cardiopulmonale Insuffizienz
5. Chemotherapeutica und andere differente Pharmaka, radioaktive Bestrahlung und große Chirurgie während der Schwangerschaft
6. Blutgruppenunverträglichkeit
7. Uterusblutungen während der Schwangerschaft
8. Hydramnion
9. Anhalt für rezidivierende Gestationsstörungen (reproductive failure)
10. Mehrlingsschwangerschaft
11. Abnorm kurze (<37 Wochen) und abnorm lange (>42 Wochen) Schwangerschaft
12. Intrauterine Mangelernährung und Placentainsuffizienz (Hypotrophie oder small for dates infants)

III. Geburt
1. Mangelhafte Geburtsleitung; unsachgemäße Anaesthesie; Hypo- und Hyperventilation der Mutter
2. Placenta- und Nabelschnuranomalien
praevia, circumvallata, vorzeitige Lösung, feste Nabelschnurumschlingung, Nabelschnurvorfall, Knoten und Tumoren der Nabelschnur
3. Abnorme Wehentätigkeit
Wehenschwäche und Verlängerung der Geburt, insbesondere des 2. Stadiums, Sturzgeburt
4. Verengungen des Geburtskanals, insbesondere des Beckens
5. Lageanomalien
6. Instrumentelle und operative Entbindungen, vielleicht mit Ausnahme der unkomplizierten Beckenausgangszange
7. Mehrlingsgeburt

IV. Neugeborenenperiode
1. Asphyxie, >2 min Dauer bis zum ersten Atemzug oder mehr als 10 min Dauer bis zur normalen Atemtätigkeit) und niedrige Apgarnoten (<7)
2. Abnormer neurologischer Befund und abnormes Verhalten in der Neugeborenenperiode
3. Ikterus gravis, Hypoglykämie, schwere oder chronische Acidose
4. Jede ernsthafte Erkrankung oder Infektion in der Neugeborenen-Periode, insbesondere die Meningoencephalitiden

scheiden. In solchen Zweifelsfällen muß, soll das Konzept seinen Sinn und praktischen Wert behalten, das Kind in die Risikogruppe aufgenommen werden. Damit wird die erste geburtshilflich-pädiatrische Beurteilung des Neugeborenen entscheidend dafür, die unsinnige Überladung der Risikogruppe zu vermeiden. Der Wert dieser Auswahl ist abhängig von der Qualität und Quantität der Informationen und Befunde in der Neugeborenenperiode und wird mit unseren Kenntnissen über die Neurophysiologie des Neugeborenen wachsen.

Wir unterscheiden drei Modalitäten der Belastung eines Neugeborenen durch Risikofaktoren und möchten an drei Beispielen erläutern, wie die Beurteilung dieser Belastung im Einzelfall erfolgen kann.

Modus 1 einer Belastung durch Risikofaktoren: Ein Kind aus einer Familie mit Phenylketonurien hat ein eindeutig höheres Risiko an dieser Erkrankung zu leiden als der Durchschnitt der Bevölkerung. Ist aber einmal festgestellt, daß das Kind nicht Träger der Krankheit ist, kann man das Kind aus der Risikogruppe entlassen. Ähnliche Beispiele gibt es viele. Kinder aus Familien mit Chromosomenanomalien, Stoffwechseldefekten, bestimmten erblichen Mißbildungen etc. Dieser Modus 1 der Risikobelastung ist dadurch gekennzeichnet, daß das Risiko nur eine Richtung hat, monovalent ist. Durch eine gezielte Untersuchung kann die Erkrankung sofort und sicher ausgeschlossen oder erkannt werden.

Modus 2 einer Belastung durch Risikofaktoren: Zwillinge, insbesondere der zweite, haben ein höheres Risiko als Einzelgeburten. Aus Untersuchungen, die wir auf S. 294 ausführlich dargelegt haben, geht hervor, daß dieses Risiko nicht besteht, wenn die Geburt beider Kinder zeitlich und mechanisch innerhalb bestimmter Richtlinien erfolgte, wenn keine fetofetale Transfusion eingetreten ist und keine Dystrophie mit den entsprechenden Stoffwechselanomalien (s. S. 248) vorliegt. Das Risiko des Faktors „Zwillingsschwangerschaft" ist polyvalent, weil so viele verschiedene Schädigungsmöglichkeiten mit ganz verschiedenen Frühsymptomen in Frage kommen. Durch Beurteilung der Schwangerschaftsanamnese, des Geburtsverlaufes und des postnatalen Befundes kann entschieden werden, ob das Risiko so gering ist, daß das Zwillingskind in die low-risk-Gruppe eingestuft werden kann und — im Interesse von Kind, Eltern und Arzt — auch unbedingt sollte.

Modus 3 einer Belastung durch Risikofaktoren: Ein Kind, das nach einer Gestationszeit von 28 Wochen geboren wird und in den ersten Lebenstagen Apnoen hatte, hat statistisch schlechtere Entwicklungschancen als ein reif geborenes Kind. Eine detaillierte neurophysiologische Untersuchung (s. Kapitel II und III) und wiederholte Messungen wichtiger Stoffwechselgrößen wie pO_2, pCO_2, pH, Glucose, Bilirubin etc. können uns wahrscheinlich auch hier wichtige Hinweise für die Prognose geben. Wir sind aber der Meinung, daß in diesem Fall unsere Kenntnisse im Augenblick nicht ausreichen, das Kind bereits in den ersten Lebenswochen aus der Risikogruppe zu entlassen.

An diesen drei Beispielen wird deutlich, daß die Entscheidung, ob ein Kind mit erhöhter Sorgfalt weiter kontrolliert wird, leider von den lokalen Möglichkeiten der Neugeborenenuntersuchung abhängig gemacht werden muß. Das ist nicht ein Nachteil des Risikokonzeptes, sondern ein Nachteil in der Organisation der Betreuung Neugeborener. Wir werden einen langen Weg gehen müssen, ehe für alle Kinder je nach Art und Zahl der wirksamen Risikofaktoren ein Optimum an Untersuchungsmethoden zur Verfügung gestellt werden kann.

PRECHTL (unveröffentlicht) hat für reife normalgewichtige Neugeborene ein sich selbst abwägendes Register von Risikofaktoren aufgestellt. Das Kind bekommt für jeden optimalen Faktor einen Punkt. Bei schwer gefährdeten (high risk) Kindern ist die Summe der Punkte gering, da ein sehr wirksamer abnormer Faktor automatisch viele andere nach sich zieht. Viele genetisch bedingte Risikofaktoren bilden hier allerdings eine Ausnahme. Familiär mit Phenylketonurie, Muskeldystrophie etc. belastete Neugeborene haben ein hohes Risiko, aber unmittelbar nach der Geburt eine hohe Punktzahl. Kinder mit Verdacht auf Fetopathien und natale Encephalopathien lassen sich aber auf Grund eines solchen Punktregisters in Gruppen mit hohem, mittlerem und niedrigem Risiko einstufen.

Risikofaktoren allein sind noch kein Grund, die Eltern zu beunruhigen. Es ist eine sehr verantwortungsvolle Entscheidung, ein Kind auf Grund nichtoptimaler Einflüsse und des klinischen Befundes in die Risikogruppe aufzunehmen, und hier haben wir den Eindruck, daß das Risikokonzept bei allen Beteiligten Unruhe auslöst, vielleicht sogar manchmal Unheil angerichtet hat. Wenn man die entscheidenden Untersuchungen aus personellen, apparativen oder Ausbildungsgründen nicht durchführen kann, bleibt nicht anderes übrig als Kinder mit Risikofaktoren in ihre Anamnese dauernd wieder einzubestellen, sie also automatisch, und zwar unkritisch in die Risikogruppe aufzunehmen. Dem entgegengesetzt sollte es unser Bestreben sein, diese Gruppe zwar so groß wie nötig, aber durch frühzeitigen Einsatz aller aussagekräftigen Untersuchungsmethoden so klein wie möglich zu halten. Wir werden sonst mit dem Risikokonzept eine neue Gruppe von Risikokindern erzeugen, gesunde Kinder, die durch Überängstlichkeit von Arzt und Eltern an einer normalen psychischen und körperlichen Entwicklung gehindert werden.

Mit welcher Penetranz die einzelnen Risikofaktoren die Entwicklung des Kindes beeinflussen, welche Symptome wie häufig und wann zu erwarten sind, auf welche Weise sie entstehen und wie man sie verhindern kann, das soll in den nun folgenden Kapiteln ausführlich dargestellt werden: Die Neurologie des Neugeborenen als ein Teil der Physiologie und Pathophysiologie der Entwicklung, die früh während der Schwangerschaft beginnt und bis weit in die Adolescenz hineinreicht.

VI. Angeborene Stoffwechselanomalien mit neurologischen Symptomen in der Neugeborenenperiode

Einige Krankheiten, die ihrem Wesen nach in diese Gruppe gehören, werden innerhalb anderer Kapitel des Buches besprochen: Die Glykogenosen bei den Muskelerkrankungen (s. S. 171), Hypo- und Hypercalcämien sowie Lactat- und renale Acidosen bei den Elektrolytstörungen (s. S. 348 und 342), die Hypothyreosen im Kapitel VII (s. S. 122), der Morbus Crigler Nadjar bei den Hyperbilirubinämien. Die Gruppe der angeborenen Stoffwechseldefekte ist so heterogen, daß uns in diesen Fällen eine anatomisch oder neurophysiologisch orientierte Einteilung einfacher erscheint als die moderne biochemische. In diesem Kapitel bleiben zu besprechen: die Ahornsirupkrankheit, die pyridoxinabhängigen Krämpfe, die Phenylketonurie, die Glykokollkrankheit, die mit Hypoglykämien einhergehenden Kohlenhydratstoffwechselanomalien, der Diabetes des Neugeborenen und die amaurotische Idiotie. Die übrigen metabolisch-genetischen neuropsychiatrischen Erkrankungen (*328*, *1922*) spielen in der Neugeborenenperiode diagnostisch und vor allem therapeutisch noch keine Rolle.

A. Die Ahornsirup-Krankheit (Maple syrup urine disease)

a) Vorkommen und Definition

Die ersten vier Kinder mit dieser Krankheit wurden 1954 von MENKES, HURST und CRAIG (*2663*) beschrieben. Die Mutter des ersten von MENKES beobachteten Kindes hatte den süßlichen, karamelartigen Uringeruch an ihrem Kind bemerkt und als „resembling maple syrup" beschrieben. Sie gab damit der Krankheit einen Namen, durch den Neu-England als Ursprungsland dieser Entdeckung erkennbar bleibt. Inzwischen sind in den USA und in England mehr als 20 solcher Kinder untersucht worden. Auch in Deutschland kommt die Krankheit vor (*2798*, *2438*). Da die Krankheit in so jungem Alter tödlich verläuft, werden sicher viele Fälle nicht diagnostiziert.

Die Ahornsirupkrankheit ist eine angeborene Anomalie im Aminosäurestoffwechsel, und zwar des Leucins, Isoleucins und Valins. SALT hat deshalb den Namen „Leucinose" vorgeschlagen. Wegen der vermehrten Ausscheidung von α-Ketosäuren im Urin bevorzugen andere Autoren die Bezeichnung α-Ketoacidurie oder „branched chain ketoaciduria = Verzweigtketten-Ketoacidurie.

b) Pathogenese und Erbgang

Die oxydative Decarboxylierung der durch Transaminierung aus den Aminosäuren Leucin, Isoleucin und Valin entstandenen entsprechenden Ketosäuren ist gestört (Abb. 63) (*2664*, *838*, *842*). Fünf Cofermente sind an diesem Stoffwechselvorgang beteiligt: 1. Diphosphorpyridin-Nucleotid (DPN), 2. das Coenzym A, 3. Thiamin-Pyrophosphat, 4. Lipon-Säure, 5. Flavin-Adenin-Dinucleotid (FAD). Es ist unbekannt, welcher Stoffwechselschritt innerhalb der Decarboxylierung gestört ist. Eine Störung der von den Cofermenten 1—3 katalysierten Reaktionen als Ursache der Ahornsirupkrankheit ist unwahrscheinlich, weil entweder sehr weitreichende oder/und klinisch gut bekannte Symptomgruppen entstehen müßten. Leucin, Isoleucin, Valin und die entsprechenden α-Ketosäuren, insbesondere die α-Ketoisocapronsäure, sind im Plasma und Liquor vermehrt. Sie werden in großen Mengen im Urin ausgeschieden (*2663*, *2664*, *2522*, *838*, *842*, *2778*). Nach der nicht allgemein akzeptierten Meinung von SMITH und STRANG (*3556*) ist der charakteristische Uringeruch bedingt durch einen cyclischen Ester der α-Hydroxybuttersäure. DANCIS und LEVITZ (*841*) geben an, daß der Geruchsstoff unbekannt ist.

Es ist ebenfalls unbekannt, warum dieser Stoffwechseldefekt mit seiner starken Vermehrung und Ausscheidung von α-Ketosäuren so schwere Folgen für das Zentralnervensystem hat. Ein Überschuß an Leucin scheint für die Funktionen des Nervensystems ungünstig zu sein. Außerdem hemmen die α-Ketosäuren mit verzweigten Ketten die Decarboxylierung der Glutaminsäure (*3855*), die für die synaptischen Funktionen im Zentralnervensystem wahrscheinlich eine bedeutsame Rolle spielt (s. S. 13).

Die Krankheit wird durch ein recessives, autosomales Gen vererbt. Die recessiven Erbträger sind erkennbar an einem erhöhten Alloisoleucingehalt im Plasma und an hypoglykämischen Reaktionen nach Belastung mit Leucin, Isoleucin und Valin (*2438*, *2466*). LONSDALE u. BARBER (*2465*) beschrieben eine Familie mit mehrfachen consanguinen Ehen, in der ein Kind an der Ahornsirupkrankheit erkrankt war und mehrere Verwandte einen abnormen Leucinbelastungstest aufwiesen.

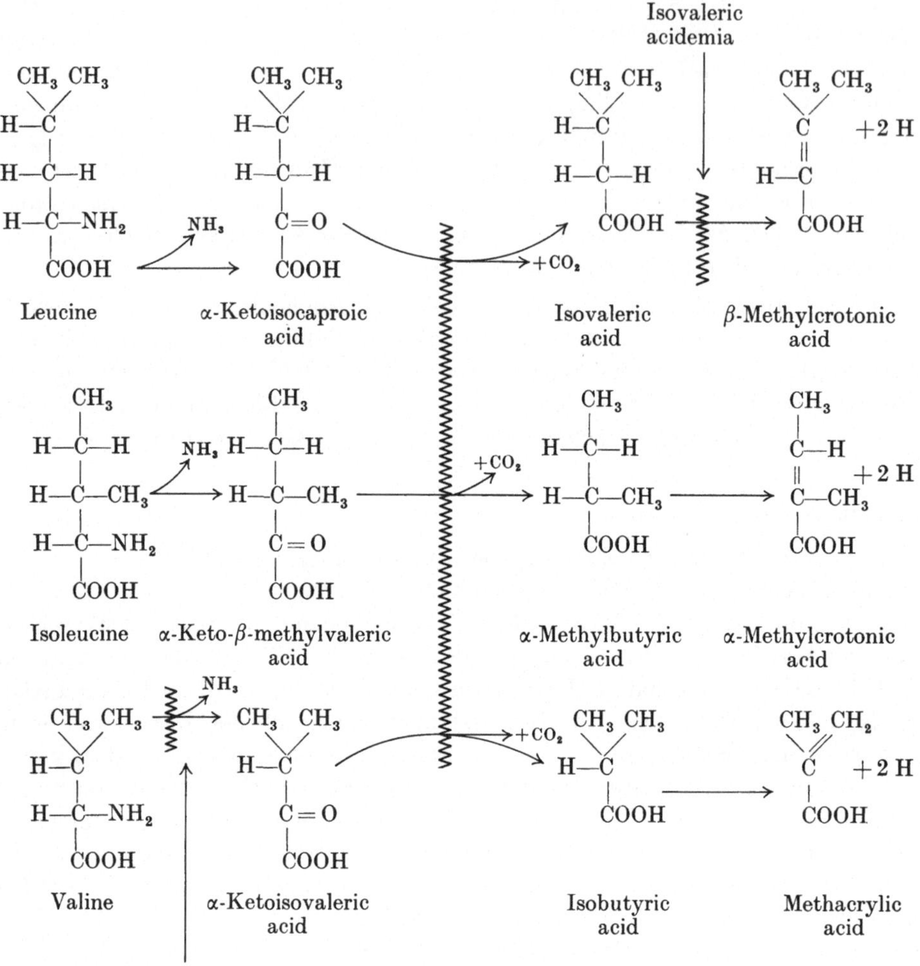

Abb. 63. Abbau der Aminosäuren mit verzweigten Ketten mit Angabe der bisher bekannten Stoffwechseldefekte. (Nach Dancis et al., *842*)

c) Pathologische Anatomie

Das Hirn verstorbener Kinder mit Ahornsirupkrankheit ist ödematös und zeigt perivenöse Infiltrate von Lymphocyten und Oligodendrogliazellen, besonders im Diencephalon und im Stammhirn. An den Markscheiden findet man Defekte, so daß sich wabige Strukturen ausbilden (*838*, *839*, *3512*, *970*). Die Neurone selbst sind nicht zerstört. Diese Befunde haben auffällige Ähnlichkeit zu den hirnanatomischen Bildern bei der Phenylketonurie (s. S. 118).

d) Klinische Symptome und Verlauf

Die Symptome der Krankheit treten in der Neugeborenenperiode meist um den 5. Tag auf. Gelegentlich beobachtet man Hypoglykämien. Die Kinder werden apathisch, verweigern die Nahrung, der Moro-Reflex und andere Bewegungsautomatismen verschwinden. Der Skeletmuskeltonus ist gesteigert nach Art einer Rigidität, nur vorübergehend sind die Kinder schlaff. Krämpfe und komatöse Zustände wechseln miteinander ab. Schließlich treten schwere Atemstörungen auf und die Mehrzahl der befallenen Kinder stirbt im Alter zwischen 2 Wochen und 20 Monaten (*2666*, *2307*, *2465*). Die Diagnose wird gesichert durch die vermehrte Ausscheidung von α-Ketosäuren im Urin (*1340*) sowie durch den Nachweis des Decarboxylasedefektes in den Leukocyten (*839*).

Vom typischen Verlauf gibt es ausnahmsweise bemerkenswerte Abweichungen. Morris u. Mitarb. (*2778*) beobachteten ein Kind mit episodisch vermehrter Ausscheidung von α-Ketosäuren. Dieses Kind hatte sich bis zum Alter von 41 Monaten normal entwickelt und verstarb dann unter den Symptomen Ataxie, Koma und Krämpfen. Auch Lonsdale (*2466*) beschrieb 1963 ein Kind, das erst mit 16 Monaten erkrankte. Dancis u. Mitarb. (*840*) beschrieben Kinder mit einer Variante der Ahornsirupkrankheit. Diese Kinder waren 10 Monate bis 8 Jahre alt und hatten Krämpfe und vorübergehend auch neurologische Symptome mit Ataxie, Hyperexzitabilität, Lethargie und Koma. Ein 8jähriger, intelligenter Junge starb in einem solchen Koma. In den Leukocyten fanden die Autoren eine Verminderung der α-Ketosäuren-Decarboxylase-Aktivität.

e) Therapie

Bisher wurde eine Behandlung nur in Einzelfällen auf Grund theoretischer Erwägungen versucht. Menkes (*2663*) hat die Gabe von Liponsäure empfohlen. Holt (*1660*), Dent und Westall (*938*) sowie Woody u. Hancock (*4253*) haben vorgeschlagen in der Nahrung Valin, Leucin und Isoleucin drastisch zu reduzieren. Dieses Verfahren ist technisch außerordentlich schwierig, aber offenbar erfolgreich (*4254*).

B. Ein metabolisch-genetisches Anfalleiden: Pyridoxin-abhängige Encephalopathie, Vitamin B_6 und Neugeborenenkrämpfe

a) Geschichtliches und Definitionen

1951—1954 wurden in den USA Hyperexcitabilität, Hyperakusis und Krämpfe bei Säuglingen beobachtet, die mit dem Milchpräparat SMA (Synthetic Milk Adapted) ernährt worden waren. Molony und Parmelee (*2751*), Coursin (*760*), May (*2591*) und Adams (*9*) fanden die Ursache in einem Mangel an Vitamin B_6. Es war aus Tierversuchen bereits seit 1940 und aus Einzelerfahrungen an Kindern seit 1950 bekannt, daß der Mangel an Vitamin B_6 neurologische Störungen und Krämpfe hervorrufen kann (*672*, *849*, *3586*, *3296*, *3484*). Diese Krankheit ging als Pyridoxin Deficiency oder Vitamin B_6-Mangel in die Literatur ein.

1954 beobachteten Hunt u. Mitarb. (*1954*) ein wenige Stunden altes Neugeborenes, das mit Krämpfen erkrankte, die durch zusätzliche Gaben von Vitamin B_6 beseitigt werden konnten. Die Mutter dieses Kindes hatte während der Schwangerschaft viel Vitamin B_6 erhalten und die Autoren hielten es für möglich, daß hieraus beim Feten eine Abhängigkeit von der gesteigerten Zufuhr, also ein erhöhter Bedarf an Vitamin B_6 entstanden sei. Diese Krankheit erhielt deshalb den Namen Pyridoxin Dependency, Vitamin B_6-Abhängigkeit. Inzwischen wurden über 10 Neugeborene mit Vitamin B_6-Abhängigkeit beschrieben, aber die ursprüngliche Deutung wurde immer unwahrscheinlicher. Es wird heute allgemein angenommen, daß es sich um eine genetische Störung des Stoffwechsels handelt, insbesondere nachdem Geschwisterfälle beobachtet worden waren (*2559*, *2560*, *3437*, *1386*, *4050*).

b) Pathologische Physiologie

Das normale Neugeborene muß mit der Nahrung 0,3—0,6 mg Vitamin B_6 täglich aufnehmen. Wird diese Mindestmenge unterschritten, treten Krämpfe auf und nach Belastung mit Tryptophan wird Xanthurensäure im Urin ausgeschieden (*760*, *313*). Kinder, die einmal an Vitamin B_6-Mangel gelitten haben, brauchen mindestens 1—1,4 mg Vitamin B_6 täglich, damit die Xanthurensäureausscheidung im Urin verschwindet.

Säuglinge mit pyridoxinabhängigen Krämpfen haben wie normale Neugeborene bei einer Zufuhr von 0,3—0,4 mg Vitamin B_6 keine Xanthurensäureausscheidung im Urin. Sie brauchen aber mindestens 2—5 mg täglich, um anfallfrei zu bleiben.

Vitamin B_6 (Pyridoxin, Pyridoxamin, Pyridoxal) ist als Pyridoxalphosphat Coferment von Transaminasen und Decarboxylasen am Stoffwechsel der Aminosäuren, insbesondere des Tryptophans und der Glutamate beteiligt. Fehlt das Vitamin B_6, wird Tryptophan nicht in Nicotin-, sondern in Xanthurensäure umgewandelt und aus der Glutaminsäure entsteht nicht durch Decarboxylierung die Gammaaminobuttersäure (Abb. 118) (*2378*, *3921*, *3922*, *3923*, *3924*, *3437*, *778*).

Wahrscheinlich ist letztere ein wichtiger Stoff für inhibitorische Prozesse in der Hirnrinde, wenn auch nicht, wie zeitweise vermutet, selbst der Überträgerstoff an inhibitorischen Synapsen (*1156*, *3286*). Im Temporallappen von Epileptikern und in der Hirnrinde von Tieren mit experimenteller Epilepsie ist die Acetylcholinbindungsfähigkeit des Glutamates vermindert und die Cholinesteraseaktivität erhöht. Durch Zusatz von Glutamin, Asparagin oder Gammaaminobuttersäure können diese Stoffwechseldefekte und die sie begleitenden Elektrolytverteilungsstörungen in vitro korrigiert werden (*3925*, *3926*, *3922*, *3923*, *3924*, *2740*).

Wahrscheinlich sind die pyridoxinabhängigen Krämpfe durch einen vererbten, die Pyridoxinmangelkrämpfe durch einen reversiblen Stoffwechseldefekt an dem System Glutaminsäure-Gammaaminobuttersäure bedingt, wodurch hemmende Einflüsse im Zentralnervensystem inaktiviert und epileptogene Eigenschaften, d.h. Fähigkeit zu synchronisierten Massenentladungen von Neuronenverbänden gefördert werden. Der Vitamin B_6-Mangel ist eine Phänokopie des genetischen Stoffwechseldefektes.

c) Klinische Symptome

Vitamin B_6-Mangel ist heute selten, er kommt in der Neugeborenenperiode praktisch nicht vor. Wann immer er auftritt, können dieselben Symptome entstehen, die wir hier für das metabolisch-genetische Anfalleiden, für die pyridoxinabhängigen Neugeborenenkrämpfe beschreiben. Wir haben bereits erwähnt, daß mehrere Fälle in einer Familie auftreten können. Das erste Symptom scheint die

Hyperexcitabilität (s. S. 97) zu sein. SCHMIDT (*3680*) glaubt, daß es das einzige bleiben kann, wenn man frühzeitig mit der Therapie beginnt. Im allgemeinen treten wenige Stunden bis 7 Tage nach der Geburt Krämpfe auf (*1368*, *4049*, *3295*). Der Eiweißgehalt des Liquors kann nach dem Anfall erhöht sein (*3437*). Von mehreren der hier genannten Autoren wird die Hyperacusis der Kinder erwähnt. Leichte Erschütterungen des Inkubators erzeugen ausgedehnte, häufig rhythmische Rewegungsautomatismen. Das EEG zeigt entweder sog. Krampfaktivität oder es ist abnorm flach. In einigen Fällen wurden schwere neurogene Atemstörungen beobachtet (*4050*).

d) Differentialdiagnose

Die notwendigen differentialdiagnostischen Erwägungen bei Krampfanfällen eines Neugeborenen haben wir auf S. 104 zusammengestellt. Nach einer Injektion von 50—100 mg Vitamin B_6 verschwinden alle Symptome einschließlich der Krämpfe, wenn sie auf einen Mangel oder einem erhöhten Bedarf an Pyridoxin beruhen. Im Gegensatz zum Vitamin B_6-Mangel treten die metabolisch-genetischen pyridoxinabhängigen Krämpfe bereits einige Stunden oder wenige Tage nach der Geburt auf und diese Kinder scheiden keine Xanthurensäure aus.

e) Therapie, Verlauf und Prognose

Unbehandelt treten die Anfälle mit immer kürzeren Intervallen viele Male täglich auf. Eine einzige intramuskuläre Injektion von 50—100 mg Vitamin B_6 beseitigt die Symptome. Für die Dauertherapie sind im allgemeinen 5—10 mg Vitamin B_6 täglich ausreichend. Nur ausnahmsweise ist eine Erhaltungsdosis von 40—60 mg pro die notwendig (*2890*, *3680*). Bisher wissen wir nicht, ob die Behandlung zu irgendeinem Zeitpunkt abgesetzt werden kann. Anscheinend haben sich alle jene Kinder, die frühzeitig behandelt wurden, auch normal entwickelt, während andere, bei denen die Therapie erst nach mehreren Tagen oder gar Wochen einsetzte, psychomotorische Defekte haben (*4049*, *3680*).

Wenn eine Mutter bereits ein Kind mit Pyridoxinabhängigkeit geboren hat, sollte man ihr kurz vor und während der Geburt hohe Dosen Vitamin B_6 geben und das Kind sofort behandeln. Unter ständiger Kontrolle des klinischen Befundes und des Elektroencephalogramms wird bei dem Neugeborenen die Dosis langsam reduziert.

C. Die Phenylketonurie

Die Phenylketonurie, 1934 von FÖLLING (*1290*) entdeckt, beruht auf einem Mangel an Phenylalaninhydroxylase, wodurch der Stoffwechsel vom Phenylalanin zum Tyrosin blockiert ist (Abb. 64) (*3966*). In der Neugeborenenperiode macht diese Krankheit noch keine spezifischen Symptome, weshalb die Phenylketonurie hier nicht detailliert besprochen werden soll. Das früheste Symptom ist häufiges Erbrechen (*3003*), es wird bereits in den ersten Lebenswochen beobachtet, ist aber so unspezifisch, daß eine Früherkennung der Krankheit auf Grund klinischer Symptome nicht möglich ist. Damit konzentriert sich das Problem Phenylketonurie in der Neugeborenenperiode auf die biochemischen Routineuntersuchungen aller Kinder zur frühen, therapeutisch aussichtsreichen Erfassung der Erkrankten.

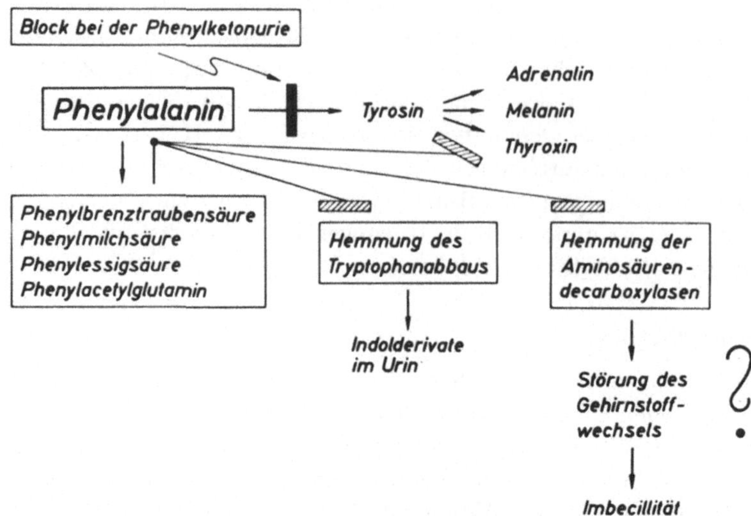

Abb. 64. Stoffwechseldefekt bei der Oligophrenia phenylpyruvica. Abbildungsentwurf von H. Wolf und W. von Berg, *4230*

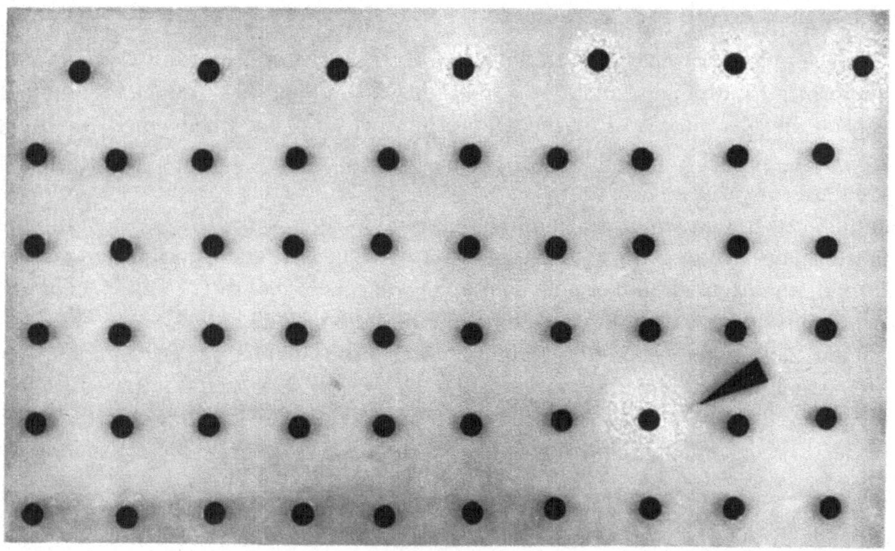

Abb. 65. Guthrie-Test, Agarplatte mit Testblättchen. Obere Reihe von links nach rechts: Kontrollen mit 2, 4, 8, 10, 12 und 20 mg Phenylalanin je 100 ml Blut zugesetzt. Ein positives Resultat (mit Pfeil markiert), mit etwa 20 mg-% Phenylalanin (Universitäts-Kinderklinik Göttingen, Laboratorium Prof. Dr. H. Wolf und Dr. W. von Berg)

a) Pathophysiologische Grundlagen der biochemischen Testverfahren

Phenylalanin wird bei den Erkrankten nicht oder nur zu 8—10% der normalen Kapazität in Tyrosin umgewandelt, deshalb findet man es vermehrt im Blut, Liquor und Gewebe. Der Serumphenylalaningehalt, normalerweise unter 2 mg-%, kann auf 20—60 mg-% erhöht sein. Die Bestimmung des Serumphenylalanin ist die sicherste Methode, Kinder mit Phenylketonurie frühzeitig zu erkennen und ihre diätetische Behandlung zu überwachen. In der klinischen Praxis hat sich die mikrobiologische, semiquantitative Methode von GUTHRIE (*1622*, *1623*) gegenüber dem biochemischen Verfahren der Serumphenylalaninbestimmung durchgesetzt. Einem Nährboden, beimpft mit Sporen von Bacillus subtilis, wird β-Thienylalanin zugesetzt, welches das Bakterienwachstum hemmt. Diese Hemmung wird durch Phenylalanin aufgehoben. Runde Filtrierpapierausschnitte, mit dem Blut von Probanden getränkt, werden auf den Nährboden aufgelegt. Die Größe der Bakteriumwachstumszone um die Testblättchen ist ein Maß für den Phenylalaningehalt des Blutes (Abb. 65).

Steigt der Serumphenylalaningehalt auf Werte über 10—15 mg-% an, werden Phenylbrenztraubensäure, Phenylmilchsäure und Phenylessigsäure im Urin ausgeschieden. Frischer, angesäuerter, phenylbrenztraubensäurehaltiger Urin ergibt mit 8—10 Tropfen einer 10%igen Eisen-3-Chloridlösung nach $^1/_2$—1 min eine grüne Farbe, die später wieder verschwinden kann. Der Test ist nicht ganz spezifisch, er ist z.B. auch bei der Histidinämie positiv. Leider wird die $FeCl_3$-Probe im Urin bei der Phenylketonurie erst in der 3.—4. Lebenswoche, manchmal erst nach 5 Wochen positiv (*4059*). Sie ist also zur Früherfassung von Neugeborenen mit Phenylketonurie nicht brauchbar.

b) Praktische Erfahrungen mit dem Guthrie-Test

In vielen amerikanischen Staaten ist die Durchführung des Guthrie-Testes bei allen Neugeborenen am 3.—5. Lebenstag, teilweise schon seit 1965, gesetzliche Pflicht. Die bisher mitgeteilten Erfahrungen lassen keinen Zweifel mehr daran, daß auf diese Weise praktisch alle Kinder mit Phenylketonurie frühzeitig erfaßt werden können (*2514*, *3004*, *719*, *329*, *4230*). Der Guthrie-Test ist streng spezifisch und ergibt eine für praktische Zwecke hinreichend genaue Übereinstimmung mit der enzymatischen Bestimmungsmethode (*2291*), jedenfalls in den Bereichen zwischen 2 und 10 mg-% (*2505*, *329*).

Ein noch nicht ganz gelöstes Problem scheinen „fälschlich positive" Resultate zu sein. Bei einigen, besonders unreifen Kindern, ergibt der Guthrie-Test in den ersten Lebenstagen Serumphenylalaninwerte von 6 oder mehr mg-%, die sich bis zum Ende des ersten Lebensmonats normalisieren. Die meisten Autoren fordern deshalb eine mehrfache Kontrolle positiver Guthrie-Testergebnisse, bevor die Diagnose als endgültig gesichert gilt (*330*). Insbesondere Frühgeborene können etwas erhöhte Phenylalaninspiegel haben, wenn sie eine eiweißreiche Nahrung erhalten (*2665*). Möglicherweise handelt es sich hier um einen passageren, postnatalen Mangel an Phenylalaninhydroxylase in der Leber bei unreifen Kindern. Auch scheint uns die Frage nicht ganz geklärt zu sein, wieviele Kinder es mit dauernd mäßig erhöhtem Phenylalaninspiegel gibt, die aber nicht das Vollbild des Phenylbrenztraubensäureschwachsinns entwickeln.

c) Ursachen der psychomotorischen Entwicklungsstörung bei der Phenylketonurie

Die Frage nach der Pathogenese des Schwachsinns und der Krämpfe bei der Phenylketonurie ist nicht sicher zu beantworten. MENKES (*2664a*) schreibt dazu: "... in view of the complexity of brain metabolism and of the large gaps in our knowledge about this field, it would indeed be presumptuous to assume that we had already, by some lucky chance, stumbled upon one or more of the enzyme reactions, whose inhibition is actually responsible for the neurologic symptoms seen in phenylketonuria". Hier sollen die augenblicklich diskutierten Theorien kurz referiert werden:

1. Der erhöhte Serumphenylalaningehalt verdrängt nach Art kompetitiver Stoffwechselreaktionen andere essentielle Aminosäuren aus dem Serum (*2438*, *2440*) und hindert ihren Transport durch die Membran in die Nervenzellen (*2844*). Möglicherweise ist diese Störung im Aufbau der Nervenzellen ursächlich an den schweren psychomotorischen Defekten der Kinder mit Phenylketonurie beteiligt.

2. Phenylalanin und seine Abbauprodukte Phenylbrenztraubensäure, Phenylmilchsäure und Phenylessigsäure hemmen Fermentreaktionen im Hirnstoffwechsel, insbesondere die 5-Hydroxytryptophandecarboxylase (*871*, *269*, *314*, *2987*). Diese Störung im Tryptophanstoffwechsel führt zur Verminderung eines der wichtigsten biogenen Amine im Gehirn, des synaptisch hochaktiven Serotonin. Außerdem wird gleichzeitig die Glutaminsäuredecarboxylase gehemmt, was den Gehalt des Zentralnervensystems an Gammaaminobuttersäure (GABA) herabsetzen könnte (*3855*). Den Einfluß der GABA auf die hemmenden Neurone und ihre Bedeutung zur Verhütung epileptischer Aktivität haben wir auf S. 114 ausführlich beschrieben. Diese Befunde sprechen dafür, daß bei der Phenylketonurie tiefgreifende Störungen der synaptischen Funktionen im Gehirn auftreten, was besonders die Hyperexcitabilität, die Krampfanfälle, vielleicht aber auch die psychomotorischen Defekte erklären helfen kann.

3. Die hirnanatomischen Befunde bei der Phenylketonurie zeigen Läsionen, vor allem in der weißen Substanz (*737*, *3705*, *3119*, *800*, *802*, *2048*, *2540*). Alle Autoren fanden gering bis mäßig ausgedehnte Demyelinisierungsherde mit spongiöser Struktur. Die Befunde an der Glia sind nicht ganz einheitlich. Offenbar findet sich häufig eine fibrilläre Gliose. Die Neurone sind intakt. Gelegentliche Totalnekrosen im Frontoparietal- und Orbitalhirn sind vielleicht eine Folge schwerer Krampfanfälle (*3119*). Die anatomischen Veränderungen bei der Phenylketonurie gleichen denen bei der Ahornsirupkrankheit (s. S. 112). Unseres Erachtens erklären sie die klinischen Symptome der Erkrankung nur unvollkommen und unbefriedigender als die unter 1. und 2. genannten Faktoren.

d) Therapie und Prognose

Seit 1951 haben Woolf und Bickel die diätetische Behandlung der Phenylketonurie mit einer phenylalaninarmen Nahrung empfohlen, ihre technischen Möglichkeiten aufgezeigt und über Erfolge berichtet (*4259*, *331*, *332*, *333*, *327*, *4257*, *335*, *336*). Auch andere Autoren haben bei frühzeitigem Behandlungsbeginn eine gute oder doch zumindest eine verbesserte psychomotorische Entwicklung von Kindern mit Phenylketonurie erreicht (*107*, *439*, *366*, *1927*, *2200*, *297*). Ziel der diätetischen Therapie muß es sein, den Serumphenylalaningehalt dauernd unter 2 mg-% zu halten.

Unbehandelt werden die Kinder idiotisch, bei etwa 30% von ihnen entsteht ein schweres Anfalleiden, das oft nach dem 10. Lebensjahr wieder verschwindet

(*3060*, *2047*, *2969*, *2200*). Ausnahmsweise entwickeln sich einzelne Kinder mit Phenylketonurie normal oder fast normal (*334*, *1926*, *4258*, *4255*). Offenbar auf Grund dieser Ausnahmen ist im letzten Jahr die Diskussion über den Nutzen der phenylalaninarmen Diät wieder neu aufgelebt. BIRCH u. TIZARD (*350*) haben die Ergebnisse von BERMAN u. Mitarb. (*297*) mit den nur geringfügigen besseren Intelligenzleistungen der behandelten Phenylketonurie-Patienten zum Anlaß genommen, den Wert der Therapie zu bezweifeln. Sie halten sogar eine kontrollierte 1:1-Studie noch für gerechtfertigt. WOOLF (*4256*) hat dieser Ansicht in einem Leserbrief scharf widersprochen und jede mangelhafte diätetische Einstellung der Kinder mit Phenylketonurie als „clearly unethical" bezeichnet. Offenbar gibt es bei der Phenylketonurie zwei pathogenetisch verschiedene Symptomgruppen (*2664a*). Die eine Gruppe ist durch die phenylalaninarme Diät weitgehend reversibel, dazu gehören die Krämpfe und abnormen Graphoelemente im EEG, das Ekzem und die mangelhafte Pigmentation. Im Gegensatz dazu ist die geistige Leistungsschwäche zwar zumindest weitgehend verhütbar (*1922a*) aber kaum reversibel.

e) Kinder von Müttern mit einer Phenylketonurie

Mindestens 23 Neugeborene von Müttern mit einer Phenylketonurie sind bisher beschrieben (*4339*, *4341*, *4338*). Sie sind typischerweise zu klein für ihr Gestationsalter und mikrocephal. Ihre psychomotorische Entwicklung ist abnorm. Die Symptome sind nicht mit denen der Kinder identisch, die homozygot an einer Phenylketonurie erkrankt sind. Die Schäden sind vermeidbar, wenn der Serumphenylalaningehalt bei den Schwangeren niedrig gehalten wird.

D. Die Glykokoll-Krankheit

Bei dieser sehr seltenen angeborenen Stoffwechselanomalie handelt es sich um einen Enzymdefekt beim Abbau des Glykokolls (*673*). Offenbar können die Kinder bereits unmittelbar nach der Geburt mit Erbrechen, Acidose und Ketonurie erkranken. Während dieser häufig rezidivierenden acetonämischen Krisen sind die Kinder komatös. Auch Krampfanfälle können auftreten. Glykokoll wird vermehrt im Plasma gefunden (Hyperglycinämie) und im Urin ausgeschieden. Interessanterweise ist der Gamma-Globulingehalt im Serum bei dieser Erkrankung vermindert und die Neigung zu Infektionen entsprechend erhöht. Durch eiweißfreie, kohlenhydratreiche Diät und durch Korrektur der Störung im Säurebasengleichgewicht lassen sich die akuten acetonämischen Krisen und durch Gamma-Globulinsubstitution die gesteigerte Infektanfälligkeit therapeutisch beeinflussen.

E. Hypoglykämien beim Neugeborenen

Wir werden auf S. 242 und 253 besprechen, daß eine starke Erniedrigung des Blutzuckergehaltes in der Neugeborenenperiode ganz symptomlos verlaufen kann. Andererseits gibt es Neugeborene, die infolge oder bei einer Hypoglykämie entweder hypoton, apathisch und komatös oder hyperexcitabel sind und Krämpfe haben. Eine Hypoglykämie mit Blutzuckerwerten unter

30 mg-% bei reifen und unter 20 mg-% bei unreifen Neugeborenen kann folgende Ursachen haben:

a) Durch einen genetischen Stoffwechseldefekt beim Kind bedingte Hypoglykämien des Neugeborenen (*3973*).

1. Die leucinabhängige Hypoglykämie (*708*).
2. Idiopathische familiäre Hypoglykämie (Morbus McQuarrie) (*75*, *1681*).
3. Galactosämie (*3251*, *1499*, *2063*).
4. Fructoseintoleranz (selten schon beim Neugeborenen) (*646*, *1350*, *4233*).
5. Die Ahornsirupkrankheit (s. S. 111).
6. Wiedemann-Syndrom (s. S. 233).
7. Die Trisomie 13—15 (s. S. 208).

b) Nicht durch einen genetischen Stoffwechseldefekt im Organismus des Kindes bedingte Hypoglykämien des Neugeborenen.

1. Unreife Frühgeborene mit sehr niedrigem Geburtsgewicht.
2. Untergewichtige Neugeborene (hypotrophe oder small for dates infants), besonders der kleinere Zwilling und Kinder mit sonstigen Zeichen der Placentainsuffizienz (s. S. 253).
3. Kinder diabetischer Mütter (s. S. 242).
4. Kinder mit geburtsbedingten Hirnschäden (s. S. 309).

c) Andere Krankheiten, die bei älteren Kindern symptomatische Hypoglykämien hervorrufen, kommen beim Neugeborenen nicht oder höchstens einmal als seltene Ausnahme vor.

1. Morbus Addison z.B. bei Nebennierenrindenblutungen.
2. Inselzelladenome.

Glykogenosen (s. S. 171) und Hypothyreosen (s. S. 122) (*3973*) verursachen beim Neugeborenen noch keine Hypoglykämien.

Die Behandlung der hypoglykämischen Zustände beim Neugeborenen, ihre Technik, ihr Nutzen und die Kontroversen, die sie ausgelöst hat und immer noch auslöst, werden wir auf S. 245 und 254 besprechen, weil bei Neugeborenen diabetischer Mütter und bei der Placentainsuffizienz am häufigsten die Frage nach der Notwendigkeit einer antihypoglykämischen Therapie mit Glucose, Glucagon, ACTH und Prednisolon gestellt wird. Darüber hinaus werden Kinder mit Galactosämie, Fructoseintoleranz, leucinabhängiger Hypoglykämie und mit Ahornsirupkrankheit diätetisch behandelt, wodurch weitere Hypoglykämien wirksam vermieden werden (*1921*).

F. Der Diabetes mellitus beim Neugeborenen

Diese Erkrankung kommt in der Neugeborenenperiode nur sehr selten vor, sie ist aber dann gelegentlich mit neurologischen Symptomen verbunden wie Hyperexcitabilität, Unruhe und Hypotonie (*3757a*). Im allgemeinen sind die Kinder stark untergewichtig und exsikkiert, wenn sie in ärztliche Behandlung kommen. Zweimal wurde ein Hydrocephalus (*1637b*, *2314a*), einmal eine Anencephalie zusammen mit einem Säuglingsdiabetes beobachtet. Ramsey (*3201a*) beschrieb 1926 eine passagere Form des Neugeborenendiabetes, den sog. transient diabetes, wovon bis heute 19 Fälle veröffentlicht sind (*2195a*). Hutchison (*1931a*) erwähnt, daß drei der vier von ihm beobachteten Kinder mit einem vorübergehenden Diabetes später cerebrale Residualschäden hatten.

G. Die kongenitale Form der amaurotischen Idiotie

Die amaurotische Idiotie ist gekennzeichnet durch die Symptomtrias: Blindheit, Idiotie und Krämpfe. Bei Säuglingen vom 4. Lebensmonat an kommt die Krankheit als Tay-Sachsche Lipidose vor.

Epstein (*1181*), Norman und Wood (*2897*) sowie Brown u. Mitarb. (*482*) beschrieben schwere, zum Tode führende neurologische Symptome bei Neugeborenen aus Familien mit Tay-Sachsscher Erkrankung. Die Kinder waren mikrocephal und hatten Trink- und Atemstörungen, an denen sie unter dem Zeichen zunehmender Dezerebrierungsstarre verstarben. Die anatomischen Befunde an den corticalen Nervenzellen waren mit der Diagnose Morbus Tay-Sachs vereinbar, der biochemische Nachweis eines erhöhten Gehaltes der Nerven- und Gliazellen an Gangliosiden und saurer Phosphatase wurde nicht erbracht.

Im Jahre 1965 haben Hagberg u. Mitarb. (*1637a*) eine kongenitale amaurotische Idiotie bei einem Kind beschrieben, das im Alter von 2 Wochen mit Krämpfen, Nystagmus, Opisthotonus und Atemschwierigkeiten erkrankte. Schließlich entwickelte sich eine allgemeine Rigidität. Im Liquor war der Eiweißgehalt erhöht. Am Augenhintergrund fand man chorioretinale, atrophische, pigmentierte Herde in der Maculagegend. Der N. opticus war atrophisch. Das Kind starb mit 19 Monaten. Rectumbiopsie, Hirnbiopsie und post mortem Befunde ergaben erhöhten Gangliosidgehalt des Nervengewebes, andererseits aber fehlten typische Hirnlipide. Die Autoren glauben, daß es sich hier um einen Sonderfall von amaurotischer Idiotie handelt, der biochemisch deutlich vom Tay-Sachs-Typ unterschieden ist und der nicht als Lipidose sensu strictu bezeichnet werden kann.

VII. Schilddrüsenhormone und Hirnentwicklung Biologische Bedeutung des Thyroxins

Die Schilddrüsenhormone sind für alle Warmblüter ein notwendiger Motor für Stoffwechsel, Wachstum und Entwicklung. Thyroxin und Trijodthyronin sind die beiden wirksamen Substanzen, die von der Schilddrüse gebildet werden und spezifische Effekte auf viele enzymatische Reaktionen, insbesondere des Nucleotidstoffwechsels sowie der Proteinsynthese haben. Der genaue Wirkungsmechanismus in der Zelle ist unbekannt. Von Means et al. (*2649*) wird die Meinung vertreten, daß das Schilddrüsenhormon die enzymatischen Reaktionen des Energietransportes, insbesondere die oxydative Phosphorylierung fördert und bestimmte Dehydrogenasen hemmt. Soweit diese Befunde und Hypothesen für die Entwicklung und Funktion neuromuskulärer Systeme eine bereits überschaubare Bedeutung haben, werden wir sie im Kapitel über die pathologische Neurophysiologie der Hypothyreose besprechen.

Die Schilddrüsenhormone haben für die morphologische Entwicklung und funktionelle Reifung des Nervensystems eine große Bedeutung. Andererseits hat das Gehirn, insbesondere der Hypothalamus, mittelbar durch die Hypophysenvorderlappenhormone wichtigen Einfluß auf die Schilddrüse (*688*). Hier sollen aber nur Einflüsse der Schilddrüsenhormone auf das Nervensystem besprochen werden (*2051*).

A. Hypothyreose

Hypothyreose, Athyreose, Myxödem und Kretinismus sind Bezeichnungen, die häufig als Synonyma gebraucht werden. Das Krankheitsbild ist seit der Antike bekannt und Paracelsus (*2985*) hat bereits hirnanatomische Studien bei verstorbenen Kretins angestellt. Fagge (*1210*) war offenbar der erste, der die Beziehung zwischen der Schilddrüse und psycho-neurologischen Symptomen erkannte. Gull (*1612*) hat die Erkrankung dann bei Erwachsenen ausführlich beschrieben; Myxödem und Kretinismus werden im angelsächsischen Schrifttum deshalb gelegentlich mit seinem Namen verbunden.

a) Ätiologie und Vorkommen

Drei verschiedene Ursachengruppen können heute diagnostisch klar unterschieden werden.

1. Die kongenitale Athyreose. Es handelt sich um eine Anlagestörung der Schilddrüse oder ihre Involution während der Fetal- und Neugeborenenperiode. In einer Aufstellung von McGirr u. Hutchinson (*2616*), McGirr et al. (*2617*), Lowrey et al. (*2484*), Carr et al. (*609*) gehören 75—80% aller Hypothyreosen in diese Gruppe. Es wird von einigen Autoren angenommen, daß dieser Form der Hypothyreose gelegentlich ein Autoimmunprozeß zugrunde liegt (*374, 2988, 649, 1649, 243, 3623*).

2. Eine kongenitale Störung einzelner Schritte der Hormonsynthese. Im Gegensatz zur Gruppe 1 haben diese Kinder eine Struma. 8—10% aller Myxödeme gehören in diese Gruppe (*2484, 3769, 1166*). Fünf verschiedene Formen, von denen jede auf einer Störung eines bestimmten Syntheseschrittes beruht, können voneinander abgegrenzt werden.

aa) Die Unfähigkeit, Jod in der Schilddrüse anzureichern. Es handelt sich um eine Transportstörung von Jod durch die Zellmembran der Schilddrüse (*3770*).

bb) Die Unfähigkeit, Jod organisch zu binden. Eine Untergruppe dieser Patienten hat nicht das Vollbild der Hypothyreose, die Kinder sind taub: Pendred-Syndrom (*3771, 3773, 703, 2770, 2058, 1636, 3938, 1320*). Unter den Hypothyreosen infolge Synthesestörung ist diese Form die bei weitem häufigste.

cc) Die Unfähigkeit, Monojodthyrosin und Dijodthyrosin zu Trijodthyrosin und Thyroxin zu koppeln (*3773, 2079, 2790*).

dd) Die Unfähigkeit, Jod von Thyrosin abzuspalten. Dieser Vorgang findet in der Schilddrüse, in der Leber und in anderen Organen statt. Das Jod wird zur Resynthese verwandt (*2615, 2617, 1969, 3772, 3185, 677, 3986*). Diese Stoffwechselstörung ist ein Jodotyrosin-Dehalogenase-Defekt.

ee) Bildung und Sekretion abnormer Jodproteine, der Plasma-Jodoprotein-defekt. Diese Patienten haben 20—30% Serum-Jodide, die nicht mit Butanol extrahierbar sind (*2361, 905, 906, 661*).

3. Der endemische Kretinismus. Es darf heute als sicher gelten, daß der Jodmangel im Trinkwasser bestimmter Gegenden zu Struma und in einigen Fällen

zur Hypothyreose führt. In mehreren zusammenfassenden Darstellungen sind die Evidenzen für diese Ansicht aus verschiedenen Teilen der Welt zusammengetragen (*2602*, *1778*, *22*, *1243*, *4135*, *2143*, *2649*). Andere theoretisch gesicherte kropferzeugende Stoffe sind gegenüber dem Jodmangel in der menschlichen Pathologie praktisch bedeutungslos. Seit der Einführung der Jodprophylaxe ist die Zahl der Jodmangelstrumen und Kretins in allen endemischen Strumagebieten der Welt stark zurückgegangen.

4. Die Behandlung einer Schwangeren mit Thyreostatica oder mit Jod z.B. bei Asthma, kann beim Neugeborenen eine Struma hervorrufen (*2996*, *3850*, *1*).

Gelegentlich haben diese Kinder eine passagere Hypothyreose (*1159*, *2777*, *396*, *1368*, *3076*, *361*). Radioaktives Jod, der Mutter während der Schwangerschaft in therapeutischen Dosen verabreicht, kann die Schilddrüse des Feten besonders während der letzten 6 Schwangerschaftsmonate endgültig zerstören (*3381*, *1671*, *4132*). Obgleich die Funktion der Schilddrüse nach Absetzen der mütterlichen Behandlung, spätestens also nach der Geburt wieder normal sein kann, ist das Zentralnervensystem u. U. irreversibel geschädigt. Connatale Hypothyreosen nach diagnostischen Verfahren mit radioaktivem Jod bei der Schwangeren sind offenbar bisher nicht gesichert.

Eine Hypothyreose der Mutter ist nur selten mit einem Myxödem des Neugeborenen verbunden. Carr u. Beierwaltes (*608*) berichten über ein solches Kind unter 17 myxödematösen Schwangeren. Diese Situation ist selten gegeben. Kretins werden nur ausnahmsweise schwanger, Fehlgeburten sind häufig. Außerdem kann sich der Fetus ausreichend selbst mit Schilddrüsenhormonen versorgen (*2989*, *862*, *1841*). Herrgott (*1787*) sowie Meyer und Hemmer (*2593*) haben über mißgebildete Kinder von Müttern mit Hypothyreose berichtet. Wird eine myxödematöse Frau schwanger, sollte man nach den üblichen Richtlinien mit Thyreoideahormon weiter behandeln (s. S. 129). Die Chancen für ein gesundes Kind sind dann gut.

b) Klinische Symptome

50% aller Kinder mit kongenitalem Myxödem haben bereits im ersten Lebensmonat Symptome ihrer Erkrankung, 75% in den ersten 3 Lebensmonaten (*2484*). Die Prognose ist optimal, wenn die Diagnose innerhalb der ersten 3 Monate gestellt ist. Auf Grund der Untersuchungen von Lowrey et al. (*2484*) sowie Pickering (*3087*) können folgende Zeichen als Frühsymptome gelten: Lethargie, Obstipation, Trinkschwierigkeiten, eine umbilicale Hernie, trockene und kühle Haut, die große Zunge, Atemschwierigkeiten und Cyanose. Bewegungsarmut, Skeletmuskelhypotonie und Bradykardie sind häufig noch nicht in der Neugeborenenperiode deutlich. Der Gesichtsausdruck wird irgendwann zwischen dem 2. Monat und 2. Jahr für die Erkrankung typisch mit offenem Mund, großer Zunge, großem Augenabstand, ödematösen Lidern, flacher Nasenwurzel und niedrigem Haaransatz (Abb. 66). Die Röntgenuntersuchung des Skelets kann auch schon in der Neugeborenenperiode den Entwicklungsrückstand aufdecken, der prognostisch dann ungünstig zu beurteilen ist. Solche Kinder haben auch bereits deutliche Störungen der Hirnentwicklung (*610*). Bei Athyreosen kann man vielleicht gelegentlich die nackte Trachea fühlen, bei den Enzymdefekten werden die

Kinder entweder schon mit einer Struma geboren oder diese entwickelt sich während der ersten Lebensjahre (*3656*). Die endemischen Kretins haben oft aber nicht immer eine Struma. Neugeborene mit einer Hypothyreose haben häufig einen prolongierten Icterus neonatorum, der über viele Wochen sichtbar sein und Werte über 20 mg-% erreichen kann (*42, 678, 1949, 1130*).

Von den blutchemischen Methoden sind die Bestimmung des proteingebundenen Jods (PBJ) (*179, 4293, 180*) des butanolextrahierbaren Jods (*2545*) und der J^{131} Trijodthyronin in vitro-Test (*1673a, 2741, 992, 3601*) die sichersten Methoden, um eine Hypothyreose frühzeitig zu entdecken. Jodhaltige Pharmaka

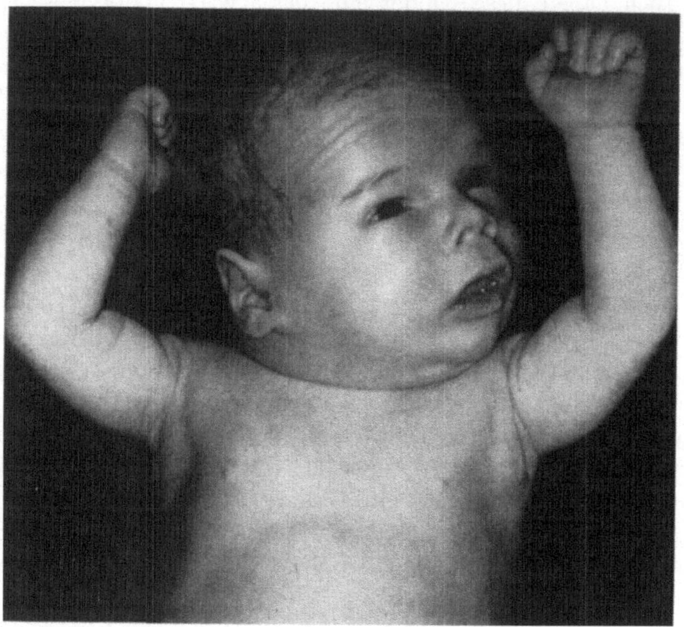

Abb. 66. 4 Monate alter, unbehandelter Säugling mit connataler Athyreose

und Röntgenkontrastmittel geben erhöhte PBJ-Werte und machen eine sinnvolle PBJ-Bestimmung für Monate unmöglich. Dagegen werden die Werte für das butanol-extrahierbare Jod und der J^{131} Trijodthyronin in vitro-Test dadurch nicht beeinflußt. Letzterer gibt „falsche“ Werte bei Bluteiweißstörungen. Die anderen, für ältere Kinder und Erwachsene angewandten Schilddrüsenfunktionsproben kommen in der Neugeborenenperiode entweder nicht in Frage oder sind wenig ergiebig. Indikation, Technik und Beweiskraft der Spezialuntersuchung, insbesondere die Bestimmung der radioaktiven Jodaufnahme der Schilddrüse bei Enzymdefekten oder der Nachweis von Schilddrüsenantikörpern ist in der hier zitierten Spezialliteratur ausführlich dargestellt.

Taubstummheit. Endemische Kretins sind häufig, Kinder mit Pendred-Syndrom immer taub oder schwerhörig (*3053, 4135, 2770, 1320*). Dieser Befund ist heute weder anatomisch noch physiologisch erklärbar. v. Harnack u. Mitarb. (*1693*) nehmen an, daß die Jodfehlverwertung beim Pendred-Syndrom ein Enzymdefekt ist, der nicht nur bei der Synthese von Schilddrüsenhormon Störungen verursacht. Die Innenohrfunktionen könnten den Jodeinbau in ein noch unbekanntes Molekül zur Voraussetzung haben. Fehlt das Ferment oder das Jod, würde stets zusammen mit Hypothyreose und Struma eine Innenohrschwerhörigkeit resultieren. Auf diese Weise wird erklärbar, warum nur beim endemischen Kretinismus (Jodmangel) und beim Pendred-Syndrom (Jodfehlverwertung), nicht aber bei anderen Formen der Hypothyreose die Symptomtrias Myxödem, Struma, Taubheit vorkommt. Der endemische Kretinismus ist in der Vorstellung von v. Harnack u. Mitarb. eine durch Jodmangel bedingte Phänokopie der wahrscheinlich auf einem Enzymdefekt beruhenden Jodfehlverwertung beim Pendred-Syndrom.

c) Pathologische Anatomie des Zentralnervensystems

Die anatomische Untersuchung des Nervensystems bei Hypothyreosen hat bisher vier abnorme Befundgruppen ergeben.

1. Isenschmidt (*2001*) beschrieb degenerative Veränderungen und Zelluntergänge in der Hirnrinde thyreodektomierter junger Katzen, ein Befund, der später von Lotmar (*2480*) bestätigt wurde. Marinesco (*2562*) berichtet über eine Reduktion der Zellzahl in der Hirnrinde von Kretins. Gleichgewichtsstörungen älterer Patienten mit Myxödem wurden mit ähnlichen anatomischen Befunden im Cerebellum erklärt (*3984, 2041, 3420*).

2. Barnett (*186*) fand im Tierversuch eine verzögerte Markscheidenbildung bei Hypothyreose. Bei alten Patienten mit Myxödem fand man gelegentlich periphere Neuropathien. Die Markscheidenbildung ist aber im Gehirn neugeborener oder junger Warmblüter mit Hypothyreose nicht nennenswert gestört. Das Hirngewicht ist ganz geringfügig kleiner als bei normalen Kontrollen (*2818*). Es ist unwahrscheinlich, daß die myxödematöse Encephalopathie junger Kinder ihr wesentliches Substrat in der weißen Substanz des Gehirns hat.

3. Eayrs (*1104—1106*) fand eine Verminderung der apikalen Dendriten und eine mangelhafte Verzweigung der intracorticalen Axone. Die Nervenzellen sind arm an Nisslsubstanz.

4. Die periphere Zirkulation und die Ausbildung der Capillaren ist bei Myxödem gegenüber der Norm vermindert (*2444*). Das gleiche gilt auch für die Capillardichte im Gehirn (*1812, 1103*).

d) Die Neurophysiologie bei Hypothyreose

Die neurophysiologischen Untersuchungen wurden sowohl an Neugeborenen, an Kindern und an Erwachsenen mit Myxödem als auch an thyreodektomierten Tieren durchgeführt. Bisher wurden folgende Funktionssysteme untersucht:

1. Die Hirndurchblutung.
2. Die Elektrolytverteilung an der Nervenzellmembran.
3. Die Erregungsleitung über die markhaltigen Axone.
4. Kontraktion und Erschlaffung der Skeletmuskulatur.
5. Die synaptische Erregungsübertragung.

Zu 1. Himwich et al. (*1812*) haben 1942 Kretins zwischen 9 und 31 Jahren untersucht, die 2 Monate ohne Therapie waren. Unter Thyroxinbehandlung stieg bei diesen Patienten der cerebrale O_2-Verbrauch um 32%, die Hirndurchblutung um 57% an. Im Tierversuch ist die Steigerung des O_2-Verbrauches aber nur bei den unreifen Gehirnen Neugeborener deutlich (*3237*). Entsprechend wird auch die Protein- und Lipidsynthese nur im fetalen, nicht im ausgewachsenen Gehirn gesteigert (*3265, 3266*).

Zu 2. TIMIRAS und WOODBURY (*3895*) fanden eine deutliche Veränderung der Elektrolytverteilung an der Zellmembran im Gehirn. Das extracelluläre Natrium nimmt im Tierversuch nach Thyreodektomie zu, nach Thyroxin ab. Wie wir auf S. 15 und 328 dargestellt und begründet haben, ist die Erregbarkeit der Membran umgekehrt proportional der extracellulären Natriumkonzentration. WOODBURY und seine Mitarbeiter haben unter verschiedenen endokrinen und medikamentösen Einflüssen solche Änderungen der Natriumionenverteilung gefunden (s. S. 14), und sie glauben, daß die Erregbarkeitsminderung bei Hypothyreose auf dem Anstieg, die gesteigerte Erregbarkeit bei Hyperthyreose auf dem Abfall der extracellulären Natriumionenkonzentration im Gehirn beruht. Da alle Erregungsphänomene einen Ionentransport durch die Membran darstellen, und da die Erregbarkeit eine Funktion der Ionenkonzentrationsgradienten und der Membranpermeabilität ist, müssen wir letztlich die Gründe für eine abnorme Erregbarkeit in der Ionenverteilung an der Membran oder ihrer Permeabilitäten suchen. Die Untersuchungen von WOODBURY und seinen Mitarbeitern sind allerdings nicht ohne Schwierigkeiten zu vereinbaren mit den Ergebnissen von WIENER et al. (*4164*), AIKAWA (*38*) sowie RASKIN u. FISHMAN (*3211*). Patienten und Versuchstiere mit Hypothyreose zeigen unter der Behandlung mit Schilddrüsenhormon regelmäßig eine Zunahme der extracellulären Natriumionenkonzentration.

Zu 3. Die Erregungsleitung ist eine Funktion der markhaltigen Nervenfasern. Die Bestimmung der Nervenleitungsgeschwindigkeit ist ein exaktes Maß für die Ausbildung der Markscheiden (s. S. 18). Bei den demyelisierenden Erkrankungen, z.B. bei der Leukodystrophie oder auch bei den verschiedenen Neuritiden, ist die Leitungszeit verlängert. Leider ist die Nervenleitungsgeschwindigkeit bei Neugeborenen und jungen Säuglingen mit Hypothyreose bisher nicht gemessen. Bei myxödematösen Erwachsenen ist sie normal und nur bei Patienten mit myxödematöser Neuropathie im peripheren Anteil des Nerven leicht verlängert (*2816, 3529*). Die Leitungsfunktion intrazentraler Nervenfasern ist nicht direkt meßbar. Es ist aber sehr unwahrscheinlich, daß sie wesentlich von der der peripheren, markhaltigen Nervenfasern abweicht. Wir haben also im Augenblick keinen funktionellen Beweis dafür, daß bei der Hypothyreose die Ausbildung der Markscheiden dauerhaft gestört ist.

Zu 4. Die Erschlaffung des Skeletmuskels nach einer phasischen Kontraktion, z.B. einer Reflexzuckung, ist verzögert (*650, 2338, 1447, 1289, 1852, 2908*). Bei Erwachsenen haben EMRICH und MARONGIU (*1167*) folgende Werte für die Erschlaffungszeiten nach dem durch Hammerschlag ausgelösten Gastrocnemeusdehnungsreflex gefunden: Hyperthyreosen 230 ± 20 msec, Euthyreosen 300 ± 30 msec und Hypothyreosen 430 ± 50 msec. Dabei wird die Zeit vom Hammerschlag bis zur halben Erschlaffungsphase gemessen. LAMBERT et al. (*2296*) haben bei diesem Test auch die nervalen Leitungszeiten für den Reflex gemessen, sie sind normal.

Zu 5. Wir glauben, daß die Funktionsstörungen des Zentralnervensystems beim Myxödem im wesentlichen auf einer Beeinträchtigung der synaptischen

Funktionen der Ganglienzellen beruht. Für diese Hypothese lassen sich folgende Befunde anführen.

Wie auf S. 125 ausgeführt, ist die Ausbildung der Dendriten und die Aufzweigung der Axone im Cortex cerebri bei Hypothyreose vermindert. Die Dendriten sind der Ort, die Axone die Arme der synaptischen Verbindung (s. S. 10). Die Potentialschwankungen des Elektroencephalogramms sind wahrscheinlich summierte, subsynaptische Potentiale axodendritischer Verknüpfungen corticaler Ganglienzellen (s. S. 60). Beim Myxödem sind die Amplituden im Elektroencephalogramm vermindert, die Frequenz der Wellen verlangsamt (*2432, 3370, 310, 3344, 2533, 488, 655, 426, 2880, 1704*). Dieser Befund ist durch eine verminderte Synapsenaktivität gut erklärt. Auf S. 57 haben wir die Entwicklung des Elektroencephalogramms insbesondere im Schlaf während der ersten Lebensmonate beschrieben. Zwischen 44 und 48 Wochen Konzeptionsalter (4—8 Wochen nach der termingerechten Geburt) erfolgt normalerweise der Übergang vom fetalen, diskontinuierlichen (tracé alternant) zum postnatalen Schlaf-EEG mit kontinuierlicher Aktivität langsamer Wellen. Etwa zur gleichen Zeit treten deutliche Gruppen von zentralen Beta-Wellen auf, die wir als Schlafspindeln bezeichnen. Wir fanden bei Neugeborenen und Säuglingen mit Hypothyreose die Ausbildung kontinuierlicher langsamer Wellen im Schlaf-EEG verzögert. Noch mit 51 Wochen Konzeptionsalter (11 Wochen nach der termingerechten Geburt) traten diskontinuierliche paroxysmelle Gruppen hochamplitudiger Wellen auf, die dem neonatalen Schlaf-EEG glichen. Die Ausbildung der für den sog. ruhigen Schlaf (s. S. 59) obligaten Schlafspindeln erfolgte zunächst gar nicht und war auch noch im 3. Lebensjahr bei nicht behandelter Hypothyreose unvollkommen. Selbst bei frühzeitiger Behandlung mit Schilddrüsenhormonen blieb noch nach Monaten ein Rückstand in der bioelektrischen Hirnentwicklung bestehen (*3742*). Die hier erwähnten, für die einzelnen Schlafstadien typischen Wellenfolgen sind Ausdruck der Komplettierung thalamocorticaler synaptischer Verbindungen (s. S. 61). Unsere Ergebnisse erlauben deshalb die Hypothese, daß bei der Hypothyreose die Entwicklung der Verbindungen zwischen Hirnstamm und Hirnrinde verzögert und unvollständig ist. Die anatomischen Befunde im Dendritenfilz des Cortex cerebri und die Amplitudenminderung im EEG machen es wahrscheinlich, daß bei der Hypothyreose die Beziehung zwischen Hirnstamm und Hirnrinde am Ort der synaptischen Erregungsübertragung gestört ist.

Bradley (*424, 425*) hat bei normalen und hypothyreoten Ratten den Nucleus mediodorsalis des Thalamus gereizt und die elektrische Antwort auf der Hirnrinde registriert. Die Amplitude des abgeleiteten evozierten Potentials ist bei den Hypothyreosen geringer als normal, Latenz und Dauer dieser Potentiale sind verlängert. Da die evozierten Potentiale genau wie das spontane Elektroencephalogramm summierte, postsynaptische Potentiale der intracorticalen axodendritischen Synapsen darstellen, muß ihre Amplitudenminderung bei Hypothyreosen als Abnahme der synaptischen Aktivität im Cortex cerebri interpretiert werden. Die Zunahme der Latenz und der Wellenlänge liegt im Bereich von 50—100 msec und ist damit viel zu groß, um mit einer Leitungsverzögerung in den markhaltigen Axonen der thalamo-corticalen Verbindungen allein erklärt zu werden. Auch sie haben ihre Ursache in Verzögerungen und Umwegen an jeder einzelnen der beanspruchten Synapsen.

Die Störung der synaptischen Übertragungsfunktion bei Hypothyreose könnte ihren Grund in einer mangelhaften Ausbildung der histochemischen Synapsenstruktur oder aber in einer verminderten Freisetzung bzw. Aktivität der Überträgerstoffe haben. BRADLEY et al. (*424*) glauben, daß die verlängerte Latenz der elektrischen Reizantworten der Hirnrinde auf einer mangelhaften Übertragungsfunktion beruht, sie kann nämlich durch Schilddrüsenhormon in wenigen Tagen auf Normalwerte verkürzt werden. Die Amplitudenminderung der Hirnrindenpotentiale dagegen ist wahrscheinlich eine Folge fehlender Dendritenstrukturen. Diese Amplitudenminderung ist nämlich nur dann deutlich, wenn die Versuchstiere direkt nach der Geburt thyreodektomiert werden, und sie kann nicht durch kurzfristige Therapie rückgängig gemacht werden. Das mangelhafte Dendritenwachstum bei der Hypothyreose beruht wahrscheinlich auf einer Störung der Proteinsynthese (*3589*).

HAMBURGH und FLEXNER (*1664*) haben die enzymatische Aktivität im Gehirn neugeborener, thyreodektomierter Ratten untersucht. Die Succinyl-Dehydrogenase ist stark, die Cholinesterase gering vermindert. Cytochromoxydase und Aldolase sind unverändert. Leider sind unsere Kenntnisse über die Chemie der intrazentralen Synapsenfunktionen noch zu beschränkt, um die Ergebnisse eindeutig im Sinne der oben dargestellten Hypothese zu interpretieren, für die sie zu sprechen scheinen, wenn die chemischen Verhältnisse vegetativer oder neuromuskulärer Synapsen zugrunde gelegt werden (s. S. 20).

e) Therapie

Die Einführung des Schilddrüsenhormons in die Behandlung des Kretinismus hatte bei vielen Therapeuten eine Hochstimmung ausgelöst, die in der Literatur an mehreren Stellen ihre Spuren hinterlassen hat. So schreibt OSLER (*2953*) im Jahre 1897: „Not the magic wand of Prospero or the brave kiss of the daughter of Hippokrates ever effected such a change as that, which we are now enabled to make in these unfortunate victims, doomed hither-to-fore to live in hopeless imbecility, an unspeakable affliction to their parents and to their relatives." Diesen Optimismus können wir leider nicht mehr ganz teilen. Wir müssen annehmen, daß eine irreparable Hirnschädigung bei Athyreose bereits in utero möglich ist und daß in solchen Fällen auch bei idealer Therapie eine völlige Normalisierung nicht zu erreichen ist. Der Fetus produziert mindestens seit dem 75. Tag der Schwangerschaft Thyroxin, die Menge ist zunächst gering, 0,386 mμ mol/Drüse/Tag und steigt bis zum Ende der Gestationsperiode auf 41,8 mμmol pro Drüse pro Tag an (*3087*). Auf dieses Thyroxin ist das Kind unbedingt angewiesen. Der transplacentare Übergang von Schilddrüsenhormon von der Mutter auf das Kind und damit eine Substitution ist gering, wenn nicht excessiv hohe Dosen von Thyroxin im Blut der Mutter vorhanden sind (*1601*, *3121*, *3742*). Normalerweise geht wahrscheinlich sogar umgekehrt Thyroxin vom Kind auf die Mutter über (*1330*). Hohe Serum-Thyroxinspiegel im Blut der Mutter könnten nur durch eine zusätzliche Gabe von Schilddrüsenhormon während der Schwangerschaft erreicht werden, was sich wohl fast immer verbietet, da man die Geburt eines myxödematösen Kindes nur selten, wahrscheinlich nie sicher vorhersagen kann. CARR et al. (*608*) haben eine solche Behandlung empfohlen, wenn eine Frau bereits zwei Kretins geboren hat.

Die postnatale Therapie ist einfach, nachdem die Diagnose gestellt ist. Thyroxin oder getrocknete Schilddrüse sind die Präparate der Wahl. Der therapeutische Effekt von Trijodthyronin läßt sich angeblich schlechter mit blutchemischen Methoden kontrollieren (*3770*). Bei ganz jungen Säuglingen wird die Dosis zunächst bis zu leichten Erscheinungen der Überdosierung gesteigert und dann

Tabelle 3. *Behandlung der Hypothyreose* (*1412*)

Alter	T_3 mcg/Tg	T_4 mcg/Tg	Thyreoidea Extract mg/Tg
bis 4 Monate	20—30	50—100	30—45
4— 8 Monate	30—50	100—125	45—60
8—12 Monate	30—50	100—125	60—90
1— 2 Jahre	30—50	125—150	60—90
2— 4 Jahre	50—75	150—200	60—90
4— 8 Jahre	75—100	150—300	90—120
8—12 Jahre	75—100	300—400	120—180
12—16 Jahre	75—100	300—400	120—180

geringfügig reduziert. Mit getrockneter Schilddrüse sollte der Wert für das proteingebundene Jod im Serum (PBJ) zwischen 5 und 8, bei Behandlung mit Thyroxin zwischen 7 und 9 μg pro 100 ml liegen (*3770*). Tabelle 3 (*1412*) gibt die ungefähre Dosierung für verschiedene Lebensalter an, ohne auf die manchmal erheblichen individuellen Besonderheiten Rücksicht zu nehmen.

f) Prognose

In den ersten Jahren der Myxödembehandlung wurden Versager ausschließlich einer zu späten oder unzureichenden Therapie zugeschrieben (*3935*, *2339*). Sicher besteht auch statistisch eine Beziehung zwischen früher und intensiver Behandlung einerseits und dem psychoneurologischen Endresultat andererseits (*2393*, *3195*). Etwa 50% der kongenitalen Athyreosen werden aber trotz einer nach

Tabelle 4

Autor	Zahl der Fälle	Des Autors Bemerkung über Art der Therapie	Ergebnisse			
			IQ < 60	60—80	80—90	> 90
D'Avignon u. Melin	22	adaequat	4	3	4	11
Topper		Therapiebeginn 2.—7. Monat	39%	psychoneurologisch unbefriedigend		
Mai u. Schaper	23	uneinheitlich		16 (IQ 38—88)		7
Smith et al.	22 Athyreosen	vor 6. Monat		12		10
	29 Athyreosen	vor 12. Monat		17		12
	50 Athyreosen	nach 12. Monat		50		0
	32 milde Hypothyreosen			19		13

heutiger Ansicht guten Behandlung keine normale Entwicklung erreichen. Darauf haben offenbar GESELL et al. (*1431*) zum erstenmal hingewiesen (*1496, 493, 861, 3910, 2534, 3536*). Die Ergebnisse langzeitiger Nachuntersuchungen von Hypothyreosen durch verschiedene Autoren haben wir in Tabelle 4 zusammengestellt.

Im allgemeinen geht wohl die Normalisierung der bioelektrischen Aktivität mit der psychoneurologischen parallel (*3910, 2534, 655*). Klinisch erkennbare Effekte auf vegetative Funktionen wie Darmmotilität, Herzfrequenzen und Hauttemperatur werden viel schneller und leichter erreicht als eine Normalisierung des Elektroencephalogramms (*1704, 3742*).

B. Die connatale Thyreotoxikose

Die Hyperthyreose ist im Kindesalter bekanntlich selten und in der Neugeborenenperiode kommt sie als permanente Erkrankung noch nicht vor. Es gibt aber eine passagere Hyperthyreose in den ersten Lebenswochen bei Kindern von Müttern mit Basedowscher Erkrankung. Sie wurde im Jahre 1912 zum erstenmal von WHITE beschrieben.

a) Ätiologie und Vorkommen

Bisher sind in der Literatur etwa 30 Fälle von passagerer Neugeborenenthyreotoxikose beschrieben. Interessanterweise kommt diese Erkrankung fast ausschließlich bei Knaben vor (*3540, 2306, 1884*). Alle Mütter hatten entweder eine aktive Hyperthyreose oder aber sie wurden erfolgreich wegen eines Morbus Basedow behandelt. Diese Behandlung bestand entweder in kontinuierlicher Zufuhr von Thyreostatica während der Schwangerschaft oder/und in einer subtotalen Thyreodektomie. Es ist also unwahrscheinlich, daß die Neugeborenenthyreotoxikose eine Folge des mütterlichen Schilddrüsenhormons ist, da ja auch die Kinder erfolgreich behandelter Mütter erkranken können. Transplacentar geht außerdem nur eine kleine Menge Thyroxin auf das Kind über (*1601, 3121, 3740, 3741*) und dieses könnte nicht für einige Wochen eine Hyperthyreose unterhalten. Auch das klassische thyreotrope Hormon des Hypophysenvorderlappens könnte, selbst wenn es diaplacentar übertragen würde, kaum für eine so lange Zeit eine Thyreotoxikose beim Kind verursachen.

In den Jahren 1956—1958 hat ADAMS ein langwirksames Thyreoidea-stimulierendes γ-Globulin im Blut von Patienten mit Hyperthyreose entdeckt. In späteren Untersuchungen hat dieser Stoff die Bezeichnung LATS (Long acting thyroid stimulator) erhalten und die heutige pathogenetische Vorstellung von der Neugeborenenthyreotoxikose basiert ganz auf dieser Substanz (*2626, 2627, 2628, 2629, 3333, 11, 2532*). Wir müssen annehmen, daß im Blut von 50—60% der Patienten mit Thyreotoxikose große Mengen LATS vorhanden sind. Die Unterdrückung der Schilddrüsensekretion mit Thiouracilen oder die Thyreodektomie beseitigt die Aktivität von LATS nicht. Frauen mit verminderter Schilddrüsenaktivität nach Operation oder Thyreoditis können ausnahmsweise sogar besonders hohe LATS-Titer haben (*511*). Auf diese Weise wird erklärbar, warum auch Kinder von Müttern mit erfolgreich behandelter Hyperthyreose oder vielleicht sogar gerade diese an einer Neugeborenenthyreotoxikose erkranken können. Das Thiouracil, der Mutter während der Schwangerschaft gegeben, geht auf das

Kind über und unterdrückt seine Schilddrüsenaktivität (*4093*). Unter dem Einfluß des kindlichen TSH und des mütterlichen LATS bildet sich in utero eine Struma. Nach der Geburt fällt der hemmende Einfluß der Thiouracile weg und das Vollbild der Thyreotoxikose tritt unter dem Einfluß des langwirkenden Schilddrüsenstimulators (LATS) in Erscheinung (*3433*). LATS ist ein 7 s-γ-Globulin, das die Placenta durchdringt und beim Kind eine Halbwertszeit von 20—30 Tagen haben dürfte (*187*, *4159*, *1462*, *2245*). Damit wird die 3—6 Wochen lange Dauer der Erkrankung beim Neugeborenen verständlich (*3618*).

b) Klinische Symptome

Die Kinder haben oft schon bei der Geburt eine Struma, oder sie entwickelt sich während der ersten Lebenstage (*1473*). Auch die übrigen klinischen Symptome werden manchmal erst während der ersten Lebenswochen deutlich. Offenbar ist das Geburtsgewicht der Kinder meist niedrig, einige mögen zu früh geboren sein, andere sind aber nur zu leicht für ihr Konzeptionsalter. Das von Mahoney et al. (*2532*) beschriebene Kind war offenbar dysmatur und hatte einen Blutzuckerwert von 6 mg-%. Auch Koerner (*2211*) berichtet über ein Neugeborenes

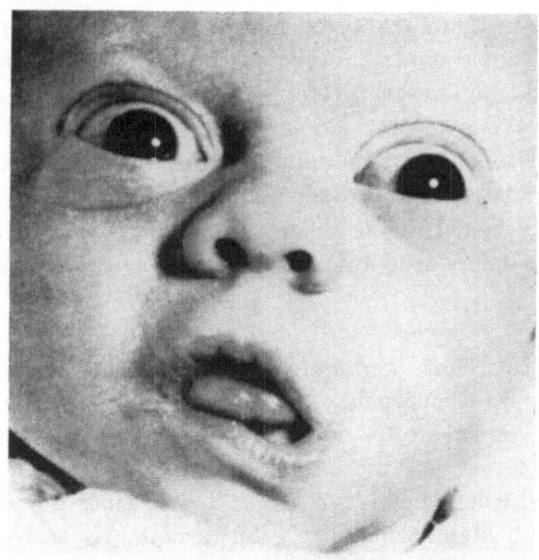

Abb. 67. Neugeborenes mit connataler Hyperthyreose. (Nach Mahoney et al., *2532*)

mit Thyreotoxikose, das einen Blutzuckergehalt von 0 mg-% direkt nach der Geburt hatte (dysmature Kinder und Hypoglykämie s. S. 253). Im übrigen sind die klinischen Symptome denen der Hyperthyreose bei älteren Kindern und Erwachsenen sehr ähnlich (Abb. 67) (*1347*, *2557*, *396*, *2397*, *2964*, *3018*, *1473*, *643*). Der Exophthalmus kann einseitig sein (*4145*), die Tachykardie des Kindes kann manchmal schon in Utero festgestellt werden, und tatsächlich hat White den ersten Fall der Neugeborenenthyreotoxikose bereits ante partum diagnostiziert. Es kann eine schwere muskuläre Herz- und sekundäre Klappeninsuffizienz mit Hepatosplenomegalie auftreten (*2784*, *1229*). Die Kinder sind ruhelos, nur ausnahmsweise lethargisch. Die Reflexe sind lebhaft, der Muskeltonus ist erhöht.

Es besteht ein Tremor, die Kinder sind hyperkinetisch. FARRECHI et al. (*1229*) haben die interessante Feststellung gemacht, daß die neurologische Entwicklung der Neugeborenen mit Hyperthyreose beschleunigt sein kann. Leider geben die Autoren keine Einzelheiten ihrer neurologischen Befunde an. Das von ihnen beobachtete Kind hatte zur Zeit der termingerechten Geburt ein neurologisches Entwicklungsalter von 48 Wochen (8 Wochen nach der termingerechten Geburt). Die Knochenkernentwicklung entsprach einem Konzeptionsalter von 52 Wochen (3 Monate Lebensalter). Theoretisch bedeutungsvoll wäre das Studium der bio elektrischen Hirnentwicklung bei Neugeborenen mit Hyperthyreosen.

Gelegentlich sind bei hyperthyreoten Neugeborenen Mißbildungen beobachtet worden (*2593, 1690*).

c) Therapie

Die meisten der hier zitierten Autoren empfehlen eine Behandlung mit Lugolscher Lösung, falls die Symptome deutlich oder gar bedrohlich sind. Soweit wir sehen, haben nur ROSENBERG et al. (*3333*) mit Jod und Reserpin keine Besserung gesehen. STANBURY u. CHAPMAN (*3770*) halten eine spezifische Behandlung der passageren neonatalen Thyreotoxikose für unnötig. 30 mg Kaliumjodid täglich, 10 Tage lang, werden von LEWIS und MACGREGOR (*2397*) empfohlen. MAHONEY et al. (*2532*) gab dreimal einen Tropfen gesättigte Kaliumjodidlösung (das sind 150 mg täglich) und außerdem 0,1 mg/kg/Tag Reserpin. Einige Kinder wurden auch über 8—12 Wochen mit Thiouracilen, zunächst 5, später 1,25 mg/Tag behandelt (*2397*). Das ist meistens unnötig. Kurze Perioden extremer Ruhelosigkeit kann man mit Barbituraten oder Chloralhydrat überbrücken. Nicht selten wurde Digitalis gegeben. Indikation und Problematik der Behandlung der Neugeborenenhypoglykämie wurde auf S. 254 ausführlich besprochen.

d) Prognose

Die Prognose ist nicht ungünstig. Die Symptome verschwinden meistens innerhalb der ersten 6 Lebenswochen, spätestens nach 10 Wochen. Der Exophthalmus ist allerdings länger, oft bis zum Ende des ersten Lebensjahres erkennbar. In der Literatur fanden wir die Berichte über 5 Neugeborene, die mit einer Thyreotoxikose gestorben sind (*4145, 3540, 3283*). Eines davon hatte sicher, ein weiteres wahrscheinlich zusätzlich eine geburtstraumatische Hirnschädigung. Die Letalität liegt also unter 10%. FARRECHI et al. (*1229*) fanden bei einer Bearbeitung der Literatur, daß 7 von 22 hinreichend ausführlich beschriebenen Fällen eine kardiale Dekompensation hatten.

VIII. Erkrankungen des peripheren motorischen Neurons und der Muskulatur

A. Einleitung

Genetisch, ätiologisch und anatomisch bilden die Krankheiten des spinalen Motoneurons und der Muskulatur eine sehr heterogene Gruppe. Sie sollen trotzdem aus zwei Gründen in einem gemeinsamen Kapitel besprochen werden.

1. Die anzuwendenden Untersuchungsmethoden sind bei allen diesen Erkrankungen die gleichen. Die Beurteilung der reflektorischen Aktivierbarkeit und

der Grundinnervation des Muskels (Muskeltonus s. S. 35) bilden den Ausgangspunkt und beinhalten eventuell die Indikation zu weitergehenden Untersuchungen. Bei Verdacht auf das Vorliegen einer Erkrankung der Vorderhornzelle oder der Muskulatur ist ein Elektromyogramm indiziert. Diese Krankheiten bilden die Domäne der elektromyographischen Diagnostik (s. S. 75). Sollte auf Grund der Anamnese, der klinischen Symptomatologie und des Elektromyogramms eine sichere Diagnose nicht möglich sein, ist die Muskelbiopsie auch in der Neugeborenenperiode indiziert. Nach sorgfältiger, eventuell mehrfacher elektromyographischer Untersuchung ist sie allerdings nur selten notwendig. Der Vorteil einer sicheren Diagnose ist aber für die weitere Betreuung dieser Kinder und für die genetische Beratung der Eltern so groß, daß man in unklaren Fällen nicht auf die Muskelbiopsie verzichten sollte.

2. Die klinischen Symptome beider Krankheitsgruppen sind gerade in der Neugeborenenperiode oft gleich oder ähnlich. Bei einigen Erkrankungen ist die Einordnung bisher nicht gelungen. Das Leitsymptom der ganzen Krankheitsgruppe ist ein abnorm veränderter Muskeltonus (s. S. 102). Von nur ganz wenigen Ausnahmen abgesehen sind Neugeborene mit Erkrankungen der spinalen Motoneurone oder der Muskulatur hypoton. Die Hypotonie ist aber in der Neugeborenenperiode auch ein häufiges Symptom supraspinaler Erkrankungen des Nervensystems. Schließlich kann die primäre Ursache der Skeletmuskelhypotonie auch außerhalb des Nervensystems liegen. In der Tabelle 7 haben wir die sehr heterogene Gruppe der Skeletmuskelhypotonien in Anlehnung an Arbeiten von Zellweger (*4302*), Paine (*2971*) und Sedgwick und Yamazaki (*3438*) und Rabe (*3186*) zusammengestellt.

Das Bemühen um Vollständigkeit mindert den praktischen Wert solcher Tabellen. Differentialdiagnostisch machen die meisten dieser Erkrankungen keine Schwierigkeiten, da die Anamnese oder sonstige klinische Befunde die Diagnose sofort erlauben. Auch haben wir absichtlich einige der von den genannten Autoren angeführten Erkrankungen ausgelassen, z.B. die Arthrogryposis multiplex, weil die Hypotonie, wenn überhaupt vorhanden, ganz hinter dem führenden Symptom zurücktritt. In der Abb. 68 haben wir die Lokalisation der Erkrankungen des spinalen motorischen Systems halbschematisch wiedergegeben.

In der angelsächsischen Literatur werden hypotone Neugeborene oft als floppy infants bezeichnet. Dieser Terminus ist als Sammelbegriff ebenso unnötig wie die „amyotonia congenita Oppenheim“ (s. S. 143). Hypotonie ist ein gut definierter syndromatologischer Begriff (s. S. 102). Notwendige Ergänzungen führen dann oft schon nahe an die Diagnose. Besser als die entmutigende Tabelle 5 eignet sich deshalb folgende Klassifizierung der Hypotonie für klinische Belange.

1. Hypotonien, deren Einordnung durch andere klinische Befunde leicht gelingt und die deshalb differentialdiagnostisch meist nicht zur Diskussion stehen (z.B. Elektrolyt- und endokrine Erkrankungen, Kernikterus, Darmresorptionsstörungen und Avitaminosen, Chromosomenanomalien, Herz- und Lungenerkrankungen etc.).

2. Hypotonien mit Lähmungen und Muskelatrophien

a) mit erhaltenen phasischen Muskeleigenreflexen (z.B. bei vielen Myopathien),

b) mit Areflexie (z.B. bei vielen Erkrankungen der Vorderhornzellen und des peripheren Nerven).

Tabelle 5. *Die Ursachen der Skeletmuskelhypotonie im ersten Lebensjahr*

1. Chromosomenanomalien
   a) Mongolismus
   b) Trisomie 18 } (gelegentlich auch hyperton)
   c) Trisomie 15 }

2. Erkrankungen primär außerhalb des Zentralnervensystems
   a) Unterernährung und Malabsorption
   b) Vitamin D und C-Mangel
   c) Hypothyreose (s. S. 122)
   d) Hypophyseninsuffizienz
   e) Hepatopathien
   f) Nephropathien, speziell und besonders ausgeprägt solche, die mit Hypernatriämie und Acidose einhergehen (s. S. 343)
   g) Elektrolytstoffwechselstörungen, Hypermagnesiämie, Hypercalcämie, Hypokaliämie (s. S. 338, 359 und 364)
   h) Kardiopulmonale Erkrankungen

3. Encephalo- oder Encephalomyelopathien
   a) Encephalitiden und Meningo-Encephalomyelitiden (Toxoplasmose (s. S. 431)
   b) Atonische cerebrale Kinderlähmung
   c) Congenitale Chorea und cerebellare Ataxie
   d) Kernikterus (s. S. 369)
   e) Morbus Tay Sachs (s. S. 121)
   f) Familiäre Dysautonomie (RILLEY-DAY)
   g) Tumoren (s. S. 233)

4. Myelopathien
   a) Poliomyelitis und andere Myelitiden (s. S. 396)
   b) Rückenmarksverletzungen und Tumoren (s. S. 322)
   c) Bulbospinale Muskelatrophien (s. S. 135)

5. Neuropathien
   a) Polyneuropathie (s. S. 144)
   b) Nervenverletzungen (s. S. 324)

6. Erkrankungen der neuromuskulären Synapse
   a) Myasthenie (s. S. 144)
   b) Hypermagnesiämie (s. S. 364)

7. Myopathien
   a) Konnatale Myodystrophien (s. S. 159)
   b) Seltene Myopathien, die auch nicht regelmäßig zu deutlicher Hypotonie führen (central core und nemaline disease, Myopathie mit Mitochondriendysplasie (SHY-GONATAS) myotubular myopathie (s. S. 162)
   c) Myositis und Polymyositis (s. S. 165)
   d) Glykogenspeicherkrankheiten
      Typ II und III (s. S. 172 und 176)

8. Die bisher nicht klassifizierten Muskelhypoplasien (KRABBE/WILSON) (s. S. 177)

9. Erkrankungen der Knochen, Gelenke und Bänder
   a) Osteomyelitis einschl. Lues
   b) Ehlers-Danlos-Syndrom
   c) Arachnodaktylie
   d) Congenitale Sehnen- und Bänderanomalien
   e) Osteogenesis imperfecta

3. Hypotonien mit Zeichen supraspinaler Affektion des Nervensystems (z. B. Krämpfe, geistige Entwicklungsstörung, Chorea, eindeutig pathologische EEG- und PEG-Befunde oder positive Transillumination).

Ob es, abgesehen von den angeführten Erkrankungen, eine „idiopathische Hypotonie“ gibt, möchten wir bezweifeln, aber als Rarität nicht ausschließen (*4066*, *4067*). In solchen Fällen lassen wir die Diagnose offen und bauen sie nicht auf zweifelhafte EMG- oder Biopsiebefunde. Nach Monaten oder Jahren zeigt sich dann oft eine supraspinale Ursache der Erkrankung. In anderen Fällen entwickelt sich das Kind normal, und wir sind unsicher, ob es sich dann nicht um eine noch normale Variante des Muskeltonus gehandelt hat. Schließlich mögen ganz seltene Ausnahmefälle mit unklarer Hypotonie zurückbleiben, bei denen wir in Zukunft durch Elektronenoptik und Histochemie neue Bilder der Muskelpathologie kennenlernen werden.

Die Begriffe neurogene und myogene Muskelatrophie sowie Muskeldystrophie sollen definiert werden: Eine Erkrankung oder Verletzung der spinalen Motoneurone, d.h. der Vorderhornzellen oder eines peripheren motorischen Nerven, führt zur neurogenen Atrophie derjenigen Muskelzellen, die von diesen Vorderhornzellen und motorischen Nervenfasern innerviert werden. Stets sind also ganze motorische Einheiten atrophisch. Die neurogene Atrophie ist immer auf bestimmte Innervationsgebiete, auf eine Ein- oder Vielzahl von motorischen Einheiten beschränkt. Bei Erkrankungen oder Verletzungen der Nerven entspricht die Atrophie seinem Ausbreitungsgebiet, bei einer Affektion der motorischen Vorderhornzellen ist die Atrophie segmental angeordnet. Eine Muskeldystrophie dagegen ist eine Erkrankung der Muskelzellen selbst. Ihr Befall ist nicht begrenzt auf motorische Einheiten, auf Ausbreitungsgebiete motorischer Nerven oder auf Rückenmarkssegmente. Auch die Muskeldystrophie führt zum Schwund der Muskulatur. Bei dieser myogenen Atrophie sind aber im Gegensatz zur neurogenen die atrophischen Muskelzellen unregelmäßig angeordnet. Auf diesem wichtigen Unterschied beruht die elektromyographische und auch die muskelbioptische Diagnostik, er sollte also auch in unserer Nomenklatur immer klar zum Ausdruck kommen.

B. Die Erkrankung der motorischen Vorderhornzellen, die bulbospinalen Muskelatrophien

Wie aus dem Schema der Abb. 68 ersichtlich, kann man zur Zeit drei verschiedene Formen von bulbospinaler Muskelatrophie unterscheiden.

1. die infantile Form Typ Werdnig-Hoffmann;
2. die juvenile Form Typ Kugelberg-Welander;
3. die progressive Bulbärparalyse.

In der Neugeborenenperiode kommt im allgemeinen nur der Typ Werdnig-Hoffmann vor. Wir werden aber zeigen, daß dieser Typ keine Einheit darstellt und daß gelegentlich auch die infantile Form der spinalen Muskelatrophie Anleihen bei Typ 2 und 3 macht. Immer handelt es sich um eine fortschreitende degenerative Erkrankung der motorischen Vorderhornzellen im Rückenmark und bzw. oder in der Medulla oblongata.

Die Erkrankungen des peripheren motorischen Neurons und der Muskulatur im Kindesalter

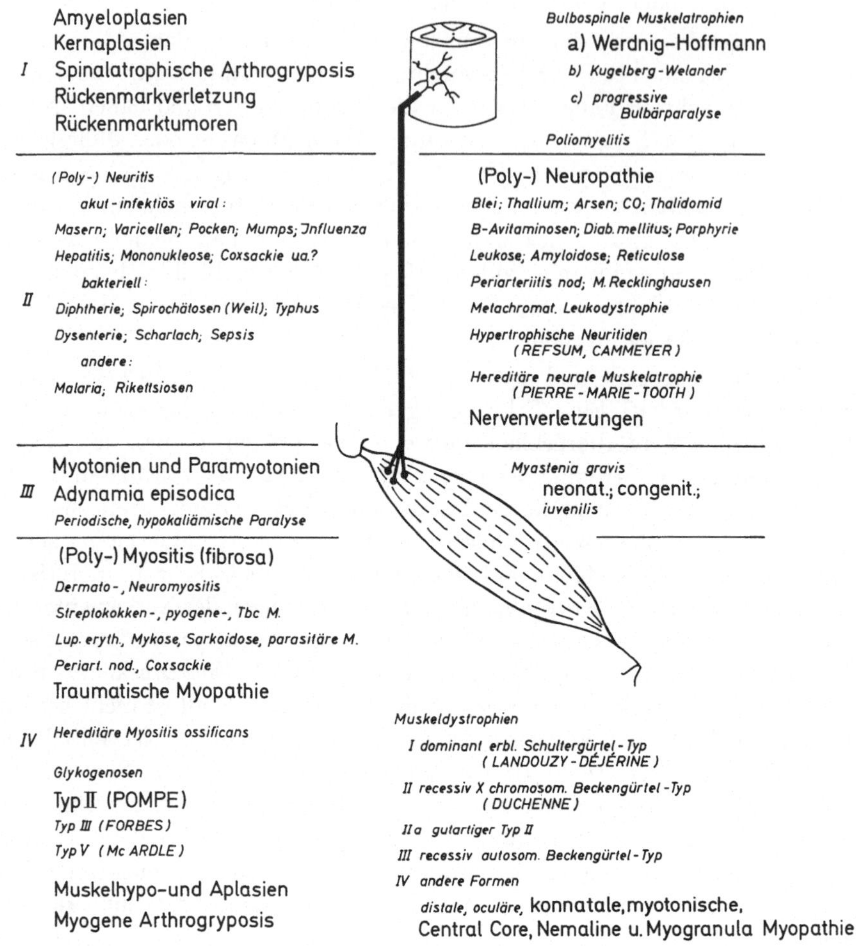

Abb. 68. Erkrankungen des peripheren motorischen Neurons und der Muskulatur. Durch steilen Druck sind diejenigen Krankheiten gekennzeichnet, die bereits in der Neugeborenenperiode vorkommen

Morbus Werdnig-Hoffmann

a) Ätiologie und Genetik

Es handelt sich um eine erbliche Erkrankung. SCHIMKUS (*3675*) sowie THIEFFRY et al. (*3873*) haben in 25 resp. 33% der Fälle wenigstens ein erkranktes Geschwister gefunden und HANHART (*1675*) konnte bei 6 von 14 Ehen mit erkrankten Kindern Blutsverwandtschaft nachweisen. Beide Geschlechter sind gleich häufig betroffen. Diese Befunde sind typisch für recessiv autosomalen Erbgang. Da einige der publizierten Serien von diesen Regeln abweichen, hat BECKER (*232*) die Möglichkeit erörtert, daß die infantile spinale Muskelatrophie Werdnig-Hoffmann genetisch nicht einheitlich ist. Für die eugenische Beratung der Eltern kann jedoch Recessivität zugrunde gelegt werden. Eltern mit einem erkrankten Kind muß man also darauf hinweisen, daß 25% ihrer Kinder erkranken oder, daß mindestens 75% gesund sind. 50% sind potentielle Überträger des Gens. Für sie ist aber die Gefahr kranker Kinder gering, wenn sie Konsanguinität vermeiden (*570*).

b) Pathologische Anatomie

1. Medulla spinalis et oblongata. Die Zahl der motorischen Vorderhornzellen ist vermindert (Abb. 69). Die vorhandenen Zellen sehen nur teilweise normal aus, andere sind geschrumpft, wieder andere geschwollen mit Verlust der Nissl-Substanz (*14*). Daneben sieht man gelegentlich Neuronophagie und Gliawucherung.

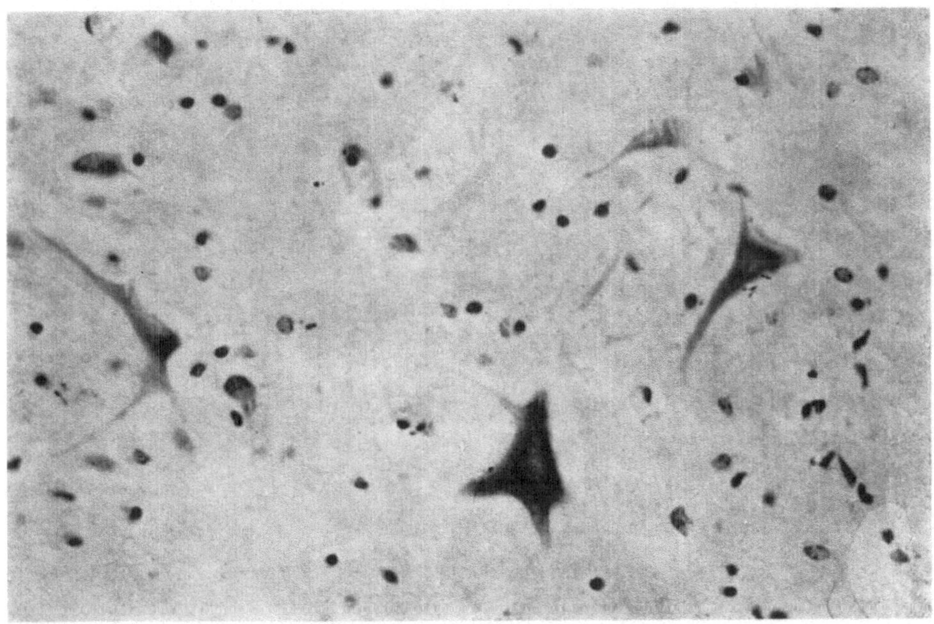

Abb. 69. Rückenmark eines Kindes mit Werdnig-Hoffmannscher Erkrankung. Das Kind hatte bereits unmittelbar nach der Geburt eine Hypotonie und Areflexie. Es verstarb im Alter von 2 Jahren. Die Rückenmarksektion zeigte den Schwund der motorischen Vorderhornzellen mit Atrophie der Vorderwurzeln

Die Vorderwurzeln sind entsprechend der geringen Motoneuronenzahl dünn. Radermecker (*3191, 3192*) hat zusätzlich degenerative Veränderungen im Tractus cerebello-spinalis und in einer Familie mit mehreren Werdnig-Hoffmann-Probanden einen Fall von cerebellärer Hypogenesie gefunden. Da von Norman und Kay (*2895*) ein weiterer Fall mit degenerativen Veränderungen im Cerebellum, im Thalamus und in den Vorderhörnern des Rückenmarks beschrieben wurde, ist die Annahme berechtigt, daß sich vielleicht hinter einigen Fällen von Morbus Werdnig-Hoffmann komplexere heredogenerative Veränderungen verbergen, die aber klinisch wegen der peripheren motorischen Ausfälle nicht recht sichtbar werden.

2. Die Muskulatur. Der entscheidende lichtmikroskopische Befund ist die felderförmige, den motorischen Einheiten entsprechende Atrophie der Muskelfasern (Abb. 70) (*856, 3549, 3550, 4224*). Offenbar beginnen die Veränderungen mit einer Schwellung und mit einer relativen oder absoluten Vermehrung der Zellkerne, dem eine Verschmälerung der Muskelfasern infolge fortschreitenden Fibrillenschwunds folgt (*4095, 3447*). Zwischen den denervierten atrophischen Einheiten sind die intakten hypertrophiert. Engel (*1172*) sowie Fenichel und Engel (*1246*) haben diesem bereits lange bekannten Befund in den letzten Jahren eine neue Beobachtung hinzugefügt. Bestimmte Muskelfasern zeigen nach Denervierung konzentrische Veränderungen der Cytoarchitektur. Sie bilden sog. targetfibers. Die einzelnen Ringe der Schießscheibe weisen spezielle histochemische Merkmale auf. In der inneren Zone ist keine Querstreifung mehr sichtbar, die AT-Pase und Mitochondrienoxydase-Aktivität ist erloschen. In der nächstfolgen-

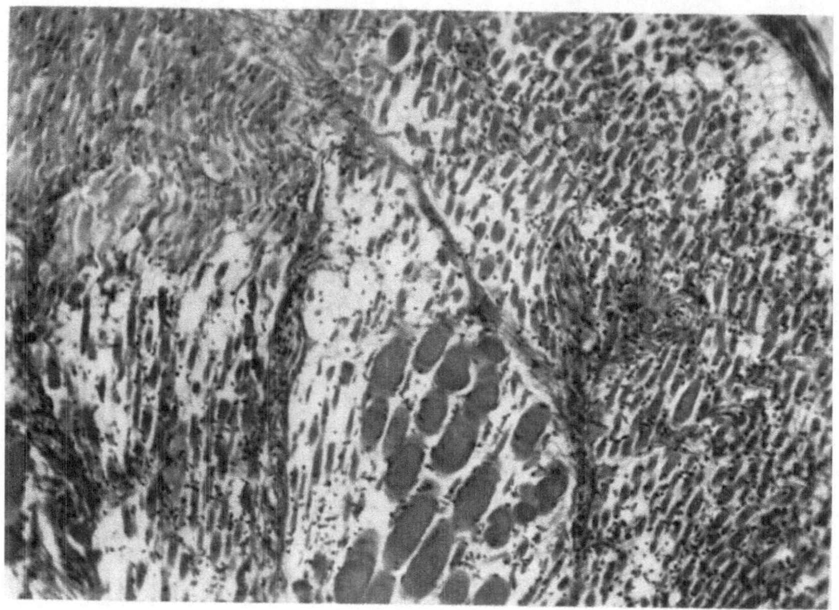

Abb. 70. Muskulatur eines Säuglings mit Morbus Werdnig-Hoffmann. (Archiv Dr. D. Seitz, Universitäts-Nervenklinik, Göttingen)

den und mittleren Schicht ist die Querstreifung noch schwach erhalten, der Fermentgehalt wechselt. In der äußeren Schicht schließlich sind die Struktur und die cytochemische Aktivität normal. Umwandlungen im Sinne von Schießscheibenzellen fanden die Autoren nur in den sog. Typ I-Muskelzellen. Diese Typ I-Muskelzellen sehen rot aus, sind leicht durch Hämatoxillin anfärbbar, haben hohe Succinyldehydrogenase- und Oxydase-, aber niedrige Phosphorylaseaktivität und geringen Glykogengehalt. Ihre Kontraktionsgeschwindigkeit ist langsam. Typ II-Muskelzellen sind blasser, manchmal fast weiß (Brustmuskulatur der Vögel). Sie haben niedrige Succinyldehydrogenase- und Oxydase-, aber hohe Phosphorylaseaktivität und viel Glykogen. Ihre Kontraktionsgeschwindigkeit ist groß. Fenichel u. Engel (*1246*) fanden, daß nur die Typ I-Fasern bei der spinalen Muskelatrophie betroffen sind, sie sind entweder atrophisch oder kompensatorisch hypertrophiert. Die Typ II-Fasern waren wenig oder nicht befallen. Dubowitz (*1062*) fand genau das Gegenteil: Atrophische Fasern waren enzymatisch heterogen. Hypertrophierte Fasern waren fast ausschließlich vom Typ II. Die Differenzierung der Muskelzellen in Typ I und II erfolgt um die 26. Schwangerschaftswoche (s. S. 25). Da der denervierte Muskel beim Morbus Werdnig-Hoffmann bereits differenziert ist, glaubt DUBOWITZ, daß der Krankheitsprozeß nach der 26. Schwangerschaftswoche einsetzt. Diese Annahme setzt voraus, daß der denervierte Muskel sich nicht mehr in Typ I und II differenzieren kann. Diese Voraussetzung ist unbewiesen, aber wahrscheinlich (s. S. 26).

3. Die Nervenendigungen. Die normale und pathologische Anatomie der motorischen und der sensiblen Nervenendigungen wurde von COERS und WOOLF (*711*) monographisch dargestellt. Bei der spinalen Muskelatrophie findet man spindelförmige Auftreibung der Neuriten mit einer großen Zahl von Aussprossungen der Nervenfasern, was in der angelsächsischen Literatur als sprouting bezeichnet wird und in Abb. 71 dargestellt ist. Erfolgt der Untergang der motorischen Vorderhornzellen nicht zu schnell, dann gelingt es den Sprossen, benachbarte Muskelfasern zu reinnervieren. Dabei werden plumpe, recht komplexe Endplattenstrukturen gebildet.

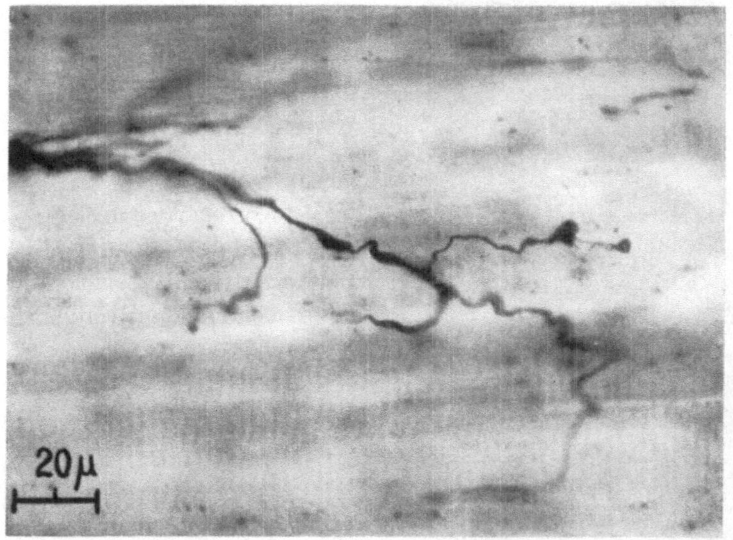

Abb. 71. Aussprossung von Nervenendigungen (axonal sprouting) bei Morbus Werdnig-Hoffmann. (Nach COERS u. WOOLF, *711*)

c) Pathologische Physiologie

Der Untergang der motorischen Vorderhornzellen, die Atrophie der denervierten motorischen Einheiten zusammen mit nur mangelhafter Reinnervation durch noch intakte Motoneurone bedingen die Abnahme der Muskelkraft. Gleichzeitig oder schon vorher als Frühsymptom sind die Muskeleigenreflexe erloschen, da die Vorderhornzelle mit ihren Neuriten ja den zentralen und den efferenten Anteil des Reflexbogens darstellt (s. S. 28). Da der elektromyographisch registrierte Reflex oft früher und stärker abgeschwächt ist als die Abnahme der Muskelkraft erwarten läßt, glauben wir, daß auch bei den anatomisch noch intakten Motoneuronen die synaptische Erregungsübertragung schon gestört ist (*3738*, *3736*). Darin liegt ein wesentlicher Unterschied zum Reflexverhalten bei den primär myogenen Erkrankungen, bei denen die Reflexe, verglichen mit der Muskelkraft, länger erhalten sind. Die wichtigsten pathophysiologischen Befunde ergeben sich aus der Denervierung motorischer Einheiten sowie der Bildung von Rieseneinheiten durch Hypertrophie und Reinnervation. Im Elektromyogramm (s. S. 75) sieht man als Ausdruck der Denervierung bei Innervationsstille Fibrillieren und Fasciculieren. Innerviert das Neugeborene den untersuchten Muskel, ist das Aktionspotentialbild stark gelichtet, ein elektrisches Abbild der pathologischen Anatomie mit seiner felderförmigen Atrophie der motorischen Einheiten. Die einzelnen Aktionspotentiale sind breit und polyphasisch, ein elektrisches Korrelat der noch intakten Einheiten, die durch Hypertrophie und Mitinnervation benachbarter Muskelzellen zu Rieseneinheiten geworden sind.

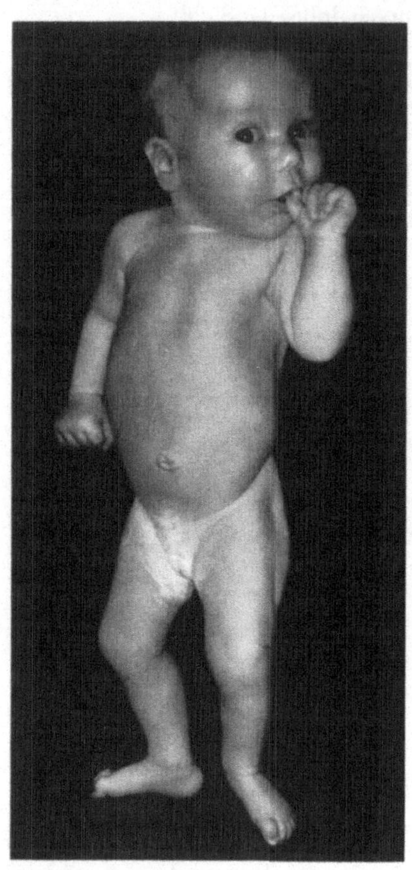

Abb. 72. 6 Wochen altes Kind mit Werdnig-Hoffmannscher Erkrankung. Typisch sind die fehlende Beugehaltung der Arme und der Beine, die Thoraxasymmetrien und die Muskelatrophien, beginnend im Schulter- und Beckengürtelbereich

d) Klinische Symptome

Werdnig (*4127*, *4128*) sowie Hoffmann (*1860*, *1861*, *1862*) haben das klinische Bild und auch schon wesentliche Teile des Verlaufes erstmals beschrieben. Gelegentlich gibt die Mutter an, daß sie nur wenig Kindsbewegungen gespürt habe oder daß diese gegen Ende der Schwangerschaft schwächer wurden. Das Neugeborene bewegt sich nur wenig. Die Haltung entspricht der junger Frühgeborener (Abb. 72): Die Beine liegen ausgestreckt oder außenrotiert in Hüft- und Kniegelenken leicht gebeugt auf der Unterlage. Auch die Arme sind gestreckt oder lassen sich gestreckt auf die Unterlage legen. Das „Recoil“ im Ellenbogengelenk (s. S. 37) ist kraftlos oder fehlt. Der Widerstand gegen passive Bewegung ist herabgesetzt, die tonisch-myotatischen Reflexe sind erloschen und die Muskeleigenreflexe abgeschwächt oder ebenfalls erloschen. Manchmal bestehen schon in der Neugeborenenperiode leichte Kontrakturen der Finger und Füße. Sehr charakteristisch ist die Atmung verändert. Das Zwerchfell ist besser erhalten als die übrige Muskulatur. Das Abdomen wölbt sich deshalb bei jeder Inspiration stark vor, während der Thorax dabei zusammenfällt. Da die bulbäre Muskulatur im Frühstadium meist nicht oder wenig betroffen ist, sucht man vergebens nach pathologischen Fibrillationen auf der Zunge, ein Befund, der außerdem durch die physiologischen Fibrillationen beim Neugeborenen in seiner nosologischen Wertigkeit stark eingeschränkt ist. Auch Fasciculationen sind unter dem gut entwickelten Unterhautzellgewebe des Neugeborenen meist nicht zu sehen. Man sollte aber die Daumen- und Kleinfingerballen sorgfältig daraufhin absuchen. Bei etwas älteren Kindern sieht man gelegentlich einen grobschlägigen Intentionstremor.

Der Verlauf hat sich als nicht einheitlich erwiesen und deshalb haben BRAND (*433*) sowie BYERS u. BANKER (*570*) eine zweckmäßige klinische Unterteilung der Werdnig-Hoffmannschen Erkrankung vorgenommen.

1. Connatale oder solche Formen, die sich in den ersten 2 Monaten entwickeln.
2. Formen mit einem Erkrankungsalter zwischen 2 und 12 Monaten.
3. Formen, die sich erst nach dem 1. Lebensjahr entwickeln.

Diese drei Gruppen entsprechen nicht unbedingt verschiedenen pathologischen Genen. DUBOWITZ (*1062*) konnte z.B. in einer Familie verschiedene Verlaufsformen beobachten. Andere Autoren haben allerdings betont, daß das klinische Bild und der Verlauf bei verschiedenen Patienten derselben Familie ähnlich ist (*433*, *1676*, *570*, *3873*). Patienten der Gruppe 3 können vorübergehend sitzen oder sogar stehen lernen und 6—8 Jahre alt werden. Der Verlauf solcher Fälle gleicht der juvenilen Form der spinalen Muskelatrophie vom Typ Kugelberg-Welander (*4223*, *2276*). Die juvenile spinale Muskelatrophie wurde 1952 auf dem skandinavischen Neurologen-Kongreß und 1954 auf der Jahrestagung der deutschen Gesellschaft für Neurologie von KUGELBERG u. WELANDER (*2276*) erstmals den Neurologen als Krankheitseinheit vorgestellt. Erst nach 1955 wurde sie weltweit bekannt. In allen früheren Publikationen mußte man mit der Möglichkeit rechnen, daß besonders langsame Verlaufsformen der spinalen Muskelatrophie — irrtümlich als Morbus Werdnig-Hoffmann diagnostiziert — eine Kugelberg-Welandersche Erkrankung gewesen sind. Auf Grund sehr überzeugender Familienbeobachtungen vertritt aber DUBOWITZ die Meinung, daß nicht nur die verschiedenen Verlaufsformen des Werdnig-Hoffmann, sondern auch diese und der Morbus Kugelberg-Welander eine Krankheitseinheit darstellen. Der Morbus Werdnig-Hoffmann beginnt im allgemeinen in den Lumbosacralsegmenten. Die Krankheit ist deshalb im Beginn, den man nur selten zu sehen bekommt, auf den Beckengürtel beschränkt. Schnell werden Rumpf und Schultergürtel — etwas langsamer die distalen Extremitätenmuskeln — befallen. Die Hirnnervenkerne werden erst spät in den myatrophischen Prozeß miteinbezogen. CORNELIA DE LANGE (*914*) hat darauf hingewiesen, daß die Bulbärparalyse deshalb vorwiegend bei denjenigen Kindern gefunden wird, die einen langdauernden Krankheitsverlauf zeigen und nicht schon in den ersten Jahren sterben. Wir sahen aber zwei Kinder, die bei der Geburt eine Lähmung des VII. und X. Hirnnerven hatten, was zunächst als Kernaplasie mißdeutet wurde. Die Erkrankung war in kraniocaudaler Richtung langsam progredient. Eines der Kinder starb im Alter von 7 Jahren nach rezidivierenden Pneumonien. Das andere ist 4 Jahre alt, kann stehen und laufen, kann sich aber nicht vom Liegen aufrichten oder Treppensteigen. In diesen beiden Fällen wird der oben zitierte Übergang zur progressiven Bulbärparalyse sichtbar, die sonst nur mit und ohne spinale Beteiligung bei älteren Kindern vorkommt (*1827*, *1236*, *2462*, *383*).

e) Differentialdiagnose

1. Hypotonien bei schweren Allgemeinerkrankungen der Lunge, des Herzens, bei Elektrolytstoffwechselstörungen (s. S. 327) und bei Icterus gravis (s. S. 369).

2. Generalisierte Hypotonien bei Chromosomenanomalien (s. S. 198).

3. Hypotonien bei supraspinalen Erkrankungen des Zentralnervensystems (s. S. 298).

4. Myasthenia neonatorum (s. S. 144).

5. Connatale Myopathien, Myodystrophie (s. S. 159), Myositis (s. S. 165), Glykogenose (s. S. 174).

6. Die chronische Neuritis (s. S. 144).

7. Geburtstraumatische Rückenmarksschäden (s. S. 322).

Vor einer Verwechslung mit den Gruppen 1—3 schützt im allgemeinen schon die klinische Untersuchung, auch sind die Muskeleigenreflexe bei diesen Erkrankungen meist erhalten, wenn auch die tonisch-myotatischen Reflexe erloschen und die Kinder stark hypoton sein können. Das Elektromyogramm sollte fast immer in der Lage sein, eine spinale von einer supraspinalen Hypotonie zu unterscheiden. Im Gegensatz zu der Auffassung erfahrener Muskelpathologen können wir anhand unserer Patienten begründet die Meinung vertreten, daß zur Abtrennung einer infantilen spinalen Muskelatrophie von supraspinalen und myopathischen Hypotonien im Kindesalter die Muskelbiopsie im allgemeinen entbehrlich ist. Bei sehr langsam fortschreitenden Frühfällen kann das Elektromyogramm einmal versagen. Dann aber empfiehlt es sich, die Untersuchung zu einem späteren Zeitpunkt zu wiederholen, da in solchen Fällen oft auch die Muskelbiopsie unsichere Resultate gibt. Auf eine Myasthenia neonatorum weist die mütterliche Erkrankung hin. Die Differentialdiagnose gegenüber den connatalen Myopathien ist ohne die Elektromyographie sehr schwierig. Das Elektromyogramm kann den Verdacht auf das Vorliegen einer Myopathie wecken. Sieht man im Elektromyogramm schmale Myopathiepotentiale bei einem Neugeborenen mit generalisierter Hypotonie, ist eine Muskelbiopsie angezeigt. Nur mit Hilfe der bioptischen Untersuchung wird — manchmal — die weitere Differenzierung in Myositis oder Dystrophie gelingen, vor allem aber wird man die Glykogenose erkennen. Es kann allerdings kaum genug betont werden, daß bei Säuglingen viel zu häufig von elektromyographischen Untersuchern, die an Erwachsene gewöhnt sind, der Verdacht auf einen myopathischen Prozeß geäußert wird, weil die Muskelzellen und die motorischen Einheiten noch klein sind. Seitz (*3448*) betont, daß aus denselben Gründen die gleiche Fehldiagnose bei der bioptischen Untersuchung der Muskulatur eines Neugeborenen möglich ist. Die chronische Polyneuritis, eine sehr seltene Erkrankung in der Neugeborenenperiode, befällt im Gegensatz zum Morbus Werdnig-Hoffmann im allgemeinen zunächst und vor allem die distalen Muskelgruppen. Man erwartet einen erhöhten Eiweißgehalt im Liquor. Elektromyographisch gelingt die Abgrenzung vielleicht durch die Bestimmung der Nervenleitungsgeschwindigkeit. Geburtstraumatische Rückenmarksschäden können im Stadium des spinalen Schocks mit kompletter Muskelatrophie einer spinalen Muskelatrophie ähnlich sein. Diese Kinder sind aber akut lebensbedrohlich krank, hatten eine traumatisierende Geburt und haben im Gegensatz zum Morbus Werdnig-Hoffmann einen pathologischen Liquorbefund.

f) Prognose und Therapie

Die Prognose der infantilen spinalen Muskelatrophie Werdnig-Hoffmann ist infaust. Die Kinder sterben an rezidivierenden Pneumonien, Atemlähmungen oder schweren Aspirationen. Die Lebenserwartung ist um so schlechter, je eher die Erkrankung einsetzt. Kinder der Gruppe 1, die also schon nach der Geburt oder in den ersten Lebenswochen Krankheitserscheinungen zeigen, sterben fast alle im 1. Lebensjahr. Eine wirkungsvolle Therapie ist nicht bekannt.

C. Die sogenannte Amyotonia congenita Oppenheim

Im Jahre 1900 veröffentlichte Oppenheim (*2944*) eine nur 2 Seiten lange vorläufige Mitteilung, in der er hypotone Kinder beschrieb. Die Symptomatologie paßt so genau auf die Werdnig-Hoffmannsche Erkrankung, daß man kaum daran zweifeln kann, daß er — vielleicht unter anderen — solche Kranke vor sich hatte. Leider waren ihm die bereits seit 9 Jahren vorliegenden Publikationen von Werdnig und Hoffmann jedenfalls in diesem Zusammenhang nicht geläufig. Für eine ausgiebige Studie fehlte dem Vielbeschäftigten, wie er schreibt, die Zeit. Nur in einem Punkt weicht seine Schilderung von der von Werdnig und Hoffmann ab: Oppenheim glaubte, diese Erkrankung heile aus, da er sie bei Erwachsenen noch nie gesehen habe und da Eltern gelegentlich solches berichtet hätten. Dieser Satz hat eine unheilvolle Konfusion unter den Neurologen und Pädiatern angerichtet. Man glaubte, daß es neben der spinalen Muskelatrophie mit letalem Ausgang eine Erkrankung gleicher Symptomatologie mit guter Prognose gäbe. Die Konfusion wurde noch größer, als einige Autoren unterstellten (*210*), daß der Morbus Oppenheim im Gegensatz zum Morbus Wernig-Hoffmann eine Muskeldystrophie sei. Das paßt so wenig zu der von Oppenheim gesehenen und beschriebenen Symptomatik, daß Oppenheim selbst betont, daß seine Kinder keine Muskeldystrophiker seien. Als Ätiologie hat er zwei Möglichkeiten, eine verzögerte Entwicklung der Muskulatur oder eine solche der motorischen Vorderhornzellen erwähnt, die Muskeldystrophie aber ausdrücklich ausgeschlossen. Mehrere Autoren haben in der Folgezeit nachgewiesen, daß der Morbus Werdnig-Hoffmann und der Morbus Oppenheim identische Erkrankungen sind (*797*, *1555*, *433*, *570*). Daß die spinalen Muskelatrophien hinsichtlich ihres Verlaufs und vielleicht auch hinsichtlich ihrer Genetik keine Einheit darstellen, wurde ausführlich besprochen, ist aber nicht Inhalt der Oppenheimschen Arbeit. Seine Bemerkung über die nicht immer in gleicher Weise infauste Prognose frühkindlicher Skeletmuskelhypotonien kann als Auftakt zu jener Forschung gewertet werden, die gezeigt hat, daß neben dem Morbus Werdnig-Hoffmann viele andere maligne und mehr oder weniger gutartige connatale Hypotonien existieren. Mehrere Autoritäten haben wohl deshalb versucht, die Bezeichnung „*Oppenheim*" für eine der vielen Neuentdeckungen unter den kindlichen Hypotonien zu reservieren. Keine Lösung befriedigt, eben weil die Beschreibung Oppenheims so gut auf die Werdnig-Hoffmannsche Erkrankung paßt. Da außerdem sehr unterschiedliche Vorschläge gemacht wurden, hat die Verwirrung eher zugenommen. Um die Konfusion zu beenden und um unnötige

Fehldiagnosen und Mißverständnisse zu vermeiden, sollte man die Myatonia congenita Oppenheim in die Geschichte der Medizin verweisen, wo sie wahrlich ein interessantes Kapitel füllt.

D. Die neonatale Neuropathie

Diese Erkrankung, eine Entzündung oder ein degenerativer Abbau des peripheren Nerven, ist in der Neugeborenenperiode sehr selten. In Abb. 68 haben wir die verschiedenen Ursachen der Neuritis und der Neuropathie im Kindesalter zusammengestellt. Die meisten kommen in der Neugeborenenperiode noch nicht vor. BYERS u. TAFT (*573*) haben 4 Fälle von frühkindlicher Neuropathie unklarer Genese beschrieben, in 2 Fällen sind die Symptome schon bei der Geburt vorhanden gewesen. Das eine Neugeborene hatte bereits Fußdeformitäten, beide eine generalisierte Hypotonie. Später, als die Kinder von den Autoren untersucht wurden, hatten alle 4 erhöhte Liquoreiweißwerte. Der Verlauf war ganz langsam von distal nach proximal progredient. Histologisch beschrieben BYERS und TAFT die Neuropathie als interstitielle hypertrophische Neuritis. Das Elektromyogramm sollte in der Lage sein, bei solchen Hypotonien Muskelerkrankungen sowie die supraspinalen Ursachen der Hypotonie auszuschließen. Die Bestimmung der Nervenleitungsgeschwindigkeit (s. S. 78) ist im Augenblick die sicherste Methode, eine Neuritis klinisch zu erkennen und sie von der spinalen Atrophie (Morbus Werdnig-Hoffmann) abzugrenzen. Die Nervenleitungsgeschwindigkeit, normal in diesem Alter etwa 30 m/sec, kann auf 5 m/sec vermindert sein. Es erscheint uns wichtig darauf hinzuweisen, daß Neuritiden, vielleicht häufiger als vermutet, schon in der Neugeborenenperiode vorkommen, so daß bei allen Hypotonien der Liquor cerebrospinalis untersucht und bei Denervationszeichen im Elektromyogramm die Nervenleitungsgeschwindigkeit bestimmt werden sollte.

E. Die Erkrankungen der motorischen Endplatte
Die Myasthenia gravis

Die Myasthenia gravis ist eine Autoimmunisierungserkrankung der neuromuskulären Synapse bzw. deren Überträgerfunktion. Beim Neugeborenen müssen wir zwei verschiedene Formen unterscheiden:

1. Die Myasthenia neonatorum.
2. Die Myasthenia gravis congenita.

Zu 1. Neugeborene myasthenischer Mütter haben in etwa 10—15% vorübergehende Symptome der Erkrankung, weil ein die motorische Endplatte blockierender Stoff diaplacentar übertragen wird. Eine solche Myasthenia neonatorum wurde zuerst 1942 von STRICKROOT u. Mitarb. (*3833*) beschrieben. Die Mitteilung weiterer Fälle und zusammenfassende Darstellungen von BRYAN (*508*), TENG und OSSERMANN (*3863*), OSSERMANN (*2955*), GREER und SCHOTLAND (*1562*) und vielen anderen machten die nicht häufige, aber interessante Erkrankung vorwiegend in der angelsächsischen Literatur schnell bekannt.

Zu 2. Bei der kongenitalen Form haben bereits Neugeborene eine bleibende Myasthenie (*2387*). Die Mütter sind, von sehr seltenen Ausnahmen abgesehen, gesund. Eine solche Ausnahme hat OSSERMANN beschrieben: Ein neugeborener Junge einer myasthenischen Mutter hatte eine transitorische Myasthenie nach der

Geburt, wurde erscheinungsfrei und erkrankte im Alter von 2 Jahren mit einer bleibenden Myasthenie. Die kongenitale Form der Myasthenie ist aber eine sehr seltene Erkrankung. Im ganzen sind bisher weniger als 20 Fälle beschrieben, und die meisten dieser Diagnosen wurden noch nicht in der Neugeborenenperiode gestellt (*2050*). In einer Zusammenstellung von Rowland u. Mitarb. (*3368a*) erkrankten von 352 Patienten an einer Myasthenie nur zwei im ersten Jahr, 14 im ersten Jahrzehnt und 66 im zweiten Jahrzehnt. Danach nimmt die Häufigkeit langsam wieder ab.

a) Ätiologie und Genetik

Es ist kaum noch zu bezweifeln, daß die Myasthenia gravis eine Autoimmunisierungserkrankung darstellt. Eine solche Ursache wurde 1960 zuerst von Simpson (*3530*) vermutet wegen der häufigen Miterkrankung des Thymus, und weil gelegentlich gleichzeitig andere Erkrankungen mit Autoantikörpern (Rheumatismus, Periarteriitis nodosa, Lupus erythematodes) vorkommen. Auch hatten Nastuk u. Mitarb. (*2837*) eine Reduktion des Serumkomplementes auf 33% des Normalwertes bei Patienten mit Myasthenie gefunden. Seit 1960 wurden dann von mehreren Arbeitsgruppen in 30—50% der Fälle von Myasthenia gravis bei Erwachsenen spezifische, gegen die Skeletmuskulatur gerichtete, Antikörper nachgewiesen (*323, 1404, 3530, 1574, 982a*). Wie oben angegeben und im Kapitel Pathophysiologie weiter ausgeführt, ist die Myasthenia gravis aber nicht eine Erkrankung der Muskelzellen, sondern der Überträgerfunktion der motorischen Endplatte. Es hat deshalb nicht an Versuchen gefehlt, Autoantikörper gegen bestimmte Endplattenstrukturen nachzuweisen. Grob u. Mitarb. (*1574*) glauben, komplementbindende Antikörper gegen ein Ribonucleoprotein gefunden zu haben, das sie mit Hilfe der d-tubocurarin-Präcipitation gewonnen haben. Die Autoren glauben, daß dieses Ribonucleoprotein der Eiweißreceptor für die Überträgerstoffe der neuromuskulären Synapse darstellen. Diese Ergebnisse wurden aber bisher von anderen Autoren nicht bestätigt und Strauss (*3827*) legt besonderen Wert auf die Feststellung, daß mit der Auffindung der Autoantikörper die Pathogenese der pathophysiologisch sehr genau definierten Erkrankung nicht geklärt ist. Auch steht der Nachweis entsprechender Autoantikörper im Blut von Neugeborenen myasthenischer Mütter noch aus. Stern u. Mitarb. (*3790*) konnten zwar in einem Fall bei Mutter und Kind einen antinuclear factor, beim Neugeborenen jedoch nicht die muskelspezifischen Autoantikörper nachweisen. Problematisch bleibt auch zunächst noch der Befund von Stricker (*3832*), der nachgewiesen hat, daß die endplattenblockierenden Stoffe durch Hämodialyse aus dem Blut vorübergehend beseitigt werden konnten. Für die Autoantikörper gilt das nicht. Vielleicht müssen wir zunächst noch annehmen, daß mit der Entdeckung der muskelspezifischen Autoantikörper ein wesentlicher ätiologischer Faktor erkannt wurde, und daß die endplattenblockierenden Stoffe in noch unbekannter Weise eine Folge dieser Autoantikörper sind.

Die genetische Erforschung der Myasthenia gravis hat Hinweise dafür erbracht, daß die Erbanlage vermutlich eine gewisse Bedeutung für die Erkrankung hat, es ist jedoch kein einfacher Erbgang zu erkennen (*231*). Geschwisterfälle von vorübergehender Myasthenia gravis neonatorum kommen natürlich vor, sie sind aber auf Grund der dargelegten Pathogenese für die Erbforschung bedeutungslos. Im übrigen sind die Mitteilungen von Befall mehrerer Geschwister mit bleibender Myasthenie in der Literatur sehr spärlich. TENG und OSSERMANN (*3863*) sahen zwei Geschwisterpaare unter 300 Kranken. 500 Fälle von SCHWAB (*3747*) traten alle sporadisch auf. Die Erkrankung von Zwillingen an bleibender Myasthenie wurde bisher nicht beschrieben.

b) Pathologische Anatomie

Die anatomischen Befunde an den Nervenendigungen von Patienten mit einer Myasthenie wurden von DESMEDT (*948*) sowie von COERS und WOOLF (*711*) als eine Dysplasie mit Elongation und Verplumpung beschrieben.

c) Pathologische Physiologie

JOLLY (*2061*) und OPPENHEIM (*2945*), die beide eine sehr genaue Beschreibung der Erkrankung bei Erwachsenen gegeben haben, fanden schon die abnorm schnelle Ermüdung des Muskels bei wiederholter faradischer Reizung, was von ihnen als myasthenische Reaktion bezeichnet wurde. BUZZARD (*566*) fand, daß bei direkter Muskelreizung durch galvanische Ströme, also ohne Zwischenschaltung des Nerven, die Kontraktionskraft des myasthenischen Muskels voll erhalten ist. Befunde von BUCHTHAL und ENGBAEK (*516*), CHURCHILL-DAVIDSON und RICHARDSON (*682*) sowie GROB u. Mitarb. (*1575*) sprechen dafür, daß bei der Myasthenie die Ausbildung der Endplattenpotentiale (Physiologie der Endplatte, s. S. 22) durch eine kompetitive Hemmung der Acetylcholinwirkung gestört ist. Eine solche kompetitive Hemmung liegt auch bei der Curare-Lähmung der Endplatten vor (*3647, 1118, 628, 1604*). Es ist verständlich, daß man immer wieder im Blut der Myastheniker — bisher vergeblich — nach einem curareartigen Stoff gesucht hat. Die genaue Analyse der myasthenischen Lähmung durch intraarterielle Injektionen von Acetylcholin und anderen depolarisierenden Substanzen vor und nach Behandlung der Myasthenie mit Prostigmin (*682, 1575, 681*) hat es wahrscheinlich gemacht, daß die blockierende Substanz eine Cholinverbindung ist, die vielleicht aus dem qualitativ oder quantitativ gestörten Abbau des Acetylcholins resultiert. Es soll aber nicht verschwiegen werden, daß viele andere Möglichkeiten den kompetitiven, curareähnlichen Endplattenblock zu erklären, noch keineswegs sicher widerlegt sind. Zum Beispiel könnte auch ein gesteigerter und beschleunigter Abbau des freigesetzten Acetylcholins durch Cholinesterasen eine ähnliche Lähmung hervorrufen. Tatsächlich scheinen bei bestimmten, insbesondere bei den akuten Verlaufsformen der Myasthenie die Serumcholinesterasen erhöht zu sein (*476*).

Die elektromyographische Erforschung der Myasthenie hat eine abnorm schnelle Ermüdung der neuromuskulären Erregungsübertragung als Folge der partiellen Endplattenblockade aufgedeckt. Normalerweise setzt jedes Aktionspotential, das die Endaufzweigungen des motorischen Nerven erreicht, an den Vesikeln der Endkolben so viel Überträgerstoffe frei, daß die anliegenden Muskelzellen der entsprechenden motorischen Einheit überschwellig erregt werden. Langdauernde Reizserien mit hoher Frequenz können aber diesen Mechanismus erschöpfen. Schon die ersten Beschreiber des Endplattenpotentials (*3647*) beobachteten, daß dieses in seiner Größe abnimmt, wenn die Reizfrequenz 100/sec übersteigt. CASTILLO und KATZ (*628*) fanden, daß bei hohen Reizfrequenzen der Überträgerstoff, Acetylcholin, in den Vesikeln der Endkolben des Nerven nicht schnell genug nachgebildet werden kann. Nun ist die mit Mikroelektroden gefundene Abnahme des Endplattenpotentials nicht identisch mit der Amplitudenminderung des Muskelaktionspotentials, das wir elektromyographisch ableiten. Aus jedem genügend großen Endplattenpotential entsteht aber an der Muskelzelle ein Spitzenpotential, diese summieren sich im Gesamtmuskel zu dem von uns abgeleiteten Aktionspotential. Sinkt das Endplattenpotential infolge Ermüdung unter einen bestimmten Wert ab, wird die Muskelzelle nicht mehr überschwellig erregt, d.h. es entsteht kein Spitzenpotential. Je mehr solcher Spitzenpotentiale ausfallen, desto kleiner wird das im Muskel abgeleitete Summen-

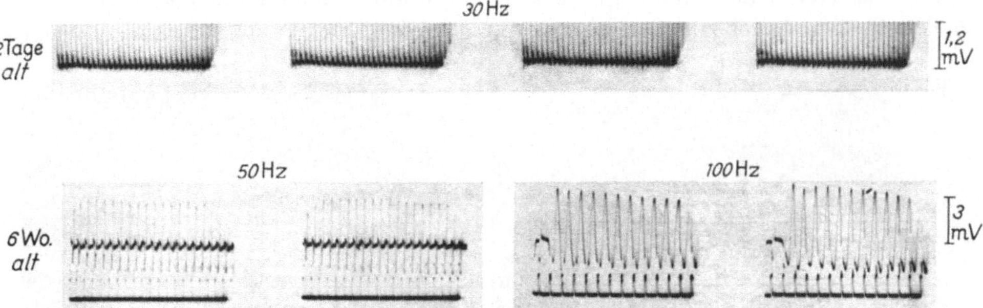

Abb. 73. Elektromyogramm eines 2 Tage alten Neugeborenen mit einer „Leih-Myasthenie“ und desselben Kindes im Alter von 6 Wochen nach Ausheilung. Ableitung mit Nadelelektroden aus dem Kleinfingerballen, Reizung transcutan über dem N. ulnaris am Olecranon mit Frequenzen von 30, 50 und 100/sec. In der oberen Registrierreihe (Ableitung im Inkubator) sind die sehr kleinen Aktionspotentiale jeweils nach den hochamplitudigen Reizeinbrüchen mit höchstens 600 μV nur eben erkennbar und die Amplituden nehmen schon bei Frequenzen von 30/sec nach dem ersten oder zweiten Reiz deutlich ab: typische myasthenische Reaktion. In der unteren Registrierreihe steigt die Amplitude der Aktionspotentiale bis über 6000 μV an. Selbst bei einer Reizfrequenz von 100/sec nimmt die Größe der Aktionspotentiale nur ganz geringfügig ab: Myasthenie klinisch und elektrophysiologisch ausgeheilt. (Nach SCHULTE und MICHAELIS, *3732*)

aktionspotential werden. Bei der Curare-Lähmung, genau wie beim kompetitiven Endplattenblock der Myasthenie, ist dieser physiologische Ermüdungsvorgang verstärkt (*2427*, *1712*, *1713*, *1714*). Auch die „Leih-Myasthenie“ des Neugeborenen verhält sich genau wie die Erwachsenen-Myasthenie (Abb. 73) (*3732*). Die rhythmische Nervenreizung kann also auch beim Neugeborenen zur Diagnose mit herangezogen werden. Im Gegensatz zum Erwachsenen jedoch sind die Beugemuskeln des Armes beim Neugeborenen dauernd innerviert, beim myasthenischen Kind also schon immer ermüdet. Damit erklären wir unseren Befund, daß bei der Neugeborenen-Myasthenie die Amplituden der summierten Aktionspotentiale schon zu Beginn der rhythmischen Reizung oder auch beim Einzelreiz auffällig klein sind. Dieser elektromyographische Untersuchungsbefund: Kleine Aktionspotentiale und nochmalige Abnahme ihrer Amplituden bei Reizfrequenzen zwischen 10 und 50/sec nach kurzer Seriendauer ist beweisend für einen kompetitiven Endplattenblock, d.h. es liegt eine Lähmung durch Curare bzw. Magnesium (s. S. 364) oder eine Myasthenia gravis vor. Die transitorische Leih-Myasthenie des Neugeborenen ist also hinsichtlich der Pathophysiologie an der Endplatte mit der Erkrankung der Mutter identisch (*3732*). Schon die Untersuchungen von Walker (*4055*), Wilson und Stoner (*4194*) sowie Grosse-Brockhoff und Welte (*1585*) hatten ergeben, daß im arbeitenden Muskel beim Myastheniker „Ermüdungsstoffe" anfallen, die unter bestimmten Bedingungen, auf Versuchstiere übertragen, eine neuromuskuläre Lähmung hervorrufen (*2380*, *3836*, *4208*). Nach diesen Tierversuchen erscheint es nicht verwunderlich, daß der curareähnlich wirkende Stoff kurz vor oder während der Geburt von der erkrankten Mutter auf das gesunde Kind übertragen werden kann.

d) Klinische Symptome

Wie schon erwähnt, erkranken nur etwa 10—15% der Neugeborenen myasthenischer Mütter. Alle Schweregrade der Erkrankung sind möglich von der kompletten Lähmung bis zur ganz geringen, vielleicht nur elektromyographisch nachweisbaren Ermüdung. Meistens sind die Symptome schon unmittelbar nach der Geburt offensichtlich, manchmal tritt die Muskelschwäche aber erst nach Stunden, seltener erst nach 2—4 Tagen ein (*1562*). Kinder myasthenischer Mütter müssen also, auch wenn sie nach der Geburt gesund erscheinen, während der ersten Lebenstage sorgfältig überwacht werden. Die Art der Symptome ist keineswegs immer typisch für die Myasthenie. Beim Neugeborenen sind die Erscheinungen oft vieldeutig: Allgemeine Hypotonie, klägliches Schreien, flache Atmung. In typischen Fällen fehlen Tonus und Bewegung der Gesichtsmuskeln, es besteht eine Ptosis mit Lähmungen der äußeren Augenmuskeln und Schluckstörungen (Abb. 74). Das alles sind Symptome, die auch für die Erwachsenen-Myasthenie typisch

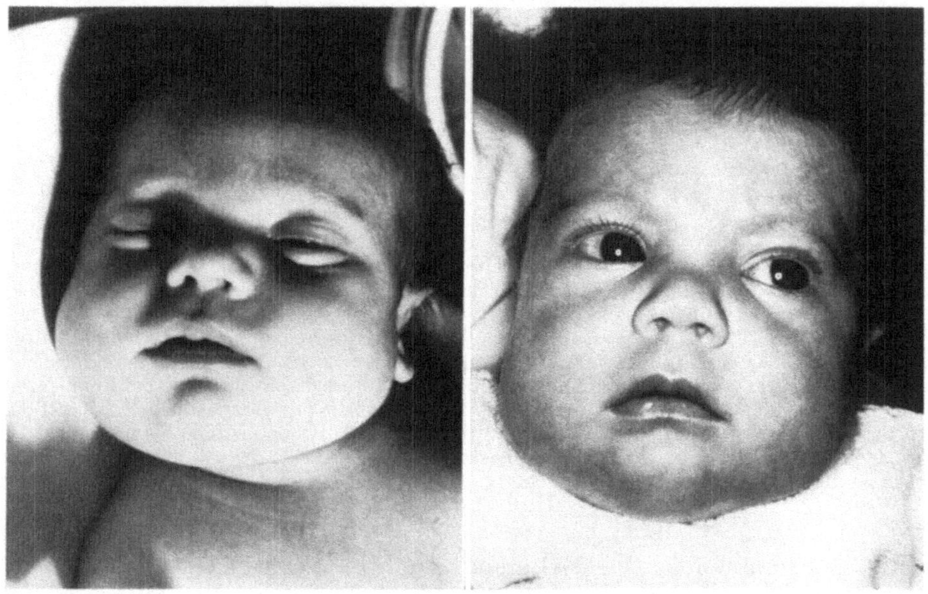

Abb. 74. Neugeborenes mit einer „Leih-Myasthenie" links unmittelbar nach der Geburt und rechts im Alter von 6 Wochen nach Ausheilung

sind. Die phasischen, monosynaptischen Eigenreflexe der Muskeln waren bei drei von uns beobachteten Kindern erhalten, die tonisch myotatischen Reflexe dagegen, wie Schulterzug- und Greifreflex, erloschen. Aus der Pathophysiologie der Myasthenie ist verständlich, daß phasische Einzelkontraktionen der Muskeln länger intakt bleiben als tonische Daueraktivität, da der Erkrankung eine abnorme Ermüdbarkeit der Synapse zugrunde liegt.

e) Differentialdiagnose

Ist die Erkrankung der Mutter bekannt, wird man nach der Geburt eines hypotonen Kindes keine großen differentialdiagnostischen Probleme haben. Die seltenen Fälle von kongenitaler Myasthenie dagegen werden wahrscheinlich leicht mit anderen neonatalen Hypotonien verwechselt:

1. Morbus Werdnig-Hoffmann (s. S. 136).
2. Neonatale Neuropathien (s. S. 144).
3. Connatale Myopathien wie Glykogenose, Myositis, Muskeldystrophie (s. S. 159, 165 und 172).
4. Geburtstraumatische Rückenmarksschäden (s. S. 322).
5. Supraspinale Hypotonien als Folge von perinatalen hypoxischen oder traumatischen Hirnschäden sowie im Gefolge von kardiopulmonalen Erkrankungen.
6. Elektrolytstoffwechselstörungen, insbesondere die Hypermagnesiämie (s. S. 364).
7. Hypotonien bei Chromosomenanomalien (s. S. 198).

Im Gegensatz zum Morbus Werdnig-Hoffmann sind die Eigenreflexe bei der Myasthenia gravis oft erhalten und nur die tonisch-myotatischen Reflexe erloschen. Falls man eine starke Ermüdbarkeit der Muskulatur feststellt mit relativ gut erhaltenen Funktionen unmittelbar nach dem Schlafe, ist das ein wichtiger Hinweis auf eine Myasthenie. In jedem Falle kann das Elektromyogramm die Klärung bringen. In Notfällen ist der Tensilon-Test (0,1 cm^3 i.v. oder i.m.) allen zeitraubenden Diskussionen und Untersuchungen überlegen.

f) Verlauf und Prognose

Die transitorische Form der Myasthenie, die sog. Myasthenia neonatorum dauert gewöhnlich einige Tage, nicht selten aber 3—6 Wochen und nur vereinzelt sind behandlungsbedürftige Verläufe bis zu 16 Wochen beschrieben (*2288*, *2168*). Das Verlaufsbild eines bei uns behandelten Kindes haben wir in Abb. 75 anschaulich gemacht. Die viel schwerere kongenitale Form dagegen heilt nicht aus.

Die Prognose der Leih-Myasthenie ist gut, vorausgesetzt, daß die Diagnose frühzeitig gestellt und die Therapie sofort eingeleitet wird. In unklaren Fällen sollte man lieber zu oft als zu selten einen therapeutischen Versuch mit Tensilon (s. S. 151) machen.

g) Therapie

Die Lähmung ist ein kompetitiver Endplattenblock nach Art der Curare-Lähmung. Deshalb besteht die Behandlung in der Verstärkung des natürlichen Überträgerstoffs Acetylcholin. Der zur Zeit beste und einzige Weg besteht in der

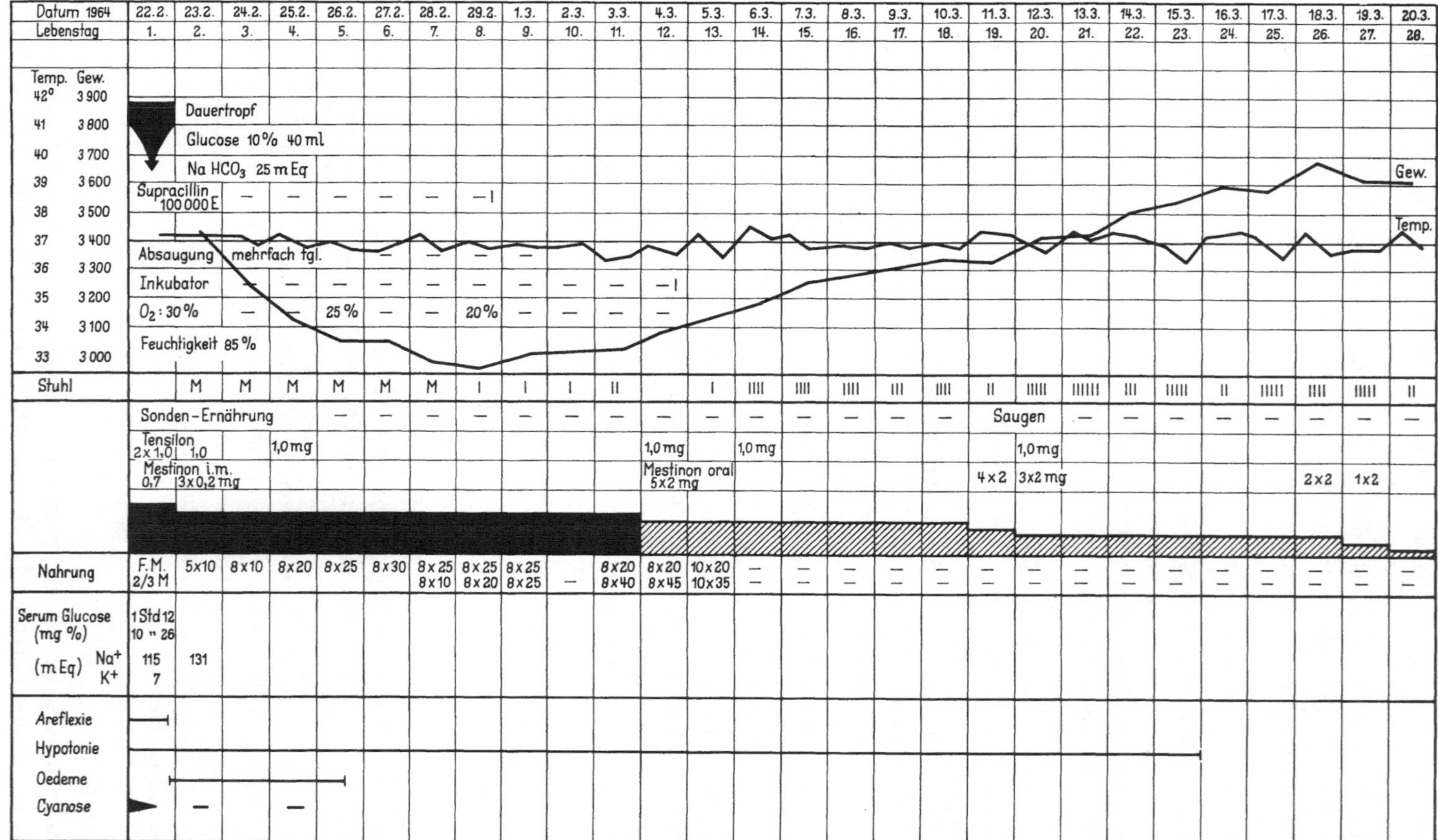

Abb. 75. Krankheitsverlauf eines Neugeborenen mit „Leih-Myasthenie". Die Mutter hatte außerdem einen Diabetes mellitus. Mestinon wurde zunächst i. m. (schwarzer Balken), später oral (schraffierter Balken) verabreicht

teilweisen Verhinderung des Abbaues von Acetylcholin durch Zufuhr von Acetylcholinesterase-Inhibitoren: Tensilon, Prostigmin, Mestinon. Diese Behandlung wurde von WALKER (*4054*, *4055*) eingeführt und ist bei der Myasthenia neonatorum immer erfolgreich. Tensilon unterscheidet sich vom Prostigmin durch die sehr rasche, aber flüchtige Wirkung, Mestinon hat vielleicht weniger Nebenwirkungen als Prostigmin.

Es empfiehlt sich, daß der Pädiater anwesend ist, wenn das Kind einer myasthenischer Mutter geboren wird. Kommt das Kind asphyktisch zur Welt, darf man sich nicht mit der Gabe von Tensilon begnügen, denn erstens kann auch ein solches Kind andere Gründe für eine Asphyxie haben, und zweitens ist die intravenöse Anwendung oft zeitraubend und die intramuskuläre zwar schnell aber doch erst nach 5 min etwa 20 min lang wirksam. Absaugen, künstliche Beatmung *und* Tensilon (0,1 cm^3 i.m.) sind in gleicher Weise und in dieser Reihenfolge notwendig. Ist eine Weiterbehandlung mit Cholinesterase-Inhibitoren nötig, empfiehlt sich zunächst Mestinon intramuskulär. In den schweren Fällen ist der Bedarf zumindest über Tage so gleichbleibend, daß man dann auf eine orale Medikation übergehen kann. Die Dosis richtet sich ganz nach der Schwere der Erkrankung. Wir halten uns mit gutem Erfolg an die Empfehlung von OSSERMANN (*2955*) und geben eher zu wenig als zu viel Mestinon. Die Dosis ist ausreichend, wenn das Kind genügend atmen und seinen Speichel sicher verschlucken kann. Die Mestinongabe wird zunächst im allgemeinen 3—6mal täglich notwendig sein, 0,2 mg intramuskulär sind eine mittlere Einzeldosis. Zwischenzeitlich kann man besonders anstrengende Perioden wie Schreien, Füttern und Windeln durch zusätzliche Gaben von Tensilon (0,1 cm^3 i.m.) überwinden. Ist der Bedarf an Mestinon ermittelt, kann man auf die zehnfache Dosis oral übergehen, vorausgesetzt, daß das Kind nicht erbricht.

Neugeborene mit einer Myasthenie gehören in einen Inkubator. Nur dort ist eine sichere Beobachtung gewährleistet und es kann, wenn nötig, Sauerstoff zusätzlich gegeben werden. Auch wird die Temperaturregulation dieser Kinder durch die Medikation beeinträchtigt, was im Inkubator leicht ausgeglichen werden kann. Sollten chirurgische Eingriffe bei Neugeborenen myasthenischer Mütter notwendig werden, ist Curare in den ersten 4 Lebensmonaten zu vermeiden, auch wenn die Kinder erscheinungsfrei sind. Auch Procain- und Chinin-Präparate stabilisieren die Muskelzellmembran und sind deshalb bei der Myasthenie kontraindiziert (*1018*). Am besten wird ein entsprechendes Schild am Inkubator angebracht und der Mutter ein schriftlicher Hinweis mitgegeben.

Schwer erkrankte Kinder müssen zunächst intravenös und dann durch eine Sonde ernährt werden, schon um das Verschlucken zu vermeiden. Von der Dauersonde möchten wir abraten, da schon die Therapie einen starken Sekretions- und Schwellungsreiz der Schleimhäute mit sich bringt, was durch die liegende Dauersonde gefährlich werden könnte. Ist das Kind einmal gut eingestellt, sollte man auf Flaschenernährung übergehen, eventuell unter Zuhilfnahme von Tensilon. Trinken an der Brust ist wohl nur den wenig betroffenen Kindern möglich. Ob irgendwelche myasthenische Stoffe mit der Muttermilch ausgeschieden werden, ist unbekannt.

Nebenwirkungen der Therapie. Die Therapie mit Cholinesterase-Inhibitoren ist eine Verstärkung der Acetylcholinwirkung. Dieser Effekt ist an der motorischen

Endplatte erwünscht und notwendig. Acetylcholin ist aber nicht nur der Überträgerstoff an den neuromuskulären, sondern auch an den peripheren Synapsen des vegetativen Nervensystems, und zwar an den präganglionären sympathischen und parasympathischen sowie an den postganglionären parasympathischen Synapsen. Da Muscarin an diesen Synapsen und nur an ihnen eine ähnliche Wirkung hat, bezeichnet man den Acetylcholineffekt an den parasympathischen Synapsen als muscarinartige Wirkung des Acetylcholins. Diese muscarinartige Wirkung des Acetylcholins und damit auch der Cholinesterase-Inhibitoren ist eine unangenehme Nebenwirkung bei der Myastheniebehandlung. Eine starke Sekretabsonderung der Mund-, Rachen- und Bronchialschleimhäute erhöht zusammen mit einer mangelhaften Atmung die Pneumoniegefahr. Die Erweiterung der Hautgefäße und manchmal eine Anasarka stören die Temperaturregulation, erniedrigen den Blutdruck und verschlechtern den Allgemeinzustand des Kindes. Am Herzen bewirkt Prostigmin eine Bradykardie. Die gesteigerte Magen-Darmmotalität führt zu Erbrechen und zur Diarrhoe. Glücklicherweise bleiben diese Nebenwirkungen meistens in Grenzen, solange das Kind wirklich die Cholinesterase-Inhibitoren gebraucht. Oft wird das Ende der Myasthenia neonatorum zuerst durch eine Verstärkung der Nebenwirkungen angezeigt. Das Medikament kann und muß dann meist sehr plötzlich abgesetzt werden. Eine bedrohliche Akkumulation dieser Nebenwirkungen wird als cholinergische Krise bezeichnet, die bei Überdosierung auftritt und einen lebensbedrohlichen Zustand darstellt. Schwere Darmtenesmen, Blutdruckabfall, Bradykardie und Herzstillstand sind der wesentliche, vegetative Anteil an dieser Krise. Durch Gaben von Atropin kann man die Symptome bessern oder beheben. Es empfiehlt sich aber nicht, Atropin häufig oder gar immer mit der Mestinon-Therapie zu verbinden, da dann die leicht erkennbaren Symptome der Überdosierung von Prostigmin oder Mestinon verschleiert werden. Die cholinergische Krise hat nämlich neben ihrem vegetativen auch noch einen Skeletmuskelanteil, der nicht durch Atropin beseitigt werden kann: Die Überdosierung von Cholinesterase-Inhibitoren führt wieder zur Skeletmuskellähmung. Da jeder, der Patienten mit einer Myasthenie behandelt, diese Gefahr kennen und frühzeitig erkennen sollte, wollen wir die pathophysiologischen Grundlagen dieser sog. Depolarisationsblockade besprechen. Wie auf S. 14 ausgeführt, hält jede Zelle, so auch die Muskelzelle, ein Membranpotential aufrecht, das ihre Erregbarkeit bestimmt. Eine kurzfristige, plötzliche Depolarisation — ein Abbau des Membranpotentials — bedeutet Erregung. Durch Curare und bei der Myasthenie wird diese Depolarisation verhindert. Die Zufuhr von Anticholinesterase-Inhibitoren erhöht die Menge verfügbaren Acetylcholins, welches die Depolarisation bewirkt. Zu viel Acetylcholin wird die Membran dauernd so stark depolarisieren, daß der normale Erregungsablauf mit Polarisation—Depolarisation—Repolarisation nicht mehr möglich ist. Damit ist die Membran im Zustand dauernder Depolarisation unerregbar und die Muskelzelle gelähmt. Theoretisch könnte man eine solche Lähmung durch Zufuhr von Curare rückgängig machen, was auch im Experiment tatsächlich möglich ist. Für die Behandlung von Myasthenikern in der cholinergischen Krise ist dieser Weg zu gefährlich, da sich die notwendige Menge von Curare nicht genau berechnen läßt. Man sollte durch genaue Beobachtung der vegetativen Symptome (deshalb kein Atropin, außer in Notfällen) die cholinergische Krise vermeiden und beim Neugeborenen nicht die Wiederherstellung der vollen Muskelkraft erzwingen. Durch gelegentliche kleine „Versuchsdosen" von Tensilon kann man testen, ob die Resthypotonie sich bessern läßt. Wird die Lähmung dagegen nach Tensilon stärker, hat man das Dosisoptimum an Cholinesterase-Inhibitoren bereits überschritten und man nähert sich gefährlich schnell der cholinergischen Krise und dem Depolarisationsblock. Ist dieser eingetreten, muß man die Cholinesterase-Inhibitoren vorübergehend absetzen, die vegetativen Symptome mit Atropin behandeln und das Kind künstlich beatmen.

F. Die Myotonien

Nicht ohne Grund, allerdings auch nicht mit erwiesener Berechtigung sollen die Myotonien zwischen dem Kapitel über die Erkrankungen der Endplatte und dem Kapitel über Erkrankungen der Muskelzelle besprochen werden. Die Myotonien sind Erkrankungen mit gesteigerter Erregbarkeit der Muskulatur. Die Störung äußert sich also an der Membran der Zelle, dem Bindeglied zwischen Endplatte und kontraktiler Substanz. Es könnte sich sogar um eine echte Membrankrankheit handeln (*340*), wobei natürlich das pathogenetische Prinzip durchaus im Stoffwechsel der Zelle gelegen sein kann. Darüber gibt es bisher aber nur Spekulationen (*2279*). Die Myotonien sind eine seltene Erkrankung in der Neugeborenenperiode, einige Formen und auch die Mehrzahl der gesamten Fälle werden erst später klinisch manifest. Es sind aber einige zweifelsfreie Myotonien in der Neugeborenenperiode beschrieben. Die verwirrende Vielfalt der in der Literatur mitgeteilten Fälle hat Becker (*229, 230*) nach symptomatologischen und genetischen Gesichtspunkten zu ordnen versucht. Dabei hat er die Myotonien in 8 verschiedene Gruppen unterteilt. Obgleich der neurophysiologische und biochemische Beweis für diese Unterteilung fehlt und obgleich — soweit wir sehen — andere Autoren (*14*) eine größere Zusammenfassung bei der Systematik vornehmen, wollen wir der Unterteilung von Becker bei unserer Besprechung teilweise folgen, weil genetische Gesichtspunkte für eine solche Unterteilung sprechen (*231a, b, c*).

1. Die Myotonia congenita (Thomsen)

Es handelt sich um eine autosomal dominant erbliche Form der Myotonie, die von Thomsen (*3883*) zum ersten Mal beschrieben wurde und an der er selbst litt (*247, 3878, 907*).

a) Pathologische Anatomie

Grundlegende anatomische Untersuchungen der hypertrophierten Muskulatur wurden von Erb (*1182*), Jacoby (*2015*) und White (*4144*) veröffentlicht; unsere heutigen, recht vollständigen anatomischen Kenntnisse der Myotonien basieren auf den Untersuchungen von Wohlfart (*4221*). Fast alle Muskeln können mehr oder weniger stark befallen sein, wahrscheinlich auch schon in der Neugeborenenperiode. Die einzelnen Muskelzellen sind verdickt und enthalten viele Myofibrillen. Entzündliche Veränderungen fehlen. Die motorischen Endplatten sind nicht pathologisch verändert, die Nervenendigungen zeigen, wie immer in hypertrophen Muskeln, starke Aufzweigung (*711*).

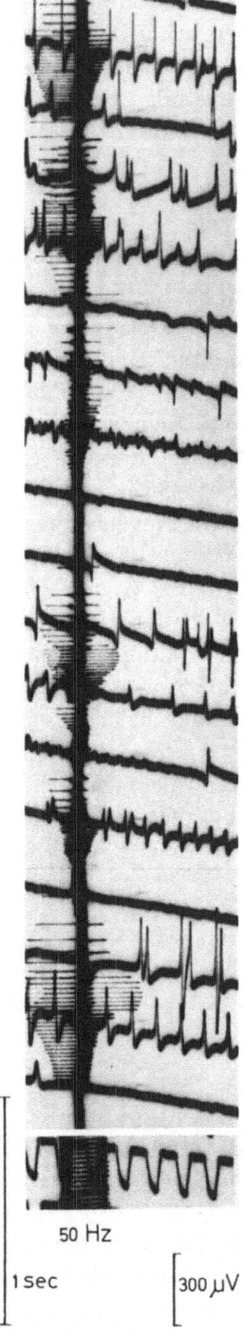

Abb. 76. Elektromyogramm aus dem M. biceps brachii eines 8 Jahre alten Mädchens mit Paramyotonie. Das Elektromyogramm ist von oben nach unten fortlaufend und gleichzeitig zur besseren Auflösung der Aktionspotentiale von rechts nach links mit schneller Zeitablenkung des zweiten Kathodenstrahles registriert. Typisch sind die spontan und nach oberflächlicher Berührung auftretenden Salven von Aktionspotentialen, die während der Salven in ihrer Frequenz zu und in ihrer Amplitude abnehmen

b) Pathologische Physiologie

Ein Stoffwechseldefekt wurde bisher nicht gefunden. Die Kreatin-Toleranz dieser Patienten ist zwar erhöht, dieses ist aber nur eine Folge der hypertrophierten Muskulatur, die mehr Kreatin in Kreatinin umsetzt (*3114*). Von Norris (*2899*) wurde eine Verminderung und Instabilität des Zellmembranpotentials beschrieben, was die gesteigerte Erregbarkeit der Muskelzelle erklären könnte. Diese Befunde wurden aber von Riecker u. Mitarb. (*3272*) nicht bestätigt. Mit unseren pathophysiologischen Vorstellungen sind wir also weiterhin fast ausschließlich auf die allerdings eindrucksvollen und informativen Befunde der extracellulären Elektromyographie angewiesen. Nach einmaliger Erregung der Muskelzellen ist die Erschlaffung verzögert. Nach natürlicher oder elektrischer Aktivierung der Muskulatur über ihren Nerven oder nach direkter durch Beklopfen sieht man im Elektromyogramm lange Nachentladungen (Abb. 76). Dieser zuerst von Gregor und Schilder (*1565*) mit dem Seitengalvanometer erhobene Befund wurde später von Lindsley und Curnen (*2430*) sowie Denny-Brown und Nevin (*935*) bestätigt und in seinen Einzelheiten analysiert. Die Aktionspotentiale dieser Nachentladungen sind oft kleiner als das erste, durch normale neuromuskuläre Erregung ausgelöste. Außerdem nimmt ihre Amplitude innerhalb der Salve kontinuierlich ab, ein Zeichen dafür, daß an diese Nachentladung nicht mehr die ganze motorische Einheit teil hat sondern nur noch sog. subunits oder sogar nur noch einzelne Muskelzellen. Diese Nachentladungen sind das elektrische Korrelat der verzögerten Erschlaffung des myotonischen Muskels. Solche tetanischen Nachentladungen treten bei Beklopfen des myotonischen Muskels auch dann noch auf, wenn der Nerv nach Durchschneidung degeneriert ist (*485*) oder, wenn der Nerv durch Novocain blockiert wird (*3645, 1602, 515*) oder wenn, die Endplatten durch Curare gelähmt werden (*2299*). Die Nachentladungen verschwinden dagegen, wenn der Muskel mit Novocain infiltriert wird. Diese Untersuchungen weisen eindeutig darauf hin, daß die Störung jenseits der motorischen Endplatte an der Muskelzellmembran liegt. SCHÄFFER (*3645*) hat schon im Jahre 1921 die Ansicht geäußert, daß die myotonische Störung durch eine abnorme Reizbarkeit des Sarkoplasmas bedingt ist.

c) Klinische Symptome

Beim Neugeborenen wird man noch nicht das Vollbild der Myotonie mit der hypertrophischen Muskulatur sehen. Bei sorgfältiger Beobachtung, die wohl meist die Kenntnis ähnlicher Fälle in der Familie voraussetzt, kann man aber myotonische Reaktionen der Gesichtsmuskulatur und besonders der Zunge beobachten (*230*). Die Symptome verstärken sich etwas in der Kälte und werden nach Übung geringer.

d) Verlauf, Prognose, Therapie

Ernste Schwierigkeiten, etwa bei der Ernährung von Neugeborenen, sind, soweit uns bekannt, bisher nicht beschrieben. Die Prognose ist gut. Eine Kombination mit Psychosen, wie sie von THOMSEN zunächst angenommen war, hat sich bei der Untersuchung der übrigen Sippen nicht bestätigt. Eine Therapie, abgesehen von der Vermeidung kalter Speisen oder kalter Abwaschungen, ist also wohl im allgemeinen bei Neugeborenen nicht notwendig. Erfahrungen über die bei älteren Kindern oder Erwachsenen gelegentlich günstige Therapie mit Chinin, Cortison und Novocamid (*4227*, *2149*, *2673a*) liegen bei Neugeborenen nicht vor.

e) Differentialdiagnose

1. Paramyotonien (s. S. 156).
2. Paralysis periodica paramyotonica (s. S. 157).
3. Adynamia episodica myotonica (s. S. 156).
4. Cornelia de Lange-Syndrom (s. S. 233).
5. Hypothyreose (s. S. 122).

Die Abgrenzung von den Paramyotonien gelingt leicht durch Familienuntersuchungen. Die Paralysis periodica paramyotonica und die Adynamia episodica myotonica haben neben den myotonen Symptomen paroxysmale Perioden von Hypotonie oder Atonie, bei der letzteren begleitet mit leichter Hyperkaliämie. In der Neugeborenenperiode wird aber auch diese Differentialdiagnose nur mit Hilfe der Familienuntersuchung gelingen, da die hyperkaliämischen paroxysmellen Lähmungen diesem Lebensalter noch fehlen können. Das Cornelia de Lange-Syndrom und die Hypothyreose haben mit der Myotonie die schwerfällige Zunge gemeinsam, bei der Hypothyreose können gelegentlich myotonieartige Kontraktionen nach Beklopfen des Muskels mit stark verzögerter Erschlaffung auftreten.

2. Die sporadischen Myotonien

Diese Erkrankungen, die sich von der Myotonia Thomsen möglicherweise vor allem durch recessiven Erbgang unterscheiden (*231*), kommen in der Neugeborenenperiode noch nicht vor. Die myotonischen Symptome treten erst mit 4—10 Jahren auf.

3. Die Paramyotonia congenita (Eulenburg)

Diese Erkrankung wurde 1886 von EULENBURG beschrieben, und es hat lange gedauert, bis sich die Erkenntnis durchgesetzt hat, daß es sich hier um eine von der Thomsenschen Erkrankung differente Form der Myotonie handelt (*1019*). Der Erbgang ist autosomal dominant. Die Symptome können auch schon in der Neugeborenenperiode vorhanden sein, sie sind viel mehr als bei der Thomsenschen Erkrankung kälteabhängig und bleiben auch in späteren Jahren mehr auf die Gesichtsmuskulatur beschränkt. BECKER (*230*) glaubt, daß vielleicht von dieser Paramyotonie abgegrenzt werden kann eine weitere Form:

4. Die Paramyotonie ohne Kältelähmung,

die im Gegensatz zur Thomsenschen Myotonie und im Gegensatz zur Eulenburgschen Paramyotonie sich nach Übung verschlechtert. Auch diese Erkrankung ist autosomal dominant erblich.

5. Adynamia episodica hereditaria et myotonica (Gamstorp)

Im Jahre 1956 beschrieb GAMSTORP (*1374*) eine bis dahin nicht bekannte Erkrankung, die durch episodisch auftretende Muskelschwäche charakterisiert ist. Die Erkrankung ist dominant erblich. Es findet sich im allgemeinen keine Atrophie oder Hypotrophie der Muskulatur. Bioptisch ist das Bild wohl meist normal oder uncharakteristisch mit leichter Zunahme des randständigen Sarkoplasmas, sog. Ringbinden der Myofibrillen und Vakuolen innerhalb der Muskelfasern verändert. Die Anfälle von Muskelschwäche gehen mit einer leichten Vermehrung des Serum-Kaliums einher, die Muskeleigenreflexe sind dabei abgeschwächt, das Chvostek-Zeichen positiv. Im Elektromyogramm finden sich einzelne Fibrillationen und gelegentlich myopathische, d.h. schmale Aktionspotentiale (s. S. 77). Das EKG ist wie bei der Hyperkaliämie typisch verändert (s. S. 337). Die Anfälle treten am Tage, oft mehrfach in Ruhe, aber meist nach Belastung auf, sie dauern einige Minuten bis zu einer Stunde. Die Anfälle werden gebessert oder beseitigt durch milde Übung und durch Injektion von Glucose oder Calcium. Die Prognose ist gut, weil Gesichts-, Schluck- und Atemmuskulatur kaum oder gar nicht betroffen sind. Differentialdiagnostisch ist immer die familiäre periodische Paralyse zu erwägen, die mit Hypokaliämie einhergeht, meist nachts auftritt, Stunden oder Tage dauert und durchaus lebensbedrohlich sein kann. Beide Erkrankungen verdienen eigentlich im Rahmen eines Buches über die Neugeborenen-Neurologie keine Besprechung. Die Adynamia episodica hereditaria Gamstorp tritt meist zwischen 4 und 8 Jahren auf, das jüngste Kind war 8 Monate, der älteste Patient 31 Jahre bei den ersten Erscheinungen. Die familiäre periodische Lähmung mit Hypokaliämie ist sogar erst eine Erkrankung des 2. Lebensjahrzehntes. In den Jahren nach GAMSTORPs Publikation sind aber immer mehr Hinweise dafür erbracht worden, daß die Adynamia episodica Gamstorp häufig mit einer milden Myotonie einhergeht, die oft nur in der Zungen- und Gesichtsmuskulatur nachweisbar ist, die durch Kälte verschlechtert wird und die schon bei Neugeborenen beobachtet werden kann (*3412*). BECKER (*231*) vertritt die Ansicht, daß die Symptom-Kombination von Paramyotonie und episodischer Lähmung eine eigene

Erkrankung darstellt und er schlägt den Namen Adynamia episodica myotonica vor, während GAMSTORP (*1377*) selbst offenbar annimmt, daß die Eulenburgsche Paramyotonie und die Adynamia episodica hereditaria Extreme darstellen, zwischen denen es alle Übergänge gibt. Sie hat deshalb 1963 den Namen Adynamia episodica hereditaria et myotonica vorgeschlagen. In der ersten Publikation 1956 konnte GAMSTORP die Myotonie-Symptomatik nur in einem Fall von 128 nachweisen, deshalb fehlt in dieser Arbeit auch der Hinweis auf die Verwandtschaft mit der Eulenburgschen Paramyotonie. Veröffentlichungen entsprechender Fälle mit Kombination von Paramyotonie und episodischer Adynamie von DRAGER u. Mitarb. (*1019*), VAN DER MEULEN (*2676*), BAXTER u. DYCK (*223*), GAMSTORP (*1377*) sowie SAMAHA (*3412*) haben dann wohl zu der möglicherweise vorläufigen Fusion der beiden Erkrankungen geführt. Beim Neugeborenen kommt diese Adynamia episodica myotonica (EULENBURG/GAMSTORP) nur mit ihrer myotonischen Komponente vor. Eltern geben an, daß Neugeborene mit dieser Erkrankung bei kühlen Gesichtswaschungen mit myotonischer Kontraktion der Facialismuskulatur reagierten.

6. Andere periodische Adynamien

BECKER (*230*) hält die oben bereits erwähnte Adynamia episodica paramyotonica für eine selbständige Erkrankung, die mit periodisch auftretenden Lähmungen einhergeht, bei denen der Serum-Kaliumgehalt normal ist.

Die von GAMSTORP und WOHLFART (*1379*) beschriebene Myotonie, Myokymie mit Muskelschwund und starkem Schwitzen (Neuromyotonie) kommt offenbar beim Neugeborenen noch nicht vor.

7. Die dystrophische Myotonie (Curschmann Steinert)

a) Vorkommen und Genetik

Es handelt sich um eine Kombination von Muskeldystrophie und Myotonie, die außerdem mit Kataraktbildung sowie endokrinen und geistigen Störungen einhergeht (*2182*). Bis 1960 hat man noch angenommen, daß diese Erkrankung kaum in den Rahmen der Pädiatrie gehört, sondern daß sie höchstens während, meist jenseits der Pubertät auftritt. VANIER (*3992*) hat dann aber auf kindliche Fälle aufmerksam gemacht und schließlich haben DODGE u. Mitarb. (*989*) Neugeborene und Säuglinge mit Symptomen der Erkrankung beschrieben.

Anscheinend hat schon HOFFMANN (*1863*) einen Kranken mit myotonischer Dystrophie gesehen, als er einen Fall von Thomsenscher Krankheit, kompliziert durch Neuritis multiplex, beschrieb. Nach mehreren ähnlichen Literaturmitteilungen erkannten u. a. STEINERT (*3782*) und CURSCHMAN (*822*) die besondere Natur dieser Form von Myotonie, die mit Hodenatrophie, Akrocyanose und Katarakt einhergeht (*1551*) und von anderen Stoffwechselstörungen, wie γ-Globulinverminderung begleitet sein kann. Eine Achlorhydrie des Magensaftes (*1186*) wird nicht regelmäßig gefunden (*2280*).

Die dystrophische Myotonie (CURSCHMANN, STEINERT) ist autosomal dominant erblich (*247*, *3878*, *907*, *231*).

b) Pathologische Anatomie (*19, 3551*)

Muskelhistologisch findet sich das Bild der Dystrophie, wie es für die klassische Form der Erkrankung zuerst von Erb (*1182*) beschrieben wurde. Daneben gibt es aber Besonderheiten, die zumindest im fortgeschrittenen Stadium die Unterscheidung der dystrophischen Myotonie von einer Muskeldystrophie erlauben. Hypertrophische Muskelfasern mit zentralgelegenen Kernen, in langen Reihen angeordnet, sind typisch für die myotonische Dystrophie (*14*). Wie bei den Myotonien kommen Ringbinden der Myofibrillen vor. Daneben finden sich die atrophischen und degenerativen Veränderungen, ähnlich denen der Muskeldystrophie. Sie sind im Gegensatz zu den spinalen und neurogenen Atrophien nicht felderförmig, den Grenzen motorischer Einheiten folgend angeordnet, sondern diffus. Der Durchmesser der Muskelzellen wechselt stark zwischen atrophischen und pathologisch geschwollenen bzw. hypertrophierten Fasern. Die Querstreifung ist manchmal aufgehoben, und die Struktur erscheint homogen oder körnig (*4221*). Erbslöh (*1184*) hat darauf hingewiesen, daß sich der elektive Myofibrillenschwund deutlich von der Myofibrillendestruktion bei den erworbenen Myopathien unterscheidet. Faserspaltungen sind offenbar seltener als bei anderen Formen der Dystrophie. Das Zwischengewebe ist reich an Bindegewebsfasern und Fett.

c) Pathologische Physiologie

Die Physiologie wird bestimmt durch die beiden verschiedenen Zustandsbilder, die dieser Krankheit zugrunde liegen, die Myotonie und die Dystrophie. Die Übererregbarkeit der Muskelzellen ist elektromyographisch identisch mit der bei der Thomsenschen Myotonie (s. S. 154). Die degenerativen Veränderungen der Myodystrophie bedingen schmale, polyphasisch aufgespaltene Aktionspotentiale bei Aktivierung des Muskels, ein Bild, das dem der übrigen Myodystrophien entspricht (s. S. 77). Offenbar können aber diese Zeichen der Dystrophie in den Frühstadien noch fehlen.

Glykogen-, Kalium- und Phosphatasegehalt sind dem Muskelschwund entsprechend vermindert (*1185*).

d) Klinische Symptome

Das Vollbild der dystrophischen Myotonie (*1295*) kommt in der Neugeborenenperiode noch nicht vor. Dodge u. Mitarb. (*989*) haben folgende Symptome als neonatale Frühzeichen der Curschmann-Steinertschen Erkrankung herausgestellt: 1. Beiderseitige Facialisschwäche mit Ptosis, 2. Schluckstörungen, 3. allgemeine Hypotonie, 4. kurze myotonische Salven von Aktionspotentialen im EMG bei mechanischer Reizung der Muskulatur (s. S. 154). Man wird die Diagnose wohl nur mit Sicherheit stellen können, wenn familiäre Fälle die noch spärliche Symptomatik ergänzen.

e) Differentialdiagnose

1. Angeborene Facialisdiplegie oder sonstige bulbäre Kernaplasien (s. S. 186).
2. Die connatale Myopathie von Dubanski und Swoboda (*1054*) (s. S. 164).

Offenbar ist das Elektromyogramm in der Lage, die Diagnose frühzeitig zu sichern, da die typischen myotonischen Salven im Gegensatz zu den dystrophischen Symptomen bereits in der Neugeborenenperiode vorhanden sind und die Krankheit damit eindeutig in die Gruppe der Myotonien verweisen.

f) Verlauf, Prognose, Therapie

Der Verlauf ist zwar nur langsam progressiv, die Prognose ist aber trotzdem sehr ungünstig. Die Lebenserwartung ist besser als bei vielen anderen Formen der Myodystrophie (z.B. beim Typ Duchenne, s. S. 164). Die Patienten erreichen nicht selten das Erwachsenenalter, die Kontrakturen sind erträglich. Die Erkrankung ist aber, wie eingangs dargestellt, typischerweise kompliziert durch endokrine Störungen, Hodenatrophie und durch Katarakte. Falls die Diagnose durch entsprechende Familienanamnese und Symptome bereits frühzeitig gestellt wird, sollte man in kurzen Abständen nach einer Hypothyreose suchen und sie gegebenenfalls behandeln (s. S. 129).

G. Die connatalen Muskeldystrophien

Nach augenblicklicher Auffassung ist die Muskeldystrophie eine seltene Erkrankung der Neugeborenenperiode. Aus der Vielzahl der klinisch und genetisch verschiedenen Formen der Muskeldystrophie führen nur ganz wenige zu Erscheinungen bereits unmittelbar nach der Geburt. Wieder betrachten wir bei unserer Darstellung also nur einen schmalen Randbereich des gesamten Spektrums. Nach Durchsicht der Literatur sind wir zu der Überzeugung gekommen, daß die connatalen Muskeldystrophien eine noch umstrittene und keineswegs bereits gesicherte und in sich geschlossene Krankheitsgruppe darstellen. Die Berichte über solche Fälle können wir nicht immer als gesicherte Myopathien übernehmen, da in den älteren Darstellungen elektromyographische Untersuchungen fehlen und die Beschreibung der bioptischen Befunde keineswegs immer nur ein Urteil ermöglichen. Van Bogart u. Mitarb. haben im Jahre 1963 auf diese Schwierigkeit bei Beschreibung eines eigenen Falles besonders deutlich hingewiesen (s. S. 160). Noch mehr als bei der Werdnig-Hoffmannschen Erkrankung hat die sog. Myatonia congenita Oppenheim (s. S. 143) auf diesem Gebiet große Verwirrung angerichtet, nachdem einige Autoren entgegen der ausdrücklichen Meinung und Beschreibung Oppenheims die Oppenheimsche Erkrankung als eine connatale Muskeldystrophie angesehen haben. An dieser Stelle möchten wir ausnahmsweise auch von den Vorschlägen Beckers (*231*) abweichen, der, wenn überhaupt, die Amyotonia congenita Oppenheim für die connatale Muskeldystrophie reserviert sehen möchte. Oppenheim (*2944*) hat ausdrücklich betont, daß in seinen Fällen das Zwerchfell ausgespart war. Einige der angeborenen Myopathien sind gerade durch bevorzugten Befall des Zwerchfelles gekennzeichnet.

1. Die connatale, progressive, generalisierte Muskeldystrophie

Mehrere Autoren haben Fälle beschrieben, die sich unter dieser Überschrift zusammenfassen lassen (*919*, *2382*, *1553*, *2360*, *2395*). Vielleicht handelt es sich aber schon in den viel älteren Beschreibungen von Spiller (*3603*), Lere-Boullet und BAUDOUIN (*2379*), COUNCILMAN und DUNN (*759*), HAUSHALTER (*1730*), SILBERBERG (*3513*) und MENGES (*2662*) um ähnliche oder gleiche Fälle. Die Krankheit ist gekennzeichnet durch allgemeine Hypotonie bei der Geburt sowie frühen Tod und/oder ausgedehnte Atrophie zu einem späteren Zeitpunkt des Leidens. In den meisten Fällen konnte Familiarität sicher nachgewiesen werden.

a) Ätiologie

Es handelt sich offensichtlich um eine autosomale recessive Erkrankung. Die Eltern der Fälle von DE LANGE und LEVESQUE sind blutsverwandt, die Beschreibungen der meisten Autoren betreffen Geschwisterfälle. In der von DE LANGE beschriebenen Familie waren von 6 Kindern 3 befallen.

MULDAL und OCKEY (*2803*) fanden eine Myodystrophie bei zerstörtem Y-Chromosom. Das Kind hatte allerdings noch andere Mißbildungen, so daß den Autoren selbst der Zusammenhang zwischen der Chromosomenanomalie und der Myodystrophie fraglich erscheint.

b) Pathologische Anatomie

Die Muskelfasern sind unterschiedlich in ihrem Kaliber zwischen 5 und 55 μ (*2395*). Die zahlreichen Zellkerne liegen zentral. Dabei sind die verschmälerten Muskelfasern unregelmäßig und nicht in Gruppen angeordnet wie bei der spinalen oder neurogenen Atrophie (s. S. 138). Gelegentlich sind die Fasern homogenisiert oder vacuolisiert mit Verlust der Quer- und Längsstreifung. Die charakteristischen Zeichen der degenerativen Muskelerkrankung scheinen für die meisten der angeführten Autoren so typisch und ausgeprägt zu sein, daß an der Diagnose in diesen Fällen nicht gezweifelt werden kann. Die histologischen Bilder stimmen mit denen anderer Fälle von Muskeldystrophie (*1183, 1554, 14*) gut überein. In anderen Darstellungen ist aber der Befund hinsichtlich des Zwischengewebes nicht so eindeutig mit der Muskeldystrophie anderer Lebensalter identisch. Eine geringe Faser- und deutliche Fettgewebsvermehrung im Endo- und Perimysium bei geringer Fibroblastenproliferation ist typisch für die Muskeldystrophie. VAN BOGART u. Mitarb. (*384*) fanden aber bei einer connatalen Myopathie eine starke Zell- und Bindegewebsfaserwucherung, die sie als Cirrhose und Retikulose bezeichnen. Gleichzeitig bestanden hyaline Veränderungen der Gefäße. Nach Meinung dieser Autoren ist die nosologische Stellung zumindest ihres Falles unsicher. Obgleich sie mit ihrer Beschreibung oft dem Bild der Myositis näherkommen als dem der Muskeldystrophie, lehnen sie diese Diagnose sensu stricto ab. Es bleibt abzuwarten, ob es sich um einen Sonderfall handelt oder ob die hier beschriebenen connatalen Myopathien eine völlig heterogene Gruppe von Muskelerkrankungen darstellen. Insbesondere der Frage Myositis oder Muskeldystrophie sollte vor allem in den sporadischen Fällen genauer nachgegangen werden. ERBSLÖH (*1184*) hat Unterschiede in der Cytoarchitektur der Myositiden und der Muskeldystrophien feststellen können, die er als Fibrillendestruktion bei der Entzündung, als Fibrillenschwund bei den degenerativen Erkrankungen, bezeichnet. Ob die neonatalen Myopathien ähnlich unterscheidbar sind, ist unbekannt.

Die Histochemie konnte bisher, abgesehen vom central core disease (s. S. 162) keinen wesentlichen Beitrag zur weiteren Klassifizierung der connatalen Myopathien liefern (*411*), eine Feststellung, die bei dem derzeitigen raschen Fortschritt der Biochemie möglicherweise schon bald falsch ist. Dubowitz und Pearse (*1071*) fanden fast gleiche Phosphorylase und Oxydase-Aktivität in dystrophischen und normalen Muskeln.

c) Pathologische Physiologie

Der Verlust von Muskelzellen ist verantwortlich für die geringe Muskelkraft und die Hypotonie. Während die tonisch-myotatischen Reflexe (s. S. 36) erloschen sind, sind die Muskeleigenreflexe bei der Muskeldystrophie im Gegensatz zu gleich schweren spinalen Muskelatrophien oft lange erhalten (*919, 3738*). Elektromyographische Befunde in der Neugeborenenperiode liegen nicht vor. Entsprechend dem histologischen Befund sollte man während der Innervation ein „Myopathie-Elektromyogramm" mit schmalen, polyphasischen Aktionspotentialen niedriger Amplitude erwarten (s. S. 77). In Ruhe sollte keine Aktivität oder jedenfalls nur geringes Fibrillieren, etwa nach dem Einstich oder einem Lagewechsel der Nadel, sichtbar sein.

d) Klinische Symptome

Die Hypotonie ist schon unmittelbar nach der Geburt sehr ausgeprägt. Die Muskeleigenreflexe können erhalten sein. Da das Zwerchfell mit oder sogar schwer befallen ist, treten frühzeitig respiratorische Schwierigkeiten auf. Die Kinder haben aus dem gleichen Grund nicht den typisch flachen Thorax wie beim Morbus Werdnig-Hoffmann. Erbrechen, Schwierigkeiten bei der Nahrungsaufnahme und mangelhaftes Gedeihen gehören viel mehr als beim Morbus Werdnig-Hoffmann mit zu dieser Erkrankung. Die Kinder können nicht kräftig schreien, sie wimmern leise vor sich hin. Muskelatrophien gehören nicht zum Krankheitsbild in der Neugeborenenperiode, sie treten aber wohl immer auf, wenn das Kind die ersten Monate überlebt.

e) Differentialdiagnose

1. Morbus Werdnig-Hoffmann (s. S. 136).
2. Geburtstraumatische Rückenmarksschäden (s. S. 322).
3. Glykogenose Typ II (Pompe) (s. S. 172).
4. Myositis (s. S. 165).
5. Hypotonien bei Chromosomenanomalien (s. S. 198).
6. Hypotonien bei supraspinalen Erkrankungen des Nervensystems (s. S. 298).
7. Allgemeinerkrankungen, insbesondere Elektrolytstoffwechselstörungen (s. S. 327).

Die geringfügigen klinischen Unterschiede zum Morbus Werdnig-Hoffmann wurden bereits dargestellt. Das Elektromyogramm sollte den Verdacht auf eine primäre Muskelerkrankung lenken, zumindest die spinale oder neurale Muskelatrophie ausschließen. Damit ist dann die Indikation zur Muskelbiopsie gegeben (s. S. 133). Dabei wird man die Glykogenose erkennen. Inwieweit die Abgrenzung gegenüber der Myositis gelingt, kann von uns auf Grund der Literaturberichte nicht mit Sicherheit gesagt werden. Muskelpräparate von Neugeborenen mit Verdacht auf eine connatale Myopathie sollten heute mehreren geübten Muskelpathologen zugängig gemacht und einschließlich der elektronenoptischen Bilder ausführlich beschrieben werden. Liegen bereits auf solche Weise absolut gesicherte Familienfälle vor, wird die Diagnose natürlich wesentlich erleichtert. Wegen der Seltenheit der connatalen Myopathien und unserer mangelnden Kenntnisse dieser Erkrankung werden die angegebenen diagnostischen Maßnahmen dadurch aber kaum überflüssig.

f) Verlauf, Prognose, Therapie

Im allgemeinen sterben die Kinder in den ersten Lebensmonaten, oft schon in den ersten 8 Wochen, infolge respiratorischer Insuffizienz. Ob es dagegen gerechtfertigt ist, jedes Kind, welches einige Jahre überlebt, in eine gesonderte Gruppe connataler Muskeldystrophien geringer oder fehlender Progredienz einzuordnen (s. unten), erscheint uns zweifelhaft. Eine wirksame Therapie ist nicht bekannt.

2. Die connatale Muskeldystrophie mit geringer Progredienz

Fälle, die wir unter dieser Überschrift zusammenfassen, sind von Batten (*209*), Schick (*3671*), Turner (*3948*) und Turner u. Lees (*3949*) beschrieben. Auch hier handelt es sich wohl um eine autosomal recessiv erbliche Erkrankung. Prinzipielle Unterschiede gegenüber der rascher fortschreitenden Form liegen wohl anatomisch nicht vor. Die vorhandenen Differenzen sind eher durch die geringere Progredienz bedingt. Auch diese connatalen Muskeldystrophien beginnen bereits in utero. Bei den 6 Geschwistern, die Turner beschrieb, hatte die Mutter weniger Kindsbewegungen gespürt als bei dem 7. gesunden Geschwisterkind. Die Patienten sind weniger schwer betroffen als die im vorhergehenden Kapitel beschriebenen. Ihre Vitalität ist größer, sie erreichen gelegentlich Erwachsenenalter. Einige der Fälle von Turner sind sogar halbtags beschäftigt.

3. Central Core disease von Shy und Magee (*3502*)

Die Zentralfibrillen-Myopathie ist eine nicht progrediente Erkrankung der Muskulatur, die aus den connatalen Muskeldystrophien herausgelöst werden konnte. Sie ist allerdings wohl kaum eine echte Neugeborenenerkrankung, jedenfalls sind die Symptome unmittelbar nach der Geburt spärlich.

a) Ätiologie

Es handelt sich um eine dominant erbliche Erkrankung (*3502*). Engel u. Mitarb. (*1176*) haben eine interessante Beobachtung bei dem Vater ihres Kranken gemacht. Er hatte, wie der Patient, eine Herabsetzung der Phosphorylase-Aktivität in der Muskulatur (s. S. 25). Nach Beckers (*231*) Ansicht handelt es sich hier möglicherweise um eine Schwachform der Erkrankung, was ein Hinweis auf unregelmäßige Dominanz sein könnte.

b) Pathologische Anatomie

Die Anatomie wurde von Greenfield u. Mitarb. (*1553*) ausführlich beschrieben, von diesen Autoren stammt dann auch der Name Central-Core-Disease.

Der Musculus sternocleidomastoideus, die Schulter- und Hüftmuskulatur sind besonders stark befallen. Das Diaphragma ist ausgespart. Die Fasergröße ist, abgesehen von vereinzelt kleineren Zellen, normal. Das unterscheidet grobhistologisch die Erkrankung von den Myodystrophien. In der Zentralregion jeder Muskelzelle liegen die Myofibrillen eng zusammen, die Färbbarkeit ist von der Faserperipherie unterschieden. Später ist die Myofibrillenstruktur im Zentrum zerstört. In dieser Weise sind etwa 40% der Fasern befallen und zwar jene, die hohe Phosphorylase und ATPase-Aktivität sowie hohen Glykogengehalt haben (Fasertyp II, s. S. 26). In den central cores fehlen die Mitochondrien, und die ursprünglich hohe Oxydase- und Phosphorylase-Aktivität ist vermindert (*1068*, *316*, *1176*, *1172*, *3501*). Durch diese Phosphorylase-Verminderung gerät die Erkrankung zunächst in die Verwandtschaft des McArdle-Syndroms (Phosphorylase-Mangel, s. S. 176). Im Gegensatz zum McArdle-Syndrom aber konnten Engel u. Mitarb. (*1176*) die Phosphorylase-Aktivität durch Adenosin-5-Phosphat normalisieren. Es handelt sich also nicht um einen angeborenen Fermentdefekt wie beim McArdle-Syndrom, was auch mit dem dominanten Erbgang des Central-Core-Disease nicht vereinbar wäre. Die Verminderung der Phosphorylase-Aktivität ist Symptom, nicht Ursache der Erkrankung.

c) Pathologische Physiologie

Die Abstände der zickzackförmig verlaufenden Z-Streifen erscheinen histologisch verkürzt, so daß die zentral gelegenen Myofibrillen der Muskelfasern in Dauerkontraktion erscheinen. Im Elektromyogramm ähneln die Innervationsmuster denen der Muskeldystrophien (*1176*).

d) Klinische Symptome

Unmittelbar nach der Geburt waren die in den hier zitierten Arbeiten beschriebenen Fälle zunächst normal. Schon früh kann aber wohl eine geringe Hypotonie oder Hyporeflexie beobachtet werden. Die Kinder lernen verspätet laufen und dann ist die Kraftminderung deutlich offenbar, in den Beinen mehr als in den Armen, in den proximalen Muskelgruppen mehr als in den distalen.

Der Verlauf scheint nicht ungünstig zu sein, die Erkrankung ist stationär.

Differentialdiagnostische Probleme wird die Krankheit in der Neugeborenenperiode kaum aufgeben, weil sie zu diesem Zeitpunkt wohl nur bei entsprechender Familienanamnese angenommen werden kann. Kinder entsprechender Familien sollten in der Neugeborenenperiode lediglich sorgfältig auf die möglichen Symptome hin untersucht werden.

4. Nemaline Myopathie

Im Jahre 1963 beschrieben Shy u. Mitarb. (*3501*) eine Muskelerkrankung, die seit Geburt des Kindes mit einer Hypotonie einherging. Histologisch fanden die Autoren palisadenartig, rechtwinklig zu den Myofibrillen angeordnet, fadenförmige Strukturen, die der Erkrankung den Namen „Nemaline Myopathy" gegeben haben.

Conen u. Mitarb. (*724*) beschrieben 1963 eine klinisch ähnliche, stationäre Muskelanomalie, bei der das Kind auch schon seit Geburt hypoton war und verspätet (22 Monate) laufen lernte. Die unteren Extremitäten waren stärker als die oberen, Schulter und Beckengürtel stärker als die distalen Körperpartien betroffen. Auf der Abbildung des betroffenen Kindes fällt eine „Facies myopathica" mit schlaffen Gesichtszügen auf.

In den Muskelfasern fanden die Autoren 0,5—5 μ große Myogranula, die wahrscheinlich ein Paramyosin darstellen.

5. Lokalbegrenzte connatale Myodystrophien

Für die Neugeborenenperiode scheinen zwei Literaturberichte dieser Art besonders wichtig zu sein. DUBANSKY und SVOBODA (*1054*) haben 1957 zwei Geschwister mit angeborener Gesichtsmuskellähmung bioptisch untersucht. Auch die äußeren Augenmuskeln waren betroffen und die Kinder hatten offenbar in den ersten Lebensmonaten Schluckstörungen. Der Musculus pectoralis und die Musculi sternocleidomastoidei waren hypoplastisch. Histologisch fanden sich typische Zeichen der Muskeldystrophie in den genannten Muskeln. Der Verlauf ist offenbar manchmal günstig. Ebenfalls zwei Geschwister mit einer isolierten, connatalen Myodystrophie des Zwerchfells wurden von LEWIS und BESANT (*2395*) mitgeteilt. Diese Kinder starben allerdings in den ersten Lebenswochen an respiratorischer Insuffizienz.

6. Die Muskeldystrophie späterer Lebensalter und ihre Bedeutung für die Neugeborenen-Pathologie

I. a) Der X-chromosomal recessiv erbliche Beckengürteltyp (DUCHENNE).
I. b) Der gutartige X-chromosomal recessiv erbliche Beckengürteltyp (BECKER).
II. Der recessiv autosomal erbliche Beckengürteltyp (limb-girdle muscular-Dystrophie).
III. Der dominant erbliche Schultergürteltyp (Landouzy-Dejerine).

Diese Typen stellen den Hauptanteil der Muskeldystrophien im Kindes- und Erwachsenenalter dar (*1295, 14, 231*), sie kommen aber in der Neugeborenenperiode noch nicht vor. Trotzdem wird gelegentlich unmittelbar nach der Geburt eines Kindes in einer entsprechenden Familie mit Muskeldystrophie die Frage auftauchen, ob das Neugeborene an der Erkrankung leidet oder nicht. Für die genetische Beratung solcher Familien sind in den letzten Jahren Fortschritte erzielt worden, die hier kurz dargestellt werden sollen. Sie beziehen sich aber fast ausschließlich auf die X-chromosomal erblichen Typen (Typ I).

SIBLEY und LEHNINGER (*3503*) machten 1949 die zunächst kaum beobachtete, durch DREYFUS und SCHAPIRA (*1047*) erweiterte und bekannt gewordene Entdeckung, daß im Serum von Kranken mit Muskeldystrophie bestimmte Fermente vermehrt gefunden werden. Bei weiteren Untersuchungen hat es sich gezeigt, daß insbesondere die Kreatinphosphokinase bei den X-chromosomal recessiv erblichen Typen der Muskeldystrophie vermehrt gefunden wird (*1046, 3617, 27, 1044, 1045, 718, 928, 3268, 3027, 3028, 3029, 4234, 3994*). Von allen untersuchten Fermenten ist die Kreatinphosphokinase (CPK) besonders spezifisch für Muskelerkrankungen, da die Muskulatur besonders reich daran ist. Obgleich leichte Vermehrungen dieses Fermentes im Serum auch bei anderen Erkrankungen vorkommen (*4234, 3994*), sind die quantitativen Unterschiede so bedeutend, daß eine starke Vermehrung der Kreatinphosphokinase im Serum für eine Myopathie — Dystrophie oder Myositis — beweisend ist. Diese Befunde und ihre Bedeutung für die Biochemie der Muskeldystrophie (*1045, 27*) brauchen im Rahmen einer Neugeborenen-Neurologie nicht weiter diskutiert zu werden. Im Rahmen dieser Darstellung wichtig ist aber die Tatsache, daß 50—90% von klinisch gesunden Überträgern der X-chromosomal recessiven Muskeldystrophie erhöhte Serumaktivität von Kreatinphosphokinase aufweisen (*1046, 3617, 27, 1044, 1045, 718, 928, 3268, 3029, 4234, 3994*). Diese Befunde haben andere Untersucher angeregt, bei den so ermittelten Überträgerinnen der Muskeldystrophie nach sonstigen Zeichen der Erkrankung zu suchen. Barwick (*199*) glaubt, daß im Elektromyogramm vieler Konduktorinnen die Aktionspotentiale schmaler als normal sind, daß also das Bild der Myopathie in abgeschwächter Form und nach Art eines Mosaiks (*3572*) gefunden werden kann. Intensive Untersuchungen u.U. auch mit der Multielektrode sollten diesen Befund endgültig sichern können, da Dubowitz bei den Überträgerinnen auch histologische Veränderungen in Form einer Myopathie gefunden hat. Unter Einsatz aller drei Untersuchungsmethoden (Fermentchemie, Elektromyogramm und Histologie) wird es vielleicht sogar gelingen, alle Konduktorinnen zu erfassen. Bei der Interpretation der Literaturbefunde ist aber auch zu beachten, daß ein bestimmter Prozentsatz von Muskeldystrophien Neumutationen darstellt, die Mütter solcher Kinder zeigen natürlich keine fermentchemischen, elektromyographischen oder histologischen Muskelveränderungen.

Weniger sicher gelingt die präklinische Auffindung von Erkrankten in der Neugeborenenperiode. Pearse u. Mitarb. (*3029*) fanden zwar häufig Kreatinphosphokinase-Vermehrung vor der klinischen Manifestation des Leidens, die jüngsten Kinder mit erhöhter Fermentaktivität waren aber 9, 14 und 24 Monate. Auch in einem Podiumsgespräch amerikanischer Myodystrophieforscher wurde unwidersprochen die Meinung vertreten, daß erhöhte Kreatinphosphokinase-Aktivitäten bei erkrankten Kindern nicht vor dem 6. Monat und positive elektromyographische Befunde nicht vor dem 12.—18. Monat zu erwarten seien (*2295*), beides aber vor der sicheren klinischen Manifestation. Es ist dabei zu beachten, daß die Werte der Serum-Kreatinphosphokinase bei Säuglingen höher als bei älteren Kindern und Erwachsenen liegen, die Höchstwerte schwanken etwas, je nach Laboratorium, sie überschreiten aber normalerweise im allgemeinen nicht 6 E, d.h. 6 μmol Kreatin pro Std/ml Serum. Beim Erwachsenen liegt die Normgrenze bei 3,5 E (*3029*), in anderen Laboratorien niedriger (1,5 E).

H. Die connatale Myositis

Synonyma: Myositis fibrosa, interstitielle noduläre Polymyositis.

Es handelt sich um eine entzündliche Erkrankung der Muskulatur mit sekundärer Degeneration der Muskelzellen und Kontrakturen. Die Krankheit wurde bisher vorwiegend bei Kindern jenseits der Neugeborenenperiode und bei Erwachsenen beschrieben (*209, 551, 3745, 373, 3798, 1102, 3823, 246*). 1965 hat nun Beckmann (*234*) einen Fall von Myositis fibrosa bei einem Neugeborenen veröffentlicht.

a) Ätiologie

Die Ursache der Erkrankung ist unbekannt. Stransky und Zabat (*3823*) halten es für möglich, daß die Myositis fibrosa eine Kollagen-Krankheit darstellt. Stewart und Gregor (*3798*) dagegen betonen auf Grund ihrer mikroskopischen Befunde die Verwandtschaft zur Muskeldystrophie. In den hier angeführten Fällen wurde bisher keine Familiarität beobachtet. Inwieweit aber eine klare Abgrenzung gegenüber den anderen, teils familiären, teils sporadischen sklerosierenden Myopathien möglich ist, erscheint uns fraglich (*743*, *384*).

Caspary u. Mitarb. (*621*) konnten im Serum von Patienten mit Polymyositis gegen Muskelgewebe gerichtete Antikörper, den sog. antinuclear factor nachweisen. Die Autoren messen diesem Befund aber keine ätiologische Bedeutung zu. Bei den verschiedensten Muskelerkrankungen mit Untergang von Muskelgewebe kann man diesen antinuclear factor im Serum finden. Die nosologische Stellung der Erkrankung als Entzündung wurde von Beckmann (*234*) auf Grund licht- und elektronenmikroskopischer Befunde noch einmal betont.

b) Pathologische Anatomie

Die Muskelfasern sind verschmälert, gewellt und in ihrer Struktur oft unterbrochen. Gelegentlich finden sich nur noch schollige Muskelreste. Das Zwischengewebe ist reich an Leukocyten und Histiocyten, umgeben von feinfaserigen bindegewebigen Strukturen. Die elektronenoptische Untersuchung ergab in dem von Beckmann beschriebenen Fall eine teilweise Auflösung der Myofilamente, kleine Mitochondrien, reichlich Bindegewebsfasern und Zelltrümmer im Zwischengewebe sowie starke Pinocytoseaktivität der Capillarendothelien. Leider wurde bisher bei den verstorbenen Patienten keine Untersuchung des Rückenmarkes vorgenommen. Die Untersuchung der Vorderhörner und Vorderwurzeln sollte die primär und ausschließlich myopathische Ursache dieser Erkrankung bestätigen helfen.

c) Klinische Symptome

Falls die Kinder schon in der Neugeborenenperiode auffallen, sind sie hypoton. Offenbar sind auch bei dieser Erkrankung die Stamm- und proximalen Extremitätenmuskeln bevorzugt befallen. Die Sphincteren sind ausgespart, die mimische Muskulatur kann offenbar betroffen sein (*234*), ist es aber nicht regelmäßig (*3798*). Das Zwerchfell ist anscheinend später oder gar nicht mit in den Krankheitsprozeß einbezogen, einige der Patienten sind recht alt geworden (*551*, *246*). Beckmann (*234*) erwähnt, daß bei dem Säugling fixierte thorakale Einziehungen bestanden, die wir beim Morbus Werdnig-Hoffmann auf die relativ gute Funktion des Zwerchfelles zurückführen (s. S. 140). Die Reflexe sind erloschen oder abgeschwächt. Später treten Kontrakturen auf.

d) Differentialdiagnose

1. Morbus Werdnig-Hoffmann (s. S. 136).
2. Geburtstraumatische Rückenmarksschädigung (s. S. 322).
3. Connatale Myodystrophien (s. S. 159).

4. Glykogenose (s. S. 172).

5. Allgemeine Hypotonie bei Chromosomenanomalien (s. S. 198).

6. Hypotonien bei supraspinalen Erkrankungen des Zentralnervensystems (s. S. 298).

7. Hypotonien bei schweren Allgemeinerkrankungen, insbesondere des Herzens und der Lungen sowie bei Elektrolytstoffwechselstörungen (s. S. 327).

Der Ausschluß der spinalen Muskelatrophie sollte mit allen zur Verfügung stehenden Methoden erfolgen: Elektromyographie, Muskelbiopsie und im Falle des Todes Histologie des Spinalmarkes und der Vorderwurzeln. Geburtstraumatische Rückenmarksschädigungen haben einen abnormen Liquorbefund. Die Abgrenzung gegenüber der Myodystrophie kann selbst histologisch problematisch sein (s. S. 160), dagegen kann die Glykogenose durch den typischen Befund bei der Muskelbiopsie erkannt werden. Die Hypotonie bei Chromosomenanomalien und supraspinalen Erkrankungen haben im Gegensatz zur Myositis ein normales Elektromyogramm.

e) Verlauf, Prognose, Therapie

Der Verlauf ist sehr unterschiedlich, wenn tatsächlich alle die unter dieser Krankheit beschriebenen Fälle eine Einheit darstellen, was wir bezweifeln. Symptome am 1. Lebenstag und früher Tod an respiratorischer Insuffizienz wurde von Beckmann (*234*) beschrieben, Stewart u. Gregor (*3798*) dagegen halten einen plötzlichen Krankheitsbeginn und Progression zwischen 2 und 14 Jahren für relativ typisch; ein 14jähriger Junge wurde von Schwab u. Mitarb. (*3745*) beschrieben, er starb nach 3 Monaten Erkrankungsdauer. Bekény u. Mitarb. (*246*) schließlich beschreiben einen Patienten von 59 Jahren, bei dem die Myositis mit 52 Jahren auftrat.

Ein Behandlungsversuch mit ACTH, Prednisolon und anabolen Steroiden erscheint angezeigt, sie war in dem von Beckmann beschriebenen Neugeborenen erfolglos.

J. Die Myositis ossificans (Münchmeier)

Die Myositis ossificans ist keine eigentliche Neugeborenen-Erkrankung. Das Erkrankungsalter liegt in der frühen Kindheit jenseits des 5. Lebensmonats (*1295*). Da wir ein Kind im Alter von 8 Monaten in unsere Behandlung bekamen, welches seit der Geburt die typischen Symptome zeigte und da außerdem gewisse hereditäre Stigmata den Kindern mit Myositis ossificans bereits angeboren sind, soll diese Erkrankung hier besprochen werden. Ihre nosologische Stellung ist unbekannt. Es handelt sich weder um eine echte Myositis noch um eine myodegenerative Erkrankung sondern möglicherweise um eine Affektion des kollagenen Bindegewebes (*14*, *231*), die progressiv ist, mit schweren Verknöcherungen einhergeht und vielleicht nur sekundär zu Veränderungen der Muskulatur führt. Es fehlt deshalb auch nicht an Vorschlägen für andere Bezeichnungen, die sich jedoch nicht allgemein durchgesetzt haben: Fibrocellulitis ossificans progressiva (*3338*); Fibrositis ossificans (*1567*); Fibrodysplasia ossificans multiplex progressiva (*215*, *2636*). Bestimmte, unten näher beschriebene Begleitmißbildungen sind so eng mit dieser Erkrankung verbunden, daß sie mit in die Definition der Myositis ossificans gehören.

Die Erkrankung ist mindestens schon seit 250 Jahren bekannt, sie wurde im 18. Jahrhundert von dem Londoner Chirurgen Freke (*1329*) erwähnt. Soweit wir sehen, hat Münchmeier 1869 den Namen Myositis ossificans geprägt (*2800*), und seitdem wird sie im deutschen Schrifttum gelegentlich als Myositis ossificans Münchmeier bezeichnet. Neuere zusammenfassende Darstellungen stammen unter anderem von Nutt (*2907*); Mair (*2537*); Uehlinger (*3967*); Mc Kusick (*2636*); Viparelli (*4014*). Insgesamt wurden inzwischen etwa 350 Patienten mit dieser Krankheit beschrieben (*1328, 795, 3282*). Von Becker (*231*) wurde die Literatur bis 1964 vor allem unter genetischen Gesichtspunkten bearbeitet.

a) Genetik

Die meisten Fälle treten sporadisch auf. Man findet jedoch häufig bei Vorfahren und Geschwistern die typischen Zehen- und Fingermißbildungen. Auf Grund dieser Tatsache und einzelner familiärer Fälle (*3995, 1701*) wird vermutet, daß es sich um eine dominant erbliche Erkrankung handelt, die sich nicht immer als verknöcherte Myopathie sondern viel häufiger nur in Form von Großzehen- und Daumenanomalien äußert (*231*). Das Geschwisterkind eines unserer Patienten hatte eine Epidermolysis bullosa. Frühere Zusammenstellungen ließen vermuten, daß das männliche Geschlecht häufiger als das weibliche befallen ist (*3786, 1213*). Rosenstirn (*3338*) und Becker (*231*) fanden beide Geschlechter etwa gleich häufig betroffen.

b) Pathologische Anatomie (*1590, 14*)

Befallen sind hauptsächlich die Rückenmuskeln und die proximale Muskulatur der Extremitäten. Nach längerer Krankheitsdauer werden aber auch die übrigen Muskeln mit in den Krankheitsprozeß einbezogen. Frei von Verknöcherungen bleiben die Zunge, Pharynx-Larynx-Muskulatur, das Diaphragma, die Fibularis-Gruppe, Augen- und Herzmuskeln sowie die Schließmuskeln. Die Krankheit verläuft in Schüben, wobei sich ein neuer Schub immer zunächst durch eine Schwellung und eventuell auch leichte Rötung anzeigt. Die histologische Untersuchung dieser Schwellung zeigt eine celluläre Bindegewebsproliferation ohne deutlich entzündliche Zeichen. An dieser Stelle bildet sich dann eine kollagene Narbe, die schrumpft und die umliegende Muskulatur durch Kompression zu zerstören scheint. Die Muskelzellen werden schmal, zeigen gelegentlich wachsartige Degeneration und verschwinden schließlich ganz. Im Zentrum dieser Veränderung beginnt manchmal zunächst Knorpelbildung und dann die Verknöcherung. Der ganze Prozeß ist von der Callusbildung nach Fraktur oder von der traumatischen Myositis ossificans nicht zu unterscheiden.

c) Pathologische Physiologie

Wir haben zwei Fälle elektromyographisch untersucht. Weite Muskelgebiete zeigen ein normales Aktionspotentialmuster, soweit sich dieses mit der üblichen Nadelelektrode erfassen läßt. Untersuchungen mit Einsatz der Multielektrode, die vielleicht geringe Verminderung der Aktionspotentialdauer aufdecken würden, halten wir nicht für gerechtfertigt, da jedes Trauma die Verkalkung fördert. Muskelgebiete, in denen eine frische Schwellung aufgetreten ist, zeigen nach wenigen Tagen bei Willkürinnervation typische Myopathiepotentiale und in Ruhe Fibrillieren. Später sind solche Gebiete dann bioelektrisch weitgehend stumm und die umliegenden Muskelgebiete zeigen wieder ein normales Aktivitätsbild, gelegentlich aber mit einzelnen polyphasischen Aktionspotentialen.

In den Gebieten der heterotopischen Knochenbildung ist die Aktivität der alkalischen Serumphosphatase erhöht.

d) Klinische Symptome und Verlauf

Der von uns beobachtete Säugling hatte direkt nach der Geburt derbe Schwellungen am Hinterkopf und am Nacken, etwas später an der Stirn. Da diese Veränderungen zunächst ganz stationär waren, wurden sie nicht weiter beachtet. Erst, als sich im Alter von 3 Monaten ein leichter Schiefhals mit erneuter Schwel-

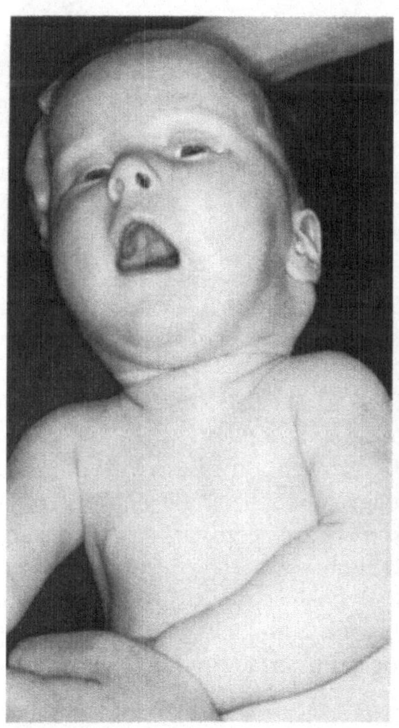

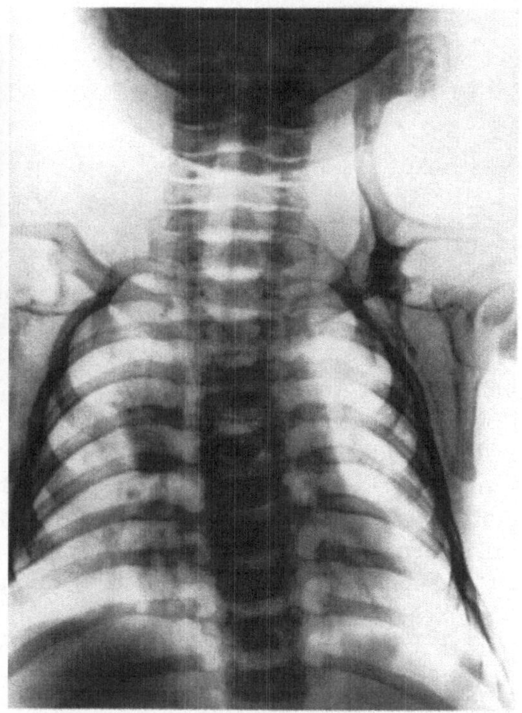

Abb. 77. 6 Monate alter Säugling mit einer Myositis ossificans (MÜNCHMEYER). Klinisch und im Röntgenbild sieht man die deformierenden Kalkspangen an der linken Halsseite. Typisch ist der hohe, spitze Gaumen

lung am Hals und wenig später eine Versteifung der Wirbelsäule mit Skoliose bemerkbar machte, wurde das Kind in ärztliche Behandlung gegeben. Diese Symptomatologie weicht nicht von der älterer Kinder mit Myositis ossificans ab. Erste Schwellungen, die mit leichtem Fieber einhergehen können, bilden sich scheinbar spurlos zurück, es dauert oft viele Wochen, bis die Verknöcherung fühlbar wird. Zunächst sind immer die Rücken-, Nacken-, Hals- und Schultermuskeln sowie das Occiput und die Stirnregion betroffen (Abb. 77). Später werden die Extremitäten und Kaumuskeln in den Verknöcherungsprozeß mit einbezogen. Es bilden sich Knochenspangen, die z.B. vom Schulterblatt zum Thorax oder zur Wirbelsäule und vom Oberarm durch die Achselfalte zu den Rippen ziehen und damit die Beweglichkeit stark einschränken. Schließlich können sie wie Korallen (*1329*) den ganzen Rücken bedecken und auch periphere Gelenke durch Knochenspangen versteifen. Für die Diagnose sind besonders in der Neugeborenenperiode die Mißbildungen wichtig, die in etwa 70% der Fälle die Myositis ossificans begleiten (*1458*). Viele von ihnen sind allerdings bei Neugeborenen noch nicht erkennbar, dazu gehören abnorme Epiphysenkerne, Zahnstellungsanomalien (*231*), retardierte Entwicklung der sekundären Geschlechtsmerkmale und verspätete

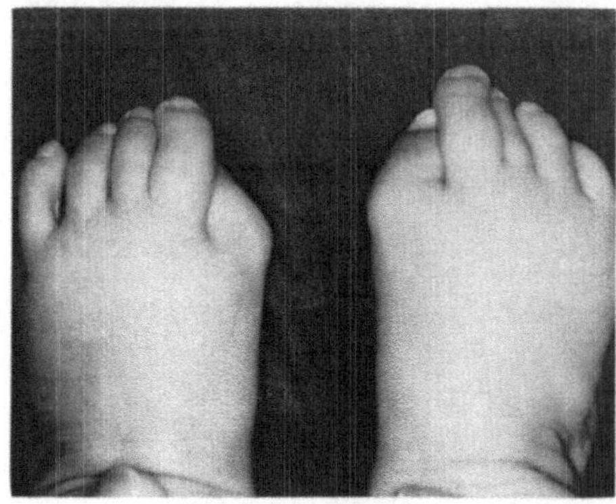

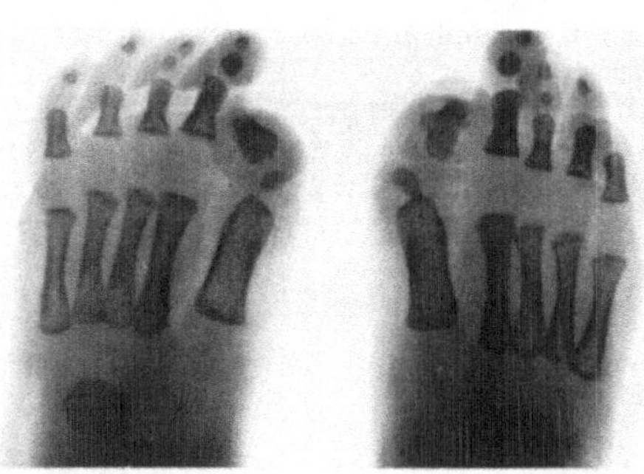

Abb. 78. Fußskelet des in Abb. 76 dargestellten Kindes mit Myositis ossificans. Typisch ist der Hallux valgus

Menarche oder Amenorrhoe (*3786*, *2221*, *550*, *3815*, *1213*, *2258*, *3243*, *3231*). Schon unmittelbar nach der Geburt fiel bei einem unserer Kranken ein Hallux valgus beiderseits und eine Verkürzung der beiden Großzehen auf, diese Verbildungen werden durch ein kurzes Metatarsale I und/oder Monophalangie hervorgerufen (Abb. 78). Die Finger verlaufen manchmal konisch spitz zu, in einem unserer Fälle sahen wir leichte Flughautbildungen. In den oben zitierten zusammenfassenden Darstellungen werden außerdem erwähnt: Synostose der Großzehengelenke, kurze Zehen, Finger und besonders kurze Daumen, Klinodaktylie, verbreiterter Femurhals, asthenischer Wuchs, hoher spitzbogiger Gaumen mit Prognathie.

e) Prognose und Therapie

Der Verlauf ist oft langsam, über Jahre manchmal etwas schneller progredient. Bei dem von uns beobachteten Neugeborenen war er foudroyant. Das Kind war innerhalb eines Jahres fast bewegungsunfähig und hilflos. Auf Grund einer Empfehlung von Lockhart und Burke (*2454*) haben wir eine Cortison-Therapie — kombiniert mit anabolen Steroiden einmal mit geringfügigem und fraglichem, einmal ganz ohne Erfolg — versucht.

Eines allerdings können und müssen wir für diese Kinder tun, sie vor Traumen, insbesondere vor den iatrogenen, bewahren. Muskelbiopsien sind für die Diagnose unnötig und nur dann gerechtfertigt, wenn ein wohl durchdachter Forschungsplan unsere bio- und enzymchemischen Kenntnisse dieser Erkrankung zu erweitern verspricht. Wir möchten vorschlagen, sogar die Nadelelektromyographie (mit ganz dünnen Facialisnadeln) auf solche Fälle zu beschränken. Die Biopsie sollte dann genau an den Stellen vorgenommen werden, die Myopathiepotentiale und Fibrillieren aufweisen, falls man Gewebe mit aktivem Krankheitsprozeß und nicht die Narbenzustände untersuchen will. Die Eltern muß man darauf hinweisen, daß an der Stelle der ausschließlich scientiae causa vorgenommenen Biopsie eine manchmal faustgroße Verknöcherung eintritt. Intramuskuläre Injektionen sollte man vermeiden.

K. Die Glykogenosen

Bei den Glykogenosen ist der fermentative Abbau des Glykogen gestört und Glykogen lagert in großer Menge in den Zellen der Leber, der Muskulatur und verschiedenen anderen Organen. Es handelt sich um Fermentdefekte, die autosomal recessiv vererblich sind. Nur beim Mauriac-Syndrom, einer Glykogenspeicherkrankheit bei Diabetes mellitus, ist ein recessiv erblicher Gendefekt sehr unwahrscheinlich oder sogar ausgeschlossen (*1792*). Da der Glykogenabbau in Stufen vollzogen wird und jede Stufe ein eigenes Ferment verlangt, gibt es verschiedene Glykogenosen mit recht unterschiedlicher Symptomatik. Da diejenigen Glykogenosen, die in der Neugeborenenperiode vorkommen, typische Erkrankungen des peripheren motorischen Neurons und der Muskulatur sind, sollen sie in diesem Kapitel im Anschluß an die Vorderhornzell- und Muskelerkrankungen besprochen werden, mit denen sie oft schwierige differentialdiagnostische Erwägungen gemeinsam haben.

Normale und pathologische Physiologie des Glykogenabbaues (*746, 3794, 4053, 4002*)

Der Katabolismus des Glykogens ist in Abb. 79 schematisch dargestellt. Glykogen kann durch das Zusammenwirken zweier Fermente, Phosphorylase und Amylo-1-6-Glucosidase zu einem Gemisch von Glucose-1-Phosphat und Glucose (7%) abgebaut werden (*746*). Die Phosphorylase spaltet die häufigeren 1-4-glucosidischen Bindungen zu Glucose-1-Phosphat, Amylo-1-6-glucosidase spaltet das Polysaccharid an den Verzweigungen des Glykogenmoleküls, den 1-6-Bindungen (Abb. 79). Das Glucose-1-Phosphat wird durch Phosphoglucomutase in Glucose-6-phosphat und durch Glucose-6-Phosphatase in Glucose und Phosphat umgewandelt. Es ist für das Verständnis der frühinfantilen Muskelglykogenose (Typ II), der Pompeschen Erkrankung besonders wichtig, daß es neben diesem phosphorolytischen Abbauweg eine hydrolytische Spaltung des Glykogens gibt. Dabei werden unter Einwirkung von α-Amylasen zunächst lineare Oligosaccharide: Maltose, Maltotetraose, Maltotriose und Maltopentose gebildet, aus denen eine Glucosidase (saure Maltase) Glucose bildet (*3386, 3387, 2934, 3335, 2352*). Fehlen oder Mangel der die einzelnen Stufen katalysierenden Fermente führt zur Glykogenose eines bestimmten Typs. Die Numerierung der Glykogenosen, wie wir sie in der Abb. 79 angegeben haben, wurde von Cori (*745*) vorgenommen und ist heute weitgehend akzeptiert (*1252, 1356, 791, 792, 1979, 2319, 1599, 1218, 1792, 1065*).

Die Typen I, IV und VI sind für die Neurologie belanglos, sie sollen hier deshalb nicht besprochen werden. Die Typen III und V sind zwar Muskelerkrankungen, ihr Vorkommen in der Neugeborenenperiode ist bisher aber nicht belegt. Der Typ III soll kurz erwähnt werden, da in den letzten Jahren immer häufiger Erkrankungen der Muskulatur bereits beim Neugeborenen diagnostiziert werden konnten, obschon das „lehrbuchmäßige" Erkrankungsalter erst in der späteren Kindheit oder gar nach der Pubertät liegt. Der Typ II der Glykogenosen ist

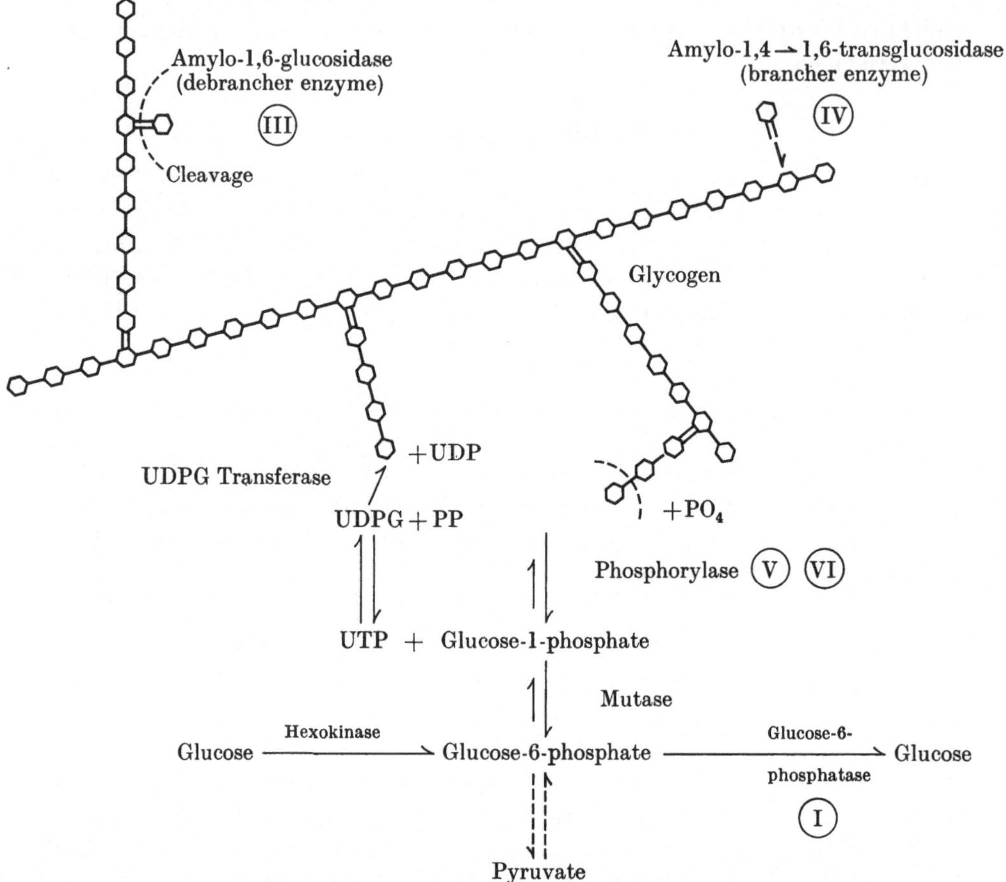

Abb. 79. Glykogen Abbau und Synthese mit den bisher bekannten Fermentdefekten (Glykogenosen). Typ II (Pompe) ist nicht im Schema angegeben, da der Fermentdefekt in einem Nebenweg des Glykogenabbaues liegt. (Nach Cornblath u. Schwartz, *751*)

dagegen eine typische Muskel- und Nervensystemserkrankung des Neugeborenen. Wir wollen deshalb mit ihrer Besprechung hier beginnen.

1. Glykogenose Typ II (Pompe) α-Glucosidase-Mangel

a) Pathologische Anatomie

Bei der von Pompe (*3111*) zum erstenmal beschriebenen Erkrankung wird Glykogen in großer Menge in der Skelet- und Herzmuskulatur, im Gehirn und — weniger — in der Leber gespeichert. Die Muskelzellen enthalten Vacuolen, die mit Glykogen gefüllt sind. Der Glykogengehalt kann bis auf 12% (normal unter 1%) ansteigen. Die Muskelfibrillen sind teilweise zerstört (*975*, *4307*, *1344*, *793*). Ähnliche Vacuolen, von einer Membran umgeben, sowie Rosetten von Glykogen finden sich auch in den Parenchym- und Kupfferschen Sternzellen der Leber (*212*). CLEMENT u. GODMAN (*704*) haben 1950 in einer ausführlichen klinischen und anatomischen Studie darauf aufmerksam gemacht, daß Glykogen-Ablagerungen auch in den motorischen Vorderhornzellen, in den Nervenzellen des Nucleus dentatus cerebelli und der Stammganglien sowie in den Astrocyten der Großhirnhemisphäre gefunden werden. Die Nervenzellen können so stark mit Glykogen gefüllt sein, daß das Cytoplasma und die Nissl-Substanz auf eine schmale Randzone zusammengedrängt sind.

In einem Teil der Fälle, jedoch nicht immer schon frühzeitig, ist der Herzmuskel schwer befallen und die Kardiomegalie ist dann ein führendes anatomisches Symptom. HOHN u. Mitarb. (*1871*) konnten 1965 in angiokardiographischen und anatomischen Befunden zeigen, daß die Ausflußbahn beider Ventrikel durch Glykogen-hypertrophierte Muskelbündel verengt ist. Die Struktur des in verschiedenen Organen abgelagerten Glykogens ist normal (*1792*).

b) Pathologische Physiologie

HERS (*1791*) konnte 1963 den Stoffwechseldefekt aufklären. Die Aktivität der sauren α-Glucosidase im Herzen, in der Skeletmuskulatur, in der Leber und in anderen parenchymatösen Organen ist vermindert. KAHAMA u. Mitarb. (*2101*) sowie BAUDHUIN u. Mitarb. (*212*) bestätigten und erweiterten diese Befunde. HUIJING u. Mitarb. fanden 1963 die Verminderung der α-Glucosidase in den Leukocyten, ein Befund, der klinisch diagnostische Bedeutung hat.

Die saure α-Glucosidase katalysiert nicht den üblichen phosphorolytischen Abbauweg des Glykogens, sondern zusammen mit den α-Amylasen einen hydrolytischen Parallelweg. Es ist in den letzten Jahren wahrscheinlich geworden, daß Amylasen und Glucosidasen zusammen mit vielen anderen hydrolytischen Fermenten in den biochemisch aktiven Lysosomen des Zellprotoplasmas zusammengefaßt sind (*1090*, *1091*, *2352*). Möglicherweise sind diese Lysosomen für die Autolyse der Zellen verantwortlich. Von HERS (*1792*) wird die Auffassung vertreten, daß die Amylase-Glucosidase dieser Lysosomen dauernd eine kleine Menge Zellglykogen auf dem hydrolytischen Weg abbaut, und daß diese lysosomale, saure α-Glucosidase bei der Pompeschen Erkrankung fehlt. Eine Reihe von Fakten sind mit dieser Auffassung zunächst noch schwer zu vereinbaren: Die Leber enthält z.B. normalerweise viel mehr saure α-Glucosidase als der Muskel, und trotzdem ist die Pompesche Erkrankung kaum eine Leber-Glykogenose. Auch wird bei der Pompeschen Erkrankung das Glykogen nicht nur in den lysosomalen Säcken, sondern frei in der Zelle abgelagert (*599*). Andere, bisher völlig unverständliche Befunde werden aber durch diese Auffassung von HERS so einleuchtend erklärt, daß wir seine Hypothesen zur Grundlage unserer Darstellung gemacht haben. Da die saure α-Glucosidase nur an einem Parallelweg des Glykogenabbaues liegt und der Katabolismus durch Phosphorylase, Amylo-1-6-glucosidase, Phosphoglucomutase und Glucose-6-Phosphatase normal bis zur Serum-Glucose verlaufen kann, haben Kinder mit Pompescher Erkrankung keine

Hypoglykämien, keinen mangelhaften Glucoseanstieg nach Adrenalin und keine Acidose. Sie sterben nicht an ihrer Kohlenhydratstoffwechselstörung direkt sondern an der Zerstörung der Skeletmuskel-, Herzmuskel- und Nervenzellen.

Elektromyographisch erscheint uns die Pompesche Erkrankung noch nicht ausreichend untersucht. Neben der Myopathie sollte vor allem die Denervierung durch Untergang motorischer Vorderhornzellen in Form von Fibrillationspotentialen sichtbar werden. Das Elektromyogramm könnte gerade über diese Frage, inwieweit die Glykogenose Typ II eine Myopathie einerseits und eine Erkrankung der peripheren motorischen Vorderhornzellen andererseits ist (s. S. 77), Aufschluß geben.

c) Klinische Symptome (*2247*, *1344*, *976*, *3886*, *2455*, *2101*, *793*)

Die klinische Symptomatologie kann kaum besser gekennzeichnet werden als mit dem Titel, den Clement und Godman (*704*) ihrer Arbeit gaben: „Glykogenose, die dem Mongolismus, dem Kretinismus und der Amyotonia congenita ähnlich

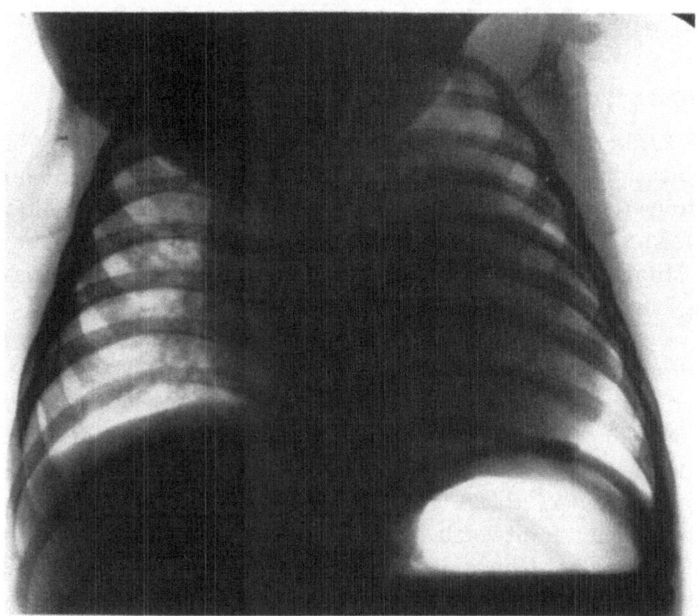

Abb. 80. Kardiomegalie eines 5 Monate alten Kindes mit Glykogenose Typ II (Pompe)

ist". Die Kinder haben eine große Zunge und eine schwere Skeletmuskelhypotonie mit Hypo- oder Areflexie. Im Gegensatz zur Werdnig-Hoffmannschen Erkrankung ist das Zwerchfell mit betroffen, Atemnot und Cyanoseanfälle sind infolgedessen nicht ungewöhnlich. Dazu kommt in vielen aber nicht allen Fällen eine beachtliche Kardiomegalie (Abb. 80), die schnell zur Herzinsuffizienz und meist zwischen dem 6. und 12. Monat zum Tode führt. Das Elektrokardiogramm ist recht typisch verändert (Abb. 81), es zeigt hohe Amplituden für R- und T-Zacken (*322*, *1142*, *575*). Die Diagnose wird gesichert durch die Muskelbiopsie. Die Erforschung der Erkrankung ist immer noch in einem

Stadium, in dem man frisches, sogleich gefrorenes Material (*1792*) einem Speziallaboratorium zugänglich machen sollte. Dort kann dann auch eventuell die Diagnose durch Nachweis des Fermentmangels in den Leukocyten gesichert werden.

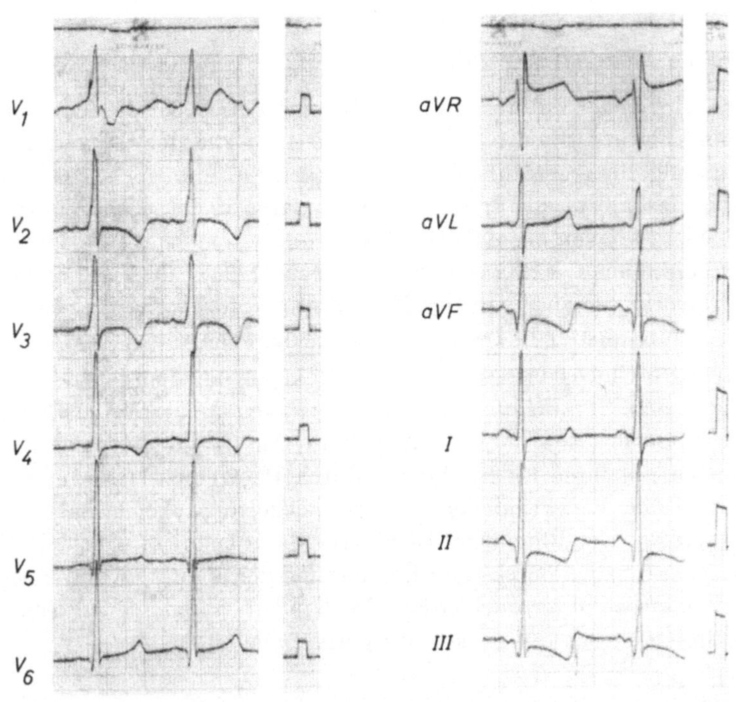

Abb. 81. Das Elektrokardiogramm des in Abb. 79 dargestellten Herzens zeigt die typische Linkshypertrophie, die Verkürzung der PQ und Verlängerung der QRS-Zeit. (Archiv Prof. Dr. A. Beuren, Kardiologische Abt. der Universitäts-Kinderklinik Göttingen)

d) Differentialdiagnose

1. Kretinismus (s. S. 122).
2. Werdnig-Hoffmannsche Erkrankung (s. S. 136).
3. Kongenitale Myopathien (s. S. 159).
4. Cornelia de Lange-Syndrom (s. S. 233).

Alle vier Erkrankungen haben keine Kardiomegalie. Ihr Fehlen schließt allerdings eine Glykogenose Typ II nicht aus. Der Morbus Werdnig-Hoffmann und die Myopathien haben keine Makroglossie, das Cornelia de Lange-Syndrom keine Hypotonie. Zeigt das Elektromyogramm bei einem Kind mit klinisch unklarer Hypotonie und Hypo- oder Areflexie nicht eindeutig einen normalen oder ausschließlich den Befund einer Vorderhornzellerkrankung, muß man immer eine Muskelbiopsie vornehmen, denn alle dann in Frage kommenden Erkrankungen können nicht mit der nötigen Sicherheit klinisch diagnostiziert werden. Eine Ausnahme von dieser Regel stellt die Myositis ossificans dar, die ohne Biopsie diagnostiziert werden sollte und kann (s. S. 170).

2. Typ III, Amylo-1-6-Glucosidase-Mangel (*1291*)

Diese Form der Leber- und Muskel-Glykogenose (Limit dextrinosis) ist mehr eine Erkrankung des Säuglings- und Kindesalters als der Neugeborenenperiode. Sie soll hier deshalb nur kurz besprochen werden.

a) Pathologische Anatomie und Physiologie

Glykogen wird in der Leber und in der Muskulatur gespeichert. Der Glykogengehalt der Muskulatur ist mit 3—8% aber wesentlich geringer als bei der Pompeschen Erkrankung, die Zerstörung der kontraktilen Substanz nicht so vollständig, die Hypotonie deshalb in den ersten Lebensmonaten nicht so ausgeprägt. Herzmuskel und Niere können ebenfalls Glykogen enthalten. Die Aufklärung dieser Erkrankung verdanken wir ILLINGWORTH u. Mitarb. (*1981*), die den Enzymdefekt, Amylo-1-6-Glucosidasemangel, in der Muskulatur aufdeckten. HERS (*1790*) bestätigte den Befund später in Leber- und Muskelgewebe.

Die Amylo-1-6-Glucosidase spaltet das Glykogen an den zentral gelegenen 1-6-Bindungen, den Verzweigungsstellen des Glykogenmoleküls (s. S. 172 und Abb. 79): Debrancher Enzym. Bei Mangel an Amylo-1-6-Glucosidase werden die Außenketten mit ihren 1-4-Bindungen durch Phosphorylase ordnungsgemäß abgebaut bis zu den Verzweigungen. Das gespeicherte Glykogen hat also kurze Außenketten (*1979*). Der Blutzucker ist niedrig, da ja bei dieser Form der Glykogenose im Gegensatz zur Pompeschen Erkrankung der reguläre Katabolismus des Glykogens zu Glucose unterbrochen ist. Die Kinder haben eine Acetonurie und nach Adrenalin steigt der Blutzucker nur geringfügig an.

b) Klinische Symptome, Verlauf und Therapie

Seit der ersten Beschreibung durch FORBES (*1291*) im Jahre 1953 sind inzwischen mehrere Fälle von Glykogenose dieses Typs mitgeteilt worden (*1981, 3311, 2846, 3052*). Die Krankheit beginnt im allgemeinen nicht in der Neugeborenenperiode, sondern im 1. und 2. Lebensjahr oder später. Die Kinder fallen durch Zunahme des Bauchumfanges auf, der auf eine Lebervergrößerung zurückgeführt werden kann. Es können hypoglykämische Zustände mit Acetonurie auftreten. Eine Muskelhypotonie wird von einigen Autoren gar nicht erwähnt. Sie ist geringer als bei der Pompeschen Erkrankung. Die Kinder können viele Jahre mit dieser Form der Glykogenose leben. Eine erfolgreiche Therapie ist, abgesehen von der Glucosezufuhr bei den offenbar nicht häufigen hypoglykämischen Anfällen nicht bekannt.

3. Typ V, Muskelphosphorylase-Mangel, McArdle-Syndrom (*2596, 14, 1211, 1792*)

Diese Glykogenose, bis jetzt letzte Form mit Befall der Muskulatur, ist bisher nicht in der Neugeborenenperiode oder der frühen Säuglingszeit beschrieben worden. Es handelt sich um einen Phosphorylase-Mangel, bei dem — nach Anstrengung — vorübergehende Hypotonien, Muskelkrämpfe und heftige Schmerzen auftreten (*1295*).

L. Die kongentiale, generalisierte Muskelatrophie (Krabbe)

Die Erkrankung ist offenbar sehr selten und es erscheint uns fraglich, ob sie eine Einheit darstellt. Sie wurde von KRABBE (*2232*, *2233*) als allgemeine Hypoplasie der Muskulatur mit Hypotonie seit Geburt beschrieben. Es existieren nur wenige Mitteilungen in der Literatur, in denen über ein ähnliches oder gleiches Krankheitsbild berichtet wird: Eine Sippe mit „muskulärem Infantilismus" wurde 1921 von GIBSON (*1447*) veröffentlicht, sie wurde von FORD (*1295*) und von BECKER (*231*) der Krabbeschen Erkrankung zugerechnet. VAN WISSELINGH (*4215*) hat einen, SCHREIER u. HUPERZ (*3712*) haben zwei nicht familiäre Fälle, FORD (*1295*) zwei Kranke einer Familie (Mutter und Tochter) mitgeteilt.

a) Ätiologie

Falls alle diese Darstellungen die gleiche Erkrankung beschreiben, handelt es sich um ein dominant erbliches Gen, eine Feststellung, die wohl vorwiegend auf der von GIBSON beschriebenen Sippe mit 47 Patienten in 4 Generationen basiert. Nur bei einem dieser Patienten wurde aber eine einzige Muskelbiopsie (Quadriceps) vorgenommen und — 1921 — als normal befunden. Die Patienten von KRABBE (*2233*), von VAN WISSELINGH (*4215*) und von SCHREIER u. HUPERZ (*3712*) sind dagegen Einzelfälle.

b) Pathologische Anatomie und Physiologie

Die genannten Autoren sind in der Auffassung einig, daß bei der histologischen Untersuchung keine Abweichungen vom normalen Bild gefunden werden, obgleich KRABBE selbst seinen Befund sehr zurückhaltend als wahrscheinlich normal formuliert. Ein ebenfalls unsicherer elektromyographischer Befund mit normalen Aktionspotentialen aber starker Synchronisierung (s. S. 76) macht die Zweifel an den anatomischen und pathophysiologischen Gegebenheiten der Erkrankung eher noch stärker. SCHREIER und HUPERZ (*3712*) fanden eine abnorm geringe Kreatinausscheidung im Urin und im Muskel verminderten Glykogengehalt.

c) Klinische Symptomatik und Verlauf

Die Kinder können schon unmittelbar nach der Geburt durch allgemeine Hypotonie auffallen. Die Muskeleigenreflexe sind aber erhalten. Die Erkrankung ist nicht progressiv. Später ist die gesamte Muskulatur dürftig entwickelt. Die Kinder lernen verspätet sitzen und laufen. Abgesehen von der offenbar gelegentlich recht erheblichen Kraftlosigkeit ist der Verlauf aber günstig.

d) Differentialdiagnose

1. Morbus Werdnig-Hoffmann (s. S. 136).
2. Connatale Myopathien (s. S. 159).
3. Hypotonie bei Chromosomenanomalien (s. S. 198).
4. Hypotonie bei supraspinalen Erkrankungen des Nervensystems (s. S. 298).
5. Hypotonien bei allgemeinen Stoffwechselerkrankungen, insbesondere bei Elektrolytstörungen (s. S. 327).

Die Krankheiten 1 und 2 können durch einen positiven elektromyographischen Befund und durch die Muskelbiopsie ausgeschlossen werden. Mongolismus und andere Chromosomenanomalien haben im allgemeinen Begleitsymptome, die zur Analyse des Karyotyps (s. S. 92) Veranlassung geben sollten. Bei supraspinalen Hypotonien werden meistens andere zentralnervöse Funktionen mitgestört sein. Da wir die Existenz der Krabbeschen kongenitalen, generalisierten Muskelatrophie als Erkrankung sui generis nicht als gesichert ansehen können, ist eine befriedigende Abklärung der Diagnose wohl nur durch lange Verlaufskontrollen, mehrfache elektromyographische Untersuchungen und bioptische Kontrollen möglich. Die Diagnose wird dann letztlich per exclusionem gestellt werden müssen.

M. Die Arthrogryposis multiplex congenita oder Amyoplasia congenita

Diese Erkrankung ist keine nosologische sondern höchstens eine, nicht einmal sehr vollständige, syndromatologische Einheit. Das Syndrom besteht in der angeborenen abnormen Stellung der Gelenke, die in ihrer Beweglichkeit deutlich eingeschränkt sind. Offenbar hat OTTO (*2963*) solche Kinder zuerst beschrieben unter dem Titel: „Monstrum humanum trunco nimis brevi et extremitatibus incurvatis". Ein langer und interessanter Weg führte zur vorläufigen Abklärung der Nosologie. Zunächst nahm man an, daß es sich um eine primäre Gelenk- und Bändererkrankung handelte, für die der Name multiple articular rigidities vorgeschlagen wurde (*3303*). ROCHER (*3303*) fand die — später bestätigte — Oligohydramnie und glaubte, daß intrauterine Druckläsionen für die Mißbildung verantwortlich seien (*235*). STERN (*3793*) erörterte die Möglichkeit, daß es sich um den Folgezustand einer intrauterinen Arthritis handeln könnte und schlug auf Grund des schweren Gelenkbefundes mit Verkümmerung der Gelenkfläche und Ankylose den Namen Arthrogryposis multiplex congenita vor. ROSENKRANZ hatte allerdings schon 1905 ähnliche Fälle als Arthrogryposis bezeichnet (*1345*). Offenbar war SCARZELLA (*3431*) der erste, der im Spinalmark eine Rarefizierung der Motoneurone fand; trotzdem überschrieb er seinen Bericht: Sur un caso di distrofia musculosis fetale. Die Abgrenzung von Muskeldystrophie und Atrophie war also damals noch weniger als heute allgemein akzeptiert (s. S. 135). Im gleichen Jahr fand SHELDON (*3480*) die Aplasie einzelner Muskelgruppen. Die Schlußfolgerung der beiden letztgenannten Autoren wurde schnell und bis heute unwidersprochen angenommen: Die Gelenkveränderungen sind sekundäre Folgen einer primären Erkrankung des neuromuskulären Systems. Der von SHELDON vorgeschlagene Name: Amyoplasia congenita hat sich dagegen nicht überall durchgesetzt. PRICI (*3161*) bestätigte dann wichtige Befunde: Das Oligodramnion und die Rarefizierung der spinalen Motoneurone, sie fand außerdem abgelaufene, entzündliche Veränderungen an den Meningen. Diese Autorin erörterte die Möglichkeit, daß eine in utero abgelaufene fetale Meningo-myelitis für die Amyoplasie verantwortlich sei. Inzwischen hatte aber ULLRICH (*3971*) einen Fall mit offensichtlichen primär myodegenerativen Veränderungen mitgeteilt, der als Muskelkrankheit nicht in das mühsam gewonnene Bild einer spinalen Erkrankung zu passen schien. JAMES (*2025*), BANKER u. Mitarb. (*172*) sowie DRACHMAN und BANKER (*1016*) haben dann weitere Fälle genau histologisch untersucht, die Literatur sorgfältig bearbeitet und unsere heutige Vorstellung von der Arthogryposis begründet: Es gibt eine früh-fetale oder embryonale Rarefizierung der spinalen Motoneurone einerseits und eine bereits in utero ablaufende Myopathie andererseits, die beide zu einer mehr oder weniger generalisierten Muskelaplasie führen, die sekundär schwere lokale oder allgemeine Gelenkveränderungen zur Folge hat. Wir müssen also eine spinalatrophische und eine myopathische Form der Arthrogryposis multiplex unterscheiden.

a) Ätiologie

Die Ansicht von PRICE, daß die — häufigere — spinalatrophische Form die Folge einer fetalen Myelitis ist, ist auch heute noch diskutabel. Auf Grund der morphologischen Befunde, die später besprochen werden sollen (s. S. 180), sind DRACHMAN und BANKER (*1016*) der Ansicht, daß es sich nicht um eine fortschreitende degenerative Erkrankung handelt, sondern um eine zeitlich begrenzte, toxische oder infektionstoxische Einwirkung mit irreversiblen Schäden im Spinalmark und anderen Teilen des Zentralnervensystems. Der Ansicht von BRANDT (*432*), daß früh einsetzende spinale Muskelatrophien vom Typ Werdnig-Hoffmann auch zu einer Arthrogryposis führen, kann man theoretisch nicht widersprechen. Durch Familienanamnese gesicherten Fälle von Morbus Werdnig-Hoffmann mit so schweren Ankylosen sind aber wohl selten. Krankheitsbilder mit Arthrogryposis und Hydrocephalus kommen bei Kälbern epidemisch vor.

Die myopathische Form der Arthrogryposis ist mehrfach in verschiedenen Generationen einer Familie oder bei Geschwistern aufgetreten (*3351, 511, 1345, 3026, 2320*). Diese Form der Arthrogryposis scheint also im Gegensatz zur spinal atrophischen erblich zu sein. Der Erbgang ist aber unbekannt. Von HARIGA (*1668*) wird unregelmäßige Dominanz angenommen. Die Zwillingsbeobachtung von LIPTON u. MORGENSTERN (*2445*) sowie MEAD u. Mitarb. (*2648*) haben zur Klärung der Genetik bisher nichts beitragen können. Die myopathische Arthrogryposis, die bei Schafen vorkommt, ist im Gegensatz zur spinalatrophischen Form bei Kälbern eine hereditäre Erkrankung mit autosomal recessivem Erbgang (*3288*). Die in der Literatur gut gesichert erscheinenden Fälle myopathischer Arthrogryposis sind männlichen Geschlechts (ADAMS u. Mitarb., 1962). Diese Ansicht ist allerdings von den Genetikern nicht allgemein akzeptiert. BECKER (*231*) rechnet auch andere Beschreibungen weiblicher Kranker zur hereditären, myopathischen Form der Arthrogryposis. Uns erscheint die Aufklärung des Erbganges aber an folgender Unzulänglichkeit zu scheitern: Die in der Literatur mitgeteilten familiären und sporadischen Fälle sind zahlreich. DRACHMAN u. BANKER (*1016*) konnten 254 Fälle sammeln, die natürlich alle zu genetischen Spekulationen Anlaß geben. Es sind aber nur etwa 20 Fälle muskelhistologisch untersucht und nur bei 15 verstorbenen Kranken wurde auch die Morphologie des Zentralnervensystems genau beschrieben. Selbst bei diesen Fällen sind die Ansichten aber keineswegs einheitlich. So hat MIDDLETON (*2696*) einen Fall von Arthrogryposis als typische Myopathie beschrieben. Auf Grund der publizierten Bilder stellte BRANDT (*432*) die Diagnose einer ebenso typischen spinalen Atrophie. Da weiterhin die klinische Symptomatologie der spinalatrophischen und der myopathischen Form nur geringfügig voneinander abweicht, und da diese Erkenntnis zudem noch jung ist, erscheint uns die exakte Einordnung der meisten in der Literatur mitgeteilten Fälle unmöglich.

MEAD u. Mitarb. (*2648*) haben die Vermutung geäußert, daß die Arthrogryposis multiplex eine Chromosomenanomalie darstellen könnte. Die Ansicht ist nicht so unwahrscheinlich. Bei entsprechender Untersuchung muß dabei unbedingt die myopathische oder spinalatrophische Genese der Erkrankung durch Einsatz aller Methoden zweifelsfrei gesichert werden.

b) Pathologische Anatomie

1. Spinalatrophische Form. Die Mütter haben gelegentlich ein Oligodramnion. Die knorpeligen Gelenkflächen sind verkümmert, es bestehen beginnende oder vollständige Ankylosen. Die Patella kann fehlen. Die Muskulatur ist hypoplastisch, einzelne Muskeln können völlig fehlen (SHELDON, 1932). Histologisch sieht man das typische Bild einer sehr schweren spinalen Atrophie mit felderförmigem Untergang der Muskelzellen, was den Ausfall motorischer Einheiten anzeigt (*432*). Das Spinalmark ist im ganzen etwas hypoplastisch, die Zahl der motorischen Vorderhornzellen ist extrem vermindert, teilweise durch astrocytäre Gliawucherung ersetzt. Die Vorderwurzeln sind dünn mit nur wenig markhaltigen Nervenfasern. Das Bild ist also dem Morbus Werdnig-Hoffmann sehr ähnlich und doch scheint ein wesentlicher Unterschied zu bestehen: Bei der spinalatrophischen Form der Arthrogryposis multiplex sind die Veränderungen im Spinalmark alle gleich alt. Nach DRACHMAN u. BANKER (*1016*) findet man nicht wie beim Morbus Werdnig-Hoffmann alle Übergänge von beginnendem Zelluntergang bis zur Gliose. Gelegentlich ist die spinalatrophische Form der Arthrogryposis mit anderen Mißbildungen des Zentralnervensystems kombiniert. Meningomyelocelen wurden von ROSSI (*3349*) beschrieben. Heteropien der grauen Substanz, abnorme Gyrifizierung und ein Hydrocephalus sind offenbar nicht seltene Begleiterscheinungen (*14*). SANDBANK (*3419*) hat eine Arthrogryposis zusammen mit einer tuberösen Sklerose gesehen. FRISCHKNECHT u. Mitarb. (*1345*) haben die Beobachtung gemacht, daß nicht nur das zweite motorische Neuron, also die Vorderhornzellen, rarefiziert sind. Sie fanden auch eine Degeneration der Vorderseitenstrangbahn (sog. Pyramidenbahn) mit Verminderung der Betzschen Pyramidenzellen des motorischen Cortex.

2. Myopathische Form. Der Befund an den Gelenken ist dem der spinalatrophischen Form ähnlich aber nicht gleich (s. klinische Symptomatik). Die Wirbelgelenke sind offenbar stärker betroffen. Die Muskulatur ist stark hypoplastisch. Histologisch sieht man einzelne ganz kleine embryonale Muskelfasern neben atrophischen mit Durchmessern von 2—5 μ, die aber nicht felderförmig angeordnet, auf motorische Einheiten beschränkt sind, sondern diffus verteilt liegen. Mit den vielen zentralgelegenen Kernen ähnelt das Bild dem der Myodystrophie (s. S. 160). BANKER u. Mitarb. (*172*) weisen aber darauf hin, daß die Formation des Zwischengewebes durchaus zu Zweifeln über die nosologische Stellung der Myopathie Anlaß gibt. Die Bindegewebselemente sind offenbar so zahlreich, daß diese Autoren nicht zu entscheiden vermögen, ob es sich um den Endzustand einer myodegenerativen oder um eine myositische Erkrankung handelt. Das Beispiel zeigt einmal mehr, wie schwierig die Abgrenzung dieser beiden verschiedenen Muskelerkrankungen speziell in der Neugeborenenperiode sein kann.

c) Pathologische Physiologie

Die unsymmetrische Muskelhypoplasie, ob spinalatrophischer oder myopathischer Ätiologie, beinhaltet eine abnorme, oft einseitige Kinetik der sich bildenden Gelenke in utero. Darüber hinaus ist die Beweglichkeit wegen der mangelhaften Ausbildung der Muskulatur generell vermindert. Die Ausbildung des knöchernen Bewegungsapparates mit Gelenken ist offenbar so stark auf das Zusammenwirken mit seinen neuromuskulären Elementen angewiesen, daß auch nur teilweise Ruhigstellungen und eine abnorme Verteilung von Zugkräften während der ersten Gestationswochen zu so schweren Ankylosen in extremen Gelenkstellungen führen kann. Drachman und Coulombre (*1017*) haben solche Ankylosen bei curaregelähmten Hühnerembryonen erzeugen können. Diese Befunde möchten wir allerdings nicht widerspruchslos auf die menschliche Pathologie übertragen, die Pathogenese der Ankylosen erscheint uns deshalb nicht so eindeutig geklärt wie augenblicklich in der Literatur angenommen wird. 1893 beschrieb Leonava (*2375*) einen totgeborenen Fetus ohne Spinalmark aber mit erhaltenen Spinalganglien und sensiblen Nervenbahnen. Das zweite motorische Neuron fehlte also vollständig. Leonava erwähnt ausdrücklich, daß Extremitäten und Muskulatur normal gebildet waren. Diese Beobachtung veranlaßte Sherrington (*3486*) einen ähnlichen Feten zu untersuchen, der im Anatomischen Museum in London aufbewahrt war. Auch er fand eine komplette Amyeloplasie mit normalen Extremitäten. Möglicherweise sind zwar beiden Autoren feine muskelhistologische Veränderungen entgangen, es ist aber sehr unwahrscheinlich, daß die beiden Untersucher eine Arthrogryposis übersehen hätten. Auch die vielen Neugeborenen mit teilweiser Amyeloplasie bei Meningomyelocelen haben zwar oft Verbildungen der Füße, aber keineswegs an allen Gelenken der unteren Extremitäten Kontrakturen und noch seltener Ankylosen. Wir bezweifeln also, daß eine allgemeine und symmetrische Ruhigstellung der Gelenke in utero notwendigerweise Ankylosen erzeugt. Möglicherweise können unsymmetrische Muskelaplasien mit abnormen Zugwirkungen auf die Gelenke zu Kontrakturen führen. Wir möchten aber die Frage offen lassen, ob nicht doch die Arthrogryposis eine mehr generalisierte, segmentale Mißbildung des neuromuskulären und des knöchernen Bewegungsapparates darstellt, bei der die Gelenke mehr als nur sekundär beteiligt sind.

Die elektromyographischen Befunde sind, wie bei dem uneinheitlichen anatomischen Bild zu erwarten, unterschiedlich. Dailly und Samson (*833*) berichten offenbar als einzige Autoren über Myopathiepotentiale mit geringer Dauer und Amplitude (s. S. 79). Lefébre und Chaumont (*2344*) fanden bei 3 Patienten in einigen Muskeln normale Aktionspotentiale, andere Reste von Muskelgewebe waren elektrisch still und an wieder anderen Stellen fanden sie breite, hochamplitudige polyphasische Aktionspotentiale, wie sie für die spinale Muskelatrophie typisch sind (s. S. 77). Auch Grossiord (*1586*), Joeseph (*2081*) sowie Swinyard und Magora (*3630*) fanden die Innervationsmuster der spinalen Atrophie. Die Elektromyographie kann gewisse Aufschlüsse über die Progression der Erkrankung geben, allerdings erscheinen die entsprechenden Befunde bei Neugeborenen noch wenig gesichert (s. S. 76). Grossiord u. Mitarb. (*1586*) erwähnen, daß sie keine aktiven Denervierungszeichen mehr fanden. Dieser Befund ist in guter Übereinstimmung mit den anatomischen Bildern von Drachman und

BANKER (*1016*) und der Annahme dieser Autoren, daß der aktive Krankheitsprozeß bereits zwischen dem 3. und 5. Gestationsmonat abgelaufen und bei der Geburt längst beendet ist. Einzelne Fibrillationspotentiale, wie sie von SWINYARD und MAGORA (*3630*) im EMG von Patienten mit spinalatrophischer Arthrogryposis beschrieben wurden, sind zwar ein typischer Denervierungsbefund, sie sind aber in der Neugeborenenperiode noch kein Beweis für einen progressiven Untergang von Nervenzellen.

PEARSON und FOWLER (*3026*) haben bei ihren beiden Fällen von myopathischer Arthrogryposis keine Erhöhung der Serumenzyme gefunden. Auch dieser Befund stimmt mit der geringen oder fehlenden Progressivität der Myopathie gut überein.

d) Klinische Symptome

Bei der Geburt fällt gelegentlich ein Oligodramnion auf (*3303*, *3161*). Die Kinder werden mit schweren Kontrakturen und Ankylosen geboren, letztere sind selten bereits bei der Geburt vollständig. Es können nahezu alle Gelenke betroffen sein, die Mandibular- und die Wirbelgelenke seltener als die der Extremitäten. Andere Kinder sind wesentlich leichter betroffen. Manchmal bestehen nur Ankylosen und Kontrakturen an einigen oder nur an einem der großen Gelenke, z.B. ein Klumpfuß (*3480*, *1345*). Schon in den Arbeiten der Orthopäden und Chirurgen des vorigen und in den ersten Dezennien dieses Jahrhunderts ist die Hüftgelenksluxation bei Arthrogryposis fast regelmäßig erwähnt (*432*). Die Patella kann fehlen. Die Muskulatur ist hypoplastisch oder atrophisch, es fehlt das Muskelrelief. ALTMANN u. DAVIDSON (*57*) erwähnen eine Ptosis bei einem Neugeborenen mit Arthrogryposis. Begleitende, äußerlich sichtbare Mißbildungen sind Mikrognathie, Gaumenspalte und Kryptorchismus (*2310*, *1016*). Sehr häufig, in etwa 50% der Fälle, finden sich Flughautbildungen an den Gelenken (*3351*). MATOLSCY (*2577*) hat 1936 eindrucksvolle Bilder solcher sehr ausgedehnter Flughäute an den Kniegelenken bei einem Kind mit Arthrogryposis publiziert.

ADAMS und die Mitautoren der amerikanischen Monographie über die Muskelerkrankungen sind überzeugt, daß die Symptomatologie der spinalatrophischen und der myopathischen Verlaufsform unterschiedlich ist (*172*). Bei der spinalatrophischen Form (*3161*, *432*) sind die Arme in den Schultern innenrotiert, in den Ellenbogen gestreckt und proniert, die Handgelenke sind gebeugt und nach ulnar abweichend. Die Finger stehen in Krallenstellung. Die Beine sind in den Hüften gebeugt und außenrotiert, in den Kniegelenken überstreckt, die Füße sind in Varusstellung, gelegentlich besteht ein Klumpfuß. Bei den meisten Kindern mit myopathischer Arthrogryposis dagegen sind die Beine in den Hüften und Kniegelenken gebeugt, in den Hüften außerdem oft adduziert (*3971*, *3812*, *1456*, *3349*, *172*). Auch die Arme sind in den Ellenbogen gebeugt. Es besteht außerdem oft eine Kyphoskoliose mit Brustkorbdeformitäten.

e) Differentialdiagnose

Chondrodysplasia calcificans. Bei dieser Erkrankung, die mit Gelenkdeformationen und Ankylosen einhergeht, sieht man im Gegensatz zur Arthrogryposis fleckförmige Verkalkungen im Gelenkbereich.

Die Diagnose Arthrogryposis congenita ist kaum schwierig. Das Hauptproblem liegt darin, bei allen angeborenen Gelenkverbildungen die Frage zu klären, ob eine Myopathie oder eine spinale Muskelatrophie die Ursache ist und ob die Erkrankung fortschreitet oder nicht.

f) Prognose und Therapie

Der Verlauf ist sehr unterschiedlich und hängt ganz von der Schwere des Befundes ab. Isolierter Gelenkbefall stört die Lebensfähigkeit des Kindes kaum und kann durch unmittelbar postnatale Regressionsbehandlung unter Umständen beseitigt oder doch gebessert werden. Diese Regressionen sind deshalb so eilig, weil die Ankylose in den 1. Lebenstagen selten vollständig ist, aber sehr schnell fortschreitet. Orthopädische Operationen können durch Sehnenverpflanzung die Funktionen bessern, wo isolierte Muskelkontrakturen Bewegungen verhindern. Nach augenblicklicher Anschauung ist die Erkrankung selbst jedenfalls in der Mehrzahl der Fälle nicht progressiv. Ein einmal günstiges Ergebnis wird also voraussichtlich nicht durch fortschreitende Muskelatrophie oder Dystrophie wieder zunichte gemacht.

Viele der schwer betroffenen Kinder aber sterben in den ersten Lebenstagen oder -wochen an respiratorischer Insuffizienz.

N. Kernaplasien und isolierte Muskeldefekte

a) Ätiologie und Genetik

Ähnlich wie die Arthrogryposis multiplex ist auch diese Krankheitsgruppe heterogen. Ihre Zusammenfassung unter einer Überschrift wird gerechtfertigt durch die Gleichartigkeit der klinischen Symptome und durch die großen Lücken in unserem Wissen um Pathogenese und Ätiologie. Das führende klinische Symptom ist die Lähmung und Aplasie eines oder mehrerer Muskeln im Hirn- oder Spinalnervenbereich. Es ist kaum anzugeben, wie lange schon den Ärzten solche connatalen Abnormitäten gut bekannt waren, als Graefe (*1514*) und Möbius (*2744*) die schon recht zahlreichen Literaturmitteilungen zusammenfaßten und damit ihren Namen mit dem ,,infantilen Kernschwund“, wie Möbius es nannte, verbanden. Nicht alle von Möbius gesammelten Fälle waren angeboren, einige auch postnatal erworben. Diese Beobachtung hatte den Autor wohl dazu bewogen, generell einen progredienten, schließlich zur Aplasie führenden Krankheitsprozeß in den Nervenkernen der Medulla oblongata anzunehmen, was in dem Namen Kernschwund zum Ausdruck kommen sollte. Jedenfalls wurde er von Zappert (*4298*) und von Ullrich (*3972*) so interpretiert, beide Autoren widersprachen der Möbiusschen Ansicht einer progredienten Erkrankung im Nervenkern. Zappert wies darauf hin, daß die Ganglienzellen, der periphere Nerv und schließlich der Muskel selbst der primäre Sitz einer hereditären oder intrauterinen Störung sein könne, die zum gleichen Endresultat, nämlich der Aplasie des Muskels führen würde. Tatsächlich ist uns bis heute eine einheitliche Antwort auf die Frage nach dem Ausgangspunkt der Muskelaplasie nicht möglich. Für die meisten angeborenen Bewegungsstörungen im Hirnnervenbereich wird heute eine primäre Kernaplasie angenommen. Diese Ansicht konnte Heubner (*1796*) erstmals belegen. Er fand eine hypoplastische Medulla mit Neurogliafeldern anstelle von motorischen Nervenzellen, ähnliche gliöse Defekte fand er in der Formatio reticularis, in der Olive und im hinteren Längsbündel. Diese Befunde wurden von SPATZ u. ULLRICH (*3597*) sowie von HENDERSON (*1769*) bestätigt. Viele Hirnnervenlähmungen haben eine auffällige Ähnlichkeit mit der spinalatrophischen Form der Arthrogryposis multiplex congenita (s. S. 180): HEUBNER (*1796*) wies auf Nervenzellheterotopie hin, SPATZ und ULLRICH fanden zusätzlich Flughautbildungen, EVANS (*1204*) beschrieb Hand- und Fußabnormitäten und schließlich wurden in einigen Fällen von Arthrogryposis multiplex Bewegungsstörungen im Hirnnervenbereich mitgeteilt (s. S. 182). Eine große Zahl von Gesichtsanomalien mit Hypertelorismus, Ohraplasien, Mikrognatie u.ä. sind für EVANS ein Hinweis auf eine komplexe Mißbildung ganzer Hirnnervensegmente. All dieses sind auch Charakteristika der spinalatrophischen Form der Arthrogryposis multiplex congenita, die sich lediglich mehr im spinalen Bereich abspielt. Ebenso wie bei der Arthrogryposis multiplex congenita gibt es neben der gesicherten Kernaplasie wahrscheinlich auch eine myogene Form der Muskelaplasie, sie wurde bei der Besprechung der connatalen Myodystrophie bereits erwähnt (s. S. 164). WEIL u. Mitarb. (*4100*) fanden bei einem Kind mit einseitiger Aplasie der Gesichtsmuskeln und des Ohres den Nervenkern und den motorischen Nerven intakt, womit bewiesen war, daß die primäre Störung im Muskel selbst liegt.

Die nosologische Definition einzelner Muskelaplasien im Spinalbereich ist noch schwieriger zu geben, da im Gegensatz zu den Hirnnervenanomalien genaue Untersuchungen des Spinalmarkes bei solchen Fällen sehr spärlich sind. Die Muskeldefekte im Spinalnervenbereich werden heute meist als primäre Muskelaplasien gedeutet und in Hand- und Lehrbuchartikeln unter den Muskelerkrankungen abgehandelt (*3972, 14, 231*). Uns erscheint es viel wahrscheinlicher, daß es sich auch hier zum Teil um primäre spinale oder sogar um ausgedehnte segmentale Anomalien handelt. SCHLESINGER (*3678a*) fand eine Rarefizierung der Motoneurone beim Pectoralisdefekt, LICHTENSTEIN (*2400*) beim Bauchmuskeldefekt (s. S. 188). Verständlicherweise ist die z.B. beim Bauchmuskeldefekt gefundene Rarefizierung thorakaler Motoneurone äußerst gering. LICHTENSTEIN maß ihr keine Bedeutung bei. Er glaubte an eine primär myogene Aplasie, und betrachtete die Veränderung in den Vorderhörnern als eine Art retrograder Degeneration, was heute nicht mehr vertretbar ist.

Die Ursache der medullospinalen oder auch der myogenen Form von isolierten Muskelaplasien ist ebenso oder noch unsicherer als die Ursache der Arthrogryposis multiplex congenita. Etwa 30% der connatalen Bewegungsstörungen im Hirnnervenbereich sind familiär (*1652*). Am eindrucksvollsten ist wohl die Sippe von VAN DER WIEL (*4156*), der in 6 Generationen connatale Facialislähmungen beschrieb. Solche hereditären Formen sollen häufiger doppelseitig und kombiniert mit anderen Mißbildungen auftreten (*1295, 3356*). Diesen Fällen liegt dann wohl eine dominante Vererbung zugrunde. EVANS (*1204*) erörtert die Möglichkeit, daß einige Fälle komplexer Entwicklungsstörungen im Hirnnervenbereich Chromosomenanomalien darstellen könnten. Auch hier wird die Parallele zur Arthrogryposis multiplex congenita deutlich. Isolierte Defekte der Stamm- und Extremitätenmuskulatur sind meist sporadisch und nur ausnahmsweise familiär aufgetreten (*231*).

Von Ullrich (*3972*) wurde in Anlehnung an Untersuchungen von Bonnevie mit einem bestimmten Mäusestamm eine Theorie über das Zustandekommen solcher Muskeldefekte entwickelt. Diese Hypothese wird von den meisten Autoren der jüngeren Zeit nicht akzeptiert oder nicht mehr erwähnt. Als teratogenetische Periode wurde von Ullrich (*3972*) die 5.—9. Fetalwoche angegeben.

b) Pathologische Anatomie

Die anatomischen Befunde im Zentralnervensystem bei Bewegungsstörungen im Hirnnervenbereich wurden bereits erwähnt: Rarefizierung der Ganglienzellen, Glianarben, Gewebsheterotopien, Hyperplasie der Medulla. Entsprechende spinale Befunde liegen bei bestimmten Formen von Bauchmuskelaplasie vor (*2400*). Die Muskeln sind atrophisch oder fehlen völlig, das kontraktile ist durch Fett- und Bindegewebe ersetzt (*348*, *3200*, *2002*). Häufige begleitende Mißbildungen sollen bei der klinischen Besprechung mit erwähnt werden.

c) Klinische Symptome

Es soll hier nicht versucht werden, eine lückenlose Aufzählung aller bisher beschriebenen Muskelaplasien und Abnormitäten zu geben. Wahrscheinlich bliebe sie so lange unvollständig, wie nicht jeder einzelne Muskel dabei erwähnt würde (*7*). Le Double (*1011*) konnte in einer anatomischen Studie ein zweibändiges Werk mit den von ihm beobachteten Muskelaplasien und Varietäten füllen. Wegen ihrer Häufigkeit oder wegen ihrer Bedeutung sollen folgende Muskelaplasien ausführlich besprochen werden:

1. Bewegungsstörungen im Hirnnervenbereich.
2. Pectoralisdefekt.
3. Bauchmuskeldefekt.
4. Zwerchfelldefekt.
5. Andere Anomalien des Zwerchfells.
6. Schiefhals.
7. Klumpfuß.
8. Schulterblatthochstand.

1. Bewegungsstörungen im Hirnnervenbereich

Unter den angeborenen Hirnnervenlähmungen ist die Ptose, also eine Lähmung des Levator palpebrae, wahrscheinlich die häufigste. Manchmal wird das herabhängende Lid durch Öffnen des Mundes hochgezogen, man bezeichnet diese Mitbewegung nach Gunn als yaw winking. Dieses Phänomen hat wegen seiner Kuriosität so einen festen Platz in der Literatur. Die Abducenslähmung gehört ebenfalls zu den relativ häufigen angeborenen Bewegungsstörungen im Hirnnervenbereich, in der Aufstellung von Bielschowsky (*343*) ist sie sogar die häufigste. $^2/_3$ der Fälle sind linksseitig, etwa 10% rechts und etwa 20% doppelseitig. Diese Mißbildung ist bei Mädchen etwas häufiger als bei Knaben. Bei Innenwendung des betroffenen Auges sieht man oft eine Retraktion des Bulbus, wohl weil der bindegewebig vernarbte Musculus rectus lateralis die notwendige Dehnung nicht erlaubt. Begleitende Fehlbildungen sind bei der connatalen Abducenslähmung sehr häufig: Eine Facialislähmung ist kombiniert mit der einseitigen Abducenslähmung in 8% der Fälle, mit der doppelseitigen Abducenslähmung in 46% (*851*). Der gleiche Autor fand in 4% der Fälle mit einseitiger Abducenslähmung sonstige Mißbildungen, bei doppelseitiger Abducenslähmung sogar in 40% der Fälle. Die seitliche Blicklähmung beruht auf einer Destruktion des hinteren Längsbündels (*1796*, *3972*, *343*). Sie ist meist mit einer Facialislähmung kombiniert. Angeborene Lähmungen der schrägen Augenmuskeln sind nach den Zusammenstellungen von Bielschowsky (*343*) und Hallervorden (*1652*) selten. Eine familiär auftretende isolierte Lähmung der inneren Augenmuskeln wurde von Ford (*1295*) beschrieben, ohne daß ein Anhalt für eine Syphilis gefunden werden konnte.

Die angeborene Aplasie des gesamten Oculomotorius mit Lähmung der äußeren und inneren Augenmuskeln tritt offenbar vorwiegend als cyclische Parese mit Phasen von krampfartigem Zusammenziehen und paretischer Erschlaffung der Muskeln auf. Während der Kontraktion der äußeren Augenmuskeln mit Verengerung der Lidspalte verengt sich die sonst weit offene, lichtstarre Pupille. Wir konnten allerdings entsprechende Berichte von Neugeborenen in der Literatur nicht finden.

Dagegen ist die connatale ein- oder doppelseitige Facialislähmung wieder häufiger. Sie ist als Mißbildung meistens mit anderen Defekten kombiniert. In der Aufstellung von Henderson (*1769*) hatten 61 Fälle doppelseitige Facialislähmungen, 45mal zusätzlich eine Abducenslähmung, 42mal sonstige Hirnnervenlähmungen, 32mal Extremitätenmißbildungen, 8 hatten eine Ohrdeformität, 6 Kinder waren schwachsinnig und 3 taub. 8 Patienten hatten zusätzlich einen Pectoralisdefekt. Bieschowsky (*343*) erwähnt außerdem Asymmetrien des Gesichtes, Epicanthus und eine Hypothyreose.

Eine connatale Schwäche der Zungen- und Pharynxmuskulatur (Nervus hypoglossus und Nervus vagus) ist isoliert wohl seltener (*276*, *1652*, *1526*, *101*), sie tritt aber in Kombination mit Augenmuskel- und Facialislähmungen auf und führt dann zu erheblichen Schluckstörungen. Eine isolierte motorische Lähmung des Glossopharyngicus ist in der Neugeborenenperiode nicht erkennbar, da der Ausfall des Musculus stylopharyngicus keine Symptome macht.

Differentialdiagnose der angeborenen Bewegungsstörungen im Hirnnervenbereich:

aa) Geburtstraumatische Lähmung (s. S. 324).
bb) Connatale Myopathie (s. S. 159).
cc) Myotonie oder myotonische Dystrophie (s. S. 153).
dd) Lues (s. S. 424).
ee) Anomalien der großen Gefäße in Form von Ringbildungen.
ff) Progressive Bulbärparalyse (s. S. 135).
gg) Myasthenia gravis (s. S. 144).

Zu aa). Geburtstraumatischen Hirnnervenlähmungen geht meistens eine abnorme Geburt voraus. Man findet kaum andere Mißbildungen, dafür aber sonstige neurologische Zeichen einer traumatisierenden Geburt.

Zu bb). Die connatale Myopathie, eine auf Gesichtsmuskeln beschränkte Dystrophie oder Myositis ist sehr selten. Ein progredienter Verlauf, ein entsprechendes Elektromyogramm und der bioptische Befund unterscheiden diese Erkrankung von den stationären, angeborenen Hirnnervenlähmungen. Es soll aber noch einmal betont werden, daß die Ursachen der Bewegungsstörungen im Hirnnervenbereich noch nicht endgültig geklärt sind und daß vielleicht auch einige, nicht progrediente Aplasien von Gesichts- und Augenmuskeln, Vernarbungszustände in utero durchgemachter Myopathien darstellen.

Zu cc). Die Myotonie und myotonische Dystrophie ist in der Neugeborenenperiode symptomlos oder symptomarm. Eine Ptose ist aber manchmal schon in den ersten Lebenswochen vorhanden (s. S. 158). Die Familienanamnese und der sehr typische elektromyographische Befund sollten diese Erkrankung frühzeitig erkennen helfen.

Zu dd). Bei isolierter connataler Pupillenstarre ist die Lues wahrscheinlicher als die sehr seltene angeborene Lähmung der inneren Augenmuskeln.

Zu ee). Angeborene Gefäßanomalien können zu Schluckstörungen führen und das Bild einer connatalen Bulbärparalyse täuschend ähnlich nachahmen. Ein doppelter Aortenbogen kann einen Ring um Oesophagus und Trachea bilden. Man findet ähnliche Gefäßringe, wenn von einer rechtsseitig absteigenden Aorta ein Ductus Botalli zur Arteria pulmonalis oder die Arteria subclavia sinistra zum linken Arm zieht. Solche Kinder haben meist neben den Schluckstörungen Atemschwierigkeiten mit Stridor.

Zu ff). Die progressive Bulbärparalyse bzw. die bulbäre Form der spinalen Muskelatrophie beginnt nur selten in der Neugeborenenperiode. Da wir selbst zwei solcher Fälle sahen und beide Kinder zunächst als Kernaplasien verkannt wurden, sei diese Differentialdiagnose hier mit angeführt.

Zu gg). Ptosis und Gesichtsmuskellähmungen sind typisch für die Myasthenie. Im allgemeinen wird diese Diagnose durch die entsprechende Erkrankung der Mutter leicht zu stellen sein. In unklaren Fällen hilft der Tensilontest.

Der Zustand ist stationär, die fortschreitenden und bei der Geburt noch nicht abgeschlossenen Fälle sind wahrscheinlich anderer Natur (Myodystrophien, bulbospinale Atrophien etc.). Eine Therapie ist nur bedingt möglich. Bei Augenmuskellähmungen sollte man frühzeitig den Rat des Ophthalmologen einholen, ob Stellungskorrekturen möglich sind, da sonst Amblyopien zu befürchten sind. Die Operationsergebnisse bei isolierter Abducenslähmung sind meist befriedigend, bei Ptose gut. Bei Lähmungen der Schlundmuskulatur ist eventuell Sondenernährung nötig und dringend angezeigt. Wir haben einmal erlebt, wie die Symptome nach einigen Wochen abnahmen und das Kind, wenn auch mühsam, zu schlucken lernte. Im übrigen hängt die Lebensaussicht weitgehend von den begleitenden Mißbildungen ab.

2. *Der Pectoralisdefekt*

In der Aufstellung von Bing (*348*) ist das meist einseitige Fehlen des Musculus pectoralis die häufigste Aplasie im Bereich der Rumpf- und Extremitätenmuskulatur. Allerdings sind von ihm die inkonstanten Muskeln — Musculus pyramidalis und Musculus palmaris — die bei 39,5% bzw. 11,5% aller Menschen fehlen, nicht berücksichtigt (*3972*). Der Defekt betrifft manchmal nur Teile des Musculus pectoralis major, manchmal den ganzen Muskel, eventuell unter Einschluß des M. pectoralis minor. Der Pectoralisdefekt ist rechts zweimal häufiger als links (*3972*). WAHN (*4044*) hat in seiner Dissertation solche Mißbildungen zusammengestellt, die mit dem Pectoralisdefekt häufig kombiniert sind, seine Befunde wurden mehrfach bestätigt und erweitert (*2774, 679, 2399, 481, 3246, 2231*). Solche begleitenden Mißbildungen sind: Anomalien oder Fehlen der Brustwarze und der Brustdrüse, Fehlen von Rippen Nr. 2—7, mangelhafte Haar- und Schweißdrüsenanlage über dem Defekt, Mißbildungen im Sternoscapuloclaviculabereich, Hypoplasie des Armes, Syndaktylie, Mikrodaktylie, Flughautbildungen und Skoliose. Seltener, möglicherweise zufällig, sind Gaumenspalten mit der Pectoralisaplasie kombiniert. Bei den Bewegungsstörungen im Hirnnervenbereich haben wir bereits erwähnt, daß Facialis- und Abducenslähmung gelegentlich mit dem Pectoralisdefekt kombiniert sind und damit wieder Ohr- und Gesichtsanomalien, Demenz und Epilepsie.

Typischerweise ist die Pectoralisaplasie ein stationärer Zustand. Es sind aber mehrere Fälle beschrieben, die später in eine Muskeldystrophie übergingen (*228, 231*). Dabei erscheint uns die Frage nicht beantwortet, ob die Pectoralisaplasie eine die Muskeldystrophie begleitende Fehlbildung ist oder — wahrscheinlicher — ob die degenerative Erkrankung lange vor der Generalisation im Musculus pectoralis begonnen hat.

3. Der Bauchmuskeldefekt

Bauchmuskeldefekte mit großen Pseudohernien werden bei den Rückenmarksmißbildungen gefunden. In solchen Fällen sind die Bauchmuskelaplasien sicher spinalatrophischer Genese. Daneben und mit ganz anderer Problematik beschrieben GUTHRIE (*1619*), OSLER (*2954*) und STUMME (*3841*) eine typische Form von Bauchmuskeldefekten, bei denen keine groben Rückenmarksmißbildungen vorliegen. In der Einleitung dieses Kapitels über die Muskeldefekte haben wir bereits erwähnt, daß LICHTENSTEIN (*2400*) später bei den wenigen untersuchten Fällen eine geringe Rarefizierung der thorakalen Motoneurone fand. Diese Form der Bauchmuskelaplasie kommt nur ganz ausnahmsweise bei Mädchen vor. SILVERMAN und HUANG (*3517*), die 1950 die Literatur sammelten, fanden die Aplasie 40mal bei Knaben, 2mal bei Mädchen, 3mal war das Geschlecht nicht angegeben. Inzwischen wurde die Beobachtung der ersten Beschreiber vielfach bestätigt, daß die Bauchmuskelaplasien immer mit Harnwegsanomalien und gelegentlich mit einer Malrotation des Mesenteriums vergesellschaftet sind (*1385, 3577, 3168, 2601, 1911, 2400, 859, 3517*). Typischerweise findet man eine erweiterte Blase mit verdickter Muskulatur, einen stark geschlängelten Hydroureter, eine Hydronephrose, gelegentlich auch Becken- oder Hufeisenniere. Immer liegt Kryptorchismus vor. Harnwegsanomalien wurden von HOUSDEN (*1911*) mit Abflußhindernissen, z.B. Klappen und Cystenbildungen erklärt. Diese Ansicht konnte nie bewiesen werden. LICHTENSTEIN (*2400*) glaubte, daß die Blasenmuskulatur ohne Hilfe der Bauchpresse nicht in der Lage sei, den Amniondruck zu überwinden und Harn zu entleeren. Seine Ansicht wird gestützt durch den allerdings keineswegs regelmäßigen Befund einer Balkenblase. SILVERMAN u. HUANG (*3517*) haben die Möglichkeit erörtert, daß die mangelhafte Mesenterialrotation, die Nierenmißbildung und die Muskelaplasie Ausdruck eines gemeinsamen teratogenetischen Prinzips sein könnten, da all diese Entwicklungsanomalien in der gleichen Gestationsperiode entstehen. Diese Hypothese erscheint uns einleuchtend. Die endgültige Antwort wird aber nicht vor der Aufklärung der nosologischen Stellung der Muskelaplasien möglich sein.

SHAPIRA u. Mitarb. (*3470*) beschrieben eine wahrscheinlich autosomal dominant erbliche Sonderform der Bauchmuskelaplasie mit Achondroplasie der Rippen und der Darmbeinschaufeln.

Die Kinder haben Schwierigkeiten bei der Defäkation und bei der Atmung. Gelegentlich sterben schon die Neugeborenen an respiratorischer Insuffizienz. Etwas später setzen dann Infektionen der Harnwege ein, die schließlich zum Hauptproblem der Kinder mit Bauchmuskelaplasie werden. Die therapeutischen Möglichkeiten sind abhängig vom Ausmaß der urogenitalen Anomalien. Der behandelnde Pädiater muß einen Therapieplan aufstellen und unbedingt seine Leitung in der Hand behalten. Unsinnige Teilerfolge bei einer im ganzen lebensunfähigen Situation sind nirgends häufiger als bei komplexen Mißbildungen. Wie bereits ausgeführt, sind echte mechanische Abflußhindernisse im System der ableitenden Harnwege selten oder nicht zu erwarten, sie sollten aber sorgfältig ausgeschlossen und, wenn doch vorhanden, sofort beseitigt werden. Nach heute gültiger Auffassung ist eine jahrelange antibiotische Behandlung eingetretener Harnwegsinfektionen bei Hydronephrosen und Hydroureter angezeigt. Eventuell kann man durch plastische Operationen die Ureteren verkürzen und einschließlich der Nierenbecken verkleinern. Sollten solche therapeutischen Maßnahmen auf Grund der Gesamtsituation erfolgreich erscheinen, muß man frühzeitig für eine mechanische korsettartige Unterstützung der Bauchwände sorgen. Nur sehr wenige Kinder mit Bauchmuskelaplasie und den typischen begleitenden Mißbildungen konnten bisher erfolgreich behandelt werden (*859*).

Differentialdiagnose

aa) Rückenmarksmißbildungen (s. S. 216).

bb) Generalisierte Hypotonien (s. S. 131).

Myelodysplasien mit Bauchmuskelaplasien sind im allgemeinen leicht erkennbar als Meningo- oder Myelocelen oder durch eine Spina bifida. Die Hypotonie der Bauchmuskulatur ist oft ein recht auffälliges Zeichen bei generalisierten Hypotonien, z.B. bei Morbus Krabbe (*1402*) oder auch bei Morbus Werdnig-Hoffmann.

4. Zwerchfellhernien

Aus Abb. 82 sind die Prädelektionsorte für Zwerchfellhernien ersichtlich. Ihre Lokalisation wird aus der Entwicklung des Zwerchfells verständlich (*1589*, *2409*, *3123*). Das Diaphragma wird aus 4 Muskelpartien gebildet. Der ventrale Anteil entsteht aus dem Septum transversum, das Herz und Leber voneinander trennt. Auch ein Teil des Perikards wird aus dem Material des Septum transversum gebildet. Von posterolateral entwickeln sich links und rechts die pleuroperitonealen Falten. Schließlich geht ein persistierender Teil des dorsal gelegenen primären Mesenteriums in die Bildung des Zwerchfells ein. Zwerchfellhernien sind, soweit nicht traumatisch entstanden, Entwicklungsstörungen des Muskels und zwar entweder partielle, hemilaterale oder doppelseitige Anlagedefekte, also Aplasien, oder aber sie sind durch mangelhafte Vereinigung der 4 Zwerchfellpfeiler entstanden. In der Neugeborenenperiode ist der posterolaterale Zwerchfelldefekt, also ein Fehlen des Muskels mit Verlagerung von Baucheingeweide in den Thorax, der wichtigste. Der Zwerchfelldefekt gehört zu den Notfallsituationen der Pädiatrie des Entbindungszimmers und der Neugeborenen-Station. Bei den Hiatushernien dagegen ist die Symptomatik weniger dramatisch. Obgleich bei entsprechender Größe Symptome durchaus schon unmittelbar nach der Geburt vorhanden sein können, sind Hiatushernien eher eine Erkrankung späterer Lebensalter. Sie sollen deshalb hier nur kurz besprochen werden.

Wieder ist die Frage, ob es sich um eine primär myogene Aplasie oder um eine spinale Atrophie mit Rarefizierung der Phrenicusmotoneurone handelt, bisher nicht beantwortet. Die Häufigkeit des Zwerchfelldefektes bei Neugeborenen wird im allgemeinen unterschätzt. Da diese Aplasie unbehandelt schnell zum Tode

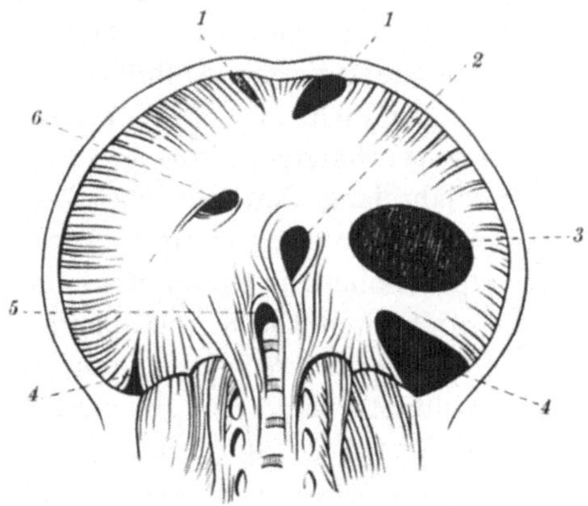

Abb. 82. Bruchpforten des Zwerchfelles. Modifiziert nach einer Abbildung von GROB (*1575a*). *1* Larreysche Spalte oder Foramen MORGAGNI, sterno-costale Lücke; *2* Hiatus oesophagicus; *3* pleuro-peritoneale Lücke; *4* Trigonum lumbocostale (BOCHDALEK), lumbo-costale Lücke; *5* Hiatus aortae; *6* Hiatus venae cavae caudalis

führt, wird die Diagnose immer noch zu oft erst bei der Obduktion gestellt. Die Häufigkeit ist in den Obduktionsberichten über Neugeborene sehr unterschiedlich und schwankt zwischen 1:139 und 1:1250 (*978, 1570*). POTTER (*3123*) gibt 10 Fälle bei 2100 Entbindungen an, eine hohe Zahl, BOWERS u. Mitarb. (*417*) 1:1190 und NEIMEYER (*2848*) 28:103786 Entbindungen. Die Neugeborenen-Letalität infolge Zwerchfellhernien wird auf 0,46$^0/_{00}$ geschätzt (*563*).

Pathologische Anatomie. Der Zwerchfelldefekt tritt links 3—4mal häufiger als rechts auf (*417*). Er ist selten doppelseitig. HEDBLOM (*1741*) hatte unter 378 Fällen nur einen Patienten mit doppelseitiger Zwerchfellhernie. GREWE (*1570*) berichtet unter 30 Fällen über ein Neugeborenes mit doppelseitigem Defekt. Die Zwerchfell-Lücke kann klein und von einem muskulösen Rand allseits umgeben sein, ein solcher Rand kann dorsal fehlen und schließlich kann die Aplasie einseitig total sein. Kinder mit doppelseitigen totalen Zwerchfelldefekten sterben wohl meistens schon frühzeitig in utero (*1589, 2409, 3584*).

Zwerchfellhernien, die bereits in der Neugeborenenperiode zu Symptomen führen, sind zu 70—80% im posterolateralen Bereich des Diaphragmas, in der sog. Bochdalek-Gegend gelegen, etwa 10% liegen zentral im Bereich des Foramen

Morgagni und 10% unmittelbar neben dem Oesophagushiatus (*2173, 1682*). Die oben angegebenen Zahlen beziehen sich wohl auf Notfallsituationen mit dringlicher Operationsindikation. Die kleinen Hernien haben gelegentlich einen richtigen Bruchsack bestehend aus dem Peritoneum, die größeren und damit etwa 90%, sind sog. falsche Hernien (*417, 1277, 3947*). Bei großen Hernien kann allerdings das Peritoneum der inneren Thoraxwand völlig anliegen, so daß ein Bruchsack nur bei genauer mikroskopischer Kontrolle entdeckt würde. Gelegentlich verläuft der Mesenterialansatz am hinteren Rand des Zwerchfelldefektes (*3947*). In dem Bruchsack oder frei im Thorax liegen gewöhnlich Dünn- und Dickdarm, Magen und Milz. Gelegentlich haben sich Teile der Leber und auch das Pankreas im Thorax entwickelt. Die Mediastinalorgane sind zur Gegenseite, also meist nach rechts verdrängt. Die Lunge ist atelektatisch oder sogar hypoplastisch mit ektatischen Bronchien und wenig Alveolarparenchym (*109, 3123, 3947*). Areechon u. Reld (*102*) fanden, daß die Entwicklungshemmung die Bronchien mehr als nur die Alveolen betrifft. Besonders spärlich ist die Aufzweigung des Bronchialbaumes, die in der 10.—12. Schwangerschaftswoche erfolgt und damit zusammen mit der Entwicklung des Zwerchfells etwa in die gleichen Gestationsperioden fällt. Chirurgen mit guten Operationsergebnissen weisen darauf hin, daß die hypoplastischen Lungen nach gelungener Operation den Thorax ausfüllen. Wenn ihre Ausdehnung nicht mit zu hohen Drucken erfolgt, wobei ein Pneumothorax entstehen kann, verursachen sie offenbar später nur selten schwere Komplikationen (*349, 1570*).

Eine große Zahl begleitender Anomalien ist beschrieben worden: Fehlende oder mangelhafte Rotation des Mesenteriums in 31% der Fälle (*987, 2409, 2173*), Omphalocelen (*4012*), Lungencysten (*1572*), inguinale Hernien, Klumpfüße, Halsrippen und Herzfehler, letztere in 15% der Fälle (*2173, 1568*). Aus der Entwicklung des Zwerchfells ist es verständlich, daß gelegentlich Perikarddefekte gefunden werden (*2605*). Potter (*3123*) weist aber darauf hin, daß der Zwerchfelldefekt eine der häufigsten isolierten Mißbildungen darstellt.

Klinische Symptome. Die Symptome der Zwerchfellhernien lassen sich auf Grund der Chronologie ihres Auftretens in zwei Gruppen unterteilen: 1. kardiorespiratorische und 2. gastrointestinale. Je größer der Defekt desto schwerer und desto früher treten kardiorespiratorische Symptome auf, und das Kind stirbt, ehe gastrointestinale Zeichen klinisch manifest werden. Bei kleinen Defekten, z.B. bei vielen kleinen Hiatushernien können die kardiorespiratorischen, also alle Frühsymptome, fehlen. Die gastrointestinalen werden dann manchmal erst jenseits der Neugeborenenperiode klinisch manifest. Beide Symptomgruppen enthalten unspezifische Zeichen neben solchen, die die Diagnose so nahelegen, daß weiterführende diagnostische Maßnahmen sofort indiziert sind. Empfehlungen, die darauf bestehen, bei jedem Neugeborenen mit respiratorischen Schwierigkeiten möglichst schon im Entbindungszimmer Röntgenaufnahmen anzufertigen, sind nicht gerechtfertigt, wenn eine sorgfältige physikalische Untersuchung durchgeführt wird. Zu den unspezifischen kardiorespiratorischen Zeichen gehören: Dyspnoe, Cyanose, Tachypnoe und ein leises, kurzatmiges Wimmern (*349, 2173, 612, 2900, 3811*). Folgende Symptome dagegen sind so typisch für einen Zwerchfelldefekt, daß die Röntgenuntersuchung oft nur eine Bestätigung der klinischen Diagnose darstellt: Verlagerung des Mediastinums, also insbesondere der Herztöne, meist nach rechts mit fehlendem oder abgeschwächtem Atemgeräusch und geringen Thoraxexkursionen auf der Seite des Defektes (*3050*, *2848*). Gelegentlich findet man eine Klopfschallverkürzung auf der Seite des Defektes und Darmgeräusch im Thorax. In schweren Fällen ist die Interpretation des Röntgenbildes dann sehr einfach (Abb. 83). Um eine Zwerchfellhernie aber sicher ausschließen zu können, sind Röntgenuntersuchungen mit kontrastgefülltem Magen in Kopftieflage unter Umständen notwendig.

Zu den unspezifischen gastrointestinalen Symptomen gehört das Erbrechen und die Trinkunlust der Kinder. Das Abdomen ist zunächst manchmal flach,

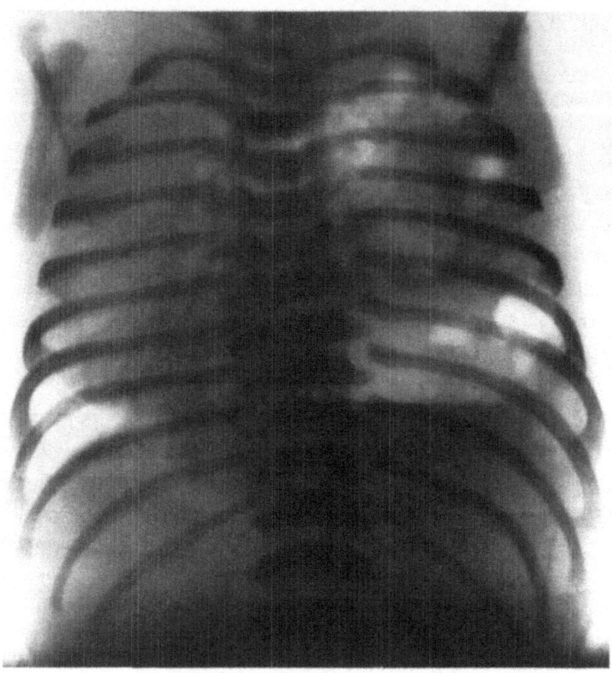

Abb. 83. Röntgenbild eines Neugeborenen mit großem Zwerchfelldefekt links. Dünndarm und die Milz liegen im linken Thoraxraum. Herz und Mediastinum sind weit nach rechts verlagert

später dann vorgewölbt infolge einsetzenden Ileus, der durch Strangulation der eventerierten Darmabschnitte nicht selten entsteht (*2246*, *155*, *430*). Die Hämatemesis ist ein häufiges Symptom bei Hiatushernien.

Differentialdiagnose. Die differentialdiagnostischen Probleme sind recht unterschiedlich, je nachdem, wann die Symptome einsetzen und ob kardiopulmonale oder gastrointestinale Zeichen im Vordergrund stehen.

1. Differentialdiagnose bei kardiorespiratorischen Symptomen im Entbindungszimmer.

aa) Verschluß der oberen Luftwege. Choanalatresie, Makroglossie, Mikrognathie, Struma und ähnlich gelegene Cysten oder Tumoren, Larynx- oder Trachealstenose auf Grund von Hämangiomen oder Schleimhautwülsten, Stimmbandlähmungen.

bb) Entfaltungsstörungen der Lunge, Aspiration und intrauterine Pneumonie.

cc) Pneumothorax oder Mediastinalemphysem.
dd) Lobäres Emphysem.
ee) Lungencysten oder intrathorakaler Tumor.
ff) Lungenagenesie oder Lungensequester.
gg) Lungenblutung.
hh) Perinatale Hirnschädigung (s. S. 296).

2. Andere Zwerchfellanomalien wie extreme Relaxation (s. S. 195) oder Muskeldystrophie (s. S. 159) bzw. Myositis des Diaphragma (s. S. 166).

Differentialdiagnose bei kardiorespiratorischen Symptomen in den ersten 3 Lebenstagen.

aa) Siehe unter 1.
bb) Hyaline Pseudomembranen der Lunge (s. S. 268).
cc) Herzinsuffizienz, vorwiegend bedingt durch Pulmonalstenose, Aortenatresie und Myokarditis.
dd) Tracheooesophageale Fistel.
ee) Oesophagusatresie.

3. Differentialdiagnose bei gastrointestinalen Symptomen in der Neugeborenenperiode.

aa) Oesophagusatresie.
bb) Duodenalstenose oder Atresie.
cc) Pylorusstenose.
dd) Magenulcus.
ee) Malrotation.
ff) Motilitätsstörungen des Pharynx, Oesophagus und des Magens.
gg) Perinatale Hirnschädigung.
hh) Infektionen.

Verlauf, Prognose, Therapie. Unbehandelt sterben etwa 30% aller Neugeborenen mit Zwerchfelldefekten während der ersten Stunde, etwa 50% während der ersten 24 Std und 78% während des 1. Lebensjahres (*1561, 563*). Aus diesen Zahlen geht eindrucksvoll hervor, daß eine Therapie nur dann erfolgreich ist, wenn sie ganz früh einsetzt. Alle konservativen Methoden versagen bei Zwerchfelldefekten, beinhalten Zeitverlust und verschlechtern die Prognose. Die allein aussichtsreiche Therapie ist die sofortige Operation mit dem Verschluß des Defektes. Diese Operation wird bereits mit Erfolg seit 1927 bei Neugeborenen und Säuglingen durchgeführt (*4260, 320, 3940, 1141, 758*). Die Geschichte der Pionierzeit der Zwerchfellchirurgie im 1. Lebensjahr wurde von MEYER u. Mitarb. (*2684*) und von HARTZELL (*1711*) geschrieben. Im allgemeinen wird heute von den Chirurgen der abdominelle, nur in einigen Sonderfällen, insbesondere bei kleinen Hernien, der thorakale Weg bevorzugt (*222, 1582, 1570*). Große Schwierigkeiten kann die Replazierung der Baucheingeweide in das unterentwickelte Abdomen machen (*4102*). Der hohe abdominelle Druck kann die Vena cava komprimieren, die Exkursion des gesunden Zwerchfelles einschränken und dadurch die Atemfunktion kritisch verschlechtern. MEEKER u. KINCANNON (*2652*) haben deshalb vorgeschlagen, in solchen Fällen eine ventrale Bauchwandhernie anzulegen. LADD u. GROSS (*2290*) haben zunächst nur die Haut und in einer zweiten Sitzung 5—6 Tage später Peritoneum und Muskulatur verschlossen. Ein weiteres Problem ist der Verschluß der Zwerchfell-Lücke. Bei kleinen Defekten werden die Zwerchfellpfeiler zusammengezogen, bei ausgedehnten Aplasien ist das nicht möglich oder mit häufigen Rezidiven belastet. Verschiedene Methoden eines Zwerchfellersatzes sind in solchen Fällen versucht worden. ARNHEIM (*109*) verwandte Nierenfascie, RABE (*3187*) die Fascia lata, HOLCOMB (*1872*) Teile der lateralen Thoraxwand, LONGEFAIT (*2463*) Teile des Musculus latissimus dorsi. GREMMEL u. KONRAD (*1568*) berichten jüngst über ein nach Jahren noch gutes Ergebnis mit einer Kunststoffprothese, die sie bei einem Neugeborenen mit einem 4×4 cm großen Zwerchfelldefekt links eingesetzt hatten. Solche Kunststoffprothesen werden schon seit über 10 Jahren von den Chirurgen im Tierversuch erprobt und insbesondere bei traumatischen Zwerchfelldefekten verwandt (ausführliche Diskussion und Literatur s. *20*, *732*, *2220*). Größere, nachuntersuchte Reihen von connatalen Zwerchfelldefekten, die mit Kunststoffprothesen verschlossen wurden, liegen offenbar noch nicht vor.

Die Prognose der Kinder mit operativ verschlossenen Zwerchfell-Lücken ist deutlich besser als die der unbehandelten. LADD u. GROSS (*2290*) berichteten bereits 1940 über 19 Neugeborene mit Zwerchfelldefekten, von denen 12 durch operative Behandlung geheilt werden konnten. Danach operierte GROSS (*1581*) bis 1946 noch einmal 6 solcher Kinder hintereinander mit gutem Erfolg. ARNHEIM (*109*) berichtet 1952 über eine Operationsmortalität von 16,6%. GREWE und NEY (*1570*) operierten 25 Fälle und verloren 7. SNYDER u. GREANEY (*3584*) operierten 77 Kinder mit Zwerchfelldefekten. Überlebten die Kinder in gutem Zustand die ersten 72 Std nach der Geburt, war die Letalität 0%. Von den Kindern, die während der ersten 72 Std operiert werden mußten, starben 50%. Diese Zahlen zeigen deutlich, daß das Ergebnis entscheidend von der Schwere der Symptome und damit von der Größe des Defektes sowie vom präoperativen Zustand des Kindes abhängt. Die prä- und postoperative Behandlung wird damit zu einem mitentscheidenden Faktor für die Überlebensschancen des Kindes (*1583*, *3728*).

Insgesamt schätzen HAUGEN u. EHRENBERG (*1722*) für die Zeit von 1935—1947, daß etwa 60% der Neugeborenen mit Zwerchfelldefekten gute Überlebenschancen haben. Unsere Kenntnisse über die Spätergebnisse nach Zwerchfelloperationen in der Neugeborenenperiode sind noch dürftig. Die zitierten Autoren veröffentlichten entweder nur einzelne, viele Jahre beobachtete Fälle oder die unmittelbaren Operationsrisiken. HARRINGTON (*1698*) berichtet 1942 über 21 operierte Kinder mit Zwerchfell-Lücken unter 12 Jahren, 4 starben, die anderen 17 blieben rezidivfrei.

Anders als bei den großen Zwerchfellhernien können die therapeutischen Empfehlungen bei Hiatushernien sein. Nur die paraoesophagealen, meist ebenfalls großen Hernien machen ähnliche Symptome wie die posterolateralen Zwerchfelldefekte und sollten sofort operiert werden (*3885*). Bei Gleithernien dagegen scheint uns in den ersten Lebensjahren ein konservativer Behandlungsversuch berechtigt, wenn keine Oesophagusveränderungen mit rezidivierenden Ulcera und Strikturen vorliegen (*3885*, *539*).

5. *Andere Anomalien des Zwerchfells*

aa) Accessorisches Zwerchfell auf der rechten Seite: Einige wenige Fälle solcher Art wurden in der Literatur beschrieben (*1715*, *3123*). Die Kinder hatten meist schwere Atemstörungen und später Pneumonien.

bb) Die Eventeration oder extreme Relaxation des Zwerchfells: Eine solche Situation kann durch Phrenicuslähmung (s. S. 325) oder durch Hypothrophie der Zwerchfellmuskulatur entstehen (*354*). Im letzten Fall können ähnliche Symptome wie bei der Zwerchfell-Lücke auftreten, mit der die extreme Eventeration wahrscheinlich auch ätiologische Faktoren gemeinsam hat. Von Bisgard u. Robertson (*354*) wurde ein solcher Fall erfolgreich durch Zwerchfellraffung operiert.

6. Der connatale Schiefhals

Der muskuläre Schiefhals, der hier besprochen werden soll, muß besonders aus therapeutischen Gründen von den osteogenen und zentralnervösen Formen unterschieden werden.

Der muskuläre Schiefhals ist entweder bei der Geburt vorhanden oder er tritt in den ersten Lebensmonaten auf. Es handelt sich um eine bindegewebliche Degeneration und Verkürzung des Musculus sternocleido mastoideus (*14*). Der gleichseitige Trapezius kann teilweise mitbetroffen sein.

Ätiologie. Nach Isigkeit (*2002*) handelt es sich um eine erbliche Erkrankung. Der genaue Erbgang ist bis heute nicht bekannt. Becker (*231*) spricht von „additiver multifaktorieller Vererbung, wobei die Schwelle der Manifestation eine gewisse Breite haben dürfte, innerhalb der exogene Faktoren wirksam sind". Die Zahl der sporadischen Beobachtungen ist gegenüber den wenigen familiären Fällen sehr groß (*2219*). Von vielen Autoren wurden deshalb andere Gründe angenommen, die in einigen Fällen alleine die Ursache, in anderen einen additiven Faktor darstellen mögen. Witzel (*4218*) hielt den Schiefhals für die Folge eines Geburtstraumas. Mikulicz (*2697*) hat dann wohl als Erster oder besonders eindringlich die Meinung vertreten, daß die fibrotischen Veränderungen des Sternocleidomastoideus beim Torticollis auf eine Ischämie hindeuten (*473*). Jepson (*2044*) und Middleton (*2695*) haben experimentelle Hinweise dafür erbringen können, daß die venöse Abflußbehinderung im Muskel ähnliche histologische Befunde zur Folge habe, wie sie beim Schiefhals im Musculus sternocleido mastoideus gefunden werden. Intrauterine Zwangspositionen oder Infektionen sind wohl nur selten Ursache des Torticollis (*1948*, *2403*). Die Kinder werden nicht selten aus Steißlage geboren (*3602*).

Klinische Symptome. Falls das Kind nicht schon mit einer erheblichen narbigen Verkürzung des Sternocleidomastoideus geboren wird, fühlt man oft zunächst nur einen Tumor im Bereich des Muskels. Er besteht aus Bindegewebe und degenerierten Muskelfasern (*2695*). Die Anschwellung verschwindet langsam, dabei verkürzt sich der Muskel und läßt die typische Kopfstellung entstehen: Der Kopf ist zur gleichen Zeit gebeugt und zur Gegenseite gedreht. Später entwickeln sich Gesichtsasymmetrien. Der muskuläre Schiefhals ist gelegentlich mit Klumpfuß und Hüftgelenksluxationen kombiniert (*2002*), er kommt aber offenbar nur einseitig vor.

Therapie. Die Korrektur des Schiefhalses gehört zu den frühen erfolgreichen Behandlungsversuchen der Medizin. Isaac Minnius (*2738*) machte schon 1885 die Tenotomie und Girolama Fabrizius d'Aquapendente (1537—1619) konstruierte einen Redressionsapparat (*99*). In leichten Fällen genügt eine redressierende Lagerung und Übungsbehandlung. Oft ergibt diese konservative Behandlung ein gutes Ergebnis (*3096a*). Führt sie nicht zum Erfolg, ist chirurgische Behandlung angezeigt, möglichst noch bevor Gesichtsasymmetrien entstanden sind, die sich allerdings offenbar teilweise zurückbilden können (*2403*, *1295*).

7. Der Klumpfuß

Von der großen Zahl verschiedener Fußdeformitäten ist nach Adams u. Mitarb. (*14*) der Klumpfuß mit 77% die häufigste. Es ist ein Pes equinovarus, der Fuß ist plantarflektiert und innenrotiert.

Die Ätiologie ist nicht einheitlich. Wir haben Klumpfüße im Rahmen einiger anderer Erkrankungen bereits besprochen, z.B. bei der Arthrogryposis multiplex congenita (s. S. 182) und bei der Spina bifida (s. S. 220). In anderen Fällen konnte aber keine Veränderung im Spinalmark oder in den peripheren Nerven gefunden werden. Familiäre Fälle sind zwar selten gegenüber den sporadischen, für einige Familien glaubt Gates (*1396*) recessiven oder unregelmäßig dominanten Erbgang annehmen zu können.

Pearson (*14*) sowie van der Eecken (*14*) untersuchten die Unterschenkelmuskulatur eines Feten und eines Frühgeborenen mit Klumpfuß und fanden atrophische Muskelfasern mit großer Variationsbreite des Faserdurchmessers. In einem Fall waren die motorischen Vorderhornzellen nach Zahl und Aussehen normal. Die Befunde machen wahrscheinlich, daß es neben den spinalatrophischen Formen auch eine primär myopathische Form des connatalen Klumpfußes gibt.

Die klinische Symptomatologie bedarf keiner Besprechung. Häufig ist der Klumpfuß nur eine unter mehreren anderen Anomalien. Der Klumpfuß kann ein- oder doppelseitig sein.

Die Behandlung sollte sofort nach der Geburt einsetzen. Sie besteht in der Redression durch korrigierende (Gips-) Verbände und führt meistens zu einem guten Ergebnis. Nur in Sonderfällen mit zentralnervösen Anomalien sind orthopädische Operationen notwendig.

8. Der connatale Schulterblatthochstand

Es handelt sich um eine ein- oder doppelseitige Aplasie der caudalen Anteile des Musculus trapezius. Auch Teile des Musculus serratus können fehlen und durch Bindegewebe ersetzt sein. Die Schulter steht hoch, das Schulterblatt ist durch bindegewebige oder gar knöcherne Stränge an die Rippen oder die Wirbelsäule fixiert (*3610*, *1212*, *1566*).

O. Die connatalen Muskelhypertrophien
Das Cornelia de Lange-Syndrom II

Im Jahre 1889 hat Bruck (*495*) einen Fall von kongenitaler Makroglossie kombiniert mit allgemeiner Muskelhypertrophie und Idiotie beschrieben. Cornelia de Lange (*918*) hat dann 1934 die typische Trias von Muskelhypertrophie, extrapyramidalen Bewegungsstörungen und Demenz als nosologische Einheit erkannt und genaue anatomische Untersuchungen angestellt. Seitdem trägt dieses

Syndrom ihren Namen. Die Ätiologie ist unbekannt. Weitere detailierte Darstellungen stammen von GOLDSTEIN (*1493*), ZELLWEGER u. BELL (*4309*), GEISSLER (*1403*) u.a.

a) Pathologische Anatomie

Die Muskulatur, insbesondere die Zunge, der Musculus deltoideus, der Biceps, Triceps und Pectoralis, sind beiderseits hypertrophiert. Das histologische Bild und der Glykogengehalt sind normal (*3515*). Im Gehirn eines Kindes fand CORNELIA DE LANGE (*918*) eine Hypoplasie des Striatums, eine Porencephalie mit Mikro- und Polygyrie.

b) Pathologische Physiologie

Ältere Kinder zeigen typische extrapyramidale Bewegungsstörungen, die auch schon bei Neugeborenen gesehen wurden (*1644*). Das Elektromyogramm ist normal (*3515*). Auch wir konnten bei einem Kind bei der üblichen Nadelelektromyographie keine pathologischen Zeichen finden. Es ist aber möglich, daß bei genauer elektromyographischer Analyse mit Einsatz der Multielektrode abnorm breite Aktionspotentiale gefunden werden. SILVER u. SCHROEDER (*3515*) fanden bei einem Kind vorübergehend eine erhöhte Mucopolysaccharidausscheidung.

c) Klinische Symptome

In der Neugeborenenperiode haben diese Kinder oft große Schwierigkeiten wegen der hypertrophierten Zunge. Alle übrigen Symptome, die allgemeine Muskelhypertrophie, die extrapyramidalen Bewegungsstörungen und die Demenz können noch fehlen bzw. schwer erkennbar sein.

d) Differentialdiagnose

1. Hypertrophia vera.
2. Myotonia Thomsen (s. S. 153).
3. Hypothyreose (s. S. 122).
4. Glykogenspeicherkrankheit Typ II Pompe (s. S. 172).
5. Lipodystrophie (s. S. 233).

Zu 1. Von der Hypertrophia vera ist die de Langesche Muskelhypertrophie in der Neugeborenenperiode nicht zu unterscheiden. Bei der Hypertrophia vera kommt es nicht zu Demenz und extrapyramidalen Bewegungsstörungen.

Zu 2. Die Myotonie kann durch den typischen elektromyographischen Befund leicht erkannt werden.

Zu 3. Eine genaue Analyse der Schilddrüsenfunktion ist bei der de Langeschen Makroglossie angezeigt, da mit zunehmender Demenz die Ähnlichkeit mit der Hypothyreose zunimmt.

Zu 4. Bei der Glykogenspeicherkrankheit ist die allgemeine Skeletmuskelhypotonie eventuell mit Kardiomegalie das führende Symptom. Die den beiden Erkrankungen gemeinsame Makroglossie ist also bei der Glykogenose nur eines unter anderen spezifischeren Symptomen.

Zu 5. Die Lipodystrophien (s. Wiedemann-Syndrom, S. 233) kommen in der Neugeborenenperiode nur selten vor. Später können sie gelegentlich wegen des Fettgewebsschwundes und vielleicht auch wegen einer mäßigen Hypertrophie der Muskulatur dem Cornelia de Lange-Syndrom ähnlich sehen (*4315, 3899, 3446, 3456*).

IX. Nervensystem und Chromosomenanomalien in der Neugeborenenperiode

Einige der bisher bekannt gewordenen Chromosomenanomalien führen bereits in der Neugeborenenperiode zu neurologischen Symptomen und beinhalten schwere Störungen der psychomotorischen Entwicklung. Die Syndromatologie der Aberrationen an den Chromosomenpaaren 4—5 (Gruppe B), 13—15 (Gruppe D), 17—18 (Gruppe E) und 21—22 (Gruppe G) sollen hier deshalb besprochen werden. Die Anomalien des X-Chromosomes sind häufig mit Störungen der psychoneurologischen Entwicklung verbunden, sie machen aber noch keine neurologischen Symptome in der Neugeborenenperiode (*2718*). Als große Seltenheiten beschriebene Einzelfälle wie partielle oder totale Monosomien (*490, 2885, 43a*) werden nicht erwähnt. Die Literatur über theoretische Fragen der Cytogenetik mußten wir aus Gründen mangelnder Kompetenz unberücksichtigt lassen (*1109*). Die Indikation zur Chromosomenanalyse haben wir auf S. 92 im Kapitel III beschrieben.

A. Langdon Down-Syndrom Mongolismus

a) Geschichtliches

Im Jahre 1866 beschrieb Dr. J. Langdon Down (*1012*) das Aussehen von Idioten mit mongoloiden Rasseneigenheiten. Offenbar hat er tatsächlich geglaubt, daß es sich um einen atavistischen Rückschlag in der Entwicklung von Europäern handele (*2372*). Gerade deshalb ist vielleicht der Name Mongolismus — heute mehr und mehr durch Down-Syndrom ersetzt — ungeeignet. 1932 hat Waardenburg (*4033*) zum ersten Mal den Verdacht geäußert, daß eine Chromosomenaberration Ursache des Mißbildungssyndroms „Mongolismus" sein könnte. Im gleichen Jahr wies Bennhold-Thomsen (*263*) darauf hin, daß die Mütter mongoloider Kinder ein verhältnismäßig hohes Durchschnittsalter haben. Tjio und Levan (*3902*) setzten die normale Zahl menschlicher Chromosomen zweifelsfrei auf 46 fest. Lejeune, Turpin und Gautier (*2356*) beschrieben 1959 das überzählige Chromosom bei Kindern mit Mongolismus und fanden damit das erste Beispiel einer Trisomie. Noch im gleichen Jahr wurde der Befund von Ford (*1292*), von Böök (*400*) und von Jakobs (*2019*) bestätigt. Polani (*3106*) sowie Fraccaro (*1311*) haben dann mit ihren Mitarbeitern im Jahre 1960 zum erstenmal ein Kind mit Down-Syndrom und Chromosomentranslokation beschrieben.

b) Cytogenetische Befunde

Die bisher gefundenen Abweichungen im Chromosomensatz kann man wie folgt zusammenfassen (*3062*).

1. Formen mit überzähligem Chromosom 21 (Trisomie 21).

aa) Altersabhängige Nondisjunktion in der Oogenese mit unbekannter Ursache.

bb) Primäre, nicht altersabhängige Nondisjunktion, möglicherweise bedingt durch konstitutionelle oder durch exogene Einflüsse.

cc) Sekundäre Nondisjunktion bei Trisomie 21 der Mutter.

2. Mosaik-Trisomien als mitotische Anomalien im frühembryonalen Stadium (*700, 2870, 2869, 4305, 2589, 659, 3277, 4235, 1262*). Auch hier können phänotypisch normale Mütter mit Mosaik-Trisomie gefunden werden (*372, 3565*).

3. Chromosomentranslokationen, an denen das Chromosom Nr. 21 (Gruppe G) beteiligt ist.

Folgende verschiedene Typen sind bisher beschrieben:

aa) 13—15/21 oder D/G (*3106, 522, 3064, 1669, 122, 656, 3118*). Diese Translokation ist die häufigste.

bb) G/G (*1617, 4308, 2568*). Bei der G/G-Translokation sind die beiden möglichen Untergruppen bekannt geworden: 21/21, 22/21.

cc) 2/21 oder A/G (*972*).

dd) 4—5/21 oder B/G (*1618*).

ee) 6—12/21 (*1543*).

ff) 20/21 oder F/G (*768*).

gg) Translokation des Chromosomen Nr. 21 mit unbekannten Chromosomen (*3460, 893*).

4. Andere, sehr seltene cytogenetische Befunde beim Down-Syndrom: Kombinationen von regulären Trisomien oder Mosaik-Trisomien mit Translokationen oder Mosaiktranslokationen (*3262, 3571, 4088*).

Trisomie 21 mit Philadelphia Chromosom (s. S. 204) (*1641*), Isochromosom Nr. 21 (*835*) und Trisomie 21 nach perizentrischer Inversion (*1543*). Die beiden letzten Formen sind Varianten der 21/21-Translokation.

Multiple Aneuploidien, also Kombinationen von Klinefelter- oder Turner-Syndrom mit Mongolismus (*1292, 2317, 1359*) oder Trisomie 15 bzw. 18 mit Trisomie 21 (*1738, 3063a*).

In den Fällen von Down-Syndrom mit Translokationen ist die Mutter oder, viel seltener, der Vater Träger einer meist balancierten Translokation mit unauffälligem Phänotypus.

c) Häufigkeit und Vorkommen der verschiedenen Formen

Auf 1000 Neugeborene kommen 1,5—3,4 Kinder mit Down-Syndrom (*2372*). 94% dieser Kinder haben eine reguläre Trisomie 21, 2,4% sind Mosaik-Trisomien, 1,8% G/G- und 1,5% D/G-Translokationen (*3262*). Andere Autoren fanden die Zahl der Translokationen mit 3—5% aller mongoloiden Kinder etwas höher (*675, 1437, 1670, 3118*). Die Häufigkeit der Translokationen am Chromosomen Nr. 21 beträgt in der Gesamtbevölkerung 1 auf 37000—48000 (*3107*). Mongoloide Neugeborene junger Mütter unter 20 Jahren haben in 7—20% eine Translokation. Bei Müttern zwischen 15 und 29 Jahren beruhen 8% aller Down-Syndrome auf einer Translokation (*3072*). Bei Müttern über 45 Jahren ist dieser Prozentsatz nur noch etwa 1,5% (*3081, 894*).

Mit steigendem Alter der Mutter nimmt die Häufigkeit des Down-Syndroms zu, eine Feststellung, die schon von Fraser und Mitchell im Jahre 1876 getroffen wurde (*1322*). Bei Frauen unter 20 Jahren beträgt die Häufigkeit 1:700, bei Frauen über 45 Jahren 1:20—45 Geburten (*716*, *1237*). Bei Fusionen des Chromosom 21 und 22 sind die Väter, nicht die Mütter überaltert (*3063*). Sonst besteht aber kein direkter Zusammenhang zwischen dem Alter des Vaters und der Häufigkeit des Down-Syndroms (*3508*). Bei Müttern über 30 Jahren verdoppelt sich die Häufigkeit mongoloider Kinder etwa alle 5 Jahre (*2372*). Diese Zunahme der Häufigkeit mit dem Alter der Mutter beruht ganz auf der Zunahme der Trisomien 21.

d) Erblichkeit des Down-Syndroms und Grundlagen der genetischen Beratung

Für genetische Fragen teilt man den Mongolismus in familiäre und nichtfamiliäre Formen ein.

Die nicht erblichen Trisomien 21

Die nicht familiären Formen von Trisomie 21 sind stark abhängig vom Alter der Mutter. Die Nondisjunktion bei der Oogenese ist bedingt durch den Prozeß des Alterns und ist die Ursache von mindestens zwei Drittel aller Fälle von Down-Syndrom (*3261*). Die Gefahr, daß Mütter über 25 Jahre nach der Geburt eines mongoloiden Kindes noch ein zweites Neugeborenes mit derselben Anomalie bekommen, ist zwar gering, aber doch zweifelsfrei und zwar um etwa fünfmal größer als normalerweise in dieser Altersklasse (*616*). Die Zahl der Aborte ist bei älteren Frauen mit einem mongoloiden Kind nur geringfügig und nicht signifikant erhöht (*520*).

Erblichkeit der Mosaiken

Hat das Kind eine Mosaik-Trisomie 21, ist das Risiko eines zweiten erkrankten Kindes deutlich höher, wenn Mutter oder Vater Träger einer solchen Mosaik-Struktur sind (*3565*, *371*, *1248*, *3080*).

Erblichkeit der Chromosomentranslokationen

25% der familiär auftretenden Down-Syndrome beruhen auf einer Translokation (*1669*, *1303*). In diesen Fällen ist die phänotypisch normale Mutter meistens Träger einer balancierten Translokation, im strengen Sinne heißt das: Eine Translokation ohne Verlust oder Überschuß von genetischem Material, was aber für die phänotypisch gesunden Überträger des Translokationsmongolismus nicht immer streng zutrifft, da von den kurzen Armen des Chromosoms genetisches Material verlorengegangen sein kann (*3065*, *4303*, *4304*, *3080*). Wie groß das Risiko für weitere Kinder ist, hängt von der Art der balancierten Translokation bei der Mutter ab. Bei der 13—15/21-(G/D) oder 22/21-Translokation muß man damit rechnen, daß, abgesehen von den Aborten, mindestens 30% der Kinder dieser Eltern ein Down-Syndrom haben, etwa 30% zeigen eine balancierte Translokation bei phänotypisch unauffälligem Befund und 30% der Kinder sind gesund (*1437*, *2500*, *3118*). Bei der sehr seltenen Translokation 21/21 oder beim Isochromosom 21 haben 100% der lebendgeborenen Kinder ein Down-Syndrom (*2624*). 50% der

Früchte haben eine nur ausnahmsweise (*43a*) lebensfähige Monosomie 21, sie sterben meistens in den ersten Schwangerschaftswochen ab. Ist der Vater Träger einer balancierten Translokation, ist die Gefahr für das Kind offenbar gering. Es sind jedenfalls nur wenige solcher Fälle beschrieben (*3459*, *3896*). Möglicherweise sind Spermien mit der Translokation nicht kompetitionsfähig (*1669*).

Da nur 25% aller familiären Fälle von Down-Syndrom auf einer Translokation beruhen, da familiäre Fälle bei der altersabhängigen Trisomie selten sind und da die erblichen Mosaiken nur einen kleinen Bruchteil aller mongoloiden Kinder ausmachen, muß die reguläre Trisomie 21 in einem großen Teil der Fälle bei jungen Müttern eine erbliche Anomalie darstellen (*3591*).

Erblichkeit der Trisomie 21 bei jungen Müttern

Um die häufige Familiarität der Trisomie 21 bei Kindern junger Mütter zu erklären, haben verschiedene Autoren die Vermutung geäußert, daß die Neigung zur Nondisjunktion genetisch bedingt ist (*2489*, *1728*, *4304*, *1237*). Bisher konnte diese Hypothese nicht bewiesen werden. Würde nämlich die Neigung recessiv vererbt, müßte man unter den jungen Eltern von Kindern mit Down-Syndrom häufiger als normal Verwandtenehen finden. Das ist nicht der Fall (*2580*, *1302*).

Down-Syndrom bei Mutter und Kind

Mehrfach haben mongoloide Mütter Kinder geboren, etwa 50% dieser Kinder hatten wieder ein Down-Syndrom (*3427*, *2349*, *1676*, *3803*, *3881*, *2060*, *2624*). Mongoloide Väter sind anscheinend bisher nicht bekannt geworden.

Zwillinge und Down-Syndrom

Trotz einiger gegenteiliger Berichte (*3953*, *911*) sind offenbar die eineiigen Zwillinge immer (oder fast immer?) konkordant, zweieiige Zwillinge dagegen häufig diskordant hinsichtlich des Down-Syndroms (*2608*). Bei einer Mosaik-Trisomie 21 läßt sich aber diskordantes Auftreten des Down-Syndroms bei eineiigen Zwillingen ohne Schwierigkeiten erklären (*2372*).

e) Mögliche Ursachen der Aneuploidie

Die altersabhängige Trisomie wird mit einer größeren Neigung zur Nondisjunktion bei der Oogenese erklärt. Vielleicht bieten Untersuchungen an Drosophila eine erste Grundlage für diese Hypothese. Bei Drosophila konnte ein optimales Alter für die Oogenese klar definiert werden. Eine Beziehung zwischen Chromosomenanomalien und viralen Infektionskrankheiten konnte nicht bewiesen werden (*680*). Nach Röntgenbestrahlung wurden in der Haut und in den Leukocyten persistierende Chromosomenanomalien gefunden (*3918*, *258*, *2517*, *4018*, *2699*). Uchida u. Curtis (*3963*) glauben auch, daß eine Beziehung zwischen Down-Syndrom und mütterlicher Bestrahlung besteht. Auch Conen u. Mitarb. (*722*) haben diese Möglichkeit in einem Einzelfall diskutiert bei einer Mutter, die Röntgenassistentin war. Schull u. Neel (*3717*) geben den Befunden von Uchida und Curtis wegen der fehlenden statistischen Signifikanz keine Beweiskraft.

Zusammenfassend muß man sagen, daß wir mehrere theoretisch mögliche Gründe für Chromosomenaberrationen kennen, keiner von ihnen konnte bisher als Ursache der beim Menschen vorkommenden Trisomien und Translokationen wahrscheinlich gemacht werden.

f) Klinische Symptome

Der klinische Befund ist hinreichend bekannt. CARTER und MAC CARTHY (*613*) sowie HALL (*1642*) haben die Befunde des Mongolismus speziell beim Neugeborenen zusammengestellt. Als Kardinalzeichen können folgende Symptome gelten: Der Moro-Reflex ist unvollständig, die Skeletmuskulatur ist hypoton, womit der verminderte Widerstand gegen passive Bewegung gemeint ist. Die Muskeleigenreflexe sind immer erhalten. Das Gesichtsprofil ist flach, die Lidachsen schräg gestellt, die Ohren sind dysplastisch, die Haut, insbesondere am Nacken, ist zu weit. Es besteht eine typische oder atypische Vierfingerfurche, eine Überstreckbarkeit der Gelenke, ein dysplastisches Becken und eine dysplastische Mittelphalanx des 5. Fingers. Zusätzlich zu diesen Kardinalsymptomen sind mongoloide Neugeborene oft blaß, sehr ruhig, sie schreien leise. Häufig besteht auch schon in der Neugeborenenperiode ein Epicanthus und auf der Iris sog. Brushfield-Flecken (*3590*).

Nach den sehr ausgedehnten Untersuchungen von ONG u. Mitarb. (*2937*) gibt es, entgegen früheren Mitteilungen, klinisch und radiologisch keine statistisch signifikanten Unterschiede zwischen Trisomie- und Translokations-Mongolismus.

Ein objektives Merkmal des Down-Syndroms sind auch schon in der Neugeborenenperiode die Papillarleisten der Hand, insbesondere des Hypothenar, mit einem Triradius in der Mitte der Handfläche (*4261*, *820*, *3581*).

Nach den Untersuchungen von HALL (*1642*) haben Neugeborene mit Down-Syndrom noch nicht das flache Hinterhaupt.

Die Gestationszeit ist meist etwas kürzer als normal. Das Geburtsgewicht kann im Bereich der Altersnorm liegen (*1642*), häufig aber sind Kinder mit Down-Syndrom bei normaler Länge untergewichtig (*2821a*).

Der Neugeborenen-Ikterus dauert bei Kindern mit Down-Syndrom länger als normal (*4332*, *852*, *2980*, *3592*). Einige der genannten Autoren sehen darin einen partiellen metabolischen Defekt im Transferase-Fermentsystem.

Down-Syndrom und Schilddrüse

Offenbar hat BENDA (*253*) in einer Hypothyreose eine wesentliche Teilursache des Mongolismus gesehen. Jedenfalls ist seitdem die Diskussion um dieses Thema nicht wieder verstummt. Es sind in der Folgezeit immer wieder sowohl Hyper- als auch Hypothyreosen bei Kindern mit Down-Syndrom beschrieben (*1453*, *1198*, *2872*, *1733*, *2018*). Von vielen Autoren werden diese Befunde als zufälliges Zusammentreffen interpretiert (*2564*, *3239*). FIALKOW (*1251*), BURGIO (*537*), ROBERTSON u. MELLON (*3294*) sowie SAXENA (*3428*) fanden aber vermehrt Schilddrüsenantikörper bei Kindern mit Down-Syndrom. Auch der long acting thyreoid stimulator (LATS, s. S. 130) und die J^{131}-Aufnahme ist in einigen Fällen erhöht (*2789*, *3428*). Nach POZSONYI und GIBSON (*3133*) kann das Thyreoidiastimulierende Hypophysenhormon bei der Trisomie 21 das Protein-gebundene Jod im Serum nicht, bei der Translokation des Chromosomen 21 dagegen wohl erhöhen.

Trotz dieser bemerkenswerten Beziehungen zwischen Down-Syndrom und Schilddrüse gibt es keinen Anhalt für die Annahme, daß die Entwicklungsstörungen beim Mongolismus durch einen Mangel an Schilddrüsenhormon bedingt sind. Das Protein-gebundene Jod im Plasma ist normal (*3428*).

Biochemische Befunde bei Down-Syndromen

Verschiedene Fermente im Plasma, in den Leukocyten und in den Erythrocyten sind beim Down-Syndrom vermehrt oder vermindert. Im Plasma ist die Leucin-Amino-Peptidase erhöht, die saure Serum-Phosphatase vermindert (*3766*). In den Leukocyten ist die saure und die alkalische Phosphatase sowie die Uridyltransferase vermehrt (*2355*, *1925*, *2658*). Über einige andere Fermente, z.B. die Glucose-6-phosphat-dehydrogenase werden unterschiedliche Angaben gemacht. In den Erythrocyten ist die Phosphathexokinase, die Galaktose-1-phosphat-uridyltransferase, die Galaktokinase und die Glutaminsäure-Oxalessigsäure-Transaminase-Aktivität vermehrt (*148*, *1002*).

Rosner u. Mitarb. (*3342*, *3343*) haben biochemische Unterschiede zwischen dem Trisomie- und dem Translokations-Mongolismus aufgedeckt. Trisomie-Mongoloide haben verminderte Serotoninspiegel im Blut (*3943*), bei den Translokationen des Chromosomen 21 ist der Serotoningehalt im Serum normal. Bei letzteren sind auch Galaktose-1-phosphat-uridyltransferase, die saure und die alkalische Phosphatase und die Glucose-6-phosphat-dehydrogenase in Plasma, Leuko- und Erythrocyten im Gegensatz zu Trisomie 21 normal (*3340*, *3342*, *3343*). Die unterschiedlichen Blut-Serotoninwerte bei Translokations- und Trisomie-Mongolismus wurden von Berman (*294*) nicht gefunden.

Die Lipoproteine können im Serum erhöht sein (*3261*). Wolff u. Mitarb. (*4238*) fanden Anomalien im Tryptophanstoffwechsel (*2045*). Möglicherweise beruhen diese Befunde aber lediglich auf einer verzögerten Tryptophanresorption bei Kindern mit Down-Syndrom (*600*). Pritham u. Mitarb. (*3165*) sowie Appleton und Pritham (*98*) fanden bei älteren Kindern mit Down-Syndrom eine erhöhte Serumkonzentration für Gamma-Globuline und eine verminderte für Albumine. Die Autoren glauben, daß eine abnorme Struktur der Gamma-Globuline die schlechte Infektabwehr bei mongoloiden Kindern bedingt. Andererseits fanden Nichols u. Mitarb. (*2869*) eine verzögerte Reaktion gegen Fremdgewebe. Nichols u. Mitarb. glauben, daß die schlechte Infektresistenz der mongoloiden Kinder auf einer abnormen immunologischen Reaktionsweise beruht.

Leukämie und Down-Syndrom

Einzelbefunde und ausgedehnte statistische Erhebungen von Stewart (*3799*), Wald (*4047*) und Miller (*2723*) haben zweifelsfrei erwiesen, daß die Leukämie bei mongoloiden Kindern und ihren Geschwistern häufiger als in der Normalbevölkerung auftritt (*522*, *2722*, *479*, *2178*, *4013*, *721*). Zusätzlich zur Trisomie oder Translokation des Chromosoms Nr. 21 haben einige der so betroffenen Kinder auch andere Chromosomenanomalien. Tough u. Mitarb. (*3917*) beschrieben eine

Trisomie 21—22 mit Down-Syndrom und myeloischer Leukämie. Die Autoren fanden ein überzähliges, abnorm kleines, akrozentrisches Chromosom. Dieses sog. Philadelphia-Chromosom wird bei einer großen Zahl myeloischer Leukämien gefunden (*3371, 1485*). Die Prognose der Leukämien bei Down-Syndrom scheint nicht immer ganz infaust zu sein. Ross u. Mitarb. (*3345*) stellten die Diagnose connatale Leukämie bei Trisomie 21. Das Kind erholte sich von der Blutkrankheit vollständig.

g) Pathologische Anatomie

30—40% der Kinder mit Down-Syndrom haben angeborene Herzfehler (*2451, 2632, 3366*). Am häufigsten sind Septumdefekte. Andere häufig gefundene Mißbildungen sind Atresien und Stenosen im Verdauungskanal, Zwerchfell- und andere Hernien, Hirschsprungsche Krankheit (*1162*).

Wie bei anderen Chromosomenanomalien werden die anatomischen Besonderheiten im zentralen Nervensystem vor allem im Cerebellum gefunden. Das Gewicht von Kleinhirn und Hirnstamm ist vermindert (*799*). Die Gyrifizierung des Großhirns kann abnorm und die Markreifung unvollständig sein (*255*).

h) Prognose und Entwicklungschancen

Bekanntlich erreichen Kinder mit Down-Syndrom meist einen Intelligenzquotienten zwischen 30 und 50. Nur wenige Ausnahmen liegen darüber oder darunter (*1358, 1081*). Die Kinder lernen zwischen dem 1. und dem 6. Jahr das Laufen, viele lernen sprechen und einfache Aufforderungen zu verstehen (*1375*). Mehrere Autoren haben versucht, zwischen der äußerlichen Ausprägung des Down-Syndroms und der Intelligenz Beziehungen zu finden (*1449, 2866, 1448, 3590*). Für die meisten Merkmale scheint eine solche Beziehung nicht zu bestehen, aber Domino und Newman (*998*) geben an, daß mongoloide Kinder mit einer vorstehenden und gefurchten Zunge, mit einer stark irregulären Dentition, mit trockener Haut und mit einer weit klaffenden Lücke zwischen der ersten und zweiten Zehe besonders niedrige Intelligenzquotienten haben.

Kinder mit einer Mosaik-Trisomie 21 haben manchmal eine relativ gute Intelligenzleistung und zwar je besser desto weiter der Prozentsatz an Zellen mit einer Trisomie unter 50% liegt (*700, 2870, 2433, 1732, 4305, 1261, 1262, 3232*). Auch die äußeren Merkmale des Down-Syndroms sind bei solchen Kindern mit Mosaik-Trisomie manchmal nur abortiv vorhanden.

Kinder mit Down-Syndrom bleiben nach der Geburt auch hinsichtlich Kopfumfang und Hirngewicht kleiner bzw. leichter als normal (*1089, 4129, 3302*). Die Knochenkernentwicklung bleibt oft nach dem 8. Jahr hinter dem Lebensalter zurück (*3210*). Allerdings ist sie bei vielen Kindern mit Down-Syndrom ganz normal, bei wenigen etwas beschleunigt (*1089, 1742*).

Die Angaben über die Letalität sind widersprechend. Nach Forsman und Åkesson (*1301*) liegt sie zwischen 1 und 63 Jahren nur etwa um 6% höher als normal. Zwischen 5 und 40 Jahren ist sie nur wenig erhöht. Carter (*615*) sowie Øster u. Mitarb. (*2957*) berichten über eine wesentlich höhere Sterblichkeit: 30% im 1. Monat, 53% im 1. Jahr, 60% in den ersten 10 Jahren und siebenmal höher als normal nach dem 10. Lebensjahr.

B. Edwards-Syndrom
Trisomie 17—18 (Gruppe E)
E-Syndrom

a) Cytogenetischer Befund

Das Edwards-Syndrom beruht auf einem überzähligen Chromosom der Gruppe E (*1138*, *3564*, *3014*). Edwards glaubte, daß es sich um eine Trisomie 17 handele. Heute nehmen offenbar die meisten Autoren an, daß das überzählige Chromosom zum Paar Nr. 18 gehört (*3015*, *3565*, *1882*, *2830*, *3801*, *2884*).

Inzwischen sind neben der Trisomie auch Translokationen des Chromosoms Nr. 18 beschrieben. Solche Translokationen verursachen ähnliche klinische Symptome, wenn sie nicht balanciert sind, d.h., wenn genetisches Material im Überschuß vorhanden oder verlorengegangen ist (*468*, *1360*, *1739*, *444*, *2354*).

Mehrere Kinder mit Mosaik-Trisomie E sind beschrieben, deren Symptomatologie entweder der regulären Trisomie gleicht oder eine Abortivform darstellt. Es fällt außerdem auf, daß die Kinder mit Mosaik-Trisomie 18 älter geworden sind als jene mit regulärer Trisomie (*4109*, *3595*). Haas und Lewis (*1634*) beschrieben ein Kind, das zusätzlich zur Trisomie 18 eine XXX-Konstellation aufwies.

b) Ätiologie und Vorkommen

Auch beim Edwards-Syndrom findet man wie beim Mongolismus in der Altersverteilung der Mütter deutlich zwei Gipfel, einen bei 20—26 und einen zweiten bei 40—46 Jahren. Wahrscheinlich sind bei dieser Chromosomenanomalie ähnliche Faktoren wie beim Zustandekommen des Mongolismus wirksam (s. S. 199). Die altersabhängigen, nicht familiären Formen sind beim Edwards-Syndrom anscheinend häufiger als beim Mongolismus. Familiäres Vorkommen ist aber beschrieben worden (*1882*).

74% aller Kinder mit einer Trisomie 18 sind Mädchen. Die Mädchenwendigkeit beruht wahrscheinlich auf einer höheren intrauterinen Letalität der Knaben. Die Häufigkeit der Trisomie 18 soll 1/6500 Geburten betragen (*2554*, *3858*). Andere Autoren halten die E-Trisomie für ähnlich häufig wie den Mongolismus.

c) Klinische Symptome (Abb. 84 und 85)

Das Durchschnittsgewicht der im allgemeinen reif geborenen Kinder mit Trisomie 18 beträgt 2209 ± 52 g (*3858*). Die Kinder sind also deutlich hypotroph und gedeihen auch nach der Geburt schlecht. Die Placenta ist klein, oft fehlt eine der beiden Umbilicalarterien und es besteht ein Hydramnion (*2394*, *3451*). Neurologisch ist den meisten Untersuchern eine Hypertonie und Hyperreflexie aufgefallen, der Moro-Reflex ist unvollständig (*3564*, *3907*). Zwei von uns beobachtete Kinder mit Trisomie 18 waren hypoton und apathisch. Die Abduktion im Hüftgelenk ist eingeschränkt. Von El-Alfi u. Mitarb. (*1147*) wurde ein Hydrocephalus bei Trisomie 18 beschrieben. Besonders typisch für das E-Syndrom sind die Flexionsdeformitäten der Finger, wobei der Zeigefinger über dem Mittel-, der kleine über dem Ringfinger liegt (Abb. 84). Die Großzehe ist kurz und dorsalflektiert, die Füße sind plump mit einem prominenten Calcaneus, an den Zehen findet man

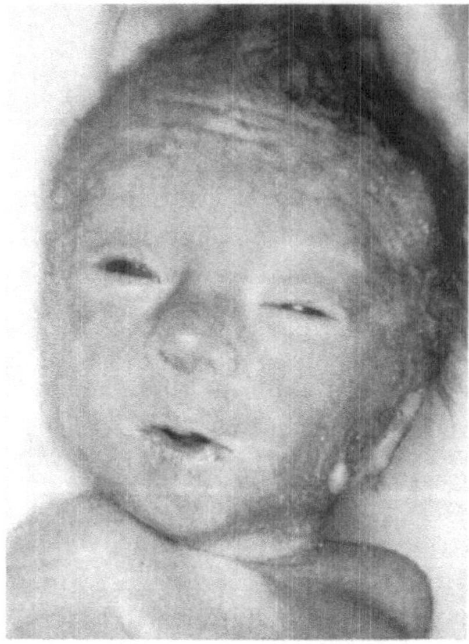
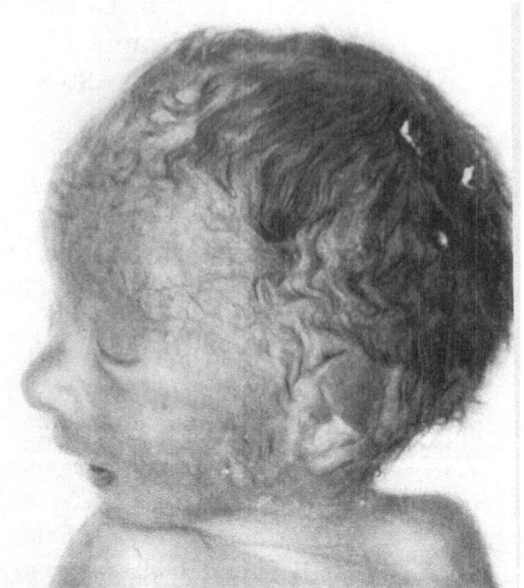
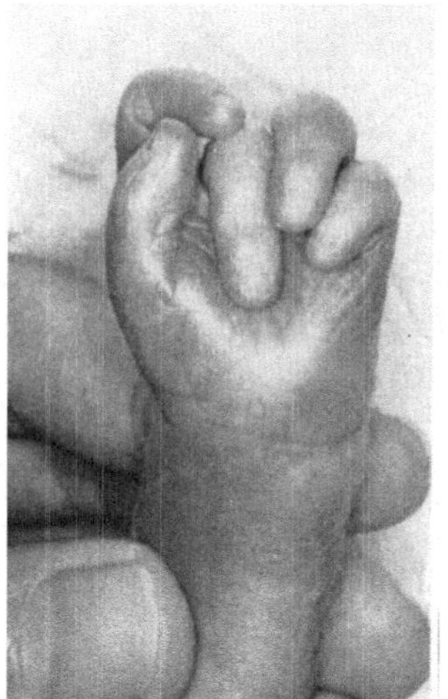
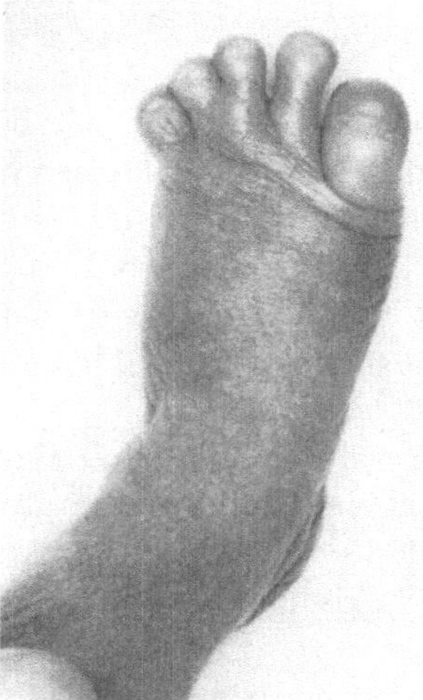
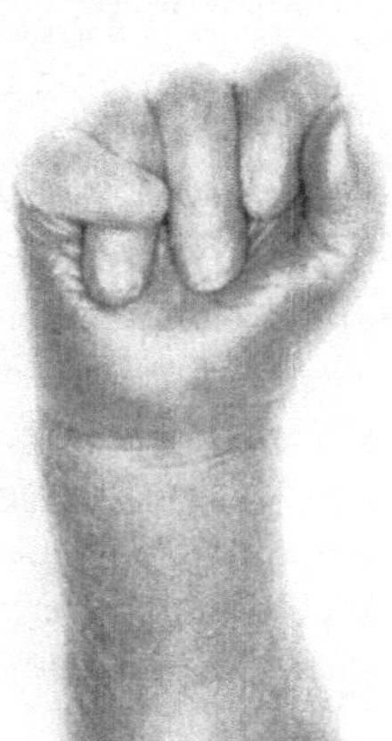

Abb. 84. Kind mit den typischen Symptomen der Trisomie 18, des sog. E-Syndroms. Das Kind wurde mit einem Gewicht von 1370 g nach einer Schwangerschaftsdauer von 36 Wochen, also hypotroph geboren: Tiefansetzende, verbildete Ohrmuscheln, Hautanhang vor dem linken Ohr, Flexionsanomalien der Finger, insbesondere des Zeigefingers der linken und des Kleinfingers der rechten Hand, Syndaktylie der Zehen 3 und 4 am linken Fuß sowie kurze, dorsal flektierte Großzehe

Syndaktylien, gelegentlich besteht ein Klumpfuß. Fuß und Fingernägel sind hypoplastisch. Das Sternum ist kurz. Umbilical-, Inguinal- und Zwerchfellhernien sind häufig. Der Schädel ist lang, die verbildeten Ohren sitzen tief, fast immer besteht eine Mikrognathie. Viele Kinder haben Hämangiome der Haut.

Diagnostisch wertvoll ist der Befund an den Papillarleisten. Mehr als 50% der Kinder mit Trisomie 18 haben eine Vierfingerfurche. 90% der betroffenen haben abnorme Bogenmuster auf den Fingerbeeren.

Die hier erwähnten und abgebildeten Befunde sind von einer großen Zahl von Autoren übereinstimmend beschrieben (*136, 1425, 3962, 3964, 1579, 1635, 1679, 1734, 1739, 1746, 2357, 3780, 3907, 2841, 3080, 4027, 4306, 3906*). Hook u. Yunis (*1893*) beschrieben ein Kind mit dem klinischen Bild der Trisomie 18. Der Karyotyp war aber angeblich normal. In Einzelfällen wurde eine Opticusatrophie und ein connatales Glaukom festgestellt (*3930*). Windmiller u. Mitarb. (*4207*) und

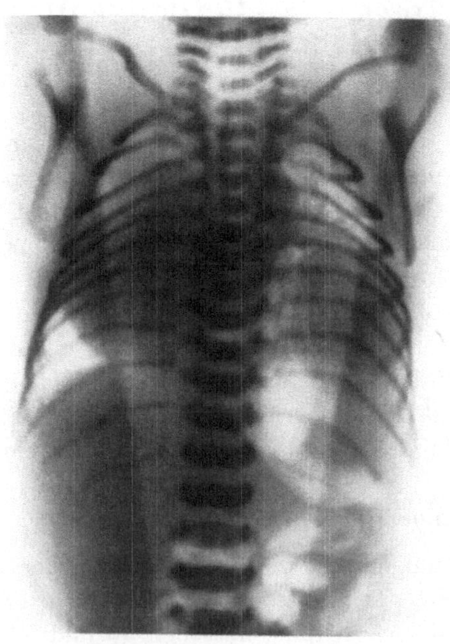

Abb. 85. Extreme Relaxatio diaphragmatis mit einem dünnen, muskelarmen Zwerchfell auf der linken Seite mit Verlagerung des Herzens nach rechts bei dem in Abb. 83 dargestellten Neugeborenen mit den Symptomen der Trisomie 18. Das Kind hatte außerdem eine Aplasie des Arcus aortae

Weischel u. Luzatti (*4108*) berichten über je ein E-Syndrom mit Gallengangsatresie. Eines der von Edwards beschriebenen Kinder hatte eine neonatale Hepatitis.

d) Pathologische Anatomie

Bei der Sektion findet man neben den bereits klinisch manifesten Mißbildungen Ventrikel- und Vorhofseptumdefekte, eine Aortenisthmusstenose oder andere Arcusanomalien, einen offenen Ductus arteriosus Botalli, Nieren- und Harnwegsanomalien, Zwerchfelldefekte und ein Meckelsches Divertikel. Im Zentralnervensystem findet man besonders im Cerebellum Ganglienzellheterotopien sowie Fehlschichtungen der Nervenzellen in der Kleinhirnrinde und im Nucleus dentatus (*2894*).

e) Prognose

In einer Zusammenstellung von Taylor (*3858*) starben 78 Kinder mit dem Vollbild der E-Trisomie alle in den ersten 4 Lebensmonaten, und zwar mit dem

Durchschnittsalter von 87,5 ± 8,5 Tagen. Nach WEBER u. Mitarb. (*4091*) überleben 70% der Kinder mit dieser Trisomie den 1. Lebensmonat, 10% das 1. Jahr und nur 1% werden 10 Jahre alt. Die psychomotorische Entwicklung aller Kinder mit Edwards-Syndrom ist schwer abnorm.

C. Patau-Syndrom Trisomie 13—15 (Gruppe D) D-Syndrom

a) Cytogenetischer Befund

Bei diesem Syndrom findet man ein zusätzliches, mittelgroßes, akrozentrisches Autosom, das den Chromosomen Nr. 13—15, also der Gruppe D gleicht. Man hat das klinische Bild deshalb auch als D-Syndrom bezeichnet (*3014*, *3015*). Neben der Trisomie gibt es auch Translokationen der Chromosomen Nr. 13—15 (*2931*, *4290*, *3080*). Von mehreren Autoren wurden Mosaik-Trisomien D beschrieben (*3961*, *4071*, *3872*, *1306*, *3931*). Häufig haben die Kinder mit Mosaik-Trisomie D phänotypische Schwachformen des Patau-Syndroms. Auch sind die beschriebenen Kinder meist älter geworden als diejenigen mit einer regulären Trisomie 13—15. ZELLWEGER u. Mitarb. (*4308*) beschrieb ein Kind mit Teilsymptomen der D-Trisomie. Die Autoren fanden ein zusätzliches Fragment eines D-Chromosom.

b) Ätiologie und Vorkommen

Ähnlich wie beim Mongolismus zeigt die Analyse der Altersverteilung der Mütter eine bimodale Verteilung mit einem Gipfel zwischen 26 und 30 und einem zweiten, allerdings sehr kleinen Gipfel, zwischen 40 und 46 Jahren (*3858*). Eine altersbedingte Neigung zur Nondisjunktion spielt beim Patau-Syndrom also höchstens eine geringe Rolle.

WALLACE und ANDERSON (*4056*) sowie BRAY (*443*) haben eine B/D-Translokation mit den Symptomen der D-Trisomie beschrieben. JENSEN und MELCHIOR (*2043*) haben ein mikrocephales Neugeborenes gesehen, das einige Charakteristika des D-Syndroms aufwies, eine partielle Trisomie der Gruppe 6—X—12 hatte und dessen Vater und Schwester eine 13—15/6—X—12-Translokation hatten.

Mädchen sind geringfügig häufiger (58%) befallen als Knaben, letztere sterben wahrscheinlich häufiger in utero. Die Häufigkeit der D-Trisomie beträgt wahrscheinlich 1/4600 Geburten (*2554*, *3858*). Andere Autoren geben wesentlich geringere Zahlen an. Da sehr viele D-Trisomien frühzeitig sterben, wird wohl nur ein Teil von ihnen erfaßt.

c) Klinische Symptome

Die Entdeckung der Trisomie 13—15 brachte gleichzeitig die Aufdeckung der Ätiologie der Arhinencephalie (*4272*, *821*). Mindestens 80% der Arhinencephalen haben diese Form der Chromosomenaberration (*2108*).

Die Kinder werden meistens etwas zu früh geboren und ihr Durchschnittsgewicht liegt an der unteren Grenze, an der 10er Percentile der Norm. Einige Kinder sind zu klein für ihr Gestationsalter (*526*, *2717*, *3858*). In 50% der Fälle ist nur eine Umbilicalarterie vorhanden (*2719*). Folgende Symptome wurden bisher bei der klinischen Untersuchung der Kinder mit D-Syndrom beschrieben: Meistens besteht eine Skeletmuskelhypertonie und eine Hyperexzitabilität. Manchmal treten Krämpfe auf. Von anderen Autoren wurden aber zumindest zeitweise Hypotonien beschrieben. Der Moro-Reflex fehlt oder ist unvollständig (*2490*). 95% der Kinder scheinen taub oder schwerhörig zu sein. Schon die Neugeborenen sind mikrocephal und haben gelegentlich Kopfhautdefekte, einen Mikrophthalmus, Iris-Kolobome und tiefsitzende, deformierte Ohrmuscheln. Eine Lippen- oder Lippenkiefergaumenspalte ist in drei Viertel der Fälle vorhanden.

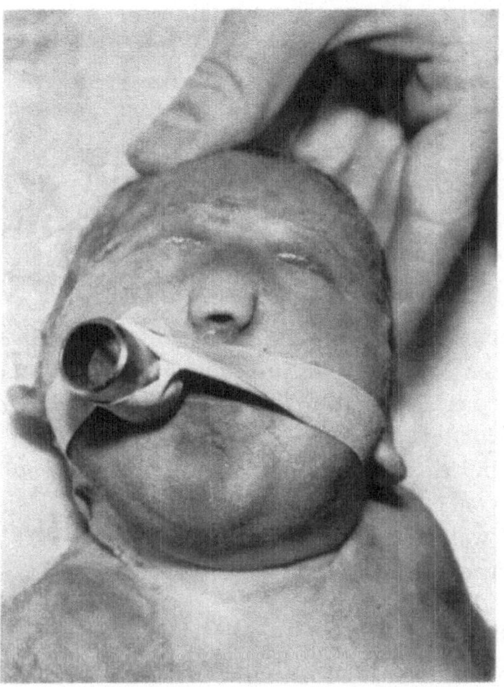

Abb. 86. Neugeborenes mit den typischen Symptomen der Trisomie 15: Das Kind hatte eine Arhinencephalie, einen fehlenden Interhemisphärenspalt im Bereich des Frontalhirnes und eine Aplasie des Nasenseptums

Manchmal fehlt die Nasenscheidewand (Abb. 86). Umbilicalhernien, Hämangiome und ein Kryptorchismus gehören mit zum Krankheitsbild. An Hand und Füßen findet man Polydaktylien, Flexionsdeformitäten der Finger, lange, hyperkonvexe Fingernägel, einen prominenten Calcaneus und Rocker-Bottom-Füße (*2719*), eine Vierfingerfurche und in typischer Weise abnorme Hautleisten. Diese Symptome wurden übereinstimmend von einer großen Zahl verschiedener Autoren beschrieben (*3929, 123, 1157, 725, 2902, 3458, 369, 1588, 1934, 2292, 2847, 3131, 3422, 1504, 2396*).

d) Pathologische Anatomie

An den sezierten Fällen wurden die typischen Hirnmißbildungen erkannt (*3929, 526, 2717, 2719, 3567, 723*). In etwa 50% der Fälle fehlen die Bulbi olfactorii, gelegentlich auch die Tractus olfactorii. Der Nervus opticus kann hypoplastisch sein. In etwa 10% der beschriebenen Fälle waren die Frontallappen oder das ganze Hirn in der Mittellinie nicht getrennt, es bestand also eine Holosphäre. Das Gehirn ist entsprechend dem äußerlich mikrocephalen Anblick untergewichtig. Im Marklager des Kleinhirns findet man Heterotopien von Nervenzellen (*2894*). Der dritte Ventrikel kann fehlen. In einem Fall von CONEN u. Mitarb. (*723*) fehlten auch die pyramidenförmigen Anschwellungen der Medulla oblongata.

Ausgedehnte Mißbildungen findet man am Gefäßsystem: Ventrikel- oder Vorhofseptumdefekte, offenen Ductus arteriosus Botalli und eventuell eine vorzeitige Arteriosklerose (*3337*). In etwa 50% findet man polycystische Nieren, Hydroureter und Hydronephrosen. In mehr als zwei Drittel der Fälle besteht ein Uterus bicornis (*3858*).

e) Prognose

Die Lebensaussichten der Kinder sind schlecht. 33 Fälle, die von TAYLOR (*3858*) zusammengestellt wurden, erreichten ein Alter von 101 ± 36 Tagen.

D. Cri du Chat-Syndrom von Lejeune und Mitarbeitern (*2357, 2355*)

a) Cytogenetischer Befund

Diese Chromosomenanomalie besteht in einem partiellen Verlust des kurzen Armes am Chromosom Nr. 4 oder 5. Autoradiographische Studien haben gezeigt, daß offenbar immer das Chromosom Nr. 5 betroffen ist, wie auch schon von den Erstbeschreibern vermutet worden war (*1424, 4236, 317, 1821*). Von ROHDE (*3312*) wurde bei gleicher klinischer Symptomatik ein Ringchromosom Nr. 5 beschrieben. Nach der Ansicht von GENDEL und WASSERMANN (*1414*) sind Anomalien des Chromosomen 4—5 wahrscheinlich die Ursache für eine Reihe bisher nicht aufgeklärter Mißbildungen.

b) Ätiologie und Vorkommen

Bisher konnte keine Beziehung gefunden werden zwischen der Deletion am kurzen Arm des Chromosomen Nr. 5 und dem Alter der Eltern, Röntgenbestrahlung, Drogen oder einer Viruserkrankung (*1504*). Auch haben wir noch keine sichere Information über die Häufigkeit. Die Tatsache, daß so kurz nach der Erstbeschreibung viele Berichte folgten, läßt vermuten, daß diese Chromosomenanomalie nicht ganz selten ist. 14 von den 17 bisher beschriebenen Fällen (82%) waren Mädchen (*3858*).

c) Klinische Symptome und Prognose

Die Gestationsdauer der Kinder ist im Mittel (39,6 ± 1,24 Wochen) nicht verkürzt, aber das Geburtsgewicht liegt in einer Zusammenstellung von TAYLOR (*3858*) mit 2568 ± 145 g unter der 5er Percentile für die Normalgewichte, die Neugeborenen sind also hypotroph (small-for-dates infants, s. S. 251). Auch später gedeihen die Kinder schlecht. Als typisch werden folgende Symptome genannt (Abb. 87): Hypertelorismus, Epicanthus, Mikrognathie, Skeletmuskelhypotonie mit erhaltenen Muskeleigenreflexen, Mikrocephalie und das charakteristische Schreien der Kinder. Diese Anomalie der Stimme scheint auf einer Kehlkopffehlbildung zu beruhen (*3113*). 90% der Kinder mit Cri du Chat-Syndrom haben eine Vierfingerfurche, 20% einen Herzfehler (*399, 55, 639, 1079, 1588, 2518, 3169, 2603, 1093, 1802, 3260*). Außer der Vierfingerfurche scheinen Anomalien der Hautleisten für das Cri du Chat-Syndrom nicht sehr charakteristisch zu sein. BETTECKEN u. Mitarb. (*317*) fanden einen axialen Triradius.

WOLF u. Mitarb. (*4236*) beschrieben ein Kind mit einer Defizienz an den kurzen Armen des Chromosoms Nr. 4, welches in wesentlichen Punkten von der hier geschilderten Symptomatik abwich und keinen Katzenschrei hatte. Das

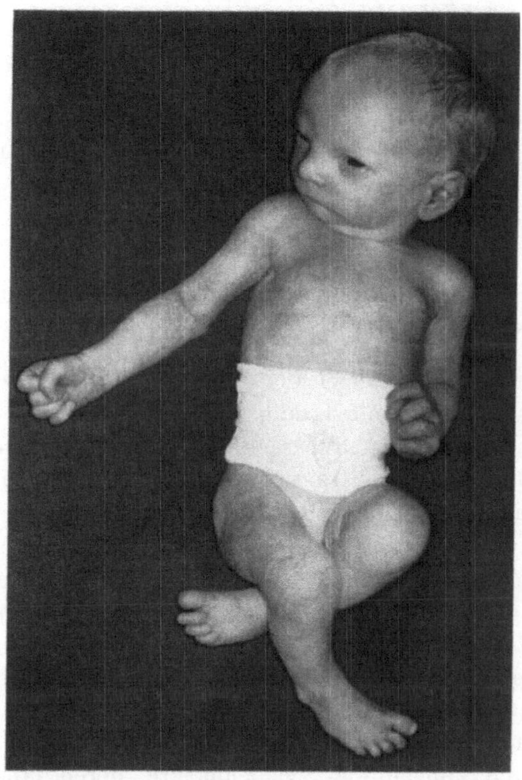

Abb. 87. Neugeborenes mit Cri-du-chat-Syndrom. Die entsprechende Chromosomenanomalie wurde in diesem Fall von Dr. P. EBERLE, Humangenetisches Institut der Universität Göttingen, aufgedeckt

Neugeborene war deutlich hypotroph (40 Wochen, 1750 g), es hatte eine Lippenkiefergaumenspalte, Hypertelorismus, Katarakt, Kolobom, vollständige Analgesie mit fehlendem Lidschlag, Hydrocephalus internus, Schädelasymmetrie, Krämpfe und weitere kleinere Mißbildungen.

In allen bisher beschriebenen Fällen war die psychomotorische Entwicklung der Kinder deutlich abnorm.

X. Mißbildungen des zentralen Nervensystems

Mißbildungen sind Form- und Strukturabweichungen während der Entwicklung. Es gibt drei Kategorien. Mißbildungskombinationen aus zwei oder drei der Kategorien sind häufig:

1. Die einzelnen Zellen zeigen Formabweichungen in ihrem genetischen Material, den Chromosomen. Der Aufbau von Geweben und Organen kann dabei normal sein. Diese Chromosomenanomalien sind im vorangehenden Kapitel besprochen.

2. Zellen und Gewebe sind mangelhaft oder fehl-differenziert, die Histogenese ist abnorm. Die Entwicklung der Organe entspricht mehr oder weniger dem genetisch festgelegten Bauplan. Zu diesen Mißbildungen gehören die Hamarthosen, die, soweit sie in der Neugeborenenperiode bereits klinische Bedeutung haben, bei den Tumoren (s. S. 233) erwähnt werden.

3. Schließlich gibt es Abweichungen im Aufbau der Organe, sog. organogenetische Störungen, von denen in diesem Kapitel die Rede sein soll.

Die Anatomie der Mißbildungen des zentralen Nervensystems ist insbesondere von Neurochirurgen mehrfach dargestellt (*556*, *1423*). Sie soll hier zurücktreten vor funktionellen Problemen und den Fragen der neuropsychologischen Entwicklungschancen der betroffenen Kinder.

A. Cranium bifidum, cerebrale Dysplasien, Cephalocelen

a) Definition und Typologie

Cephalocelen sind Ausstülpungen der Meningen aus dem Schädelinnenraum. Sie können gefüllt sein nur mit Liquor (Meningocelen), nur mit Hirn (Kenencephalocelen), mit Hirn und Subarachnoidalraum (Meningoencephalocelen), mit Hirn einschließlich Ventrikel (Encephalocystocelen), mit Hirn, Hirnventrikel und Subarachnoidalraum (Meningoencephalocystocelen). Sogar ein Plexus kann in den Encephalocystocelen vorhanden sein (*3204*). Hallervorden (*1658*) hat eine Klassifizierung je nach Lokalisation der Cephalocelen vorgeschlagen. An der Schädelkonvexität gibt es die C. occipitalis inferior (subtentoriell), die C. occipitalis superior (supratentoriell) und die weit selteneren, sagittalen, interfrontalen und lateralen Cephalocelen. An der Schädelbasis gibt es frontoethmoidale, sphenoorbitale, sphenomaxillare und nasopharyngiale Cephalocelen. Die in der Mittellinie des Hirnhauptes sind die häufigsten Cephalocelen (*1193*).

Vielleicht gehören kongenitale Schädeldefekte, deren familiäres Auftreten beobachtet wurde, auch zu den Schlußstörungen des cranialen Neuralrohres (*2059*, *1850*).

b) Pathogenese, Ätiologie und Vorkommen

Die Cephalocelen sind bedingt durch Störungen beim primären oder sekundären Schluß des Neuralrohres (*2958*). In der primären Phase wandelt sich die Medullarplatte in ein Rohr, in der zweiten Phase wächst der dorsale Anteil bis zur Vereinigung mit dem ventralen vor unter Bildung des Zentralkanals. Henneberg (*1772*) hat die verschiedenen Hemmungsmißbildungen mit mangelhaftem Schluß des Neuralrohres unter dem Begriff der Dysraphien zusammengefaßt. Die teratogenetische Determinationsperiode liegt zwischen der 2. und 4. Schwangerschaftswoche (*2700*).

Die Ursache der Schlußstörung des Neuralrohres ist nicht sicher bekannt. Genau wie bei Spina bifida und dem Anencephalus gibt es große jahreszeitliche und regionale Schwankungen der Häufigkeit. Gelegentlich wurde insbesondere in der kalten Jahreszeit epidemisches Auftreten beobachtet; dagegen ist die Mißbildung in den Sommermonaten selten (*56*).

Innerhalb der Gesamtgruppe der dysraphischen Störungen des zentralen Nervensystems machen die Cephalocelen nur etwa 10—15% aus (*1991*, *2469*, *191*, *1127*). Cephalocelen sind bei Mädchen zwei- bis dreimal häufiger als bei Knaben (*2470*). Ihre Gesamthäufigkeit dürfte etwa zwischen 0,1—0,3 auf 1000 Lebendgeborene betragen (*4057*, *1700*, *2622*, *2473*). Auf Grund der recht zahlreichen familiär aufgetretenen Fälle glaubt Polman (*3109*), daß es sich um eine autosomal recessive Erbkrankheit mit starker Beeinflussung durch peristatische Momente handelt.

c) Klinische Symptome und Differentialdiagnose

Alle Ausstülpungen von Weichteilen im Bereich der Mittellinie des Schädels sind auf eine Cephalocele verdächtig; die lateral, etwa in der Augenhöhle gelegenen,

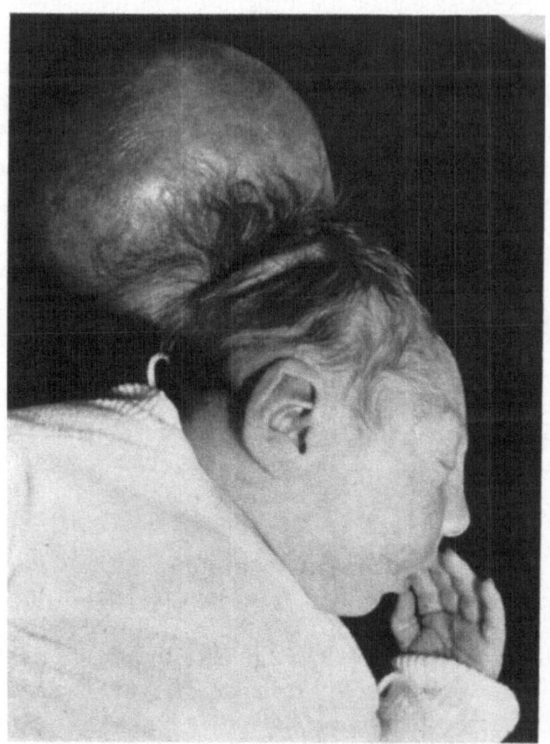

Abb. 88. Neugeborenes mit großer supratentorieller Encephalocele. Das Kind hatte eine schwere Muskelrigidität, schließlich eine komplette Enthirnungsstarre

sind selten. Durch Transillumination kann man meistens aber nicht immer entscheiden, ob die Cele Hirnsubstanz enthält. Im Röntgenbild ist Ausmaß und Lokalisation des Knochendefektes erkennbar. Oft findet man zusätzliche Mißbildungen, z.B. eine Spina bifida mit und ohne Meningomyelocelen, sacrale Lipome, einen Hautsinus und gelegentlich Fehlbildungen anderer Organsysteme.

Häufig, etwa in zwei Drittel aller Fälle, besteht ein Hydrocephalus (*2473*). Zwei Kinder mit einer occipitalen Encephalocele, die wir neurophysiologisch genau untersuchen konnten, hatten eine schwere Rigidität der Extensoren in den unteren und der Flexoren in den oberen Extremitäten (Abb. 88). Die neurologische Symptomatik ist aber sicherlich ganz vom Ausmaß der Dysraphie abhängig.

d) Therapie und Prognose

Penfield u. Cone (*3056*) sowie Ingraham und seine Mitarbeiter waren die Vorkämpfer auf dem Gebiet der operativen Korrektur der Cephalocelen. Bereits in den Jahrzehnten vor 1944 untersuchte und behandelte Ingraham 63 occipitale Cephalocelen (*1992, 1987*). 20 von diesen 63 Kindern sollen sich normal entwickelt haben. Fisher u. Mitarb. (*1274*) berichten über ähnlich gute Ergebnisse. Sicher war für diese erstaunlich gute Prognose eine Auswahl der Patienten entscheidend. Für die Kinder mit Hydrocephalus hat sich die Prognose nach Einführen der ventrikulokavalen Ventil-Shunt-Operation gebessert. 1967 hat Lorber (*2473*) eine erste moderne Statistik über die Prognose von unausgewählten Fällen mit Cephalocelen vorgelegt: Von 55 lebend geborenen Kindern starben 25 (45%) unmittelbar vor und während der Operation oder bis zum 3. Lebensjahr. 30 Kinder (55%) konnten 2—7 Jahre verfolgt werden. Davon waren 10 normal, 10 hatten geistige, 2 davon auch körperliche Entwicklungsanomalien und 10 hatten eine schwere Cerebralparese. Alle reinen Meningocelen überlebten, 6 von diesen 10 Kindern waren geistig und körperlich normal. Von den 45 Kindern mit Encephalocelen haben sich 4 (9%) normal entwickelt. Kinder mit großen Cephalocelen hatten eine deutlich schlechtere Prognose als solche mit kleinen. Auch ein begleitender Hydrocephalus beeinflußt die Prognose ungünstig. Liegen bereits vor der Operation neurologische Symptome vor, kann man nicht mit einer relevanten Rückbildung rechnen.

Die operative Technik soll hier nicht beschrieben werden. Cephalocelen der Schädelkonvexität sollte man in den ersten 4 Lebenswochen operieren. Wenn sie mit intakter Haut überzogen sind, besteht jedenfalls keine Notfallindikation zur Operation (*2473*).

B. Anencephalie

a) Definition und Typologie

Der Anencephalus ist eine totale Schlußstörung des cranialen Neuralrohres unter Einschluß des Kopfskeletes. Vorhanden ist die Schädelbasis, ihr liegen mehr oder weniger neuroektodermale Zellanteile und Ependymreste auf. Manchmal treten Hirnreste wie eine Hernie aus dem breiten Schädeldefekt hervor (Exencephalie). Es besteht also ein Übergang von der Anencephalie über die Exencephalie zu den Cephalocelen.

b) Ätiologie und Vorkommen

Wahrscheinlich sind es die gleichen Ursachen wie beim Cranium bifidum, die auch zum ja nur graduell unterschiedlichen Anencephalus führen. Die Dysraphie ist total. Das Auftreten anencephaler Kinder wurde im letzten Jahrzehnt mehrfach deutlich als Epidemie beobachtet (*3098*, *3548*). Anencephalie kommt in großen Städten zweimal häufiger vor als auf dem Lande, im Dezember ist die Zahl am höchsten, im Mai am niedrigsten. SMITHELLS u. Mitarb. (*3579*) fanden diese Saisonabhängigkeit allerdings nicht.

VERSCHUER (*4004*) fand in den Jahren 1950—1956 unter 266599 Geburten 388 Anencephale (1,4 auf 1000). Häufigkeitsangaben anderer Autoren, die DEGENHARDT (*904*) zusammengestellt hat, schwanken zwischen 7 und 0,3 auf 1000 Geburten (offenbar einschließlich der Totgeburten). Auch bei der Anencephalie sind, wie bei den Cephalocelen, die Mädchen zwei- bis dreimal häufiger als Knaben betroffen (*401*, *712*, *3579*). Mißbildungen und Aborte waren in den Studien vieler der hier genannten Autoren in den Familien mit Anencephalen überdurchschnittlich häufig. Offenbar nehmen die meisten Autoren an, daß genetische und Umwelteinflüsse ähnlich wie bei den Cephalocelen am Zustandekommen der Anencephalie beteiligt sind (*1545*, *3061*, *2371*). Bei Ratten kann man durch Salicylat-Vergiftung schwangerer Tiere anencephale Feten erzeugen (*4072*).

c) Klinische Symptome

Die Begleitsymptome sind ohne Bedeutung für die Diagnose. In 50% der Fälle besteht ein Hydramnion. Das Kind hat meistens einen Exophthalmus und häufig begleitende Mißbildungen wie Spina bifida, Klippel-Feil-Syndrom, Zwerchfellanomalien u.a.m. (*3579*, *3625*). Manchmal kann man von den freiliegenden Hirn-

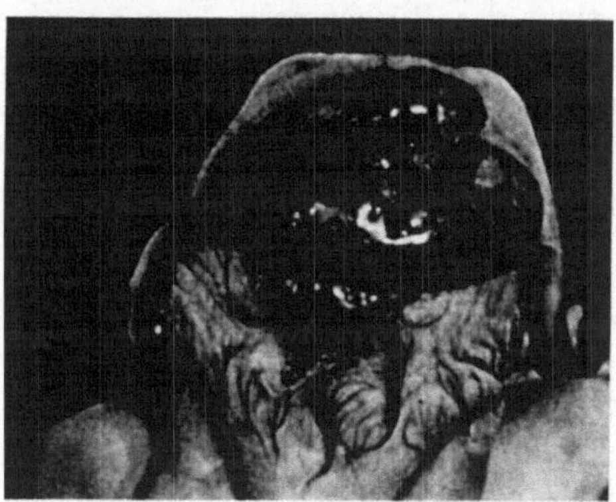

Abb. 89. Cranium bifidum mit freiliegender Hirnbasis, von der aus durch elektrische Reizung isolierte Muskelbewegungen aller Körperpartien ausgelöst werden konnten

gebieten aus durch taktile oder elektrische Reize umschriebene Skeletmuskelbewegungen auslösen (Abb. 89).

Neugeborene Anencephale haben hypoplastische Nebennieren (*375*). Die Literaturangaben über die Produktion von Nebennierenrinden-Steroiden beim Anencephalen sind nicht einheitlich, mehrere Autoren fanden aber eine deutliche Verminderung verschiedener Steroide im Plasma (*3523*, *714*, *1110*). Diese Nebennierenrinden-Insuffizienz beruht wahrscheinlich auf dem Fehlen des ACTH, was von SIMMER und seinen Mitarbeitern in einem Fall nachgewiesen wurde (*1098*). 1920 hatte BROWNE (*486*) festgestellt, daß den Anencephalen dic Hypophyse fehlt. Spätere Autoren fanden diese Drüse allerdings gelegentlich partiell vorhanden (*766*, *86*).

Die Nebennierenrinden-Hypoplasie des anencephalen Feten hat eine interessante Konsequenz für den Hormonhaushalt der Schwangeren: Im Urin dieser Frauen wird weniger Oesteriol ausgeschieden als bei Schwangeren mit normalen Feten (*272, 1315*). EASTERLING u. Mitarb. (*1098*) glauben, daß das von der Mutter normalerweise ausgeschiedene Oestrogen in der Placenta aus Vorstufen gebildet wird, die aus der Nebennierenrinde des Kindes stammen. Beim Anencephalen fehlen diese Steroide infolge mangelhafter Stimulation der Nebennierenrinde durch eine rudimentäre Hypophyse.

C. Spina bifida, Rachischisis

a) Definitionen und Typologie

Die Spina bifida ist eine dorsale Schlußstörung der Wirbelsäule, eventuell unter Einschluß des Rückenmarks, also das spinale Analogon des Cranium bifidum. Ist das spinale Neuralrohr in ganzer Länge betroffen, spricht man von Rachischisis dorsalis totalis. Partielle Schlußstörungen kommen am häufigsten im Lumbalbereich vor (*2958, 3071*). Es gibt verschieden starke Ausprägungen der Rachischisis. Wenn nur die Wirbelbögen offen bleiben, spricht man von Spina bifida occulta (*4015, 452*). Eine mit Liquor gefüllte Ausstülpung der Meningen ist eine Meningocele. Ist auch das Rückenmark in die Rachischisis mit einbezogen, liegt eine der verschiedenen Formen der Myelomeningocele vor. Im Bereich der Schlußstörung besteht das Rückenmark dann aus einer Platte, der Area medullovasculosa, die mit einer Area epithelioserosa in die umgebende Haut übergeht. Am oberen und unteren Pol der Area medullovasculosa mündet der Zentralkanal. Über der Area medullovasculosa liegt manchmal eine aus Hirnhäuten gebildete liquor-gefüllte Cyste, die leicht platzt (Myelocystocele). Zentral wird die Area medullovasculosa von allen drei Hirnhäuten unterlagert. Eine Ansammlung von Liquor wölbt die Area medullovasculosa mehr oder weniger stark über die Hautoberfläche vor (Meningomyelocele). LEVEUF (*2383*) hat in einer Monographie die ältere Literatur (*2206, 3221, 112, 669*) und seine eigenen Studien zusammengefaßt und die auch heute noch gültige, gelegentlich allerdings erweiterte, Einteilung der Spina bifida gegeben.

1. Die Meningocele.
2. Die von einem Lipom und Epidermis gedeckte Myelomeningocele.
3. Die von Epidermis gedeckte Myelomeningocele.
4. Die ulcerierte Myelomeningocele und ihre Unterform, die Myelocystomeningocele.

b) Geschichtliches

Die Rachischisis war schon HIPPOKRATES und im Mittelalter den Arabern bekannt (*939*). Der von Rembrandt gemalte Dr. TULPIUS (*3942*), hat 1652 in den „Observationes medicae" den Namen Spina bifida gebraucht.

c) Vorkommen und Ätiologie

Die Häufigkeit des Spina bifida aperta ist unterschiedlich je nach Jahreszeit und Population. Offenbar kommt sie wie das Cranium bifidum, die Anencephalie und bestimmte Mißbildungen bei Tieren (*2301*) in den Sommermonaten seltener als im Winter vor (*1625*). Bei Mädchen ist die Spina bifida aperta 1,5mal häufiger als bei Knaben (*3222*, *3759*, *1006*). Im übrigen schwanken die Zahlenangaben zwischen 0,5 und 2 auf 1000 Lebendgeburten (*4057*, *1700*, *2622*). Bei Mitberücksichtigung der Totgeburten kommen 2—3,5 Fälle von Spina bifida auf 1000 Geburten (*4004*, *2834*, *3578*, *2201*). Familiäres Vorkommen ist bewiesen und LORBER (*2471*) nimmt an, daß es sich um ein recessives Gen handeln könnte. 5—8% der

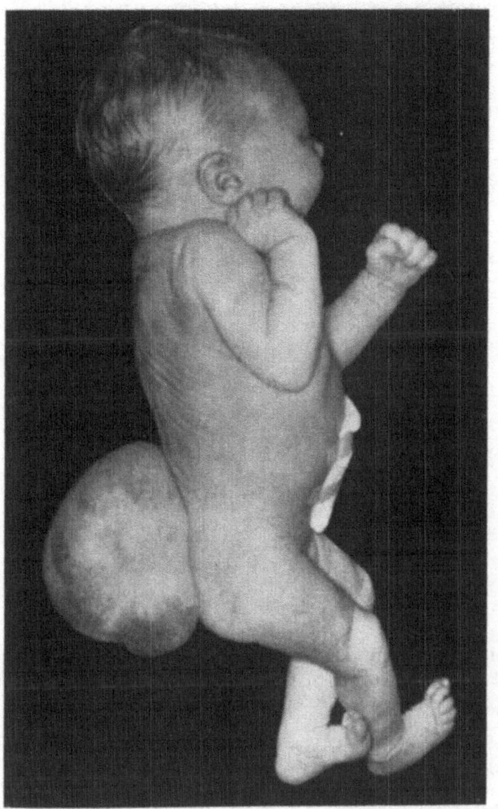

Abb. 90. Neugeborenes mit einer großen lumbalen Meningocele. Das Kind hatte eine Bauchmuskelaplasie, aber keine Lähmungen der unteren Extremitäten oder des Beckenbodens

Geschwister von Kindern mit einer Spina bifida haben schwere Mißbildungen des zentralen Nervensystems (*2642*, *2471*, *618*). Möglicherweise enden außerdem 7% aller Schwangerschaften in Familien mit betroffenen Probanden letal (*904*). Mehrere Autoren nehmen an, daß Umwelteinflüsse ähnlich wie beim Cranium bifidum und bei der Anencephalie eine große Rolle spielen. Es wurden einige wahrscheinlich monozygote Zwillinge mit diskordantem Befall beobachtet (*617*).

d) Klinische Symptome

Die Schwangeren mit Spina bifida-Feten haben häufig Blutungen in den ersten Monaten der Schwangerschaft und später ein Hydramnion (*3578*).

1. Lokale Symptome an der Spina bifida. Die mit Epidermis überzogenen Formen der Spina bifida imponieren, wenn überhaupt, als Erhebung, unter der ein Lipom, eine Meningocele oder eine Meningomyelocele liegen können (Abb. 90). Nur die Meningocele transilluminiert. Gelegentlich weist auch abnorme Behaarung auf eine Spina bifida occulta hin. Die liquorgefüllte Cystocele, die den Myelocelen häufig aufliegt (Abb. 91), platzt oft schon bei der Geburt. Die Area medullovasculosa und epithelioserosa wird dann infiziert und ist schließlich schmierig belegt. Manchmal entsteht ein Defekt in der Area medullovasculosa, durch den dann Liquor in großer Menge aus der unter der Medullarplatte liegenden Meningocele abfließt.

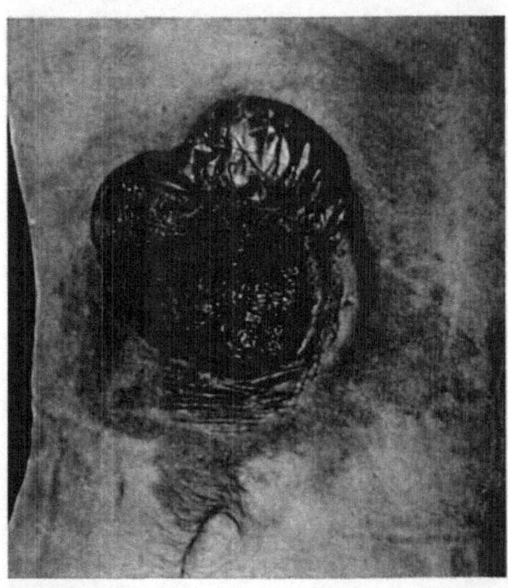

Abb. 91. Meningomyelocele bei einem 4 Wochen alten Neugeborenen. Die in der Mitte freiliegende zona medullovasculosa enthält Nervenzellen, sie geht nach den Rändern zu in die zona epithelioserosa und schließlich in die zona dermatica über

Ist die Myelocele mit Haut bedeckt, ist meistens zusätzlich ein Lipom vorhanden (*1067*, *4291*). Ein solcher Tumor muß differentialdiagnostisch gegen eine Dermoidcyste oder ein Teratom abgegrenzt werden. Letztere enthalten oft kalkdichte Einlagerungen (s. S. 237).

2. Neurologische Befunde. Bei den reinen Meningocelen kann der neurologische Befund ganz normal sein. Mit großen Celen sind allerdings häufig Muskelaplasien verbunden. Kinder mit Myelomeningocelen haben immer Lähmungen. Durch taktile oder elektrische Reizung der Area medullovasculosa, die motorische Vorderhornzellen enthält, kann man Muskelzuckungen auslösen. Die Lähmungen können diskret oder ausgedehnt sein. Bei lumbalen Myelocelen sind sehr oft die Beine und die Beckenbodenmuskulatur gelähmt. Die entsprechende Muskulatur ist atrophisch. GUTHKELCH (*1627*) fand eine Reihe abnormer Reflexbewegungen bei der Perkussion von Sehnenansätzen, also bei Dehnung bestimmter Muskeln. Im Bereich der gelähmten Muskulatur findet man im Elektromyogramm (s. S. 75) Fibrillationspotentiale und ein gelichtetes Interferenzbild (*1986*). CHANTRAINE u. Mitarb. (*653*) fanden Fibrillationspotentiale, ein gelichtetes Interferenzbild und

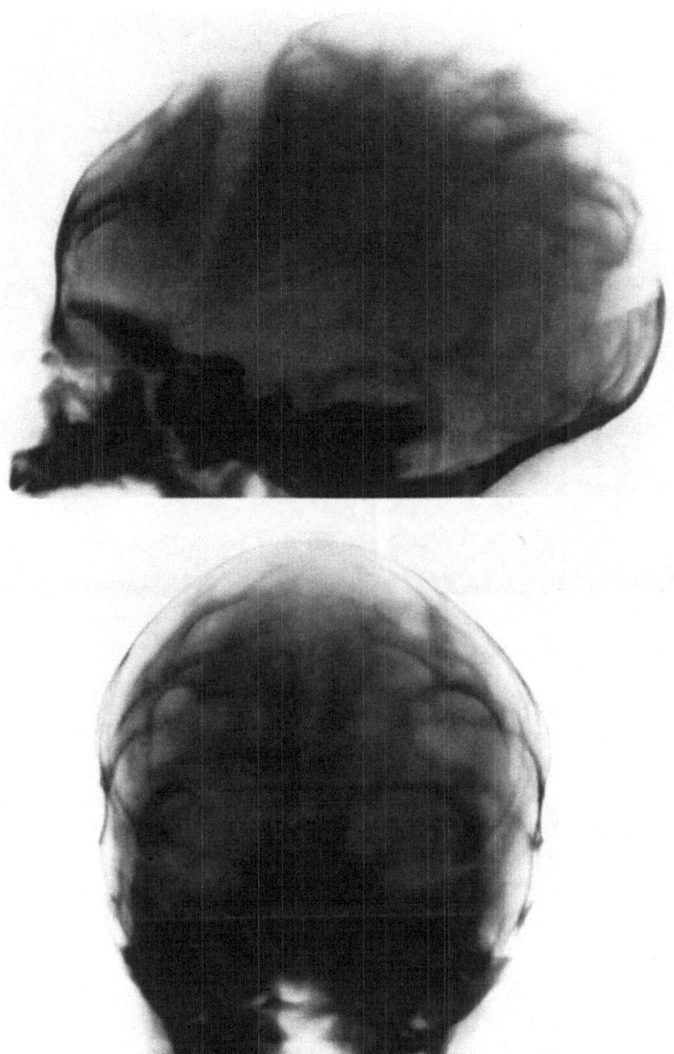

Abb. 92. Typischer Leistenlückenschädel eines Neugeborenen bei Hydrocephalus und lumbaler Meningomyelocele

polyphasische Aktionspotentiale noch nach vielen Jahren in teilgelähmten Muskeln von Patienten mit Meningomyelocelen. Dieser Befund weist, wie auf S. 76 ausführlich begründet, darauf hin, daß auch postnatal vielleicht als Folge entzündlicher Veränderungen immer noch Nervenzellen im Bereich der Rachischisis zugrunde gehen und andere Motoneurone die Mitinnervation der denervierten Muskulatur übernehmen.

3. Begleitende Mißbildungen. 70—80% aller Kinder mit einer lumbalen Meningomyelocele haben einen Hydrocephalus (*3471*, *2469*, *2332*). Bei Neugeborenen mit lumbaler Meningomyelocele und Paraplegie muß man sogar in 96% mit einem Hydrocephalus rechnen. Diese Zahlen wurden von LORBER (*2469*) durch systematische Ventriculographie aller Kinder mit Rachischisis vor der Operation ermittelt. Dabei machte dieser Autor die wichtige Feststellung, daß der Hydrocephalus stets vor dem operativen Verschluß der Meningomyelocele vorhanden ist. Nach der Operation ensteht kein Hydrocephalus mehr bei den Kindern, die

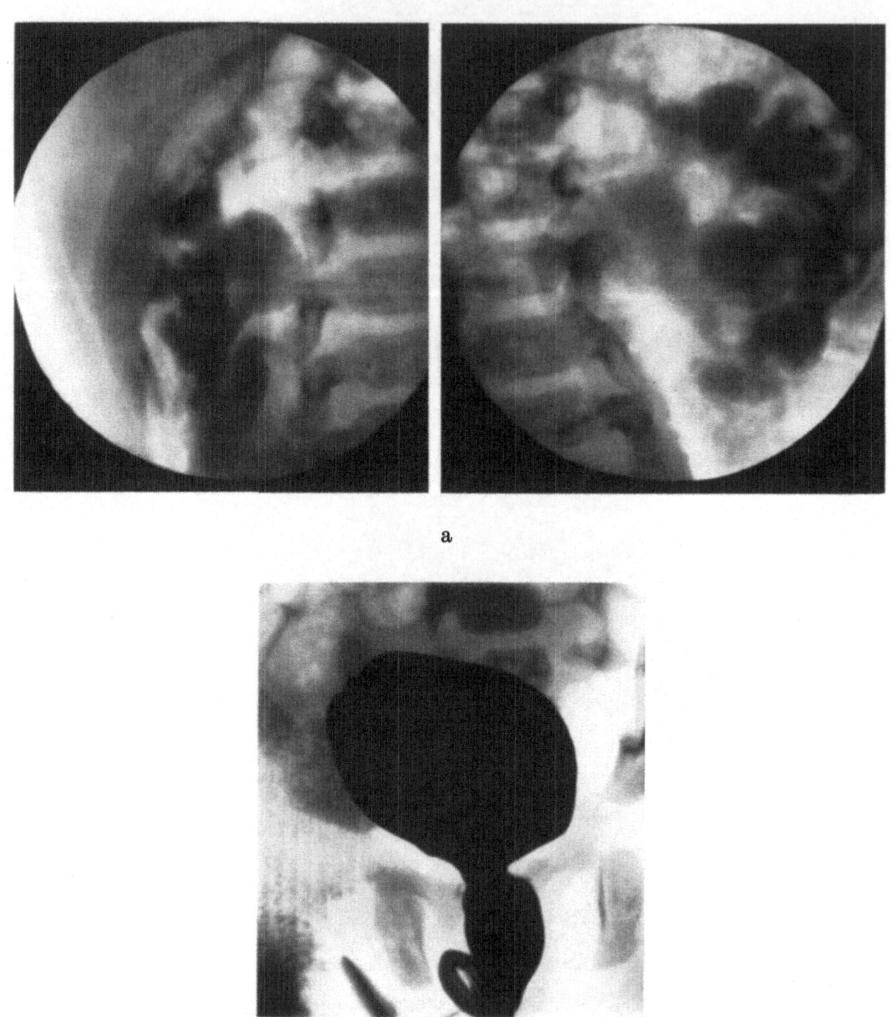

a

b

Abb. 93a u. b. Hydronephrose, Hydroureter (Kind a) und schlaffe, weite Urethra mit klaffendem Spincter (Kind b) bei zwei Neugeborenen mit Meningomyelocele

vorher ein normales Ventrikelsystem hatten. Mit dem Hydrocephalus ist dann schließlich immer die Arnold Chiarische Impression der Medulla und der Kleinhirntonsillen in das Foramen occipitale magnum verbunden (*669*, *670*, *590*, *850*, *3831*). Wie im Kapitel über die Untersuchungsmethoden erwähnt, ist die Ausmessung des Hydrocephalus mit der Echoencephalographie unsicher (s. S. 74). Kinder mit Meningomyelocele haben oft einen Lückenschädel (Abb. 92).

Verbildungen der unteren Extremitäten sind Folge der Lähmungen und Muskelatrophie. Hüftgelenksluxationen, Genu recurvatum und Klumpfüße sind fast regelmäßige Begleiterscheinungen der Paraplegie (*3476*). Gelegentlich findet man Lähmungen und Muskelatrophien auch entfernt vom Innervationsgebiet der Myelocele. Sie beruhen dann auf begleitenden Mißbildungen der Medulla spinalis oder oblongata. GRAHAM (*1524*), FITZSIMMONS (*1280*) und KIGER (*2174*) beobachteten eine Stimmbandlähmung mit lebensbedrohlichem Stridor.

Fast alle Kinder mit Meningomyelocele und Paraplegie bekommen, falls sie überleben, Störungen der Blasenfunktionen (*3289, 3290, 1688, 3569, 1515*). Bereits in der Neugeborenenperiode konnten JONES und WILLIAMS (*2062*) in 16 von 21 Fällen mit Meningomyelocele zum Teil schwere Veränderungen an den ableitenden Harnwegen nachweisen. Sie fanden im retrograden Miktions-Cysto-Uretrogramm Divertikel, abnorme Trabeculierung, Reflux und Hydronephrosen, teilweise von grotesken Ausmaßen (Abb. 93). Bei der Ausscheidungs-Urographie wird nur ein Teil dieser Veränderungen erfaßt (*3325*). Wahrscheinlich haben auch bereits 20% der Kinder mit Spina bifida aperta eine Bacteriurie (*2062*). Ganz anders als bei der Querschnittslähmung gibt es bei der Spina bifida aperta keine eigenreflektorische Steuerung der Blasenentleerung mehr. Blasen- und Uretermuskulatur sind atonisch (*3046*). Der Kontraktionszustand des Sphincters ist wechselnd, bei einigen Kindern ist er schlaff, bei anderen dauernd kontrahiert (*3569*). Im ersten Fall können die Kinder den Urin nicht halten, die Blase wird kontinuierlich entleert. Im zweiten Fall resultiert eine Urinretention mit intermittierender Inkontinenz (*2746, 3569, 1127*). Es braucht kaum betont zu werden, daß den Kindern aus diesen Funktionsstörungen der ableitenden Harnwege schwere Gefahren erwachsen. Wir möchten uns deshalb den Vorschlägen von JONES und WILLIAMS (*2062*) anschließen: Bei jedem Neugeborenen mit einer Spina bifida aperta sollten ein Ausscheidungsurogramm, ein retrogrades Miktionsurogramm und mehrfache bakteriologische Untersuchungen des Urins vorgenommen werden. Findet man dabei Abweichungen von der Norm, ergibt sich wie üblich die weitere Untersuchung.

Kinder mit Meningomyelocelen haben häufig Mangel an Vitamin C (*2633*). Vielleicht beruht dieser Mangel auf den veränderten Nierenfunktionen.

e) Die Therapie

besteht nicht nur in einer Operation sondern in einem langfristigen, am 1. Lebenstag aufgestellten Behandlungsplan, der folgenden Problemen gerecht werden muß:

1. Der operative Verschluß der Spina bifida.
2. Die Operation des Hydrocephalus.
3. Die Behandlung eventueller Harnwegsinfektionen und Fehlbildung der ableitenden Harnwege.
4. Die Behandlung einer eventuellen Meningitis oder Sepsis.
5. Die orthopädische Versorgung.
6. Die Überwachung der geistigen Entwicklung und die Sorge für Sonderbeschulung.

Die schwierigste Entscheidung muß gleich zu Beginn getroffen werden, nämlich die, ob überhaupt operiert werden soll oder nicht. Die Kinder mit Meningocelen haben eine so gute Prognose, daß für die Operation eine klare Indikation besteht.

Das andere Extrem: Die totale oder sehr ausgedehnte Rachischisis dorsalis ist technisch nicht zu decken, eine Operation also sinnlos. Bei Kindern mit Paresen, besonders wenn sie Querschnittcharakter haben und die Blasen- und Mastdarmfunktionen einbezogen sind, müssen die Eltern darauf hingewiesen werden, daß kein ideales Operationsergebnis zu erreichen ist, daß jahrelanges Siechtum in Kauf genommen werden muß und daß letztlich trotz aller Mühen die Lebensaussichten nicht gut sind. Dieses sollte mit den Eltern offen und gründlich besprochen werden. Der Einwand, daß Laien meist gar nicht in der Lage seien, eigene Entscheidungen zu fällen und daß diese ihnen deshalb weitgehend abgenommen werden müßten, erscheint uns eine unzulässige Bevormundung einer großen Zahl urteilsfähiger und verantwortungsbewußter Eltern. Auch sind ungenaue oder übertriebene Hoffnungen der Eltern später ein schweres Hindernis, sich mit einem relativ guten aber natürlich immer noch nicht idealen Resultat abzufinden und durch Pflege und Schulung das beste daraus zu machen. Im allgemeinen wird man heute alle die Fälle von Spina bifida aperta, die technisch operabel sind, auch operieren lassen. Die Anfangserfolge auf diesem Gebiet in den letzten Jahren lassen uns hoffen, daß gerade unbefriedigende Ergebnisse einen Stimulus darstellen, nach neuen, besseren Wegen erfolgreich zu suchen. Auch ist die juristische Situation in Deutschland ziemlich eindeutig: Wenn durch die Operation das Leben des Kindes statistisch wahrscheinlich entscheidend verlängert werden kann, sind wir zum Handeln verpflichtet (*3374a*). In besonders ungünstig gelagerten Fällen mit begleitenden Fehlbildungen muß man die unter Umständen tragischen Konsequenzen einer allzu unbekümmerten chirurgischen Aktivität bis in alle Einzelheiten durchdenken, eine generelle Resignation ist aber heute bei Kindern mit Spina bifida aperta nicht mehr vertretbar.

Soweit wir sehen, haben sich die meisten Autoren dafür ausgesprochen, die Spina bifida aperta noch am 1., spätestens am 2. Lebenstag zu operieren, da dann die Gefahr der Infektion am geringsten ist (*647*, *648*, *2469*, *3478*, *3477*, *1006*, *1007*, *1626*, *467*). Darüber hinaus glauben die Autoren aus Sheffield sowie STOYLE (*3819*) außerdem, daß bei frühzeitigem Schluß der Spina bifida die Paresen zurückgehen können und daß die Mortalität geringer ist. Nach Angaben dieser Autoren ist auch die Zahl der Hydrocephali nicht größer als bei zunächst konservativer Therapie.

Kommt das Kind erst spät in unsere Behandlung und ist die Infektion bereits eingetreten, empfiehlt GUTHKELCH (*1626*) die Epithelialisierung abzuwarten. SHURTLEFF und seine Mitarbeiter berichten über gute Resultate, wenn man zuerst den Hydrocephalus operiert und zu einem späteren Zeitpunkt die Spina bifida verschließt, falls es dann noch notwendig ist (*1500*, *3509*). Soweit wir sehen, wird aber meistens der umgekehrte Weg gewählt und die ableitende Operation, falls notwendig, an den Verschluß der Spina bifida angeschlossen.

Anscheinend ist es insbesondere bei den hochsitzenden Myelocelen sehr wichtig, daß das Rückenmark gut von seiner Umgebung gelöst wird. Andernfalls entsteht während des Längenwachstums ein Zug, der die Medulla und das Kleinhirn in das Foramen occipitale magnum zieht, wodurch ein Arnold Chiari-Syndrom entsteht (*3055*).

Die mit Haut und eventuell auch einem Lipom bedeckte Myelocele braucht nicht in jedem Fall sofort operiert zu werden. Falls die Lähmungen nicht fortschreiten, warten die meisten Chirurgen einige Monate ab. Es ist aber notwendig, die Kinder sorgfältig zu kontrollieren. Bei den geringsten Anzeichen für zunehmenden Untergang von Nervengewebe muß man sofort operieren (*4291*).

Die antibiotische Behandlung von Harnwegsinfektionen stellt bei den Patienten mit Spina bifida wohl meistens eine Dauertherapie dar, da nach heute gültiger Auffassung nur so Rezidive vermieden und eine langsame Zerstörung des Nierengewebes hintangehalten werden kann.

Die Behandlung der Meningitis ist auf S. 408 dargestellt. BRUCE und LORBER (*491*) haben sich nach dem Studium einer 1:1-Serie gegen eine prophylaktische Gabe von Antibiotica ausgesprochen.

Die orthopädische Behandlung von Verbildungen der Extremitäten und Hüftgelenksluxationen muß in der Neugeborenenperiode beginnen und bei paretischen Kindern über das ganze Leben fortgesetzt werden. Spontanfrakturen sind häufig.

Die Überwachung der geistigen Entwicklung und die Sorge für eine geeignete Beschulung sind zwar keine Probleme der Neugeborenenperiode. Wenn wir uns in den ersten Lebenswochen so intensiv um die Kinder mit Spina bifida bemühen, sind wir aber am ehesten in der Lage und auch verpflichtet, dafür zu sorgen, daß Kinder und Eltern mit psychischen, psychiatrischen und neurologischen Schwierigkeiten später nicht alleine gelassen werden (*545*, *1685*).

f) Prognose

Für Kinder, die nicht sofort nach der Geburt chirurgisch behandelt werden, gibt wahrscheinlich eine Zusammenstellung von LAURENCE und TEW (*2334*)

Tabelle 6. *Letalität bei Spina bifida aperta innerhalb der ersten drei Lebensjahre in Abhängigkeit von der Lokalisation, 526 Kinder*[a]

Lokalisation der Spina bifida	Konservativ oder späte Operation	Operation innerhalb der ersten 4 Tage
Thoraco-lumbo-sacral	75,6%	60,0%
Thoraco-lumbal	80,0%	65,8%
Lumbal	60,5%	52,9%
Lumbo-sacral	50,8%	27,3%
Sacral	19,3%	18,2%

Schweregrade der Paresen nach 3 Lebensjahren bei Spina bifida aperta in Abhängigkeit von der Behandlungsart

	Konservativ oder späte Operation 73 Kinder	Operation am ersten Lebenstag 87 Kinder
Keine oder geringe Residuen	3 (4%)	16 (18,4%)
Residuen, die das Gehen mit Unterstützung noch erlauben	8 (11%)	20 (23%)
Schwere Residuen	11 (15%)	11 (12,6%)
Verstorben	51 (70%)	40 (46%)

[a] Nach SHARRARD (*3477*). Ein Hydrocephalus wurde, falls notwendig, in allen Fällen operiert.

Anhaltspunkte für die Entwicklungschancen. In dieser Studie der Kinder aus den Jahren 1956—1962 überlebten von 425 Fällen nur 65 (15,3%). Von den 18 überlebenden Kindern mit Meningocelen hatte keines einen Hydrocephalus, 13 (72%) hatten sich normal entwickelt. Von 36 Kindern mit Meningomyelocelen und 11 mit Encephalocelen hatten 13 (27,5%) keine oder nur geringe Ausfälle. Von den einschließlich der Totgeburten 425 Kindern überlebten also nur 3,5% mit geringen oder keinen psychomotorischen Residuen und einem Intelligenzquotienten über 85. Merril u. Mitarb. (*2673*) hatten bei 50 Fällen mit Myelomeningocelen nach 6—13 Jahren 2 (4%) „competitive“ und 11 „non-competitive“ Kinder. Die übrigen waren gestorben. Gegen solche Aufstellungen darf man nun wohl Serien früh behandelter Kinder in Zukunft vergleichen, wenn auch die Prognose stark vom Ausmaß und der Lokalisation der Spina bifida abhängt.

Doran und Guthkelch (*1006*) hatten bei ihrer „bedingt frühzeitigen“ Behandlungsform von 156 überlebenden 33% normale Kinder. Soweit uns bekannt, haben Sharrard u. Mitarb. (*3477*) den vollständigsten Bericht über die Entwicklungschancen von Kindern mit Spina bifida aperta vorgelegt. Wir haben seine wesentlichen Ergebnisse in Tabelle 6 zusammengestellt.

D. Andere Dysraphien des Neuralrohres

Isoliert oder zusammen mit Spina bifida kommen andere dysraphische Störungen des Rückenmarks vor, die in der Neugeborenenperiode wenig praktische Bedeutung haben. Mit Hilfe von Kontrastdarstellungen kann man ihre Anatomie abklären (*1608*). An der Haut verraten sich die spinalen Dysraphien mit Hypertrichose, Cysten und Hautsinus. Das Neuralrohr selbst zeigt neben den Schlußstörungen und Hydromyelien Hyperplasien, Ektopien, Neoplasmen, Duplikationen und Gliosen (*2401*). Agenesien des Sacralmarks sind eine seltene aber typische Mißbildung bei Kindern diabetischer Mütter (s. S. 239). Balocco (*166*) beschrieb ein Kind mit Sacralmark-Agenesie, das gleichzeitig einen Situs viscerum inversus hatte. Komplette Rückenmarks-Agenesien sind eine nicht lebensfähige Mißbildung (s. S. 181).

Bei der *Diastematomyelie* ist das Rückenmark durch ein osteocartaliginäres Septum gespalten (*2569*, *939*, *2020*, *3893*). Es kann auch der sacrale Anteil des Rückenmarks weitgehend fehlen (*1870*). Wir sahen ein Neugeborenes mit einer partiellen Agenesie des Sacralmarks, das nur eine Lähmung des Sphincter ani und der hinteren Beckenbodenmuskulatur hatte.

Die occipital (10%) oder lumbal (90%) gelegenen Hautsinus sind zwar sehr selten, man sollte aber bei jedem Neugeborenen sorgfältig danach suchen, da sie einen Infektionsweg für Meningitiserreger darstellen (*2792*, *2579*). Wir sahen einen Säugling mit einem lumbalen Hautsinus und einer intraspinalen Dermoidcyste. Solche oder andere Cysten kommen bei cranialem Hautsinus offenbar häufiger vor (*3656*).

E. Makrocephalus — Hydrocephalus

Wenn der Kopfumfang oberhalb der 90iger Percentile für die Normalwerte (s. S. 73) liegt, sprechen wir von einem Makrocephalus. Nimmt er schneller als normal zu, d.h., kreuzt die Wachstumskurve die Percentilen, ist der Makrocephalus progressiv (*1984*) und eine therapeutische Beeinflussung wird dringlich. In der Neugeborenenperiode gibt es vier Ursachen für einen Makrocephalus.

1. Der Russel-Zwerg (s. S. 251).
2. Hirntumoren (s. S. 233).
3. Die cerebrale Hyperplasie, der sog. Megalocephalus.
4. Abnorme oder abnorm große Flüssigkeitsansammlungen: Hydrocephalus und Hydrome.

Der Megalocephalus

Anscheinend geht die Beschreibung der cerebralen Hyperplasien auf VIRCHOW (*4015*) zurück. Makroskopisch und mikroskopisch kann das Hirn, abgesehen von seinem erhöhten Gewicht, ganz normal sein (*916*, *4193*, *95*). Andere Autoren haben eine allgemeine Gliose (*2893*) oder als begleitende Mißbildungen Cysten (*1095*) und eine Syringomyelie (*254*) gefunden. Möglicherweise handelt es sich um eine familiäre Erkrankung (*54*).

Im allgemeinen wird der Megacephalus beim Neugeborenen noch nicht erkannt, da das abnorme Schädelwachstum erst nach einigen Monaten auffällt. LAURENCE (*2332*) beschrieb aber ein Neugeborenes mit Hemimegalocephalie, bei dem schon unmittelbar nach der Geburt Krämpfe auftraten. Solche Hemimegalocephalien werden durch erhöhte Vascularisation erklärt und bedingen einen kontralateralen Gigantismus (*916*, *4092*).

Der Hydrocephalus internus

a) Pathogenese und Ätiologie

Man kann fünf verschiedene Gruppen von Hydrocephalus internus in der Neugeborenenperiode abgrenzen.

1. Mißbildungen der Ventrikel im Rahmen einer dysraphischen Störung, also bei Spina bifida und Cranium bifidum.

2. Hydrocephalus zusammen mit anderen intrakraniellen Mißbildungen, bei denen zwangsläufig Ventrikeldeformierungen vorkommen: Partielle Hydranencephalie, Agenesie des Corpus callosum, der sog. Schmetterlings-Hydrocephalus mit Schwachsinn (LORBER, *2470*).

3. Der unkomplizierte, connatale Hydrocephalus infolge Abflußstörung des Liquors: Aquaeductstenose, Dandy-Walker-Syndrom. Einen solchen Hydrocephalus gibt es auch einseitig bei Verschluß eines Foramen Monroi (*326*).

4. Hydrocephalus als Folge einer Ventrikelblutung (s. S. 273), einer Meningoencephalitis (s. S. 436) oder eines Tumors (s. S. 233).

5. Es gibt verschiedene extracerebrale, meist knöcherne Anomalien, die häufig mit einem Hydrocephalus kombiniert sind, z.B. die Platybasie, die Klippel-Feilsche Anomalie und die Chondrodystrophie.

Es ist nicht bewiesen, daß es in der Neugeborenenperiode einen Hydrocephalus hypersectretorius oder aresorbtivus (s. S. 314) als Erkrankung sui generis gibt (*870*, *2103*, *2505*). HOOPER (*1900*) beschrieb allerdings ein Kleinkind, bei dem infolge Verschluß der Vena cava superior die dann übliche Venendrucksteigerung zur gesteigerten Liquorrhoe und zum Hydrocephalus geführt hatte.

Der Hydrocephalus ist entweder eine Mißbildung des Ventrikelsystems (Hydrocephalus communicans) oder er ist bedingt durch eine Verlegung der Liquorzirkulation (Hydrocephalus occlusivus) (*2331, 1010*). Diese Einteilung in Hydrocephalus communicans und occlusivus, die DANDY (*843—847*) auf Grund von Farbstoffinjektionen vornahm und die in den letzten Jahren durch radioaktive Tracermethode ergänzt wurde (*2806*), hat weiter seine Berechtigung für pathogenetische und funktionelle Studien. Sie hat dagegen keine Bedeutung mehr für die Therapie.

Die typische Form des Hydrocephalus internus occlusivus ist die Aquaeductstenose bzw. Atresie. BICKERS u. ADAMS (*341*) haben 1949 zum erstenmal darauf aufmerksam gemacht, daß die Mißbildung familiär und zwar nur bei Knaben vorkommt. Phänotypisch gesunde Frauen sind die Überträger. Inzwischen sind die Beobachtungen von BICKERS und ADAMS mehrfach an einer größeren Zahl betroffener Familien bestätigt (*4318, 4073, 2845, 1139*). Gelegentlich werden außer dem Hydrocephalus andere Mißbildungen des zentralen Nervensystems in derselben Familie gefunden (*2474*).

Eine Sonderform des Hydrocephalus internus occlusivus ist das Dandy-Walker-Syndrom. In diesem Fall sind die Foramina Magendi und Luschkae verschlossen oder gar nicht angelegt (*1310*). In anderen Fällen sind die Meningen verdickt und die Cisterna magna ist obliteriert. Das Dach des 4. Ventrikels ist dünn. Manchmal fehlen Teile des Kleinhirns.

CARTER (*618*) hat aus England über ein deutlich epidemisches Auftreten von connataler Hydrocephalie in den Jahren 1940—1941 berichtet.

Die Häufigkeit des connatalen Hydrocephalus beträgt 1 auf 500—1500 Geburten (*4073*).

b) Klinische Symptome

Kinder mit unkompliziertem connatalen Hydrocephalus werden häufig zu früh geboren (*2474*). Die Symptome sind stark vom Grundleiden abhängig. Allen Fällen von Hydrocephalus internus gemeinsam ist die Erweiterung der Ventrikel. Der Schädel braucht nicht zu jeder Zeit abnorm groß zu sein. Besonders in der Neugeborenenperiode ist der Kopfumfang oft nahezu normal (*844*). Wir haben noch nie bei einem Neugeborenen eine Stauungspapille gesehen. Auch die üblichen Zeichen am Schädelskelet sind im Anfang nicht vorhanden oder wenig ausgeprägt. Das typische Sonnenuntergangsphänomen ist u.E. auch ein relativ spät auftretendes Zeichen, wenn nicht schwere Hirndefekte, z.B. bei der Toxoplasmose, dem Hydrocephalus zugrunde liegen. Die Schädeltransillumination ergibt beim Hydrocephalus internus nur dann eine Diaphanie, wenn der Hirnmantel dünner als 1—2 cm geworden ist (s. S. 74). Beim Dandy-Walker-Syndrom leuchtet der Schädel im Bereich des Os occipitale auf (*2583*).

Die Diagnose ist also in den ersten Lebenstagen oft nicht leicht zu stellen. Eine vorgewölbte Fontanelle und Erbrechen sind Hinweise. Die sorgfältige Aufzeichnung der Wachstumskurve im Percentilendiagramm (s. S. 73) ist das wichtigste diagnostische Verfahren zur frühen Erfassung des Hydrocephalus. Die Ventriculographie ergibt dann die genaue Diagnose.

Die eigentlich neurologischen Symptome hängen ganz von der Grund- oder von den Begleitkrankheiten, wie Trauma, Meningoencephalitis, Spina bifida etc.

ab. Sie wurden bei diesen Erkrankungen jeweils beschrieben. Der unkomplizierte, connatale Hydrocephalus bedingt in der Neugeborenenperiode oft eine leichte Beugehypertonie. Nach unseren Erfahrungen sind Störungen der Temperaturregulation (*1609*) und des Wasserhaushaltes nicht selten.

c) Differentialdiagnose

Auf S. 225 wurden die verschiedenen Ursachengruppen des Makrocephalus zusammengefaßt. Sind die Ursachen 1—3 ausgeschlossen oder unwahrscheinlich, muß man eine abnorme Flüssigkeitsansammlung annehmen. Diese kann subdural, subarachnoidal, in der Hirnsubstanz und im Bereich der Ventrikel liegen. Um die Lokalisation zu klären, gehen wir folgendermaßen vor: Neurologische Untersuchung mit Beurteilung des Augenhintergrundes, Transillumination des Schädels, Elektroencephalogramm.

Leuchtet der Schädel bei der Transillumination auf oder besteht aufgrund sonstiger Symptome der Verdacht auf einen subduralen Erguß (s. S. 316), machen wir eine Fontanellenpunktion. Wird dabei Flüssigkeit gewonnen, wird sogleich die Luftfüllung und die Röntgenuntersuchung in allen Ebenen angeschlossen. Bestehen keine akuten Hirndruckzeichen (Bradykardie, Atemstörungen), machen wir außerdem eine Lumbalpunktion. Hat man durch die Fontanelle und lumbal den gleichen Liquor gewonnen und kommuniziert die Luft frei, liegt ein Hydrocephalus externus oder ein Hydrocephalus internus mit sehr dünnem Hirnmantel vor. Er kann im allgemeinen gefahrlos und am besten durch eine Luftfüllung weiter abgeklärt werden. Kommuniziert dagegen die Luft nicht frei und wird bei der Fontanellenpunktion andere Flüssigkeit gewonnen als lumbal, liegt eine subdurale, subarachnoidale oder oberflächennahe intracerebrale abgekapselte Flüssigkeitsansammlung vor, deren Ausdehnung mit der Luftfüllung durch die Fontanelle bestimmt wird.

Leuchtet der abnorm schnell wachsende Schädel bei der Transillumination nicht auf und besteht auch sonst kein Verdacht auf ein subdurales Hämatom oder haben wir den Verdacht auf eine Meningoencephalitis, machen wir, außer bei seltenen Fällen mit schweren Hirndruckzeichen (Bradykardie, Atemstörungen), eine vorsichtige diagnostische Lumbalpunktion, um eine Meningoencephalitis auszuschließen. Wir führen dann aber keine lumbale Luftfüllung durch. Sie wäre wahrscheinlich bei Hirndruck nicht ganz ungefährlich und gibt weniger gute Aufschlüsse als die beim wachsenden Hydrocephalus internus indizierte Ventriculographie.

Wir haben keine Erfahrung mit der Echoencephalographie. Ausmessungen von Ventrikelgrößen mit dieser Methode scheinen in der Neugeborenenperiode fehlerhaft zu sein (s. S. 74).

d) Die Prognose des unbehandelten Hydrocephalus

Unbehandelt wachsen viele Hydrocephali weiter und verursachen schwere psycho-neurologische Störungen. Es gibt aber nicht selten spontanen Stillstand des Schädelwachstums. Hadenius u. Mitarb. (*1637*) sowie Laurence und Coates (*2333*) beschrieben, daß 41 bzw. 46% aller Hydrocephali spontan zum Stillstand kommen, ohne die Entwicklung der Kinder wesentlich zu beeinträchtigen. Gelegentlich wird diese recht hohe Zahl von spontanen Heilungen bestritten (*3672, 1759*). Sicher kann man auch in vielen Einzelfällen leicht voraussagen, daß diese keine Aussicht auf Spontanheilung haben. Wir sind aber trotzdem der Meinung, daß man die Zahlen der genannten Autoren bei der Beurteilung therapeutischer Erfolge berücksichtigen muß.

e) Therapie, Indikation zur ventriculo-cavalen Ventil-Shunt-Operation und deren Komplikationen, Entwicklungsschancen

Die ventriculo-cavalen Ventil-Shunt-Operationen nach Spitz und Holter sowie Pudenz und Heyer, die im Jahre 1958 eingeführt wurden, haben die therapeutischen Möglichkeiten verbessert (*2523*). Ihre Technik ist in den Darstellungen der pädiatrischen Neurochirurgie ausführlich beschrieben (*556, 1423*).

Die Indikation zur Operation ist dann gegeben, wenn die Schädelwachstumskurve die 90. Percentile in einem stetigen Winkel schneidet. Wir sind der Meinung, daß man immer vorher ein Ventriculogramm anfertigen sollte, um die Ausdehnung der Ventrikelerweiterung und eventuell begleitende Mißbildung aufzuklären.

Schwieriger zu beurteilen sind mögliche Gegenindikationen. Bei florider toxoplasmotischer Encephalitis mit hohem Eiweiß- und Zellgehalt sowie mit Toxoplasmen in der Cerebrospinalflüssigkeit, mit den typischen und schweren neurologischen Defekten sowie ausgedehnter Diaphanie des Schädels machen wir den Eltern keine Hoffnungen auf einen wesentlichen therapeutischen Effekt des Eingriffs und respektieren deren Entscheidung. Das gleiche gilt für sehr ausgedehnte Mißbildungen des Neuralrohres. Die Dicke des Hirnmantels erscheint uns nach den Untersuchungen von Laurence und Coates (*2333*) dagegen weniger geeignet, die Indikation zu beeinflussen. Ist der Hirnmantel dünn bei verhältnismäßig geringem Kopfumfang, ist also Hirnsubstanz zugrunde gegangen oder gar nicht angelegt, ist die Prognose schlecht und die Operation meist sinnlos. Wenn aber durch stetiges Größenwachstum bei Verschlußhydrocephalus der Hirnmantel beträchtlich ausgewalzt ist, sind die Entwicklungschancen viel günstiger. Zu diesen für die operative Therapie besonders geeigneten Formen gehört auch der postmeningitische Hydrocephalus (*2476*).

All diese Fragen sind noch nicht endgültig zu beurteilen, da uns die psychomotorische Entwicklung der Kinder mit operiertem Hydrocephalus noch unbekannt ist. Wir kennen keine Arbeit, in der unter Berücksichtigung der verschiedenen ätiologischen Faktoren mit Hilfe moderner psychometrischer und neurodiagnostischer Verfahren der Wert der Operation für die geistige und körperliche Entwicklung an einer genügend großen Zahl von Kindern statistisch erarbeitet worden ist. Wir bezweifeln nicht den Wert der Operation, aber pauschale Angaben über eine normale Entwicklung der operierten Kinder sind nicht berechtigt.

Mit Hilfe der Ventiloperation gelingt es, bei etwa 85% aller Hydrocephali das Schädelwachstum auf eine normale Rate zu bringen. Die Zahl der Komplikationen ist bei allen Autoren nicht gering (*4327, 1460, 3223, 3278, 1759, 1760*). Man muß etwa mit 40—60% Revisionen rechnen, von denen etwa 20% auf dem Körperwachstum des Kindes beruhen, wodurch die Ventile schließlich zu kurz werden. Hemmer (*1760*) hat deshalb ein teleskopartig mitwachsendes Mittelstück angewandt. In 5—10% der Fälle tritt eine Infektion mit Sepsis, in 10—15% eine Verstopfung des Ventils mit oder ohne Thrombose auf. Am Endokard und den Herzklappen kann es zu Drucknekrosen kommen (*492*). Bei persistierender Bakteriämie muß der Katheter entfernt werden. Die meisten Komplikationen treten in den ersten 6 Monaten auf. In der chirurgischen Literatur sind eine Reihe ungewöhnlicher Komplikationen beschrieben, wie Abbruch eines Ventilanteiles, Verknöcherung, Einwachsen von Hirngewebe etc. (*1761*).

Emery (*1164*) hat auf wichtige Spätkomplikationen der Ventiloperationen aufmerksam gemacht. Durch die Druckentlastung wachsen Klein- und Stammhirn nach cranial in den Schädel hinein. Dadurch wird auch die Hirnbasis von der Schädelbasis abgehoben und das Infundibulum der Hypophyse verlängert. Die Effekte solcher Veränderungen sind unbekannt.

F. Hydranencephalie — Porencephalie

Die Hydranencephalie ist eine Sonderform der Großhirnlosigkeit (*2311*). Das Großhirn ist durch eine Flüssigkeitsblase ersetzt, die mehrfach gekammert sein kann, man spricht dann auch von Porencephalie. Inseln von Großhirn können erhalten sein. Die Hydranencephalie wurde erstmals von Breschet (*454*), etwas später von Cruveilhier (*817*) ausführlich beschrieben. Lange-Cosack (*2311*) hat je nach Ausdehnung die Hydranencephalie in zwei Gruppen eingeteilt. In der ersten Gruppe fehlt nur die Großhirnrinde, in der zweiten Gruppe fehlen außerdem Stammganglien und eventuell sogar Teile des Mittelhirns. Wir möchten glauben, daß kontinuierliche Übergänge bestehen vom Typ I zu den umschriebenen Rindenaplasien, den corticalen Dysgenesien (*910*).

a) Ätiologie und Pathogenese

Wir durchschauen noch nicht vollständig die Ursachen, die zur Hydranencephalie führen. Man darf aber wohl annehmen, daß entzündliche, thrombotische oder entwicklungsmechanische Gefäßverschlüsse eine Totalnekrose des vorher regelrecht angelegten Gehirns verursacht haben (*227*, *2788*, *801*, *2802*, *3704*, *698*). In vielen Fällen läßt sich nicht sicher entscheiden, wann der Gefäßverschluß erfolgte. Von frühembryonalen Anlagestörungen des Gefäßsystems gibt es wahrscheinlich alle Übergänge bis zu den geburtstraumatischen Gefäßschäden, wie wir sie auf S. 313 im Kapitel XV geschildert haben. In der Spätschwangerschaft kommen Embolien und Thrombosen als Ursache einer Teil- oder Totalnekrose in Frage (*698*). Solche nekrotischen Hirnbezirke können später auch verkalken. Dietze und Urban (*968*) glauben, daß die Noxe das cerebrale Gefäßsystem meistens schon in den ersten Schwangerschaftswochen trifft, da die gelegentlichen Begleitmißbildungen an Niere und ableitenden Harnwegen auf eine frühe teratogenetische Determinationsperiode hinweisen. Die eigentliche Nekrose des Hirns findet aber immer erst später statt, da zunächst die Ernährung über die Plexus chorioidei ausreicht. In einigen Fällen aber fehlen die Plexus (*2311*).

b) Klinische Symptome

Der Kopf ist bei der Geburt meist etwas aber kaum stark vergrößert. Wir beobachteten ein Kind mit Hydranencephalie und abnorm kleinem Kopfumfang. Wir konnten uns von der mehrfach in der Literatur geäußerten Beobachtung überzeugen, daß die neurologische Symptomatik keineswegs so schwere Veränderungen vermuten läßt. Geschulte Untersucher haben von normalen Befunden bei Neugeborenen mit Hydranencephalie berichtet (*4086*, *2111*, *2472*). Hamby u. Mitarb. (*1665*) berichten über ein Neugeborenes mit Hydranencephalie, das zur Adoption freigegeben wurde. Die Fontanellen sind meist weit. Offenbar ist der Hirndruck manchmal nur geringfügig erhöht. Bei der Transillumination zeigt sich die ganze Ausdehnung der Flüssigkeitsansammlung durch eine starke Diaphanie (Abb. 43, S. 74). Das EEG ist ganz flach. Zwei Kinder mit einer Hydranencephalie waren in unserem Krankengut die einzigen, bei denen wir im

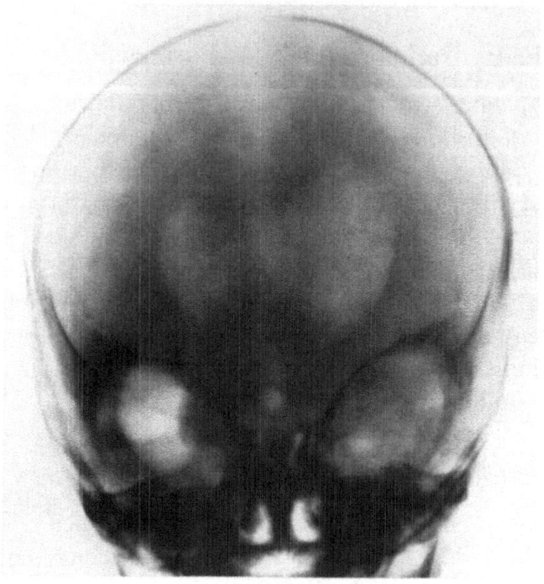

Abb. 94. Pneumencephalogramm bei einem Neugeborenen mit Balkenmangel und Diabetes insipidus centralis

Vergleich zur klinischen Symptomatik von einem so schwer abnormen EEG überrascht wurden.

Durch Fontanellenpunktion und anschließende Luftfüllung wird die Diagnose gesichert. Manchmal ist die flüssigkeitsgefüllte Blase nicht gekammert, dann läßt sich die eingefüllte Luft vor dem Röntgenschirm frei bewegen. Dabei entstehen Plätschergeräusche. Oft ist nur die Falx und das Tentorium vorhanden (*4086*). Im allgemeinen ist der Liquor normal zusammengesetzt. Sind aber porencephalische Abkapselungen entstanden, ist die Flüssigkeit in ihnen eiweißreich und gelegentlich leicht xanthochrom.

c) Prognose

Die meisten Kinder mit Hydranencephalie sterben in den ersten Tagen oder Lebenswochen (*968*). Gelegentlich führen sie über 1—3 Jahre ein vegetatives Dasein (*801*). Lorber (*2472*) berichtete über zwei Fälle mit einer bemerkenswert guten Entwicklung. Beide Kinder wurden operiert (Ventriculo-cavaler-Ventil-shunt). Das eine Kind machte 3 Monate lang gute Fortschritte, danach traten schwere psychoneurologische Störungen auf. Das andere Kind wurde im Alter von 21 Monaten als normal bezeichnet. Bei nachgewiesener Hydranencephalie halten wir eine ventriculo-cavale Ventil-shunt-Operation für sinnlos.

G. Die Agenesie des Corpus callosum

Diese Mißbildung ist keine typische Erkrankung der Neugeborenenperiode (*2468*). Sie bleibt oft verborgen und wird meist erst nach vielen Jahren bei der Ventriculographie oder — zufällig — bei der Sektion entdeckt (*1295*). Nicht selten ist die Agenesie des Corpus callosum mit anderen angeborenen Fehlbildungen verbunden, z. B. der Hirngefäße (*1513*) oder einem intrakraniellen Lipom.

Wir sahen ein Kind, bei dem wir im Alter von 2 Wochen einen Diabetes insipidus centralis und Störungen der Temperaturregulation diagnostizierten. Schon dieses Neugeborene zeigte das für die Corpus callosum-Agenesie typische Pneumencephalogramm (Abb. 94). Das Kind ist jetzt 4 Jahre alt. Seine psychomotorische Entwicklung ist schwer abnorm.

H. Mikrocephalus und Craniosynostose

Verläuft die Schädelwachstumskurve unterhalb der 10. Percentile für die Normalwerte (s. S. 73), sprechen wir von Mikrocephalus. In der Neugeborenenperiode kommen vier ursächliche Faktoren in Frage:

1. Intrauterine Virus-Encephalitis (s. S. 390).
2. Teil- oder Totalnekrose des Großhirns (s. S. 314).
3. Multiple Mißbildungssyndrome (s. S. 233) und Chromosomenanomalien (s. S. 198).
4. Prämature Nahtsynostose.

Letzterer Zustand wird in der Neugeborenenperiode oft noch nicht erkannt, da der Schädelumfang noch an der unteren Normgrenze liegen kann. Da die Frühdiagnose so wichtig ist, soll die prämature Nahtsynostose hier dennoch kurz besprochen werden.

Die prämature Nahtsynostose — Craniosynostose

a) Ätiologie und Vorkommen

Virchow (*4015*), der den Namen Craniosynostose wählte, glaubte, daß eine intrauterine Meningitis Ursache der Anomalie sein könnte. Jüngere Autoren nehmen aufgrund der Geschwisterfälle an, daß es sich um einen genetischen Mesenchymdefekt handelt (*236*, *3479*, *3541*, *2185*, *1331*). Die Anomalie kommt bei Knaben fünfmal häufiger als bei Mädchen vor. Gelegentlich ist die Craniosynostose Teil komplexer Mißbildungssyndrome, z. B. einer Dysostosis craniofacialis Crouzon (*813*) oder einer Syndaktylie (*4143*).

b) Klinische Symptome und Typologie

Meistens fallen die Kinder zuerst durch eine abnorme Kopfform auf, dieses Zeichen kann auch schon in der Neugeborenenperiode sichtbar sein (*3429*, *71*).

Auch der Exophthalmus ist manchmal schon angedeutet vorhanden. Aufgrund dieser Symptome und aufgrund einer eventuell vorhandenen familiären Belastung sollte die Diagnose röntgenologisch gesichert oder ausgeschlossen werden, bevor zusätzlich irreversible Schäden entstanden sind. Die röntgenologischen Zeichen sind: Obliteration der betroffenen Nähte, gesteigerte Kalkablagerungen im Bereich der Nähte, Wolkenschädelbildung, kleine Nasennebenhöhlen, Platybasie und typische Anomalien an den knöchernen Augenhöhlen (*1901*). Strabismus, Opticusatrophie und Krämpfe sind bei der Craniosynostose noch keine Symptome der Neugeborenenperiode (*3526*).

Schädelfrakturen heilen bei Kindern mit Craniosynostose besonders schlecht, die Gefahr der wachsenden Fraktur ist groß (*3429*).

Die Kopfform ist abhängig davon, welche Naht vorzeitig synostosiert ist. Bei Verschluß der Sagittalnaht bildet sich ein langer Schädel (Saccocephalus), der Coronar- und Lambdanähte ein kurzer Schädel (Brachycephalus). Sind alle Nähte betroffen, entsteht der Turmschädel (Oxycephalus). Bei einseitiger oder ganz unregelmäßiger Nahtsynostose spricht man von Plagiocephalie.

c) Therapie und Prognose

Ingraham und seine Mitarbeiter (*1988*) haben den heute üblichen Weg für die operative Behandlung gewiesen. Es wird eine lineare Craniotomie parallel zu den synostosierten Nähten durchgeführt. Durch eingelegte Kunststoffe kann man den vorzeitigen Wiederverschluß verhindern (*556*, *1423*). Das Operationsrisiko ist gering (*2293*). Der Eingriff wurde von McLaurin u. Matson (*2637*) auch schon in den ersten 4 Lebenswochen durchgeführt. Die gleichen Autoren berichten über eine gute geistige Entwicklung der operierten Kinder, die Beeinträchtigung der Sehfunktionen blieb aus, der kosmetische Effekt war befriedigend. Wichtig ist die Frühoperation in den Fällen mit kompletter Nahtsynostose. Ist nur die Sagittalnaht synostosiert, ist die Operation meistens nicht notwendig, da diese Anomalie kaum zu ernsthaften Störungen führt (*1762*).

J. Mißbildungssyndrome

Im Rahmen vieler multipler Mißbildungssyndrome gibt es auch neurologische Ausfälle, die hier nicht ausführlich besprochen werden sollen, da die zentralnervösen Störungen in der Neugeborenenperiode kaum im Vordergrund stehen. Häufig sind es Anomalien von Augen, Ohren, Mund, Gesicht und Extremitäten, die mit Dyscephalien einhergehen.

Zu den oculo-cerebralen Syndromen gehört das Sjögren-Syndrom mit Mikrophthalmie, Katarakt und psychomotorischen Entwicklungsstörungen (*3537*).

Sjögren und Larsson (*3538*) beschrieben eine weitere Krankheitseinheit mit Oligophrenie, Ichthyosis und spastischer Lähmung, die beiden letztgenannten Symptome können bereits in der Neugeborenenperiode vorhanden sein.

Die oculoauriculovertebrale Dysplasie von Goldenhaar und von Treacher Collins ist gekennzeichnet durch Kolobome, Mikrophthalmus, epibulbäre Dermoidcysten, Ohraplasien, Halbwirbel sowie Herz- und Lungenmißbildungen. Die Kinder sind schwachsinnig (*1505*).

Das Hallermann-Streiff-Syndrom ist eine Dyscephalia mandibulo-oculo-facialis mit Vogelgesicht, Hypotrichose, Hautatrophie, Mikrophthalmus, Katarakt,

Strabismus, Nystagmus, Zahnanomalien, Mikrognathie, Zwergwuchs, niedrigem Ohransatz, Brachycephalie und Schwachsinn (*1216, 1853, 1409*).

Das Cornelia de Lange-Syndrom (Typus degenerativus Amstelodamensis) ist charakterisiert durch Brady- und Mikrocephalie, bürstenartigen intensiven Haarwuchs, niedrigen Ohransatz, Vierfingerfurche, kurzen Nacken mit Hautfalten, flache Nasenwurzel mit aufwärts gerichteten Nasenlöchern, durch einen sichelförmigen, nach unten konkaven Mund und einen kleinen Unterkiefer. Auch diese Kinder sind zu klein und zu leicht für ihr Konzeptionsalter (*917, 3678, 3514, 3024*). GEUDEKE u. Mitarb. (*1436*) haben bei einem Fall von Cornelia de Lange-Syndrom eine Chromosomentranslokation B/G gefunden und FALEK u. Mitarb. (*1214*) haben das Cornelia de Lange-Syndrom in die Chromosomenanomalien mit komplexen Aberrationen eingereiht. OPITZ und SMITH (*2941*) haben die von FALEK mitgeteilten Befunde kontrolliert und sich gegen eine Chromosomenaberration ausgesprochen.

1964 beschrieben WIEDEMANN u. Mitarb. (*4342*) sowie BECKWITH u. Mitarb. (*4336*) ein Syndrom mit Makroglossie, Omphalocele, Visceromegalie, Gigantismus bei Untergewicht, Progerie, Lipodystrophie und Mikrocephalie. Schon in der Neugeborenenperiode kommen Hypoglykaemien vor (*4337, 4343*). WIEDEMANN rechnet dieses Krankheitsbild zu den „connatal-diencephalen Syndromen."

XI. Tumoren des Nervensystems bei Früh- und Neugeborenen

Tumoren im Bereich des Nervensystems sind bei Neugeborenen selten. Wenn sie dennoch vorkommen, werden sie oft nicht oder sehr spät diagnostiziert. Vielleicht kann jeder Neoplasmatyp, den wir als Hirntumor bei älteren Kindern kennen, auch schon in der Neugeborenenperiode auftreten. MATSON (*2578*) beschrieb ein connatales Papillom des Plexus chorioideus mit angeborenem Hydrocephalus. In den ersten Lebensmonaten ist dieser Tumor dann ja relativ häufig. CARTON (*619*) sah ein Neuroxanthom, BODIAN (*381*) ein Neurilemnom und SCOVILLE (*3435*) eine enterogene Cyste im Rückenmark. SCHNAARS und LAMESCH (*3694*) sahen bei einem 4 Tage alten Neugeborenen mit Mucoviscidose eine tuberöse cerebrale Sklerose. Arteriovenöse Fisteln werden nur selten in der Neugeborenenperiode diagnostiziert (*3516*). Wir haben uns deshalb angewöhnt, routinemäßig den Schädel zu auskultieren. Folgende Tumoren des Nervensystems sind bei Neugeborenen mehrfach gesehen und beschrieben worden.

Gliomatöse Wucherungen ektopischen Nervengewebes, Astrocytome, Glioblastome.
Neuroblastoma sympathicum.
Neurocutane Tumoren.
a) Neurofibrome.
b) Hämangiome.
c) Melanome.

Lipome bzw. Myo-Lipome.
Ependymome.
Chordome.
Dermoidcysten.
Teratome.

Die häufigsten Symptome aller intracraniellen Tumoren sind Makrocephalus, Erbrechen, Augenmuskel- und Blickparesen. Die Diagnose wird durch das Ventrikulogramm gesichert. Nur bei den Hämangiomen und den arteriovenösen Fisteln ist eine Angiographie notwendig.

A. Gliome (*2483, 2026*)

Diese Geschwulstform wird bei Neugeborenen anscheinend vorwiegend in ektopischem Nervengewebe gefunden. Wahrscheinlich handelt es sich also oft um Hamarthosen mit versprengten Nestern von Ganglienzellen, vor allem im Nasen-Rachenraum. Aber auch intracranielle Gliome kommen schon in den ersten Lebenswochen vor.

B. Neuroblastoma sympathicum (*1205, 2521, 3394*)

Das Neuroblastoma sympathicum ist ein maligner Tumor mit starker Metastasierungstendenz (*553*). Von 45 angeborenen Neuroblastomen, die MACKENZIE u. Mitarb. (*2521*) in der amerikanischen Literatur sammeln konnten, hatten 20 bereits Metastasen, häufig in der Leber. Gelegentlich treten starke Blutungen in den Tumor oder seine Metastasen auf, das Neugeborene stirbt dann im Schock (*3394*). Die meisten Tumoren sympathischer Neuroblasten liegen im Retroperitonealraum im Bereich der Nebenniere (*145*); sie kommen aber auch intraabdominal, intrathorakal, im Becken, in der Halsregion und im Rückenmark vor. ROSEDALE (*3326*) beschrieb ein Neugeborenes mit einem Neuroblastom, das vom Ganglion nodosum des Vagus ausging. STRAUSS (*3829*) berichtete über ein Neuroblastom in der Placenta.

Die Behandlung der sympathischen Neuroblastome besteht in Bestrahlung und Operation (*553*). Cytostatica sind anscheinend wirkungslos. Interessant ist die Beobachtung von BODIAN (*381*): die Tumorzellen reifen unter Vitamin B_{12}-Behandlung und verlieren damit an Malignität. Ein Behandlungsversuch mit diesem Vitamin erscheint gerechtfertigt.

C. Neurocutane Tumoren

a) Neurofibrome. BARDIER (*175*), ROGET (*3310*) sowie TVETEN (*3955*) berichteten über Neugeborene mit Morbus Recklinghausen. TVETEN beschrieb ein Frühgeborenes mit multiplen Neurofibromen in der Haut und an den spinalen Nervenwurzeln. Im zentralen Nervensystem fanden sich bei diesem Neugeborenen, das an Lungenentfaltungsstörungen starb, keine Tumoren.

b) Disseminierte Hämangiomatose. BURKE u. Mitarb. (*541*) beschrieben zwei Neugeborene mit multiplen, verschieden großen Hämangiomen in der Haut, am Stamm und an den Extremitäten. Beide Kinder starben und hatten die gleichen Veränderungen im Groß- und Kleinhirn. RILEY und SMITH (*3284*) sahen ähnliche Befunde bei fünf Familienmitgliedern.

c) Melanoblastose. TVETEN (*3954*) beschrieb ein Neugeborenes mit ausgedehnter leptomeningealer Melanose, es starb an einer Lungenentfaltungsstörung. Einzelne Pigmentzellen sind normalerweise in der Pia mater immer vorhanden, manchmal ist diese Pigmentation an der Oberfläche von Hirnstamm und Rückenmark sogar sichtbar. Von diesen Pigmentzellen kann im Rahmen der neurocutanen Melanose malignes Wachstum, ein Melanoblastom, ausgehen.

Die neurocutanen Tumoren können familiär und (pseudo-?) sporadisch auftreten. Eine Behandlung ist nur in den geringfügig betroffenen Fällen möglich.

D. Ependymome

Dieser Tumor kommt häufiger bei Kindern als bei Erwachsenen vor (*149*, *1255*, *3905*). Ausgangspunkte des Wachstums sind die Ependymzellen der Ventrikel und des Zentralkanals im Rückenmark. Der Tumor besteht aus polygonalen Zellen mit granulärem Cytoplasma. Cysten und Verkalkungen sind sehr typisch. Krohn u. Hjelt (*2248*) beobachteten ein Ependymom bei einem Neugeborenen, das bereits mit einem Makrocephalus und entsprechenden Geburtsschwierigkeiten aus Beckenendlage geboren wurde.

Wegen des Makrocephalus und der intrakraniellen Verkalkungen wird man differentialdiagnostisch die Toxoplasmose (s. S. 431), das Teratom (s. S. 231), die Dermoidcyste und die Cytomegalie (s. S. 386) erwägen müssen, letztere geht allerdings häufiger mit einem Mikrocephalus einher.

E. Lipome und Myo-Lipome

Diese Tumoren kommen im Bereich des Nervensystems fast ausschließlich im sacralen Spinalmark vor (*2055*, *1511*). Großhirnlipome gibt es zusammen mit Balkenmangel (*4045*). Man sollte immer an sacrale Lipome denken, wenn ein Neugeborenes mit Blasenmastdarmstörungen oder Lähmungen und Atrophien an den unteren Extremitäten geboren wird, die Haut über dem Spinalkanal aber äußerlich intakt erscheint (s. S. 216). Roller u. Pribram (*3314*) berichteten über ein Neugeborenes mit einer isolierten, einseitigen Glutealatrophie infolge Sacralmarklipom. Es bestand zusätzlich eine partielle Agenesie des Rückenmarkes im Sacralbereich. Die Diagnose kann durch die Luftmyelographie weitgehend gesichert werden. Zur endgültigen Bestimmung der Ausdehnung des Tumors ist präoperativ oft zusätzlich eine Panthopaque-Myelographie notwendig. Wir führen diese nur durch, wenn die Operationsnotwendigkeit bereits feststeht. Bei der Operation kann dann das kaum resorbierbare Kontrastmittel wieder entfernt werden.

F. Chordome

Reste der primitiven Rückenmarksanlage, des sog. Notochord, können tumorös wachsen und zu Querschnittssyndromen führen. Jarlot u. Mitarb. (*2030*) beobachteten ein Neugeborenes, das an einer hohen Querschnitts- mit Atemlähmung infolge Chordoblastom verstarb.

G. Dermoidcysten

Dermoidcysten kommen im Spinalkanal, etwas seltener auch im Schädelinnenraum, angeboren vor. Isler (*2003*) beschrieb fetale epileptische Anfälle bei einem Kind mit einer Dermoidcyste in der Orbita. Die Dermoide wachsen gar nicht oder nur sehr langsam, machen deshalb in der Neugeborenenperiode manchmal noch keine Symptome (*3435*). Dermoide können verkalken. Vielleicht gibt es iatrogene spinale Epidermoide: Black und German (*363*) beschrieben vier Kinder im Alter von 7—12 Jahren, die wegen einer tuberkulösen Meningitis häufig lumbalpunktiert worden waren und zwar mit einer offenen Kanüle ohne Stilett. Möglicherweise kann man noch teilungsfähige Epidermiszellen auf diese Weise in den

Spinalkanal verpflanzen. Gerade in der Neugeborenenperiode ist die Versuchung groß, Lumbalpunktionen mit offener Kanüle durchzuführen. Aufgrund der Berichte von Black und German möchten wir davon abraten.

H. Teratome

a) Vorkommen und Entstehung. Teratome sind die wichtigsten Tumoren des Zentralnervensystems in der Neugeborenenperiode. Maier (*2536*), Breslau u. Rindfleisch (*455*) und Fromme (*1351*) beschrieben offenbar zuerst solche intra-

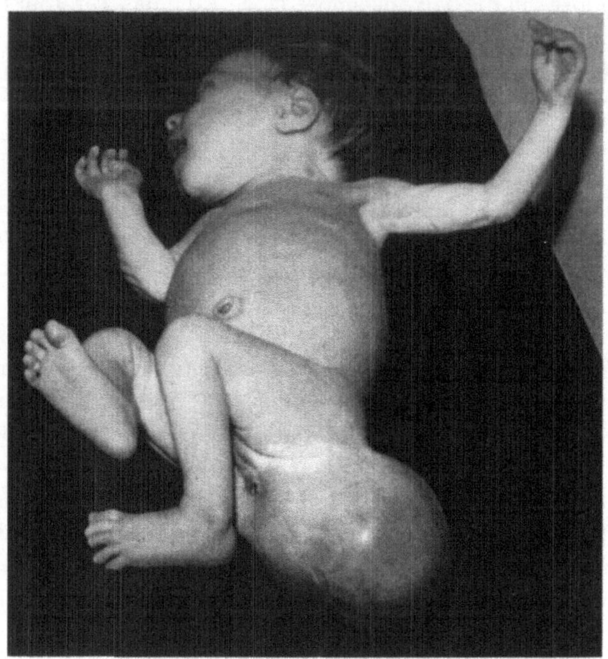

Abb. 95. Neugeborenes mit einem sacralen Teratom

kraniellen Geschwülste als Fetus in fetu. 1960 konnten Greenhouse u. Neuberger (*1557*) in der Literatur 25 Fälle sammeln. Die intrakraniellen Teratome entstehen wahrscheinlich in der 3. Gestationswoche und kommen ganz vorwiegend bei Knaben vor (*1256*).

b) Pathologische Anatomie. Die Teratome des Nervensystems gehen fast alle von der Mittellinie aus. Etwa 50% entstehen in der Pineal-, 15% in der Hypophysengegend und 15% in der Mittellinie der Medulla oblongata und des Spinalmarkes. Seltenere und weniger typische Lokalisationen sind die hintere Schädelgrube, der 3. Ventrikel, die Orbital- und Nasalregion (*4330*, *3822*, *691*, *1249*). Histologisch haben Finck u. Antin (*1256*) die Teratome in reif- und unreifzellige unterteilt, bei letzteren kommen Metastasen vor. In den Teratomen können Gewebselemente aus allen drei Keimblättern gefunden werden (*2913*). Gelegentlich überwiegt das Nervengewebe (*929*). Häufig findet man Cysten und Verkalkungen (*1077*).

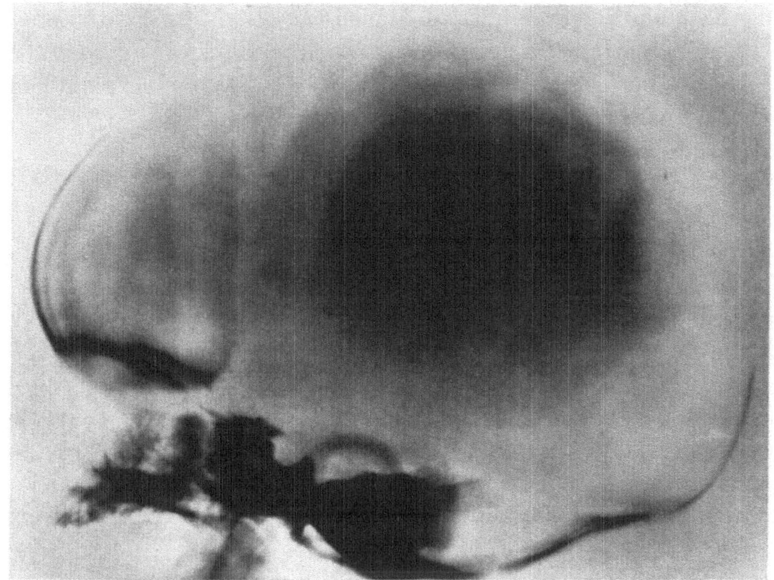

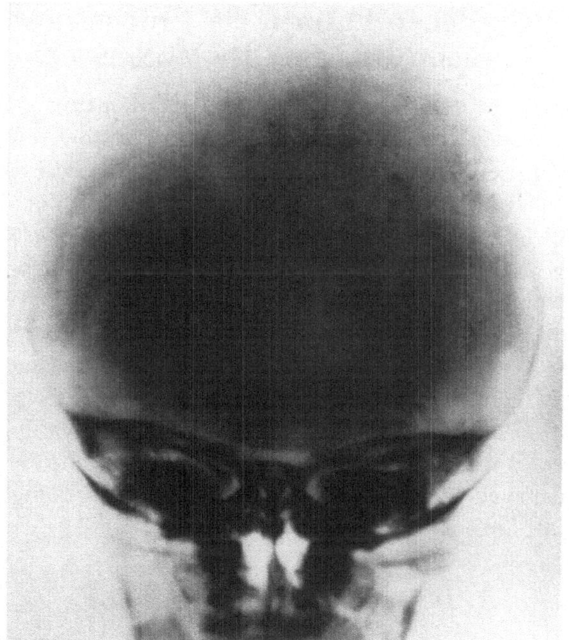

Abb. 96. Intrakranielle Verkalkungen bei einem Neugeborenen mit einem angeborenen Teratom

c) Klinische Symptome (*666*, *45*). Das konstanteste Merkmal des kongenitalen, intrakraniellen Teratoms ist der Makrocephalus. Er ist oft asymmetrisch, an einer Stelle mehr als an anderen ausladend. Spontannepturen des Schädels können schon unter der Geburt auftreten. Die Kinder haben nicht selten begleitende Mißbildungen. Manchmal hängt ein Epignatus an der Gesichtsseite des Schädels (*1077*). Oft ist der Kopf ein Geburtshindernis. Manchmal besteht ein Hydramnion. Auch sacrococcygeale Teratome können mehr als kindskopfgroß werden (Abb. 95) und dann zu Geburtskomplikationen führen (*176*, *2486*). Das Röntgenbild der Teratome zeigt häufig Kalkeinlagerungen (Abb. 96).

d) Differentialdiagnose.

1. Toxoplasmose.
2. Ependymome.
3. Dermoidcysten.
4. Cytomegalie.

Alle vier Krankheiten können mit intrakraniellen Verkalkungen einhergehen.

5. Meningomyelocele bzw. Encephalocele.

e) Verlauf und Therapie. Erfolgreich behandelte intrakranielle Teratome sind uns nicht bekannt. Palliativen Operationsverfahren gegenüber sind wir in der Neugeborenenperiode sehr kritisch und lassen sie nur dann durchführen, wenn der allgemeine neurologische Zustand Erfolg verspricht.

Bosio und Bardini (*406*) berichteten über gute operative Heilungsergebnisse bei sakrococcygialen Teratomen (*4048*).

XII. Neurologie der Kinder diabetischer Mütter

Die verschiedenen Formen der Fruchtschädigung beim Diabetes der Mutter

Zur Gruppe mit sehr komplexer und immer noch kontroverser fetaler Pathophysiologie gehören die Neugeborenen diabetischer Mütter. Im Jahre 1885 hat Lecorché (*2342*) zum erstenmal zwei mißgebildete Kinder zweier Diabetikerinnen beschrieben, beide Kinder hatten einen Hydrocephalus. Vor Einführung des Insulins war das Problem nicht dringend, da die Fruchtbarkeit der Diabetikerinnen unter 4% lag (*2860*). Heute ist ihre Konzeptionsfähigkeit von der Gesunder nicht mehr unterschieden (*3017*, *3215*). Wir müssen zwei verschiedene Formen kindlicher Morbidität bei mütterlichem Diabetes unterscheiden:

1. Die Embryopathia diabetica, eine in den ersten 10 Schwangerschaftswochen zur Mißbildung führende Schädigung der Frucht.
2. Die Fetopathia diabetica. Dieser Terminus umfaßt eine große Zahl anatomischer und physiologischer Phänomene, die vor allem jenseits der 28. Schwangerschaftswoche zum Fruchttod, zur Frühgeburt und zu Anpassungsschwierigkeiten an das extrauterine Leben führen (*2592*).

A. Die Embryopathia diabetica

a) Vorkommen und Ätiologie

Nicht in allen Statistiken konnte die erhöhte Rate von Mißbildungen bei Kindern diabetischer Mütter gefunden werden (*4192*). Außerdem sind Aufstellungen, die keine Kontrollserien enthalten, wenig verläßlich, da die Zahl gefundener Mißbildungen bei verschiedenen Autoren schon in der nicht diabetischen Bevölkerung schwankt. Kade und Dietel (*2097*) haben eine hohe Zahl von 36% Mißbildungen unter ihren Kindern diabetischer Mütter gefunden und stellten diese einem sehr niedrigen „Normalwert“ von 0,5% gegenüber. KOLLER (*2216*) fand 8,6% Mißbildungen bei Kindern diabetischer Mütter insgesamt. War die Mutter bereits vor dem 14. Lebensjahr erkrankt, waren es allerdings 37,3%. DRISCOLL u. Mitarb. (*1051*) fanden bei 95 Sektionen von Neugeborenen diabetischer Mütter 17% Mißbildungen. HERRE und HORKY (*1785*) hatten unter 743 Kindern diabetischer Mütter 51, d.h. 6,8% Mißbildungen. PEDERSEN u. Mitarb. (*3034*) verglichen 853 Kinder diabetischer Mütter mit einer etwa gleich großen Kontrollgruppe und beobachteten 6,4% Mißbildungen gegenüber 2,1% in der gesunden Population. Wurden nur tödliche Mißbildungen gerechnet, betrug das Verhältnis 19,5 zu 6,6%. PEDERSEN u. Mitarb. fanden darüber hinaus, daß die Zahl der Mißbildungen mit dem Ausmaß der mütterlichen Gefäßerkrankung zunimmt.

Die Ursache der erhöhten Mißbildungsgefahr ist nicht sicher bekannt. Die gesteigerte Insulinaktivität der Kinder diabetischer Mütter (s. S. 242) könnte in Analogie zu Tierversuchen eine Erklärung sein. Skeletanomalien wurden bei Hühnerembryonen und Ratten nach Injektion von Insulin gesehen (*2302*, *1087*, *2402*, *3450*). Solche Modellversuche sind aber nicht sehr überzeugend. Mißbildungen entstehen ja in den ersten 3 Schwangerschaftsmonaten, und wir haben bisher keinen Anhalt dafür, daß der Fetus einer diabetischen Mutter bereits zu dieser Zeit mehr Insulin als normal produziert. Hypoglykämische Schocks können möglicherweise ebenfalls Mißbildungen hervorrufen. WICKES (*4154*) beschrieb ein mißgebildetes Kind einer schizophrenen Mutter, die seit dem 2. Schwangerschaftsmonat mit Insulinschocks behandelt worden war. Da das Insulin nicht (*3804*) oder nur in geringer Menge (*1464*) die Placenta durchdringt, ist, wenn überhaupt, ein Zusammenhang zwischen den Insulinschocks der Mutter und den Mißbildungen des Kindes vor allem über die mütterliche Hypoglykämie denkbar. Jenseits der 10. Schwangerschaftswoche aber sind Fruchtschäden nach Insulinschockbehandlung unwahrscheinlich (*1646*). Auch fanden PEDERSEN u. Mitarb. (*3034*) in ihrer großen Serie keine Korrelation zwischen mütterlicher Hypoglykämie und Mißbildung.

b) Klinische Symptome

Die Mißbildungen betreffen vor allem Herz und Aorta, Urogenitalsystem sowie Skelet- und Nervensystem. Im einzelnen wurden folgende Mißbildungen mit bezug auf das Nervensystem und den Bewegungsapparat beschrieben, ohne daß natürlich in jedem Einzelfall die Beziehung zum Diabetes der Mutter erwiesen und ein zufälliges Zusammentreffen ausgeschlossen wäre: Fuß- und Armdeformitäten, insbesondere Klumpfuß, Beckenanomalien einschließlich Hüftgelenksluxation, Anomalien der Schädelkalotte, Gaumenspalten, Spina bifida mit und ohne Meningomyelocelen, Muskelaplasien, Arthrogryposis multiplex, Mikrocephalie, Acranie, Anencephalie, Hydrocephalus, Strabismus, Facialislähmung mit Ohrmuschelaplasie (*4146*, *2216*, *378*, *2592*, *3034*, *3380*, *4180*, *3035*). Agenesien des Sacral- und Lumbalmarks zusammen mit Hüftgelenksdeformierungen und Verbildungen der unteren Extremitäten scheinen eine typische Mißbildung der Kinder diabetischer Mütter zu sein (*3130*, *378*, *3384*, *2373*, *2256*, *3792*, *2110*).

Es ist strittig, ob die Embryopathia diabetica auch zu gehäuften Aborten führen kann. 13—16% der Schwangerschaften von Diabetikerinnen enden mit einer Fehlgeburt (*3230*, *2856*). Diese Zahlen liegen, wenn überhaupt, nur geringfügig über dem Durchschnitt (*3017*). KOLLER (*2216*) sowie RATH u. THALHAMMER (*3215*) geben an, daß die Zahl der Fehlgeburten nicht erhöht ist.

B. Die Fetopathia diabetica

a) Vorkommen

Die Zahl der spontanen Frühgeburten infolge Fetopathia diabetica ist heute nicht mehr anzugeben, da die Schwangerschaften bei Diabetikerinnen fast überall vorzeitig beendet werden (s. S. 245). CORNBLATH (*747*) erwähnt, daß heute etwa 60% aller Kinder diabetischer Mütter keine Schwierigkeiten machen. Die Morbidität ist aber zahlenmäßig unsicherer als die Letalität zu erfassen. Wir haben in Tabelle 7 die Zahlen einiger Autoren zusammengefaßt. Die Ergebnisse der einzelnen Autoren sind nicht miteinander vergleichbar, da verschiedene Hospitäler verschiedene Gruppen von Kindern, z.B. manchmal nur die sehr schwer Kranken, zu betreuen haben. Trotzdem lassen sich aus der Tabelle einige wesentliche Punkte entnehmen: 1. Die Sterblichkeit von Kindern diabetischer Mütter war mit 40—65% in den ersten beiden Jahrzehnten der Insulinära sehr hoch. Sie ist dann bis 1950 laufend abgefallen, danach ist der Fortschritt gering geblieben. 2. Bei idealer Betreuung der Diabetikerinnen während der Schwangerschaft, bei erfahrener Geburtsleitung und bei sachgemäßer Pflege der Neugeborenen kann die Letalität der Kinder diabetischer Mütter heute auf unter 15%, unseres Erachtens sogar unter 10% gesenkt werden (*1225*). Nach Ansicht vieler Autoren ist die Fetopathia diabetica im Gegensatz zur Embryopathie unabhängig von der Dauer und Schwere des mütterlichen Diabetes, dagegen wird sie entscheidend von der Einstellung des Diabetes während der Schwangerschaft beeinflußt (*2707*, *1467*, *3034*).

Tabelle 7. *Letalität der Neugeborenen diabetischer Mütter*

	KRAMER		GIVEN u. Mitarb., 1950			MILLER,	PATTERSON u. BURNSTEIN,	WILLI, 1965		NELSON u. Mitarb.,	CLAYTON,	RATH u. THALHAMMER,	HERRE u. Mitarb.,
	1935	1933 bis 1938	1939 bis 1941	1942 bis 1944	1945 bis 1947	1944	1949	1941 bis 1959	1959 bis 1965	1953	1956	1965	1965
Total (%)	bis 65	25	35	15	15	30	35	33	19	11,6	28	20	30
Pränatal: Fruchttod jenseits der 28. Schwangerschaftswoche (%)		14[a]	19[a]	8[a]	11[a]					1,6		10	
Postnatal: Tod in der Neugeborenenperiode (%)		11[a]	16[a]	7[a]	4[a]					10		10	

[a] Zahlen eventuell nicht ganz exakt, da aus Kurven gelesen.

ALLEN (*48*) hat zum erstenmal die Beobachtung gemacht, daß auch Neugeborene prädiabetischer Mütter, oft 5—20 Jahre vor den klinischen Erscheinungen des Diabetes bei der Mutter, an einer Fetopathia diabetica erkranken können (*2707*). In diesen Fällen ist die Mortalität sogar oft besonders hoch, wohl weil die üblichen vorbeugenden und therapeutischen Maßnahmen nur unvollkommen eingesetzt werden (*611*).

b) Klinische Symptome

Auch wo die Symptomatik nicht das neuromuskuläre System betrifft, sollen die bekannten Zeichen kurz aufgezählt werden, da sie fast alle mit Problemen des Nervensystems und der Entwicklung sehr eng verknüpft sind (*2236*, *2860*, *2709*, *2707*, *598*, *1226*, *1924*, *299*, *1905*, *173*). In einem Teil der Fälle besteht ein Hydramnion. Viele Neugeborene diabetischer Mütter haben ein cushingoides Aussehen und eine Makrosomie (Abb. 97). Von den Mädchen überschreiten 64% die 90er, 85% die 50er Percentile, bei den Knaben betragen die Zahlen 61 und 91% (*4180*). Die meisten Organe, auch die Placenta, sind in diese Makrosomie mit einbezogen, insbesondere Herz und Leber, aber nicht das Gehirn (*4117*, *598*). Nur wenige Kinder diabetischer Mütter sind zu klein für das Konzeptionsalter. Placentainsuffizienz infolge Zirkulationsstörungen und mütterliche Toxämien (s. S. 248), die bei Diabetikerinnen drei- bis viermal häufiger als sonst auftreten, sind wahrscheinlich für diese Dystrophie verantwortlich (*3017*, *1467*, *1227*, *2125*, *2821*). Die Knochenentwicklung entspricht dem Konzeptionsalter, nicht dem Gewicht der Kinder (*2707*, *598*, *277*, *3033*). Es besteht meistens eine Erythroblastose und der Icterus neonatorum überschreitet in etwa 30% der Fälle Bilirubinwerte von 15 mg-% (*4312*, *966*, *4180*). CARDELL (*598*) bestreitet allerdings, daß der Ikterus stärker als normal für das ja meist unternormale Konzeptionsalter ist.

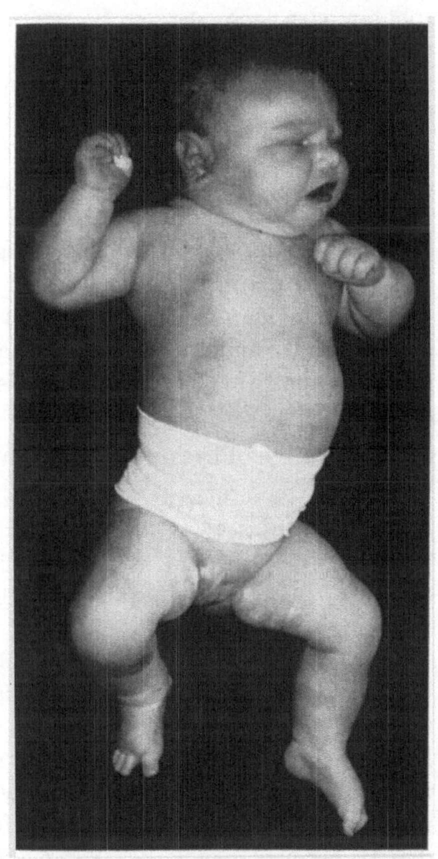

Abb. 97. 3 Tage altes Neugeborenes einer diabetischen Mutter. Das Kind wurde 2 Wochen vor dem errechneten Termin (Konzeptionsalter 38 Wochen) durch Sectio caesarea geboren

Wahrscheinlich ist die Infektanfälligkeit Neugeborener diabetischer Mütter größer als normal in dieser Altersstufe. In etwa 50% der gestorbenen Neugeborenen diabetischer Mütter müssen hyaline Membranen und Entfaltungsstörungen der Lunge als Todesursache angenommen werden (*2217a*, *4263*, *1051*, *1410*, *1929*,

1930, 3354, 2343). Eine recht spezifische Komplikation der Kinder diabetischer Mütter scheint die Nierenvenenthrombose mit plötzlichem Kollaps, Hämaturie und tastbarer Vergrößerung der Niere zu sein (*1226, 3956, 127*).

c) Die neurologischen Symptome der Kinder diabetischer Mütter

Neugeborene diabetischer Mütter, die in verhältnismäßig gutem Allgemeinzustand sind, werden oft nach 6—8 Std, seltener erst am 2. und 3. Lebenstag, hyperexzitabel (*4310, 772, 752, 4180, 3733*). Spontan, besonders aber nach mechanischen, vielleicht sogar nach akustischen Reizen, treten rhythmische Myoklonien an Armen und Beinen auf. Die Muskeleigenreflexe sind lebhaft und gefolgt von Kloni. Das Schreien der Kinder klingt wie Meckern, nicht selten ist spontan oder nach passiven Bewegungen des Kopfes ein grober Nystagmus sichtbar. Auf S. 97 haben wir die neurophysiologischen Grundlagen der Hyperexzitabilität dargestellt. Vielleicht sind diese abnormen Bewegungsautomatismen früher häufig als Krämpfe mißdeutet worden. Sie sind keine cerebralen Anfälle. Hat sich bei den Kindern diabetischer Mütter ein Atemnot-Syndrom entwickelt, oder haben die Kinder schwer aspiriert mit nachfolgender Hypoxie und Acidose, werden die Neugeborenen apathisch und hypoton. Eine Hyperexzitabilität ist dann nicht oder nur noch kurzfristig nachweisbar. Eine dritte Gruppe neurologischer Symptome, fokale Zeichen und Krämpfe sind sehr selten. In diesen Fällen sollte man nach den Hinweisen für eine zusätzliche Erkrankung oder nach einer Toxämie der Mutter suchen. Die üblichen Stoffwechselanomalien der Kinder diabetischer Mütter erklären solche Symptome nur unvollkommen.

d) Pathologische Physiologie und Anatomie der Fetopathia diabetica

1. *Hyperinsulinismus und die Makrosomie.* Die Beta-Zellen der Langerhansschen Inseln des Pankreas sind bei 81% der gestorbenen Kinder diabetischer Mütter hyperplasiert (*1074, 3128, 225, 3307, 2709, 598, 1051, 29*). Cardell (*598*) und Driscoll u. Mitarb. (*1051*) fanden eine positive Korrelation zwischen der Hyperplasie des Inselorgans und dem Geburtsgewicht der Kinder. Baird u. Farquhar (*154*) sowie Stimmler u. Mitarb. (*3804*) konnten den erhöhten Insulingehalt im Blut der Kinder unmittelbar nach der Geburt nachweisen. Pedersen (*3031*) fand eine positive Korrelation zwischen mütterlicher Serumglucose in den letzten Schwangerschaftswochen und dem Geburtsgewicht der Kinder. Da Insulin in der Lage ist, auch in Abwesenheit von Wachstumshormon die Stickstoffretention und die Proteinsynthese zu fördern (*2336*), scheint die Makrosomie durch den Hyperinsulinismus des Feten erklärt zu sein (*3031, 729, 2950, 154, 2821*). Die Makrosomie beruht nicht auf einem vermehrten Wassergehalt, das freie Wasser ist im Gegenteil vermindert, sie beruht auf vermehrtem Fettgewebe (*2950, 1238*), auf einer höheren Zahl an Körperzellen, insbesondere im Herzmuskel und in der Leber (*2821*) und auf einem geringgradig höheren Glykogengehalt der Zellen (*1963, 2950*).

2. *Hypoglykämie.* Das Kapitel Hypoglykämie offenbart besonders deutlich die vielen Kontroversen, die um die Pathophysiologie der Kinder diabetischer Mütter entstanden sind. Es ist ein interessantes Kapitel in der Geschichte der Pädiatrie. „Falsche“ Interpretationen waren am Ende doch richtig, berechtigte

Kritiken falsch, wenn wir unsere heutigen Kenntnisse einmal versuchsweise als richtig hinstellen wollen. In den 20er Jahren wurde die Hypoglykämie der Kinder diabetischer Mütter entdeckt. Sie konnte aber nur deshalb so früh gefunden werden, weil die Normalwerte von Neugeborenen nicht bekannt waren und weil die gefundenen Werte mit denen der Erwachsenen verglichen wurden (*779, 1888, 2860*). Seit 1929 wurden die normalen Blutzuckerwerte für Neugeborene bekannt (*789, 1708, 2635, 2708, 2904*). Dabei wurde zunächst die Gesamtheit der reduzierenden Substanz gemessen. Später wurden dann die Normalwerte für die Glucose ermittelt (*2904, 2903, 4229, 3755, 751*). Durch diese Untersuchungen wurde die Annahme einer schweren Hypoglykämie bei Kindern diabetischer

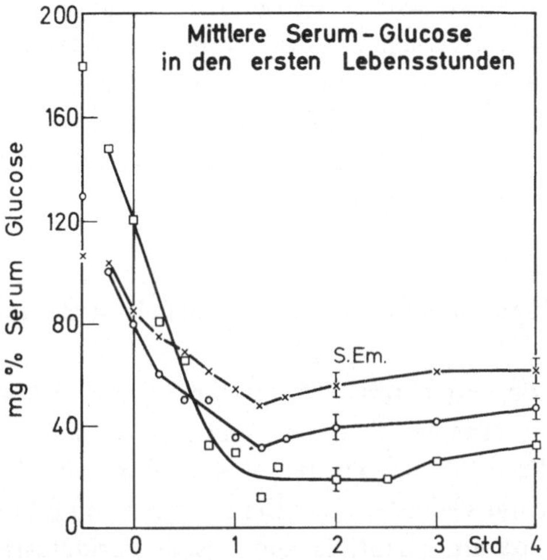

Abb. 98. Mittelwerte für Serum-Glucose in den ersten Lebensstunden. Werte auf der 1. Ordinate: mütterliches Venenblut; zwischen der 1. und 2. Ordinate: Nabelvene; auf der 2. Ordinate: Nabelarterie. ×—× normal, ○—○ Gestationsdiabetes, □—□ insulinabhängiger Diabetes. (Nach CORNBLATH u. SCHWARTZ, *751*)

Mütter widerlegt. Einige Autoren fanden keine statistisch signifikante Hypoglykämie bei Kindern diabetischer Mütter im Vergleich zu Kindern gleichen Konzeptionsalters (*3536, 4263, 1410, 1930*). Allerdings wird heute kaum mehr bezweifelt, daß der Serum-Glucosegehalt bei Kindern diabetischer Mütter unmittelbar nach der Geburt schneller als normalerweise und kurzfristig auf besonders niedrige Werte abfallen kann (Abb. 98) (*2708, 1224, 2217a, 749*). Die meisten der hier genannten Autoren betonen, daß der niedrige Blutzuckerwert nicht oder nur ausnahmsweise für die beobachteten Symptome von Kindern diabetischer Mütter verantwortlich sind. Bei ausgetragenen Neugeborenen sollte ein Wert unter 30 mg-% Glucose und bei Frühgeborenen unter 20 mg-% am 1. Tag als Hypoglykämie bezeichnet werden (*147, 750*). Es ist nicht ausgeschlossen, aber auch nicht bewiesen, daß die beobachteten Hyperexzitabilitätssymptome gelegentlich Folge einer neonatalen Hypoglykämie sind. Wir werden zeigen, daß andere Faktoren ebenso oder noch geeigneter sind, diese Symptome zu erklären, und wir möchten davon abraten, cerebrale Anfälle bei Neugeborenen diabetischer Mütter mit einer Hypoglykämie zu erklären. Sie haben meistens andere Ursachen, es sei denn, die Mutter hatte zusätzlich zu ihrem Diabetes während der Schwangerschaft eine Nephropathie und es bestand eine Placentainsuffizienz (s. S. 253). Das unreife Gehirn des neugeborenen Warmblüters ist besonders iktophob (s. S. 105). Speziell für die Hypoglykämie wurde das an Kälbern gezeigt (*1139*). Dafür sind wohl die Unreife der axodendritischen Verknüpfungen der Nervenzellen und Besonderheiten des Stoffwechsels verantwortlich.

3. Elektrolytstörungen. Kinder diabetischer Mütter haben nicht selten am 1. Lebenstag oder etwas später eine Hypocalcämie (*772*, *4310*, *4180*, *3733*). Diese Hypocalcämie wurde gelegentlich mit einer Überfunktion der Nebennierenrinde erklärt, wie sie von Björklund (*359*) und Farquhar (*1225*) und neuerlich noch einmal von Cathro und Forsyth (*634*) aufgrund vermehrter Corticoidausscheidung im Urin angenommen wurde. Diese Autoren haben auch das cushingoide Aussehen der Kinder diabetischer Mütter mit einem Hypercortizismus erklärt. Im Blut der Neugeborenen wurde eine erhöhte Aktivität der Corticoide dagegen nicht gefunden (*2653*, *3*). Die Annahme einer Nebennierenrindenüberfunktion mit und ohne Hypocalcämie aber scheint uns eine mögliche Erklärung der Hyperexzitabilität von Neugeborenen diabetischer Mütter zu sein. Die Wirkungsmechanismen der Calcium-Ionen auf die Erregbarkeit von Nerven- und Muskelzellen wurden auf S. 352 dargestellt. Glucocorticoide erhöhen auch ohne den Umweg über eine Hypocalcämie die Erregbarkeit von Ganglienzellen (*3723a*, *4002a*).

Von Nicolopoulos und Smith (*2873*) wurde eine leichte Hyperkaliämie bei Kindern diabetischer Mütter gefunden, Kaiser und Goodlin (*2107*) sowie Reardon (*3218*) stellten bei einigen dieser Neugeborenen eine leichte Verminderung des Serum-Natrium-Gehaltes fest. Beides würde membranphysiologisch eine Depolarisation und damit ebenfalls eine Erregbarkeitssteigerung beinhalten (s. S. 327). Die von Lowrey u. Mitarb. (*2485*) gefundene Acidose kann wohl zum Teil mit einer relativ großen Zahl von Kindern mit Atemnot-Syndrom (s. S. 342) erklärt werden (*1410*, *3166*).

4. Ikterus und Kernikterus. Zetterström u. Mitarb. (*4312*) und Cornblath (*747*) haben auf die erhöhte Kernikterusgefahr bei Kindern diabetischer Mütter hingewiesen. Diese Tatsache konnte u.E. bisher nicht bewiesen werden. Es ist aber wahrscheinlich, daß neurologische Symptome des Kernikterus (s. S. 375) auch bei Serumbilirubinwerten unter 20 mg-% auftreten, wenn im Rahmen einer Fetopathia diabetica Acidose, Hypoxie und Hypoglykämie als komplizierende Faktoren hinzukommen.

5. Geburtstrauma und Hirnblutung. Insbesondere bei unreifen Kindern diabetischer Mütter müssen wir mit einer gewissen Zahl von Hirnblutungen und/oder Schädelhirntraumen rechnen (s. S. 259). Patterson und Burnstein (*3017*) erwähnen, daß die Zahl der Steißlagen bei Kindern diabetischer Mütter größer als normal ist. Sollte das zutreffen, wäre die Gefahr einer traumatischen Hirnschädigung wahrscheinlich noch größer. Die Zahl und Bedeutung hypoxischer und contusioneller Hirnschäden im Verlauf einer Fetopathia diabetica ist unbekannt. In den großen Statistiken werden sie immer nur als Einzelfälle beschrieben (*3536*, *1224*, *4263*, *1051*). Hirnblutungen, contusionelle und hypoxische Hirnschäden sollten aber immer dann vermutet werden, wenn cerebrale Anfälle und fokale neurologische Zeichen bei Kindern diabetischer Mütter auftreten.

e) Die Behandlung der Neugeborenen diabetischer Mütter

Die beste Behandlung der Kinder ist die Kontrolle des mütterlichen Diabetes. Wir haben auf S. 239 dargestellt, daß nur die Mißbildungsrate von Schwere und Dauer des mütterlichen Diabetes beeinflußt wird, daß aber die Fetopathia diabetica vielmehr von der exakten Einstellung des Diabetes in der Schwangerschaft abhängt. Der mütterliche Blutzucker soll während der Schwangerschaft möglichst niedrig, während der Geburt hochgehalten werden (*3031, 3032*). Im allgemeinen wird heute eine vorzeitige Entbindung der diabetischen Schwangeren empfohlen, da die intrauterine Letalität während der letzten Schwangerschaftswochen stark ansteigt und die Makrosomie eine Geburtskomplikation darstellen kann. Im einzelnen werden als günstiger Entbindungstermin folgende Zeiten nach dem Beginn der letzten Menstruation genannt: KOLLER (*2216*) 37. Woche, GELLIS u. HSIA (*1410*) 36.—37. Woche, SELIGMAN (*3453*) 38. Woche, RATH u. THALHAMMER (*3215*) 36.—38. Woche, HERRE u. Mitarb. (*1786*) 38. Woche. Der Entbindungsmodus soll nach Meinung der meisten hier zitierten Autoren allein oder vorwiegend nach den üblichen geburtshilflichen Gesichtspunkten festgelegt werden.

Neugeborene diabetischer Mütter müssen wie Frühgeborene behandelt werden, da sie es trotz des hohen Gewichtes meistens sind. Das Hauptproblem besteht in der Vorbeugung der respiratorischen Schwierigkeiten. Ist das Atemnot-Syndrom aufgetreten, wird es nach den heute üblichen Richtlinien behandelt (s. S. 284). GELLIS u. HSIA (*1410*) haben großen Wert auf die Absaugung des oft vermehrten Mageninhaltes gelegt. Die nach striktem Schema generell durchgeführte orale Glucosezufuhr nach der Geburt kann den Blutzuckergehalt nicht wesentlich anheben und wird von fast allen hier zitierten Autoren abgelehnt. Viele Untersucher halten sogar eine routinemäßige Blutzuckerbestimmung für unnötig. Unter dem Eindruck eventueller neurologischer Restschäden nach ausgedehnten Hypoglykämien wird heute im allgemeinen eine elektive intravenöse Behandlung mit 10%iger Glucoselösung empfohlen bei den Kindern, bei denen neurologische Symptome auftreten und deren Blutzucker bei mehr als einer Messung unter 20 mg-% liegt (*2852, 2853, 751*). Einige Autoren haben bei neonatalen Hypoglykämien Glukagon (30—300 μg/kg) mit Erfolg angewandt (*3750, 749*). ACTH oder Prednisolon zusammen mit Glucose können ebenfalls den Blutzuckerspiegel anheben (*2646, 752, 2853*). Eine begleitende Hypocalcämie sollte nach den auf S. 359 gegebenen Richtlinien behandelt werden.

GELLIS u. HSIA (*1410*) haben geraten, die Kinder diabetischer Mütter mindestens 48 Std hungern zu lassen, wegen der Gefahr des Erbrechens und der Aspiration. Von anderen Autoren wurde die sehr frühe, bereits nach 4 Std einsetzende, Nahrungszufuhr empfohlen. RUDOLPH u. Mitarb. (*3373*) haben die viel diskutierte Frage „early vs. late feeding" durch eine kontrollierte 1:1-Studie zu beantworten versucht. In der nach 4 Std ernährten Gruppe hatten diese Autoren 16 Fälle mit Atemstörungen, in der nach 48 Std ernährten 11. In der ersten Gruppe waren 4, in der zweiten 2 Todesfälle. Nur der Serumbilirubingehalt war günstiger in der früher ernährten Gruppe. Ob der geringfügige und langsame Anstieg des Serumbilirubins den Neugeborenen diabetischer Mütter schadet, vorausgesetzt, daß keine Hypoxie und Acidose auftreten, ist fraglich (s. S. 376). Wir beginnen mit der oralen Nahrungszufuhr nach 12—16 Std, wenn keine Aspirationsgefahr besteht.

Von White und Hunt (*4147*) wurde über erstaunliche Erfolge mit der Sexualhormonbehandlung der diabetischen Schwangeren berichtet. Die Autoren hatten eine fetale Überlebensrate von 90%. Nachuntersuchungen haben diese Ergebnisse nicht bestätigen können (*3230*). Theoretisch lassen sich gute Gründe für diese Behandlung nicht leugnen (*1410*). Sie wird auch heute noch von White (*4149*) empfohlen.

f) Die Entwicklungsschancen der Kinder diabetischer Mütter

Wenn die Kinder diabetischer Mütter ohne Mißbildung geboren werden und die Neugeborenenperiode überleben, sind die Entwicklungschancen nicht schlechter als die anderer Kinder (*1224*). Vor allem von Reisner u. Mitarb. (*3233*) und Haworth (*1731*) wird in jüngster Zeit die Möglichkeit bleibender neurologischer Schäden als Folge einer neonatalen Hypoglykämie wieder ernsthaft erörtert. Diese Angaben beziehen sich aber vorwiegend auf Hypoglykämien untergewichtiger Neugeborener und besonders bei Fetopathia toxaemica. Im Gegensatz zur Fetopathia toxaemica ist die Hypoglykämie bei Kindern diabetischer Mütter nur kurzdauernd, es sei denn, die Mutter hatte zusätzlich zu ihrem Diabetes während der Schwangerschaft eine Nephropathie. Die mehrfach in der Literatur beschriebenen neurologischen Residualsymptome bei Kindern diabetischer Mütter müssen zumeist auf Mißbildung, Geburtstraumen und Hypoxie zurückgeführt werden (*912*).

XIII. Die fetale Hypotrophie

Placentainsuffizienz, Dysmaturität, Fetopathia toxaemica, Postmaturität

a) Definitionen und Vorkommen

Die fetale *Hypotrophie* ist definiert durch das Gewicht, bezogen auf das Konzeptionsalter des Kindes. Hosemann (*1908*), Karn und Penrose (*2123*), Mc Keown und Record (*2631*), Butler und Boham (*559*), Lubchenco u. Mitarb. (*2487*), Parmelee u. Mitarb. (*3001*), Nelligan (*2854*), Gruenwald (*1596*) und andere Autoren, haben verschiedene Parameter des Körperwachstums, Gewicht, Länge und Kopfumfang mit dem Konzeptionsalter korreliert und „normale“ Wachstumskurven aufgestellt (s. S. 72). Obgleich die vorhandenen Werte nicht auf alle Rassen, Völker und Individuen als Norm anwendbar sind, und obgleich die Bestimmung des Konzeptionsalters in den zitierten Kontrollserien keineswegs als hinreichend sicher gelten kann, haben diese Untersuchungen unsere Kenntnis über Häufigkeit und Bedeutung des intrauterinen Minderwuchses entscheidend gefördert, ja sie haben solche Untersuchungen erst ermöglicht.

In der angelsächsischen Literatur werden Kinder, die mit ihrem Geburtsgewicht mindestens zwei Standardabweichungen (2σ) unter der Norm liegen, als „small-for-dates infants“ bezeichnet. Da die Geburtsgewichte in Abhängigkeit vom Gestationsalter nicht gleichmäßig nach Art einer symmetrischen Gaussschen Glockenkurve verteilt sind, ist es besser, die Gewichtsverteilung in Percentilenkurven als durch Mittelwert und Standardabweichungen anzugeben. Bei symmetrischer Verteilung entspricht die 50. Percentile dem Mittelwert, die 84,15. bzw. die 15,85. Percentilen sind gleichzeitig die 1σ-Linien (1. Standardabweichung) die 97,3. bzw. die 2,7. Percentile sind mit den 2σ-Linien und die 99,85. bzw. die 0,15. Percentile mit den 3σ-Linien identisch (*1849*). Alle Kinder mit einem Geburtsgewicht unter der 3. Percentile sollten also als „hypotroph" oder „small-for-dates" bezeichnet werden. Bei so strenger Definition entgehen viele Kinder mit auffallend niedrigem Geburtsgewicht der Beachtung. Deshalb ist es wahrscheinlich für die Zukunft besser, von der ursprünglichen Definition (Geburtsgewicht unter 2σ, entsprechend etwa unter der 3. Percentile der Norm) abzugehen und alle Kinder unterhalb der 10. Percentile als hypotroph zu bezeichnen. Dann werden ungefähr 100 von 1000 Kindern zu leicht für ihr Gestationsalter geboren. Wahrscheinlich haben 20—30% aller Kinder unter 2500 g eine normale Schwangerschaftsdauer von mindestens 39 Wochen nach der letzten Menstruation und sogar 50% der Kinder mit 2,2—2,5 kg Geburtsgewicht haben eine Gestationszeit von mehr als 37 Wochen (*3077*, *3518*, *883*, *1594*, *885*, *3521*).

Schon 1941 hat PFAUNDLER (*3077*) darauf aufmerksam gemacht, daß man zwischen untergewichtigen und frühgeborenen Kindern unterscheiden muß. Zu dieser Zeit bestand der Beschluß der Weltgesundheitsorganisation, alle Kinder unter 2500 g zu Frühgeborenen zu erklären, noch gar nicht (s. S. 257). PFAUNDLER warnte vor dieser (Un-) Sitte, die offenbar schon auf eine Empfehlung von MILLER (*2701*) zurückgeht (*3735*). Er warnte, weil die postnatale Nosologie der untergewichtigen Kinder so verschieden ist von der der Frühgeborenen.

Wir hoffen in diesem Kapitel über die fetale Hypotrophie zeigen zu können, daß gerade die Erforschung zentralnervöser Funktionen und Entwicklungschancen gezeigt hat, wie notwendig es ist, die Schwangerschaftsdauer und nicht das Geburtsgewicht des Kindes als Maß für seine Reife anzuwenden.

Small-for-dates infants sind häufig nicht nur zu klein für die Dauer ihrer Gestationsperiode, sie zeigen nicht selten auch die Symptome der *Dysmaturität*, wie sie zuerst von BALLANTYNE (*164*) und RUNGE (*3376*, *3377*), später systematisch von CLIFFORD (*704a*) beschrieben wurden. Nach heutiger Auffassung kann ein dysmatures Kind zu klein, zu leicht, zu lang und zu schwer und normal groß sein. Für die Definition ausschlaggebend ist allein die Symptomatologie. Das dysmature Kind kann außerdem zu früh, zu spät und am Termin geboren sein. Dysmature Kinder haben eine trockene, weiße, schuppende oder macerierte Haut, besonders an Hand und Fußsohlen (Abb. 99). Das Unterhautfettgewebe fehlt weitgehend. Die Neugeborenen sind dehydriert, oft besteht ein Oligodramnion. Nagelbetten und Nabelschnur sind braun verfärbt. Nicht selten erhält das Fruchtwasser infolge fetaler Hypoxie Meconium (*3452*, *3539*, *4042*, *4043*, *993*, *2257*, *1230*).

Unter *Postmaturität* verstehen wir die Verlängerung der Schwangerschaft auf eine Zeitdauer jenseits von 280 Tagen, vom 1. Tag der letzten Regel gerechnet. Das Gewicht ist für die Definition belanglos (*704a*). Ein Teil der postmaturen Kinder hat ein etwas höheres, andere ein zu niedriges Geburtsgewicht (*3375*, *3216*, *2325*, *1691*, *1593*). In der geburtshilflichen und pädiatrischen Literatur wird die Postmaturität als ein recht häufiges, gelegentlich habituelles Ereignis geschildert und es sind extrem lange Schwangerschaften bekannt geworden (*2574*, *1908*, *338*, *1446*, *3189*, *1804*, *1593*, *2286*). Wird dagegen nicht die Regelangabe der Mutter bei der

Berechnung zugrunde gelegt, sondern die Ovulation und damit die wahrscheinliche Befruchtung mit Hilfe der Basaltemperaturmessung bestimmt, findet man solche extrem langen Schwangerschaften nicht (*3800*). Das postmature Kind ist entweder dysmatur oder symptomlos, es sei denn, daß Mißbildungen und Lageanomalien die Postmaturität bedingt haben (*2330*).

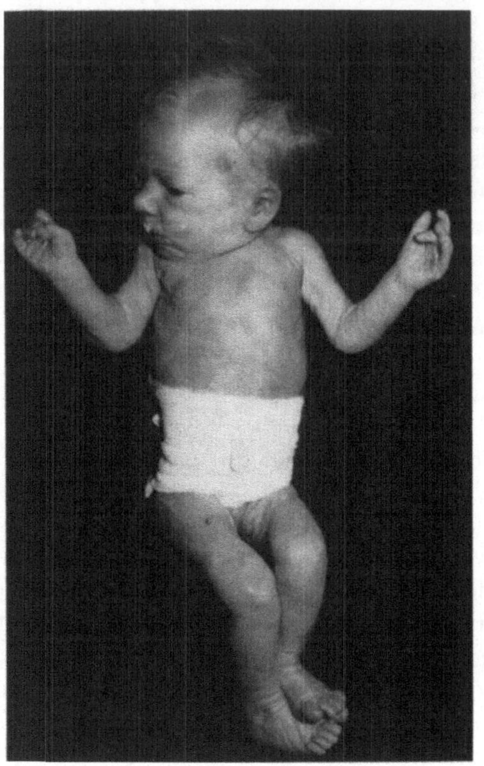

Abb. 99. 2 Wochen übertragenes, hypotrophes und dysmatures Neugeborenes mit einem Gewicht von 2680 g

b) Die Ursachen der Dysmaturität und der fetalen Hypotrophie

Es gibt verschiedene Ursachen der Dysmaturität und der fetalen Hypotrophie, in vielen Fällen liegt dieser Fetopathie wahrscheinlich eine Placentainsuffizienz zugrunde. Wir werden deshalb gelegentlich Placentainsuffizienz sagen, wenn Dysmaturität plus Hypotrophie gemeint sind, obgleich der funktionelle Beweis für die Identität dieser Begriffe nicht für jeden Einzelfall sicher erbracht ist. Im allgemeinen ist die Placenta bei dysmaturen und/oder hypotrophen Neugeborenen kleiner als normal (*1598*), manchmal auch zu flach. 10—15% des Placentagewebes können infarziert sein gegenüber 0,08% bei normaler Schwangerschaft und normalem Fetus (*2254*). Häufig findet man Verkalkungen, Atherosen der Arteriolen und Thrombosen der Placentavenen (Abb. 100). Gelegentlich besteht ein Amnion nodosum mit Epithelnekrosen. Selten einmal ist ein Tumor der Placenta, z.B. ein Teratom, der Grund für eine Placentainsuffizienz (*1354*). Auch kann die Ursache der Placentainsuffizienz in der Nabelschnur liegen mit Knotungen, Tumoren, Mißbildungen, begleitet von Einzahl der Arteria umbilicalis. Manchmal ist die Placentainsuffizienz mit einer Insertio velamentosa verbunden, und schließlich kann sie auch eine infektiöse Ursache haben, bedingt durch Toxoplasmen und Viren (*2498, 1755, 3825, 195, 438, 4299, 2032, 414, 1793, 982, 4070, 1592, 2254, 4197, 3868, 2240, 2077, 232, 261*). Die Placentainsuffizienz kann eine Fetopathie bedingen, die zu vorzeitiger Geburt, zu intrauterinen Wachstumsstörungen,

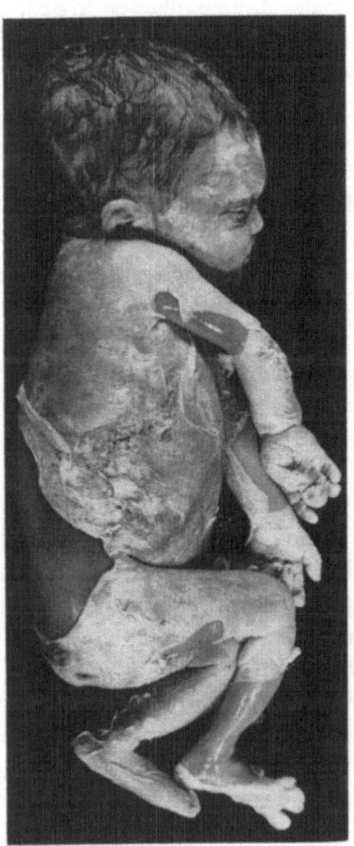
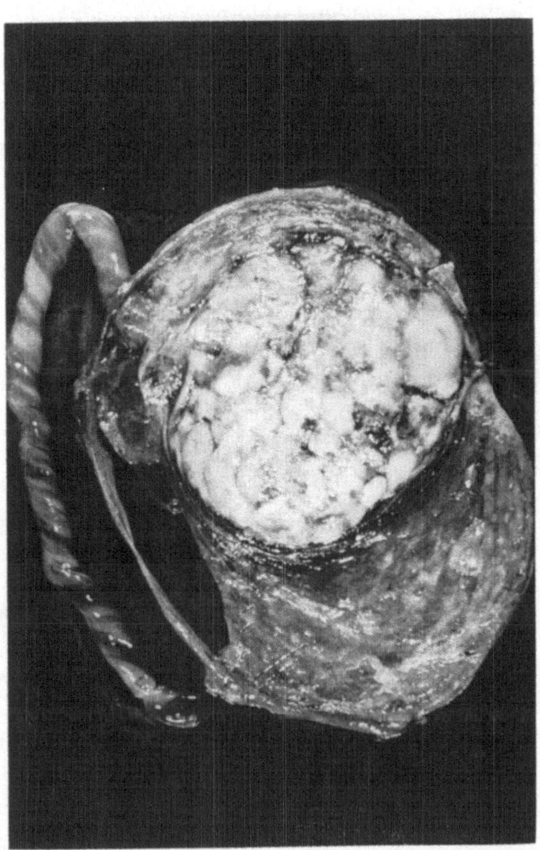

Abb. 100. Placenta und abgestorbene Frucht einer Mutter mit schwerer Nephropathie (Stadium III). Typisch ist die Mikroplacenta mit vielen Infarkten. Die abgestorbene Frucht wurde nach einer Gestationsdauer von 40 Wochen, also termingerecht, ausgestoßen und wog 2050 g. (Archiv der Universitäts-Frauenklinik, Göttingen)

zu bestimmten neurologischen Symptomen der Neugeborenen, zu Entwicklungsstörungen und unter Umständen zum Tode des Feten oder des neugeborenen Kindes führen kann.

Folgende Gruppen von Neugeborenen werden häufig zu leicht für ihr Gestationsalter und/oder mit Zeichen der Dysmaturität geboren.

1. Präeklampsie und Eklampsie der Mutter, Fetopathia toxaemica: Die Schwangerschaftsgestosen sind eine wesentliche Ursache der fetalen Hypotrophie und der Dysmaturität. Brown u. Mitarb. (*480*) sowie Wimhöfer (*4201*) haben die Schwangerschaftsgestosen in drei Schweregrade eingeteilt:

Grad 1: Albuminurie *oder* Hypertension mit systolischen Blutdruckwerten über 140 und diastolischen über 90 mg Hg.

Grad 2: Albuminurie *und* Hypertension, dazu gelegentlich Kopfschmerzen, Erbrechen und Ödem.

Grad 3: Albuminurie, Hypertension und Krämpfe.

Es hat sich herausgestellt, daß eine solche Einteilung nicht nur gynäkologisch sinnvoll ist. Auch die Gefährdung der Kinder ist von der Schwere und Dauer der Gestose entscheidend abhängig (*602*, *3308*, *153*). Genaue Zahlenangaben über die Morbidität sind nicht bekannt. Die in diesem Kapitel angegebenen Zahlen über die Letalität, die Frühgeborenenhäufigkeit, die Stoffwechselstörungen und Entwicklungsprobleme vermitteln aber einen gewissen Eindruck von der zahlenmäßigen Bedeutung der mütterlichen Eklampsie für die kindliche Morbidität. BROWN u. Mitarb. (*480*) geben an, daß etwa 11% der Schwangerschaften, die durch Eklampsie kompliziert sind, vorzeitig enden gegenüber 5% in einer Kontrollserie. Ein hoher, noch nicht sicher ermittelter Prozentsatz der Kinder toxämischer Mütter wird zu klein für sein Gestationsalter geboren. Oft zeigen sie die typischen Symptome der Dysmaturität. Einige Kinder sind nicht nur hypotroph und dysmatur, sondern zusätzlich auch noch Frühgeborene (*2498*, *1048*, *438*, *1654*, *2032*, *153*). In einer Studie von JARVINEN u. Mitarb. (*2032*) war bei 21,7% der Kinder mit einem Geburtsgewicht unter 2500 g die Schwangerschaft durch eine Eklampsie kompliziert.

Die Letalität der Neugeborenen toxämischer Mütter ist in den letzten 20 Jahren mit der erfolgreichen diätetischen und medikamentösen Behandlung der Schwangerschaftsgestose von etwa 20% auf 4,6% gefallen (*3308*, *3796*). Grad 1 der mütterlichen Toxikose ist ohne Einfluß auf die Neugeborenensterblichkeit, bei Grad 2 betrug sie im Jahre 1946 20%, bei Grad 3 47% (*480*). ANSELMINO u. Mitarb. (*88*) geben für die Jahre 1951—1954 eine Gesamtletalität der Neugeborenen toxämischer Mütter von 9,2% an. Von 1955—1958 betrug sie 5,3%, von 1959—1962 4,3%. PUDER (*3167*) berichtet über eine Neugeborenensterblichkeit bei mütterlicher Eklampsie von 31,7% in den Jahren 1906—1955, von 5% in den letzten Jahren dieses Zeitabschnittes. BRASH (*438*) konnte schon 1949 bei Fetopathia toxaemica die Neugeborenensterblichkeit auf 5,2% senken gegenüber 2,9% in der Kontrollserie. In den hier zitierten Studien ist meistens nicht streng zwischen Neugeborenensterblichkeit und Totgeburten unterschieden, im allgemeinen ist die Gesamtsterblichkeit gemeint. HALLMAN u. Mitarb. (*1654*) hatten mehr Totgeburten als Todesfälle nach Einsetzen der Atmung. SOIVA und GRÖNROOS (*3588*) dagegen geben 4,9% Neugeborenenletalität und 2,8—3,5% Totgeburten an.

2. Gelegentlich kann auch ein mütterlicher Diabetes mit schweren vaskulären Nierenschäden Ursache von Dysmaturität und fetaler Hypotrophie sein. Solche Kinder werden dann ausnahmsweise nicht mit einem abnorm hohen Gewicht sondern untergewichtig geboren.

3. Auch übertragene Feten können, brauchen aber nicht dysmatur zu sein. In diesen Fällen ist dann die Placentainsuffizienz wohl durch die abnorm lange Schwangerschaft bedingt.

4. Intrauterine Infektionen, insbesondere solche mit Toxoplasmen, Listerien und Viren, können eine fetale Hypotrophie verursachen.

5. Auf S. 131 haben wir dargelegt, daß auch eine mütterliche Hyperthyreose Ursache einer Fetopathie mit Dysmaturität und Hypotrophie sein kann.

6. WILSON u. Mitarb. (*4198*) haben bei den stark untergewichtigen Kindern habituelles Vorkommen gefunden und von einem „Reproductive Failure" gesprochen. Auch Zwillinge oder einer von beiden sind oft zu klein für ihr Konzeptionsalter (*2631*, *2487*, *3233*). Schließlich gibt es echte genetische und durch Mißbildungen verursachte intrauterine Zwerge (*67*).

7. Kinder mit Chromosomenanomalien (s. S. 198) sind häufig zu leicht für ihr Gestationsalter.

8. RUSSELL (*3383*) beschrieb 1954 den nach ihm benannten intrauterinen Zwergwuchs mit dem typischen spitzen Gesicht, den zu kurzen Extremitäten und dem Makrocephalus.

9. Es gibt wahrscheinlich noch eine große Zahl anderer Faktoren, die mit und ohne Placentainsuffizienz das fetale Wachstum ungünstig beeinflussen. Zu alte oder ungewöhnlich junge Schwangere, Frauen aus niedrigen sozial-ökonomischen Klassen mit mangelhafter Ernährung während ihrer Kindheit haben häufiger als der Bevölkerungsdurchschnitt untergewichtige und/oder dysmature Kinder (*883*). Das gleiche gilt für Frauen, die stark rauchen (*2933*) sowie für unverheiratete Mütter. Unsere Kenntnisse über das Vorkommen des intrauterinen Minderwuchses sind noch sehr lückenhaft, da diese Kinder, entsprechend ihres Geburtsgewichtes, bisher unter die Frühgeborenen gerechnet werden.

c) Neurologische Symptome

Neugeborene mit fetaler Hypotrophie (small-for-dates infants) können ganz symptomlos sein, dysmature Neugeborene sind es per definitionem (s. S. 247) nicht. Small-for-dates infants, die nicht dysmatur und dystroph sind, sind scheinbar von den zu früh geborenen Kinder gleichen Gewichtes nicht zu unterscheiden. Doch dieser Anschein trügt und besonders die Erforschung der Neurophysiologie dieser Kinder hat wichtige Unterschiede zu Frühgeborenen und erstaunliche Übereinstimmungen mit normalgewichtigen Neugeborenen gleichen Konzeptionsalters aufgedeckt. Das EEG, während der letzten Fetalwochen ein zuverlässiger Anzeiger für die Hirnreifung, entspricht mit den wesentlichen Potentialmustern in allen Schlafstadien dem Konzeptionsalter, nicht dem Gewicht und nicht dem Lebensalter des Kindes. Auch die Entwicklung der Neugeborenenreflexe vollzieht sich weitgehend unabhängig vom Gewicht und vom Geburtstermin. Die Meilensteine der motorischen Entwicklung werden zeitgerecht, nicht gewichtsgerecht, durchlaufen (*1429*, *1430*, *3399*, *284*, *1983*, *139*, *457*, *3300*). Auch die bioelektrischen Antworten auf akustische Reize (akustisch evozierte Potentiale) entsprechen bei hypotrophen Neugeborenen nach 40 Wochen Gestationsdauer den reifen Kindern, nicht den gleichgewichtigen Frühgeborenen (*3722*). Schließlich erreichen auch das Hirngewicht und die Faltung der Hirnoberfläche zu bestimmten Zeiten der Schwangerschaft weitgehend konstante Zahlen und Ausmaße, die auch bei untergewichtigen Kindern besser als für die anderen Organe eingehalten werden (*2321*, *1592*). Es ist allerdings vom Zeitpunkt und der Zeitdauer der intrauterinen Mangelernährung abhängig, wie stark auch das Hirngewicht von der Norm abweicht. Fällt die Mangelernährung in eine Zeit stürmischer Markscheidenbildung, inkorporiert das Gehirn wenig Cerebroside und bleibt im Wachstum hinter der Norm zurück (*819*, *266*). In Zeiten geringer Markscheidenbildung beeinflußt eine Mangelernährung das Hirngewicht kaum (*1000*, *984*).

Die neurologische Symptomatologie der hypotrophen Neugeborenen ist unterschiedlich je nach ihrem Konzeptionsalter. Ein 1000 g schweres Kind nach 35 Wochen Schwangerschaftsdauer ist zu klein für sein Gestationsalter, es ist aber trotzdem ein Frühgeborenes und wird sich neurologisch und neurophysiologisch wie ein Frühgeborenes von 35 Wochen verhalten (s. S. 47). Es wird 5 Wochen nach der Geburt neurologisch reif sein. Ein 1800 g schweres Kind nach 40 Wochen Schwangerschaftdauer wird sich dagegen gleich nach der Geburt wie ein normalgewichtiges, reifes Neugeborenes verhalten.

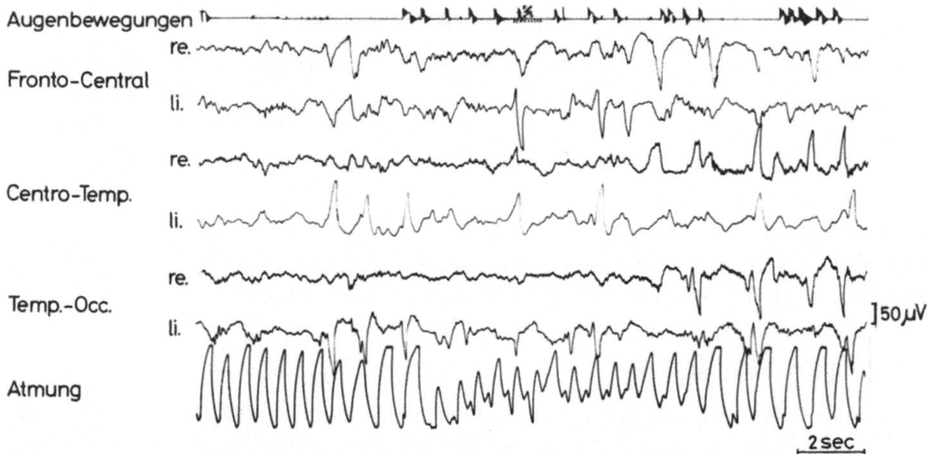

Abb. 101. Elektroencephalogramm eines dysmaturen, hypotrophen, reifen Neugeborenen, dessen Krankheitsverlauf in Abb. 102 dargestellt ist. Das Elektroencephalogramm wurde während des aktiven Schlafes (s. S. 54) abgeleitet. Es enthält viele hochamplitudige und steil abfallende Theta- und Delta-Wellen, sog. Krampfpotentiale

Alle bisherigen Befunde deuten darauf hin, daß die neurologische Entwicklung in Abhängigkeit vom Gestationsalter erfolgt. Damit ist in den letzten Jahren wieder ein wesentliches Argument gegen die Gewichtsdefinition der Frühgeburt entstanden. Diese Grundkonzeption wird auch dann richtig bleiben, wenn wir bei der eben erst begonnenen Erforschung der untergewichtigen Neugeborenen in Zukunft Unterschiede zu normalgewichtigen Kontrollen ziemlich sicher finden werden. Die Einwände, daß das Konzeptionsalter bei den bisher untersuchten hypotrophen Neugeborenen nicht hinreichend sicher bekannt war und daß die Neugeborenen-Normalgewichte in den Frühgeborenen-Zentren von Denver, New York, Paris, Prag und Göttingen nicht auf alle Populationen zutreffen und daß damit die Definition des untergewichtigen Neugeborenen nicht weltweit die gleiche sein kann, all diese Einwände bestehen zu Recht und werden bei zukünftigen Studien besser beachtet werden müssen. Trotzdem gehört die Definition des Frühgeborenen nach dem Gewicht der Vergangenheit an. Das hypotrophe, untergewichtige Neugeborene, das „small-for-dates infant", ist gerade hinsichtlich seiner neurophysiologischen Symptomatik und seiner Entwicklung eine Besonderheit.

Unabhängig von den neurophysiologischen Eigenarten, die durch das jeweilige Gestationsalter bedingt sind, haben hypotrophe und dysmature Neugeborene gelegentlich abnorme neurologische Symptome (*4265*, *1672*, *2731*, *748*, *752*, *2855*, *2853*, *483*, *4268*, *3233*, *1731*). Hypotrophe oder dysmature Kinder können übererregbar sein und manchmal Neugeborenenkrämpfe haben. In solchen Fällen ist der Muskeltonus meist erhöht, manchmal besteht eine Hemihypertonie. Zu der allgemeinen Skeletmuskelhypertonie kontrastiert dann aber eine auffällige Unfähigkeit der Kinder, den Kopf zu halten. In schwereren Fällen, offenbar ist das sogar häufig der Fall, sind die Kinder aber apathisch und hypoton, sie trinken langsam und saugen kraftlos. Häufiger als Krämpfe treten Apnoeanfälle mit Cyanose auf. In solchen Fällen ist auch das EEG schwer abnorm (Abb. 101). Dysmature Neugeborene haben im allgemeinen einen typischen, wachen Gesichtsausdruck. Die Kinder schreien manchmal kaum oder nur wimmernd, gelegentlich aber kurzfristig schrill. Die Symptome können bereits in den ersten Lebensstunden, häufiger aber am 2. oder 3. Lebenstag einsetzen und über Tage andauern.

d) Pathologische Physiologie der Dysmaturität und Hypotrophie

Cornblath u. Mitarb. (*748*) haben seit 1959 die neurologischen Symptome dysmaturer und hypotropher Neugeborener als symptomatische Hypoglykämien bezeichnet, wenn Blutzuckerwerte unter 20 mg-% gemessen werden. Etwa 6% der hypotrophen Neugeborenen haben eine solche symptomatische Hypoglykämie (*867*). Nicht alle hypotrophen Neugeborenen mit den beschriebenen Symptomen haben Hypoglykämien, und viele Neugeborene mit ähnlich niedrigen Blutzuckerwerten sind symptomlos. Die Hypoglykämie tritt frühestens $2^1/_2$ Std nach der Geburt, häufiger während des 1. oder 2. Lebenstages auf und hält meistens für 6—8 Tage an (*748*, *752*, *2855*, *2851*, *4268*, *3233*). Inwieweit aber alle beschriebenen neurologischen Symptome tatsächlich Folge einer Hypoglykämie sind, möchten wir offen lassen (*1228*). Andererseits sollte die frühere Lehrmeinung, daß die Neugeborenen-Hypoglykämien nur ausnahmsweise Symptome verursachen, neu geprüft werden. Die relativ spät einsetzende, lang anhaltende und sehr hartnäckige Hypoglykämie der hypotrophen und dysmaturen Neugeborenen ist jedenfalls ganz anders und wahrscheinlich ernster zu beurteilen als der unmittelbar postnatale, flüchtige Blutzuckerabfall bei Kindern diabetischer Mütter. Anderson u. Mitarb. (*73*) sahen Glia- und Ganglienzellnekrosen bei zwei Neugeborenen, die nach schwerer und langdauernder Hypoglykämie mit Krämpfen verstarben. Diese Veränderungen sind denen bei Erwachsenen nach Insulinschocks ähnlich (*2335*).

Die Pathophysiologie der Kinder mit Placentainsuffizienzsyndrom erschöpft sich nicht in der Hypoglykämie. Von Cornblath u. Mitarb. (*752*) wird erwähnt, daß einige Neugeborene mit ähnlichen Symptomen und gleicher Vorgeschichte auch eine Hypocalcämie haben. Dysmature Neugeborene haben häufig eine Polyglobulie mit Hämatocritwerten über 70% (*2550*, *1026*, *654*, *4245*, *4104*, *1479*). Walker (*4052*), Minkowski und St.-Anne Dargassies (*2731*), Rooth und Sjöstedt (*3318*, *3539*) haben bei fetopathia toxaemica eine verminderte O_2-Spannung im Blut der Nabelvene gefunden. Obgleich die Werte schon normalerweise eine große Streubreite haben und ihre Beweiskraft heute angezweifelt wird, ist eine intrauterine Hypoxie bei Placentainsuffizienz diskutabel (*704a*, *3656*). Auch die verstärkte metabolische Acidose im Nabelschnurblut der Kinder toxämischer Mütter kann vielleicht mit einer Hypoxidose infolge Placentainsuffizienz erklärt werden (*2287*).

Schließlich ist zu prüfen, inwieweit die neurologischen Symptome hypotropher Neugeborener Folge einer Hirnblutung oder einer postnatalen Asphyxie sind, beides wurde von BRASH (*438*) vermehrt bei Neugeborenen toxämischer Mütter gefunden.

Bei hypotrophen und dysmaturen Kindern ist der Serumgehalt an freien Fettsäuren vermehrt (*2656*). Ihr postnataler Gewichtsverlust ist geringer als der normalgewichtiger Kinder (*3355*). Interessanterweise ist das Serumbilirubin bei den dysmaturen Kindern toxämischer Mütter niedriger als bei Kontrollen gleichen Gestationsalters (*3355*, *4244*, *197*, *2690*).

e) Therapie

Zum Thema der Schwangerschaftsfürsorge sowie der Geburtsleitung bei Post- und Dysmaturität sei auf die gynäkologische Literatur verwiesen. Übertragungen sind seltener als früher angenommen Ursache der Dysmaturität, da nur etwa 20% der übertragenen Kinder dysmature Symptome bekommen. Immerhin gilt für viele Geburtshelfer die Regel, die Schwangerschaft in der 42. Woche zu beenden. Die diätetische und medikamentöse Behandlung der Präeklampsie und Eklampsie ist vielleicht das wichtigste Prophylaktikum gegen die fetale Dysmaturität.

Die Behandlung der Neugeborenen richtet sich nach den drei wesentlichen pathophysiologischen Befunden:

1. Hypoxie — Asphyxie — Hirnblutung. Einige Grundsätze der Behandlung dieser Gegebenheiten sind auf S. 303 besprochen.

2. Hypocalcämie oder andere Störungen des Elektrolyt- und Säurebasenstoffwechsels. Ihre Behandlung ist auf S. 359 besprochen.

3. Hypoglykämie.

Sinkt der Blutzuckergehalt unter 30 mg-% bei reifen und 20 mg-% bei unreifen Neugeborenen ab und haben die Kinder neurologische Symptome, sollte man ihnen Glucose zuführen. Eine ähnliche Indikation haben wir auch für die Behandlung der Kinder diabetischer Mütter mit Hypoglykämie auf S. 245 empfohlen. Orale Glucosegaben sind bei hypotrophen Neugeborenen mit hartnäckiger Hypoglykämie wirkungslos, es sei denn, sie werden mit sehr hohen Dosen von Prednisolon (12,5—25 mg) kombiniert (*2851*, *2852*, *2853*, *783*). Auch Glukagon erhöht den Blutzuckergehalt bei hypotrophen Neugeborenen nicht, da die Kinder keine Glykogenreserven haben. Die intravenöse Behandlung mit 10% Glucose und Prednisolon oder ACTH muß meist über mehrere Tage durchgeführt werden. Wir geben daher 60—100 cm^3/kg/Tag einer 10—15%igen Glucoselösung als Dauertropf, der wir 2 mEq/kg/Tag Na^+ und, vom 4. Tag an, 1 mEq/kg/Tag K^+ zusetzen (*3728*), falls nicht begleitende Elektrolytstörungen eine Änderung dieser Infusionsschemata bedingen. MILLER (*2705*) hat vor der kritiklosen Anwendung der Glucoseinfusionen in der Neugeborenenperiode gewarnt. Von vielen Autoren wird aber die Glucosebehandlung hypoglykämischer Neugeborener als wesentlicher Fortschritt angesehen. Die symptomatische Hypoglykämie wird aber nur dann als Erkrankung sui generis akzeptiert, wenn die Symptome nach der

Glucosezufuhr verschwinden. Viele Neugeborene mit perinatalen Hirnschäden haben Hypoglykämien, deren Beseitigung wahrscheinlich nur wenig zur Gesundung dieser Kinder beiträgt.

In der Abb. 102 haben wir Befunde und Verlaufskurve eines dysmaturen Kindes dargestellt. Dieses Kind zeigt besonders deutlich, wie mannigfach die

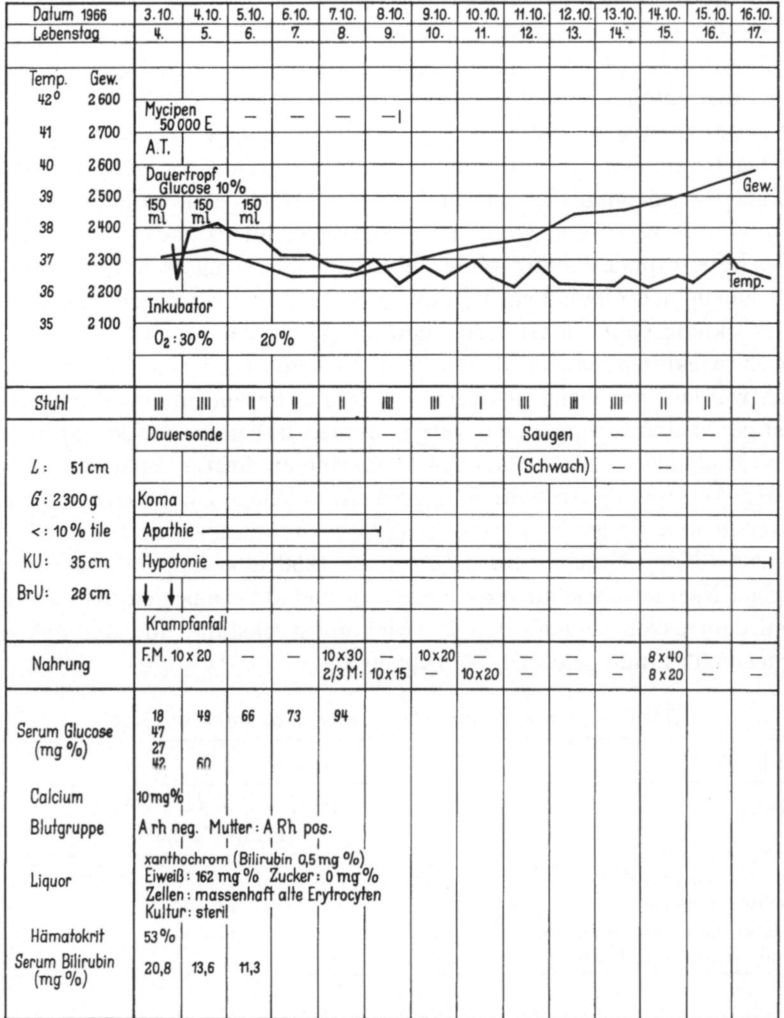

Abb. 102. Krankheitsverlauf eines dysmaturen und hypotrophen Neugeborenen, dessen Elektroencephalogramm in Abb. 101 dargestellt ist

Störungen sein können und wie schwer es ist, eine davon als Ursache der neurologischen Symptome oder der Folgeerscheinungen verantwortlich zu machen.

f) Die Entwicklungschancen dysmaturer und hypotropher Kinder

Unsere Kenntnisse über die fetale Hypotrophie mit und ohne Dysmaturität sind auch geeignet, einige Vorstellungen über die Lebensaussichten der Kinder unter 2500 g zum Teil erheblich zu modifizieren. Die unmittelbar postnatale

Mortalität der untergewichtigen Neugeborenen ist geringer als die der Frühgeborenen mit gleichem Gewicht (*883*, *4280*). NARBOUTON u. Mitarb. (*2832*) hatten unter den hypotrophen reifen Neugeborenen eine Letalität von 11%, unter Frühgeborenen eine Letalität von 29%. Hypotrophe, reife Neugeborene haben keine Apnoen (*3077*) und selten Lungenentfaltungsstörungen (*2901*).

Zur Beurteilung der psychoneurologischen Entwicklungschancen ist es notwendig, die Gruppe der hypotrophen Neugeborenen je nach Ursache aufzugliedern. Schon PFAUNDLER (*3077*) vermutete, daß die untergewichtigen Neugeborenen häufiger Entwicklungsanomalien zeigen als gleichgewichtige Frühgeborene (*4280*). Das ist sicher richtig, da unter den hypotrophen Neugeborenen viele Kinder mit Fetopathia toxaemica, mit Mißbildungen, Chromosomenanomalien und pränatalen Encephalomeningitiden zu finden sind. Nach den vorläufigen Untersuchungen von BABSON und OLMSTED (*140*) erscheint es dagegen zweifelhaft, ob auch die hypotrophen Kinder ohne belastende Schwangerschaftsanamnese und mit normalem neurologischen Verhalten in der Neugeborenenperiode schlechtere Entwicklungschancen als normalgewichtige Kinder haben.

Die Entwicklungschancen dysmaturer Neugeborener von Müttern mit einer Toxämie wurden von vielen Autoren, die kleine Serien untersuchten und meist kurzfristige Nachuntersuchungen vorgenommen haben, zunächst als normal bezeichnet (*3252*, *3960*, *2498*, *2408*, *1654*). Einzelne ungünstige Spätverläufe wurden von diesen Autoren als Ausnahme angesehen. Solche Ausnahmen häuften sich in den untersuchten Serien von ENTRES (*1180*), DUBRANSKY und OTT (*1073*) und SCHACHTER (*3637*). SIERIG (*3510*) hat dann 1950 eine kontrollierte Studie mit dreijähriger Nachuntersuchungszeit vorgelegt und dabei eine deutliche Korrelation zwischen dem psychosomatischen Entwicklungsrückstand und der Schwere der mütterlichen Toxämie gefunden (s. Tabelle 8).

Tabelle 8. *Kinder toxämischer Mütter nach 3 Jahren* (*3510*)

Mütterliche Toxämie	Grad 1	2	3
Verstorben	1,4%	6,5%	25%
		(Kontrolle 0,9%)	
Psychomotorisch retardiert	0%	9,2%	12,6%
Sprachschwierigkeiten		13,7%	
Andere Erkrankungen wie Asthma, Tuberkulose, Herz- und Nierenkrankheiten		17,5%	

ENGLESON u. Mitarb. (*1178*) beobachteten signifikant häufiger als bei Kontrollen eine retardierte psychomotorische Entwicklung bei Kindern mit Dysmaturität. PASAMANICK und LILIENFELD (*3006*) fanden 1955 in einer retrospektiven Studie bei neurologisch abnormen Kindern signifikant häufiger Anomalien der Schwangerschaft, insbesondere eine Toxämie. Diese „chemischen" Störungen von Schwangerschaft und Geburt waren in der Studie dieser Autoren häufiger als das Geburtstrauma Ursache psychomotorischer Defekte. Schließlich haben CORNBLATH (*748*), NELIGAN (*2855*), REISNER (*3233*) und HAWORTH (*1731*) Einzelfälle mitgeteilt, bei denen sie einen Zusammenhang zwischen neonataler Hypoglykämie und psychomotorischer Entwicklungsstörung vermuteten. Dabei handelt es sich um dysmature Neugeborene mit und ohne mütterlicher Toxämie.

XIV. Die Bedeutung der Geburt für das Nervensystem unreifer Neugeborener

a) Vorbemerkung

1948 empfahl die Weltgesundheitsorganisation, alle Kinder mit einem Geburtsgewicht von 2500 g und darunter einheitlich als Frühgeborene zu klassifizieren. Obwohl schon damals lange bekannt war (*3077*), daß eine nicht unbeträchtliche Anzahl von Kindern trotz ausgetragener Schwangerschaft bei Geburt mehr oder minder erheblich unter 2500 g wiegt, hatten sich die meisten Länder dieser Definition angeschlossen. Neuerdings ist diese Frage wieder aufgegriffen worden (s. S. 247). So fand DAWKINS (*884*) unter 16994 Neugeborenen 1139 Kinder mit einem Gewicht unter 2500 g. 313 von diesen (= 27%) hatten ein Gestationsalter von mehr als 273 Tagen und konnten daher nicht als Frühgeborene bezeichnet werden.

Die Weltgesundheitsorganisation hat diesen Tatsachen dadurch Rechnung getragen, daß sie 1961 aus ihrer Definition das Wort „premature" gestrichen und durch „infants of low birth weight" ersetzt hat. Da jedoch auch dann noch alle Kinder unter 2500 g Geburtsgewicht statistisch in einer Gruppe vereint werden — unter welchem Namen auch immer — bleibt es dabei, daß Kollektive verschiedener Quantität und Qualität in unzulässiger Weise zur Deckung gebracht werden. PFAUNDLER (*3077*) hat 1941 den Vorschlag gemacht, von *Mangelgeburt* zu sprechen. Der Name hat sich nicht eingebürgert, wahrscheinlich, weil auch er nicht erkennen läßt, worum es sich im Einzelfall handelt. Das Schicksal der „small-for-dates infants" (s. S. 246) hängt weitgehend von der Ursache ihrer Hypotrophie ab. Kinder kleiner Eltern sind „gesunde" Hypotrophe und praktisch gesunden Neugeborenen gleichzusetzen. Hypotrophe nach langdauernder Toxämie [chronischer „foetal distress", GRUENWALD (*1595*)] sind dagegen hochgradig gefährdet und zeigen eine hohe Morbidität. Ähnlich verhält es sich bei chronischen Schwangerschaftsinfektionen (s. S. 379).

Alle Untersuchungen, die diese Unterschiede zwischen frühgeborenen und hypotrophen Kindern nicht beachten, sind daher von vornherein mit einem Fehler behaftet. Praktisch sind das die meisten einschlägigen Publikationen bis in die letzten Jahre. Dies muß bei den folgenden Darlegungen generell beachtet werden. Nahezu alle Fragen der Frühgeborenenpathologie müßten erneut aufgegriffen und notfalls korrigiert werden.

Es kommt hinzu, daß auch die wirklich zu früh geborenen Kinder keine „Krankheitseinheit" darstellen. Ein Frühgeborenes von 1000 g stellt biologisch und medizinisch etwas anderes dar als ein solches von 2400 g, das definitionsgemäß zur gleichen Neugeborenengruppe gehört. Untersuchungsergebnisse und statistische Aussagen, die von einem Frühgeborenen*kollektiv* ausgehen — und das sind bei weitem die meisten — müssen daher zu weit streuenden Ergebnissen kommen, wie dies ja auch tatsächlich der Fall ist und in den folgenden Ausführungen zutage treten wird. Alle Aussagen über Befunde und Untersuchungen an Frühgeborenen sind nur zu beurteilen, wenn sie Angaben über die Zusammensetzung des untersuchten Kollektivs, insbesondere über die Geburtsgewichte und — wenn möglich — das Gestationsalter enthalten.

Ferner muß die Tatsache berücksichtigt werden, daß sich die Aufzuchtsbedingungen seit der systematischen Erforschung der Frühgeborenenphysiologie und -pathologie in den letzten 45 Jahren erheblich gebessert haben. Dies betrifft sowohl die pädiatrischen Methoden der Aufzucht und Behandlung von Frühgeborenen wie die gynäkologischen Methoden der Geburtsleitung bei vorzeitig endender Schwangerschaft. Demgemäß muß bei Arbeiten zur pathologischen Anatomie — der zuerst systematisch erforschten Seite der Pathologie des Frühgeborenen — wie der Überlebensaussichten und der Folgezustände Zeit und medizinischer Stand der Veröffentlichung berücksichtigt werden.

Die große Bedeutung, die die Sterblichkeit der ersten Lebenstage im Rahmen der gesamten Säuglingssterblichkeit besitzt, wurde in Deutschland erstmalig durch DIETRICH 1907 erkannt. Sie ist im wesentlichen durch die hohe Sterblichkeit von Frühgeborenen bedingt. Diese Tatsache hat sich bis heute nicht geändert. Bei einer 1958—1959 durchgeführten Sondererhebung in England und Wales waren 23% aller männlichen und 22% aller weiblichen perinatal gestorbenen Neugeborenen frühgeborene Kinder (*472*). Die systematische Erforschung der Ursachen dieser Frühgeborenensterblichkeit begann vor allem durch die Veröffentlichungen YLPPÖs im Jahre 1919. YLPPÖ (*4284*) trat damals der Ansicht entgegen, daß in der Sterblichkeit der Frühgeborenen im wesentlichen die Unfähigkeit unreifer Kinder zu extrauterinem Leben zum Ausdruck komme. Er wies nach, daß man in der Regel bei der Obduktion frühgeborener Kinder pathologisch-anatomisch greifbare, den Tod der Kinder erklärbare Befunde erheben könne, und zwar vorwiegend intrakranielle, intrapulmonale und gastrointestinale venöse Blutungen. Hinsichtlich der intrakraniellen Blutungen fand YLPPÖ lokalisatorische Gesetzmäßigkeiten, die alle Nachuntersucher bis heute bestätigt haben. Im Gegensatz zu den Blutungen, die man bei reifen Neugeborenen nach traumatisierender Geburt finden kann, handelt es sich nämlich bei Frühgeborenen, in deren Anamnese eine schwere oder komplizierte Geburt viel seltener ist, weniger um subdurale, mit Einrissen des Tentoriums oder der Falx einhergehende Blutungen, sondern überwiegend um subarachnoidale-leptomeningeale sowie para- und intraventriculäre Blutungen, die primär die Seitenventrikel betreffen und von dort in den 3. oder 4. Ventrikel oder darüber hinaus übertreten. Diese Befunde sind durch umfassende Untersuchungen vieler Autoren bestätigt und ergänzt worden (*3750, 3751, 3754, 3509, 1615, 1200, 4062, 908, 1483, 2322, 999, 3684, 3612, 3612a*).

Heute wissen wir, daß das Leben und die Gesundheit der Frühgeborenen nicht nur durch Hirnblutungen gefährdet sind. Folgende Faktoren können alleine oder kombiniert eine höhere Letalität und eine Beeinträchtigung der psychomotorischen Entwicklung von Frühgeborenen bewirken:

1. Intrauterine Mangelernährung infolge Placentainsuffizienz. Wir haben diese Probleme in einem eigenen Kapitel (XIII) im Zusammenhang mit den hypotrophen Neugeborenen dargestellt. Frühgeborene sind u. U. nicht nur unreif, sondern auch für ihr Gestationsalter zu leicht. Wahrscheinlich liegen bei vielen, insbesondere den sehr kleinen Frühgeborenen ähnliche placentare Mangel- oder Fehlversorgungen vor, wie wir sie im Kapitel XIII beschrieben haben.

2. Infektionen. Im Kapitel XVIII werden wir zeigen, daß intrauterine Infektionen einerseits häufig zur vorzeitigen Beendigung der Schwangerschaft

führen, daß aber andererseits Frühgeborene besonders schutzlos gegenüber einer Erregerinvasion sind. Da diese Infektionen häufig das Nervensystem mit einbeziehen, sind Erreger-bedingte Erkrankungen des Nervensystems und ihre Folgezustände bei Frühgeborenen häufiger als bei reifen Neugeborenen.

3. Die natalen Encephalopathien des Frühgeborenen — Hirnblutung und Hypoxie — davon wird in diesem Kapitel die Rede sein.

4. Postnatale Hypoxien und die sie begleitenden Elektrolytstoffwechselstörungen als Folge der Ateminsuffizienz des Frühgeborenen werden z.T. in diesem, z.T. im Kapitel XVI besprochen.

5. Schließlich sollen noch postnatale Schädigungsquellen erwähnt werden, deren Bedeutung für das menschliche Frühgeborene wenig bewiesen aber auf Grund von Tierversuchen zunehmend diskutiert wird. Für den Aufbau und die funktionelle Entwicklung des Nervensystems ist zu jeder Zeit der fetalen Entwicklung eine qualitativ adäquate und quantitativ ausreichende Ernährung notwendig, die im allgemeinen über die intakte Placenta der gesunden Mutter gewährleistet ist. Fehl- und Mangelernährungen tierischer Feten zu bestimmten Zeiten der Entwicklung können charakteristische anatomische und funktionelle Entwicklungsanomalien hervorrufen (*1960*, *3784*, *819*, *984*, *4170a*, *871a*). Die vorzeitige Geburt beinhaltet eine Belastung mit Nahrungsstoffen und eventuell Arzneimitteln sowie eine Exposition gegenüber Umweltreizen, die eine drastische Veränderung gegenüber dem normalen intrauterinen Milieu darstellen und deren positive oder negative Bedeutung für die psychomotorische Entwicklung wir nicht überschauen. Als Beispiele erwähnt seien die mangelhafte Toleranz des Frühgeborenen gegenüber sauren Nahrungsvalenzen (*1052a*), Phenylalanin (*2665*) und einer Anzahl von Medikamenten. Vor allem letzteres wird viel zu wenig beachtet wie die Erkrankungen nach Vitamin K, Chloramphenicol und Sulfonamiden bewiesen haben. Jedes neue Medikament sollte bei Früh- und Neugeborenen zunächst nur unter den Bedingungen wissenschaftlicher Erprobung eingesetzt werden, auch wenn es bei älteren Kindern und Erwachsenen seine Ungefährlichkeit bereits bewiesen hat. Für den Routinegebrauch sind nur solche Medikamente erlaubt, deren Nebenwirkungen in dieser Altersklasse genau erforscht und deren günstige Wirkungen nicht nur durch „klinische Eindrücke" sondern durch statistisch einwandfreie Untersuchungen belegt sind.

b) Häufigkeit und klinische Bedeutung der intrakraniellen Blutungen

Über die Häufigkeit der intrakraniellen Blutungen und über ihre klinische Bedeutung gehen die Meinungen weit auseinander. Zum Teil hängen die Differenzen, wie eingangs erwähnt, davon ab, aus welcher Zeit die Berichte stammen. Sodann ist es natürlich von Bedeutung, ob die Untersuchungen an lebenden oder nur an verstorbenen Kindern durchgeführt worden sind. Da die Symptomatologie einer intrakraniellen Blutung beim Frühgeborenen dürftig und eintönig ist, sind alle an lebenden Kindern gestellte Diagnosen mit einem Unsicherheitsfaktor belastet. Jedoch stimmen nicht einmal die Zahlenangaben der sich auf autoptische Befunde stützenden Pathologen einigermaßen überein. Sicherlich spielt hierbei die Sorgfalt eine Rolle, mit der die autoptische Hirnuntersuchung durchgeführt wurde. Denn zweifellos entgehen bei routinemäßiger Sektionstechnik manche

Blutungen der Beobachtung. Außerdem herrscht keine Übereinstimmung darüber, ob jede kleine petechiale Blutung als pathologisch zu werten ist, oder angesichts der Tatsache, daß die Frucht ja mit Muskelkraft durch einen engen Geburtskanal getrieben werden muß, nicht eher als „fast physiologisch" (*3085, 1143*) angesehen werden darf. YLPPÖ (*4284*) fand 1919 bei 103 Frühgeborenen, bei denen er eine Schädel- und Rückenmarkssektion durchführte, Hirn- und Rückenmarksblutungen bei Kindern

unter 1000 g Körpergewicht in 90%,
von 1001—1500 g Körpergewicht in 76%,
von 1501—2000 g Körpergewicht in 35%,
von 2001—2500 g Körpergewicht in 26%.

So hohe Zahlen werden heute meist nicht mehr genannt. Unter 520 frühgeborenen Kindern, die in der Göttinger Kinderklinik zwischen 1957—1963 gestorben sind, und von denen 464 obduziert wurden, fanden sich Hirnblutungen nur bei 25%. FRITZE (*1347a*) hat eine Aufteilung der Blutungslokalisation dieses Krankengutes vorgenommen. Intra- und paraventriculäre Blutungen stellten mit 46,4% das Hauptkontingent. Die subduralen und subtentoriellen mit Falx- und Tentoriumrissen einhergehenden Blutungen waren bei 30% der an intrakraniellen verstorbenen Kindern zu finden. SCHNEEGANS (*3696*) berichtet über 44,2% (103mal bei 233 verstorbenen Frühgeborenen). An der Münchner Kinderklinik wurden in rund 28% der gestorbenen Frühgeborenen Hirnblutungen gefunden (*291*), ESSBACH (*1200*) gibt eine Zahl von 36% an. SCHMIDT (*3684*) traf bei 159 von ihm obduzierten Frühgeborenen 75mal auf intrakranielle Blutungen (47,2%), während 160 reif geborene Kinder nur in 8,6% Blutungen zeigten. Aus dem Krankengut der Universitäts-Kinderklinik Helsinki veröffentlichte AHVENAINEN (*34*) folgende Tabelle:

Intrakranielle Blutungen bei autoptisch untersuchten Frühgeborenen 1948—1956:

Alter bei Tod:

Unter 3	Tage	35%	26%
3—6	Tage	27%	
7—27	Tage	14%	

KUNSTADTER (*2282*) fand bei 332 obduzierten Frühgeborenen in Chicago 154mal intrakranielle Hämorrhagien (45%). HALLER u. Mitarb. (*1650*) zählten die Befunde von 566 verstorbenen Frühgeborenen des Johns-Hopkins-Hospitals aus. Sie werteten allerdings nur größere intrakranielle Hämorrhagien, die als alleinige Todesursache angesehen werden konnten. Diese fanden sie nur bei 7,8%. IIDA (*1978*) traf bei 170 autoptisch kontrollierten Frühgeborenen sogar nur in 6% eine intrakranielle Blutung. In seinem Krankengut überwogen die Infektionen verschiedenster Art als Todesursache bei weitem. Bei 37 Obduktionen von Kindern mit Geburtsgewichten zwischen 880 und 4200 g fanden GOERTTLER und DRAISBACH (*1483*) intraventriculäre Blutungen in 21% in der Gruppe unter 2500 g, zu 7% in der Gruppe der reifen Kinder.

Diese in weitem Bereich variierenden Befunde hängen, wie erwähnt, vermutlich weitgehend von der Zusammensetzung des Mangelgeburtenkollektivs ab, außerdem selbstverständlich auch davon, ob die Untersuchung sich auf ein nach

Geburtstrauma ausgelesenes Krankengut stützt. So fand GLEISS (*1478*) bei 112 traumatisierten Frühgeborenen 57mal eine Ventrikelblutung und 56mal Blutungen mit Duraverletzungen. Nach AHVENAINEN (*35*) dürfte rund ein Viertel aller Frühgeborenen einer intrakraniellen Blutung erliegen, nach KUNSTADTER (*2282*) etwa 18%. Daß intracerebrale Blutungen seltener diagnostiziert werden als sie vorliegen, hat GENZ (*1418*) durch Gegenüberstellung der ärztlichen Totenscheine und des Obduktionsergebnisses bewiesen. Auf Totenscheinen werden Kinder mit intrakraniellen Blutungen nicht selten unter den Diagnosen Herzfehler, Asphyxien und Pneumonien registriert.

c) Pathologische Anatomie der intrakraniellen Blutungen bei unreifen Neugeborenen

Demnach stellen sich die Blutungen, die bei in den ersten Lebenstagen gestorbenen unreifen Neugeborenen gefunden werden, folgendermaßen dar: Vorwiegend sind zwei Regionen betroffen, erstens die subarachnoidale-leptomeningeale Region, zweitens das Quellgebiet der Vena cerebri magna (GALENI), und zwar hier fast elektiv die Vena cerebri interna, die Vena thalamostriata seu terminalis, die Vena chorioidalis der Seitenventrikel, die Vena ventriculi lateralis.

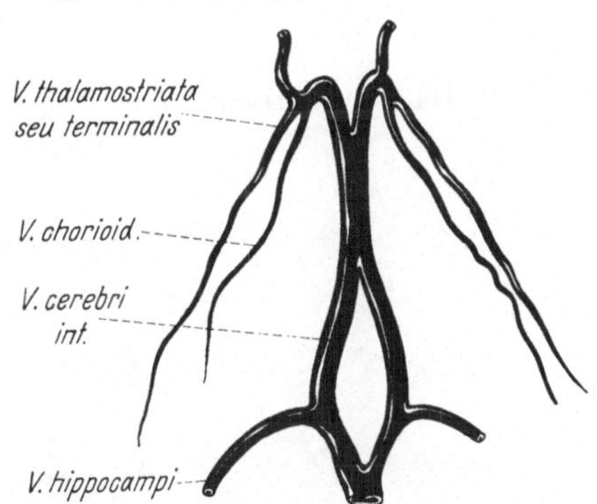

Abb. 103. Die Venae terminales seu thalamostriatae, die am Boden der Seitenventrikel verlaufen, vereinigen sich in der Nähe des Foramen Monroi mit den Venae septi pellucidi und den Venae chorioideae zu den Venae cerebri internae, die im Dach des III. Ventrikels dorsal verlaufen, um sich zur Vena cerebri magna (GALENI) zu vereinigen, die in den Sinus rectus mündet

Die leptomeningealen Blutungen bevorzugen die occipitalen Hirnteile, besonders den parieto-occipitalen Haubenbereich, sowie das Kleinhirn, während Blutungen in die Leptomeninx des vorderen Großhirns nur selten angetroffen werden. Vermutlich hängt diese Lokalisation mit der besonderen mechanischen Gefährdung des in der Geburt vorausgehenden Hinterhauptes zusammen. Jedoch kommen Blutungen zuweilen auch an der Basis vor. Nach SCHMIDT (*3684*) handelt es sich um kleine Blutungen, die selten Linsengröße überschreiten und die, wie histologisch nachweisbar ist, nicht im Maschenwerk zwischen Arachnoidea und Pia mater sondern subpial liegen, wobei die Pia mater der Kleinhirnoberfläche abgehoben wird. Größere Blutungen ergießen sich jedoch zwischen die Hirnhäute. Blutungen über der Großhirnrinde zeigen nur selten eine corticale Beteiligung. Diese Tatsachen bieten einen noch später zu erörternden Gegensatz zu den neurologischen Folgen der intrakraniellen Blutungen, deren Lokalisation bereits CUSHING (*824*) erörtert hat. Noch selektiver ist die Topik der Blutungen im Einzugsgebiet der Vena cerebri magna. Die Abb. 103 gibt schematisch eine Darstellung der anatomischen Anordnung dieser Venen.

Abb. 104 gibt eine schematische Darstellung der Lage dieser paraventriculären Blutungen bei Frühgeborenen in Frontalansicht und Abb. 105 zeigt die Lokalisation solcher Blutungen aus dem Quellgebiet der inneren Hirnvenen im Sagittal-

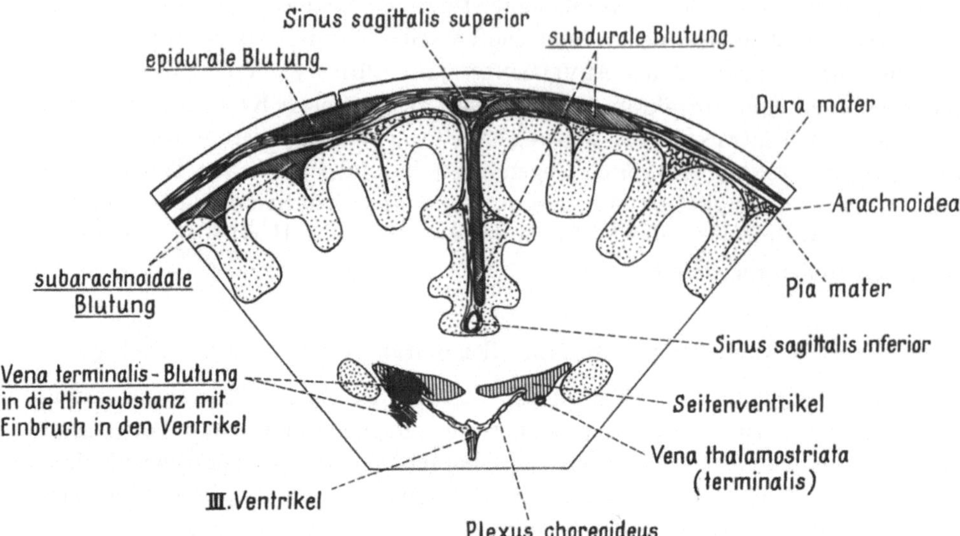

Abb. 104. Halbschematische Darstellung intrakranieller Blutungstypen beim Neugeborenen. (Nach HAUPT, *1724*)

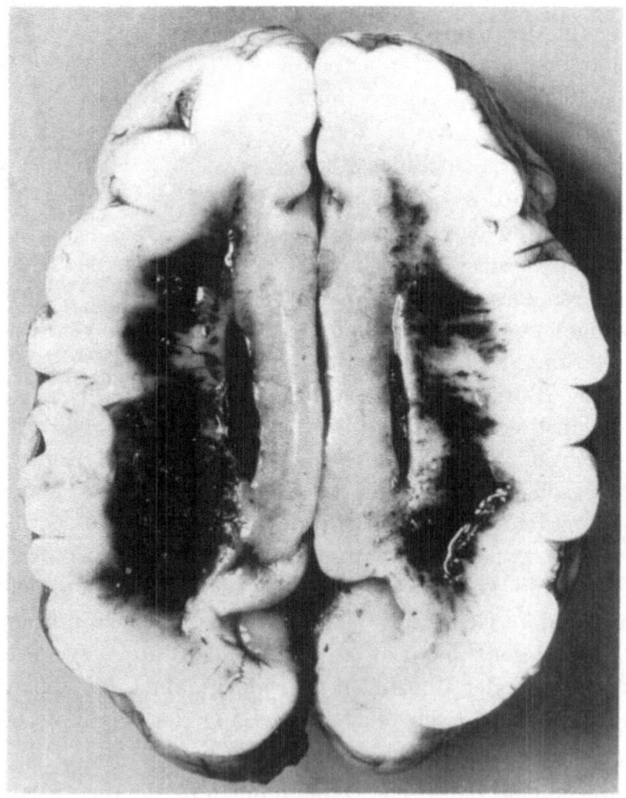

Abb. 105. Hämorrhagische Infarzierung des Großhirnmarkes beiderseits im Wurzelgebiet der inneren Hirnvenen. (Horizontalschnitt in Höhe des Balkens.) (Nach SCHMIDT, *3684*)

schnitt. Die mildeste Form der Zirkulationsstörungen stellen Stauungen in der Vena thalamostriata dar, die immer beteiligt ist. Als Folge dieser Stauung treten Blutungen in die noch weichen zellreichen, noch keinen Schutz für die dortigen Gefäße bietenden Keimlager (*999*) der Ventrikelwände auf, wobei große Teile der Keimlager zerstört werden können. Übergreifen auf die benachbarten Markgebiete ist selten. Der Thalamus ist trotz seiner engen Nachbarschaft kaum jemals betroffen (*3751*), dasselbe gilt vom Gebiet der großen Kerne. SCHWARTZ (*3754*) fand in seinem großen Krankengut nur *einmal* eine pfennigstückgroße Blutung im Gebiet des Putamen und Globus pallidus. Häufig wird dagegen ein Durchbruch in die Ventrikel beobachtet. Die Ventrikelblutung ist die schwerste Komplikation der Terminalis- und Thalamostriatablutung. Sie kann den ganzen Ventrikel wie einen Ausguß füllen, in den dritten Ventrikel, durch den Aquädukt auch in den vierten Ventrikel gelangen und sich schließlich durch die Foramina Luschkae und Magendie in die hintere Schädelgrube ergießen, wodurch die Medulla oblongata von der Blutung umspült werden kann. LARROCHE (*2322*) sah bei 99 von 126 Fällen intraventriculärer Blutungen Frühgeborener ein solches Fortschreiten der Blutung auf dem Liquorwege. Der Beginn der Blutung erfolgt regelmäßig in die Seitenventrikel, nur ausnahmsweise durch eine Telablutung in den dritten Ventrikel direkt. Isolierte Blutungen in den dritten und vierten Ventrikel kommen sonst kaum vor. In unserem Krankengut findet sich nur einmal eine Blutung in den vierten Ventrikel allein. Über anderweitige Blutungen in die hintere Schädelgrube s. S. 321.

Durch Blutungen in der Wand der Seitenventrikel ist namentlich der Kopf, weniger oft der Schwanz des Nucleus caudatus betroffen, der weitgehend zerstört werden kann. Dies wird nur bei unreifen Kindern beobachtet.

Eine ganz andere Lokalisation zeigen die bei Frühgeborenen wesentlich selteneren Blutungen, die sich infolge vorübergehender Herzinsuffizienz oder eines passageren Herzstillstandes ausbilden. Hierbei treten charakteristische Veränderungen innerhalb der grauen Hirnsubstanz im Bereich peripherer Gefäßabschnitte, im Putamen und Thalamus auf (*4062*).

Auch im *Wirbelkanal* kommen Blutungen vor (s. S. 323). Sie liegen so gut wie niemals im Rückenmark selbst (wo höchstens stecknadelgroße Blutungen angetroffen werden und die Hämatomyelie bei Frühgeborenen zu den größten Seltenheiten gehört), sondern fast ausnahmslos epidural. Ihre Häufigkeit entspricht derjenigen der intrakraniellen Blutungen. Sie besitzen eine deutliche Abhängigkeit vom Grade der Unreife. Von YLPPÖ wurden sie bei Kindern unter 1000 g nahezu immer, bei Kindern bis 1500 g in 70%, bei größeren Frühgeborenen aber nur ausnahmsweise angetroffen. Die meisten Autoren erwähnen die Blutungen in den Wirbelkanal nicht, vermutlich, weil ihnen nur eine geringe Bedeutung beigemessen wird und der Wirbelkanal meist nicht bei der Obduktion eröffnet wird. Gewöhnlich sind bei Blutungen im Wirbelkanal auch intrakranielle Blutungen vorhanden.

Die Bedeutung der intrakraniellen Blutungen wird von fast allen Autoren anerkannt, soweit es sich um mehr als petechiale Blutungen handelt. Denn letztere kommen, wie schon erwähnt, so häufig vor, daß sie vielfach als physiologische Folgen der Geburt ohne sichere klinische Bedeutung angesehen werden

(*1143*, *3085*, *4329*, *2068*). Man darf eine Unterstützung dieser Annahme in dem auch bei Spontangeburten nicht seltenen Auftreten von Blutungen in die Netzhaut (s. S. 312) erblicken.

d) Ursachen der intrakraniellen Blutungen bei unreifen Neugeborenen

Als Ursache intrakranieller Blutungen werden direkte mechanische Insulte, Zirkulationsstörungen und Hypoxie angesehen, die entweder einzeln oder in Kombination miteinander zur Wirkung kommen. Hier sollen nur die Besonderheiten der Frühgeborenen in Betracht gezogen werden. Ylppö (*4285*) sah in einer zunehmenden, durch Saugdruck meßbaren Capillarzerreißbarkeit eine der Hauptgründe für die Häufigkeit intrakranieller Blutungen bei Frühgeborenen. Bei Frühgeborenen unter 1000 g ließen sich bereits bei einem Saugdruck von 150 mm Hg, bei reifen Neugeborenen erst bei 520 mm Hg capilläre Blutungen provozieren. Der Geburtsdruck kann nach Ylppö 250, nach Goerttler und Draisbach (*1483*) 300 mm Hg und darüber betragen. Auch Naujoks (*2840*) glaubt, daß die Grenze der Belastbarkeit bei den Gefäßen Frühgeborener unter den Druckwerten kräftiger Wehen liegt. Bismarck (*357*) hat diese Brüchigkeit mit der Dünnwandigkeit der noch elastica-armen Hirngefäße bei Frühgeborenen erklärt und auch Goerttler und Draisbach (*1483*) weisen in diesem Zusammenhang auf die dünnen Wände der Vena cerebri interna und der Vena cerebralis magna hin. Hierzu kommt dann die höhere Blutungsneigung Frühgeborener als Folge des Mangels an Gerinnungsfaktoren (*4176*, *1725*) und von Vitamin K. Denn der Geburtsstreß führt zur gesteigerten Fibrinolyse, oft starker Verminderung von Prothrombin, der Faktoren V und VII, gelegentlich auch des Fibrinogens, s. S. 310.

Ferner wurde von Ylppö (*4284*) auf die Bedeutung der stärkeren Zerfließlichkeit der Hirnsubstanz mit zunehmender Unreife aufmerksam gemacht. Schmidt (*3684*) hat durch Bestimmungen des Trockensubstanzgehaltes den höheren Wassergehalt des Hirngewebes Frühgeborener exakt belegen können (s. S. 13).

Neben diesen mechanischen Momenten kommen Zirkulationsstörungen zur Wirkung, die bis zur vollständigen Stase und Gefäßthrombose führen können (*3754*, *3684*, *2322*). Die Ursache dieser Zirkulationsstörungen sind in den unterschiedlichen Druckverhältnissen während der Austreibungsperiode mit Unter- und Überdruckdifferenzen in den vorangehenden Kopfregionen zu sehen, die insbesondere auf den Blutabfluß im Gebiet der Vena magna Galeni einwirken und die bei Frühgeborenen eher zur Hämorrhagie führen als beim reifen Kind. Auch Haam (*1632*) betont in diesem Zusammenhang die Bedeutung der Unreife des Kindes für die intrakraniellen Blutungen. In 54% seiner Autopsien war Unreife der disponierende Faktor dafür. Für ihn besteht kein Zweifel, daß es sich hier um rein mechanische Vorgänge handelt. Die schon erwähnte besondere Weichheit des unreifen Gehirnes im ganzen, der periventriculären Keimlager im besonderen sind der Grund, weshalb die Lokalisation der Blutungen beim unreifen Neugeborenen zumeist eine andere ist als beim reifen Kind. Schwartz ist der Meinung, daß der Ort der Stauung vorwiegend die Einmündung der Vena Galeni in den Sinus rectus sei, da die Arterien, die von der Hirnbasis geschützt in die Hirnsubstanz eintreten, ihren Blutgehalt zunächst noch ungehindert in das Gebiet der Vena Galeni hineinpumpen könnten, von wo es aber in den im gestauten

Hirnteil liegenden Sinus longitudinalis und rectus nicht abfließen könne. SCHMIDT (*3684*) hat jedoch neuerdings darauf hingewiesen, daß Blutstauung und Thrombosen mit eventuell nachfolgenden Blutungen nur selten in der Vena magna Galeni selbst, sondern vor allem in ihrem Quellgebiet, namentlich in den Venae cerebri internae, thalamostriatae und chorioidales der Seitenventrikel, niemals dagegen des 3. und 4. Ventrikels beobachtet werden können. Da das Blut der Plexusvenen des 3. Ventrikels in den hinteren Teil, das der Seitenventrikelplexus in den vorderen gebogenen Teil der inneren Hirnvene abgeführt wird, zieht der Autor den Schluß, daß den Crura fornicis, die die inneren Hirnvenen an der Stelle queren, an der deren gebogener in den graden Teil übergeht, die Funktion einer Schranke für den Blutabfluß besitzen. Diese Schrankenfunktion komme offenbar nur beim unausgereiften Gehirn zur Wirkung, da beim ausgereiften Zentralnervensystem dieser elektive pathalogisch-anatomische Symptomenkomplex nicht zu beobachten sei.

Die anatomischen Verhältnisse der intrakraniellen Blutungen bei Frühgeborenen wurden hier so eingehend erörtert, weil in ihnen die zur Zeit noch nicht ausnutzbaren Möglichkeiten einer topischen Diagnostik enthalten sind. Außerdem sind sie in einem gewissen Umfang geeignet, zu der am meisten umstrittenen Frage des Blutungsproblems, nämlich ihrer Ätiologie, Stellung zu nehmen. GLEISS (*1478*) hat auf die sonderbare Tatsache aufmerksam gemacht, daß zwar eine äußerlich erkennbare Läsion des kindlichen Körpers, wie eine Fraktur, allgemein als Geburtstrauma anerkannt werde, daß dies aber nicht für die intrakraniellen Hirnschäden gelte. Hier werde von manchen Autoren jedweder mechanische Faktor in Abrede gestellt. Je nach Blickrichtung werden Zirkulationsstörungen, Hypoxie, Gerinnungsstörungen und anderes als die wahren Ursachen der intrakraniellen Blutung angesehen. Daß Sauerstoffmangel zu kleinen, petechialen Blutungen auch im Gehirn führen kann, hat POECK (*3102*) schon 1926 erkannt. Aus Tierversuchen geht das Vorkommen von intrakraniellen Blutungen bei An- oder Hypoxie unbestreitbar hervor. Daß subependymale und arachnoidale Blutungen Folge hypoxisch bedingter Kongestion seien, ist die Anschauung von POTTER (*3123*), GRÖNTOFT (*1577*) u.a. und wurde auch schon von YLPPÖ (*4284*) vermutet, später aber wieder von ihm in Zweifel gezogen. Nach GRÖNTOFT muß deswegen die hypoxische Genese in den Vordergrund gestellt werden, weil man postnatal in mehr als der Hälfte der Fälle auch anderweitige petechiale Hämorrhagien finde und überhaupt das klinische Bild dieser Kinder von der Asphyxie beherrscht werde. Eine Anzahl von Autoren rechnet auch die intraventriculären Blutungen Frühgeborener der hypoxischen Genese zu. Nach CORNER und ANDERSON ist die Anoxie für mehr Todesfälle verantwortlich zu machen als irgendeine andere Ursache. Aber nach dem beigefügten Krankenbericht über ein Frühgeborenes mit komplettem hämorrhagischen Ausguß des Ventrikelsystems (Abb. 106), das die Autoren auf Anoxie durch vaginale Blutung der Mutter zurückführen, ist ein Hirntrauma keineswegs ausgeschlossen. Dieser ,,Paradefall" scheint uns nicht ausreichend beweiskräftig und so haben wir Zweifel auch an der Richtigkeit des Diagramms, das hiernach HALLER u. Mitarb. entworfen haben, um die unterschiedliche Lokalisation traumatisch und anoxisch bedingter Blutungen aufzuzeigen. In diesem gehören zu den hypoxisch bedingten Blutungen die Hämorrhagien im Bereich der inneren Hirnvenen und ihres Quellgebietes, sowie die Blutungen in der Pia mater, also jene Blutungen, die für unreife Kinder charakteristisch sind. Dieses Schema wurde von einer Anzahl von Autoren (*3656*, *4062*, *2160* u.a.) übernommen.

Sicherlich kann an der Tatsache, daß Zirkulationsstörungen und Sauerstoffmangel zu einer Capillarwandschädigung Veranlassung geben, die bei genügend langem Bestehen zu Blutaustritten führt, kein Zweifel bestehen. Tierexperimentelle Untersuchungen und Beobachtungen an Menschen nach langdauernden Atemstillständen zeigen jedoch gewöhnlich ganz anders lokalisierte Veränderungen. Neben subserösen Blutungen sind es vielmehr Affektionen der Kerne der unteren Vierhügelplatte, des Globus pallidus, des Putamen. Namentlich sind

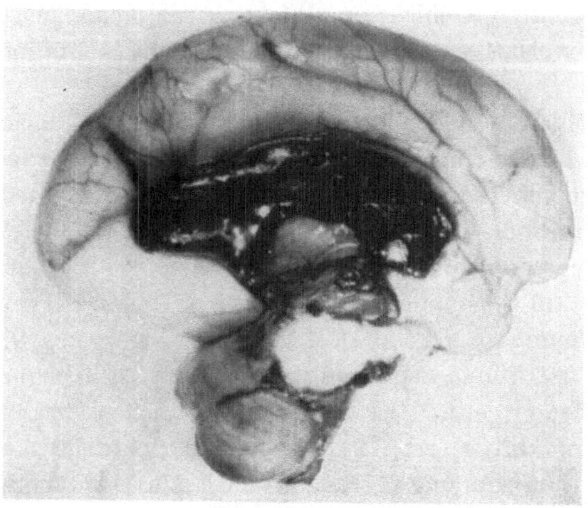

Abb. 106. Hirn eines frühgeborenen Säuglings mit intraventriculärer und subtentorialer Blutung. Die Mutter hatte eine Placenta praevia mit vaginaler Blutung. (Corner und Anderson, *756*)

auch die Purkinje-Zellen des Kleinhirns betroffen. Es ist nicht recht erkennbar, weshalb hypoxische Kongestionen das Quellgebiet der inneren Hirnvenen so elektiv bevorzugen sollen, und zwar nur bei Frühgeborenen. Man müßte dann annehmen, daß diese Gefäße verletzlicher und zerreißbarer sein als andere. Hierfür gibt es aber, soweit wir sehen, keine anatomische Begründung. Aus der Unreife läßt sich nur die größere Häufigkeit von intrakraniellen Blutungen, nicht jedoch ihre besondere Lokalisation ableiten. So bieten u. E. die mehr mechanistischen Anschauungen eine einleuchtendere Erklärung.

Kein Zweifel, daß aus diesem Blutungskomplex Rückwirkungen auf die Atmung entstehen können, besonders wenn die Blutung durch den 4. Ventrikel hindurchgetreten ist. Fördernd mögen auch jene Diapedeseblutungen in der Medulla oblongata, vornehmlich in der Formatio reticularis wirken, die nach Essbach (*1200*) bei Frühgeborenen besonders häufig zu beobachten sind und eine durchgemachte Zirkulationsstörung anzeigen. Hemsath und Caravan (*1764*) fanden bei mikroskopischer Untersuchung von 53 perinatal verstorbenen Kindern 34mal (=64%) Hämorrhagien in diesem Gebiet. Bei 12 Kindern wurde dieser Befund als alleinige Todesursache angesehen.

Die Tatsache, daß eine Traumatisierung des Gehirns, selbst wenn sie nur zum Ödem führt, Rückwirkungen auf die Atmung hat, die Atmung wiederum die Hypoxie verstärkt, die Hypoxie die Blutungsneigung, beides durch die Streßwirkung die Gerinnungsfaktoren beeinträchtigt, verknüpft alle diese Vorgänge so eng miteinander, daß gegensätzliche Anschauungen über die Ätiologie im einzelnen verwischt werden. Das nachfolgende Schema soll diese Verflechtung andeuten, um vor Augen zu halten, daß wir in unseren prophylaktischen und therapeutischen Maßnahmen immer von einer plurifaktoriellen Situation ausgehen müssen und daß eine einseitige Blickrichtung sich nachteilig für das Kind auswirken kann.

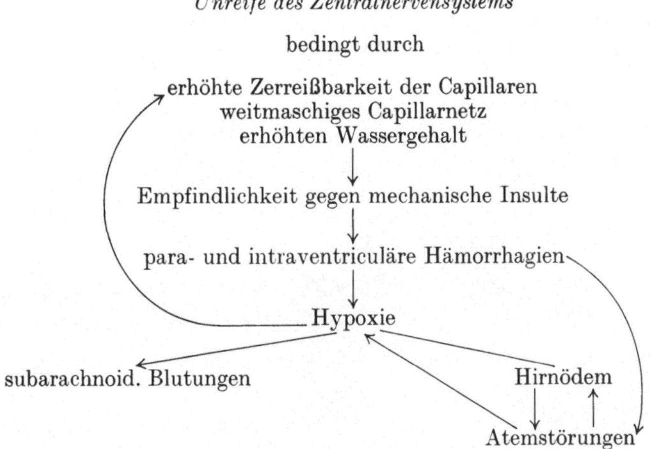

Wichtig bleibt vorerst nur die Tatsache, daß man, wenn man es mit einem unreifen Neugeborenen zu tun hat, einen Hinweis auf die Lokalisation einer vermuteten Hirnblutung besitzt.

e) Encephalodystrophie

Neben Blutungen spielen Erweichungen der Hirnsubstanz, von SIEGMUND (*3509*) Encephalodystrophie genannt, eine Rolle. Sie wurden schon von VIRCHOW (*4016*) beschrieben und als Encephalitis interstitialis congenita bezeichnet. Hierüber wird auch auf S. 303 berichtet. Ihre pathogenetische Bedeutung war lange Zeit Gegenstand wissenschaftlicher Dispute, bis SCHWARTZ (*3751*) sie aufgrund eingehender Untersuchungen als unbezweifelbar pathologisch und als Geburtsschaden deklarierte. SCHMIDT (*3684*) fand sie unter 275 von ihm obduzierten Kindern 31mal (11,3%), etwa ein Drittel so oft wie Blutungen. ESSBACH (*1200*) sah sie bei 23% der Frühgeborenen und bis zu 6% der reif geborenen Kinder. Im Krankengut von SCHMIDT sind die Frühgeborenen ebenfalls etwa dreimal stärker betroffen als die reifen. Die Erweichungen zeigen die gleiche Lokalisation wie die Blutungen, nämlich das Abflußgebiet der inneren Hirnvenen. Sie werden manchmal bei Kindern beobachtet, die am 1. Lebenstag sterben oder tot geboren werden. In diesen Fällen müssen sie auf pränatale Vorgänge, meist wohl anoxischer Art, zurückgeführt werden. Abb. 107 zeigt eine hämorrhagische Erweichung im Frontalhirn eines in der 33. Schwangerschaftswoche wegen Placenta praevia-Blutung durch Kaiserschnitt entwickelten Kindes. Es starb im Alter von 5 Tagen an respiratorischer Insuffizienz. Wahrscheinlich sind die Erweichungen Folge länger dauernder Zirkulationsstörungen, nach MALI und RÄIHÄ (*2542*) sind sie möglicherweise auch durch die dürftige Entwicklung des Capillarnetzes im Hirn Frühgeborener bedingt, auf die diese Autoren 1936 aufmerksam gemacht haben. Das weitmaschige Capillarnetz erschwere die O_2-Versorgung des Hirngewebes. Es handelt sich gewöhnlich um kleine Herde, jedoch sind auch diffuse Erweichungen des zentralen Marks, wie in dem obigen Fall, beschrieben worden (*3509*, *764*). Die Mehrzahl der Frühgeborenen, die zentrale Erweichungen aufwiesen, zeigten auch gleichzeitige Blutungen im Abflußgebiet der inneren Hirnvenen. Bei Reifgeborenen sind die Erweichungen seltener mit Blutungen vergesellschaftet. LARROCHE (*2322*) fand periventriculäre „Taches blanches" 33mal bei 126 Frühgeborenen mit intraventriculären Blutungen.

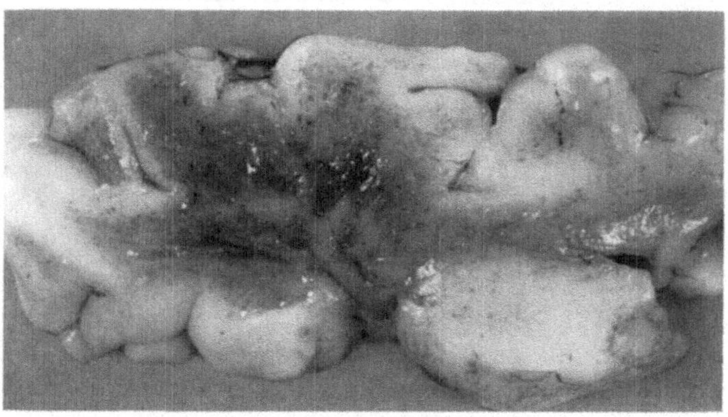

Abb. 107. Patrique S.: Frühgeburt. Tod am 5. Tage. Schnitt durch das linke Frontalhirn nach Formolfixierung. Ausgedehnte anämische, sekundär hämorrhagische Erweichung der Marksubstanz bei makroskopisch noch erhaltener Rindenstruktur. (Path.-Anatom. Inst. Univ. Göttingen)

f) Kardio-pulmonal bedingte cerebrale Hypoxie

Kardiales Versagen stellt sich beim Frühgeborenen nicht anders als beim reifen Neugeborenen dar und braucht hier nicht erörtert zu werden. Dagegen zeigen pulmonale Prozesse bei Frühgeborenen besondere Eigentümlichkeiten und sind von großer klinischer Bedeutung. In unserem Zusammenhang sollen die pulmonalen Prozesse nur unter dem Blickpunkt ihrer neurologischen Bedeutung erörtert werden. Bei den pulmonalen Prozessen Frühgeborener handelt es sich um drei differente, jedoch häufig miteinander kombinierte Vorgänge, nämlich um primäre Atelektasen, intrapulmonale Blutungen und hyaline Membranen. Einzeln oder gemeinsam verursachen diese Lungenveränderungen ein klinisches Bild, das unter den Bezeichnungen Lungenentfaltungsstörung, Atemnot-, Dyspnoe- oder respiratory distress Syndrom (RDS) beschrieben wird.

Die hochgradige Neigung der Frühgeborenen zu Blutungen kann sich im respiratorischen Gebiet in massiven intraalveolären und interstitiellen Hämorrhagien manifestieren. Die Ursache der 1903 von HOCHHEIM (*1834*) beschriebenen hyalinen Membranen (es handelt sich nicht um echte Membranen, sondern um häutchenförmige Ablagerungen an der Atemfläche zahlreicher Alveolen, alveolärer Gänge und Bronchioli respiratorii, was korrekterweise als Pseudomembran bezeichnet werden muß) ist trotz zahlreicher Untersuchungen noch nicht genau bekannt. Den Gedanken, daß sie auf aspiriertes Fruchtwasser zurückzuführen seien, der von HOCHHEIM geäußert worden war, hat man fallen gelassen. Bei Totgeborenen kommen sie nicht vor.

Die Einschränkungen des Gasaustausches mit Hypoxie, Hyperkapnie und Acidose verstärkt die Capillarpermeabilität und die Liquorproduktion. Nach POTTER ist die bei Frühgeborenen gegenüber dem reifen Neugeborenen ohnehin vermehrte Liquormenge bei Lungenentfaltungsstörungen auf das Vier- bis Sechsfache gesteigert. Ziemlich häufig findet man Hirnhautblutungen. Im Material von ESSBACH (*1200*) waren letztere bei jedem zweiten, in dem von KLOOS u. Mitarb. (*2194*) bei jedem dritten Kinde anzutreffen. Meist handelt es sich um petechiale Subarachnoidalblutungen. Seltener sind Ventrikelblutungen. SMITH (*3559*) sah sie unter 56 Todesfällen durch Lungenentfaltungsstörungen fünfmal, in dem Krankengut von VEITH (*3999*) wurden Parenchym- und Ventrikelblutungen unter 21 Kindern neunmal registriert (*2796*). AHVENAINEN (*35*) versuchte am Krankengut der Kinderklinik in Helsinki die Beziehungen zwischen pulmonalen und intracranialen Befunden statistisch zu korrelieren. Hyaline Pseudomembranen und Pneumonien waren etwa gleich häufig mit intrakraniellen Blutungen verbunden. Bei Pneumonien fanden sich eher traumatisch bedingte intrakranielle Blutungen. Die Häufigkeit pulmonaler Erkrankungen und intrakranieller Blutungen läßt nach AHVENAINEN (*34*) eine kausale Verbindung vermuten. Pneumonien und Lungenhämorrhagien könnten die tödliche Komplikation der intrakraniellen Blutung sein. IIDA (*1978*) fand eine auffallende Relation zwischen Lungenerkrankungen, Kernikterus und Ventrikel- oder Subarachnoidalblutungen. SMITH (*3559*) traf bei 56 am pulmonalen „Distress-Syndrom" verstorbenen Kindern 5mal Ventrikelblutungen. CROSSE (*806*) fand bei autoptischen Untersuchungen an 252 gestorbenen Frühgeborenen hyaline Pseudomembranen häufig mit intrakraniellen Blutungen, Ödemen der Leptomeninx und asphyktischen Blutungen kombiniert. Gelegentlich trifft man bei Lungenentfaltungsstörungen auch auf Erweichungen, sehr viel häufiger aber auf das schon erwähnte teils diffuse, teils herdförmige Hirnödem (*2796*, *3695*). Auf die Bedeutung der Hypoxie weist auch der Schwund von Purkinje-Zellen des Kleinhirns bei dieser Krankheit hin.

Alle diese Befunde können aber auch bei Kindern ohne Lungenentfaltungsstörungen erhoben werden. Dies erschwert die Beantwortung der Frage, welche Rolle das Membransyndrom eigentlich spielt. Einen wichtigen Hinweis in dieser Frage gibt ESSBACH (*1200*). Er fand Hirnhautblutungen auch bei Kindern, bei denen erst im 2.—4. Lebensmonat im Verlauf einer interstitiellen Pneumonie hyaline Pseudomembranen aufgetreten waren und SILVERMAN (*3518*) macht darauf aufmerksam, daß bei Kindern, die nicht, wie gewöhnlich, bereits am 2. Tage an dieser Krankheit sterben, sondern 4—5 Tage überleben, zusätzliche intrakranielle Blutungen die Regel seien. Ob auch größere para- und intraventriculäre Blutungen allein durch Lungenentfaltungsstörung entstehen können, ist unbekannt. Schichtförmige Erbleichungen der Großhirnrinde, wie sie von SCHNECK und NEUBURGER (*3695*) sowie MÜLLER (*2796*) beobachtet wurden, werden wohl neurologische Konsequenzen nach sich ziehen. Alle Autoren betonen aber, daß das Überstehen der Lungenentfaltungsstörung gewöhnlich keine klinischen Residuen hinterläßt.

g) Klinische Symptome

1. Intrakranielle Blutung. Die Diagnose einer intrakraniellen Blutung ist schwierig und in den meisten Fällen nicht zu stellen, sondern nur zu vermuten. Anamnestische Hinweise sind Unreife des Kindes, besonders ein Geburtsgewicht unter 1500 oder unter 1000 g. Ein Geburtstrauma im engeren Sinne fehlt gewöhnlich, da die Geburt untergewichtiger Kinder keine Schwierigkeiten bereitet. Jedoch ist zu bedenken, daß für ein unreifes Kind bereits eine normale Geburt ein Trauma darstellt und daß vorzeitiger Blasensprung, Wehenmittel, das Unterlassen einer Episiotomie, wenn der Muttermund nicht nachgiebig genug ist, bereits eine Hirnschädigung verursachen können.

Die einförmige Symptomatik der Neugeborenenperiode gibt gewöhnlich nur indirekte Hinweise: Fehlender Geburtsschrei, stöhnende oberflächliche Atmung, Schnappatmung, klägliches Wimmern, Cyanose oder Blässe, die anfallsweise auftreten können, seltener Krämpfe, EEG-Veränderungen (s. S. 87) lassen eine intrakranielle Blutung zwar vermuten, aber nicht sichern. Verständlicherweise wurde der Beschaffenheit des Liquors besondere Aufmerksamkeit gewidmet. Bei seiner Entnahme ist Vorsicht geboten, da eine Druckentlastung die Gefahren einer Nachblutung sowie einer Einklemmung des Hirnstammes in das Hinterhauptsloch in sich birgt. Nur kleinste Portionen dürfen entnommen werden. Massiv-blutiger oder bräunlich roter Liquor erlaubt die Annahme einer subarachnoidalen Blutung. Die wichtigen intracerebralen und die subduralen Blutungen brauchen den Liquorraum nicht zu erreichen. Andererseits kommen auch ohne klinisch bedeutungsvolle Blutungen Erythrocytenbeimengungen in den Liquor vor. Das von CATEL (*631*) entwickelte Verfahren des Blutungsnachweises aus dem Verhältnis des Bilirubingehaltes in Liquor und Blut ist nicht verläßlich (*1854*, *3691*, *66*, *2259*). Der Liquor ist bei Frühgeborenen fast immer gelb, was außer mit der Glukuronierungsschwäche der Leber mit der Erhöhung des Liquoralbumins zusammenhängt, das für Bilirubin als Vehikel dient. Liquorcytologische Untersuchungen (s. S. 89) fanden RAUTENBACH und STEINIGER (*3217*) unter der Voraussetzung brauchbar, daß hierzu die Methode von SAYK benutzt wird. Besonders das Auftreten von Makrophagen, die 12—24 Std p.p. bereits gefunden werden können und die Hämosiderin oder gar Bilirubin enthalten können, wird als Beweis einer subarachnoidalen Blutung angesehen (Literatur bei RAUTENBACH und STEINIGER). Erwähnenswert ist, daß solche Blutungen zu einem meningealen Reiz mit verstärkter Beimischung von Leukocyten führen, was differentialdiagnostische Überlegungen nötig machen kann.

Nach YLPPÖ (*4285*) sowie SCHNEEGANS (*3696*) weisen abnorme Schlaffheit, Trinkfaulheit, Somnolenz, häufiges anhaltendes Gähnen, Unmöglichkeit zu schlucken, spontaner Nystagmus, unmotivierte plötzliche Schwankungen der Körpertemperatur auf eine Blutung hin. Die von THIELE (*3874*) beschriebene flüchtige Hornhauttrübung entgeht meist der Beobachtung. THIELE hält sie für ein besonders sicheres Zeichen der Hirnschädigung, was allerdings nach HAUPT (*1724*) noch nicht sicher genug belegt ist. DUNHAM (*1083*) verweist in ihrer Monographie auf die Angabe von ANDERSON (*72*), daß der Moro-Reflex geeignet sei.

zwischen Hirnödem und Hämorrhagie zu differenzieren. Beim Ödem fehle der Reflex am Anfang, stelle sich aber nach einigen Tagen ein, wenn das Ödem verschwunden ist. Bei Hämorrhagien sei der Reflex unmittelbar nach der Geburt nachweisbar, verschwinde jedoch, sobald die Blutung sich bemerkbar macht. Hierbei ist aber zu berücksichtigen, daß bei Frühgeborenen mit einem Gestationsalter von weniger als 35 Wochen der Moro-Reflex nicht zuverlässig ist. DUNHAM (*1083*) übernimmt das diagnostische Schema von GRULEE und BONA:

1. Massive Blutung.
   aa) Komatös, das Kind stirbt unmittelbar nach der Geburt.
   bb) Erschwerte Atmung, Cyanose, Zittern oder Krämpfe, vorgewölbte Fontanelle kurz nach der Geburt.
   In diesen Fällen findet man autoptisch eine große Hämorrhagie über der Hemisphäre oder an der Hirnbasis mit Hirndruckzeichen.
2. Kleinere Hämorrhagien bedingt durch Ruptur kleiner Venen. Dies führt zur schrittweisen Entwicklung von Symptomen, gewöhnlich nach 24 bis 28 Std, wie Lethargie, Trinkfaulheit, zunehmende Blässe, leichtes Zittern, lokale oder generelle Konvulsionen, zunehmende Spannung der Fontanelle, Cyanose.

SRŠEŇ (*3612*) betont, daß bei Ventrikelblutungen die Atmung meist spontan einsetze und künstliche Beatmung nur selten notwendig sei. Die Mehrzahl solcher meist frühgeborener Kinder verhalte sich nach der Geburt zunächst unauffällig. Bei extraventriculärer Blutung ausgetragener Kinder machen sich dagegen zirkulatorische und respiratorische Störungen sogleich nach der Geburt bemerkbar, und künstliche Einleitung der Atmung sei häufiger notwendig. Im übrigen findet auch SRŠEŇ (*3612*) kein definiertes klinisches Bild bei Ventrikelblutungen, am meisten weise ein nur verzögert einsetzendes Dyspnoe-Syndrom bei kleineren Frühgeborenen hierauf hin.

KUNSTADTER (*2282*) fand Cyanose in 92,75% aller Fälle von intrakranieller Hämorrhagie, davon 72,6% gleich bei Geburt und 20,1% später. Erst mit Abstand folgen andere Symptome wie Trinkfaulheit (29%), Apathie (21%), Erbrechen (13%), Krämpfe (11,6%) und Myoklonien (10,1%). Nach WALSH und LINDENBERG (*4062*) weisen Atemdepressionen nach zunächst gutem Atembeginn auf ein Hirntrauma hin, jedoch ist das gleiche auch beim Pseudomembran-Syndrom zu beobachten. DOLLINGER (*995*) erwähnt ausdrücklich eine Erhöhung des Blutdrucks, während dem gegenüber BALUNOVA (*167*) die Lebensfähigkeit eines Frühgeborenen um so besser findet, je höher der Blutdruck sei. Bradykardien als Symptom des Geburtsschocks oder hypoxischer Myokardschädigungen werden beobachtet (*1724*).

PEIPER hat mit CREUTZFELDT (*3042*) histologische Untersuchungen an Frühgeborenen vorgenommen, die im apnoischen Anfall gestorben waren. Sechs von sieben Kindern wiesen im Hirnstamm keine Blutung auf. Deshalb warnt PEIPER davor, die Bedeutung der funktionellen Reife des Atemzentrums: als Todesursache zu unter- und die Bedeutung der hämorrhagischen hypoxischen Vorkommnisse als primäre Todesursache zu überschätzen. POTTER (*3123*) wiederum bestreitet die Bedeutung einer Unreife des Atemzentrums: „The respiratory center is sufficiently developed to function very early in intrauterin life and a fetus of only 50—100 g delivered by hysterotomy will make respiratory movements of sufficient depth to inflate its lungs.“ Eher sei die Unreife der *Lunge*, die einen ausreichenden O_2-Austausch noch nicht gestatte, als eine Unreife des Atemzentrums als Todesursache wirksam. Wahrscheinlich darf man dieses Problem heute als gelöst betrachten. Die Apnoeanfälle Frühgeborener sind im allgemeinen cerebral bedingt. Bei Kindern unter 30 Wochen Konzeptionsalter sind sie vielleicht durch die Unreife der bulbopontinen Atemneurone und ihrer synaptischen Verknüpfungen (s. S. 42) verursacht. Bei fast reifen oder ausgetragenen Neugeborenen sind sie Ausdruck eines cerebralen Anfalles (s. S. 104). Das Dyspnoe-Syndrom der Frühgeborenen ist dagegen pulmonalen Ursprungs. In diesem Zusammenhang müssen vor allem die oberflächenaktiven Substanzen in den Lungenalveolen erwähnt werden, die möglicherweise bei unreifen Kindern noch nicht oder nicht ausreichend vorhanden sind (*126a*), und die hypoxiebedingten Lungengefäßreaktionen mit teilweiser Ischämie und mangelhafter Entfaltung der Lunge (*679a*). 1937 hat KLEMOLA (*2190*) darauf hingewiesen, daß Capillardichte und Gehalt an elastischen Fasern bei Frühgeborenen mit fallendem Geburtsgewicht abnehmen und daß Frühgeborene daher mit Lungen atmen müßten, die ein schlecht entwickeltes elastisches Gewebe haben. Die wichtigsten Zeichen, die auch nach PEIPER (*3038*) auf eine Hirnblutung verdächtig sind, bestehen in ausgeprägter Schlaffheit, später Übererregbarkeit mit Bewegungsunruhe, Schluckstörungen, wechselnder Durchblutung oder rot-cyanotischer Verfärbung der Haut. Nach GROTE (*1587*) zeigt sich eine perinatale Hirnschädigung bei Frühgeborenen eher in Apathie, Apnoe und Reflexlosigkeit, bei Reifgeborenen in Krämpfen. Der Autor berechnet aus seinem Krankengut folgende Vergleichszahlen:

	Frühgeborene	Reifgeborene
Apnoe	80%	43%
Areflexie	50%	46%
Schrilles Schreien	0%	40%
Krämpfe	20%	62%

Eingehende Untersuchungen über die Diagnostik bei intrakraniellen Blutungen Frühgeborener stammen aus jüngster Zeit von AMIEL (*66*). Sie basieren auf 80 zur Autopsie gekommenen Frühgeborenen, die ausnahmslos intraventriculäre Hämorrhagien aufwiesen. Über den pathologisch-anatomischen Befund dieser Kinder wurde von LARROCHE (s. S. 263) berichtet. Reine Ventrikelblutungen wurden bei 29 Kindern gefunden. Bei den übrigen kombinierten sie sich mit pulmonalen Komplikationen. Die Autorin gibt den einzelnen Symptomen folgende Aussagewerte:

1. Respiratorische Einziehungen bedeuten Unreife oder Lungenkomplikationen, bei reinen Ventrikelblutungen treten sie niemals auf. Sie können selbst beim „Distress-Syndrom“ in jedem zweiten Falle fehlen.

2. Lang dauernde Apnoen haben keinen diagnostischen Aussagewert, da sie zum Teil altersbedingt sind und zudem möglicherweise von metabolischen und respiratorischen Acidosen, Hypoxien und Hypoglykämien abhängig sind.

3. Der Schrei hat keine diagnostische Bedeutung.

4. Augensymptome sind bei Frühgeborenen schwer zu erkennen. Sie kamen bei Kindern mit Ventrikelblutungen etwas häufiger als bei den Kontrollkindern vor.

5. Hyper- und Hypotonie wechseln bei ein und demselben Kinde rasch. Hypotonie mit Bewegungslosigkeit kennzeichnet einen ernsten Zustand ohne diagnostischen Hinweis. Mehr als die Hälfte der Kinder mit und ohne Ventrikelblutungen zeigten Tonusstörungen.

6. Änderungen des Moro-Reflexes ließen keinen klaren Aussagewert erkennen. 31 von 47 Kindern mit Hämorrhagien zeigten Störungen der Neugeborenenreflexe, jedoch war dies in der Kontrollgruppe bei 25 Kindern auch 13mal der Fall.

7. Krämpfe. Sie bestanden oft nur aus einer tonischen Phase, aus Augenbewegungen, kurzen Apnoen, vasomotorischen Symptomen, Schmerzschreien. Zuweilen treten klonische Krämpfe auf. Insgesamt wurden sie 17mal bei den 80 Hämorrhagie-Kindern gesehen, jedoch auch 6mal bei Kontroll-Kindern, so daß keine statistische Signifikanz besteht.

8. Das EEG des Frühgeborenen mit intrakranieller Blutung ist von einem mit altersbedingten Abläufen oder von anderen Schäden nur schwer zu trennen.

Der Apgar-Index (s. S. 66) war bei den 80 Kindern von Anbeginn schlecht; bei einem Drittel trat dann noch eine weitere Verschlechterung mit dem klassischen Intervall von 24—36 Std hinzu. In diesem Intervall sind meist neurologische Symptome nachweisbar.

Der Geburtsablauf spielt bei Frühgeborenen für die Entstehung der intraventriculären Blutungen keine Rolle. Es gibt kein Symptom, das eine große Ventrikelblutung allein anzeigt; nur aus Kombinationen und dem Entwicklungsverlauf wird zuweilen die klinische Diagnose möglich. Auch beim Fehlen pulmonaler Läsionen können Atemstörungen auftreten und umgekehrt. Das Dyspnoe-Syndrom kann das Bild einer Hirnblutung vortäuschen.

Craig (*770*) weist darauf hin, daß es auch nach Wochen noch plötzlich auftretende Symptome mit katastrophaler Wendung geben könne. Das Bild ist durch initiale schrille Schreie, erweiterte Pupillen, vorgetriebene Augen, schmerzverzerrten Gesichtsausdruck, grobschlägigen Nystagmus, Drehen des Kopfes und Bewegungen der Extremitäten bei geballten Fäusten gekennzeichnet. Die Atmung wird beschleunigt und stöhnend, die Fontanelle wölbt sich vor, die Temperatur steigt, und der Tod tritt in 1—2 Tagen ein. Auch Schaffer (*3656*) hat solche Kinder beobachtet.

Kommt es infolge einer intraventriculären Blutung zu einer Verlegung des Aquaeductus sylvii, so kann, falls das Kind dieses Ereignis übersteht, ein Hydrocephalus occlusus resultieren. Posthämorrhagische Fibrosen, die die Foramina Magendie und Luschkae oder die Cisterna magna für Liquor undurchgängig machen, sind seltener. Beim Frühgeborenen muß man mit der Diagnose eines Hydrocephalus vorsichtig sein. Ylppö (*4284*) hatte bereits betont, daß man den oft großen Kopf Frühgeborener nicht ohne weiteres als Hydrocephalus ansehen dürfe, weil sich bei der Sektion solcher Kinder keine Erweiterung der Seitenventrikel sondern ein verhältnismäßig großes Gehirn von annähernd normaler Konsistenz finde. Er schlug dafür den Namen „Megacephalus“ vor.

2. *Dyspnoe-Syndrom.* In typischen Fällen ist die Diagnose „Lungenentfaltungsstörung" und „hyaline Membranen der Lunge" mit einiger Sicherheit zu stellen. Der Beginn läßt gewöhnlich ein Intervall nach der Geburt von einigen Stunden bis höchstens 3 Tagen frei [nach Miller 0—30 Std (*2704*)], wobei aber der überwiegende Teil der Erkrankungsfälle schon um die 2. Lebensstunde mit zunehmender Tachypnoe, einem eigentümlichen exspiratorischem Stöhnen, langsam sich verstärkender Cyanose einsetzt. Nicht regelmäßig, doch häufig ist die bei Frühgeborenen in den ersten Stunden anzutreffende Blutacidose, deren Intensität vom Grade der Unreife und der Schwere der Hypoxie abhängt (*924*), unterschritten, der Kalium- und Phosphatgehalt des Blutes erhöht. Hierauf wird in Kapitel XVI ausführlich eingegangen. Es ist nicht immer möglich, voraufgehende intrakranielle Blutungen und/oder Hypoxien, die zur Entstehung eines sekundären Dyspnoe-Syndroms Anlaß gegeben haben, von den Auswirkungen eines zur Hypoxie und Acidose führenden primären Dyspnoe-Syndroms mit seinen Einflüssen auf Kreislauf, Ödembereitschaft und Gefäßpermeabilität diagnostisch zu trennen. Erst der klinische Verlauf gestattet gewöhnlich ein rückblickendes Urteil, während pathologisch-anatomisch weniger leicht zu entscheiden ist, welche Veränderungen führend und welche sekundär sind.

h) Prognose

Sršeň (*3612*) gibt an, daß die durchschnittliche Lebensdauer bei *Ventrikelblutungen* nur rund 56 Std beträgt; bei extraventriculärer Blutung trete der Tod noch früher ein. Jedoch kann selbst eine massive intraventriculäre Blutung zuweilen überlebt werden. Der Apgar-Index ist bei Kindern mit Geburtsgewichten unter 1750 g nicht mehr verläßlich, weil eine steigende Atemfrequenz nicht mit einem letalen Ausgang verknüpft ist. Daß die Prognose der Frühgeborenen mit niedrigsten Geburtsgewichten am wenigsten günstig ist, wurde bereits erwähnt. Dies gilt nicht nur quoad vitam sondern auch quoad sanationem. Schaffer (*3655*) stellte einige einschlägige Mitteilungen zusammen. So berichten Kunstadter und Bartelme (*2282*) über 17 Frühgeborene unter 1000 g Geburtsgewicht, von denen 5 innerhalb der zwei ersten Jahre starben und alle übrigen geistige Rückständigkeit oder Verhaltensstörungen aufwiesen. Drillien (*1049, 1050*), die aus dem Edinburgher Hospital eine Verbesserung der Überlebensrate der Kinder mit einem Geburtsgewicht unter 3 Engl. Pfund von 4,5% im Jahre 1945 auf 28,2% im Jahre 1954 berichten kann, fand nur 14 von 38 Kindern intellektuell normal entwickelt. Der Entwicklungsquotient aller Kinder dieser Geburtsgewichtsklasse zeigte einen Durchschnitt von 91, gegenüber 106 in einer Kontrollgruppe reifer Kinder. In einer späteren Studie fand sie bei 23% der Frühgeborenen Verhaltensstörungen, die bei reif geborenen Kindern nur in 15% anzutreffen waren.

Die engen Beziehungen zwischen Entwicklungschancen und Geburtsgewicht hat die Frage aufgeworfen, ob der Grad der Unreife allein einen Einfluß auf die geistige Entwicklung habe. Asher und Roberts (*118*) haben bei 4800 Normalschülern, 877 Sonderschülern und 343 debilen Kindern die Geburtsgewichte und den IQ ermittelt. Die Geburtsgewichte der Kinder in der zweiten und dritten Gruppe waren niedriger als bei den Normalschülern. Die Autoren glauben daher an einen festen Zusammenhang zwischen niedrigem Geburtsgewicht und geistiger

Rückständigkeit. BESKOW (*311*) dagegen fand die Entwicklung der Frühgeborenen normal, wenn man die Kinder mit intrakraniellen Hämorrhagien, Cyanose oder debilen Eltern aus dem Kollektiv herausnahm. 60% der von ihm untersuchten Frühgeborenen waren illegitim, ein großer Teil lebte in schlechten sozialen Verhältnissen. In diesen Umständen sieht der Autor den Grund dafür, daß 16,11% der Kinder einen IQ unter 85% hatten. Auch nach HOWARD und WORREL (*1914*) hat Unreife keinen unmittelbaren Einfluß auf die Intelligenzentwicklung, wenn man die überdurchschnittliche Häufigkeit intrakranieller Hämorrhagien berücksichtigt. WEIPPL (*4106*) konnte 7 Frühgeborene mit Geburtsgewichten unter 1000 g nach 10—24 Monaten nachuntersuchen. Sie waren alle normal. KAHL (*2102*) hat 49 Kinder mit Gewichten unter 1700 g im Alter von 9—19 Jahren nachuntersucht und fand sie im allgemeinen normal, nur etwas weniger konzentrationsfähig. Auch er entdeckte keine Beziehungen zwischen Geburtsgewicht und späterer Intelligenz, wohl aber zwischen Störungen in der Neugeborenenperiode (Krämpfe, Asphyxie, Pneumonie) mit nachfolgenden neurologischen Defekten. Die Aufzucht selbst der kleinsten Frühgeborenen sei daher lohnenswert, weil sie ganz normal sein könnten. Auch von MOHR und BARTELME (*2748*) nachuntersuchte Frühgeborene zeigten in der Schule normale Leistungen, es sei denn, sie hatten eine intrakranielle Blutung mit Schädigung des Zentralnervensystems erlitten. Vieles lernten Frühgeborene, bezogen auf das Gestationsalter, schneller als Reifgeborene. Sie sprächen zum gleichen Zeitpunkt wie Reife, Stottern sei allerdings etwas häufiger. Frühgeborene blieben länger in mütterlicher Abhängigkeit. Bei ihnen fände man etwas häufiger Wutausbrüche und Unverträglichkeiten mit ihren Geschwistern und Gespielen. Natürlich sei zu bedenken, daß die Mütter um solche Kinder besonders besorgt seien.

YLPPÖ hatte 1919 (*4284*) unter 598 Frühgeborenen 24 Kinder mit spastischen Lähmungen und Intelligenzdefekten. Im Krankengut von STAEMMLER (*3760*) starb rund ein Drittel der Frühgeborenen im Laufe des 1. Lebensjahres, die Anzahl Schwachsinniger war unter ihnen doppelt so hoch wie in der Normalbevölkerung. Nach PEIPER (*3038*) beträgt der Anteil der Hirnleidenden 7,5%, diese Zahl hatte auch YLPPÖ (*4284*) angegeben. HESS und LUNDEEN (*1795*) fanden 10,3% der Kinder unternormal. ZITRIN u. Mitarb. (*4324*), die das Krankengut der psychiatrischen Abteilung des Bellevue-Hospitals in New York auswerteten, meinen sogar einen höheren Anteil Frühgeborener unter den Kindern mit Schizophrenie zu finden. Unter 193 Schizophrenen befanden sich 27 Frühgeborene, in der gleich großen Kontrollgruppe ohne Schizophrenie nur 16. Auch verschiedene anderweitige Hirnschäden der Kinder dieser Abteilung waren statistisch häufiger bei ehemaligen Frühgeborenen. Die Autoren erinnern an frühere Untersuchungen von ROGERS u. Mitarb., die bei Schulkindern mit Verhaltensstörungen eine signifikant höhere Anzahl Frühgeborener als in einer Kontrollgruppe angetroffen hatten. HEIMER u. Mitarb. (*1745*) untersuchten 319 Frühgeborene und als Kontrollgruppe 32 Reifgeborene des gleichen sozialen Milieus im Alter von $2^1/_2$ Jahren und fanden bei 19,7% der Frühgeborenen neurologische Symptome. Sie studierten die Beziehungen zwischen prä- und perinatalen Komplikationen und neurologischen Spätfolgen. Als pränatale Komplikationen galten sehr frühzeitiger Blasensprung (24 Std vor der Geburt), Fieber der Mutter bei der Geburt, Toxämien sowie Blutungen während der Geburt. Neonatale Komplikationen waren Hyperbilirubinämie, übermäßiger Gewichtsverlust, Hypoxie, Infektionen und stärkere Unterkühlung. Die deutlichsten Beziehungen bestanden zwischen dem Geburtsgewicht und neurologischen Schäden. Am meisten betroffen waren die Kinder unter 1250 g. Auch alle anderen prä- und postnatalen Schäden, die sich später neurologisch auswirkten, betrafen besonders die kleinen Frühgeborenen. Knaben zeigten einen höheren Anteil an neurologischen Spätschäden, obwohl die Zahl der Komplikationen und die Geburtsgewichte mit denen der Mädchen übereinstimmten. Zu ähnlichen Ergebnissen kommen Bishop u. Mitarb. bei der Nachuntersuchung von 1447 Kindern mit einem Geburtsgewicht von 1000—2500 g.

In einer von del Mundo-Vallarta und Robb (*2807*) gegebenen Aufstellung unterschieden sich „normale" Frühgeborene hinsichtlich neurologischer Spätschäden nicht von normalen Reifgeborenen; bei beiden Gruppen hing die Prognose von perinatalen Komplikationen ab, die bei den Frühgeborenen von anderem Charakter waren. Genauere Angaben fehlen in dieser Arbeit. Knobloch und Pasamanik (*2196*) untersuchten 500 Frühgeborene in der 40. Lebenswoche und verglichen sie mit 492 Kontrollkindern. Frühgeborene unter 1500 g wiesen zu 17,6% Intelligenzdefekte auf, die schwereren nur zu 1,8% (Kontrollen 1,6%). Die Zahl der Störungen im motorischen Verhalten war bei den Frühgeborenen größer.

Über Nachuntersuchungen an 999 frühgeborenen Knaben der Jahrgänge 1902—1921 berichtete Alm 1953 (*53*). Hinsichtlich geistiger und neurologischer Entwicklungsstörungen kommt er zu folgenden Zahlen (Tabelle 9):

Tabelle 9 (*53*)

	Frühgeborene	Kontrollen	Differenz
Hilfsschüler	3,3	1,7	nicht signifikant
Kinder in Anstalten für Schwachsinnige, Krüppel, Blinde usw.	4,8	1,2	signifikant
Spastiker, Epileptiker, Oligophrene, die mit öffentlichen Mitteln unterhalten wurden	3,5	0,7	signifikant

Wie man sieht, sind die Unterschiede, wenn auch statistisch gesichert, so doch ziemlich gering. Daher konnte im Gesamtkollektiv der Frühgeborenen und der Kontrollkinder hinsichtlich des inzwischen erreichten Sozialstatus kein Unterschied gefunden werden. Harpers u. Mitarb. (*1696*) veröffentlichten eine Arbeit über den neurologischen und intellektuellen Status von Frühgeborenen zwischen 3 und 5 Jahren. Es handelte sich um jene Gruppe, die schon in der 40. Lebenswoche von Knobloch u. Pasamanik untersucht worden war (s. oben). 460 Frühgeborene wurden mit 440 Kontrollkindern verglichen. Die Frühgeborenengruppe zeigte einen etwas geringeren intellektuellen Status und etwas größere Zahlen neurologischer Schäden; dies betraf aber mehr die kleinen Frühgeborenen, während bei Kindern zwischen 2000 und 2500 g der Unterschied gegenüber der Kontrollgruppe nur noch sehr gering war. Feststellungen über Frühgeborene haben daher nur Sinn, wenn der „Grad" der Frühgeburt bekannt ist. Die Differenz zu den Normalgeborenen ist ziemlich gering. Die Frühgeborenen befinden sich gewissermaßen „mehr am unteren Rande der Norm“.

Im New Yorker Hospital ging die Sterblichkeit der Frühgeborenen mit Geburtsgewichten von 1000 g und darunter von 1932—1955 von 100 auf 76,5% zurück. 68 solcher Kinder, die 4 Jahre und älter waren, wurden nachuntersucht. 28 von ihnen besaßen einen IQ von 90—109, 30 von 89 und weniger, 10 von 110 und mehr. 4 Kinder der letztgenannten Gruppe hatten mehr als 120! (*2390*). Nasso und Verga (*2836*) berichten über Nachuntersuchungen an 500 seit 1952 entlassenen Frühgeborenen der Mailänder Universitäts-Kinderklinik. 170 von ihnen wurden erfaßt. Alle hatten mit 3 Monaten gelächelt, mit 6 Monaten vokalisiert und mit einem Jahr mit Wortbildungen begonnen. Bei 57 Kindern mit Geburtsgewichten zwischen 900 und 2270 g wurde die geistige Entwicklung geprüft. Sie war zufriedenstellend, der IQ war normal. 11 von 32 untersuchten Kindern hatten Abweichungen der EEG-Kurve. Angaben über die Anzahl der Kinder unter 1000 g fehlen in dieser Publikation. Die Letalität sank an der Mailänder Klinik in der angegebenen Zeit von 50 auf 24%.

Eine besondere Eigentümlichkeit Frühgeborener sind die häufigen Defekte des Sehvermögens. Schon Ylppö (*4285*) betonte die hohe Rate an Strabismus, die auch in unserem Krankengut hervortritt. Levine und Dann (*2390*) fanden bei 68 Kindern unter 1000 g Geburtsgewicht 24mal Strabismus, 7mal Myopie, 8mal retrolentale Fibroplasie. Bei 19 Frühgeborenen mit Geburtsgewichten um 1000 g und darunter, die Gleiss im Alter von $1^1/_2$—$7^3/_4$ Jahren nachuntersuchte, litten 8 an Strabismus, 1 an Hypermetropie und 2 an Myopie. Auch Dunham widmet in ihrer Monographie Mißbildungen der Augen ein eigenes Kapitel. Nasso (*2836*) erwähnt die auffallende Häufigkeit von Strabismus.

Walsh und Lindenberg (*4062*) studierten den Einfluß der Hypoxie auf die primäre Sehbahn und fanden zuweilen beiderseitige Opticusatrophien. Daß diese Befunde die Häufigkeit des Strabismus bei Frühgeborenen erklären, ist unwahrscheinlich. Gewöhnlich handelt es sich um einen Strabismus convergens, der aber nicht immer an eine Hypermetropie geknüpft ist. Wie es scheint, gibt es bis jetzt noch keine befriedigende Deutung der häufigen Augendefekte.

Auch Taubstummheit wird auf geburtstraumatischer Grundlage beobachtet. Voss (*4029*) führt dies auf Blutungen in das Innenohr zurück.

Auf die retrolentale Fibroplasie Frühgeborener wird hier nicht eingegangen, da es sich nicht um eine Erkrankung des ZNS handelt.

Wir wollen mit dieser keineswegs erschöpfenden Aufzählung einschlägiger Publikationen hier abbrechen, da sie ausreicht, um die Uneinheitlichkeit der Befunde erkennen zu lassen. Es ist nicht verwunderlich, daß sie Anlaß zu kritischen Betrachtungen wurden. 1937 stellte Peiper (*3038*) die stark divergierenden Ergebnisse neurologischer Untersuchungen von 19 Autoren der Jahre 1913—1936 tabellarisch zusammen. Er wirft dabei die Frage auf, in welchem Umfang sich die erhobenen Befunde auf die Unreife an sich zurückführen lassen, wenn man bedenkt, daß Frühgeborene beispielsweise häufiger als Reifgeborene unehelich seien und in einem ungünstigeren Milieu aufwüchsen. Benton (*265*) hat 1940 nach einer Übersicht über das europäische und nordamerikanische Schrifttum die Aussagekraft aller bisherigen Untersuchungen in Zweifel gezogen, weil es immer an definierten und adäquaten Kontrollgruppen gefehlt habe. Dieser Meinung schließt sich auch DUNHAM an (*1083*).

Eine der jüngsten Studien zu diesem Problem von McDONALD (*2609*) berücksichtigt diese Einwände. Die Ergebnisse seiner Untersuchungen sind in den Tabellen 10 und 11 dargestellt. Sie enthalten die Auswertung von Intelligenzuntersuchungen, die bei 1066 Kindern mit Geburtsgewichten von 1840 g (4 Engl. Pfund) und darunter 6—9 Jahre nach der Geburt durchgeführt wurden. Um die Frage zu prüfen, ob der Grad der Unreife allein einen Einfluß auf die intellektuelle Entwicklung habe, wurden die Kinder mit cerebraler Kinderlähmung, Blindheit und Taubheit ausgeschieden, die übrig bleibenden 905 Kinder mit dem Test nach TERMAN und MERRITT untersucht. Der Autor fand einen durchschnittlichen IQ von 102,4 gegenüber einem solchen von 103 in der Normalbevölkerung. Die Mädchen unter 1361 g schnitten etwas schlechter ab (IQ 96,4%). Das soziale Milieu machte sich deutlich bemerkbar (Tabelle 11). Demnach scheint Unreife allein, ohne zusätzliche perinatale Komplikationen, nicht zu einer nennenswerten Intelligenzverminderung zu führen. Zwillinge und Drillinge hatten ohne erklärbaren Grund einen niedrigeren IQ (98,3 bzw. 91,3).

Zuweilen scheint die vorzeitige Geburt auch die Ursache choreatiformer Bewegungsunruhe im späteren Kindesalter zu sein. Jedenfalls befanden sich in den von PRECHTL und STEMMER (*3155*) mitgeteilten Fällen über das „choreiforme Syndrom bei Kindern“, dessen Ursache nach ihrer Ansicht eine Schädigung des Zentralnervensystems vorwiegend durch prä-, peri- und postnatale Komplikationen ist, in 8% eine vorzeitige Geburt, etwas mehr, als dem holländischen Durchschnitt entspricht.

Im ganzen läßt sich erkennen, daß die Prognose der Frühgeborenen quoad vitam überall dort, wo eigene Abteilungen für Frühgeborene bestehen, besser geworden ist und die Letalität gewöhnlich um etwa 50—60% abgenommen hat. Es ist allerdings schwer zu sagen, worauf das beruht. Nach den Untersuchungen von PEIPER (*3038*) und ESSBACH (*1200*) werden Frühgeborene in den ersten Tagen vor allem durch zentrale Atem-, Saug- und Schluckstörungen, Fruchtwasser- und Mageninhaltaspirationen, Pneumonien und erhöhte Blutungsneigung gefährdet. Der Pathologe kann nur einen Teil dieser Störungen auffinden, nämlich vor allem Fruchtwasseraspirationen, Atelektasen, hyaline Membranen, Hämorrhagien in Lunge und Schädelhöhle und Encephalodystrophien. Fast immer bestehen Kombinationen und oft ist nicht zu entscheiden, was primäre und was sekundäre Erscheinungen sind. Daher ist auch eine Aussage darüber schwierig, worauf später zu beobachtende Dauerschäden zurückzuführen sind, wenn auch klar ist, daß sie letzten Endes alle auf hämorrhagischen und hypoxischen Vorgängen im weitesten Sinne beruhen. Daß die Senkung der Letalität der besonders untergewichtigen Frühgeborenen zu einer geringen Zunahme retardierter und cerebral geschädigter Kinder mit zum Teil defekten Sinnesorganen geführt hat, scheint sicher zu sein (*1050a*). Jedoch werden Fortschritte in der Aufzuchtstechnik Frühgeborener wahrscheinlich sich am Ende auch hier noch günstig auswirken.

Bei der gegebenen engen Verflechtung verschiedenster Faktoren ist es schwierig, eine Prognose der „komplizierten“ Frühgeburt zu stellen, eben weil bereits die nicht komplizierte Frühgeburt ein pathologisches Ereignis darstellt.

Tabelle 10. *Mittlerer IQ und prozentuale Verteilung der Intelligenzgrade nach Geschlecht und Geburtsgewicht bei Einzelkindern und Zwillingen nach Ausschluß gelähmter, blinder und tauber Kinder.* (*Nach* McDONALD)

	Geburts-gewicht[a]	Geschlecht	Anzahl der Kinder	Mittlerer IQ	Prozentuale Verteilung des IQ						90 und darüber
					unter 50	50—69	70—89	90—109	110—120	130 und höher	
Einzel-kinder	1361 g oder weniger	Knaben	49	102,9	4,1	4,1	16,3	44,9	28,6	2,0	75,5
		Mädchen	91	93,4	3,3	1,1	33,0	42,9	16,5	3,3	62,7
		zusammen	140	93,8	3,6	2,1	27,1	43,6	20,7	2,9	67,2
	1362 g bis 1814 g	Knaben	196	104,4	2,0	1,5	13,3	48,0	25,5	9,7	83,2
		Mädchen	289	102,7	0,7	0,7	22,8	45,0	23,2	7,6	75,8
		zusammen	485	103,4	1,2	1,0	19,0	46,2	24,1	8,5	78,8
Zwillinge	Alle Gewichte	Knaben	105	100,9	—	1,9	21,9	48,6	22,9	4,8	76,3
		Mädchen	162	96,6	—	1,9	34,5	41,4	19,1	3,1	63,6
		zusammen	267	98,3	—	1,9	29,6	44,2	20,6	3,7	68,5

[a] Im Original in engl. Pfund und Unzen.

Tabelle 11. *Durchschnittlicher IQ von Einzelkindern und Zwillingen (ohne cerebrale Kinderlähmung, Blindheit, Taubheit oder einem IQ unter 50) nach Geschlecht, sozialer Lage und Geburtsgewicht.* (*Nach* Mc DONALD)

	Geburtsgewicht[a]	Soziale Klasse							
		I und II		III		IV und V		alle Klassen	
		Knaben	Mädchen	Knaben	Mädchen	Knaben	Mädchen	Knaben	Mädchen
Einzel-kinder	1361 g oder weniger	113,1 (13)[b]	101,5 (16)	100,3 (19)	97,6 (45)	96,2 (13)	90,3 (25)	102,8 (45)	96,2 (86)
	1362—1588 g	109,6 (8)	133,4 (8)	104,1 (39)	101,7 (56)	101,9 (30)	95,0 (30)	103,9 (73)	102,2 (94)
	1589—1814 g	114,6 (20)	110,1 (34)	105,0 (59)	103,7 (102)	101,1 (36)	96,0 (50)	105,4 (115)	102,8 (186)
	Durchschnitt	113,1 (41)	111,0 (58)	103,9 (117)	101,8 (203)	100,5 (75)	94,4 (105)	104,5 (233)	101,1 (366)
Zwillinge	Durchschnitt	109,8 (16)	111,1 (23)	98,6 (61)	95,3 (93)	100,8 (27)	92,6 (42)	100,9 (104)	96,9 (158)

[a] In der Originalarbeit in engl. Pfund und Unzen. [b] Anzahl in Klammern.

1862 gab LITTLE (*2448*) in seinem Vortrag über die Ursachen gewisser nervöser Störungen, insbesondere spastischer Lähmungen, bereits einen Hinweis auf die Bedeutung der vorzeitigen Geburt. Obwohl eine Reihe von Autoren (*2952*) die Befunde von LITTLE bestätigten, wurden sie von anderen, darunter BUDIN (*523*), KÜSTNER (*2267*), FINCKELSTEIN (*1258*) in Abrede gestellt. Auch PEIPER hält den zwingenden Beweis für die Richtigkeit der Behauptungen LITTLEs noch nicht für erbracht. Dabei scheint es sich bei den Beziehungen zwischen Frühgeburt und Lähmung um ein altes Volkswissen zu handeln, denn LITTLE hatte bereits Shakespeare zum Kronzeugen gewählt, der Richard III. von sich sagen läßt: „Entstellt, verwahrlost, vor der Zeit gesandt in diese Welt des Atmens, halb kaum fertig gemacht, und zwar so lahm und ungeziemend, daß Hunde bellen, hink' ich wo vorbei" (1. Akt, 1. Szene). Die Häufigkeit geistiger und nervöser Schäden nach vorzeitiger Geburt schwankt im Schrifttum zwischen 4 und 17%, wofür natürlich leicht äußere Gründe verantwortlich gemacht werden können. Es sei hier insbesondere auf die Untersuchungen BUNDESENs (*532*) in Chicago hingewiesen. BUNDESEN konnte in Chicago erhebliche Verbesserungen der Sterblichkeit der ersten Lebenstage und insbesondere der untergewichtigen Kinder unter 1500 g erreichen, als er Krankenhäuser und Krankenbetreuung unter strenge Kontrolle nahm und die Ergebnisse beständig überprüfte. Der Rückgang der Sterblichkeit Frühgeborener, der überall beobachtet wird, beruht vornehmlich auf der Einrichtung von Spezialabteilungen für Frühgeborene mit strenger Isolierung, Einrichtungen zum Schutz vor Infektionen aller Art und der Anwendung von Antibiotika. Natürlich müssen, wie gesagt, alle Untersuchungen in solche getrennt werden, die nur offensichtlich traumatisierte und in solche, die alle Frühgeburten umfassen. In der ersten Gruppe ist die Zahl der später defekt befundenen Kinder natürlich höher, jedoch meist besser als erwartet. So stellte KUNSTADTER (*2282*) bei 69 Frühgeborenen mit intrakraniellen Blutungen fest, daß nur 27 Kinder an leichten bis schweren nervösen Folgezuständen litten. CRAIG (*771*) fand allerdings bei 12 Frühgeborenen, die nach der Geburt Zeichen einer intrakraniellen Verletzung boten, in jedem Fall später Paresen oder Krämpfe. Ohne Zweifel aber kommt eine nicht geringe Anzahl von Frühgeborenen trotz Geburtskomplikationen ohne Schaden davon. Auf der anderen Seite haben entsprechende Untersuchungen ergeben, daß ein Rückgang cerebraler Folgeerscheinungen bei Frühgeborenen insgesamt nicht zu verzeichnen ist, eher wird ein leichter Anstieg beobachtet (*34*). Dieser Anstieg ist wahrscheinlich die paradoxe Folge des medizinischen Fortschritts: Es gelingt immer häufiger, auch sehr unreife oder traumatisch-hypoxisch geschädigte Kinder am Leben zu erhalten (*1050*). Außerdem werden die schweren tödlichen Geburtsverletzungen dank der Fortschritte der Geburtshilfe seltener, die leichteren, das Überleben ermöglichenden, nehmen dadurch eher zu. In dem von AHVENAINEN (*34*) untersuchten 1803 Frühgeborenen umfassenden Krankengut der Kinderklinik in Helsinki aus den Jahren 1948—1956 sank die Sterblichkeit der Frühgeborenen um 50%. Die traumatisch bedingten großen Blutungen gingen von 7 auf 4% zurück, die anoxisch bedingten stiegen von 12 auf 22% an. Eine vorsichtige Geburtsleitung vermindert nach der Meinung von AHVENAINEN das Trauma, erhöht aber die Hypoxiegefahr.

Zu den Umständen, die sich gewandelt haben und in diesem Zusammenhang von Bedeutung sind, gehört die Tatsache, daß vielfach der Anteil der besonders unreifen, unter 1000 g wiegenden Kinder zugenommen hat (*290, 291*). Das beruht zum Teil wahrscheinlich darauf, daß heute auch hochgradig unreife Kinder entsprechenden Abteilungen übergeben werden, die früher den Transport ohne Transportinkubator nicht überstanden. Ihre Zunahme ist der Grund, weshalb die Letalität der Frühgeborenen in einzelnen Abteilungen nicht abgesunken ist.

Massive Blutausgüsse des Ventrikelsystems sind mit dem Überleben wahrscheinlich nur selten vereinbar. Die Überlebenden mit weniger ausgedehnten Blutungen stellen das Gros der nervös gestörten Kinder dar. CUSHING (*824*) meinte, daß aus der Lokalisation der späteren spastischen Paresen auf den Sitz der Geburtsblutung geschlossen werden könne. Offenbar seien sie meist über den Zentren für die unteren Extremitäten lokalisiert und gewöhnlich einseitig, weil Diplegien und Hemiplegien am häufigsten vorkommen. Diese Vermutung kontrastiert mit der Erfahrung, daß Blutungen wie Erweichungen bei autoptischer Kontrolle eher subependymal lokalisiert sind. Der Gegensatz beruht wahrscheinlich darauf, daß der Anatom ein anders ausgelesenes Krankengut sieht als der Arzt, der seine Untersuchungen an den Überlebenden anstellt.

Die *Lungenentfaltungsstörungen* haben eine schlechte Prognose quoad vitam. KEUTH (*2160*) hat die Literatur zusammengestellt und eine Letalität je nach Schwere der Erkrankung zwischen 30 und 100% ermittelt. Kinder, die das Dyspnoe-Syndrom überstanden haben, zeigen gewöhnlich keine neurologischen Residualschäden. Prospektive Untersuchungen mit langen Beobachtungszeiten stehen aber noch aus.

Schon mehrfach wurde darauf hingewiesen, daß die Prognose des Frühgeborenen in Korrelation zur Reife steht, daß jedoch bei Geburtsgewichten oberhalb 1500 g der meist nicht berücksichtigte Anteil der „small-for-dates-babies“ eine ansteigende Rolle spielt. In einer Zusammenstellung der Göttinger Kinderklinik starben von 2309 Neugeborenen unter 2500 g Geburtsgewicht in den Jahren 1957—1964

mit einem Gewicht bis 1000 g 93,3%,
mit einem Gewicht von 1001—1500 g 55,7%,
mit einem Gewicht von 1501—2000 g 23,9%,
mit einem Gewicht von 2001—2500 g 12,5%.

Einer Zusammenstellung PEIPERs (*3038*) ist zu entnehmen, daß die Sterberaten der Kinder bis zu 1000 g andernorts zum Teil ein wenig niedriger liegen, so bei DUNHAM (*1083*): 89,04%; BAIN: 89,6%. GLEISS (*1476*), der allerdings Kinder einbezieht, die bei Geburt mehr als 1000 g wogen, jedoch bis 1000 g und darunter abnahmen, verlor von 188 Kindern 169 (=89,9%). LEVINE und DANN (*2390*) berichten sogar von einer Überlebensrate von 20,5%.

i) Prophylaxe

Die sicherste Prophylaxe zentralnervöser Schäden bei Frühgeborenen ist die Verhinderung der Frühgeburt überhaupt. Ihre Häufigkeit wird in verschiedenen Ländern zwischen 4 und 13% angegeben. Die Ursachen einer vorzeitigen Geburt sind komplex: Vorzeitiger Blasensprung, intrauterine Infektionen, Toxämien, Pyelonephritis, Zwillingsgeburt, vorzeitige Lösung der Placenta, ungünstiges soziales Milieu, Unehelichkeit, Ablehnung des Kindes, schließlich die sog. Spätabtreibung. In den Winter- und Frühjahrsmonaten steigt die Häufigkeit vorzeitiger Geburt aus unbekannten Gründen an. Einige der genannten Ursachen sind vermeidbar. Dies gilt insbesondere für die soziale Frage. Bei unverheirateten Frauen tritt eine vorzeitige Geburt um 50% häufiger ein als bei verheirateten (*3077*, *1476*, *290*). GLEISS (*1476*) macht darauf aufmerksam, daß die Frühgeburt ehedem vor allem bei der Multipara vorkam, während heute besonders die Erstgebärende betroffen ist. Seiner Meinung nach wird vielfach von Mädchen, denen die Bindung an den Partner mißlungen ist, eine Spätabtreibung durch die vorzeitige Beendigung der Schwangerschaft provoziert und selbst Ärzte werden durch die Vortäuschung einer Übertragung zur vorzeitigen Einleitung einer Geburt veranlaßt. Verbotene Eingriffe hat LÖFQUIST schon 1931 (*2456*) vermutet und auch v. BERLIN-HEIMENDAHL (*290*) hält sie für wahrscheinlich. Daß auch bei ungenügender Ernährung der Mütter Tot- und Frühgeburten sowie Hypotrophie vorkommen, wurde erwähnt. So fanden EBBS u. Mitarb. sowie BURKE u. Mitarb. (*540*) signifikante Beziehungen zwischen unzulänglicher Ernährung, insbesondere niedrigem Proteingehalt und vorzeitiger Geburt und niedrigem Geburtsgewicht des Kindes. PEIPER hatte diese Frage schon 1931 durch ROSENBAUM (*3332*) an 115 Müttern Frühgeborener und einer gleich großen Kontrollgruppe prüfen lassen; es fand sich jedoch kein Unterschied in den beiden Kollektiven. RÄIHÄ (*3199*) beobachtete in Finnland, daß die Zahl der Frühgeborenen, die sich von 1917—1941 ziemlich gleichmäßig bei 10—12% bewegt hatte, im Kriegsjahr 1942 bei gleicher Geburtenzahl auf 6% fiel und bis 1946 so niedrig blieb. Die Ursache sieht RÄIHÄ in dem gleichzeitigen Rückgang von Toxämien. PARVIAINEN (*3005*) bestätigt das. 1944 betrug die Anzahl der Frühgeborenen in Finnland nur 5,57%.

Ähnlich widersprechend sind die Angaben über den Zusammenhang zwischen dem Alter der Mütter und der Häufigkeit vorzeitiger Geburt. WOODBURY (*4252*) findet Frühgeborene häufiger bei Frauen unter 20 Jahren, NØRREGAARD (*2898*) mehr bei 30- oder 40jährigen Frauen. Die vorzeitigen Geburten bei jungen Frauen erklärt NØRREGAARD mit deren häufig schlechter sozialer Lage und Illegitimität. Die Bedeutung sozialer Faktoren im weitesten Sinne wird immer wieder betont. Jedoch ist es uns nicht bekannt, welche Faktoren im einzelnen eine Rolle spielen. THOMSON (*3884*) ist der Meinung, daß die Entscheidung schon in der Kindheit falle. Wenn diese von Bedingungen geprägt ist, deren Resultat verkümmerte und ungesunde Erwachsene sind, sei die Frühgeburthäufigkeit hoch. Es komme darauf an, Gesundheit und Wachstum von Kindern und Jugendlichen zu überwachen. WILSON, PARMELEE u. Mitarb. (*4198*) bezweifeln jedoch den Einfluß sozialer Faktoren. Vielleicht kommt er unter günstigen äußeren Wirtschaftsbedingungen nicht mehr zum Tragen. In fast keiner dieser Untersuchungen wird das Problem der hypotrophen Kinder berücksichtigt.

Auch die Qualität der ärztlichen Betreuung der Schwangeren sowie ihre Entbindung hängt nicht wenig von sozialen Fragen ab. EASTMAN (*1099*) fand bei guter Schwangerenbetreuung in 7,8% Früh- und Totgeborene, bei schlechter oder fehlender in 24,9%. Bei Hausschwangeren, die gewöhnlich aus unzulänglichen sozialen Verhältnissen stammen aber den letzten Teil der Schwangerschaft in einer Entbindungsanstalt verbringen, ist die Frühgeburtenzahl und die Neugeborenensterblichkeit am niedrigsten (*3702*, *214*). In gleichem Sinne sprechen die Untersuchungen von BAIRD (*152*) und BUNDESEN (*532*). Übrigens hatte schon 1899 SARRAUTE-LOURIE (*3421*) erwiesen, daß bei Hausschwangeren die Schwangerschaft durchschnittlich 20 Tage länger dauere als in einer gleicharmen Bevölkerungsgruppe.

Die Bedeutung der *individuellen Geburtshilfe* wurde schon erwähnt. Bei einem unreifen Kind stellt die Geburt für die Mutter fast nie ein ernsthaftes Problem dar. Darum kann die Geburtsleitung auf die Verletzlichkeit und Empfindlichkeit des Kindes Rücksicht nehmen. Hierzu gehört die Vermeidung von Wehenmitteln, Hinausschiebung des Blasensprungs, Zurückhaltung mit Analgetica, großzügige Anwendung der Episiotomie, Kontrolle des mütterlichen Kreislaufs und der kindlichen Herztöne, Vermeidung der Sectio und schließlich die sofortige ärztliche Betreuung des Kindes nach der Geburt (*2572*). Dabei spielt die Überwachung des Beginns der Atmung die größte Rolle. Die folgende Tabelle 12 bringt eine von MENTZEL (*2668*) gegebene Aufstellung jener Faktoren, die einen postnatalen Atemstillstand bewirken können:

Tabelle 12. *Ätiologie des postnatalen, zentralen Atemstillstandes*

I. *Lähmung des Atemzentrums*
  metabolisch
  hochgradige Anoxie
  Acidose: pH $<$ 6,9
  pharmakologisch
  Narkotica (Morphium, Pantopon, Dolantin u.a., Barbiturate)
  mechanisch
  Gewebekompression (starke Blutung, Schädelfraktur)
  thermisch
  Bluttemperatur $<$ 30° C
II. *Reflektorische Hemmung der Atmung*
  vagale Reflexe
  massive Aspiration
  geringe Aspiration bei hohem Vagotonus
  Pressoreceptoren
  Drucksteigerung großer Kreislauf:
  Hypoxie, Hyperkapnie, Catecholaminausschüttung
  Vasokonstriktion bei Abkühlung
  Verschluß der Nabelarterien
  Hirndrucksteigerung
  Sensorische und thermische Receptoren
  Lähmung (s. unter I.)
  Funktionsausfall bei peripherer Hyperfusion
  Zirkulatorischer Atemstillstand
  Steigerung des Liquordruckes
    starke Schädelkompression (Zange)
    Hirnödem
    Behinderung des venösen Abflusses
    (Kompression der Halsvenen, Nabelschnurumschlingung)
    Hyperkapnie
  Drucksenkung großer Kreislauf
    Gefäßparalyse

Mindestens einige von ihnen sind vermeidbar, z.B. die Anwendung stark wirkender Pharmaka oder die Unterkühlung. Andere Schwierigkeiten sind mit pharmakologischen oder physikalischen Mitteln überwindbar. Vielfach ist man ohne genauere ätiologische Klärung der gebotenen Eile wegen gezwungen, die Atmung nach Reinigung der Atemwege maschinell oder durch Mund-zu-Mund- bzw. Mund-zu-Nase-Beatmung einzuleiten. Kommt die Atmung ohne oder mit ärztlicher Hilfe in Gang, ist eine Antibioticaprophylaxe — drei- bis fünfmalige Versprayung in zweistündigem Intervall — notwendig (*3049*), außerdem ist aufmerksam auf die ersten diskreten Zeichen eines drohenden Dyspnoesyndroms zu achten. MENTZEL (*2668*) empfiehlt die Anwendung von Methylatropin-Theophylin und Papaverin. Hierdurch kommt es zur Eröffnung des peripheren Gefäßbettes, die blaßlividen Kinder werden rosiger. PELTONEN (*3049*) sieht jedoch in der Zufuhr O_2-reichen Blutes durch den Ductus arteriosus in die Lungenzirkulation einen Vorteil, weil O_2-reiches Blut den Widerstand in der Lungenzirkulation vermindert und den Druck herabsetzt. Hoher pulmonaler Druck wird oft bei der Lungenentfaltungsstörung beobachtet. Er empfiehlt als Bronchodilatator 1-(2,5-Dihydroxyphenyl)-2-isopropyl-amino-ethanolsulfat zu versprayen. CHU u. Mitarb. (*679a*) haben über vorläufige Ergebnisse mit pulmonalen Vasodilatoratoren (Acetylcholin) berichtet und gleichzeit versucht, oberflächenaktive Substanzen als Ärosol in die Lunge zu bringen. Die Behandlung der mit Lungenentfaltungsstörungen des Frühgeborenen fast immer verbundenen Acidose und anderer Elektrolytveränderungen werden wir im Kapitel XVI schildern. Inwieweit solche Maßnahmen postnatalen Hypoxieschäden des Zentralnervensystems vorzubeugen vermögen, ist noch nicht geklärt.

Zum Abschluß des Kapitels über die Prophylaxe soll bemerkt werden, daß nach amerikanischen Autoren ein Teil späterer emotionaler Störungen bei Frühgeborenen durch den langen Aufenthalt im Hospital bedingt sein kann (*1083*). Ein Beweis für diese Behauptung ist bisher nicht erbracht.

k) Therapie

DUNHAM (*1083*) empfiehlt, wegen der Gefahr der Auskühlung, das geborene unreife Kind in eine sterile vorgewärmte Decke aufzunehmen, noch bevor das Kind von der Nabelschnur getrennt wurde. Die Versorgung der Nabelschnur könne nach Verbringung des Kindes in einen Inkubator erfolgen. In dem Krankengut der Münchner Kinderklinik befanden sich aber „wider alles Erwarten" die unterkühlten Frühgeborenen mehr in der Gruppe der Überlebenden als der Verstorbenen. Mit der Einführung der Hibernisation in die Schockbehandlung und Chirurgie ist vielfach der Vorschlag gemacht worden, den Schock, besonders des traumatisierten Frühgeborenen, mit Hilfe der Hibernisation abzufangen. BACH (*141*) hat das Schrifttum zusammengestellt und die vegetative Blockade als Behandlungsprinzip für geschädigte Neugeborene, insbesondere für Frühgeborene, empfohlen. Die Beurteilung der Erfolge ist schwierig. Ebensowenig ermutigend ist der Bericht von WOHLGEMUTH u. Mitarb. (*4225*), aus dem eigentlich hervorgeht, daß nur leicht traumatisierte Kinder erfolgreich behandelt werden könnten. Heute ist die Mehrzahl der Autoren der Meinung, daß sich die Herbeiführung einer Unterkühlung ungünstig auswirkt (s. S. 305).

Die Behandlung intracerebraler Schädigungen von Frühgeborenen ist angesichts der dürftigen diagnostischen Möglichkeiten ziemlich beschränkt. Besteht der Verdacht auf Blutungen, so ist zu berücksichtigen, daß diese beim Frühgeborenen besonders häufig die para- und intraventriculären Bezirke bevorzugen. Intraventriculäre Blutungen können durch Punktionen mit Erfolg behandelt werden, wie dies WARD (*4069*) berichtete. Ein solches Vorgehen ist jedoch nur selten möglich und erfolgreich. Über Fontanellenpunktionen bei subduralen Blutungen, die aber gerade bei Frühgeborenen nur selten in der Fontanellengegend liegen, s. S. 261.

Zur Behandlung hypoxischer Zustände ist nach Einleitung der Atmung O_2-Zufuhr erforderlich, die meist im Inkubator geschieht, in dem sich hohe O_2-Konzentrationen herstellen lassen. Seitdem der fördernde Einfluß hoher O_2-Gaben auf die Entstehung der retrolentalen Fibroplasien nachgewiesen werden konnte (*3019*), ist allerdings die O_2-Zufuhr größerer Vorsicht und strengerer Indikation unterworfen. Sie sollte nicht eine Minute länger zur Anwendung kommen, als der Grad der Cyanose es erfordert, jedoch auch nicht kürzer (s. S. 304).

Eine Schematisierung der O_2-Zufuhr ist falsch. Das Ziel ist die individuell benötigte O_2-Gabe. Eine grobe, aber doch ziemlich verläßliche Schätzung gibt die Ausprägung der Cyanose (*3559*). Solange das Kind im Inkubator cyanotisch ist, droht ihm der hypoxische Hirnschaden oder die Erstickung, jedoch keine Fibroplasie. Die verläßlichste Aussage des O_2-Bedarfs ermöglicht die Überwachung des O_2-Gehaltes im arteriellen Blut (*3280a*). Bei Hypoxie ist selbst eine extreme Erhöhung des O_2-Gehaltes der Atemluft unbedenklich, da CROSS (*805*) gezeigt hat, daß selbst bei Konzentrationen von 100% die O_2-Sättigung des Blutes solcher Kinder mangelhaft sein kann. In den ersten Lebenstagen führe, so glaubt KEUTH (*2160*), bei Frühgeborenen ein erhöhtes O_2-Angebot nicht wie später zur Atemdepression sondern zur Steigerung der Atemfrequenz, umgekehrt ein vermindertes O_2-Angebot zur Atemdepression. In den exakten Untersuchungen von menschlichen Neugeborenen, die CROSS (*805*) durchführte, finden diese Anschauungen aber keine Bestätigung. Nicht nur bei Neugeborenen sondern auch bei Frühgeborenen führte die Erhöhung des arteriellen pO_2 zur Reduktion des Minutenvolumens und zu Perioden von Apnoe. Frühgeborene besitzen bereits aktive Chemoreceptoren.

Die Symptome der Littleschen Krankheit treten erst nach einem mehrmonatlichen Intervall auf und werden nicht immer rechtzeitig von den Eltern in ihren Anfängen bemerkt. Daher sollte bei dem geringsten Verdacht einer cerebralen Läsion („Risikokinder“, s. Kapitel V) eine systematisch nachgehende Kontrolle durchgeführt werden, da sich gezeigt hat, daß eine frühzeitige gymnastische Behandlung gute Aussichten auf Erfolg bietet.

XV. Hirnschädigung während der Geburt Natale Encephalopathien Hypoxie — Trauma

A. Einleitung

FREUD (*1334*) sah in der Geburt einen Prototyp jener Vorgänge im Leben, die den Grund für Furcht, Angst und Abwehrreaktionen des Menschen legen. In der Literatur fehlt es nicht an recht extremen Stellungnahmen zu diesem

Thema. Für die einen ist schon die natürliche Geburt ein brutaler Angriff auf das Leben des Kindes, den dieses offensichtlich zwar im allgemeinen überlebt, unter dessen cerebralen Restschäden aber nahezu die gesamte Menschheit nur quantitativ unterschiedlich leidet. Für die anderen ist die Unempfindlichkeit oder die Regenerationskraft des unreifen Zentralnervensystems fast grenzenlos.

Bestimmte Symptome, die wir bei allen Neugeborenen in den ersten Tagen nach der Geburt beobachten, können als Stress-Reaktion des unreifen Organismus auf die Geburt erklärt werden (*3650, 582, 2436, 2873, 4232*). Die Zahl der eosinophilen Leukocyten fällt in den ersten Stunden ab, um etwa am 3. Tag wieder anzusteigen. Auch die übliche Reststickstofferhöhung und die Hyperkaliämie (s. S. 335) sind bekannte katabolische Reaktionen beim Stress. Sie sind wesentliche Merkmale jenes ersten Stadiums der Rekonvaleszenz nach Operation und Trauma, wie es von Moore und seinen Mitarbeitern für Erwachsene (*2761*) und von Rickham (*3273*) für Neugeborene beschrieben wurde. v. Pfaundler (*3077*) hat den Übergang vom intra- zum extrauterinen Leben als Metabasis bezeichnet und gleichzeitig auf die Gefahren hingewiesen, die damit für jedes Neugeborene verbunden sind (*4179*). Mit diesem Begriff hat er für die Neugeborenen bereits vorweggenommen, was später durch Selye und seine Schule als Stress bekannt wurde.

Es erscheint heute gesichert, daß Knaben unter fast allen perinatalen Stress-Reaktionen mehr leiden als Mädchen, ihre perinatale Letalität und Komplikationsrate ist deshalb signifikant höher (*3077, 3245, 1745, 3360, 3146*). Die Neugeborenensterblichkeit umfaßt nach einer Definition der Weltgesundheitsorganisation alle Todesfälle von Feten über 30 cm Länge bis zu 10 Tagen nach der Geburt. Sie liegt in den zivilisierten Ländern heute unter 3% (s. Tabelle 13). In der Bundesrepublik betrug die Neugeborenensterblichkeit in den Jahren 1961—1963 2,38% (*3245, 3362, 3473, 3048*).

Tabelle 13. *Neugeborenensterblichkeit in verschiedenen Ländern* (Renggli)

Holland	1,12%	Schweiz	1,67%	Irland	2,06%
Schweden	1,28%	Frankreich	1,69%	Österreich	2,21%
England	1,55%	Kanada	1,80%	Deutschland	2,38%
Japan	1,64%	USA	1,85%	Portugal	2,85%

Vor allem belasten die Frühgeborenen die perinatale Morbiditäts- und Mortalitätsstatistik (s. S. 1). Gegenwärtig treffen etwa 50% der Todesfälle in den ersten Lebenstagen Kinder unter 2500 g (*2004, 4022*).

B. Allgemeine Ätiologie der natalen Encephalopathie

In Tabelle 2, Kapitel V über die Risikofaktoren auf S. 108 haben wir auch jene Ursachen zusammengestellt, die während der Geburt das Nervensystem des Kindes schädigen können oder dem Kind statistisch eine schlechter als durchschnittliche Ausgangsposition geben. Für England wurde unter der Leitung von Butler und Bonham (*560*) die zahlenmäßige Bedeutung der einzelnen Risikofaktoren für die perinatale Mortalität im Perinatal Mortality Survey ermittelt.

Dieser Bericht gibt einen bisher nicht übertroffenen Einblick in die Bedeutung von Schwangerschaftserkrankungen und geburtshilflichen Praktiken für die Lebenschancen des Neugeborenen.

a) Kinder alter oder sehr junger Mütter, Erstgeborene

Kinder Mehrgebärender über 35 und Erstgebärender über 30 Jahre haben ein um 36% höheres Risiko (*208, 1241*). Dieses erhöhte Risiko gilt vorwiegend für die geburtshilflich mangelhaft betreuten niederen sozial-ökonomischen Klassen. Bei Schwangerschaften unter 15 Jahren aber sind Frühgeburt, Schwangerschaftstoxikose und enge Becken so häufig, daß die soziale Stellung der Mutter bedeutungslos ist. Bei Frauen zwischen 15 und 20 Jahren wird das kindliche Risiko aber wieder allein von den sozialen Verhältnissen bestimmt (*207, 208, 1241*). Viele der altbekannten Geburtsrisiken sind ein Problem der Schwangerschaftsfürsorge und der Geburtsleitung und damit oft der sozialen Stellung der Mutter (*1134, 3555*).

Tabelle 14. *Perinatale Letalität in Abhängigkeit von der sozialen Stellung (208)*

	Weiße	Neger
<15 Jahre	7,44%	
15—19 Jahre	3,39%	4,81%
20—24 Jahre	2,84%	4,14%
25—29 Jahre	2,87%	4,41%
30—34 Jahre	3,37%	6,10%
35—39 Jahre	4,72%	6,35%
>40 Jahre	7,03%	11,17%

Erstgeborene und solche nach 8 Schwangerschaften haben ein erhöhtes Risiko (*2503, 3360*). Die besondere Gefahr für die Erstgeborenen liegt in den natalen Encephalopathien. Nielson u. Courville (*2879*) haben eine erstaunliche Statistik veröffentlicht, aus der hervorgeht, daß Erstgeborene zweimal häufiger an einer Epilepsie erkranken, als die Kinder aus nachfolgenden Schwangerschaften. 40% aller Epileptiker sind Erstgeborene. Mehr als acht Schwangerschaften dagegen erhöhen die Zahl der vorgeburtlichen Komplikationen.

b) Anomalien der Placenta

Placentaanomalien sind ein wichtiger, vielleicht der wichtigste ätiologische Faktor für die natalen Encephalopathien (*1100*). In einer Zusammenstellung aller intrauterinen Asphyxien von Schultze (*3744*) waren 40% durch Placenta- und Nabelschnuranomalien bedingt. Die Placentainsuffizienz wird im Zusammenhang mit den vorgeburtlichen Schädigungen des kindlichen Nervensystems (Toxämie und Dysmaturität, s. S. 246) besprochen. Diese chronische Placentainsuffizienz ist von der akuten Schädigung des Kindes unter der Geburt infolge Placentaanomalie nicht immer scharf zu trennen, da ersteres oft letzteres zur Folge hat. Genitalblutungen im 3. Trimester der Schwangerschaft sind ein Hinweis auf eine Placentaanomalie (*196*): Placenta praevia, Ablatio placentae und Placenta circumvallata oder marginata. In der, soweit wir sehen, ersten Studie über das kindliche Risiko bei Placenta praevia aus dem Jahre 1896 von Numers (*2905*) betrug die fetale Letalität 78,7%. Macafee u. Mitarb. (*2509*) geben für die Jahre 1939—1944 54—60%, 1945—1952 14,9% und 1953—1960 11,1% kindliche Letalität an. Die gesamte kindliche Letalität bei Placenta praevia dürfte heute etwa bei 20% liegen (*2881*). Die hohe Sterblichkeit ist bedingt durch Prämaturität, durch Hypoxie des Feten infolge Kompression der vorliegenden Placenta und durch Schock und Anämie des Kindes infolge Blutung aus dem fetalen Placentakreislauf. Die Ablatio oder vorzeitige Lösung der Placenta ist eine häufige und vielleicht eine entscheidende Komplikation der Placentainsuffizienz bei Toxämie (*3743*, *2858*, *3703*). Andere Schwangerschaftskomplikationen, wie z.B. Herzinsuffizienz und Infektionen, können wahrscheinlich auch mittelbar durch eine Placentainsuffizienz zu retroplacentaren Blutungen und damit zur Ablatio placentae führen.

Die Placenta circumvallata oder marginata (*4187*) hat ihre Ursache wahrscheinlich in einer zu tiefen Einbettung des befruchteten Eies in die Uterusschleimhaut (*4187*). Ausgeprägte Formen (circumvallata) sind mit 3—5% selten, Abortivformen (marginata) dagegen mit 36% häufig (*3913*). Nur die ersteren führen zu Komplikationen. Prämaturität ist mit 8,8% mindestens 2—4mal häufiger als normalerweise und die Neugeborenensterblichkeit kann 40% betragen (*1831*, *1830*, *2768*, *4316*). Es kann, wie bei der Placenta praevia, zu Blutungen aus dem fetalen Kreislauf und damit auch zu den entsprechenden Komplikationen kommen.

c) Nabelschnurkomplikationen

Knoten und Tumoren der Nabelschnur sowie Einzahl der Arteria umbilicalis sind seltene Anomalien, letztere ist mit einer erhöhten Mißbildungsrate, die beiden ersteren mit einer erhöhten fetalen Mortalität infolge Anoxie verbunden (*1720*). Die Umschlingung der Nabelschnur um den Hals des Kindes wird von den meisten Autoren nur dann als ernste Gefahr angesehen, wenn die Umschlingung so fest ist, daß man nicht ohne sie zu lösen einen Finger unter die Nabelschnur schieben kann (*3235*). Der Abriß der Nabelschnur kann zu schweren Schocksymptomen des Kindes führen.

Der Nabelschnurvorfall ist eine ernste Komplikation. Die Literatur wurde von Slate und Randall (*3547*) zusammengestellt. Sie fanden unter 669547 Klinikentbindungen verschiedener Autoren 4296mal eine prolabierte Nabelschnur, am häufigsten bei Quer- und Beckenendlage (*1442*). Mit 28% ist wieder die Frühgeborenenrate erhöht. Die fetale Letalität wird mit Zahlen zwischen 42 und 65% angegeben (*3547*, *2887*). Sie ist also sehr hoch und überlebende Kinder können, je nach Dauer des Vorfalles, schwere oder schwerste cerebrale Schäden davontragen. Die große Gefahr des Nabelschnurvorfalles für das Kind liegt in der Komprimierung der Gefäße. Eine solche tritt vielleicht kurzdauernd bei vielen Geburten auf und James (*2022*) hält sie für eine der häufigsten Ursachen der fetalen Anoxie.

d) Anomalien der Wehentätigkeit

Ramsay u. Mitarb. (*3201*) konnten in kinematographischen Untersuchungen an Primaten zeigen, daß während der Wehen die Durchblutung der Placenta abnimmt, nicht selten kann völlige Ischämie auftreten. Borell u. Mitarb. (*403*) haben diese Untersuchungen an 15 Frauen, an denen eine legale Schwangerschaftsunterbrechung durchgeführt wurde, bestätigt. In etwa 30% der Fälle drang während der durch Oxytocin induzierten Wehen überhaupt kein Kontrastmittel in die Placenta ein, in den anderen Fällen nur eine geringe Menge. Sogenannte

Wehenstürme und Sturzgeburten können also neben traumatischen auch hypoxische Hirnschäden verursachen, eine Tatsache, auf die YLPPÖ (*4285*) mit exakten Unterlagen hingewiesen hat. Die abnorm schnelle Geburt ist prognostisch ungünstiger als die sehr langsame. 20% der zu schnell und nur 7,5% der zu langsam geborenen Kinder hatten in einer Untersuchung von BENARON u. Mitarb. (*252*) einen Intelligenzquotienten unter 70. Die nosologische Beurteilung der langdauernden Geburt ist umstriten. Die Kinder sind in den ersten Lebenstagen oft apathisch und reaktionsarm (*2618*). Wenn das erste Stadium der Geburt 30 Std, das zweite $1^1/_2$ Std überschreitet, wird von vielen Geburtshelfern ein erhöhtes kindliches Risiko angenommen (*2503*). Von KEITH u. Mitarb. (*2137, 2138*) wurde das bestritten. Offenbar sind die Restschäden nur bei recht sorgfältiger und vielschichtiger Nachuntersuchung zu entdecken. DAYTON (*895*) fand keine direkte Beziehung zwischen verlängerter Geburt und Intelligenz. Aber sowohl in der Gruppe mit niedrigen als auch in der mit normalem Intelligenzquotienten hatten Kinder mit verlängerter Geburt signifikant schlechtere Leistungen. In der gleichen Untersuchungsreihe von DAYTON waren außerdem emotionale Störungen bei den Kindern mit langer Geburt überdurchschnittlich häufig. Vielleicht können sogar Angst und Spannungszustände der Mutter während der Geburt mittelbar über die Uterusdurchblutung zu hypoxischen Fetalschäden führen (*1935*).

Es sollte Einigkeit in der Beurteilung der künstlich prolongierten Geburt bestehen. 1957 berichtete HUGHES (*1943*) zum erstenmal über drei Kinder mit einer Epilepsie, bei denen die Geburt aus Gründen unabhängig von Mutter und Kind künstlich verzögert war. CARTER (*614*) fand dann bei der Untersuchung von 825 Kindern mit frühkindlicher Hirnschädigung 15, bei denen ein „hold back manoevre" manuell oder durch Narkose angewandt worden war.

e) Mißverhältnis zwischen dem kindlichen Kopf und dem Geburtskanal der Mutter

Dieser Befund, früher von großer Bedeutung, sollte heute kaum noch einen Risikofaktor für das Kind darstellen. Bei guter Schwangerenfürsorge und Geburtsleitung können die Gefahren für Kind und Mutter umgangen werden. Allerdings sind Reste dieses Risikos auch heute noch in den Statistiken erkennbar. Die höhere natale Encephalopathiegefahr der Erstgeborenen ist möglicherweise durch die unnachgiebigen Weichteilverhältnisse und noch unerkannte, geringe Beckenverengerungen mit bedingt. Außerdem ist das Problem des zu engen Beckens und seiner nosologischen Beurteilung bei der Steißlage noch nicht ganz gelöst.

f) Die Lageanomalien, insbesondere Beckenendlage und die Extraktion

Alle Lageanomalien stellen für das Kind ein erhöhtes Risiko dar (*3813*). Für die Beckenendlagen ist das am besten untersucht, die fetale Letalität wird zwischen 1 und 12% angegeben (*1628, 3127*). SEELEY (*3439*) berichtet über eine dreimal höhere Sterblichkeit der Kinder in Beckenendlage gegenüber den Hinterhauptlagen (3,5 zu 1,1). Dieses Verhältnis findet man in vielen Publikationen aus neuerer Zeit (*3110, 3689, 586, 3880, 2511, 3635, 2769*). Bei den angegebenen Zahlen handelt es sich um korrigierte Angaben, d.h. die echte Letalität ist noch höher, bedingt durch lebensunfähige Mißbildungen und andere Komplikationen, die nicht Folge, manchmal vielleicht Ursache der Steißlage sind. Nun sind unter den Beckenendlagen etwa 3—6mal mehr Frühgeburten als unter den Kopflagen (*1648*, *3880*, *3635*). Die Neugeborenen unter 2500 g sind es, die ganz wesentlich für die hohe Mortalität verantwortlich sind. In einer Aufstellung von KAHN (*2104*) waren, im Gegensatz zu früheren Jahren, sogar alle Kinder, die die Beckenendlagengeburt nicht überlebten, untergewichtig oder/und zu früh geboren. Die Überlebenschance der Frühgeborenen wird aber zusätzlich durch die Beckenendlage nicht so wesentlich verschlechtert wie die Prognose der Kinder mit einem Geburtsgewicht über 2500 g (*3880*). Eine zusätzliche und besondere Gefahr stellt die Beckenendlage für die großen Kinder Erstgebärender dar (*3505*, *3110*, *3689*, *3093*). Nach Meinung der Geburtshelfer (*2575*, *1647*) ist deshalb das Problem der Steißlage ein Problem der Indikation zum Kaiserschnitt. Bei dem geringsten Verdacht auf eine Beckenverengerung (relatives Mißverhältnis) sollten Kinder in Steißlage durch Sectio geboren werden. Der Empfehlung von WRIGHT (*4264*), alle Mütter mit Kindern in Steißlage durch Sectio zu entbinden, haben sich die Geburtshelfer nicht angeschlossen. Wird das Gewicht des Kindes pränatal auf 4000 g oder mehr geschätzt, ist aber der Kaiserschnitt für Mutter und Kind gefahrloser als eine Geburt aus Beckenendlage. Die hohe Mortalität und die Morbidität ist gegenwärtig bedingt durch asphyktische Hirn- und Herzmuskelschäden infolge Nabelschnurvorfall, vorzeitiger Placentalösung oder primärer Wehenschwäche, durch traumatische Hirnschäden, Plexusabrisse, Frakturen und durch Infektionen nach vorzeitigem Blasensprung mit Amnionitis (*3439*, *4171*, *3689*, *3903*, *2340*). Die Beurteilung dieser einzelnen Faktoren ist durch die hier angegebenen Autoren recht unterschiedlich. Alle sind sich aber darin einig, daß Nabelschnurvorfall und traumatische Schäden des zentralen und peripheren Nervensystems die Hauptgefahr der Beckenendlage darstellen. SCHMITZ u. Mitarb. (*3689*) geben eine traumatisch bedingte Morbidität von 26,7% an. Schon die Episiotomie verringert diese Zahl auf die Hälfte. Viele der hier zitierten Autoren halten die Beckenendlage für ungefährlich, wenn die Wehentätigkeit normal und der Geburtskanal einschließlich der Weichteile für das Kind adäquat ist. Alle notwendig werdenden geburtshilflichen Manöver, insbesondere die Zangenanwendung am nachfolgenden Kopf, erhöhen das Risiko (*3374*, *3093*, *1260*, *1648*).

g) Instrumentelle Entbindungen

Dieses Kapitel wird heute beherrscht von der Frage, ob Zange oder Vakuumextraktor den Vorzug verdienen und inwieweit beide ein Risiko für das Kind darstellen. Die Indikation ist ein Problem des Geburtshelfers, das hier nicht bearbeitet werden kann. Die Literatur über die instrumentelle Entbindung in Europa und den USA ist nicht vergleichbar und die Untersuchungen in der alten und der neuen Welt sind zu verschiedenen Ergebnissen gelangt. Deutlich vereinfacht kann man sagen, daß in den USA die Beckenausgangszange als ein harmloser Eingriff betrachtet wird, der bei 25—30% aller Entbindungen gemacht wird (*2910*). Dagegen halten europäische Geburtshelfer, besonders Skandinavier und Deutsche die Zange für gefährlich, sie wenden sie nur in 5% aller Entbindungen an und ziehen den Vakuumextraktor in der von MALMSTRÖM (*2543*, *2544*) angegebenen Form vor.

KRUKENBERG (*2251*), MÜLLER (*2797*) sowie MÜLLER u. TREIBER (*2795*) haben über hohe Prozentzahlen von hirngeschädigten Kindern nach Zangenoperationen

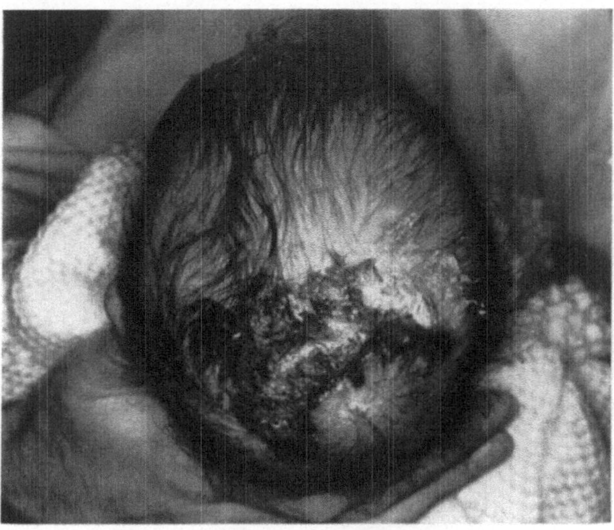

Abb. 108. Verletzung der Kopfhaut eines Neugeborenen durch den Vakuumextraktor. Infektion der Wunde durch Staph. aur. haem.

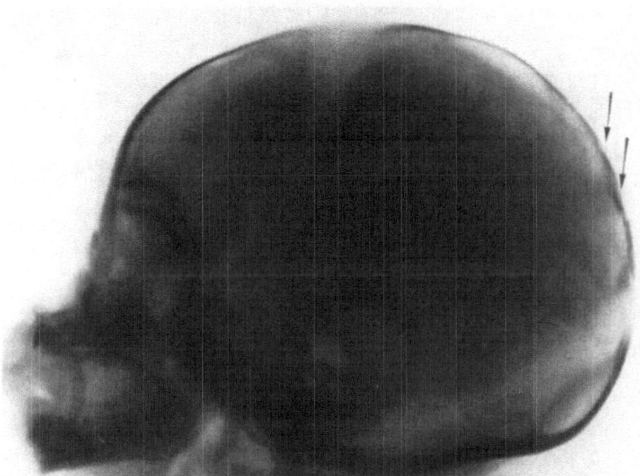

Abb. 109. Röntgenaufnahme des Schädels von demselben Kind wie in Abb. 108. Im Alter von 3 Wochen sieht man kleine osteomyelitische Herde, die unter antibiotischer Behandlung komplikationslos ausheilten

berichtet. Die letztgenannten Autoren fanden nach 6—9 Jahren 35% Restschäden, davon vorwiegend Minimalschäden, die nur durch Anwendung verschiedener Tests aufgedeckt werden konnten oder die sich nur im EEG zeigten. Es fehlt leider die Kontrollgruppe. Heiss (*1748*) sowie Heiss u. Lechner (*1749*) fanden etwa 45% abnorme EEG-Befunde nach Zangenentbindungen gegenüber 5—10% nach Spontangeburt. Benaron u. Mitarb. (*252*) und Nyirjesy u. Pierce (*2910*) halten die Beckenausgangszange aufgrund sorgfältig kontrollierter Studien für gefahrlos. Als Folge der Vakuumextraktion sind folgende Komplikationen beschrieben: Kopfhautverletzungen (Abb. 108) und Hämatom sind häufig, sie

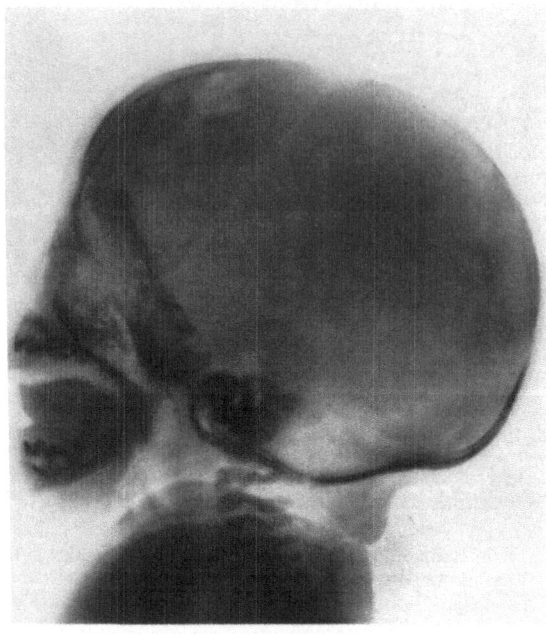

a

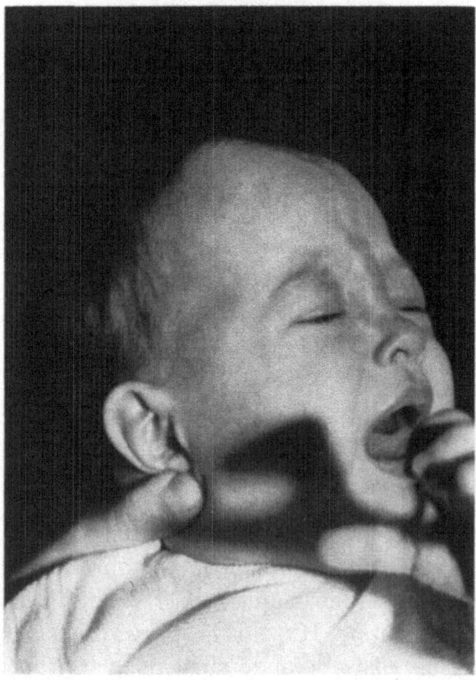

b

Abb. 110. a Wachsende Fraktur nach geburtstraumatischem Schädelbruch. b Polsterartige Vorwölbung einer Encephalocele beim Schreien im Alter von 4 Monaten. (Nach BUCKE u. POHL, *521*)

kommen sogar, wenn auch quantitativ unterschiedlich, praktisch immer vor (*96*, *2337*, *2909*, *1645*, *644*). Ernste Komplikationen dieser Verletzungen sind gelegentlich beobachtet als Osteomyelitis (Abb. 109) (*1400*), als Liquorhernie bei einem Kind mit Lückenschädel (*157*), als wachsende Schädelfraktur (Abb. 110) (*521*) und, weniger ernst, als narbige Alopecie. Von FURSTENBERG u. SÖDERHJELM (*1355*) wurden vermehrt Erythrocyten im Liquor gefunden und von AWON (*133*) eine Dystorsion der parietalen Schädelknochen. Intrakranielle Blutungen sind aber offenbar selten (*1353*), trotz des größeren Anstieges des Schädelinnendruckes während der Entbindung mit dem Vakuumextraktor (*3322*). Die Retinablutungen treten nach Vakuumextraktion häufiger als bei Spontangeburten und Zangenentbindungen auf (*3418*, *2238*). Auch abnorme Neugeborenen-EEG's wurden nach Vakuumextraktion häufiger gefunden als nach Spontangeburten (*1749*, *1748*, *2551*, *574*). Diese sog. Abnormitäten im Neugeborenen-EEG sind u.E. nicht genügend spezifiziert oder zu unsicher, um bedeutungsvoll zu sein. Bei Nachuntersuchungen nach 2—3 Jahren fand MAJEWSKI (*2538*, *2539*) nur zwei abnorme EEG-Befunde bei 40 Kindern. IGEL u. Mitarb. (*1977*) fanden dagegen in 34% der Kinder mit Vakuumextraktion nach 2 Jahren abnorme Elektroencephalogramme, in 5% neurologische Abweichungen. BAJARDI u. HUBER (*156*) untersuchten 161 Kinder, die durch Vakuumextraktion geboren waren, nach 12 Monaten. 88,4% hatten sich normal entwickelt, 2,6% hatten Krämpfe und 10% andere Restschäden. In all diesen Nachuntersuchungsreihen fehlen die Kontrollgruppen. Die Ergebnisse können zwar zur Vorsicht mahnen, sie beweisen aber noch nichts.

Viele Autoren haben die Zangenentbindung mit der Vakuumextraktion vergleichend untersucht und sich aufgrund der Ergebnisse für die eine und gegen die andere Entbindungsart ausgesprochen, im allgemeinen werden aber beiden spezielle Indikationsgebiete eingeräumt. Die unmittelbare Mortalität ist nach Vakuumextraktion deutlich geringer als nach der Zangenentbindung in den Aufstellungen von BERGMAN u. MALMSTRÖM (*278*); FOTHERGILL (*1308*); LEINZINGER u. LECHNER (*2350*); VUJIC (*4032*); BEDNAR (*237*), ZACHAU-CHRISTIANSEN (*4292*). HOLTORFF u. Mitarb. (*1887*) verglichen die Nachuntersuchungsergebnisse von 100 Kindern im 2. Lebensjahr nach Vakuumextraktion mit denen von Zangenentbindungen, die in der Literatur publiziert sind — ein angreifbares Verfahren. Sie fanden den Vakuumextraktor überlegen. Die im ganzen positive, teils sogar enthusiastische Stellung der deutschen Geburtshelfer zum Vakuumextraktor kommt in einem Symposion (*3634*) über dieses Thema zum Ausdruck. Die Mehrzahl der angelsächsischen Autoren halten die Zange für „quicker, safer and more efficient" (*382*), sie scheuen die Kopfhautverletzungen des Vakuumextraktors (*2812*) und finden im übrigen sein Risiko nicht geringer als das der Zange (*3583*, *2812*, *2909*, *2910*). Zwei Erklärungen möchten wir für die recht erstaunliche Diskrepanz in der Beurteilung von Vakuumextraktor und Zange geben: 1. Die amerikanischen Ärzte sind — vielleicht wegen der Regreßansprüche — geneigt, die Kopfhautverletzungen stark negativ zu beurteilen. 2. Die hohen Prozentzahlen für Zangenentbindungen in den USA begünstigen eine gute Statistik dieses Eingriffes. Die niedrige Zangenfrequenz in Deutschland dagegen macht es wahrscheinlich, daß vorwiegend abnorme Geburtsverläufe durch Zange beendet werden. Eine Schädigung des Kindes ist dann entweder schon eingetreten oder leicht möglich.

Die Gefahr von Wendung und Extraktion wurde bereits im Kapitel über die Beckenendlagen erörtert. Die primäre Kaiserschnittentbindung kann heute bei sachgemäßer Operation und Narkose als für das Kind weitgehend gefahrlos gelten. CAREY (*601*) berichtete über 2 Todesfälle unter 678, das sind weniger als bei vaginaler Entbindung. Im allgemeinen liegt die kindliche Letalität bei primärer Schnittentbindung heute unter 3% (*3976, 1716*). Bei sekundärer Indikation, wenn das Kind etwa durch Nabelschnurvorfall etc. gefährdet ist, ist die Prognose praktisch ausschließlich von diesen Komplikationen abhängig, die fetale Letalität beträgt dann bis zu 10% (*79*). SIEGERT (*3506*) hat eine später mehrfach bestätigte Beobachtung über einen Tentoriumriß und eine intrakranielle Blutung nach Sectio mitgeteilt. Offenbar kann die Entwicklung des kindlichen Kopfes auch bei der Schnittentbindung gelegentlich so erhebliche Schwierigkeiten machen, daß es zu typischen traumatischen Blutungen (s. S. 295) kommt (*565, 2112*). Neuere Statistiken über solche Vorkommnisse sind uns nicht bekannt. Typische hypoxische Blutungen sind erwartungsgemäß bei sekundärer Sectio nicht selten.

h) Mehrlingsgeburten

Etwa 1% aller Schwangerschaften sind Mehrlingsschwangerschaften, etwa 1:90 ist das Verhältnis für Zwillinge, 1:4—15000 für Drillinge (*3125, 3126*). Die durchschnittliche Schwangerschaftsdauer beträgt bei Mehrlingen 259 Tage, etwa 50% werden vor der 36. Schwangerschaftswoche (gerechnet vom 1. Tag der letzten Menstruation) geboren (*2808, 1003, 142*). Die Mortalität der Zwillinge bei der Geburt ist etwa 2—4mal höher als die vergleichbarer Einlinge (*3125, 2808, 3126, 1257, 142, 2183*). Die in der Literatur mitgeteilten, nicht korrigierten Letalitätsziffern liegen zwischen 10 und 20%. Noch 1939 betrug sie 31% (*2449*). Wieder sind Knaben etwas mehr gefährdet als Mädchen (*188, 3613, 1001*). Das Risiko der Kinder über 2500 g ist gering, vielleicht sogar gleich dem der Einzelschwangerschaften (*257*). Alle hier zitierten Autoren sind sich jedenfalls einig, daß die Prämaturität und/oder die Untergewichtigkeit den wesentlichen Faktor für das erhöhte Zwillingsrisiko darstellt (*77*). Die Zahl der Toxämien ist mit 5% etwa 3mal höher als normal (*3125, 2808, 257, 2183*), eine Tatsache, die vielleicht zusammen mit Nabelschnurvorfall und Hirnblutung neben der Prämaturität für die psychomotorische Entwicklung der Zwillinge eine große negative Bedeutung hat (s. S. 256). Unter den Kindern mit frühkindlicher Hirnschädigung sind die Zwillinge über Erwarten häufig (*119, 1558, 4289, 1985*).

Soweit wir sehen, kommen die meisten Autoren zu dem Schluß, daß der zweite Zwilling gefährdeter ist als der erste (*1426, 2283, 1003, 2449, 3919, 142, 3613, 591, 4271, 2183, 2165, 3681*). Nur BRANDER (*431*) fand das Risiko des ersten Zwillings größer, POTTER u. CRUNDEN (*3125*), POTTER u. FULLER (*3126*), BENDER (*257*) sowie AARON u. Mitarb. (*2*) konnten keinen Unterschied feststellen. Obgleich die große Zahl der Autoren das Risiko des zweiten Zwillings zu beweisen scheint, möchten wir fragen, ob nicht Unterschiede in der geburtshilflichen Betreuung für die erstaunlich divergierenden Ergebnisse verantwortlich sind.

Monozygote Zwillinge sind gefährdeter als dizygote (*188, 2165*). Dieser Befund könnte u.a. mit der häufigen fetofetalen Transfusion, also mit der Anämie des einen und der Polycythämie des anderen Zwillings erklärt werden (*3664*, *3757*, *1780*, *3395*, *2192*, *1481*, *3633*, *2156*, *2146*, *728*).

i) Narkose, Anaesthesie und Beatmung der Mutter

Alle Narkotica, der Mutter während der Geburt verabreicht, können auf das Kind übergehen und eine Atemlähmung zur Folge haben (*93*, *2191*). Besonders die Morphinderivate und Barbiturate sind auch heute noch nicht ganz selten Ursache einer postnatalen Asphyxie. Solche Zwischenfälle sind durch fachgerechte Anaesthesie immer vermeidbar. Auf die Gefahren des Magnesiumsulfats haben wir auf S. 364 hingewiesen. Eine mütterliche Hypoxie, z. B. bei Herz- und Lungenerkrankungen oder bei mechanischer Verlegung der Atemwege, kann auch zur Hypoxie des Kindes führen. Aber auch künstliche und zu starke Hyperventilation kann eine fetale Hypoxie verursachen. Sinkt nämlich der pCO_2 im mütterlichen Blut unter 17 mm Hg ab, kontrahieren sich die Uterusgefäße und die Durchblutung der Placenta sinkt unter kritische Werte ab (*2793*).

k) Die nicht termingerechte Geburt

Prä- und postmatur geborene Kinder haben eine höhere Letalität als solche, die zwischen der 38. und 42. Woche nach der letzten Menstruation der Mutter geboren werden (*182*). Die speziellen Probleme der zu frühen Geburt haben wir im Kapitel XIV, der zu späten Geburt im Kapitel XIII besprochen.

C. Hypoxie oder Trauma?

Die neun hier näher beschriebenen Umstände sowie die Prä- und Postmaturität sind die wesentlichen Ursachen der natalen Encephalopathien. Ihre Folgen sind

Tabelle 15. *Die Geburtsschäden des Nervensystems. Die natalen Encephalopathien*

I. Hypoxie
   1. Blaue Asphyxie
   2. Schock (weiße Asphyxie)

II. Trauma
   1. Contusio cerebri (Kompressionen und Lacerationen)
   2. Verletzungen des Rückenmarks
   3. Verletzungen der peripheren Nerven

III. Die intracranielle Blutung (Abb. 111)
   1. Epidurale und subdurale Blutungen der vorderen Schädelgrube (vorwiegend traumatisch)
   2. Subdurale Blutungen in die hintere Schädelgrube (traumatisch)
   3. Leptomeningiale Blutungen (hypoxisch und traumatisch)
   4. Multiple Blutungen in die Hirnsubstanz (Stase und Hypoxie)
   5. Intraventriculäre Blutungen (Stase und Hypoxie)

anoxische oder traumatische Schädigungen des Nervensystems. Die ersteren überwiegen heute zahlenmäßig bei weitem überall dort, wo sachgemäße Geburtshilfe die traumatischen Schäden auf ein Minimum schrumpfen ließ. Anscheinend haben etwa 30% der bei uns in Deutschland sterbenden Neugeborenen einen hirnpathologischen Befund (*3999*, *1418*). Nur $^1/_5$ davon ist geburtstraumatisch,

50—80% hypoxisch bedingt (*991*, *705*, *765*). Bei guter Geburtsleitung sollte in einem Krankenhaus, also schon bei einer ausgewählten Patientengruppe, die Zahl traumatischer Hirnschäden 3% nicht überschreiten (*1519*). In Tabelle 15 haben wir die natalen Schädigungen des Nervensystems zusammengestellt, wobei betont werden soll, daß Schädigung nicht immer Dauerschaden bedeutet.

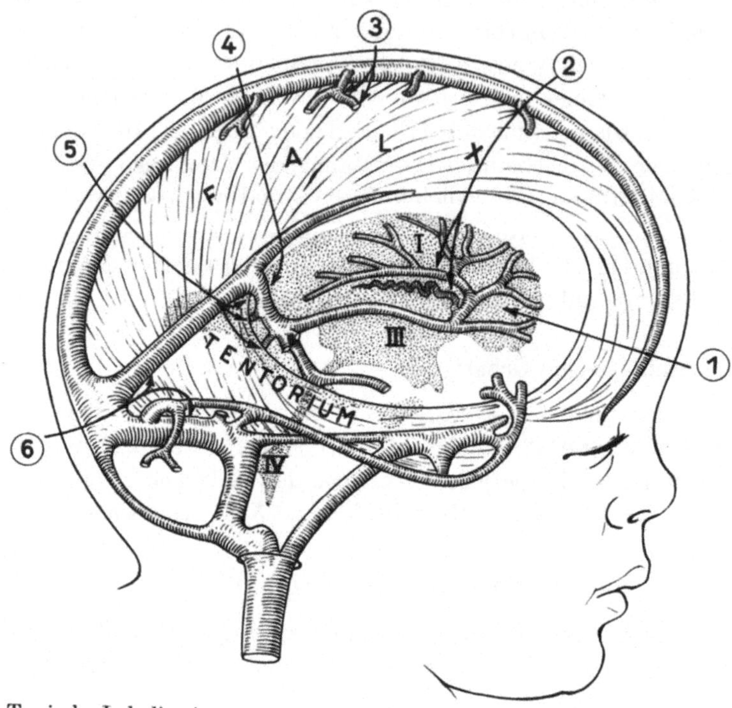

Abb. 111. Typische Lokalisationen intrakranieller Blutungen beim Neugeborenen (modifiziert und vereinfacht nach HALLER, *1650*). *1* Subependymale Blutungen, u. U. mit nachfolgendem Einbruch in die Seitenventrikel; *2* Blutungen in die Ventrikel aus den Terminalvenen und/oder den Plexus chorioidei; *3* Abriß der Brückenvenen mit subduraler Blutung; *4* Ruptur der Vena galeni mit Blutung in die hintere Schädelgrube und entlang der Hirnbasis; *5* Einrisse des Tentoriums mit *6*, Ruptur des Sinus transversus und/oder des Sinus rectus mit Blutungen auf beiden Seiten des Tentoriums

D. Die Asphyxie

Asphyxie bedeutet heute im Sprachgebrauch der Neonatologie Sauerstoffmangel lebenswichtiger Organe. Jede weitere, dem Ursprung des Wortes besser gerecht werdende Diskussion oder Definition des Begriffes halten wir angesichts der weltweiten Einigkeit für unnötig. Eine solche Asphyxie kann intrauterin erfolgen oder aber auch postnatal eintreten durch eine pulmonale oder kardiale Insuffizienz. Die Ursachen sollen hier tabellarisch (Tabelle 16) aufgezählt werden mit Seitenhinweis auf die genauere Besprechung jedes einzelnen Faktors im Rahmen dieses Buches (*40*). Einheitlicher als die Ursachen sind die Reaktion des Neugeborenen auf den Sauerstoffmangel, die klinische Symptomatologie, die Pathophysiologie und die Neuropathologie, ja sogar die Therapie und vielleicht auch die Prognose.

Tabelle 16. *Ursachen des fetalen O_2-Mangels*

I. Vor Austritt des kindlichen Kopfes aus dem Geburtskanal
  1. Schwere Herz-Kreislauf- und Lungenerkrankungen der Mutter
  2. Die Placentainsuffizienz (s. S. 253) und die vorzeitige Lösung der Placenta (s. S. 287)
  3. Nabelschnurkomplikationen (s. S. 288)
     Tumoren — Knoten — Umschlingung — Vorfall — Abriß
  4. Langdauernde und häufige Uteruskontraktionen (s. S. 288)
  5. Anämien bei fetomaternalen und feto-fetalen Transfusionen (s. S. 294), bei Erythroblastose (s. S. 373) oder bei Blutungen aus dem fetalen Kreislauf (s. S. 287)

II. Nach Austritt des kindlichen Kopfes aus dem Geburtskanal
  1. Verlegung der Luftwege (s. S. 192)
  2. Herz- und Kreislaufinsuffizienz oder Herzmißbildungen
  3. Zentrale Atemlähmung
     a) Stammhirntrauma (s. S. 271)
     b) Narkose (s. S. 295)

III. Unbekannte Ursache
  In Deutschland gegenwärtig etwa 20% aller Asphyxien (*339*)

a) Klinische Symptome

Es ist eine alte geburtshilfliche Erfahrung, daß die intrauterine Asphyxie mit einer Herzfrequenzverlangsamung, fetaler Bewegungsarmut und Meconiumabgang verbunden ist (*950*). Letzteres Zeichen ist bei Beckenendlagen nicht verwertbar.

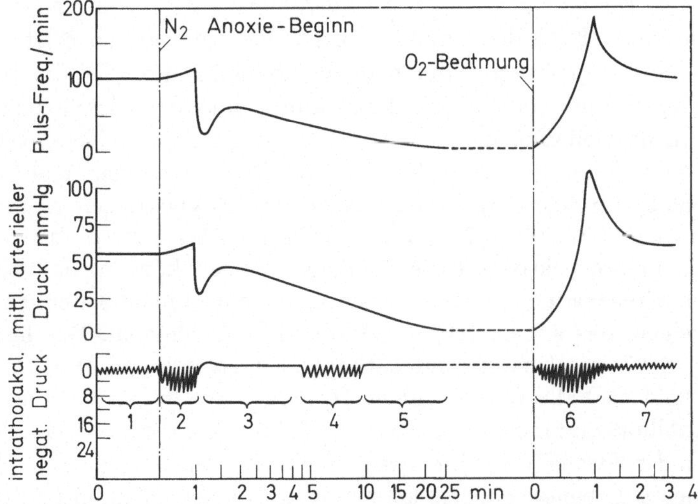

Abb. 112. Die Stadien der experimentellen Asphyxie nach Davis (*869*). Das Stadium der Dyspnoe und präterminalen Apnoe entspricht der blauen, Schnappatmung (gasping) und terminale Apnoe der weißen Asphyxie. *1* Normale Atmung; *2* Dyspnoe; *3* präterminale Apnoe; *4* Schnappatmung; *5* terminale Apnoe; *6* Wiederbelebungs-Dyspnoe; *7* normale Atmung

Theoretisch und aufgrund von Tierexperimenten ist zu erwarten, daß der hypoxischen Bradykardie eine Tachykardie mit Blutdruckanstieg vorausgeht (*3254*, *866*). Nach der Geburt unterscheidet man eine blaue und eine weiße Asphyxie. Wir glauben heute zu wissen, daß die blaue Asphyxie die erste apnoeische Folge einer O_2-Mangeldyspnoe darstellt, wobei Blutdruck und Herzfrequenz nicht oder nur unbedeutend abgefallen sind (*866*, *869*, *3900*). Nach dieser präterminalen Apnoe tritt, falls die Therapie erfolglos bleibt, Schnappatmung ein, die dann schließlich unter Blutdruckabfall und extremer Bradykardie in die terminale Apnoe, in die weiße Asphyxie, übergeht (Abb. 112). Falls nicht mechanische Hindernisse vorliegen, gelingt es im allgemeinen durch Hautreize, die präterminale oder blaue Asphyxie zu beenden. Die weiße Asphyxie dagegen erfordert eine spezifische Behandlung, je nach ihrer Ursache, in jedem Falle aber aktive Wiederbelebung. Die allgemeine klinische Symptomatologie kann schnell und hinreichend informativ im Apgar Index (*90*) erfaßt werden (Abb. 38, S. 66). Kinder mit blauer Asphyxie haben noch eine relativ hohe Apgar-Punktzahl, da die Herzfrequenz meist noch über 100 liegt, sie kann sogar gegenüber der Norm beschleunigt sein, der Muskeltonus ist noch gut, das Kind bewegt sich, nur die Atmung steht und die Hautfarbe ist blau-cyanotisch. Bei der weißen Asphyxie dagegen ist die Apgar-Note immer niedrig, da zusätzlich die Herzfrequenz unter 100 liegt, eventuell steht das Herz sogar, der Blutdruck ist niedrig oder nicht meßbar und der Muskeltonus, d.h. die Grundinnervation, ist völlig erloschen. Das Kind bewegt sich nicht, die Augen machen keine koordinierten Bewegungen. Schließlich geht dieser Schockzustand in ein Koma über mit Pupillenstarre und absoluter Reizrefraktärität.

Saling hat (*3408*) eine andere postnatale Beurteilung des Neugeborenen veröffentlicht, die anstelle der Herzfrequenz die Füllung der Nabelschnurgefäße erfaßt und die Reflexerregbarkeit wegen mangelhafter Diskrimination nicht mehr berücksichtigt. Dieser Saling-Index scheint objektiv dem von Apgar überlegen zu sein. Die große Fülle der bereits vorliegenden Informationen ist ein Vorteil des Apgar-Index. Außerdem kann man den Saling-Index, der die Beurteilung der Nabelschnurfüllung mit einbezieht, nur unmittelbar nach der Geburt ermitteln und später nicht wiederholen.

Überlebt das Kind die ersten Stunden und Tage nach einer Asphyxie, ist die neurologische Symptomatologie je nach Ausmaß der hypoxischen Hirnschädigung sehr verschieden. Prechtl (*3141, 3142, 3143*) und Prechtl u. Stemmer (*3154, 3155*) haben in prospektiven Untersuchungen zeigen können, daß Kinder mit hypoxischer Hirnschädigung in den ersten Lebenstagen nicht selten ein typisches Syndrom zeigen, das sie als Hyperexzitabilität bezeichneten. Wir haben es im Kapitel IV, S. 97 beschrieben und pathophysiologisch erläutert. Nach unserer Erfahrung sind es Fälle relativ milder Hypoxie, die am 1.—3. Lebenstag eine Hyperexzitabilität und nur diese entwickeln (*3733*). Die rhythmischen, klonischen Bewegungen der Extremitäten und des Unterkiefers verschwinden im allgemeinen in der 2. oder 3. Lebenswoche, sie können aber Monate anhalten und dann noch ohne Restschäden ausheilen.

Apathie und Lethargie (die genaue Beschreibung dieser Syndrome findet sich im Kapitel IV) sind, falls sie über mehrere Tage anhalten, meistens Zeichen einer mittelschweren hypoxischen Hirnschädigung. Einzelsymptome, wie kraftloses Saugen, ein leicht erschöpfbares Rooting u.ä. sind allerdings auch nach harmlosen Komplikationen im Geburtsverlauf häufig (*251*). Graham u. Mitarb. (*1519*) haben unabhängig von Peiper und André Thomas sowie deren Schülern speziell für hypoxisch geschädigte Neugeborene ein Untersuchungsschema entworfen und dabei ihre Beurteilung auf 5 Tests aufgebaut. 1. Elektrische Schmerzwelle, 2. Motorische Reife mit Kopfkontrolle, Kriechen, Greifen und akustischer Reaktion, 3. Erregbarkeit und Schrei, 4. Augenbewegungen und 5. Muskeltonus. Die mittelschwere Hypoxie gibt sich auch in diesem Untersuchungsschema als Apathie zu erkennen (*1522*). Der Schrei des Neugeborenen und seine Latenz nach Reizung wurde von KARELITZ u. FISICHELLI (*2116*) quantitativ untersucht. Nach perinataler Hypoxie ist diese Latenz verlängert und der Charakter des kindlichen Schreies ist verändert. Diese Abnormitäten wurden von LIND u. Mitarb. (*4075*, *4076*, *4077*, *4078*, *2423*) nach Tonbandanalysen genau beschrieben.

Der 3. Schweregrad hypoxischer Hirnschädigung ist gekennzeichnet durch allgemeine Muskelrigidität (s. S. 101) mit fokalen neurologischen Symptomen (s. S. 103) oder aber durch einen komatösen Zustand (s. S. 104) mit extremer Hypotonie (s. S. 102). In beiden Fällen können Krämpfe auftreten, bei komatösen Kindern werden sie häufig klinisch nicht bemerkt, die hirnelektrischen Korrelate sind im Elektroencephalogramm aber nachweisbar. Überhaupt kann das Elektroencephalogramm zur Beurteilung der Schwere der Hypoxie mit herangezogen werden. Die Kinder mit milder perinataler Hypoxie und Hyperexzitabilität ohne sonstige neurologische Symptome haben nach unserer Erfahrung ein normales EEG. Apathische Neugeborene haben insbesondere in den ersten Lebenstagen oft eine auffallend flache Hirnstromkurve mit vielen rhythmischen Theta-Wellen und Kinder mit schweren Symptomen der hypoxischen Hirnschädigung haben ein Null-Linien-EEG oder sog. Krampfpotentiale, manchmal rezidivierende Paroxysmen (s. S. 82).

Der Liquor cerebrospinalis ist meistens in Fällen des 1. und 2. Schweregrades normal. Bei schweren hypoxischen Hirnschäden kann der Liquor hohen Eiweiß- und Farbstoffgehalt aufweisen.

b) Pathologische Physiologie des Sauerstoffmangels

Dieses Thema soll auf vier im Augenblick besonders wichtig erscheinende Probleme eingeengt werden:

1. Die Sauerstoffsättigung des Blutes beim Neugeborenen und die Signifikanz dieser Werte.
2. Die Acidose.
3. Die kardiovasculären Probleme bei der Asphyxie.
4. Die Hypoxie-Toleranz des Neugeborenen.

1. Die O_2-Sättigung. Die Sauerstoffsättigung im Nabelschnurblut scheint zunächst eine entscheidende Größe bei der Beurteilung der natalen Asphyxie zu sein. Nun hat der Mittelwert von 60% aber schon normalerweise eine weite Streubreite von 10—20% (*92*, *3059*). MINKOWSKI (*2728*, *2733*) fand aber bei Kindern mit O_2-Sättigungswerten zwischen 50 und 60% eine geringfügig, bei Werten unter 50% eine deutlich ansteigende Zahl neurologisch abnormer Neugeborener. Von GRAHAM und ihren Mitarbeitern wurde aber der Wert einer solchen Sauerstoffsättigungsbestimmung im Nabelschnurblut eingeschränkt (*3059*). Kinder mit weniger als 50% Sauerstoffsättigung im Nabelschnurblut erholen sich nicht besser oder schlechter als solche mit Werten über 50%. Eine Beziehung der O_2-Sättigung im Nabelschnur- oder Neugeborenencapillarblut zur späteren intellektuellen Entwicklung ist nicht (*92*, *3638*) oder kaum nachweisbar (*585*, *3059*). Aussagefähigkeit und Wert der Bestimmung der arteriellen Sauerstfofsättigung zur Überwachung der Sauerstofftherapie bei Kindern mit Atemnotsyndrom werden durch die hier mitgeteilten Befunde nicht berührt.

2. Die Acidose. Wesentliche Probleme der Neugeborenenacidose haben wir auf S. 341 im Kapitel XVI besprochen. Das Ausmaß der metabolischen Acidose stellt einen verläßlichen Indikator für eine intranatale Hypoxie dar (*4196, 2024, 2021*). Der pH-Wert korreliert auch gut mit der Apgar- und der Saling-Note (*3408, 4266*). SALING (*3406, 3407*) hat seit mehreren Jahren das pH und die O_2-Sättigung des kindlichen Blutes, während der Geburt aus der Kopfhaut entnommen, bestimmt und die Geburtsleitung von diesen Werten abhängig gemacht. Er hat diese Werte durch Amnioskopie und Amniocentese mit kolorimetrischer Untersuchung ergänzt. Das Serum-pH des Kindes fällt normalerweise unter der Geburt ab, ein übernormaler Abfall zeigt empfindlicher als Herzverlangsamung und Meconiumabgang den Sauerstoffmangel an. Andere Autoren haben inzwischen den großen Nutzen des von SALING ausgearbeiteten Vorgehens bestätigt (*2253*). Inwieweit die metabolische und die respiratorische Acidose direkt und indirekt die Funktionen des neuromuskulären Systems beeinflußt, haben wir auf S. 344 besprochen.

3. Die kardiovasculären Probleme. Auf S. 297 haben wir die von DAVIS und TIZARD herausgearbeiteten Ansichten vertreten, nach denen sich die weiße Asphyxie von der blauen durch Blutdruckabfall und extreme Bradykardie unterscheidet. Die Bradykardie ist eine Folge der zentralen Hypoxie und wird über den Nervus vagus vermittelt. Sie kann im Experiment durch Atropin beseitigt werden (*1556, 3254*). Bei sehr jungen Feten ist dieser Reflex noch nicht vorhanden. In jedem Einzelfall von weißer Asphyxie sollte sofort geklärt werden, ob ursächlich ein Entblutungsschock vorliegt, wie er nach fetomaterneller oder fetofetaler Transfusion (s. S. 294), nach Blutung aus der Placenta (s. S. 287) oder der Nabelschnur (s. S. 288) oder auch nach inneren Blutungen bei Neugeborenen vorkommt (*2921*).

Die Hypoxie hat beim Neugeborenen einen ungünstigen Effekt auf die Gefäßpermeabilität (s. S. 267). Die Schranke zwischen Blut und Liquor sowie Blut und Gehirn — gemessen mit der Trypanblaumethode von BROMAN (*471*) — wird durch Hypoxie geschädigt und schließlich zerstört (*1577*). Auf diese Weise ist denkbar, daß z.B. Serumkonzentrationen von Bilirubin (s. S. 375) und Wasserstoff-Ionen (s. S. 344), die sonst das Nervensystem gar nicht erreichen, den Stoffwechsel der Ganglienzellen hypoxischer Kinder beeinflussen.

4. Die Hypoxie-Toleranz des Neugeborenen. Das Neugeborene überlebt eine Hypoxie länger und besser als der ausgewachsene Warmblüterorganismus (*3238, 129, 404, 2095, 589, 3882, 3454*). Es bestehen deutliche Speciesunterschiede und die Hypoxietoleranz ist um so größer, je unreifer der Organismus bei der Geburt ist (*1235, 1811*). Das Meerschweinchen z.B. ist zum Geburtstermin relativ ausgereift, es überlebt eine perinatale Hypoxie schlechter als die vergleichsweise unreife Ratte. Neugeborene Affen überleben die totale Asphyxie etwa 7 min ohne anatomisch nachweisbare Schädigung (*4203*). Auch das menschliche, unreife und zu früh geborene Kind übersteht eine Hypoxie länger als das termingerecht geborene (*3073*). Der Energiebedarf wird in diesen Fällen aus der anaeroben Glykolyse gedeckt, denn nach ihrer Hemmung mit Jodacetat wird die Überlebenszeit nach Asphyxie stark verkürzt (*1811*). DAWES und seine Mitarbeiter konnten zeigen, daß diese Überlebenszeit nach Asphyxie abhängig ist vom Ausmaß der Glykogen-Reserven, die bei unreifen Warmblütern größer sind als bei ausgewachsenen (*878, 880, 882, 3481, 2791*). Das Gehirn ist offenbar der limitierende Faktor für die Überlebenszeit, da die Atmung eher aussetzt als die Herzaktion (*2791*). Die gesteigerte Hypoxietoleranz des Neugeborenen ist seit ihrer Entdeckung durch LE GALLOIS (*2346*) im Jahre 1813 oft als Sicherheitsfaktor gegen asphyktische Hirnschäden strapaziert worden. Dem geringeren O_2-Verbrauch des unreifen Gehirns als Sicherheitsfaktor steht eine geringere Capillardichte im Zentralnervensystem als besondere Gefahrenquelle gegenüber (*957, 958, 960, 961*).

c) Pathologische Anatomie der asphyktischen Hirnschäden des Neugeborenen

SCHWARTZ (*3751, 3754*) hat dieses Gebiet anhand einer kaum zu übertreffenden Kasuistik bearbeitet und WINDLE (*4202, 4203*) hat die Gesetzmäßigkeiten in der Anatomie hypoxischer Hirnschäden bei der Geburt nach einem Symposion zusammengestellt. In diesem Buch, das sich vorwiegend mit Physiologie und Klinik beschäftigen soll, kann nur eine kurze Darstellung von der Hirnanatomie der perinatalen Asphyxie gegeben werden.

Von einer Hypoxie werden bevorzugt jene Hirngebiete betroffen, deren Entwicklung am weitesten fortgeschritten ist. Der Nervenzellverlust betrifft also vorwiegend das Pallidum, das Corpus Luys, den Thalamus, die Hirnstammkerne, das Cerebellum und bestimmte Gebiete des Temporalhirnes (*3706*). Diese bereits alte Erfahrung stimmt mit den experimentellen Befunden an asphyxierten neugeborenen Affen überein, bei denen Nervenzelluntergänge vor allem im Colliculus inferior, im Nucleus cuncatus, im Dach des Cerebellums, in den ventroposterioren Thalamuskernen, im Putamen und Pallidum sowie in den Vestibulariskernen gefunden wurden (*3203*). Die hypoxischen Nervenzellveränderungen sind symmetrisch (Abb. 113). Medulla und Spinalmark, obwohl bereits weit entwickelt, sind wenig betroffen (*2780*). Von SCHWARTZ ist der Mechanismus der hypoxischen Hirnschädigung untersucht worden. Eine große Bedeutung haben die begleitenden zirkulatorischen Veränderungen wie Hirnödem und Stase in den venösen Capillaren und den Venen, insbesondere im Abflußgebiet der Vena galeni. Die Terminalvenen, die Vena galeni und sogar der Sinus sagittalis können infolge dieser Abflußstörung bei hypoxischem Herzversagen so prall mit Blut gefüllt sein, daß sie reißen. Ventrikel- und petechiale intracerebrale Blutungen müssen auf diese Weise, also atraumatisch erklärt werden (*2745, 3389, 1591, 1650*). Die geringe Wandstärke und Reißfestigkeit der Gefäße bei unreifen Feten macht diese Blutungen zu einer häufigen Todesursache bei Frühgeborenen (s. S. 263). Erfolgen solche petechialen Blutungen z.B. in die Medulla oblongata, kann die neuronale Steuerung von Atmung und Kreislauf empfindlich gestört werden (*1674, 1825*).

Die venöse Stase tritt wohl nur selten isoliert auf, etwa bei Versagen des rechten Ventrikels, bei Pneumonie und Lungenentfaltungsstörung. Besonders bei der weißen Asphyxie ist sie Begleiterscheinung einer arteriellen Minderdurchblutung. Die anatomische Verteilung der Hirnschäden nach perinataler Asphyxie des Menschen weist zusätzlich auf eine solche arterielle Kreislaufinsuffizienz hin

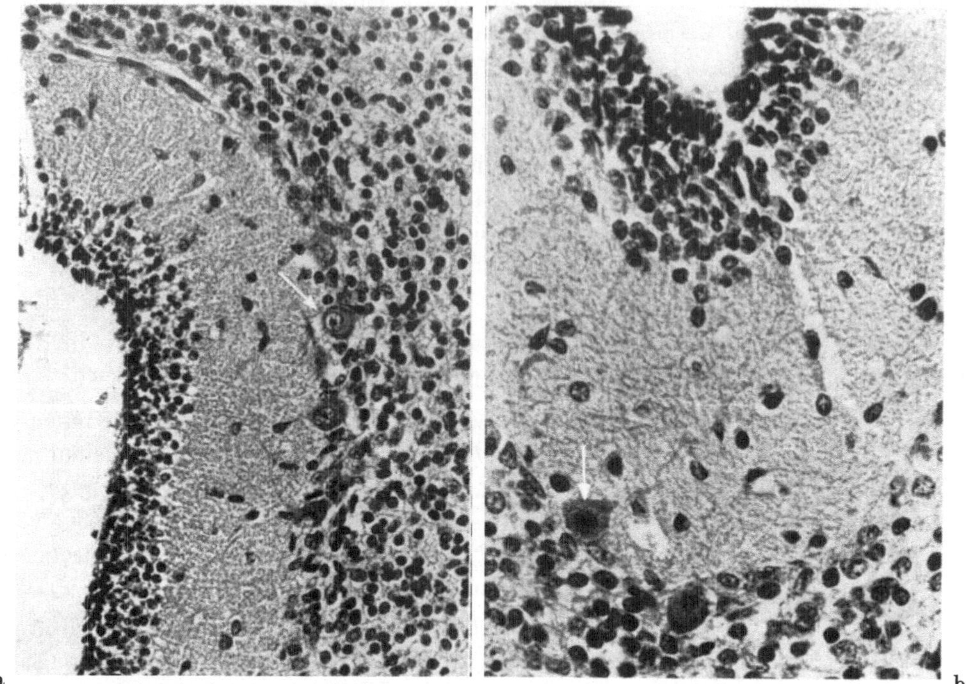

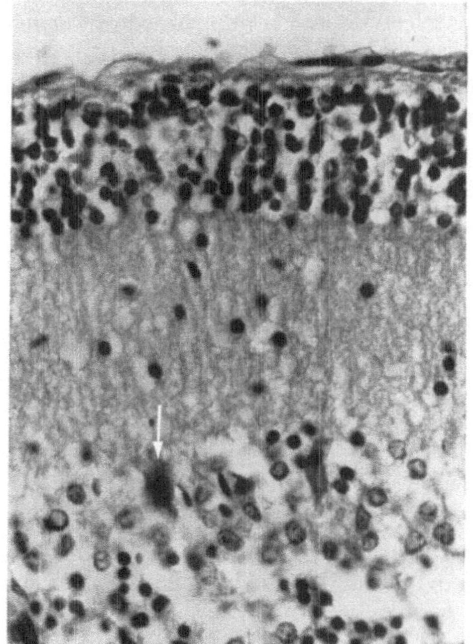

Abb. 113. Hypoxische Veränderungen an den Purkinje-Zellen (↓) des Kleinhirnes bei einem Kind mit nataler Hypoxie. a Normale Purkinje-Zellen. b Zunehmende Eosinophilie zweier Purkinje-Zellen. c Kernpyknose und Schrumpfung der Purkinje-Zellen. Das Neugeborene war aus Beckenendlage weiß-asphyktisch geboren, es hatte multiple Blutungen im Marklager, in den Stammganglien und im Cortex des Großhirns und verstarb am 2. Lebenstag

(*3683, 3684*). In den letzten Jahren ist die Bedeutung des Kreislaufschocks immer mehr in den Vordergrund auch des anatomischen Interesses bei asphyktischen Hirnschäden gerückt. Tatsächlich aber hat er gerade beim Neugeborenen eine lange und interessante Geschichte. Im Jahre 1867 beschrieb VIRCHOW (*4016*) eine kongenitale Encephalitis und Myelitis bei Neugeborenen. Der Zufall wollte es, daß seine Beobachtungen in eine Zeit fielen, da in Berlin eine Pockenepidemie herrschte und VIRCHOW hielt einen Zusammenhang für möglich. VIRCHOW betonte aber schon, daß die von ihm beschriebenen Veränderungen vielleicht gar keine „aktiven Gewebsreaktionen", also keine Entzündung darstellten und daß die Ursache möglicherweise etwas ganz anderes als die Pocken seien. JOEL (*2052*) und SCHWARTZ (*3753*) haben diese Veränderungen im Hirn asphyxierter Neugeborener wieder entdeckt, und es ist ihr Verdienst, die so lesenswerte Arbeit von VIRCHOW aus der Vergessenheit in unsere gegenwärtige Diskussion gebracht zu haben. Es handelt sich um eine periventriculäre Leukomalacie in Form einer liquifizierenden Nekrose und reichlich Fettgranula in den Gliazellen (*170, 171*). Frühgeborene zeigen die periventriculäre Leukomalacie besonders häufig (s. S. 267). Diese Veränderungen haben eine typische und konstante Lokalisation in einer Gegend der parietalen periventriculären weißen Substanz, die bei niederen Tieren und beim Feten, je unreifer desto ausgeprägter, von primitiven arteriovenösen Strukturen durchblutet werden, die wenig Kollateralen besitzen und Terminalgefäße darstellen (*6*). Es ist verständlich, daß solche Terminalgefäßgebiete bei Blutdruckabfall besonders leicht an Sauerstoffmangel leiden. Die periventriculäre Leukomalacie ist nur ein Beispiel. Im Jahre 1951 beschrieb SCHNEIDER (*3700*) Lokalisationen im Gehirn, die von Terminalarterien im Gehirn durchblutet werden. Er nannte diese Hirngebiete „letzte Wiesen". ZÜLCH (*4329*), NORDMAN (*2891*) und LINDENBERG (*2426*) haben die große Bedeutung dieses Phänomens an humanpathologischen Beispielen demonstrieren können. Beim Neugeborenen ist der occipitale Cortex bei Blutdruckabfall, Ausblutung und Schock besonders gefährdet (*762, 2681, 2843, 4062*). Die Folge sind Nervenzelluntergänge und schließlich sklerotische Narben mit schmalen atrophischen Hirnwindungen, also die gleichen Befunde, wie man sie etwa nach Verschluß einer Hauptarterie sieht (s. S. 313). Als Folge einer Asphyxie sind sie aber symmetrisch mit einem punctum maximum an den Grenzzonen zwischen zwei arteriellen Versorgungsgebieten gelegen. Eine arterielle Minderdurchblutung kann auch Folge eines starken Hirnödems nach Trauma oder bei Hypoxie sein. Der zunehmende Hirndruck überschreitet zuerst in den „letzten Wiesen" den Arteriolendruck und bewirkt damit eine Ischämie. Manchmal ist der Nervus opticus in dieses Ödem miteinbezogen und eine symmetrische Opticusatrophie ist dann zusammen mit anderen Hirnschäden, Sklerosen und Cysten, der Folgezustand nach schwerer Hypoxie in der Neugeborenenperiode (*762, 4062*).

d) Therapie des Sauerstoffmangels

Die Behandlung des Sauerstoffmangels in der Neugeborenenperiode ist ziemlich unabhängig von der Ursache. Die hier dargelegten Behandlungsrichtlinien sind prinzipiell für alle drei Hauptformen der Neugeborenenasphyxie gültig, für die Apnoe unmittelbar nach der Geburt, für das Atemnot- oder Respiratory Distress-Syndrom (RDS) und für die rezidivierenden Apnoen der Frühgeborenen und der hirngeschädigten Neugeborenen.

Eine sorgfältige Schwangerenbetreuung, eine schonende Geburtshilfe und eine richtige Anaesthesie kann intrauterine und postnatale Asphyxien bei reifen Neugeborenen weitgehend verhindern. Ist sie dennoch eingetreten, gilt es bleibende Hirnschäden zu verhüten. Die Betreuung asphyktischer Neugeborener erfolgt in einem Inkubator. Vier Maßnahmen sollen hier besprochen werden, die im Augenblick als Therapie bei der Asphyxia neonatorum in der Literatur diskutiert werden (*132*):

1. Freie Luftwege, d.h. Absaugen von Schleim und aspiriertem Material. Diese Maßnahme ist nicht umstritten und bedarf keiner weiteren Diskussion.

2. Sauerstoffzufuhr eventuell durch künstliche Beatmung (*189*, *2604*, *270*, *4325*). Bei einer Apgar-Note zwischen 3 und 7 und generell bei jeder Cyanose sollte nach dem Absaugen Sauerstoff durch eine Maske zugeführt werden. Daneben können Hautreize dieses Apnoestadiums mit blauer Asphyxie unter Umständen beenden. Falls nach 1 min keine Besserung eingetreten ist, sollte ein intratrachealer Absaugeversuch eventuell mit anschließender Intubation und kurzfristiger künstlicher Beatmung durchgeführt werden (*456*, *3051*). Einige wenige Atemstöße unter leichtem Überdruck (25 cm H_2O) führen unter diesen Umständen meist zum Erfolg. Bei einer Apgar-Note von 0—2 und weißer Asphyxie ist sofort intratracheale Absaugung und künstliche Beatmung indiziert. Wie schon auf S. 300 ausgeführt, erfordern diese Kinder außerdem schnelle diagnostische Aufklärung. Beim Schock ist eine Dauerinfusion mit Glucose und Humanalbumin, bei Verdacht auf Blutung eine Bluttransfusion angezeigt. Miller u. Westin (*2715*) sowie Westin u. Mitarb. (*4140*) haben gezeigt, daß die intraarterielle Zufuhr (Nabelarterie) sauerstoffgesättigten Blutes Coronar- und Hirnarterien besser erreicht. Künstliche Beatmung und übernormale Sauerstoffzufuhr muß solange aufrecht erhalten werden, bis das Kind selbsttätig und ausreichend atmet. An vielen Stellen ist man dazu übergegangen, die arterielle Sauerstoffsättigung beim Kind zu messen und die Sauerstoffzufuhr von diesem Wert abhängig zu machen. Für ideal eingerichtete Neu- und Frühgeborenenzentren ist das heute der anscheinend sicherste Weg, die O_2-Sättigung des Blutes in normale Bereiche (um 90%) zu bringen. Auch wenn dazu 100% Sauerstoffatmung nötig ist, besteht theoretisch keine Gefahr für eine retrolentale Fibroplasie, solange die arterielle Sauerstoffsättigung des Blutes 95% nicht überschreitet. Dieser Weg ist noch wenig erforscht. Im allgemeinen wird man keine viel gröberen Fehler machen, wenn man dem Kind soviel Sauerstoff gibt, daß die Cyanose gerade verschwindet (*2162*). Von einigen Autoren wird angegeben, 40 Vol-% Sauerstoff in der Atemluft des Kindes im allgemeinen nicht zu überschreiten. Dieser Wert muß aber überschritten werden, wenn das Kind dabei cyanotisch bleibt. Sonst werden wir zwar die Zahl der retrolentalen Fibroplasien verringern, die der schweren asphyktischen Hirnschäden aber erhöhen. Hutchison (*1968*) empfiehlt, asphyktische Neugeborene in Überdruckkammern mit 2—4 At Sauerstoff zu behandeln. Größere Erfahrungen fehlen und Autoritäten haben sich gegen zu großen Optimismus ausgesprochen (*1411*). Tizard (*3900*) hat unsere Kenntnisse oder besser Unkenntnisse auf dem Gebiet der Sauerstoffbehandlung asphyktischer Neugeborener in einer Kenneth D. Blackfan memorial lecture in Boston in eigenwilliger Auswahl und doch treffend dargestellt. Sein Schlußzitat sei hier wiedergegeben: Obviously we have a very great deal to learn and it is equally obvious that anyone concerned with oxygen must not loose his head ... Lavoisier himself lost his — on the guillotine.

3. Die Aufrechterhaltung einer optimalen Körpertemperatur. Dieses Problem wird im Augenblick lebhaft diskutiert und wir sind Zeuge, wie das Pendel gerade kräftig in Richtung auf die „normale“ Körpertemperatur und warme Inkubatorumgebung ausschlägt. Bei niedrigen Umgebungstemperaturen steigt der Sauerstoffverbrauch und der Glykogenabbau sowohl beim neugeborenen Menschen als auch beim Tier deutlich an (*496—501*, *806*, *2600*, *2119*, *525*, *891*, *3162*, *18*, *2162*). Der O_2-Verbrauch ist bei einer Bauchhauttemperatur von 36—37° am niedrigsten (*3522*). Nicht nur theoretisch erscheint eine warme Umgebungs- und normale Körpertemperatur für Neugeborene sinnvoll, einige der hier genannten Autoren haben auch den klinischen Erfolg in gut kontrollierten 1:1-Studien bei Kindern mit Atemnotsyndrom sichern können. Seit vielen Jahren aber haben J. A. und F. S. Miller den Beweis im Tierversuch zu erbringen versucht, daß die subakuten Hypoxidosen des Atemnotsyndroms mit einer akuten postnatalen Asphyxie nicht vergleichbar sind und daß bei letzterer mit tiefer Unterkühlung die Überlebenszeit der Versuchstiere entscheidend verlängert wird (*2710*, *2711*, *2712*, *2713*, *2716*). Es ist das große Verdienst dieser Autoren, daß heute an diesem theoretisch wichtigen Befund kein relevanter Zweifel mehr möglich ist. In Stockholm wurde dann die tiefe Unterkühlung nach erfolglosen Wiederbelebungsversuchen in die Behandlung schwer asphyktischer Neugeborener aufgenommen, und Westin hat über einige spektakuläre Erfolge berichtet (*4139*, *4140*, *2714*). Eine 3 Std und 9 min dauernde komplette Apnoe wurde von einem Kind in tiefer Unterkühlung ohne Restschäden überlebt. Auch Cordey (*741*, *742*) berichtet über gute Resultate. Von anderen Autoren (*2023*, *806*, *4203*) wurde bezweifelt, daß die tierexperimentellen Befunde Millers auf die Neugeborenenpathologie übertragbar sind und Dawes (*876*) hat Argumente gegen ihre Brauchbarkeit vorgebracht. Für uns war bisher folgender Gedankengang entscheidend, und wir sehen bisher keinen Grund ihn aufzugeben: Wenn ein neugeborenes Kind nicht atmet, gibt es wahrscheinlich zwei Wege das Gehirn und andere lebenswichtige Organe wie Herz, Niere und Leber vor Dauerschäden zu bewahren. Entweder man vermindert den O_2-Bedarf durch sehr tiefe Unterkühlung, wie es Miller vorschlägt, oder man beatmet das Kind künstlich mit Sauerstoff. Der zweite Weg scheint uns im Augenblick einfacher und sicherer, da wir die metabolischen Begleitphänomene der Hypothermie beim Neugeborenen nur sehr ungenügend überschauen. Nur wenn das Herz seit längerem bereits stillsteht und durch äußere Herzmassage nicht mehr reaktiviert werden kann, ist die Hypothermie theoretisch aussichtsreicher als die Beatmung. Ist die Unterkühlung in diesen Fällen angezeigt?

Unterkühlte Neugeborene haben recht typische neurologische Ausfälle, die offenbar zuerst von Henoch (*1773*), später in der angelsächsischen Literatur als cold injury beschrieben wurden (*1223*, *429*, *3554*, *2549*, *2943*, *416*). Unterkühlte Neugeborene sind apathisch, schließlich komatös. Alle Neugeborenenreflexe laufen zunächst stark verlangsamt ab und sind schließlich erloschen. Die Kinder saugen nicht oder im Zeitlupentempo. Ein Frühgeborenes, das wenige Stunden nach der Geburt mit einer Körpertemperatur von 31,8° C in unsere Behandlung kam, reagierte nicht mehr auf Schmerzreize. Die Herzfrequenz betrug 65/min.

Von den meisten Autoren wird heute die langsame Erwärmung unterkühlter Neugeborener empfohlen. Die Hauttemperatur sollte nicht über die Kerntemperatur ansteigen, da dann durch Gefäßerweiterung und Anstieg des peripheren O_2-Verbrauchs die Versorgung lebenswichtiger Organe bedroht sein kann (*3519*). Ob man auf diese Weise die gelegentlich bei der Wiedererwärmung auftretenden Krämpfe erklären kann, erscheint uns eher zweifelhaft. BOWER u. Mitarb. (*416*) sahen Krämpfe bei einem von 70 unterkühlten Neugeborenen. LEONIDAS und GOLEMATIS (*2376*) berichteten über ein Neugeborenes, das nach langsamer, 12 Std dauernder Erwärmung von 32° auf 36° C Krampfanfälle bekam. Bei unterkühlten Neugeborenen sollten pH und Serumglucose auch während der Erwärmung kontrolliert und wenn nötig normalisiert werden.

4. Die Glucose-Alkali-Infusion. Die Hypoxidose führt zur metabolischen Acidose (s. S. 342). Ihre Korrektur ist bei pH-Werten unter 6,9 lebensnotwendig, bei Werten unter 7,2 wahrscheinlich günstig. Außerdem ist die Überlebenszeit asphyktischer Neugeborener von den Kohlenhydratvorräten abhängig (s. S. 300). Die Zufuhr von Alkali oder Trispuffer und Glucose (s. S. 346) erscheint also auch bei der akuten postnatalen Asphyxie, ähnlich wie beim Atemnotsyndrom, theoretisch aussichtsreich. DAWES und seine Mitarbeiter konnten zeigen, daß die Zufuhr von Glucose und Alkali oder Trispuffer bei asphyktischen Versuchstieren die Überlebenszeit tatsächlich verlängert. Blutdruck und Herzfrequenz blieben in diesen Versuchen länger in normalen Grenzen, und bei Affen wurde das Ausmaß der hypoxischen Hirnschäden im Colliculus inferior verringert (*874, 881, 877, 15, 16, 4203*). Ob diese Therapie bei menschlichen Neugeborenen mit postnataler akuter Asphyxie die Überlebenschancen bessert und Hirnschäden vermeiden helfen kann, müssen sorgfältige statistische Kontrolluntersuchungen erst noch erweisen. Vor einer kritiklosen Anwendung schneller Bikarbonat- und besonders Trispufferinjektionen muß gewarnt werden. Nebenwirkungen wie Leberschäden, Embolien, Hämolyse und Hypernatriämien müssen als Risiko dem zu erwartenden Nutzen gegenübergestellt werden (*241*). Es gibt noch andere Behandlungsmethoden, die von ihren Anhängern gelobt werden, z.B. Cortison, Analeptica, Azetylcholin, Atropin und wahrscheinlich viele mehr. Kein Mittel ist eine Verzögerung der künstlichen Beatmung wert, und bisher ist außer der Beatmung nichts so überzeugend wirksam, daß eine statistische Kontrolle nicht zu verantworten wäre.

e) Die Prognose der Neugeborenen-Asphyxie

Die Nahprognose, d.h. die Neugeborenensterblichkeit und die Morbidität während des 1. Lebensmonates wurde vor allem im Zusammenhang mit der Apgar-Note bearbeitet (*94, 91, 1020, 1021*). Die Frage, ob man die Apgar-Note nach 1 oder nach 5 min bestimmt, haben wir auf S. 65 diskutiert. Wir möchten hier noch einmal empfehlen, bei allen Kindern nach 1 min zu untersuchen, bei allen geburtsgeschädigten Kindern zusätzlich nach 5 min und dann in kurzen Abständen bis zur eventuellen Normalisierung des Befundes. In Tabelle 17 haben wir die Mortalität während der ersten 28 Tage und die Morbidität während des 1. Lebensjahres in Beziehung zu den verschiedenen Apgar-Noten wiedergegeben.

Wie man aus der Tabelle sieht, gibt die Apgar-Note im Einzelfall keine sichere Auskunft über die Lebenschancen des Kindes nach perinataler Hypoxie, dafür aber doch eine sichere zahlenmäßige Grundlage für die Beurteilung der Lebensgefahr.

Überlebt das Kind die Neugeborenenperiode, stellt sich die Frage nach der Aussicht der weiteren psychomotorischen Entwicklung des Kindes. LITTLE (*2447*, *2448*) hat 1843 und 1861 zum erstenmal Befunde und Anamnesen publiziert, die einen Zusammenhang zwischen Prämaturität und perinataler Anoxie einerseits mit spastischer Diplegie, Epilepsie und Schwachsinn andererseits nahelegten. Viele der weiteren Untersucher konnten dann einen Zusammenhang zwischen Asphyxie und frühkindlichen Hirnschäden nicht finden, wobei oft nur einzelne Faktoren, sei es die Motorik, sei es die Intelligenz, seien es psychologische Reaktionsweisen, getestet wurden (*1677*, *2644*, *593*, *2137*, *2138*, *2508*, *124*). Wir vertreten aufgrund eigener Erfahrungen die gegenteilige Meinung (*3725*). Trotzdem

Tabelle 17

Apgar-Note	Überlebensrate nach 28 Tagen	Morbidität im 1. Lebensjahr	
		Apgar nach 1 min	Apgar nach 5 min
0	56,3%		
1	77%	5,1%	12,4%
2	88,8%		
3	96,7%		
4	96,4%		
5	97,6%	4,6%	6,8%
6	98,6%		
7	99,2%		
8	99,5%	3,4%	3,5%
9	99,7%		
10	99,8%		

sind einige der zitierten Arbeiten nicht ganz leicht methodisch zu entkräften oder sachlich zurückzuweisen. CAMPBELL u. Mitarb. (*593*) haben ihre Kinder nicht nur einzelnen, sondern schon recht komplexen Nachuntersuchungsverfahren unterworfen. KEITH u. Mitarb. (*2138*) können auf eine beneidenswert lange Beobachtungszeit bis zu 14 Jahren verweisen und MABRY (*2508*) hat Kinder mit 20 Monaten normal befunden, die bis zu 30 min nach der Geburt, häufiger 10—20 min lang eine schwere Anoxie durchgemacht haben. Es ist theoretisch kaum vorstellbar, daß die perinatalen Asphyxien nach Art einer Alles- oder Nichts-Reaktion die Kinder entweder zu 20—30% der Fälle töten oder aber ihr Gehirn unbeschädigt lassen (*1756*). Wir müssen vielmehr eine ganze Skala erwarten, die von normaler Funktion über Minimalschäden bis zu den schweren anoxischen Destruktionen reicht, von denen offenbar ein hoher Prozentsatz in den ersten Lebenswochen und Monaten stirbt (*2419*). Auch im Tierversuch wurden nicht nur strukturelle, sondern auch funktionelle Ausfälle nach neonataler Hypoxie beschrieben (*151*, *4206*). Die Zahl derjenigen Autoren, die in retrospektiven und neuerdings auch in prospektiven Untersuchungen einen sicheren Zusammenhang zwischen perinataler Asphyxie und psychomotorischen Restschäden nachweisen konnte, hat in den letzten Jahren zugenommen und die gegenteiligen Stimmen zumindest zahlenmäßig überrundet (*2042*, *3711*, *853*, *3159*, *3797*, *3336*, *2782*, *1993*, *1100*, *1523*, *1323*, *3638*, *3889*, *273*, *91*, *47*, *3677*, *1890*).

Bestimmte Residualsymptome scheinen für die prä- und intranatalen hypoxischen Hirnschäden besonders typisch zu sein. Die spastische Diplegie und extrapyramidale Bewegungsstörungen, sind klassische Bilder (*1294*, *2607*, *2609*). Schwere Hemiplegien sind wohl seltener Folge einer allgemeinen neonatalen Hypoxie als vielmehr ein Restschaden nach vasculären Krankheitsprozessen wie Mißbildungen, Thrombose und Embolie (*2680*, *1395*, *697*, *4165*, *709*). Gelegentlich aber können Halbseitensymptome auch Folge eines mechanischen Geburtstraumas sein (*1512*, *1294*). Insbesondere kommen diskrete Hemisyndrome nach perinatalen Hirnschäden vor, wobei zwischen Hypoxie und Trauma nicht immer sicher unterschieden werden kann (*3146*, *2692*).

Prechtl und seine Mitarbeiter haben auf eine bestimmte Form von Bewegungsunruhe bei Kindern mit Schulschwierigkeiten aufmerksam gemacht. In einem signifikant hohen Prozentsatz fanden die Untersucher abnorme Geburtsverläufe bei diesen Kindern (*3155*). Die unmotivierten Skeletmuskelunruhen wurden von den Autoren als choreiformes Syndrom beschrieben. Ob es sich hier tatsächlich um eine extrapyramidale Bewegungsstörung handelt, sei dahingestellt, der Name hat sich durchgesetzt und der Befund ist zum typischen Beispiel eines minimalen Residualsyndroms geworden. Ein Zusammenhang des choreiformen Syndroms mit Schwangerschafts- und Geburtskomplikationen und auch das häufige Zusammentreffen mit Schulschwierigkeiten wurde von Rutter u. Mitarb. (*3388*) bestritten, von Wolff und Hurwitz (*4243*) bestätigt.

Eine andere schwere Folge perinataler hypoxischer und/oder traumatischer Hirnschäden scheint die Temporallappenepilepsie zu sein (*1096*, *3054*, *2135*, *442*, *3158*, *2698*). Der Gyrus hippocampus ist besonders empfindlich für Sauerstoffmangel. Außerdem spielen mechanische Faktoren bei der Geburt als Ursache der Temporallappenepilepsie eine wichtige Rolle. Bei Hirnschwellung und Ödem, wie sie nach Geburtstrauma und bei der Hypoxie auftreten können, wird der Gyrus hippocampus durch die incisura tentorii cerebelli in die hintere Schädelgrube gedrückt und dabei die Blutversorgung unterbrochen. Die Folge kann eine teilweise Sklerose des Temporallappens und eine psychomotorische Epilepsie sein. Das chronisch rezidivierende Anfalleiden tritt oft erst nach einem langen Intervall, manchmal sogar nach 8—10 Jahren noch auf (*169*, *3998*, *1295*, *685*).

Jahrzehntelang hat man die genaue neurologische Untersuchung des Neugeborenen für nutzlos gehalten. Zusammenhänge zwischen dem Befund nach der Geburt und dem späteren Leben wurden mit Hinweis auf erstaunliche Erholungstendenzen abgelehnt. Bei der Besprechung der abnormen Verhaltensweisen auf S. 94 sind wir aufgrund eigener Erfahrungen und der neueren Literaturberichte dieser Auffassung entgegengetreten (*1756*, *1523*, *1521*, *3638*, *2807*, *1890*, *3146*, *3725*, *2691*). Wir haben auf S. 103 dargestellt, daß z. B. bei Neugeborenenkrämpfen recht genaue Zahlenangaben über die Entwicklungsaussichten der Kinder gemacht werden können. Neurologische Syndrome in der Neugeborenenperiode, wie die Hyperexzitabilität, Rigidität, Apathie oder Hypotonie, haben bestimmte prognostische Signifikanz, die erheblich ansteigt, je ausgeprägter die Symptomatologie ist. Auch das EEG kann allerdings vorwiegend bei Extremfällen Hinweise auf die Prognose geben (s. S. 87). Ein wichtiger Faktor ist nicht nur die Art der Neugeborenensymptomatologie, sondern auch ihre Dauer. Halbseiten-

oder fokale Syndrome, die über viele Tage nachweisbar sind, haben eine ungünstigere Prognose als flüchtige Tonus-, Reflex- und EEG-Asymmetrien. Werden alle Kenntnisse von der Neurophysiologie des Neugeborenen bei der klinischen Untersuchung der ersten Lebenstage eingesetzt, ist zumindest eine statistische Aussage über die Prognose, beim Zusammentreffen bestimmter Syndrome, z.B. Rigidität, Apathie, Krämpfe, EEG-Paroxysmen sogar eine ziemlich sichere ungünstige Einzelprognose möglich. Umgekehrt fanden wir unter 25 potentiell bei der Geburt geschädigten Kindern (sog. Risikokinder) bei späteren Nachuntersuchungen keines abnorm, das unter Einsatz von EEG, EMG und spezieller Neugeborenenuntersuchung vom 3. Lebenstag an normale Befunde gezeigt hatte (*3725*). Solche Ergebnisse sind unsere Rechtfertigung für einen großen, aber ungefährlichen Aufwand bei der Beurteilung eines Neugeborenen. Einige einschränkende Erklärungen sind allerdings nötig: 1. Wir haben bisher nicht versucht, späte Verhaltensstörungen oder sehr spät auftretende Epilepsien mit unserem neurologischen Befund zu korrelieren. Solche Zusammenhänge erfordern jahrzehntelange Beobachtungen und mit der Zeit wächst die Unsicherheit beim statistischen Korrelationsversuch. Unsere Angaben beziehen sich deshalb auf neurologische Residualsyndrome und frühkindliche Epilepsien. 2. Wir können nicht behaupten, daß wir alle neurologischen Defekte in den ersten Lebenstagen erkennen können, sondern vorwiegend jene, die durch die Geburt verursacht sind. Darin liegt ein wesentlicher Unterschied. Früh, während der Schwangerschaft erworbene umschriebene corticale Atrophien z.B. können in den ersten Lebenswochen stumm sein. Eine ebenso große Kontusion oder hypoxische Erweichung, die bei der Geburt entstanden ist, wird dagegen aufgrund der funktionell sehr wirksamen Begleitphänomene wie Ödem und Hirndruck der sorgfältigen Untersuchung kaum entgehen.

E. Die geburtstraumatischen Hirnschädigungen Kontusionen, Impressionen, Gefäßverschlüsse

a) Allgemeine Erörterungen

Die Verletzung der äußeren Hüllen des Nervensystems, das Molding, das Caput succedaneum, Cephalhämatome, Kopfschwartenverletzungen und Schädelfrakturen sind isoliert für das Nervensystem bedeutungslos und sollen hier deshalb nicht eigens besprochen werden. Sie kommen allerdings nicht selten im Zusammenhang mit intrakraniellen Verletzungen vor und werden deshalb in den entsprechenden Abschnitten mit erwähnt werden. Zum Beispiel haben 25% der Neugeborenen mit einem Cephalhämatom eine Schädelfraktur und 0,5—1% ein intrakranielles Hämatom (*2147*). Hier soll versucht werden, die Problematik des mechanischen Geburtstraumas zu besprechen (*3875*). Das ist losgelöst von der Asphyxie fast unmöglich und so werden wir immer wieder auf das Kapitel Asphyxie verweisen müssen. Einige Krankheitsbilder aber, z.B. das subdurale Hämatom, sind ein gutes Beispiel für eine traumatische natale Encephalopathie und tatsächlich sind es die subduralen Blutungen, die Rückenmarks- und Nervenverletzungen, die ein eigenes Kapitel über das Geburtstrauma heute noch rechtfertigen. Leider müssen wir aber mit einer allgemeinen Darstellung vermutlicher

Kontusionen, Blutungen und traumatischer Ödeme beginnen, bei denen die klare Abgrenzung von der Asphyxie und der Nachweis eines Blutungs- oder Kontusionsherdes oft nicht möglich ist.

b) Ätiologie

Im Abschnitt auf S. 286 über die allgemeine Ätiologie nataler Encephalopathien haben wir auch jene Faktoren mitbesprochen, die zur traumatischen Hirnschädigung führen können: Mißverhältnis zwischen dem kindlichen Kopf und dem Geburtskanal einschließlich seiner Weichteile sowie instrumentelle und operative Entbindungen.

Auch eine abnorme Blutungsbereitschaft kann Ursache einer natalen oder postnatalen Hirnblutung sein. Häufig führt sie am 2. oder 3. Lebenstag zu neurologischen Symptomen, typischerweise mit Krämpfen. Die verschiedenen Ursachen des Morbus haemorrhagicus neonatorum (*3932*) sind (*2949*):

1. Thrombocytopenie.
2. Vitamin K-Mangel.
3. Vorübergehende Unfähigkeit der Leber Gerinnungsstoffe zu bilden, infolge Unreife, Infektion, Hypoxie.
4. Genetisch bedingte Koagulopathien.

Die Thrombocytopenie kann bedingt sein durch Auto- oder Isoimmun-Antikörper, erstere stammen von der Mutter; durch Infektionen (s. S. 383), wie Röteln, Cytomegalie, Herpes, Toxoplasmose, Bakterien und durch Arzneimittel, die der Mutter verabreicht wurden, z.B. Thiazide. Die Thrombocytopenie tritt auch in der Neugeborenenperiode auf im Rahmen einer Leukämie oder einer Pancytopenie zusammen mit anderen Anomalien, wie Riesenhämangiomen, fehlendem Radius und Nierenvenenthrombose. Schließlich kommt die Thrombocytopenie selten einmal beim Neugeborenen als genetische Erkrankung vor und zwar sowohl geschlechtsgebunden als auch autosomal recessiv und autosomal dominant erblich.

Koagulopathien sind selten Ursache einer perinatalen Hirnblutung. Nur 4% aller Hämophilen haben Symptome schon bei der Geburt, wenige davon cerebrale, etwas häufiger Kopfhautblutungen (*798*, *2230*). Infolge Vitamin K-Mangels sind die Blutgerinnungsverhältnisse beim Neugeborenen aber gegenüber dem Erwachsenen verändert, PTC, PTA, der Stuart-Prower-Faktor, Prothrombin und Faktor VII sind vermindert (*4176*, *790*, *1805*). Außerdem verringert die perinatale Hypoxie und/oder die Hirnblutung das Prothrombin, die Faktoren V und VII und das Fibrinogen (*1724*, *1725*, *1726*).

c) Klinische Symptome

Äußere Charakteristika traumatischer Entbindungen sind Zangenmarken und Weichteilhämatome, Hautablederungen, Blutungen aus Ohr (Felsenbein) oder Nase, Facialis- oder sonstige Hirnnervenlähmungen, schließlich Schädelfrakturen mit und ohne Impression (*2641*, *2112*).

Eine Sonderform der Impressionsfraktur ist das sog. Molding der Schädelkalotte (Abb. 114a). Dabei wird ein Teil der Kalotte dellenförmig eingedrückt, ohne daß eine Fraktur nachweisbar wäre (*3933*). Möglicherweise kommt es gelegentlich dabei aber zu einer im Röntgenbild nicht sichtbaren Chondroosteolyse. Wahrscheinlich ist diese Impression durch den Druck des Promontoriums bedingt. AXTON und LEVY (*134*) fanden sie jedenfalls in 18 von 22 Fällen auf der Schädelseite, die das Promontorium passiert hatte. Im allgemeinen macht diese Impression der Schädelkalotte keine neurologischen Symptome, sie verschwindet von selbst, eine chirurgische Intervention ist nicht notwendig (*3274*). Nur selten entsteht bei dieser Form der Impression, insbesondere im Bereich der hinteren Schädelgrube, ein subgaleatisches und/oder ein intrakranielles Hämatom (*2348*).

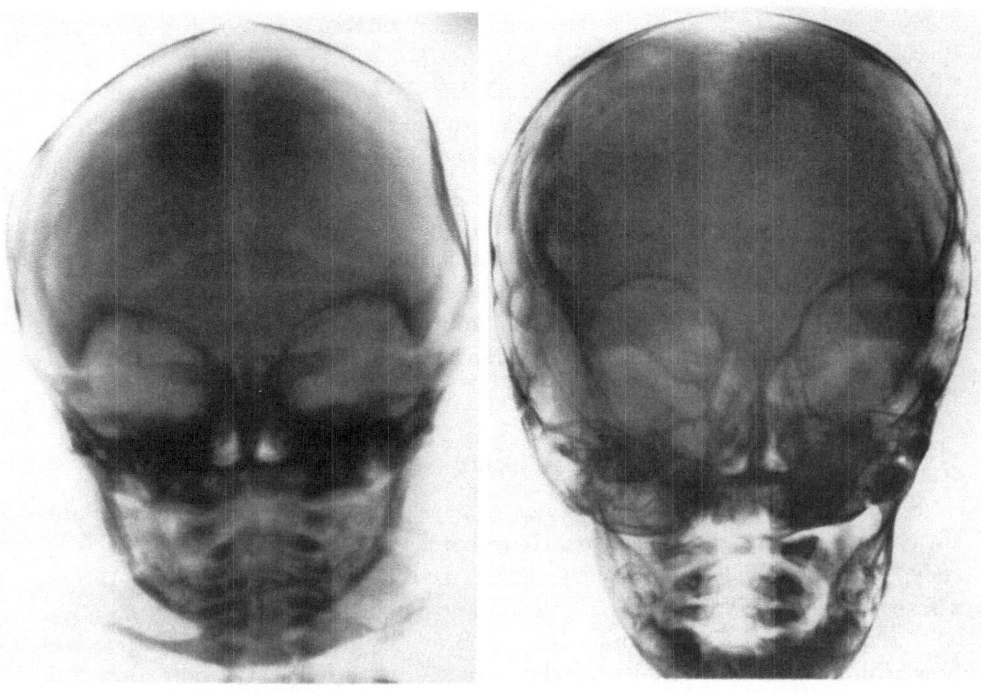

a b

Abb. 114. Geburtstraumatische Impression der seitlichen Schädelwand (a) vielleicht infolge Chondroosteolyse im Bereich der Temporalschuppe. Wahrscheinlich ist die Impression beim Durchgang des Schädels über dem Promontorium erfolgt. Restitution nach 5 Monaten (b)

Außer der Impressionsfraktur ist natürlich keines dieser Zeichen beweisend für eine intrakranielle Verletzung, aber zusammen mit der Anamnese und mit zentralnervösen Symptomen ist eine perinatale Hirnschädigung wahrscheinlich und ein Hirntrauma möglich. Die zentralnervöse Symptomatologie erlaubt im Einzelfall nicht, gegenüber hypoxischen Encephalopathien sicher zu unterscheiden. Es ist sogar möglich, daß eine pränatale Anomalie vorliegt, die zu abnormem Geburtsverlauf geführt hat, ohne daß dieser zusätzlich das Nervensystem geschädigt hat. Beim kontusionellen Hirntrauma sind die Neugeborenen, ähnlich wie bei der mittelschweren Hypoxie, meist apathisch, hypoton, seltener hyperton, der Schrei ist kläglich, gelegentlich schrill, die Kinder gähnen häufig, sie haben einen ängstlichen Gesichtsausdruck, die Körpertemperatur ist unstabil und meistens niedrig (*4285*, *2809*, *771*, *773*, *1724*, *2074*, *2641*, *2160*, *1313*). Gelegentlich ist die Fontanelle vorgewölbt, wohl infolge Hirnödems. Die Kinder sind blaß-cyanotisch, kurze Apnoeanfälle können auftreten mit oder ohne andere motorische Manifestationen eines hirnelektrischen Paroxysmus, also mit und ohne Konvulsionen. Es ist mehrfach über Infektionen, Hirnabscesse oder Meningitiden nach traumatischen Entbindungen berichtet worden (*2507*, *3249*). All dieses unterscheidet solche Kinder nicht von Neugeborenen mit rein hypoxischen Hirnschäden und oft, insbesondere beim Frühgeborenen, ist diese Unterscheidung auch unmöglich (*2322*, *66*). Bei einer statistischen Bearbeitung konnten wir allerdings nachweisen, daß ausgetragene Neugeborene mit Hinweisen auf eine traumatische Geburt (Anamnese, äußere Marken) häufiger fokale und hemilaterale Symptome haben als Neugeborene mit einer perinatalen Hypoxie. Nystagmus, Blick- und Hirnnervenlähmungen, seitendifferente Hypertonien und fokale Krämpfe fanden wir häufiger nach traumatischer Geburt. Hyperexzitabilität und Apathie dagegen häufiger nach Asphyxie. Allerdings beobachteten wir eine kleine Gruppe sehr schwerer Hypoxien, bei denen schon in der Neugeborenenperiode fokale Symptome und asymmetrische Hypertonien auftraten, oft nach tagelangem Koma und generalisierten Krämpfen (*3733*). Der Liquor ist in vielen Fällen blutig, xanthochrom oder zumindest eiweißreich. Im EEG findet man häufig wechselnde Foci langsamer oder steiler Wellen. Fokale oder generalisierte Minderungen der Spannungsproduktion können auftreten, auch ohne daß ein subdurales Hämatom vorliegt. In schweren Fällen findet man ein Nullinien-EEG oder paroxysmale Aktivität (s. S. 82).

d) Die Retinablutungen und ihre Signifikanz

Schon kurz nach Entdeckung des Augenspiegels begann die Reihe der Publikationen über Retinablutungen bei Neugeborenen (*2016*, *3021*, *3842*, *1133*, *3269*, *2630*, *4173*, *250*, *2594*, *1454*, *3020*, *2338*). Durch die Arbeiten dieser Autoren wissen wir, daß etwa 20—40% aller spontangeborenen Neugeborenen und 50 bis 60% aller Frühgeborenen unmittelbar nach der Geburt schnell resorbierte Blutungen in der Retina aufweisen. Schon am 2. und 3. Lebenstag fällt diese Zahl auf 10% ab. Offenbar kann Vitamin K-Gabe an die Mutter die Zahl geringfügig senken (*4173*). Nach Vakuumextraktionen kommen Retinablutungen vielleicht etwas häufiger vor (*2238*), bei Kaiserschnittentbindungen wesentlich seltener oder gar nicht (*3810*, *2630*). Offenbar ist die Blutfülle im vorangehenden Kopf unter der Geburt verantwortlich für die Retinablutungen (*3752*). Für die Beurteilung traumatischer Hirnschäden ist die Retinablutung nur sehr bedingt brauchbar, eben weil sie so häufig bei ganz normalen Geburten gefunden wird. Bei ausgedehnten Hämorrhagien in das Auge, insbesondere bei Glaskörperblutungen, sollte man an ein subdurales Hämatom denken, ohne daß u.E. solche Zeichen allein Fontanellenpunktionen rechtfertigten (s. S. 317). Ein Symptom, das wie die Retinablutung so häufig nach normalen Geburten gesunder Kinder gefunden wird, hat diagnostisch und prognostisch nur geringe Aussagekraft.

e) Pathologische Anatomie

Die wesentlichen Befunde bei traumatischen Hirnschädigungen sind Duraeinrisse und subdurale Blutungen. Sie werden nachfolgend in speziellen Kapiteln genau besprochen. Intraventriculäre und multiple subarachnoidale Blutungen sind vielleicht nur selten traumatisch, dagegen vorwiegend zirkulatorisch bedingt und/oder sie beruhen auf einer Unreife der Gefäßwände bei Frühgeborenen (s. S. 264). Multiple Hämorrhagien in die Hirnsubstanz sind hypoxischen Ursprungs oder sie beruhen auf einem Morbus haemorrhagicus neonatorum. Als anatomische Substrate der traumatischen Hirnschädigung bleiben hier also zu erwähnen die Kontusionen, die mit nicht multiplen subarachnoidalen und intracerebralen Blutungen verbunden sein können (*931*, *346*, *817*, *1740*, *351*, *596*, *2239*, *3749*, *3751*, *1283*, *2133*, *3057*, *1724*, *1460*, *999*, *535*, *2160*). Besonders eindeutige Beispiele solcher kontusionellen Hirnschäden sind die Impressionsfrakturen, sowohl im Bereich der vorderen als auch der hinteren Schädelgrube, sogar nach

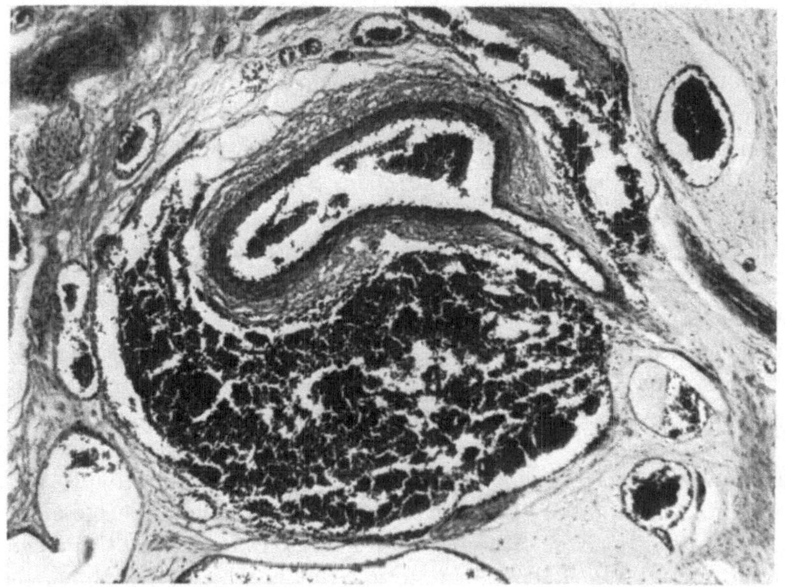

Abb. 115. Geburtstraumatische Hämatome in der Wand der Arteria vertebralis und ihrer Äste. (Nach YATES, *4277*)

Kaiserschnittentbindungen bekannt geworden (*2348*, *2112*). Von MURTAGH u. BAIRD (*2817*) wurde zweimal ein streng lokalisiertes intraventriculäres Hämatom nach traumatischer Zangenentbindung durch Ventriculographie diagnostiziert und erfolgreich operiert. Beide Kinder hatten ausgeprägte Nackensteife, Krämpfe, eine Streckmuskelhypertonie, xanthochromen Liquor und im Ventriculogramm einen kreisrunden Verdrängungsschatten.

Eine Sonderform der kontusionellen Hirnschädigung haben wir auf S. 308 bereits erwähnt: Die Hippocampushernie. Durch starke Schädelverformung oder durch Hirndruck infolge Hirnödem können Teile des Temporallappens in die hintere Schädelgrube gepreßt werden, wobei der Rand des Tentorium cerebelli und die Ischämie narbige Veränderungen hinterlassen. Auch an anderen Stellen des Gehirns können traumatische Ödeme und Gefäßkongestionen Nervenzelluntergänge hervorrufen und Narben verursachen (*596*, *2425*, *2947*). Selten sind Geburtsverletzungen großer Hirnarterien. Dabei kann es in die Gefäßscheide bluten, so daß das Lumen eingeengt oder verschlossen wird. YATES (*4277*) berichtete über 24 solcher Fälle (Abb. 115). Durch Kompression oder Blutung kann es auch einmal zum Verschluß einer Hauptarterie, z. B. der Arteria cerebri media, mit weitgehender Nekrose einer Hemisphäre kommen (*2680*, *709*, *2324*). Auch sind aneurysmatische Erweiterungen von Gefäßen beschrieben, die bei der Geburt verletzt wurden (*4165*).

f) Therapie der geburtstraumatischen Hirnschädigung

Die Therapie hat kaum, die Verhütung dagegen in den letzten Jahrzehnten große Erfolge aufzuweisen. Lumbalpunktionen zur Druckentlastung werden bei uns nicht durchgeführt. Vitamin K_1 ist wahrscheinlich bei der traumatischen Hirnblutung (*1577*), vielleicht auch bei der hypoxischen, nützlich. Alle Frühgeborenen und diejenigen Neugeborenen mit Verdacht auf natale Encephalopathie erhalten bei uns Konakion in einer Dosierung von 1 mg (eventuell einmal wiederholt), obgleich wir wissen, daß andere Autoren eine solche Therapie für nutzlos halten. Von Dietrich u. Krebs (*965*) wurde Kindern mit Verdacht auf Hirnblutungen Cohnsche Plasmafraktion gegeben. Schwer beweisbare Hinweise auf Gefahrlosigkeit rechtfertigen speziell beim Neugeborenen keine statistisch unkontrollierten therapeutischen Maßnahmen. Bei Neugeborenenkrämpfen geben wir Barbiturate (s. S. 105). Antibiotica geben wir wahrscheinlich häufiger als angezeigt schon beim geringsten Verdacht auf eine Infektion. Für die Sauerstoffbehandlung gelten die gleichen Richtlinien wie bei der perinatalen Hypoxie (s. S. 304).

g) Prognose

Vieles von dem, was wir über die Prognose der perinatalen Asphyxie gesagt haben, gilt im Augenblick auch noch für die traumatischen Encephalopathien, einfach, weil in den meisten Studien eine exakte Trennung nicht versucht oder nicht möglich war. Wir haben aber gute Gründe für die Annahme, daß das mechanische Geburtstrauma viel seltener als die Hypoxie Ursache einer bleibenden Hirnschädigung ist (*3006*). Von Catel (*631*) sowie Liebe (*2404*) wurde solcher Zusammenhang selbst bei sehr schweren Geburtstraumen „fast ausnahmslos" bestritten. Sicher ist auch, daß die spastischen Diplegien eher nach prämaturer Geburt und fetaler Hypoxie und kaum nach Geburtstraumen auftreten (*2447*, *2448*, *1333*, *1294*, *2607*). Trotzdem ist heute zweifelsfrei erwiesen, daß es Residualsymptome nach geburtstraumatischer Hirnschädigung gibt (*1512*, *2267*, *1297*, *2839*, *2840*, *2745*, *3057*, *224*, *3752*, *2405*, *811*, *353*, *72*, *47*, *3725*). Von den hier genannten Autoren sind Mono- häufiger als Diplegien, Epilepsien, psychische und sprachliche Entwicklungsstörungen nach Geburtstraumen beschrieben.

Ein besonderes Problem ist immer noch die Ursache des posttraumatischen Hydrocephalus. Fraser u. Dott (*1922*) haben die Theorie entwickelt, daß hypoxische oder traumatische Blutungen in den Subarachnoidalraum zur teilweise narbigen Verödung führen, wodurch dann ein Hydrocephalus aresorptivus entstehen könnte (*848*). Sicher gibt es einen Hydrocephalus nach Geburtstrauma (*3320*, *2474*), aber die Verödung des Subarachnoidalraumes ist wohl nur selten dafür verantwortlich. Häufiger sind periventriculäre Erweichungen (s. S. 303) Ursache eines perinatal erworbenen Hydrocephalus (*1294*, *1295*).

F. Das geburtstraumatische epidurale Hämatom

Diese Form der traumatischen Blutung ist bei Kindern selten, bei Neugeborenen, wegen der engen Schädel-Dura-Beziehung, eine Rarität. CAMPWELL und COHEN (*592*) haben einen Fall beschrieben. Das Kind wurde aus Beckenendlage, der nachfolgende Kopf mit der Zange entwickelt. Das Neugeborene hatte eine occipitale Schädelfraktur, ein Cephalhämatom und vom 7. Lebenstag an Halbseitenkrämpfe. Ein Bohrloch wurde angelegt und die Autoren fanden eine ausgedehnte epidurale Blutung infra- und supratentoriell. Der Bluterguß wurde entfernt, die Blutungsquelle jedoch nicht gefunden. Die Operation war erfolgreich, im Alter von 10 Jahren war der Junge gesund.

G. Das subdurale Hämatom der vorderen Schädelgrube

a) Ätiologie und Vorkommen

Vielleicht sind nicht alle subduralen Hämatome in der Neugeborenenperiode durch ein echtes Trauma bedingt (*3334*, *1097*). Die physiologische Geburtsbelastung führt, am Beispiel der Retinablutung (s. S. 312) gut zu demonstrieren, häufig zu kleinen Blutextravasaten, aus denen sich große Hämatome entwickeln können. KLEIN (*2184*), PIA (*3086*) sowie JACOBI u. Mitarb. (*2010*) fanden Gefäßanomalien, Anlagestörungen der Hirnhaut, Blutungsübel, Meningitiden, Thrombangitiden, Avitaminosen, Hypernatriämien (s. S. 329), Leukosen, die Lues (*1259*) und eine Osteogenesis imperfecta als Ursachen subduraler Blutungen. Für die Neugeborenenperiode sind wir allerdings der Meinung, daß das Geburtstrauma zahlenmäßig an erster Stelle steht. RUSSEL (*3382*), STATTEN (*3776*) sowie ELVIDGE u. JACKSON (*1161*) konnten zumindest in etwa 50% der Fälle, HAUSBRANDT u. MEYER (*1729*) in 76,8% einen mechanisch atypischen Geburtsverlauf mit hinreichender Sicherheit als Ursache annehmen. INGRAHAM und seine Mitarbeiter (*1989*, *1990*) sowie HALLER u. Mitarb. (*1650*) sind der Meinung, daß fast alle subduralen Hämatome in den ersten Lebensmonaten traumatischen Ursprung haben. Für diese Ansicht sprechen nicht nur die Zahlen der genannten Autoren, sondern auch die Tatsache, daß subdurale Hämatome bei Neugeborenen, im Gegensatz zu Ventrikel- und Hirnsubstanzblutungen, signifikant häufiger bei großen oder übergroßen Kindern nach Geburt aus Beckenendlage oder nach Zangengeburten gefunden werden (*2228*, *658*, *3676*, *1577*, *3710*). Auch hat die Zahl der perinatalen subduralen Hämatome mit einer Verbesserung der geburtshilflichen Technik abgenommen (*1650*). Die subduralen Hämatome entstehen entweder durch Einrisse der Duraduplikaturen, welche einen Blutleiter führen, insbesondere des Tentorium oder durch Abrisse der Brückenvenen kurz vor dem Eintritt in die Venensinus. Die mechanische Belastung des Tentorium cerebelli bei der Verkürzung des antero-posterioren und Verlängerung des kraniocaudalen Schädeldurchmessers während der Geburt wurde von BENEKE (*260*), HOLLAND (*1873*, *1874*, *1875*), SÄNGER (*3397*) und WOHLWILL (*4226*) in klassisch gewordenen Befunden der experimentellen Pathologie gezeigt. Die Einrisse des Tentoriums wurden aber schon vorher von CRUVEILHIER und von VIRCHOW gesehen (*260*, *1483*). Die Duraduplikationen sind sehr reißfest und können wahrscheinlich nur verletzt werden, wenn die Schädelverformung abnorm schnell erfolgt oder wenn eine starke cephale Hyperämie infolge einer Hypoxie oder eines hohen Uterusinnendruckes (Wehensturm) das Gewebe zusätzlich belastet. Der Einriß selbst ist harmlos, die Verletzung des Blutleiters aber führt zur Blutung in die vordere, seltener in die hintere Schädelgrube (*1650*). Kleine Blutungen dieser Art werden sicher ohne Schwierigkeiten wieder resorbiert.

Wieder einmal sind Knaben gefährdeter als Mädchen. Das subdurale Hämatom kommt in der Neugeborenenperiode zweimal häufiger beim männlichen Geschlecht vor (*1510*).

b) Klinische Symptome

Nur wenige Diagnosen in der Neurologie des Neugeborenen müssen so schnell und mit rein klinischen Mitteln so sicher gestellt werden, wie die des subduralen Hämatoms. Wie bereits im Abschnitt Ätiologie erwähnt, sind die Kinder mit subduralem Hämatom meist groß oder übergroß und der mechanische Geburtsverlauf war abnorm. Die Kinder sind nach der Geburt meist auffallend blaß als Zeichen eines Blutungsschocks, etwas später kann man fast immer eine Anämie und eine Leukocytose nachweisen (*3776*). Besonders ergiebig ist die Untersuchung der Augen (*1877*). Man wird nicht immer eine Pupillenstarre und eine Miosis auf der Seite der Blutung finden, aber die Pupillen sind in fast allen Fällen von subduralen Hämatomen bei Neugeborenen unsymmetrisch in Weite und Reaktionsgeschwindigkeit (*3449*, *3676*). Es gibt dieses Symptom zwar auch bei schwer hypoxisch geschädigten Kindern im Koma, aber die Kinder mit subduralem Hämatom sind gerade meist nicht komatös, außer in therapeutisch oft hoffnungslosen Fällen mit Massenblutungen. Nicht selten bestehen auch äußere Augenmuskellähmungen, die man am besten durch Kopfwenden sowie Heben und Senken nachweisen kann, wobei die Augen normalerweise jeweils in die entgegengesetzte Richtung wandern (s. S. 47). Die Fontanelle ist meistens vorgewölbt. Nur in schweren Fällen mit Entblutungsschock kann sie sogar eingesunken sein (*3676*). Pulslosigkeit der Fontanelle ist u.E. ein unverläßliches Zeichen.

Nicht selten haben die Kinder Krämpfe oder apnoeische Anfälle, letztere entweder als Zeichen zunehmenden Hirndrucks oder im Rahmen eines hirnelektrischen Paroxysmus (*658*, *770*, *1510*, *3382*, *3086*). Das EEG kann helfen, solche Krampffoci aufzudecken und außerdem findet man häufig die für das subdurale Hämatom typische Amplitudendepression (*2033*). Beim Neugeborenen ist dieses Zeichen unverläßlich mehr als noch bei älteren Kindern und Erwachsenen, da Mißbildungen und hypoxische oder ödematöse Funktionsstörungen der Hirntätigkeit viel häufiger als ein subdurales Hämatom die Spannungsproduktion vermindern. Trotzdem ist uns das EEG eine wertvolle Hilfsmethode. Ein normales Hirnstrombild in den ersten 3—4 Lebenstagen macht ein durch Geburtstrauma entstandenes subdurales Hämatom sehr unwahrscheinlich.

Etwa 12% der Neugeborenen mit subduralem Erguß haben eine Schädelfraktur (*3776*). Vielleicht ist diese Zahl noch größer, wenn man sehr sorgfältig durch Röntgenaufnahmen in vielen verschiedenen Ebenen danach sucht. Bei den Kindern mit Schädelfraktur ist dann auch oft ein subgaleatisches Hämatom nachweisbar (*3676*). Ein solcher Befund kann die Beurteilung der Fontanellenspannung sehr erschweren. Der Liquor cerebrospinalis lumbalis ist meistens, vielleicht sogar immer abnorm: Entweder er ist xanthochrom, stark eiweißreich oder er enthält eindeutig erhöhte Erythrocytenzahlen (*1510*, *3086*).

Es gibt noch viele unspezifische oder später auftretende Symptome beim subduralen Hämatom des Neugeborenen. Sie sind stark wechselnd in Art und Stärke vorhanden. Zu den unspezifischen gehört das Erbrechen, zu dem später, meist in der 3. und 4. Lebenswoche offensichtliche Zeichen des abnormen Schädelwachstum und die mangelhafte Gewichtszunahme der Kinder hinzukommen (*3334*, *2823*, *1161*, *2184*). Das mangelhafte Gedeihen ist so typisch, daß frühere Autoren, die die Kinder meist erst jenseits der Neugeborenenperiode sahen, glaubten, daß Hypotrophie, Exsiccose und Anämie nicht ein Symptom, sondern die Ursache subduraler Flüssigkeitsansammlungen seien. Diese Anschauung ist insofern richtig, als die hypertone Dehydrierung intrakranielle und speziell subdurale Blutungen hervorrufen kann (s. S. 329).

Oft sind die Kinder mit einem subduralen Hämatom anfänglich apathisch mit einem besonders wachen Gesichtsausdruck. Einige Neugeborene mit subduralem Hämatom sind hypoton, die meisten werden aber bereits in den ersten Lebenstagen leicht hyperton mit lebhaften Muskeleigenreflexen. Alle Reflexe, insbesondere der Moro-Reflex, können leicht oder deutlich asymmetrisch ausfallen. Nicht selten haben Neugeborene mit einem subduralen Hämatom Fieber. Traumatische Geburtsanamnese, Augensymptome, Krämpfe, typische oder doch zumindest abnorme EEG-Befunde, die gespannte Fontanelle, eine Schädelfraktur, xanthochromer Liquor und Symptome eines zumeist leichten Blutungsschockes sind sehr verläßliche und frühe Hinweise für ein subdurales Hämatom in der Neugeborenenperiode.

Die offene Fontanelle, die sich selbst dem Unerfahrenen — und vor allem ihm — zur Punktion anbietet, gewährt eine einmalige Chance, die Diagnose mit geringem Aufwand absolut sicher zu stellen oder — weniger sicher — auszuschließen. Wir sind aber der Meinung, daß diese Maßnahme die Bestätigung der bereits klinisch nahezu gesicherten Diagnose sein sollte. Jedes Neugeborene, das keinen subduralen Erguß unter der Fontanelle hat und das dennoch an dieser Stelle punktiert wird, erleidet eine iatrogene, penetrierende Schädelhirnverletzung, von der sich bei guter Durchführung bestenfalls sagen läßt, daß sie steril erfolgt ist. Wir müssen annehmen, daß durch die Fontanellenpunktion Blutungen hervorgerufen werden können (*2470a*). Subdurale Blutungen sind eine chronische Erkrankung mit langem Verlauf, bei Neugeborenen allerdings weniger als bei Erwachsenen, aber es ist immer Zeit für ein Minimum an anamnestischen Erwägungen und klinisch-diagnostischen Maßnahmen, die die Diagnose subdurales Hämatom wahrscheinlich oder extrem unwahrscheinlich machen.

Die subdurale Punktion durch die offene Fontanelle wurde erstmals von Henschen (*1775*) und von Gilles (*1455*) durchgeführt. Seitdem haben viele Autoren ihre Erfahrungen mitgeteilt und das Verfahren kann heute als gut standardisiert und bei gegebener Indikation auch als gerechtfertigt gelten. Da die Mehrzahl der subduralen Ergüsse beim Neugeborenen doppelseitig sind, sollte man immer beidseitig punktieren (*1990*, *1991*). Peinliche Sterilität ist selbstverständlich und besonders bei wiederholten Punktionen wichtig. Die Nadel ist vorne stumpf abgeschliffen. Die Punktion wird in den lateralen Zipfeln der Fontanelle senkrecht zur Oberfläche durchgeführt. Die Kopfhaut wird vor Einstich der Nadel leicht verzogen, so daß sich nach der Punktion der Stichkanal besser schließt. Man spürt den Durchtritt der Nadel durch die Dura nach 0,3 bis 0,6 cm. Danach wird die Nadel höchstens noch 1 mm vorgeschoben und dann so ruhig wie möglich gehalten. Explorationen des Gehirns oder der Ventrikel sollte man unter den üblichen Gegebenheiten der Fontanellenpunktion nicht durchführen. Normalerweise gewinnt man keine oder weniger als 1 cm^3 klare Flüssigkeit mit einem Proteingehalt von 15—30 mg-%. Jeder andere Befund ist abnorm. Tropft reines Blut aus der Kanüle, hat man eine iatrogene Blutung provoziert. Die Folgen sind unbekannt. Bei subduralen Blutungen, die unter der Fontanelle liegen und also von der Nadel erreicht werden, gewinnt man je nach Alter der Blutung eine dunkelrote, xanthochrome bis hellgelbe eiweißreiche Flüssigkeit. Man sollte wegen der Gefahr der Liquorhypotonie nicht mehr als 6—8 cm^3 auf jeder Seite während einer Sitzung ablassen, sicher nicht mehr als insgesamt 20 cm^3. Die gewonnene Flüssigkeit wird in jedem Falle auch bei anscheinend eindeutigem Befund wie lumbal entnommener Liquor untersucht. Eiweiß- und Farbstoffgehalt werden bestimmt, die vorhandenen Zellen werden identifiziert und gezählt, in Grampräparaten und Kulturen wird nach Erregern gesucht. Letzteres ist wieder bei wiederholter Punktion besonders wichtig, um eine eingetretene Infektion sofort zu erkennen.

c) Pathologische Anatomie

Die Anatomie der subduralen Hämatome wurde von Putnam u. Cushing (*3183*) so erschöpfend beschrieben, daß bis heute, soweit wir sehen, nicht wesentlich neue Erkenntnisse gewonnen wurden (*2341, 1990*). Der Bluterguß erstreckt sich meistens über die frontalen und parietalen, etwas seltener über die occipitalen Hirnbereiche. Bei Neugeborenen sind etwa 80% der subduralen Hämatome doppelseitig. Die Piavenen oder die großen venösen Sinus der Dura sind Ausgangsort der Blutungen. Der Bluterguß wird nach außen von der Dura, nach innen von der Arachnoidea begrenzt. Von der Dura ausgehend, wird der Erguß an den Rändern beginnend, von Bindegewebe unterwandert. Auf diese Weise entsteht die sog. innere Membran, bis die Hüllen um die Blutung zu einem Sack geschlossen sind. Diese innere Membran ist von der Arachnoidea oft noch zu trennen. Sie besteht im Beginn der Erkrankung aus Mesothel und ist vergleichsweise dünn. Später kann sie wie ein dicker Pannus fest auf dem Gehirn liegen und dieses in seinem Wachstum behindern. Die äußere Membran dagegen besteht aus Granulationsgewebe, das der Dura fest aufliegt und gelegentlich kleine mit Blut und Fibrinresten gefüllte Hohlräume enthält. Der Inhalt des bindegewebigen Sackes wandelt sich durch Zellzerfall, Exsudation und Resorption von reinem Blut zu xanthochromer und schließlich zu leicht gelblich tangierter, stark eiweißreicher Flüssigkeit. Aufgrund seiner osmotischen und kolloidosmotischen Fähigkeiten zieht diese Flüssigkeit laufend Wasser an (*1990, 1991*). Das Verhältnis Albumin/γ-Globulin und Albumin/Protein ist im Erguß wesentlich höher als im Serum, Albumin wird also bevorzugt in das subdurale Hämatom ausgeschieden. Gitlin (*1461*) hat aus diesem Befund den Schluß gezogen, daß in den umgebenden Membranen die Gefäßwände in ihrer Schrankenfunktion für die niedermolekulären Eiweißkörper geschädigt sind.

d) Verhütung und Therapie

Subdurale Hämatome als Folge einer traumatischen Geburt können durch optimale Geburtsleitung weitgehend vermieden werden. Aber nicht nur während der Geburt gilt es, iatrogene subdurale Ergüsse zu verhüten. Wir glauben, daß eine falsche Infusionsbehandlung bei der frühkindlichen Meningitis und bei natalen Encephalopathien mit Ödemneigung, subdurale Ergüsse hervorrufen kann. Stark natriumhaltige Infusionen sind besonders gefährlich (s. S. 329).

Cushing (*824*) hat im Jahre 1905 zum erstenmal ein subdurales Hämatom bei einem Neugeborenen operativ nach Kraniotomie entfernt. In den beiden ersten Jahrzehnten dieses Jahrhunderts wurden auf diese Weise mehrere Neugeborene erfolgreich, andere erfolglos behandelt (*2650*, *3911*, *2814*, *3524*, *1548*, *1549*, *3928*). 1912 wurde dann die Fontanellenpunktion nicht nur als diagnostisches, sondern auch als therapeutisches Verfahren eingeführt. Erfahrene Autoren sind heute der Ansicht, daß man durch tägliche Fontanellenpunktion 2—3 Wochen lang versuchen sollte, den subduralen Erguß zu entleeren (*1161*, *3676*, *3086*, *2010*). Falls sich noch keine bindegewebigen Membranen gebildet haben, ist dieses Verfahren u.E. auch erfolgreich. Sehr oft reicht es aber nicht aus. In Zweifelsfällen sollte man ein Bohrloch anlegen, um sich zu vergewissern, ob sich Membranen gebildet haben (*1990*, *1991*). Ingraham u. Matson (*1990*) haben von 98 Kindern mit subduralem Hämatom bei 94 ein Bohrloch angelegt und die Kraniotomie angeschlossen, um die Membranen möglichst vollständig zu entfernen. Es gibt aber in der Literatur ,,Abweichungen" von dieser Ansicht sowohl nach der radikalen als auch nach der konservativen Seite. Williams u. Stevens (*4185*) halten das Bohrloch für unzureichend. Sie sind der Ansicht, daß ohnehin bei allen Kindern mit subduralem Hämatom Membranen vorhanden sind, die entfernt werden müssen. Tatsächlich geben ihnen die Zahlen von Ingraham u. Matson recht. Wir können uns aber trotzdem ihrer Meinung nicht uneingeschränkt anschließen. Shulman u. Ransohoff (*3498*) halten die radikale Entfernung der Membranen überhaupt für unnötig. Ihnen haben sich in Deutschland Jacobi u. Mitarb. (*2010*), in England Guthkelch (*1618a*) angeschlossen. Diese Autoren glauben, daß man den Erguß nur eröffnen und in den Subarachnoidalraum ableiten muß, was oft von einem erweiterten Bohrloch aus möglich ist (*2634*). Im Gegensatz dazu sind alle anderen, hier zitierten Neurochirurgen mit Ingraham u. Matson der Meinung, daß das Gehirn nur dann sich störungsfrei wieder ausdehnen und wachsen kann, wenn es nicht mehr durch eine feste Schwarte daran gehindert wird (*554*, *1336*, *1624*). Diese Frage ist von eminenter Bedeutung, da die Radikaloperation speziell in der Neugeborenenperiode mit einer viel höheren Mortalität als das Bohrloch belastet ist. Shulman u. Ransohoff (*3498*) haben den Versuch gemacht, das Problem durch eine statistisch kontrollierte Untersuchung zu klären. In beiden Gruppen, in der mit und der ohne Beseitigung der Membranen, war die Zahl der geheilten Fälle etwa gleich groß, nämlich 65 bzw. 63%. Nun ist den Autoren der Vorwurf gemacht worden, daß für die operative Behandlung mit Beseitigung der Membran eine Heilungsziffer von rund 60%, verglichen mit anderen Autoren, zu gering und deshalb das Ergebnis nicht überzeugend ist [Crosby, Diskussionsbemerkung (*3498*)]. Wie wir auf S. 320 dargestellt haben, sind wir nicht mehr wie 1961 der Meinung, daß 65% eine zu geringe Heilungsrate ist, wenn wirklich alle psychoneurologischen Funktionen nach hinreichend langer Kontrollzeit genau getestet worden sind. Trotzdem glauben wir, daß die Frage nach der richtigen Therapie des subduralen Ergusses, radikal, bedingt radikal oder minimal auch heute, trotz der Untersuchungen von SHULMAN u. RANSOHOFF (*3498*), immer noch nicht beantwortet werden kann. Wieder einmal fehlt es an statistisch einwandfreien Gruppenuntersuchungen, die folgende Bedingungen erfüllen: Gleiche Ausgangslage und gleiche Ätiologie des Ergusses, synchroner, nicht successiver 1:1-Versuch mit statistisch signifikanten Zahlen, genügend lange Kontrollzeit und vor allem die Anwendung objektiver psychoneurologischer Testverfahren.

Für den Erfolg der operativen, ist die allgemeine Behandlung der Kinder sehr entscheidend. Ob wiederholte Fontanellenpunktion, Bohrloch oder Kraniotomie, das Kind verliert in jedem Fall viel eiweißreiche Flüssigkeit, die ersetzt werden muß. Neugeborene nach Hirnoperationen neigen womöglich noch mehr als ältere Kinder und Erwachsene zum Hirnödem, was man durch exakt dosierte Infusionsbehandlung vermeiden helfen kann (*2184*, *3728*).

e) Prognose

Untersuchungen zur Prognose des subduralen Hämatoms, speziell in der Neugeborenenperiode, liegen nicht vor. Die Behandlungsergebnisse bei Säuglingen und älteren Kindern sind aber nur bedingt auf die Neugeborenenperiode zu übertragen. Schon die Ätiologie ist unterschiedlich, da mit dem häufig ursächlichen Geburtstrauma natale Asphyxien, also zusätzliche hypoxische Hirnschäden, vorhanden sein können. Auch sind einige der subduralen Hämatome, die schon in der Neugeborenenperiode entdeckt werden, besonders massiv und dann gelegentlich tödlich, bevor überhaupt ein Therapieversuch gemacht werden kann. Kleine subdurale Blutungen sind wahrscheinlich eine häufige Folge der Geburt, sie werden resorbiert und brauchen keine Schäden zu hinterlassen. Ein Beweis dafür sind die relativ häufigen Pigmentablagerungen in der Dura, die man bei Säuglingen findet, die an einer anderen Erkrankung als an einer natalen Encephalopathie sterben. Wird aber aus dem Hämatom ein richtiger subduraler Erguß mit den typischen Membranen gebildet und nicht behandelt, dann treten bleibende psychoneurologische Schäden ein und schließlich wird das Kind an dieser Erkrankung sterben (*2810*).

Die unmittelbare Operationsletalität konnte schon 1944 von INGRAHAM u. MATSON selbst bei dem von ihnen geübten Vorgehen mit Kraniotomie auf 5,3% gesenkt werden. PIA (*3086*) gibt eine Sterblichkeit von 10% an. Bei Bohrlöchern oder wiederholten Fontanellenpunktionen sollten tödliche Zwischenfälle eine Ausnahme darstellen. Weniger günstig sind die Spätergebnisse und hier gehen die Meinungen der Autoren weiter auseinander. Bestenfalls dürfen wir annehmen, daß 60—77% der die Behandlung überlebenden Kinder später normal sind (*1990*, *1991*, *3382*, *1624*, *3498*). Nicht alle Erfahrungen sind so günstig. Je älter die behandelten Kinder werden, desto häufiger stellen wir psychologische Restschäden und unter Umständen Krampfleiden fest, die bei den Untersuchungen in den ersten Lebensjahren nicht offenbar werden. KLEIN (*2184*) fand nur 10 völlig normale Kinder von 80, die wegen eines frühkindlichen subduralen Ergusses in der Säuglingszeit operiert worden waren. 10 weitere hatten einen Intelligenzquotienten um 80, alle anderen waren noch deutlicher in ihrer intellektuellen Leistung eingeschränkt.

H. Das geburtstraumatische subdurale Hämatom der hinteren Schädelgrube

a) Ätiologie und Vorkommen

Die Ursache des subduralen Hämatoms der hinteren Schädelgrube ist wohl immer eine traumatische, bei Neugeborenen eine geburtstraumatische. Jedenfalls wurde diese Form der intrakraniellen Blutung beim Neugeborenen bisher vorwiegend nach traumatischen Geburten aus Beckenendlage und mit Zange beschrieben. Die Blutung kann — selten — aus einem Tentoriumriß stammen, typischerweise aber ist eine sog. Osteodiastase des Occipitalknochens die Ursache der Blutung (*1763*, *706*, *3361*). Bereits im Jahre 1871 beschrieb SCHROEDER (*3751*) einen geburtstraumatischen Riß in der Synchondrose zwischen der Squama und der pars lateralis des Os occipitale. Die Squama kann mehr oder weniger gegen das Cerebellum eingedrückt sein, was dann röntgenologisch leicht sichtbar gemacht werden kann. Diese Erkrankung ist unter modernen geburtshilflichen Bedingungen heute sehr selten geworden. Noch 1934 machte HEMSATH (*1763*) die traumatische Blutung in die hintere Schädelgrube verantwortlich für 48% aller kindlichen Todesfälle bei Beckenendlage, für 33% bei Zangenentbindungen und für 2,3% bei Spontangeburten. Der gleiche Autor konnte über 32 Fälle berichten.

b) Klinische Symptome

Im Gegensatz zum subduralen Hämatom über der Großhirnkonvexität ist der Krankheitsverlauf bei der Blutung in die hintere Schädelgrube sehr akut und führt — unbehandelt — meist schnell zum Tode (*3449*, *1202*, *3361*, *3228*, *3711*). Spätestens einige Tage nach der Geburt treten akute Hirndruckerscheinungen auf, die zu schweren Funktionsstörungen der Medulla oblongata führen: Erbrechen, Apnoeanfälle und Hirnnervenlähmungen. Die Fontanelle ist meist stark vorgewölbt. Es besteht Meningismus, und der Versuch den Kopf zu beugen kann zum Atemstillstand führen. Infolge Druckschädigung der corticospinalen Bahnen werden die Kinder spastisch, schließlich der Enthirnungsstarre ähnlich. Als cerebelläres Symptom findet man oft einen Nystagmus. Überleben die Kinder diesen Zustand einige Tage, wird das abnorm schnelle Kopfwachstum sehr früh deutlich. Die hier genannten Autoren berichten zumeist über xanthochromen Liquor. Nur durch die Ventrikulographie kann die Diagnose gesichert werden, aber die in der Literatur mitgeteilten Fälle zeigen schon klinisch ein eindrucksvolles Bild, das auf einen raumbeengenden Prozeß in der hinteren Schädelgrube hinweist. Im Ventrikulogramm stellt sich der 4. Ventrikel nicht oder nach ventral verlagert dar.

c) Therapie und Prognose

Ohne operative Behandlung sterben die Kinder mit ausgedehnten Blutungen in die hintere Schädelgrube in relativ kurzer Zeit an zunehmendem Hirndruck mit Schädigung der medullären Steuerungszentren für Atmung und Kreislauf.

Nur wenige Kinder sind bekannt geworden, die ein subdurales Hämatom der hinteren Schädelgrube längere Zeit überlebt haben. Bei ihnen hat sich dann ein Hydrocephalus entwickelt (*3212*). Die operative Beseitigung des Hämatoms entweder durch Bohrloch oder durch Kraniotomie der hinteren Schädelgrube ist schon mehrfach bei Neugeborenen erfolgreich gewesen (*706*, *1584*, *3361*, *3228*, *3711*). Einige der operierten Kinder haben später trotzdem einen Hydrocephalus bekommen. Offenbar werden die Liquor-ableitenden Wege in der hinteren Schädelgrube leicht durch die Blutung und die nachfolgenden Gewebsreaktionen verlegt (*1321*, *2892*). Andere Fälle sind aufgrund begleitender Hypoxien bleibend geschädigt. Mindestens zwei Neugeborene haben aber ein subdurales Hämatom der hinteren Schädelgrube und seine operative Entfernung offenbar ohne Restschaden überstanden (*706*, *3711*).

J. Geburtsverletzungen der Wirbelsäule und des Spinalmarkes Natale Myelopathie

a) Ätiologie und Vorkommen

Wir haben keine Vorstellung über die Häufigkeit dieser Geburtsverletzung, da bei Sektionen das Rückenmark der Neugeborenen nicht regelmäßig untersucht wird. Towbin (*3920*) schätzt, daß über 10% der Todesfälle bei Neugeborenen durch Rückenmarksverletzung bedingt sind. Kleine Diapedesisblutungen in den Extraduralraum des Rückenmarkes sind besonders bei Frühgeborenen häufig und können belanglos sein (*4284*, *4026*). Dieselben Autoren fanden aber auch bei 25 von 30 verstorbenen Frühgeborenen spinale subdurale Hämatome und bei 14 Blutungen in das Rückenmark (s. S. 263).

Die Geburtsverletzung von Wirbelsäule und Spinalmark ist im Prinzip schon lange bekannt. Offenbar wurde sie zuerst von Kennedy (*2148*), später von Little (*2447*), Spencer (*3599*) und Burr (*548*) kurz erwähnt. Alle Autoren sind in der Auffassung einig, daß schwere traumatisierende Geburten, vor allem Beckenendlagen, Wendungen und unsachgemäße Zugbelastung bei gleichzeitiger Abweichung von der Körperlängsachse alleinige Ursache der natalen Myelopathien sind (*2450*, *3816*, *2222*, *3091*, *810*, *812*, *4286*, *1136*, *690*).

b) Klinische Symptome

Die Symptome sind abhängig von der Lokalisation der Rückenmarksverletzung. Am häufigsten erfolgt sie im Halsmarkbereich. Diese Kinder bieten dann nach der Geburt das Bild des spinalen Schocks: Beine, Rumpf, eventuell auch Teile der Arm- und Atemmuskulatur, sind schlaff und gelähmt. Die Reflexe fehlen. Das Kind ist häufig weiß asphyktisch oder es ist cyanotisch mit allen Charakteristika des Atemnotsyndroms. Da die Rückenmarksverletzung bei Frühgeborenen häufiger als bei reifen Kindern auftritt, ist die anscheinend so unverständliche Fehldiagnose „Hyaline Membranen" vielleicht gar nicht so selten. Tatsächlich sterben diese Kinder auch schließlich oft während der ersten Lebenstage an pulmonaler Insuffizienz (*549*, *1293*, *319*, *3920*, *13*). Überleben die Kinder eine hochsitzende Rückenmarksverletzung, kehren um den 9. Tag in den unteren Extremitäten die Reflexe wieder und nach 6—8 Wochen entwickelt sich nach dem Schock eine spastische Lähmung (*1880*, *1177*, *4300*, *1809*, *2655*). Durch

Geburtsanamnese und klinischen Befund kann die Diagnose im allgemeinen sichergestellt werden. Die Lumbalpunktion ist höchstens in unklaren Fällen diagnostisch noch aufschlußreich. Entweder man gewinnt gar keinen oder nur sehr wenig Liquor, dieser ist blutig oder xanthochrom. Durch Röntgenuntersuchungen kann man in einigen Fällen begleitende Verletzungen der Wirbelsäule aufdecken, wie wir sie im nächsten Abschnitt über die pathologische Anatomie beschreiben werden. Offenbar treten nach ausgedehnten Rückenmarksverletzungen auch beim Neugeborenen schnell Decubitalgeschwüre auf. KOOY (*2222*) berichtete darüber bei einem 3 Tage alten Säugling.

Da Rückenmarksverletzungen häufig bei gewaltsamen Extraktionen am Beckenende auftreten, sind sie gelegentlich mit Plexuslähmungen kombiniert (*319*). Außerdem ist es verständlich, daß das klinische Bild oft durch zusätzliche natale Encephalopathien hypoxischer oder traumatischer Genese mit Krämpfen und Koma kompliziert wird.

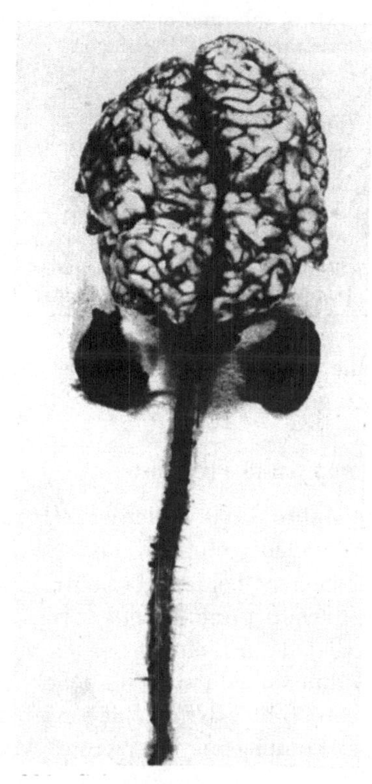

Abb. 116. Geburtstraumatische Blutung in den Subduralraum des Spinalkanales und der hinteren Schädelgrube (s. auch S. 263). Das Neugeborene war völlig atonisch und verstarb an einer Atemlähmung

c) Pathologische Anatomie

Nicht selten findet man Verletzungen der Wirbelsäule, die durch ausgedehnte prävertebrale Hämatome angezeigt sein können. Zerreißungen der knorpeligen Zwischenwirbelscheiben, Frakturen der Wirbelkörper und ihre Dislokation sowie Zerreißung der Bänder wurden von HOFBAUER (*1859*); CZYZEWITZ (*828*, *829*), STOLZENBERG (*3816*), KLAUE (*2181*), HILLMAN (*1809*) und HOFFMEISTER (*1867*) beschrieben.

Mit und ohne Verletzung der Wirbelsäule kann es zu Einrissen der Dura und zu epiduralen oder subduralen Blutungen kommen (Abb. 116). Solche Blutungen liegen meist im unteren Hals- und oberen Brustwirbelbereich (*3653*). Im Spinalmark selbst haben die hier genannten Autoren alle Schweregrade der Verletzungen beschrieben: ödematöse Auflockerung und einzelne Zelluntergänge bis zur kompletten Durchtrennung des Rückenmarks. Kontusionsherde im Spinalmark sind ganz ohne Durablutung oder Wirbelsäulenverletzung möglich (*2181*). Überlebt das Kind das Trauma, findet man später cystische Degenerationen, gliöse Narben, aufsteigende und absteigende Degenerationen der weißen Substanz und bindegewebige Verdickung der Dura (*549*, *2655*, *13*). Zusammen mit den hier geschilderten Verletzungen von Wirbelsäule, Rückenmarkskanal und Spinalmark können Nervenwurzeln teilweise oder ganz zerrissen werden (*3920*). In Tabelle 17 haben

Tabelle 18. *Anatomische Befunde bei natalen Myelopathien*

I. Extraspinale Befunde:
   1. Hyaline Membranen der Lunge, Pneumonien
   2. Prävertebrale und mediastinale Hämatome
   3. Zerreißung der knorpeligen Anteile der Wirbelsäule
   4. Frakturen und Luxationen

II. Befunde an den Hirnhäuten:
   1. Duraeinriß
   2. Extra-, sub- und intradurale Hämatome
   3. Subarachnoidale Blutungen
   4. Ödeme der Hirnhäute

III. Befunde am Spinalmark:
   1. Ödem und Blutfülle
   2. Nervenzelluntergänge
   3. Markscheidenzerfall
   4. Fokale Blutungen
   5. teilweise oder totale Durchtrennung
   6. Spätbefunde: Gliöse Narben, cystische Degenerationsbezirke, auf- und absteigende Degenerationen in der weißen Substanz des Rückenmarks

wir eine Zusammenfassung der anatomischen Befunde bei den natalen Myelopathien gegeben.

d) Therapie und Prognose

Im Jahre 1919 berichtete Holman (*1880*), daß ein Neugeborenes mit ausgedehnter Querschnitts- und Schocksymptomatik zum großen Erstaunen des Geburtshelfers beides überlebte, nachdem die Großmutter es mit Whisky und Cracker ernährt und in angewärmte Watte gewickelt hatte. Unsere therapeutische Ohnmacht kann nicht besser als mit diesem Zitat dargelegt werden. Erfolgreiche Behandlungen von natalen Rückenmarksverletzungen sind bis heute nicht beschrieben. Einige Kinder haben aber die akute Erkrankung mit einer mehr oder weniger kompletten Querschnittslähmung überlebt.

K. Verletzungen peripherer Nerven

Periphere Nervenlähmungen beruhen meistens nicht auf kompletten Durchtrennungen, sie sind viel häufiger Funktionsstörungen infolge Ödem oder Blutung nach Druck und Zerrung (*3123*). Ihre Prognose ist deshalb im allgemeinen günstig.

a) Der Nervus facialis

Diese Lähmungen werden nicht durch den Druck von Zangenlöffeln erzeugt. Hepner (*1776*) fand Facialislähmungen ebenso häufig nach Spontangeburten wie bei Zangenentbindungen. Wahrscheinlich wird die unter der Geburt entstandene Facialislähmung, gelegentlich doppelseitig (*392, 1361*), fast immer durch Druckschädigung im Geburtskanal hervorgerufen. Die Lähmung ist meistens auf der Seite, die das Promontorium passiert hat. Leichte Formen der Facialisschädigung sind häufig. Hepner (*1776*) fand sie in 6% von 900 Neugeborenen. Selten ist eine Blutung in die hintere Schädelgrube oder in die Medulla Ursache der Facialislähmung. MC HUGH (*2621*) beschrieb eine geburtstraumatische Facialislähmung bei einem Schädelbasisbruch durch das Mastoid. Die geburtstraumatische Facialislähmung ist vom peripheren Verteilungstyp, das heißt, alle drei Äste sind betroffen. Die Diagnose kann besonders leicht gestellt werden, wenn das Kind schreit. Auf der betroffenen Seite wird die Stirn nicht gerunzelt, das Auge nicht geschlossen, der Mundwinkel nicht hochgezogen (*2968*). Ist die Facialislähmung begleitet von anderen Hirnnervenlähmungen, Muskelaplasien oder Mißbildungen, muß man an Kernagenesien denken (s. S. 183), bei denen die Parese ja auch vom peripheren Verteilungstyp ist. Die Elektromyographie kann Diagnose und Ursache klären helfen. Bei der geburtstraumatischen Facialislähmung treten nach etwa 10 Tagen massenhaft Fibrillationen und später Reinnervationspotentiale auf (s. S. 75). Die connatalen Kernaplasien sind elektromyographisch nicht gut untersucht, das Bild ist offenbar uneinheitlich (s. S. 183). Jedenfalls fehlt der typische Verlauf mit Auftreten von Denervations- und Reinnervationszeichen, die, wenn überhaupt vorhanden, sehr spärlich sind. Die zentrale Facialislähmung, bei der die Läsion im ersten motorischen Neuron, also zwischen Cortex und Medulla liegt, hat einen anderen Verteilungstyp. Die motorische Innervation der Stirn ist intakt und im EMG gibt es keine Veränderungen. Eine Therapie ist unnötig, die Prognose der traumatischen Facialislähmung ist gut. Nach wenigen Tagen erholt sich der Nerv, nur selten bestehen die Symptome für einige Wochen.

b) Lähmungen des Plexus brachialis

Die Schädigung des Plexus brachialis erfolgt durch starke Lateralflexion des Kopfes gegen den Rumpf oder umgekehrt, durch Zug am Arm oder durch Druck in die Axilla des Kindes (*3465*, *2132*, *3123*, *1611*, *2501*). Gelegentlich ist eine Claviculafraktur mit der Nervenschädigung verbunden. Am häufigsten werden die Nervenfasern der Segmente C_5 und C_6 geschädigt, es resultiert die sog. obere Plexuslähmung nach ERB mit Parese des M. rhomboideus, des Teres major, der pars clavicularis des Pectoralis, des Deltoideus, des Biceps, des Brachialis und des Brachioradialis. Der Arm wird in typischer Weise gehalten: innenrotiert, proniert und im Ellenbogengelenk gestreckt (Abb. 117). Das Recoil der Unterarme (s. S. 37), der Bicepseigenreflex und der Moro-Reflex fehlen auf der verletzten Seite. Oft kann man auch die Sensibilitätsausfälle zumindest auf der Haut über dem M. deltoideus (C_6) nachweisen. Bei ausgedehnter Plexusverletzung können die Segmente C_4 und C_7 mitbetroffen sein (*3960*). Solche Neugeborenen haben eine Zwerchfellähmung (C_4) und eine Parese des M. triceps. Bei ihnen fehlt dann neben dem Biceps- auch der Triceps-Eigenreflex.

Die untere Plexuslähmung (KLUMPKE) ist beschränkt auf die Segmente C_8 und Th_1 mit Parese der kleinen Handmuskeln, des M. flexor carpi ulnaris und des flexor digitorum. Häufig sind auch die Strecker mitbetroffen. Das Handgelenk wird schlaff gebeugt gehalten und an der Innenseite des Unterarmes sowie der Hand findet man gelegentlich Sensibilitätsausfälle. Mit der unteren Plexuslähmung ist oft ein Ausfall cervicaler sympathischer Nervengeflechte verbunden, angezeigt durch eine Verengung der Pupille und der Lidspalte sowie Durchblutungsstörungen am Arm.

Anatomisch sind auch die Plexuslähmungen meistens durch Ödem und Blutung bedingt und dann prognostisch gutartig zu beurteilen. Es gibt aber völlige Abrisse der Wurzeln (*423*) gelegentlich zusammen mit Rückenmarksverletzungen.

Therapeutisch muß man alles tun, um eine Kontraktur zu vermeiden. Bei der oberen Plexuslähmung wird der Arm außenrotiert, supiniert und im Ellenbogen gebeugt, bei der Klumpkeschen Lähmung das Handgelenk leicht überstreckt und die Finger waagerecht gelagert. Operative Maßnahmen sind praktisch nie erforderlich. Das Elektromyogramm kann zur Beurteilung der Regeneration mit heran-

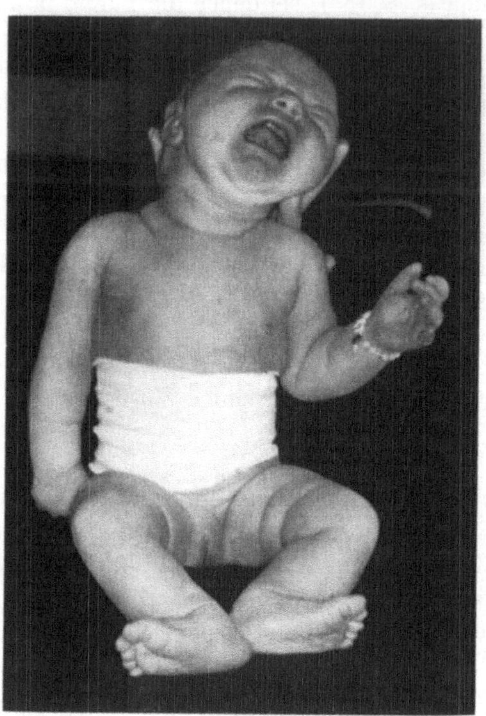

Abb. 117. Neugeborenes mit einer oberen Plexuslähmung rechts nach Geburt aus Beckenendlage. Der Arm wird im Ellenbogengelenk gestreckt und innenrotiert gehalten

gezogen werden. Man ist immer wieder erstaunt, wieviel Aktivität in einem klinisch komplett gelähmt erscheinenden Muskel bei Neugeborenen noch oder wieder vorhanden ist. In solchen Fällen ist jede operative Maßnahme kontraindiziert. Kehrt die Funktion dagegen nach einigen Wochen nicht zurück und findet man auch im Elektromyogramm keine „Willküraktivität" (Aktionspotentiale ganzer motorischer Einheiten), sondern nur Denervationspotentiale, so kann offenbar vor allem gelegentlich bei der Klumpkeschen Lähmung eine Plexusnaht notwendig werden, vorausgesetzt, daß die Schädigung wirklich im Bereich des peripheren Nerven liegt und nicht ein Ausriß der Wurzel erfolgt ist.

c) Radialisparese

Lightwood (*2410*) und Feldman (*1240*) haben bei Neugeborenen mit umschriebener Fettgewebsnekrose am Arm eine Radialisparese beschrieben. Wir sahen die gleiche Lähmung nach einem geburtstraumatischen Bruch des Oberarms durch die nachfolgende Callusbildung auftreten. Bei der umschriebenen Fettgewebsnekrose ist die Prognose ohne Behandlung gut, Kontrakturen kann man durch entsprechende Lagerung leicht vermeiden. In unserem Fall war der Nervus radialis durch Callus eingemauert und wurde chirurgisch befreit, nachdem im Elektromyogramm die Aktivität motorischer Einheiten innerhalb von 3 Wochen nahezu ganz erloschen und zunehmende Denervationszeichen aufgetreten waren. Die Funktion wurde völlig wieder hergestellt.

d) Nervus ischiadicus

Die Lähmungen des Nervus ischiadicus oder einer seiner Äste sind fast immer iatrogenen Ursprungs, entweder durch Injektion an falscher Stelle in die Nates oder durch Injektion analeptischer Substanzen in die Arteria umbilicalis mit nachfolgender Thrombose der Arteria glutealis caudalis (*3058*, *734*, *2167*, *3416*, *65*). In solchen Fällen findet sich dann meistens auch eine ischämische Nekrose in der Hüftgegend.

e) Nervus obturatorius

Eine Lähmung des Nervus obturatorius wurde an zwei Beispielen von Craig u. Clark (*774*) als Folge eines Geburtstraumas beschrieben. In beiden Fällen war das Bein während der Geburt in Schädellage am Körper hochgeschlagen, der Fuß lag in der Axilla. Nach der Geburt war das Bein in der Hüfte außenrotiert und abduziert, im Kniegelenk gebeugt. Die gegenteiligen Bewegungen waren dem Kind aktiv nicht möglich. Nach 2 Wochen bildete sich die Parese zurück.

XVI. Elektrolytstoffwechsel und Nervensystem

Membranpotential, Erregbarkeit und Elektrolytverteilung

Eine erregbarkeitssteigernde Depolarisation, ein Depolarisationsblock oder eine Hyperpolarisationslähmung von Nerven- und Muskelzellen sind die elektrophysiologischen Grundphänomene, die den neurologischen Symptomen bei Störungen des Wasser- und Elektrolyt-Stoffwechsels zugrunde liegen. In Abb. 118 haben wir die Wirkungen veränderter Ionenkonzentrationen auf das Membranpotential und die Erregbarkeit schematisch dargestellt, so wie es sich aus der auf S. 14 besprochenen Ionentheorie der Erregung von Hodgkin, Huxley und Katz ergibt. Die elektrophysiologischen Grundphänomene werden gerade bei Neugeborenen häufig verdeckt durch begleitende hypoxische oder traumatische Veränderungen im Nervensystem oder auch entscheidend beeinflußt durch sekundäre Kreislaufreaktionen, so daß uns nur selten das elektrophysiologisch klar definierte klinische Bild imponiert. Bei der Besprechung der einzelnen Störungen des Elektrolyt- und Säure-Basen-Stoffwechsels gelingt deshalb die membrantheoretische Deutung der Symptome häufig noch nicht oder nur auf Umwegen. Andererseits werden gerade „passende“ Symptome vielleicht manchmal zu voreilig auf die Veränderungen im Ionenmilieu zurückgeführt. Das Verständnis für die Grundreaktion verschiedener Ionenverteilungen an der Membran hilft aber komplexe Störungen der Erregbarkeit zu verstehen und richtig zu behandeln.

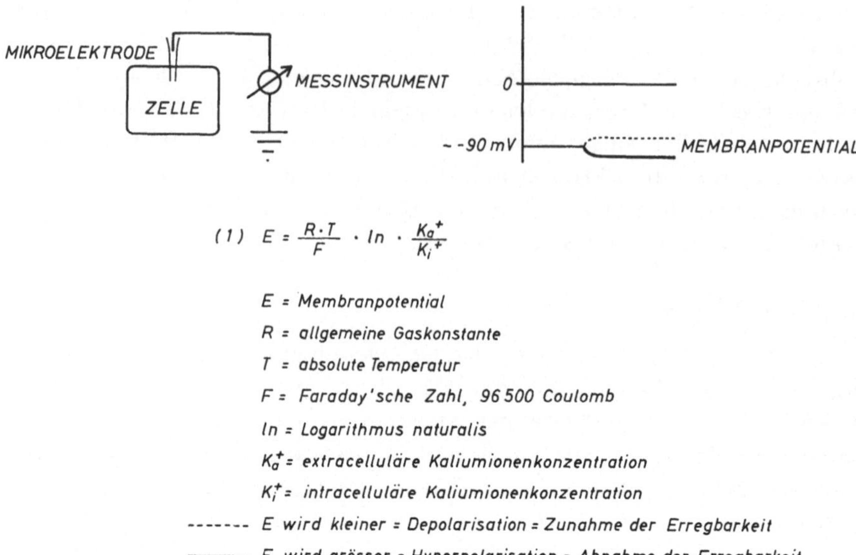

Abb. 118. Das Membranpotential und seine Abhängigkeit von der K^+-Konzentration. Es wird eine Mikroelektrode in das Innere einer lebenden Zelle eingestochen. Man kann sofort nach Durchstechen der Zellmembran einen Potentialsprung gegenüber dem Erdpotential feststellen, der Ruhe- oder Membranpotential genannt wird. Seine Höhe ist von den Permeabilitätsverhältnissen der Membran für verschiedene Ionensorten und von der Konzentration dieser Ionen zu beiden Seiten der Membran abhängig. Das Membranpotential wird fast ausschließlich durch die Konzentrationsdifferenz der K^+ zwischen dem Zellinneren und der extracellulären Flüssigkeit bestimmt

A. Natrium

Normalerweise weicht der Natrium-Ionengehalt des Blutes von Neugeborenen kaum von dem des Erwachsenen ab, er beträgt im Mittel 134 mEq/l (126 bis 141 mEq/l) unmittelbar nach der Geburt und steigt dann in den ersten Lebenstagen geringfügig auf ein Mittel von 141/mEq/l zunächst mit größerer (130 bis 149 mEq/l), später geringerer Schwankungsbreite (135—146 mEq/l) an (*3557*). Auch die Gesamtosmolarität steigt nach der Geburt leicht an (*1397*). Das Natrium ist fast vollständig dissoziiert, d.h. seine Affinität zu Wasser ist größer als die zu den im Serum vorliegenden organischen und anorganischen Anionen. Daher ist die extracelluläre Konzentration mit der an der Membran wirksamen Aktivität identisch. Im lumbalen Liquor ist die Konzentration um den Faktor 1,08 höher als im Serum (*4250*). Auch schon der vom Plexus choreoideus in den Hirnventrikel abgesonderte Liquor hat etwas höhere Natriumkonzentration als das Serum, so daß von Ames u. Mitarb. (*63*) ein aktiver Transportmechanismus für Natrium an den liquorproduzierenden Membranen der Plexus diskutiert wird. Die Plasmakonzentrationen von Natrium beeinflussen die Liquor-Natriumionenkonzentrationen, Veränderungen gehen in beiden Flüssigkeitsräumen parallel (*736*, *64*). Die wesentlich geringere intracelluläre Natrium-Ionenkonzentration wird durch aktiven, d.h. mit Stoffwechselenergie gespeisten Transport niedrig gehalten (s. S. 14). Die Konzentration des Natriums im Plasma wird reguliert durch Aldosteron und das antidiuretische Hormon der Hypophyse.

1. Hypernatriämie

a) Ätiologie und Vorkommen

Eine Hypernatriämie kann zwei Gründe haben: Übermäßige Zufuhr von Kochsalz und Wasserverlust. Es ist zu berücksichtigen, daß das erste auch das zweite zur Folge hat. Übermäßige Kochsalzzufuhr geschah gelegentlich aus Versehen bei Neugeborenen, denen Salz anstatt Zucker in die Milch gegeben wurde. Durch Infusion natriumreicher Lösungen kann eine Hypernatriämie entstehen. In den letzten Jahren wurden immer mehr Fälle mit subduralen oder intracerebralen Blutungen infolge iatrogener Hypernatriämie beschrieben (*2204*, *1459*, *1336*, *3934*, *3950*, *2888*, *2794*). Die Indikation zur Infusionsbehandlung von Säuglingen sollte immer streng geprüft werden. Die übermäßige Zufuhr von Natrium etwa in Form der sog. physiologischen Kochsalzlösung kann zu bleibenden Hirnschäden führen. Wasserverlust und Hypernatriämie sind seit den Arbeiten von Butler u. Mitarb. (*562*) und Darrow u. Mitarb. (*855*) eine bekannte Begleiterscheinung von fieberhaften Erkrankungen, sie werden als hypertone Dehydratation bezeichnet (*2151*, *1207*, *1397*). Wasserverlust und Hypernatriämie können auch schon in der Neugeborenenperiode durch einen Diabetes insipidus renalis oder neurohormonalis bedingt sein (s. S. 230). Bertoye (*308*) beschrieb Hypernatriämie bei Neugeborenen mit Polyglobulie. Dieses sind Einzelfälle. Die hypernatriämische Dehydratation ist vor allem deshalb so häufig, weil das Kind täglich etwa 30 g/kg Wasser durch schwer kontrollierbare Perspiratio insensibilis verliert (*2914*). Die regulierbare Wasserausscheidung durch die Nieren beträgt in den ersten 3 Lebenstagen kaum mehr als 60 cm³/Tag und die Harnkonzentrierung in den distalen Tubuli der Niere ist noch sehr begrenzt (*1128*, *3888*). Mangelhafte Nahrungsaufnahme sowie Tachypnoe bei Fieber und Acidose belasten deshalb die Homoeostase stark.

b) Klinische Symptome

Je nach Ausmaß der Hypernatriämie können die Symptome gering oder schwer und zum Tode führend sein (*2495*, *3707*, *1254*, *1253*, *2198*, *660*, *408*, *2126*). Die Kinder sind zunächst hyperirritabel, der Muskeltonus ist erhöht, die Eigen- und Fremdreflexe sind gesteigert. Im weiteren Verlauf treten dann unkoordinierte Muskelzuckungen und Krämpfe auf. Schließlich verharrt das Kind in opisthotonischer Stellung bis Lethargie und Koma mit den Symptomen der gesteigerten Erregbarkeit abwechseln und präfinal überwiegen. Im Liquor kann der Eiweißgehalt stärker erhöht sein als die Zellzahl (*1295*). Die typischen Symptome außerhalb des neuromuskulären Systems sind trockene Schleimhäute und Oligurie. Im Blut sind der Hämatokrit und die Natrium-Ionenkonzentration, meist auch die Protein- und Reststickstoffkonzentration erhöht (*370*).

c) Pathologische Anatomie

Die pathologisch-anatomischen Veränderungen im Zentralnervensystem bei Hypernatriämie wurden bei Säuglingen und bei Tieren von Finberg und seinen Mitarbeitern untersucht (*1706*, *1253*, *1254*). Diese Autoren fanden in schweren Fällen eine hämorrhagische Encephalopathie mit Blutungen subdural und in die

Hirnventrikel. FINBERG erklärt diese Blutungen mechanisch. Das Hirngewebe schrumpft durch Wasserentzug in den hyperosmolaren intravasalen Raum. In den Capillaren und kleinen Venen kommt es zur Stase und Thrombose. Dabei zerreißen die Gefäße. Die Nervenzellen verlieren die normale Färbbarkeit, Mikroglia und Nervenzellen zeigen Pyknose.

d) Pathologische Physiologie

Wie wir im Kapitel II, S. 15, begründet haben, ist der Einfluß von Natriumionen auf die Erregbarkeit der Membran primär gering. Vorausgesetzt, daß die Osmolarität konstant bleibt, kann die extracelluläre Natrium-Ionenkonzentration auf 25% des Normalwertes absinken, ohne das Membranpotential und damit die Erregbarkeit zu verändern (*1842*, *1023*). Die Osmolarität ist aber bei der Hypernatriämie nicht konstant, sondern erhöht. Eine Erhöhung des Quotienten Na^+ extracellulär/Na^+ intracellulär hat zunächst eine Abnahme der Erregbarkeit zur Folge, wahrscheinlich auf dem Umweg über eine Zunahme des Kalium-Ionenkonzentrationsgradienten (*469*). Bei Hypernatriämie mit Hyperosmolarität tritt nämlich Wasser aus der Zelle aus, die intracelluläre Kalium-Ionenkonzentration steigt an. Falls die extracelluläre Kalium-Ionenkonzentration gleich bleibt oder absinkt, nimmt der Quotient K^+ intracellulär/K^+ extracellulär und damit das Membranpotential nach der Nernstschen Gleichung (1) zu (s. S. 15). Das heißt: Die Erregbarkeitsschwelle steigt und die Erregbarkeit selbst wird geringer. Die vielen vorliegenden Literaturberichte über die klinische Symptomatologie besagen aber das Gegenteil: Hypernatriämie hat Hyperirritabilität zur Folge. Offenbar sind hier weder die Natriumionen noch die Kaliumionen direkt für die Erregbarkeitsveränderungen verantwortlich, sondern die Hyperosmolarität. Schwache Elektrolyte, die die Serumosmolarität erhöhen und nicht in die Zelle eindringen können, machen nämlich die gleichen Symptome (*1254*). Mc DOWELL (*2612*) sowie FINBERG u. Mitarb. (*1254*) haben die Meinung vertreten, daß bei hyperosmolarem Serum komplexgebundene Stoffe, z.B. Magnesium, intracellulär dissoziiert werden, um damit das osmotische Gleichgewicht zwischen dem intra- und extracellulären Raum wieder herzustellen. Solche potentiellen Ionen nannten die Autoren „iodogene Osmole“ und sie machten diese für die Erregbarkeitsveränderungen verantwortlich. Diese Hypothese ist keineswegs bewiesen, vielleicht sind viel weitere Umwege notwendig, um die klinischen Symptome bei Hypernatriämie und Hyperosmolarität mit der Ionentheorie der Membranerregung in Einklang zu bringen. FINBERG u. Mitarb. (*1254*) fanden z.B. bei einigen ihrer hypernatriämischen Versuchstiere eine Hyperphosphatämie infolge Phosphatausscheidungsstörung in den Nierentubuli und eine Hypocalcämie. Auch diese Veränderungen im Ionenmilieu würden eine Übererregbarkeit erklären (s. S. 352). Schließlich ist es wahrscheinlich, daß die beschriebenen morphologischen Veränderungen im Nervensystem bei Hypernatriämie für einen Teil der Symptome, z.B. die Krämpfe, verantwortlich gemacht werden können.

e) Therapie

In leichten Fällen besteht die Behandlung in der Zufuhr von Wasser in Form 5%iger Lävulose. In den ersten 3 Lebenstagen gebraucht das Kind etwa 40 bis

60, vom 4.—8. Tag 80—100 und dann 100—150 ml Wasser/kg/Tag oder genauer 1,5 l/m² Oberfläche (*561*, *3276*). Abnorme Verluste können an Hand der Gewichtskurve geschätzt und zusätzlich ausgeglichen werden. Schwere Hypernatriämien dagegen sollten nicht zu schnell und nicht durch Wasserinfusion allein ausgeglichen werden. Es empfiehlt sich eine hypotone Lävulose-Salzlösung zu geben, die den Basisbedarf an Natrium mit 1—2 mEq/kg/Tag deckt. Bei intakter Nierenfunktion wird zusätzlich Kalium 0,5—1 mEq/kg/Tag gegeben (*3728*).

2. Hyponatriämie

a) Ätiologie und Vorkommen

Bei der Hyponatriämie müssen wir drei verschiedene Ursachengruppen unterscheiden.

1. Die Wasserintoxikation und Kochsalzmangeldiät.

2. Der extrarenale Verlust von Wasser und Natriumchlorid, die sog. hypotone Dehydratation.

3. Der renale Verlust von Natriumchlorid in Wasser bei Nebenniereninsuffizienz.

Die Wasserintoxikation wurde zuerst von Rowntree (*3369*), McQuarrie (*2645*) sowie Helwig u. Mitarb. (*1758*) beschrieben. Sie ist in der Neugeborenenperiode meist eine iatrogene Erkrankung, hervorgerufen durch Glucoseinfusionen oder durch ausgedehnte Darmspülungen mit Wasser bei Megacolon congenitum (*1801*). Altstatt (*58*) hat 1965 gezeigt, daß auch große Glucoseinfusionen bei der Mutter unter der Geburt und extreme Kochsalzmangeldiät wegen Präeklampsie eine diaplacentare Hyponatriämie bei Neugeborenen zur Folge haben kann. 2 Kinder erkrankten sehr schwer, 2 weitere leicht mit Serum-Natrium-Konzentrationen um 120 mEq/l.

Die hypotone Dehydratation, also Wasser- und Kochsalzverlust, findet man bei schwerer Dyspepsie (*562*, *855*) und zusammen mit hypokaliämischer Alkalose beim Erbrechen (*303*, *898*, *4006*). Eine erhöhte Ausscheidung von Natriumchlorid im Urin mit resultierender Hyperkaliämie ist eine typische Neugeborenenerkrankung im Rahmen des sog. adrenogenitalen Syndroms, der kongenitalen Nebennierenrindeninsuffizienz mit Natriumverlustsyndrom.

b) Klinische Symptome

Die neurologische Symptomatik ist bei allen drei Formen von Hyponatriämie ähnlich (*1801*, *4270*, *2351*, *4123*, *988*, *730*, *370*). Altstatt (*58*) hat die Symptome besonders eingehend für Neugeborene beschrieben. Es treten isolierte Muskelzuckungen auf, die Reflexe sind im Anfang manchmal noch gesteigert, dann aber sehr schnell abgeschwächt oder aufgehoben und Muskelzuckungen oder gar Krämpfe entstehen vor dem Hintergrund einer hypotonen Muskulatur bei allgemeiner Apathie, schließlich Lethargie und Koma. Der seltene Lidschlag dieser Kinder ist ein interessantes neurologisches Symptom, dem vielleicht eine verminderte Vigilanz der den Tonus und die Motilität regulierenden Zentren der Stammhirnreticulärzone zugrunde liegt. Die übrigen klinischen und die Laboratoriumsbefunde sind je nach Ursache der Hyponatriämie verschieden. Sie sind in Tabelle 19 (*370*) zusammengestellt. Die Differenzen erklären sich leicht aus dem verschiedenen Wassergehalt und dem intravasalen Volumen. So ist bei der Wasserintoxikation im Gegensatz zur hypotonen Dehydrierung die Liquorproduktion und der intrakranielle Druck gesteigert (*4096*, *782*). Beim Neugeborenen mit seinen weit offenen Fontanellen führt das aber nicht wie bei älteren Kindern und Erwachsenen zur Stauungspapille. Schließlich kann eine Hyponatriämie symptomlos verlaufen, wenn andere osmotisch wirksame Stoffe im Blut vorhanden sind, insbesondere, wenn der Eiweißgehalt hoch ist (*730*).

Tabelle 19. *Symptome bei Hyponatriämie*

	a) Hypotone Dehydratation	b) Wasserintoxikation
Arterieller Blutdruck und Herzfrequenz	Erniedrigt, Schock Tachycardie	Erhöht, Bradycardie teilweise infolge Hirndruck
Venendruck	Erniedrigt	Erhöht
Liquordruck und Fontanellenspannung	Erniedrigt	Erhöht
Extrarenale Wasserausscheidung	Haut und Schleimhäute trocken	Erbrechen, Diarrhoe, feuchte Schleimhäute
Blut	1. Natriumionen erniedrigt 2. Hämatokrit erhöht 3. Rest-N erhöht	1. Natriumionen erniedrigt 2. Hämatokrit erniedrigt 3. Plasmaprotein erniedrigt
Urin	Volumen vermindert später Anurie Natrium-Chloridgehalt erniedrigt und nur beim adrenogenitalen Syndrom hoch	Volumen zunächst normal, später vermindert spezifisches Gewicht niedrig Natrium-Chloridgehalt oft noch normal

c) Pathologische Anatomie

Schaltenbrand und Bailey (*3660*) haben die Carotiden von Versuchstieren einseitig mit hypertoner, auf der anderen Seite mit hypotoner Lösung durchströmt. Auf der Seite der hypotonen Perfusionslösung fanden sie Schwellung und Ödem. Crawford und Dodge (*781*) berichteten, daß diese Hirnschwellung bei älteren Kindern, also bei geschlossener Fontanelle, zur Einklemmung des Hirnstammes in das Foramen occipitale magnum führen kann.

d) Pathologische Physiologie

Die extracellulären Natriumionen sind diejenigen Ladungsträger, die bei der Erregung in die Zelle einströmen und die Membran für die Zeitdauer von msec depolarisieren oder — im Spezialfall der Aktionspotentiale — umpolen und damit das notwendige elektrobiologische Korrelat der Erregung schaffen (s. S. 17). Werden die Natriumionen im extracellulären Milieu z. B. gegen Cholinionen successive ausgetauscht, nimmt das Aktionspotential langsam an Höhe und Dauer ab, um schließlich vollständig zu verschwinden. Damit ist die Nerven- und Muskelzelle unerregbar (*1842*, *1843*, *1023*). Es ist sehr unwahrscheinlich, daß die Apathie und Lethargie hyponatriämischer Säuglinge auf diese Weise erklärt werden kann, da sekundäre Phänomene die bioelektrische Muskel- und Hirntätigkeit beeinflussen, längst bevor die Hyponatriämie ein für die Bildung von Aktionspotentialen kritischen Wert erreicht. Allerdings sollte man nicht vergessen, daß die Aktionspotentiale nur einen kleinen Sektor der bioelektrischen Erregungsphänomene darstellen. Die Einflüsse der Hyponatriämie auf die Ausbildung der unzähligen postsynaptischen Potentiale im Zentralnervensystem mögen sich in unbekannter Weise addieren und schließlich zu Funktionsstörungen beitragen. Im Augenblick scheinen aber drei Folgezustände der Hyponatriämie die neuromuskulären Funktionen entscheidend zu beeinflussen.

1. Wie bei der Hypernatriämie ist auch bei der Hyponatriämie die Veränderung der Serumosmolarität Grund für eine Veränderung der intracellulären Ionenkonzentration. Dodge u. Mitarb. (*988*) konnten die Symptome beseitigen, wenn sie nur die Osmolarität des Plasmas durch Manitol nicht aber die Natrium-Ionenkonzentration wieder herstellten. Yannet (*4275*), Swinyard (*3631*) und Crawford u. Mitarb. (*782*) konnten nachweisen, daß bei Abnahme der Serumosmolarität Kaliumionen die Zelle verlassen und Wasser insbesondere in die Muskel- und Nervenzellen eindringt. Dadurch wird das Konzentrationsgefälle für Kaliumionen an der Membran geringer, nach der Nernstschen Gleichung (1) nimmt das Membranpotential ab. Zunächst, d.h. solange die Membran nicht vollständig oder weitgehend depolarisiert ist, bedeutet das eine Abnahme der Erregungsschwelle, eine Zunahme der Erregbarkeit (*3632*). Dieser Mechanismus ist ein Grund für die von Woodbury und seinen Mitarbeitern und vielen Einzelbeispielen regelmäßig gefundene Erregbarkeitssteigerung bei Abnahme des Quotienten Na^+ extracellulär/Na^+ intracellulär (*4248*). Möglicherweise sind also die Muskelzuckungen und Krämpfe, die gelegentlich beschriebenen Erregungszustände bei Wasserintoxikation und hypotoner Dehydrierung ein Ausdruck solcher Abnahme des Membranpotentials an Nerven und Muskelzellen.

2. Es besteht aber auch eine Beziehung zwischen cerebralen Aminosäuren und den Natriumionen (*3862*, *4248*). Der Glutamin- und γ-Aminobuttersäuregehalt des Gehirns ändert sich mit dem Verhältnis Na^+ extracellulär/Na^+ intracellulär. Gerade für diese beiden Aminosäuren sind aber die Beziehungen zum Erregungsprozeß besonders gut untersucht (s. S. 13). Der Glutaminsäuregehalt steigt mit der allgemeinen Aktivitätszunahme des Gehirns und ist umgekehrt proportional dem Quotienten Na^+ extracellulär/Na^+ intracellulär. Auch auf diese Weise bahnt sich vielleicht eine Erklärung für die Erregbarkeitssteigerung bei Abnahme der extracellulären Natrium-Ionenkonzentration an.

3. Die führenden Symptome bei Hyponatriämie sind aber gerade umgekehrt Hypotonie, Apathie und Koma. Diese sind wahrscheinlich durch Kreislaufversagen und Hypoxie bedingt. Im Gegensatz zur Hypernatriämie, bei der durch den hohen osmotischen Druck das intravasale Volumen weitgehend aufrechterhalten und auf Kosten des interstitiellen und des intracellulären Wassers wieder aufgefüllt wird, sinkt der osmotische Druck bei der Hyponatriämie stark ab, da Na^+ mit den entsprechenden Anionen 90% der osmotischen Aktivität des Plasmas ausmachen (*370*). Das intravasale Flüssigkeitsvolumen nimmt also trotz Dehydratation weiter ab, der Blutdruck sinkt, das Kind gerät schnell in den Kreislaufschock, das Gehirn in eine Hypoxie. Kerpel-Fronius u. Mitarb. (*2154*) sowie Varga (*3993*) haben zeigen können, daß die Schwere der neurologischen Symptome bei der hypotonen Dehydratation von Säuglingen korreliert ist zum O_2-Gehalt des Sinusvenenblutes. Sank die O_2-Sättigung auf Werte unter 30% ab,

trat in den Untersuchungen von KERPEL-FRONIUS und seinen Mitarbeitern Bewußtlosigkeit ein. Bei Erwachsenen fanden LENNOX (*2370*) und GIBBS (*1443*) zunehmend schwere EEG-Veränderungen, wenn die Sauerstoffsättigung im Jugularvenenblut auf Werte unter 30% absank. MEYER u. Mitarb. (*2682, 2683*) haben darauf hingewiesen, daß die O_2-Sättigung allerdings weniger bedeutsam ist als die O_2-Spannung. Die O_2-Bindungskurve des Hämoglobin ist abhängig von der H^+-Ionenkonzentration, die bei Hypoxidosen zunimmt. Der kritische Wert für die Sauerstoffversorgung des Gehirns liegt bei 19 mm Hg pO_2 im Jugularvenenblut.

e) Therapie

Die heutige Infusionsbehandlung der hypotonen Dehydrierung wurde von BUTLER (*561, 562*) und DARROW (*855*) begründet. Je nach Natrium-Ionenverlust werden 4—12 mEq Natrium/kg/24 Std zugeführt und der Wasserverlust mit Mengen zwischen 100 und 250 ml/kg/Tag ersetzt (*3562*).

Die Wasserintoxikation wird mit hypertoner Kochsalzlösung (510 mEq/l entsprechend einer 3%igen Lösung) behandelt. Ein Anstieg des Serum-Natriumgehaltes um 10 mEq/l beseitigt die neurologischen Symptome der Wasserintoxikation und stellt die Nierenfunktion wieder her (*2155*). Die notwendige Menge Natrium kann also ungefähr errechnet werden, wenn man annimmt, daß bei Neugeborenen 30—40% des Körpergewichtes extracelluläres Wasser darstellt (*1346*).

$$\text{(4)} \qquad \text{KG [kg]} \times 0{,}4 \times 10 = \text{Natriumionen [mEq]}.$$

KG = Körpergewicht in Kilogramm; 0,4 steht für 40% extracellulären Wassers; der Faktor 10 steht für die notwendigen 10 mEq Natrium/l, um die die Natrium-Ionenkonzentration im Blut angehoben werden muß; Na^+ [mEq] ist die Menge Natriumionen, die zugeführt werden muß.

Da die Menge überschüssigen intracellulären und extracellulären Wassers mitgerechnet werden muß, gibt KERRIGAN (*2155*) als Faktor nicht 0,4 sondern 0,6 an. Es ist nicht angebracht, die notwendige Gesamtmenge von Natriumionen schnell zu infundieren, da die Kreislaufbelastung dabei groß werden kann. Insgesamt aber muß die Natriumzufuhr noch höher sein, da der Serumgehalt nicht nur um 10 mEq, sondern auf den Normalwert angehoben werden muß. Die notwendige Gesamtmenge ergibt sich daher aus folgender Gleichung:

$$\text{(5)} \qquad \text{KG [kg]} \times 0{,}6 \times \text{Defizit an Natriumionen im Serum [mEq/l]} \\ = \text{notwendige Menge Natrium in mEq}.$$

Gelegentlich wurde bei dieser Natriumersatztherapie über das Auftreten von Tetanie berichtet, deren theoretischer Hintergrund nicht geklärt zu sein scheint, die aber im Gegensatz zu ähnlichen Symptomen bei Kaliumionenersatztherapie gut auf Calcium-Gluconat anspricht (*730*).

B. Kalium

Als Grenzen des normalen Serum-Kaliumgehaltes werden von SMITH (*3557*) für Neugeborene direkt nach der Geburt 3,8—7,2 mEq/l angegeben, in der 1. Lebenswoche Werte zwischen 3,9 und 5,5 mEq/l. Der Serum-Kaliumgehalt ist also bei einigen Neugeborenen höher als später im Leben. Gegen viele der Literaturberichte sind allerdings erhebliche methodische Einwände geltend gemacht worden. Blut aus der Ferse durch Ausquetschen gewonnen, ist meistens hämolytisch. Auch wenn die Hämolyse mit bloßem Auge nicht sichtbar ist und das Blut durch Venenpunktion gewonnen wurde, enthält das Serum gelegentlich Hämoglobin (*2693*). Bei allen Neugeborenen mit Dehydratation ist diese Hämolyse besonders stark und der Fehler bei Bestimmungen von Kalium, Eisen und Bilirubin unter Umständen beachtlich. Trotzdem müssen wir aber wohl annehmen, daß Frühgeborene, insbesondere sehr kleine und solche mit Atemnotsyndrom (Respiratory Distress Syndrom = RDS) sowie Kinder diabetischer Mütter einen etwas höheren Serum-Kaliumgehalt haben als reife Neugeborene und ältere Kinder (*3095*, *3218*, *3977*, *2936*, *2873*, *637*, *2670*). Soweit wir sehen, wurde diese Hyperkaliämie zuerst von Mc Cance und Widdowson (*2599*) beschrieben, aber für bedeutungslos gehalten. Auch das Kalium ist wie Natrium nahezu vollständig dissoziiert, so daß die Konzentration mit der an der Zellmembran wirksamen Aktivität praktisch identisch ist.

Im Liquor ist die Kaliumkonzentration um den Faktor 0,6 geringer (*4250*). Im Gegensatz zur Natriumkonzentration wird die Liquorkalium-Ionenkonzentration jedenfalls beim ausgewachsenen Warmblüter konstant gehalten, auch wenn die Plasmakonzentration stark verändert wird (*245*, *736*, *64*). Wir müssen deshalb annehmen, daß Kaliumionen im Plexus choroideus selektiv sezerniert und vielleicht auch über die Meningen selektiv rückresorbiert werden können. Von allen Ionen kann das Kalium die Liquormembran am leichtesten durchdringen (*1547*).

Die intracelluläre Kalium-Ionenkonzentration ist etwa 30mal höher als die extracelluläre, die Ursache dieses chemischen Gradienten und seine Bedeutung für die Erregbarkeit wurde im Kapitel II über die Neurophysiologie (s. S. 15) ausführlich besprochen. Beim Neugeborenen weicht die intracelluläre Kalium-Ionenkonzentration von den Werten bei älteren Kindern und Erwachsenen ab. Kerpel-Fronius (*2151*) und Rodeck (*3304*) fanden die Skeletmuskulatur Neugeborener wasserreicher und kaliumärmer, die Trockensubstanz war allerdings kaliumreicher. Österlund (*2927*) fand keine statistisch signifikanten Unterschiede im Kaliumgehalt der Erythrocyten von mütterlichem und Nabelschnurblut. Kerpel-Fronius u. Mitarb. (*2153*) fanden bei neugeborenen Hunden im Herzmuskel einen leicht erhöhten Kaliumionengehalt mit einem Konzentrationsgradienten K^+ intracellulär/K^+ extracellulär um 40. Die Bedeutung dieser Befunde für das Membranpotential und damit für die Erregbarkeit beim Neugeborenen wurden bisher nicht untersucht.

1. Hyperkaliämie

a) Ätiologie und Vorkommen

Die Ursachen einer Hyperkaliämie in der Neugeborenenperiode können in drei Gruppen zusammengefaßt werden:

1. Frühgeborene, Kinder diabetischer Mütter und Kinder mit Atemnotsyndrom. Die Neurologie der Kinder diabetischer Mütter wurde in Kapitel XII besprochen (s. S. 241).

2. Nierenversagen.

3. Kongenitale Nebennierenrindeninsuffizienz, das sog. Adrenogenitale Syndrom.

Nicolopoulos und Smith (*2873*) haben die Ansicht vertreten, daß die Hyperkaliämie kleiner Frühgeborener und solcher mit Atemnotsyndrom den Katabolismus, den Untergang von Gewebe reflektiert. Häufig ist auch der Rest-Stickstoffgehalt erhöht. Gleiche Veränderungen treten auch nach bestimmten Stress-Situationen, besonders nach Operationen und Trauma auf (*2762*, *2761*, *3273*). Frühgeborene mit Hyperkaliämie haben außerdem eine metabolische und gelegentlich auch respiratorische Acidose (s. S. 341). Hyperkaliämie und Acidose sowie Hypokaliämie und Alkalose sind aufgrund der Ionentransportfunktion der Zellmembran aneinander gebunden (*4196*, *854*, *2647*, *3608*). Berliner u. Mitarb. (*292*, *293*) haben nachgewiesen, daß in den Tubuluszellen der Niere eine Kompetition von Kalium- und Wasserstoffionen vorliegt. Aber auch an Muskel und Nervenzellen werden die Kaliumionen aus dem Zellinneren bei Acidose abgegeben und bei Alkalose aufgenommen, und zwar jeweils gegen Wasserstoffionen ausgetauscht (*4058*, *1383*, *731*, *3436*, *1451*, *4039*, *3983*, *1995*, *1124*, *484*). Simmons und Avedon (*3525*) haben ein bestimmtes Verhältnis ermittelt zwischen der Erhöhung des extracellulären Kaliums und der entsprechenden Erniedrigung des pH, ein Verhältnis, das allerdings bei sehr komplexen klinischen Situationen meistens nicht wieder gefunden wird.

b) Klinische Symptome und pathologische Physiologie der Hyperkaliämie

Die Neurologie der Hyperkaliämie in der Neugeborenenperiode ist nicht genügend untersucht, insbesondere elektrophysiologische Studien liegen, außer am Herzmuskel, nicht vor. Die Kinder haben häufig eine schwere Grundkrankheit, und andere Stoffwechselstörungen machen die exakte Zuordnung von neurologischen Symptomen zur Hyperkaliämie unsicher: beim Atemnotsyndrom die Hypoxie und die Acidose, bei Nierenversagen die Rest-Stickstoffsteigerung, bei der kongenitalen Nebenniereninsuffizienz die Hyponatriämie und das Erbrechen mit seinen sekundären Elektrolyt- und Säurebasenstörungen.

Theoretisch ist zu erwarten — für den Tierversuch und für den erwachsenen Menschen ist das auch erwiesen —, daß bei Hyperkaliämie das Membranpotential der Nerven- und Muskelzelle entsprechend der Nernstschen Gleichung [Gl. (1), S. 15] abnimmt (*1845*, *1846*, *1844*, *3761*, *1116*, *3280*). Das sollte zunächst eine Erregbarkeitssteigerung, später eine Lähmung zur Folge haben, wenn der Kaliumgradient K^+ intracellulär/K^+ extracellulär von normalerweise 30 auf 13 oder weniger abgefallen ist (*1806*). Bei der Adynamia episodica hereditaria (s. S. 156), die mit Anfällen von Hyperkaliämie einhergeht, konnte diese Folge von Symptomen von Buchthal u. Mitarb. (*517*) auch klar durch elektrophysiologische Untersuchungen belegt werden. Der hyperkaliämischen Muskellähmung geht immer eine Phase mit übererregbaren Muskelzellen und spontanen Fibrillationspotentialen voraus. Klinisch-neurologische, elektroencephalographische und elektromyographische Untersuchungen an Frühgeborenen mit Hyperkaliämie liegen bisher nicht vor. Es ist nicht sicher, ob auch bei sehr unreifen Kindern das Stadium der Übererregbarkeit infolge mäßiger Membrandepolarisation klinisch sichtbar durchlaufen wird. Die oft begleitende Hypoxie verstärkt die Membrandepolarisation (*785*) und es wäre möglich, daß die Membrandepolarisation so stark ist, daß sie gleich zum Verlust der Erregbarkeit, damit zur Hypotonie und Apathie führt, zu jenen Symptomen also, die bei den Frühgeborenen mit Atemnotsyndrom tatsächlich im Vordergrund stehen.

Im allgemeinen gibt das Elektrokardiogramm einen Einblick in die membranphysiologischen Vorgänge bei den Kalium-Ionenkonzentrationsstörungen. Bei der Hyperkaliämie der Frühgeborenen konnten aber im Gegensatz zu den Hypokaliämien auch die vorliegenden EKG-Veränderungen die membranphysiologischen Verhältnisse nicht entscheidend klären. Die ersten Untersucher des Elektro-

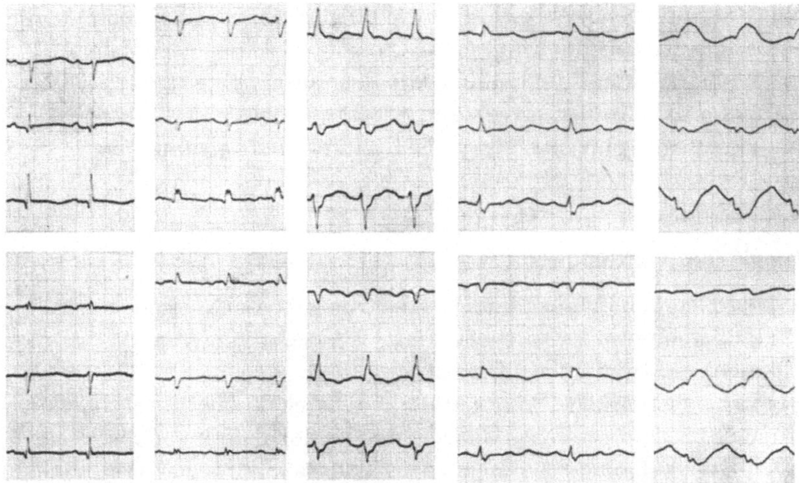

Abb. 119. EKG-Veränderungen, die möglicherweise auf die postnatale Hyperkaliämie des Frühgeborenen zurückgeführt werden können. Charakteristisch sind die Verlängerung der PQ-Zeit, Abflachung der P-Welle, Verbreiterung und Verplumpung von QRS und Linksschenkelblockbilder. Schließlich erfolgt in schweren Fällen eine sinusförmige Umbildung des EKG. (Nach Mentzel, *2670*)

kardiogramms bei Früh- und Neugeborenen in verschiedenen Formen von „Distress" haben die EKG-Veränderungen noch nicht als Hyperkaliämie-bedingt gedeutet (*41*, *2213*, *2075*). Ihre Befunde stimmen aber weitgehend mit denen überein, die spätere Autoren beim Atemnotsyndrom erhoben haben (*3977*, *2139*, *3315*, *3624*, *2670*). Die Verlängerung der PQ-Zeit, Verbreiterung und Amplitudenabnahme von QRS, Verlängerung von QT, abgeflachtes P sowie Linksschenkelblockbilder werden von diesen Autoren allerdings quantitativ unterschiedlich beschrieben (Abb. 119). Von Usher (*3977*) und Mentzel (*2670*) sind sie als Hyperkaliämie-bedingt gedeutet. Es fehlt meistens die bei Erwachsenen typische Veränderung der T-Welle. Beide Autoren erklären dies mit der schlechten und unregelmäßigen Ausbildung der T-Welle bei Frühgeborenen. Keith u. Mitarb. (*2139*) dagegen möchten die EKG-Veränderungen mit abnormen hämodynamischen Belastungen beim Atemnotsyndrom erklären. Sutin (*3624*) fand bei Frühgeborenen keine Beziehung zwischen den Veränderungen der P-Welle und dem Serum-Kaliumgehalt.

c) Therapie

Die Behandlung der Hyperkaliämie in der Neugeborenenperiode ist ein Minimalprogramm. Die aufwendigen Verfahren, etwa künstliche Niere oder Ionenaustauscher, wurden bisher in der Neugeborenenperiode, soweit wir wissen, nicht angewandt. Zum Teil liegt das daran, daß die Bedeutung der Hyperkaliämie für die klinische Symptomatik und für die Überlebenschancen der Kinder umstritten ist. Wahrscheinlich sind hohe Serumkonzentrationen von K^+ ein Ausdruck vermehrten Zellunterganges und damit mehr ein Zeichen als die Ursache des nahenden Todes. Glucose- (*2730*), Bikarbonat- (*3977*) und Calciuminfusionen (*2670*) sind die Methoden, die theoretisch die Hyperkaliämie bzw. ihre Effekte an der Membran beseitigen helfen können. Glucose und Bikarbonat wirken dem Zellkatabolismus entgegen. Sie fördern sowohl den Einbau von Kalium in die Zellen als auch seine Ausscheidung durch die Nieren. Calcium vermindert die Permeabilität der Zellmembran und stabilisiert das durch Hyperkaliämie abnehmende Membranpotential. An den erregbaren Strukturen besteht — allerdings in engen Grenzen — ein Antagonismus zwischen Kalium- und Calciumionen (s. S. 352).

2. Hypokaliämie

a) Ätiologie und Vorkommen

Die Ursachen der Hypokaliämie in der Neugeborenenperiode sind:

1. Pylorusstenose mit Erbrechen und Alkalose.
2. Die renalen, tubulären Acidosen.

Beim Erbrechen infolge Pylorusstenose entwickelt sich durch den Magensaftverlust eine hypochlorämische Alkalose mit Hypokaliämie (*303*, *898*, *4006*, *2175*, *831*). Die Hypokaliämie ist Folge der Alkalose, da wegen der abnehmenden Wasserstoff-Ionenkonzentration im Blut durch die Niere vermehrt Kaliumionen ausgeschieden werden und K^+ außerdem im Austausch gegen H^+ in die Zellen eingelagert werden (s. S. 336). Bei den renalen Acidosen besteht in ganz ähnlicher Weise infolge mangelhafter H^+-Ausscheidung eine Hyperkaliurie.

b) Klinische Symptome (*2155*, *1673*, *3912*, *3733*)

Die Kinder sind hypoton, apathisch, schließlich komatös. Die Darmgeräusche werden mit zunehmender Hypokaliämie spärlicher, schließlich tritt Magen-Darmlähmung auf und das Abdomen ist stark gebläht.

c) Pathologische Physiologie

Wieder sind die Störungen im Ionenmilieu sehr komplex, so daß eine einfache Erklärung der Symptome vielleicht den Verhältnissen nicht immer ganz gerecht wird. Eine Hypokaliämie bedingt nach der Nernstschen Gleichung (1) (S. 15) eine Zunahme des Membranpotentials, wenn das intracelluläre Kalium gleich bleibt oder sogar ansteigt. Diese Hyperpolarisation ist mit einer Abnahme der Erregbarkeit verbunden. Sicher ist, daß wir die hypokaliämische, familiäre paroxysmale Muskellähmung (s. S. 156) auf diese Weise erklären müssen (*4317*, *1295*, *14*). Wir sind also geneigt, die oben angegebenen neurologischen Symptome Neugeborener mit Hypokaliämie ebenfalls mit einer solchen hyperpolarisatorischen Erregbarkeitsminderung der Membran zu erklären (*3733*). Allerdings sind im Gegensatz zu Erwachsenen (*390*, *3280*) Membranpotentiale bei Neugeborenen bisher nicht gemessen. Vielleicht beeinflussen sekundäre, z.B. Kreislaufreaktionen, das klinische Symptombild.

Die experimentellen Untersuchungen an der glatten Muskulatur und am Herzen haben aber die membranphysiologischen Phänomene der Hypokaliämie zufriedenstellend aufklären können und eine erhebliche Stütze für die hier vertretene ionentheoretische Erklärung der Hypotonie und der Apathie erbracht. Sie sollen deshalb kurz besprochen werden.

Das Membranpotential der glatten Muskulatur ist normalerweise dauernd unregelmäßigen Schwankungen unterworfen, kurzfristigen lokalen Depolarisationen, die, wenn sie Schwellenwert erreichen, zu Aktionspotentialen und damit zur Kontraktion der Zelle führen. Diese Automatie ist durch Besonderheiten im

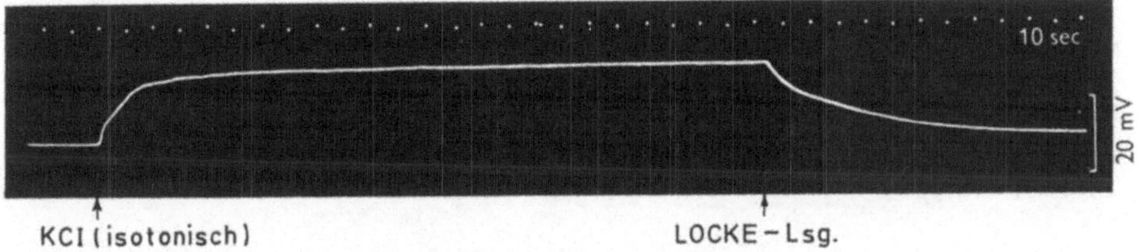

Abb. 120. Depolarisation des Membranpotentials einer glatten Muskelzelle des Darmes durch Erhöhung, Repolarisation durch Erniedrigung der extracellulären K^+-Konzentration (Ausschläge nach aufwärts bedeuten Depolarisation). (Nach BURNSTOCK u. STRAUB, *549a*)

Verhältnis der Natrium- und Kalium-Ionenpermeabilitäten bedingt. Bei Hypokaliämie steigt der Kalium-Ionenkonzentrationsgradient an, die Membran wird dadurch hyperpolarisiert, die spontanen Membranschwankungen — falls sie überhaupt noch auftreten — erreichen nicht mehr die Schwelle, die Muskelzelle erschlafft (*528*, *546*, *547*). Wir haben diese Verhältnisse in Abb. 120 dargestellt. Die Hyperpolarisation ist das elektrophysiologische Korrelat der hypokaliämischen Darmlähmung.

Ganz ähnlich liegen die Verhältnisse am Herzmuskel. Intracelluläre Mikroableitungen wurden zuerst von CORABOEUF u. WEIDMANN (*740*) am Hundeherzen und von WOODBURY u. Mitarb. (*4251*) am Froschherzen gemacht. Die durch vegetative Nerven kontrollierte Automatie der Herzmuskelfaser ist wieder durch eine Besonderheit im Verhältnis von Natrium- zu Kalium-Ionenpermeabilität an der Membran bedingt (*1971*, *1078*). Das Aktionspotential, Korrelat der Herzmuskelkontraktion, wird ausgelöst nach einer überschwelligen Vordepolarisation, die aufgrund der besonderen Permeabilitätsverhältnisse für Kaliumionen rhythmisch auftritt. Bei Hypokaliämie wird das Membranpotential nach der Nernstschen Gleichung (1) (S. 15) hyperpolarisiert, die rhythmischen Vordepolarisationen erreichen nur noch selten die Schwelle, die ausgelösten Aktionspotentiale haben eine hohe Amplitude und lange Dauer (*4097*, *1826*, *427*, *4249*). Über eine Bradykardie kommt es schließlich zum Herzstillstand. Bevor dieser auftritt, sind die Veränderungen am Membranpotential und Aktionspotential der einzelnen Muskelfasern im Elektrokardiogramm sichtbar mit jenen Veränderungen, die sehr beweisend für eine Hypokaliämie und sogar bis zu einem gewissen Grade quantitativ verwertbar sind. Die Amplitude der T-Welle nimmt mit zunehmender Hypokaliämie bis zur Inversion ab, die S—T-Strecke sinkt unter die isoelektrische, das P—Q-Intervall wird länger. Das Auftreten einer U-Welle ist offenbar gerade in der Neugeborenenperiode diagnostisch weniger verwertbar (*2377*, *3253*, *249*, *1784*, *2261*, *1043*, *529*, *3619*). Wie die Veränderungen des elektrokardiographischen Makropotentials (Abb. 121) mit den hypokaliämischen Abweichungen des Membranruhe- und Aktionspotentials der einzelnen Zelle erklärt werden müssen, ist offenbar noch strittig (*3647*).

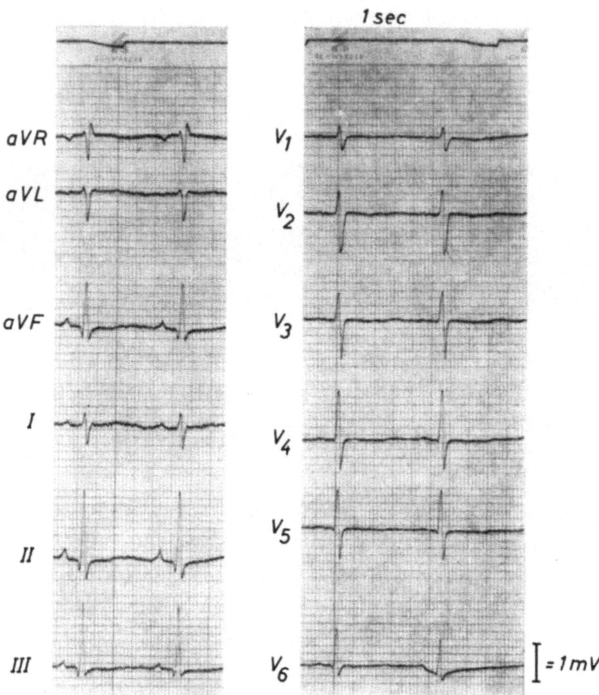

Abb. 121. Elektrokardiogramm bei hypokaliämischer, hypochlorämischer Alkalose bei einem 4 Wochen alten Säugling mit langdauerndem Erbrechen infolge Pylorusstenose. Typisch ist die Verlängerung der QT-Zeit auf einen Wert von 0,360 sec (Altersnorm bis 0,298 sec) und die Verplumpung der T-Welle durch ihre Verschmelzung mit der U-Welle

d) Therapie

Hypokaliämien werden im Augenblick meist mit KCl- oder KCl/NaCl-Dauerinfusion ausgeglichen. Die Kalium-Ioneninfusion darf bekanntermaßen nicht zu schnell erfolgen, da eine hohe intravasale Kalium-Ionenkonzentration zum Herzstillstand führen kann. Insgesamt reichen in den ersten 3 Lebenstagen Gesamtmengen von 1—2 mEq/kg/Tag, in den ersten Lebenswochen 2—4/mEq/kg/Tag zum Ausgleich einer Hypokaliämie aus (*3728*). Besteht gleichzeitig oder gar vorwiegend eine Alkalose, hat KILDEBERG (*2175*) auch bei jungen Säuglingen mit Pylorusstenose gute Erfolge mit NH_4Cl-Lösungen mitgeteilt. LOESCHCKE und SUGIOKA (*2460*) sowie POSNER u. Mitarb. (*3120*) konnten zeigen, daß durch diese NH_4Cl-Therapie bei metabolischer Alkalose nur das pH des Blutes gesenkt wird, daß aber im Liquor und intracellulär die Alkalose sogar zunimmt. SCHWAB (*3746*) hält diese Therapie bei Erwachsenen für gefährlich, RICKHAM (*3276*) bei Neugeborenen für schlecht wirksam.

C. Wasserstoff-Ionen-Aktivität

Die Acidität des Blutes wird durch die Wasserstoff-Ionenkonzentration $[H^+]$ angegeben, gemessen wird in Wirklichkeit die Wasserstoff-Ionen-Aktivität (aH^+) (*4250*). Im klinischen Gebrauch hat sich die pH-Terminologie eingebürgert, der auch wir folgen werden ($pH = -\log aH^+$). Das ist eigentlich für medizinische Zwecke ungünstig, da die mit dem Leben zu vereinbarenden Änderungen sich auf dem engen Bereich von pH 6,8—7,7 der gesamten pH-Skala abspielen. Gelegentlich wird heute anstatt des pH direkt die Wasserstoff-Ionenkonzentration angegeben, wobei wieder die Wasserstoff-Ionenaktivität der Konzentration gleichgesetzt wird. Der pH-Bereich von 6,8—7,7 entspricht einer Wasserstoff-Ionenkonzentration (Aktivität) von 20—160 nMol/l (1 nMol $= 10^{-9}$ Mol).

Bei Neugeborenen beträgt das arterielle pH direkt nach der Geburt im Mittel 7,23 und steigt während der ersten 24 Std auf einen Mittelwert von 7,41 an (*3557*). Frühgeborene, Kinder mit Asphyxien und Atemnotsyndrom sowie mit bestimmten angeborenen Stoffwechseldefekten haben eine höhere H-Ionen-Konzentration, worüber im Kapitel über die Acidose berichtet wird.

Im Liquor cerebrospinalis ist die Wasserstoffionen-Konzentration etwas höher als im Blut, das pH liegt bei $7{,}292 \pm 0{,}042$ (*3657*). Die gleichen Autoren fanden auch die CO_2-Spannung mit $47{,}6 \pm 8{,}2$ mm Hg im Liquor von Kindern höher als im Blut.

Die Wasserstoffionenkonzentration in Blut und Liquor wird durch zwei Vorgänge beeinflußt: 1. durch die Dissoziation organischer Säuren und 2. durch den CO_2-Druck (pCO_2), wobei auch das erste auf das zweite einwirkt durch die Reaktion

$$HCO_3^- + H^+ \rightleftharpoons H_2CO_3 \rightarrow H_2O + CO_2 . \quad (6)$$

Für Blutplasma bei Körpertemperatur beträgt die Proportionalitätskonstante für den CO_2-Druck (pCO_2 in mm Hg) bei einer bestimmten Menge gelöster Menge Kohlensäure 0,03

$$[CO_2] = 0{,}03\ pCO_2 \quad (3552). \quad (7)$$

Ein Anstieg der CO_2-Spannung erhöht die H^+-Konzentration in einer Weise, die durch die Henderson-Hasselbachsche Gleichgewichtsbedingung ausgedrückt wird

$$K' = \frac{[H^+]\,[HCO_3^-]}{0{,}03\,p\,CO_2} . \quad (8)$$

Aus dem Gesagten schon ergibt sich, daß wir zwei verschiedene Formen von Acidämie oder Alkaliämie zu unterscheiden haben, für die sich im klinischen Sprachgebrauch die beiden Bezeichnungen metabolische und respiratorische Acidose resp. Alkalose eingebürgert haben (*183*). Die metabolische Form ist jeweils bedingt durch den Zustrom dissoziierender Säuren, die respiratorischen durch die Erhöhung der CO_2-Spannung. Beide haben ganz verschiedene Wirkungen auf das Nervensystem.

1. Metabolische Acidose

a) Ätiologie und Vorkommen

1. Die Lactatacidose. Seit der berühmt gewordenen Erstbeschreibung durch YLLPÖ (*4282*) wurde vielfach bestätigt, daß Neugeborene während der ersten 24 Std und besonders Frühgeborene während der ersten 3 Lebenstage eine leichte metabolische Acidose aufweisen (*2567*, *3197*, *3198*, *436*, *4196*, *3220*, *3219*, *1518*, *4107*, *2873*, *2152*, *947*, *510*). KILDEBERG (*2175*) fand allerdings im Säurebasenstoffwechsel bei ausgesucht normalen Frühgeborenen keine Abweichungen von reifen Neugeborenen. Die metabolische Acidose der Neu- und Frühgeborenen wird auf Milch- und Bernsteinsäure zurückgeführt (*1630*, *789*, *3197*), die als

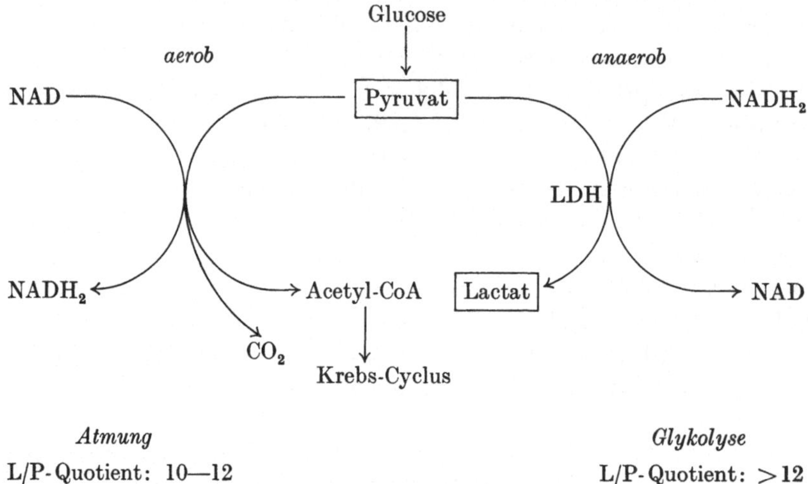

Abb. 122. Aerober und anaerober Glucose-Abbau und der Lactat/Pyruvat- (L/P) Quotient. (Nach STROMEYER u. DÖLLE, *3835*)

Endprodukte eines anaeroben Glykogenabbaues aufgefaßt werden. Die Milchsäureacidose ist prolongiert, wenn Frühgeborene Milchsäuremilch erhalten (*1488*). Sie ist besonders stark und prolongiert bei allen asphyktischen Neugeborenen und solchen mit Atemnotsyndrom (*379*, *2024*, *3980*, *1480*, *2164*, *2175*). MARX u. Mitarb. (*2576*) fanden eine Verschiebung des Verhältnisses Lactat/Pyruvat zu Gunsten des Lactates. Dieses Verhältnis beträgt normalerweise 10:1 (*1932*). Ein Überschuß an Lactat, Exzeßlactat, ist ein empfindlicher Anzeiger für eine Hypoxydose des Gewebes (Abb. 122) (*3835*).

Eine ähnliche Lactatacidose mit Erhöhung des Verhältnisses Lactat/Pyruvat kommt in der Neugeborenenperiode auch als familiärer Stoffwechseldefekt der Glykolyse vor. Offenbar sind bisher erst 5 solcher Fälle beschrieben (*1709*, *2005*, *1190*). HARTMAN (*1709*) beschrieb ein mongoloides Kind mit Lactatacidose. Die beiden Fälle von ERICKSON waren Geschwister. Dieser Autor versucht den Stoffwechseldefekt entweder mit einer abnormen Glykogenolyse oder aber mit einem „Shunting“ von Pyruvat zu Lactat zu erklären (Abb. 122).

2. Die renalen Acidosen. Es gibt in der Neugeborenenperiode noch die renale Form der metabolischen Acidose bei tubulärer Insuffizienz der H-Ionen-Aus-

scheidung entweder als Stoffwechseldefekt oder bei allgemeiner Niereninsuffizienz infolge Mißbildungen.

3. Schließlich gibt es noch eine diaplacentare Acidose des Neugeborenen. Rooth (*3317*) fand eine signifikante Beziehung zwischen dem mütterlichen pH während der Geburt und dem des Feten.

4. Bei Austauschtransfusionen wurden gelegentlich z.T. symptomlose Acidosen mit Werten von 7,1 ... festgestellt (*2524*, *3092*, *587*).

b) Klinisch-neurologische Symptome der metabolischen Acidose

Die Kinder mit Acidose haben eine große, beschleunigte Atmung (*2121*). Die „normale“ metabolische Früh- und Neugeborenenacidose am 1. Lebenstag ist

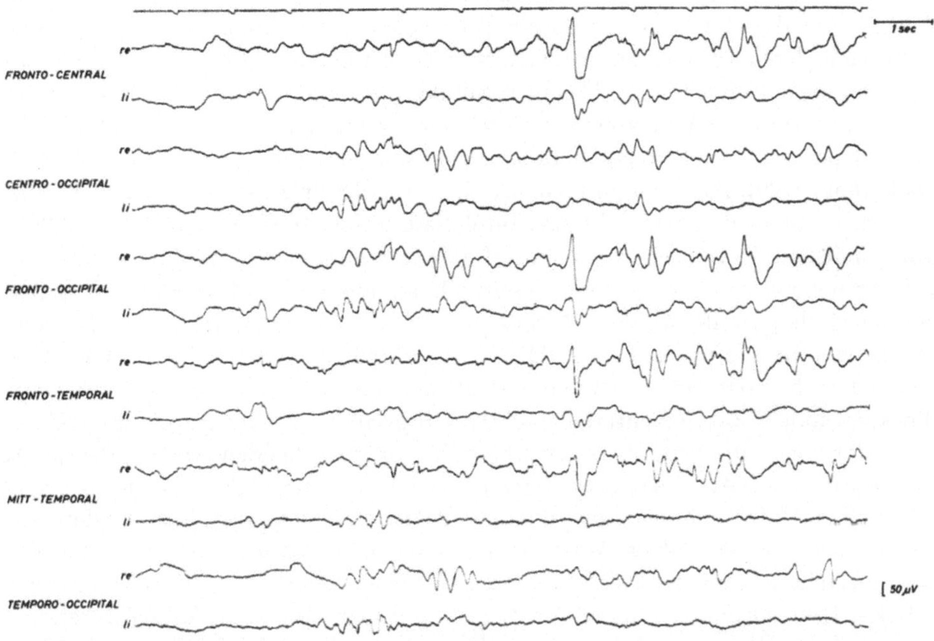

Abb. 123. Elektroencephalogramm, abgeleitet von einem komatösen 3 Wochen alten Neugeborenen mit einer schweren metabolischen Acidose (pH 6,90) infolge Nierenmißbildung

offenbar symptomlos oder besser: wir wissen nicht, welche neurologischen Verhaltensweisen der ersten Lebensstunden wir mit dieser Acidose erklären müssen. Neugeborene mit abnormer Acidämie sind entweder ebenfalls symptomlos (*2106*) oder hypoton und apathisch, schließlich komatös (*1564*, *2704*), wobei das Blut-pH wenig zur neurologischen Symptomatik korreliert (*3120*). Dauert die Acidose länger an, wird die Hypotonie und Apathie recht deutlich. Die Kinder mit chronischer Acidose gedeihen schlecht, und ihre psychomotorische Entwicklung ist ungünstig. Gelegentlich treten kurzdauernd abnorme motorische Phänomene, wie grobe Fasciculationen und (abnorm ?) häufige lokale Muskelzuckungen auf. Bei zwei Neugeborenen mit schwerer renaler Acidose infolge Nierenmißbildung sahen wir Krämpfe. Das Elektroencephalogramm eines dieser Kinder haben wir in Abb. 123 wiedergegeben, obgleich die Veränderungen ganz unspezifisch sind. Krämpfe werden aber auch von ISRAELS u. Mitarb. (*2005*) bei einem Kind mit angeborener Lactatacidose beschrieben.

c) Pathophysiologische Deutung der neurologischen Symptome bei metabolischer Acidose

Die Tachypnoe bei Acidose ist auch bei Neugeborenen möglicherweise eine Folge der Chemoreceptorenreizung (*1517*, *2024*, *3219*), die neben dem Atemantrieb im Tierversuch auch eine allgemeine Aktivitätssteigerung der Hirnrinden- und der spinalmotorischen Aktivität zur Folge hat (*1942*, *3723*). Im übrigen aber ist es sehr unwahrscheinlich, daß die Acidose allein jedenfalls in pH-Bereichen über 7,10 irgendwelche neurologischen Symptome macht. Genaue neurologische oder gar elektrophysiologische Untersuchungen über den Einfluß der metabolischen Acidose auf das Nervensystem liegen bei Neugeborenen offenbar nicht vor. Wir konnten in der uns erreichbaren Literatur nicht einmal entsprechende Befunde an neugeborenen Tieren finden. Das intracelluläre pH und das pH des Liquors wird bei ausgewachsenen Warmblütern durch eine Zunahme der extracellulären H-Ionen-Konzentration infolge metabolischer Acidose kaum beeinflußt (*583*, *584*, *3629*, *4039*, *3120*). ADLER u. Mitarb. (*21*) konnten das intracelluläre pH erst dann senken, wenn sie das extracelluläre durch Säureinfusion auf Werte um pH 6,9 ... abfallen ließen. Es soll schon hier darauf hingewiesen werden, daß die Verhältnisse bei der respiratorischen Acidose wesentlich andere sind und deshalb auf S. 346 gesondert dargestellt werden. LUBIN u. PRICE (*2488*) mußten fast tödliche Dosen von HCl infundieren, um EEG-Veränderungen, die in elektrischer Stille bestanden, hervorzurufen. SWANSON u. Mitarb. (*3629*) bestätigten und ergänzten diese Befunde. Sie beobachteten nach HCl-Injektion nur ganz kurzfristige EEG-Veränderungen, die zeitlich genau mit dem vorübergehenden Anstieg des pCO_2 [s. Gl. (6) auf S. 341] übereinstimmten und nach Abatmung der Kohlensäure verschwanden. Untersuchungen an anderen erregbaren Strukturen, insbesondere am Herzen und an der glatten Muskulatur, geben uns weitere Auskünfte über die geringen oder fehlenden Effekte der metabolischen Acidose bei pH-Werten über 7,1. Die Kontraktion des linken Ventrikels und das EKG, die Coronardurchblutung und der Glucosestoffwechsel des Herzens werden bei pH-Werten zwischen 7,1 und 8,0 nicht nennenswert beeinflußt (*2938*, *2939*, *1013*). Bei Werten zwischen 6,8 und 6,9 treten schwerste Veränderungen und Herzstillstand auf. Es erlöschen die Membranphänomene der Zellerregbarkeit am Herzen und im Zentralnervensystem schnell und vollständig. Die Natriumionenpumpe (s. S. 17) wird durch eine so hohe H^+-Konzentration kompetitiv gehemmt. Damit erlischt jener Stoffwechselvorgang, der den Konzentrationsgradienten für Natriumionen an der Zellmembran herstellt und so für die typische Verteilung der Kaliumionen sorgt, die ihrerseits das Membranpotential und damit die Zellerregbarkeit bedingen (*2166*).

Die tierexperimentellen Befunde an der Membran geben aber kaum eine Erklärungsmöglichkeit für die neurologischen Symptome bei metabolischer Acidose mit pH-Werten über 7,1. Die Verhältnisse mögen bei Neugeborenen mit sehr vulnerabler Zell- und Liquormembran ganz anders als bei ausgewachsenen Warmblütern sein. Außerdem aber ist die metabolische Acidose oft nur eine unter vielen Stoffwechselabweichungen bei den vorstehend angegebenen Gruppen von Neu- und Frühgeborenen. Beim Atemnotsyndrom bestehen oft zusätzlich eine respiratorische Acidose, eine Hypoxie, eine Verminderung der Lungendurchblutung (*1013*), ein Kreislaufschock und eine Einschränkung der Nierenfunktionen (*2021*). Die Hirngefäße werden durch eine Acidose erweitert (*2488*). Etwa 30% der Fälle von Atemnotsyndrom sind bei Früh- und Neugeborenen kombiniert mit intrakraniellen Blutungen (*2195*, *66*) und noch häufiger mit Hirnödem und intrakranieller Drucksteigerung (*3123*). Gerade diese Befunde machen eine monoätiologische Deutung der neurologischen Symptome unmöglich.

Auch bei der Acidose infolge Niereninsuffizienz sind zusätzlich Reststickstoff-, Phosphat- und Kaliumionen-Konzentrationen im Blut erhöht und bei der familiären Lactatacidose handelt es sich um einen noch unbekannten Stoffwechseldefekt im Glucoseabbau in der Muskulatur. Es ist wahrscheinlich, daß diese begleitenden und sekundären Befunde weit mehr für die neurologischen Symptome verantwortlich sind als die metabolische Acidose selbst.

2. Respiratorische Acidose, die Bedeutung der Kohlensäure für die Erregbarkeit des Nervensystems

Alle Kinder machen während der Geburt eine kurze Asphyxie durch mit erniedrigten Blutwerten für pO_2 und pH sowie erhöhten Werten für pCO_2 (*3220*, *379*, *2024*, *2936*, *1269*, *1479*, *510*, *3409*). Die respiratorische Acidose, also der erhöhte CO_2-Druck bei erniedrigtem pH ist wahrscheinlich der entscheidende Stimulus für das Einsetzen der Atmung (s. S. 44). Dieser respiratorische Anteil der Acidose verschwindet beim gesunden Neugeborenen innerhalb einiger Minuten (*2936*), während die metabolische Acidose, wie auf S. 342 beschrieben, einige Tage anhält. Der CO_2-Druck des Blutes fällt sogar für einige Tage auf unternormale Werte ab (*1518*, *3763*). Weisbrot u. Mitarb. (*4107*) haben diese Tatsache damit zu erklären versucht, daß das Neugeborene während der Gestationsperiode durch eine erniedrigte CO_2-Spannung der Mutter auf unternormale Werte „eingestellt" ist. Die CO_2-Spannung beträgt im Nabelschnurblut typischerweise bei der Geburt um 60 mm Hg, sie steigt in den ersten Sekunden und Minuten nach der Geburt noch an und fällt dann bis zum Ende des 1. Lebenstages für 4—6 Tage auf 30—35 mm Hg ab. In den ersten Minuten kommt also zur metabolischen die respiratorische Acidose (*2024*, *2175*), die bei den verschiedenen Formen pulmonaler oder/und zentraler Atemstörung, insbesondere wieder beim Atemnotsyndrom, fortdauert oder zu wechselndem Zeitpunkt und inkonstant auftritt (*2161*).

a) Klinische Symptome

Für welche Symptome die physiologische Hypokapnie des Neugeborenen in den ersten 4—6 Lebenstagen verantwortlich ist, wissen wir nicht. Wie im Kapitel über die Neurophysiologie ausgeführt (s. S. 52), weichen die neurologischen Verhaltensweisen in den ersten Lebenstagen nicht unwesentlich von denen jenseits der ersten Lebenswoche ab.

Dagegen sind die klinisch-neurologischen Symptome der Hyperkapnie beim ausgewachsenen Warmblüter einschließlich Mensch gut untersucht. Wieder fehlen aber die entsprechenden neurophysiologischen Untersuchungen für die Neugeborenenperiode. Der wesentliche Unterschied besteht zur metabolischen Acidose darin, daß die Kohlensäure sowohl die Zell- als auch Liquormembran leicht und schnell zu durchdringen vermag, so daß einer extracellulären respiratorischen Acidose sofort die intracelluläre folgt (*1433*, *4058*, *583*, *584*, *4039*, *2166*, *207*, *3120*). ADLER u. Mitarb. (*21*) fanden allerdings quantitativ geringere Unterschiede im Einfluß der beiden verschiedenen Acidoseformen auf das intracelluläre pH. Die Wirkungsweise der CO_2 auf die erregbaren Strukturen des Nervensystems ist nicht nur quantitativ, sondern auch qualitativ abhängig von der Konzentration. Die typischen Wirkungen der Kohlensäure auf das EEG wurden schon in den dreißiger Jahren, also bald nach Entdeckung des Elektroencephalogramms, beschrieben (*2370*, *452*, *1420*). GIBBS u. Mitarb. (*1445*) haben das Elektroencephalogramm bei verschiedenen CO_2-Konzentrationen im Blut mit Hilfe einer automatischen Frequenzanalyse untersucht. Ein Anstieg der CO_2-Spannung vermindert die Amplitude der langsamen Potentialschwankungen des Gehirns, während die Wellen mit höherer Frequenz relativ mehr an der gesamten Spannungsproduktion des Cortex cerebri beteiligt werden. Bei Werten um 56 mm Hg ist das EEG ganz flach. Bei einer CO_2-Spannung von 122 mm Hg fanden SWANSON u. Mitarb. (*3629*) kurz vor dem endgültigen Erlöschen der bioelektrischen Hirntätigkeit dann aber noch einmal polymorphe langsame Wellen mit mittelhoher Amplitude. Eine Abnahme der CO_2-Spannung, z.B. bei Hyperventilation, läßt hochamplitudige Potentialschwankungen mit niedriger Frequenz entstehen. WOODBURY und seine Mitarbeiter (*469*, *4248*) haben die Wirkungen verschiedener CO_2-Konzentrationen auf die Erregbarkeit des Zentralnervensystems im Tierversuch studiert. Prinzipiell war die narkotische Wirkung der Kohlensäure den Neurologen und Epileptologen aber schon lange vorher bekannt. Inhalation von 5—20% CO_2 senkt die Erregbarkeit des Gehirns, gemessen an der Elektroschockkrampfschwelle. CO_2-Konzentrationen in der Atemluft von 25—40% senken das extracelluläre pH auf Werte bis zu 6,95, der CO_2-Druck steigt auf über 150 mm Hg an. In den corticalen Nervenzellen sinkt das pH sogar bis auf 6,76 ab gegenüber dem Normalwert von etwa 7,02 .... Die Erregbarkeit des Gehirns nimmt zu, es treten jetzt spontane Krämpfe auf. Bei Inhalation von O_2/CO_2-Gemischen mit über 40% CO_2 tritt eine tiefe Narkose ein, das extracelluläre pH sinkt auf 6,72, das intracelluläre auf 6,41. Die Wirkung der CO_2 auf das Gehirn ist also dreiphasisch, je nach Konzentration zuerst erregbarkeitssenkend, diese Wirkung sehen wir klinisch insbesondere bei Neugeborenen wohl am häufigsten, dann erregbarkeitsfördernd und schließlich lähmend. Die Wirkung der Kohlensäure auf den peripheren Nerven ist der des Calciums ähnlich. Eine Abnahme der CO_2-Spannung in der extracellulären Flüssigkeit bewirkt eine Zunahme der Erregbarkeit und umgekehrt (*2874*, *2875*, *739*).

b) Therapie der metabolischen und respiratorischen Acidose bei Neu- und Frühgeborenen

Die Therapie der Acidose ist zu einem wesentlichen Bestandteil der Behandlung der hyalinen Membranen der Lunge und des Atemnotsyndroms schlechthin geworden. Hier soll aber dem Thema dieses Kapitels entsprechend nur über die Behandlung der Acidose gesprochen werden. Die Therapie bei Hyperkaliämie wurde auf S. 338, der Hypoxie auf S. 304 besprochen. Allgemeine Probleme der Behandlung potentiell hirngeschädigter Frühgeborener wurden auf S. 281 dargestellt.

Von USHER wurde 1959 die Natriumbikarbonat-Glucosebehandlung der Frühgeborenenacidose eingeführt, später hat er dann über seine Erfolge damit berichtet (*3980*, *3981*). HUTCHISON u. Mitarb. (*1967*) bestätigten die guten Erfolge USHERS. In Deutschland haben KEUTH und ADENAUER (*2164*) ebenfalls zu dieser Behandlung positiv Stellung genommen. Obgleich wichtige theoretische Gesichtspunkte für die Glucosezugabe (*2730*, *2161*) und bisher nichts gegen sie spricht, konnten LETHIN u. EISNER (*2381*) in einem Doppelblindversuch keine Vorteile gegenüber der reinen Natriumbikarbonat-Therapie finden. Über die Einzelheiten der Therapie, Dosierung und Applikation sowie über ihre Nebenwirkungen, insbesondere bei plötzlichem Absetzen, wird im laufenden Schrifttum zur Zeit so ausführlich berichtet, daß hier nur einige Angaben und Hinweise auf die Literatur genügen sollen (*3981*, *1370*, *2161*, *1362*, *3224*). Häufig wird heute die kombinierte Behandlung mit der initialen Injektion und nachfolgender Dauerinfusion durchgeführt. Ähnlich wie den Natriumbedarf bei der Wasserintoxikation (s. S. 334) kann man den extracellulären Bedarf an Bikarbonat für die erste Injektion aus dem Basendefizit angenähert errechnen (*1966*)

(9) $\text{Basendefizit} \times 0{,}35 \times \text{KG [kg]} = \text{notwendiges Bikarbonat (in mE)}.$

Der Faktor 0,35 steht für 35% extracellulären Wassers; KG bedeutet Körpergewicht in kg.

Die für dieses Lebensalter notwendige Flüssigkeitsmenge von 60 ml/kg/Tag wird je nach Schwere der Acidose mit Bikarbonatgehalt und 5% Glucose versehen. Das Kind bekommt zwischen 2 und 8 mEq Natrium und Bikarbonat/kg/Tag, eine enorme Dosis an Natriumionen, wenn man noch hinzufügt, daß die niedrigen Dosen bei den wirklich behandlungsbedürftigen Fällen kaum wirksam sind. Bei chronischen Acidosen, also bei den beschriebenen Stoffwechseldefekten, ist die Natriumbikarbonat-Behandlung auch oral üblich und möglich. ERICKSON (*1190*) hat 2 Geschwister mit familiärer infantiler Lactatacidose über Wochen mit 23 mEq Natriumbikarbonat/kg/Tag oral behandelt.

Nachteile der Natriumbikarbonat-Therapie sind:

1. Hohe Zufuhr von Natriumionen, die zusammen mit der notwendigen Flüssigkeitszufuhr die Ödeme verstärken können.

2. Bikarbonat kann, wie auf S. 344 ausgeführt, die Zellmembran und die Blutliquorschranke zumindest beim ausgewachsenen Warmblüter kaum durchdringen, die HCO_3^- Konzentration im Liquor ist durch einen aktiven Regulationsvorgang teilweise unabhängig von der des Blutes.

Schon 1926 hatten GESELL u. HERTZMANN (*1433*) in ihrer berühmt gewordenen Arbeit über die Regulation der Atmung festgestellt, daß Natriumbikarbonat zwar das extracelluläre pH anhebt, daß aber die Acidität des Liquors und des Intracellularraumes sogar zunimmt, weil die Lungenventilation abnimmt. Das zugeführte Bikarbonat reagiert mit den H-Ionen der im Serum vorliegenden organischen Säuren nach Art der Gl. (6) auf S. 341, und es wird CO_2 freigesetzt. Diese Kohlensäure wird unter günstigen Bedingungen teilweise sehr schnell ausgeschieden. Bleibt die CO_2-Spannung bei respiratorischer Insuffizienz aber im Blut erhöht, gelangt sie im Gegensatz zum Bikarbonat schnell in Liquor und Intracellularraum (*4125*). Dort sinkt das pH nach einer durch die Henderson-Hasselbachsche Gleichung (8) (s. S. 341) definierten Reaktion ab. Leider liegen entsprechende experimentelle Untersuchungen bei neugeborenen Tieren und Liquorbefunde über pH und pCO_2 beim menschlichen Neugeborenen mit Atemnotsyndrom nicht vor. Die Permeabilitäten der immaturen Membranen könnten andere, günstigere Verhältnisse für die Bikarbonatbehandlung bedingen.

Die Nachteile der Natriumbikarbonat-Therapie haben mit zur Einführung der Behandlung mit Trishydroxymethylaminomethan, kurz Trispuffer oder THAM genannt, geführt (*2825*, *465*, *2824*). Von TROELSTRA u. Mitarb. (*3936*) wurde THAM vor allem für die Behandlung der Frühgeborenen mit respiratorischer Acidose empfohlen. Dieser Puffer reagiert intra- und extracellulär mit organischen Säuren und CO_2 nach einer Reaktion, die wir einer Arbeit von NAHAS u. HOLMDAHL (*2824*) entnehmen.

$$RNH_2 + CO_2 + H_2O \rightarrow RNH_3^+ + HCO_3^-, \tag{10}$$

$$RNH_2 + COOH \rightarrow RNH_3 + COOH^-. \tag{11}$$

Die 0,3 molare THAM-Lösung wird in 10% Glucose intravenös zugeführt. Dabei entspricht diese Lösung etwa der Wirkung einer Natriumbikarbonat-Lösung von 300 mE/l (*2161*). NAHAS hat in mehreren Arbeiten vor der Zufuhr von THAM ohne künstliche Beatmung dringend gewarnt, da auch bei normalem pH und pCO_2 die Atmung vermindert wird. TROELSTRA u. Mitarb. (*3936*) haben jedoch keine respiratorischen Komplikationen bei der THAM-Behandlung Frühgeborener mit Atemnotsyndrom gesehen. Auf dem Nutricia-Symposion (*3936*) haben verschiedene Autoren (JONXIS, DAVIS; SILVERMAN) zu den Vor- und Nachteilen der Behandlung mit THAM Stellung genommen. Hier wurden Hypoglykämie (deshalb gleichzeitige Glucosegabe), eine ungünstige Bilirubinverteilung und die Irritation der Gefäßwände erwähnt. Man sollte deshalb THAM nicht durch einen Nabelkatheter injizieren, wenn dieser in den Leberästen der Vena portae liegt. Atemlähmungen scheinen bei Neugeborenen dagegen unter der THAM-Behandlung kein wesentliches Problem darzustellen. Günstige Berichte über die THAM-Behandlung von Frühgeborenen mit Atemnotsyndrom wurden von CORNELISSEN (*753*), TROELSTRA (*3936*), GUPTA (*1615*) und EWERBECK (*1208*) veröffentlicht.

D. Calcium

Die Calciumwirkung auf das Membranpotential und die Erregbarkeit ist, verglichen mit Natrium- und Kaliumionen, eine indirekte. Drei Wirkungsmechanismen der Calciumionen sind für die neuromuskulären Funktionen besonders wichtig:

1. Calciumionen beeinflussen die Permeabilität der Membran für Natrium- und Kaliumionen und damit indirekt die Erregbarkeit.

2. Calciumionen haben Einfluß auf die Freisetzung des neuromuskulären Überträgerstoffes Acetylcholin.

3. Calciumionen beeinflussen die elektromechanische Koppelung in den Muskelzellen (s. S. 23).

Der Calciumgehalt des Blutes wird auch beim Neugeborenen reguliert durch die Parathyreoidea, die Nierenfunktion, insbesondere die Phosphatausscheidung und schließlich durch Calcium und Phosphatresorption aus dem Darm (*1857*, *1858*, *1856*, *1855*). Der gesamte Serumcalciumgehalt beträgt in der Nabelschnurvene im Mittel 11,3 mg-% (*1656*, *161*, *3557*). Er ist dann zwischen dem 3. und 5. Lebenstag um etwa 1—2 mg-% niedriger und steigt bis zum 10. Lebenstag auf Werte um 10—11 mg-% an mit normalen Schwankungsbreiten von 8—14 mg-%. Während der ersten 6—8 Tage steigt die Phosphatkonzentration geringfügig an. Nur etwa 50% des Serumcalciums liegt in ionisierter Form vor, der Rest ist an Eiweiß und ein kleiner Teil komplex gebunden. Die an der Membran wirksame Aktivität ist also im Gegensatz zu Natrium-, Kalium- und Wasserstoffionen nicht mit der Konzentration identisch. Der Dissoziationsgrad hängt vom Eiweißgehalt des Blutes ab und kann nach Mc Lean und Hastings (*2638*, *2639*) aus dem Gesamtcalcium und dem Eiweißgehalt im Serum errechnet werden. In vielen Abhandlungen über dieses Thema findet man die theoretisch richtige Feststellung, daß die Ionisation des Calciums außerdem vom pH des Blutes abhängt. Mit der gleichen Berechtigung könnte man hinzufügen, auch von der Temperatur und dem Citratgehalt (*388*, *1779*, *496*). Nun haben aber Mc Lean u. Hastings (*2638*) nachgewiesen, daß die im menschlichen Blut vorkommenden Änderungen dieser Größen hinsichtlich der Ionisation des Calciums geringe Bedeutung haben. Die Berechnung der Konzentration des dissoziierten Calciums ($[Ca^{++}]$) erfolgt deshalb mit hinreichender Genauigkeit nach folgender Gleichung:

$$(12) \qquad \frac{[Ca^{++}] \times [Prot]}{[Ca\,Prot]} = K = 10^{-2,22 \pm 0,07} \quad \text{(Temperatur 25°, pH 7,35)}.$$

1. Hypocalcämie und Neugeborenentetanie

In medizinischen Abhandlungen des 19. Jahrhunderts wurden bei jungen Kindern bereits Symptome beschrieben, die wir als Tetanie deuten müssen (*1643*). Die Erstbeschreibung der Neugeborenentetanie wird aber im allgemeinen heute dem Gynäkologen und Geburtshelfer Kehrer (*2131*) zuerkannt. Er sah tetanische Symptome bei Neugeborenen tetanischer Mütter, was allerdings eher eine seltene Ausnahme geblieben ist (*264*). Obgleich schon Kehrer die gute Wirkung von $CaCl_2$ beschrieb, deckten erst Howland und Marriot (*1915*) die Beziehung von Tetanie und Hypocalciämie auf. In den folgenden Jahren wuchs dann die Zahl der Literaturberichte über die Neugeborenentetanie stark an (*3132*, *3469*, *2857*, *2614*, *1528*, *3553*, *3363*, *1560*, *4174*, *161*, *986*, *3582*, *1383*, *1384*, *1465*, *1466*, *772*, *3426*, *3697*). Mehr als die verschiedenen, polyätiologischen Tetanien älterer Kinder und Erwachsener ist die Neugeborenentetanie eine hypocalcämische Erregbarkeitssteigerung des zentralen und des peripheren Nervensystems (*3718*). Sinkt der Serumcalciumgehalt unter 8 mg-% ab, muß man mit entsprechenden Symptomen rechnen (*986*, *1413*).

a) Ätiologie und Vorkommen

Fünf Faktoren spielen wahrscheinlich die Hauptrolle beim Zustandekommen der Neugeborenentetanie.

1. Die Insuffizienz der Parathyreoidea. Das physiologische Absinken des Serumcalciumgehaltes nach der Geburt wurde von Denzer (*941*) und Bakwin

(*161*) als eine Insuffizienz der Parathyreoidea gedeutet. Diese Theorie ist bis heute unbewiesen, aber auch nicht widerlegt. Neben der vielleicht umstrittenen (*1656*) physiologischen Insuffizienz der Parathyreoidea gibt es eine familiäre (*264*), die bereits in den ersten Lebenstagen zu einzelnen hypocalcämischen Symptomen, wenn auch meist nicht zum Vollbild der Tetanie führen kann. Meistens haben aber gerade umgekehrt die Neugeborenen von Müttern mit einem Hyperparathyreoidismus, z.B. mit einem Parathyreoidea-Adenom, besonders häufig eine Tetanie. Diese Kinder haben vorübergehend eine Parathyreoidea-Insuffizienz (*1341, 1342, 3849, 4068, 113, 4141, 2743, 1965.*) Das mütterliche Calcium durchdringt leicht die Placenta (*380, 1913*) und wahrscheinlich haben die Feten der Mütter mit Hyperparathyreoidismus in utero eine Hypercalcämie. Whalley (*4141*) berichtet über ein solches Kind, das bereits bei Geburt eine Nephrocalcinose hatte. Die Hypercalcämie unterdrückt die Nebenschilddrüsenaktivität des Feten. Diese Unterfunktion der Parathyreoidea wirkt sich dann nach der Geburt ungünstig aus, sie führt zu Hypocalcämie und Tetanie. Bei jedem Kind mit Neugeborenentetanie sollte man die mütterliche Nebenschilddrüsenfunktion untersuchen.

Die Mutter hat im allgemeinen während der Schwangerschaft wenig Symptome, die auf eine Hypercalcämie hindeuten, wahrscheinlich, weil das Kind einen großen Teil des überschüssigen Calciums abnimmt. Mütter mit Hyperparathyreoidismus und Hypercalcämie haben gehäuft Fehl- und Totgeburten.

2. Die relative Insuffizienz der Nierentubuli bei der Phosphatausscheidung. Nach der Geburt steigt das anorganische Phosphat im Serum leicht an. Die Phosphatclearance ist bei Neugeborenen etwa 6mal geringer als bei Erwachsenen (*896, 1384, 3851*). Die Clearance ist sehr stark von der Flüssigkeitszufuhr abhängig. Bei langem Dursten kann es zur Hyperphosphatämie und dann zu tetanischen oder Symptomen der Übererregbarkeit kommen. Eine Hyperphosphatämie ist eine Belastung für die Parathyreoidea, die dabei hypertrophieren kann. Die Abnahme des Verhältnisses Calcium zu Phosphat im Serum fördert die Tetaniebereitschaft (*161, 3582, 1384, 2392*). Wahrscheinlich wird ein Teil des Phosphates über den Darm ausgeschieden und bindet dabei Calcium.

3. Die Phosphatbelastung durch Kuhmilchernährung. Die eingeschränkte Nierenclearance für Phosphat kann nicht nur bei Durst, sondern auch bei starker Phosphatzufuhr eine Hyperphosphatämie bedingen (*1465, 1466, 1384, 1383, 3094*). Kuhmilch enthält viel Phosphor und hat ein niedriges Ca/P-Verhältnis. Gregor hat schon im Jahre 1901 darauf hingewiesen, daß bei einigen Kindern durch Kuhmilchernährung eine erhöhte Erregbarkeit auftritt.

4. Neugeborene mit Gestationsstörungen haben nicht selten postnatal eine Hypocalcämie: Fetopathia diabetica (s. S. 240) oder toxaemica sowie dysmature und hypotrophe Kinder (s. S. 246).

5. Schließlich kann bei Kindern mit schweren Erkrankungen der Neugeborenenperiode, wie Geburtstrauma, Atemnotsyndrom, Sepsis und Erythroblastose der Serumcalciumgehalt auf Werte unter 8 mg-% abfallen (*4174, 496, 1466, 3936*). Es wird gelegentlich darüber berichtet, daß tetanische Zeichen und eine Hypocalcämie während und nach der Behandlung einer Acidose auftreten. Mit dem Anstieg des pH nimmt die Ionisation des Calciums ab. Diese Situation ist bei der Behandlung des Atemnotsyndroms gelegentlich gegeben. Troelstra u. Mitarb.

(*3936*) haben in einer Diskussionsbemerkung Tetanie nach THAM-Behandlung der Frühgeborenenacidose erwähnt. Wie auf S. 349 ausgeführt, ist der Calcium dissoziierende Effekt einer mit dem Leben zu vereinbarenden Acidose nicht gerade groß und man sollte fragen, ob nicht andere Faktoren für tetanische Symptome nach Ausgleich einer Acidose verantwortlich sind.

Neugeborenentetanien kommen in den ersten 3 Monaten des Jahres etwas häufiger vor als im Sommer (*161*, *3426*). Die Neugeborenentetanie hat offenbar in den letzten Jahren etwas abgenommen. SAVILLE und KRETCHMER (*3426*) geben an, daß sie in New York auf 500—700 Geburten einen Fall von Tetanie sahen. Früher waren die meisten Fälle durch Kuhmilchernährung bedingt. Die Neugeborenentetanie infolge Kuhmilchphosphatbelastung tritt kaum vor dem 3. Lebenstag auf. Die übrigen Hypocalcämien dagegen können bereits während der ersten 48 Std zu klinischen Erscheinungen führen (*3426*).

b) Klinische Symptome

Die Hauptsymptomgruppen der Neugeborenentetanie sind neuromuskuläre Übererregbarkeit, Ödem, Blutungsneigung und Erbrechen. Die für ältere Kinder und Erwachsene typischen Symptome wie Pfötchenstellung, Peronaeuszeichen und Chvostek-Phänomen sind in der Neugeborenenperiode ebenso verläßlich wie später, wenn die Untersuchung technisch richtig durchgeführt wird. Im Jahre 1879 hat CHVOSTEK (*686*) bei 12 Soldaten mit Tetanie die Übererregbarkeit des Nervus facialis beschrieben. Die gelegentlichen Mitteilungen, daß das Chvosteksche Zeichen auch bei normalen Neugeborenen auftreten könne, muß wohl zumeist mit einer schlechten Technik erklärt werden (*1160*, *1413*, *1904*). Wie wir im Kapitel über die Neurophysiologie (s. S. 30) gezeigt haben, hat jeder Muskel einen Eigenreflex, der durch Dehnung, d.h. durch Erregung der Muskelspindeln, ausgelöst wird. Wenn man also mit dem Hammer oder mit der Fingerkuppe die Wangenmuskulatur dehnt, wird man unter Umständen eine eigenreflektorische Muskelzuckung auslösen, das ist normal (*3795*). Bei der Prüfung der hypocalcämischen Nervenübererregbarkeit sollte man aber den Nerv, in diesem Fall also den Nervus facialis, mechanisch reizen. Außer bei hoher Schlagintensität — dabei wird jeder lebende Nerv mechanisch erregt — bleibt die Nervenerregung und damit die Muskelzuckung normalerweise aus. Bei Hypocalcämie dagegen ist die Nervenreizung überschwellig und die gesamte Gesichtsmuskulatur kontrahiert sich. KUGELBERG (*2271*) hat gezeigt, daß die Chovsteksche Zuckung der Gesichtsmuskulatur bei Tetanie aus zwei Komponenten bestehen kann. Im Nervus facialis verlaufen wahrscheinlich neben den motorischen auch proprioceptive, sensible Fasern. Die mechanische Reizung der efferenten Fasern bewirkt nach wenigen msec motorischer Nervenleitungs- und neuromuskulärer Synapsenzeit eine Muskelzuckung. Vermutlich werden durch den Hammerschlag nicht nur die motorischen, sondern auch die sensiblen Nervenfasern erregt, die von den Muskelspindeln der Gesichtsmuskulatur kommen und die Motoneurone des motorischen Facialiskernes im Hirnstamm erregen. Auf diese Weise kann der ersten Zuckung eine zweite, reflektorisch ausgelöste folgen, die wegen des längeren Leitungsweges über den sensiblen Facialisnerven, die Medulla oblongata und den motorischen Nervus facialis bis zur Gesichtsmuskulatur eine größere Latenz hat. Die beiden

Zuckungen können klinisch unvollkommen, elektromyographisch leicht voneinander getrennt werden.

Hypocalcämische Neugeborene zeigen besonders typisch jenes Bild, das wir auf S. 97 als Hyperexzitabilität beschrieben haben. Die rhythmischen Bewegungsautomatismen treten häufig spontan auf, sie beherrschen völlig den Bewegungsablauf beim Moro-Reflex. Diese Rhythmen, häufig als Tremor bezeichnet, stellen eine Folge von Eigenreflexen, also Kloni, dar. Wir werden im Abschnitt über die Pathophysiologie (s. S. 355) zeigen, daß sie mit einer Übererregbarkeit der spinalen Motoneurone und der Muskelspindeln erklärt werden können. Auch das recht typische meckernde Schreien der hyperexzitablen Neugeborenen (*4174*) wird von uns durch entsprechende Kloni der Unterkiefer- und Kehlkopfmuskulatur erklärt (s. S. 98). Die gleichen Kloni der Augenmuskulatur imponieren als Nystagmus (*986*).

Die Krämpfe werden von den meisten Autoren als cerebrale Anfälle gedeutet. Es ist aber bemerkenswert, daß einige Kinder mit tetanischen Symptomen anfallfrei bleiben (*3364, 922*). Wir werden die hypocalcämischen Reaktionen des Gehirns im Abschnitt über die Pathophysiologie ausführlich erörtern (s. S. 356). Ist es erst einmal zu schweren Muskelkrämpfen gekommen, geht die Hyperexzitabilität bald in Apathie und Lethargie über. Das Ödem wird zum Sklerödem, Hämatemesis und Melaena werden von vielen der hier zitierten Autoren erwähnt. Unter diesem Bild kann dann der Herzstillstand eintreten. Bei vielen Neu- und Frühgeborenen ist die Hypocalcämie im Endzustand wahrscheinlich mit einer Hyperkaliämie und einer Acidose vergesellschaftet. Die entsprechenden präfinalen EKG-Befunde sind u.a. deshalb mit denen identisch, die wir auf S. 337 bei Hyperkaliämie beschrieben haben.

c) Pathologische Physiologie

1. Veränderungen durch Hypocalcämie an der Nervenzellmembran. Im Jahre 1872 stellte W. Erb an nur zwei Patienten mit einer Tetanie die elektrische Übererregbarkeit der motorischen Nerven fest. Kugelberg (*2271*) vervollständigte diese Befunde durch exakte Messung der Rheobase des Nerven und seiner Akkomodationsfähigkeit. Erstere ist bei der Tetanie vermindert, letztere hat eine geringere Kapazität infolge Abnahme der Akkomodationskonstante und der Einschleichzeit. Eine membrantheoretische Erklärung für diese Befunde gaben dann die Arbeiten von Frankenhäuser u. Hodgkin (*1319*) und Frankenhäuser (*1318*). Bei Calciummangel nimmt die Permeabilität der Zellmembran für Natrium- und Kaliumionen zu. Reiz- und ionentheoretisch entspricht das Verhalten der Membran bei einer fünffachen Verminderung des Calciumionengehaltes der Außenlösung einer Depolarisation um 10—15 mV. Dementsprechend ist die zusätzliche Reizdepolarisation, die notwendig ist, um den Nerven überschwellig zu erregen, geringer als normal. Das wiederum bedeutet: Die Reizschwelle hat ab-, die Erregbarkeit zugenommen. Die Permeabilitätssteigerung der Membran bei Calciummangel ist abhängig vom Gehalt der extracellulären Flüssigkeit an Kaliumionen (*3685, 3682*). Das Maximum der Calciummangelwirkung liegt bei einer Kaliumaußenkonzentration von 5 mMol/l beim Frosch, um 10 mMol/l bei der Ratte, also bei erheblichem Kaliumüberschuß (Normalwerte 2,6 mMol/l beim Frosch; 4,8 mMol/l bei der Ratte), und nimmt oberhalb und unterhalb dieses Wertes stark ab. Damit ist die bekannte antagonistische Wirkung von Kalium- und Calciumionen auf die erregbaren Strukturen für einen bestimmten Bereich der Kaliumkonzentration membrantheoretisch erklärt (*1169*, *3614*).

Calciummangel hat nicht nur Einfluß auf die Membran in Ruhe, sondern auch in Aktion. Da diese an der Einzelfasermembran erhobenen Befunde ebenfalls für die Deutung klinischer Befunde am Menschen wichtig sind, seien sie hier kurz erwähnt. Das elektrobiologische Korrelat der Nerven- und Muskelzelle in Aktion ist das sog. Aktions- oder Spitzenpotential (s. S. 16). Dieses Aktionspotential ist bedingt durch eine plötzliche explosive Permeabilitätssteigerung der Membran für Natriumionen und eine weniger steil ansteigende für Kaliumionen (s. S. 17). Diese Permeabilitätssteigerung, die z.B. durch eine Reizdepolarisation erzeugt wird, erfolgt bei Calciummangel rascher als normal (*3467*, *3970*).

Eine andere Gruppe zunächst rein theoretischer Arbeiten über den Calciummangel wurde für das Problem Tetanie bedeutungsvoll. MONNIER u. COPPEE (*2753*) sowie ARVANITAKI (*114*) fanden die dämpfende Wirkung der Calciumionen auf den Nerven und die entdämpfende, oscillationsfördernde Wirkung decalcifizierender Salze (Natriumoxalat und Natriumcitrat). Die Amplitude des positiven und negativen Nachpotentials, die einem Aktionspotential schon bei normalem Calciumgehalt folgen (s. S. 17), werden höher bei fortschreitendem Calciumentzug. Die Nachpotentiale werden schließlich so groß, daß sie wiederum Aktionspotentiale auslösen. Der Nerv antwortet dann auf einen Reiz nicht mit einem, sondern mit einer ganzen Gruppe von Aktionspotentialen (*464*, *3761*, *1972*). Während dieser Entdämpfung treten auch Spontantätigkeit des Nerven und synchronisierte Selbsterregung benachbarter Fasern auf (*463*, *2752*).

2. Die Wirkung der Hypocalcämie auf motorische Nerven und die neuromuskuläre Übertragung. Die hier beschriebene Neigung zur Repetition von Aktionspotentialen ist zum wichtigsten elektromyographischen Kriterium der Tetanie geworden, es hat die aufwendige und technisch umstrittene Erregbarkeitsprüfung des peripheren Nerven nahezu vollständig ersetzt und ist das einfachste und sicherste Diagnostikum der Tetanie. Das typische Elektromyogramm sei hier kurz beschrieben: Bei Ableitung aus den Unterarm- und Handmuskeln findet man auch im anfallfreien Intervall nach kurzer Ischämie für Minuten spontan Gruppenbildungen der Aktionspotentiale von motorischen Einheiten und Teileinheiten. Diese Doublets, Triplets und Multiplets treten in regelmäßiger Entladungsfolge bei 70—80% der Tetaniker auf (*3951*, *3348*). Einzelne Doppelentladungen kommen auch bei gesunden Versuchspersonen insbesondere nach langdauernder Ischämie vor (*2275*). Häufig findet man bei Patienten mit Tetanie kurzfristig Fibrillieren einzelner Muskelzellen während und unmittelbar nach der Ischämie. Abb. 124 zeigt das typische Elektromyogramm bei einem 12jährigen Mädchen mit tetanischen Anfällen. Bei mehrfachen Kontrollen waren die Serumwerte für Calcium, Phosphat, Kalium, Natrium und Alkalireserve immer normal.

Diese repetierten Gruppenentladungen motorischer Einheiten oder Untereinheiten fanden wir nur ausnahmsweise bei Kindern unter 2 Jahren. Wir hatten Gelegenheit, das Elektromyogramm bei 2 Neugeborenen mit tetanischen Anfällen am 2. Lebenstag abzuleiten. Einmal bestand eine Hypocalcämie, das andere Mal eine Hyperphosphatämie. Beide Kinder zeigten klinisch das Hyperexzitabilitätssyndrom mit starken Myoklonien sowie Pfötchenstellung und einem positiven

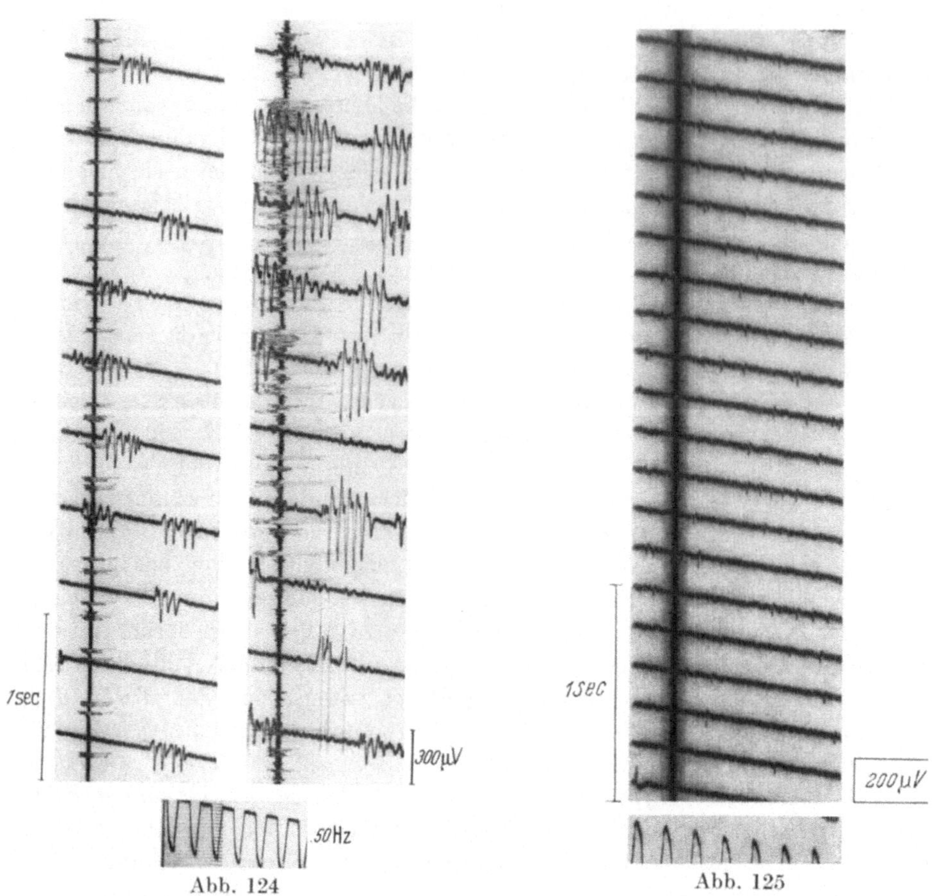

Abb. 124 Abb. 125

Abb. 124. Elektromyogramm aus dem M. interosseus I eines 12jährigen Mädchens mit tetanischen Anfällen. Fortlaufende Registrierung jeweils links auf den Registrierstreifen von oben nach unten. Zusätzliche Darstellung der einzelnen Aktionspotentialgruppen bei schneller Zeitablenkung des zweiten Elektronenstrahles von links nach rechts. Nach einer 8 min dauernden Ischämie des Unterarmes treten spontan für 4 min regelmäßige Gruppenentladungen von Aktionspotentialen sog. Multiplets in verschiedenen motorischen Einheiten auf

Abb. 125. Elektromyogramm aus dem M. interosseus I eines 3 Tage alten Neugeborenen mit Tetanie. Aufnahmetechnik wie in Abb. 124. Das Kind hatte eine schwere Aspirationspneumonie und tonische Krampfanfälle mit typischer Pfötchenstellung. Der Serumcalcium-Gehalt betrug nach Injektion von 3 cm³ Calciumgluconat nur 8 mg-%. Nach einer kurzen Ischämie des Unterarmes traten im Elektromyogramm die hier abgebildeten Fibrillationspotentiale auf

Facialis- und Peronaeusphänomen. Im Elektromyogramm fanden wir während und nach kurzer Ischämie im Musculus interosseus sehr ausgeprägte und lang dauernde Spontanaktivität in Form von Fibrillieren (s. S. 76), nicht aber regelmäßige Doublets und Multiplets (Abb. 125). Die Fibrillationspotentiale sind hier nicht wie sonst Folge einer Denervierung. Sie müssen auf andere Weise erklärt werden. KUFFLER (*2268*, *2269*) fand an hypocalcämischen Kalt- und Warmblütern eine Überempfindlichkeit der neuromuskulären Synapse, die zu Fibrillationen der Muskelzelle und zu repetierten Entladungen nach einem einzelnen Nervenreiz führten. Die membrantheoretische Erklärung brachten die Untersuchungen von Takeuchi (*3847*), der auch an der motorischen Endplatte bei Hypocalcämie eine Steigerung der Natrium- und Kaliumionen-Permeabilität und damit eine erhöhte Erregbarkeit fand. Die spontane Fibrillationsaktivität einzelner Muskelzellen bei Hypocalcämie ist wahrscheinlich bedingt durch eine Überempfindlichkeit der motorischen Endplatte gegenüber kleinen Mengen des Überträgerstoffs Acetylcholin, welches auch ohne Erregung des motorischen Nerven an dessen Endigungen dauernd freigesetzt wird, normalerweise aber unterschwellig bleibt (*1232*). An der neuromuskulären Synapse tritt allerdings unter hypocalcämischen Bedingungen ein interessanter negativer Rückkopplungsmechanismus in Erscheinung: Die Permeabilität der postsynaptischen Membran für Natrium- und Kaliumionen und damit ihre Empfindlichkeit für Acetylcholin ist zwar erhöht, die Hypocalcämie bedingt aber eine verminderte Freisetzung dieses Überträgerstoffs (*1928*, *1158*).

Wir haben in Tierexperimenten die Frage zu beantworten versucht, warum hypocalcämische Neugeborene die für ältere Kinder typischen Multiplets im Elektromyogramm nicht oder nur in geringem Ausmaß zeigen (*3724*, *3718*). Dabei fanden wir, daß vorwiegend Nervenfasern mit dicker Markscheide und hoher Leitungsgeschwindigkeit zu solchen Mehrfachentladungen fähig sind, was schon von Kugelberg (*2272*, *2275*) aufgrund elektromyographischer Beobachtungen am Menschen vermutet wurde. Im Kapitel über die Neurophysiologie (s. S. 18) haben wir ausführlich dargelegt, daß die Nervenfasern Neugeborener eine dünne Markscheide und eine niedrige Leitungsgeschwindigkeit besitzen. Aufgrund der unterschiedlichen Akkomodationswerte solcher dünner Nervenfasern (*3542*, *2271*) ist ihre Oscillationsfähigkeit geringer, die typischen Multiplets werden also, wenn überhaupt, weniger häufig und erst bei sehr niedrigen Calciumwerten auftreten.

3. Sensible Phänomene bei Hypocalcämie. Ähnliche Veränderungen wie im motorischen Nervensystem laufen auch in den sensiblen Nervenfasern ab. Erwachsene Patienten mit einer Tetanie klagen über Störungen ihrer Sinnesempfindungen vor, während und nach dem Anfall, häufig auch im Intervall. Wir haben deshalb die Entladungsmuster verschiedener sensibler Receptoren an neugeborenen und ausgewachsenen hypocalcämischen Katzen untersucht (*3729*, *3724*, *3718*, *507*). An der Impulsfolge der verschiedenen untersuchten Receptortypen bzw. ihrer afferenten sensiblen Nervenfasern fanden wir drei für Hypocalcämie typische Veränderungen:

1. Steigerung der Impulsfrequenz bzw. der Entladungsdichte,
2. paradoxes Verhalten, d.h. Frequenzminderung bei adäquater Reizung bzw. Frequenzsteigerung bei Reizabnahme,
3. repetierte Entladungen, d.h. Impulsgruppen und Salven, Douplets und Multiplets, ähnlich, wie sie in der Muskulatur beobachtet werden.

Wieder fanden wir die unter 3 genannten multiplen Aktionspotentiale nur an den dicken, markhaltigen Nervenfasern ausgewachsener Tiere. In allen Fällen aber war die Entladungsfrequenz bei Hypocalcämie viel höher als normal, was wir in Abb. 126 am Beispiel eines Lungendehnungsreceptors dargestellt haben. Eine solche gesteigerte Aktivität der sensiblen Receptoren, z.B. der Muskelspindeln, wird neben der Erregbarkeitszunahme der motorischen Vorderhornzellen selbst für die Hyperexzitabilität der Neugeborenen mit Tetanie mitverantwortlich sein (*3729*). Die paradoxe Aktivität bestimmter Receptoren, insbesondere Herz- und Kreislaufreceptoren, kann uns vielleicht teilweise die lebensgefährliche Situation erklären, in der Neugeborene mit starker Hypocalcämie sich befinden. In Abb. 127 haben wir die Impulsfolge paradox reagierender Herz- und Kreislaufreceptoren dargestellt. Entgegen der üblichen Regel wird ein Blutdruckanstieg nicht durch vermehrte Impulsfolgen an die Medulla oblongata gemeldet, die Receptoren schweigen. Umgekehrt beginnen sie zu entladen, wenn der Blutdruck abfällt. Es ist kaum zu verstehen, wie unter solchen Erregungsbedingungen lebensnotwendige Kreislaufreflexe noch funktionieren können.

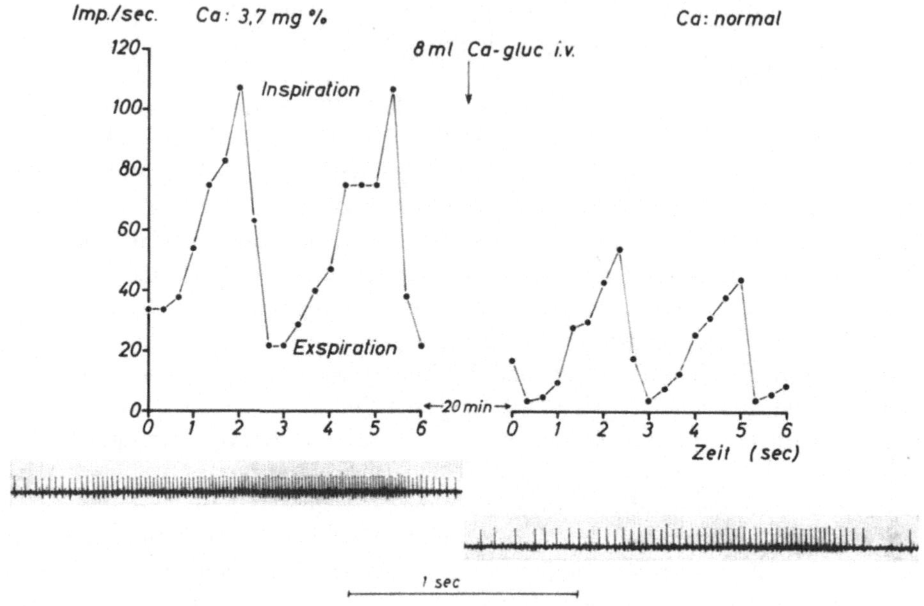

Abb. 126. Entladungsfrequenz und Modus eines Lungendehnungsreceptors während In- und Exspiration bei konstanter künstlicher Beatmung einer tief curaresierten, hypocalcämischen Katze in graphischer Darstellung und mit Proben der Originalregistrierung. Die Impulsfrequenz ist bei Hypocalcämie (linke Seite) deutlich größer als nach Injektion von Calciumgluconat (rechte Seite). (Nach SCHULTE et al., *3724*)

4. Die Mitbeteiligung des zentralen Nervensystems am hypocalcämischen Krampfgeschehen. Über dieses Thema ist schon vor, aber besonders nach Einführung des Elektroencephalogramms viel geschrieben worden. JESSERER (*2049*) hat die Literatur monographisch zusammengefaßt. Das Gehirn, Cortex cerebri und Stammganglien, sind nicht notwendigerweise Ursprung tetanischer Anfälle. Sie treten auch bei spinalisierten Tieren auf (*4136, 3731*). Andererseits aber ist der tetanische Anfall nicht nur eine abnorme Erregung peripherer Nerven. MÜSCH (*2801*) machte 1943 zum erstenmal auf die allgemeinen EEG-Veränderungen bei Tetanie aufmerksam. Nach längerem Bestehen der Hypocalcämie können auch richtige Krampfpotentiale auftreten, sie sind möglicherweise die Folge sekundärer degenerativer Veränderungen im Gehirn, wie sie bei chronischer Hypocalcämie oftmals beschrieben wurden (*3856, 2783, 1507, 248, 150, 4212, 3616, 2862, 2863, 2864, 2865, 3357, 1470, 956, 1215*). Bei älteren Säuglingen mit Rachitis und Spasmophilie sind echte cerebrale Anfälle mit Krampfpotentialen im EEG häufig

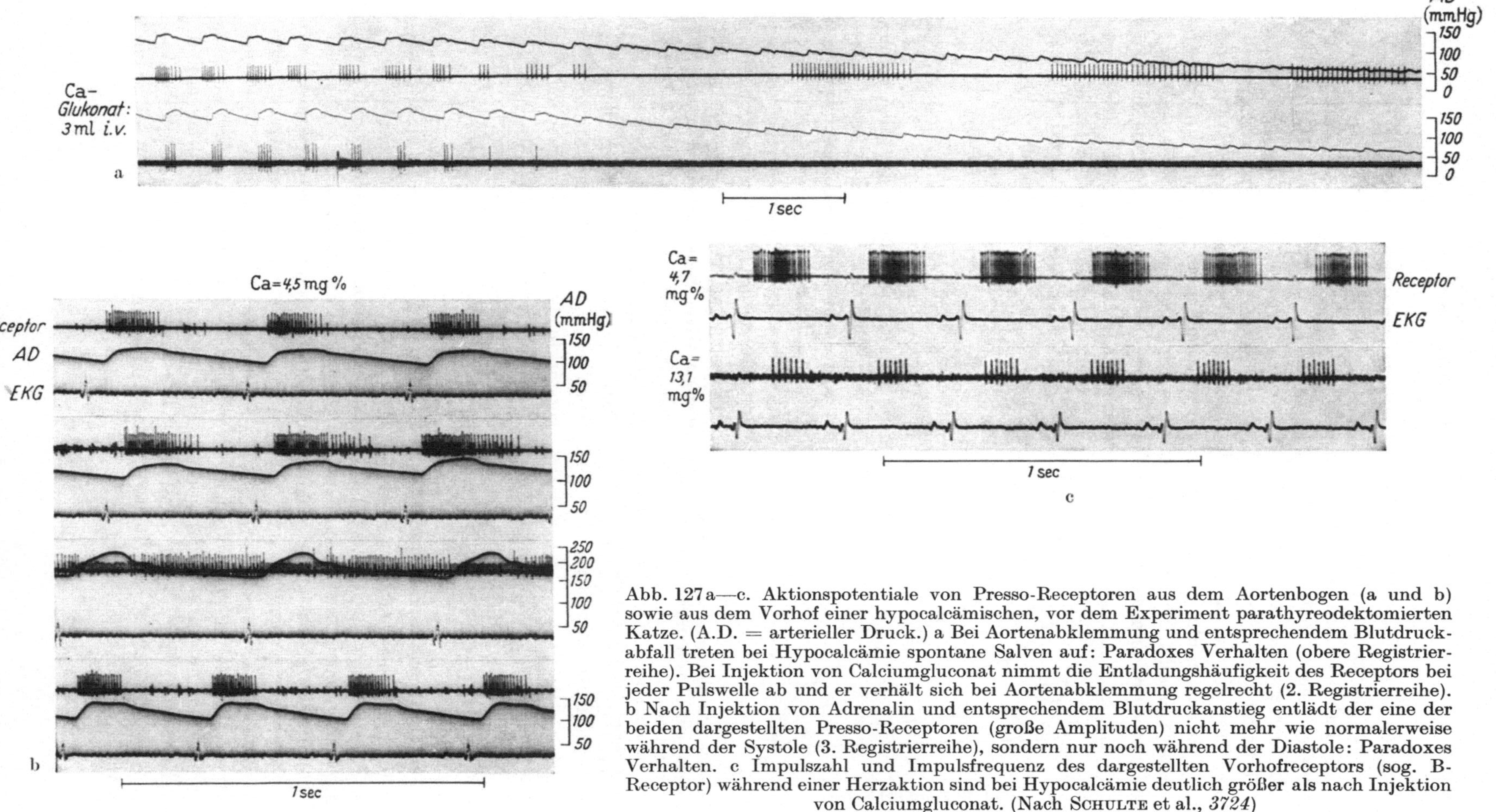

Abb. 127a—c. Aktionspotentiale von Presso-Receptoren aus dem Aortenbogen (a und b) sowie aus dem Vorhof einer hypocalcämischen, vor dem Experiment parathyreodektomierten Katze. (A.D. = arterieller Druck.) a Bei Aortenabklemmung und entsprechendem Blutdruckabfall treten bei Hypocalcämie spontane Salven auf: Paradoxes Verhalten (obere Registrierreihe). Bei Injektion von Calciumgluconat nimmt die Entladungshäufigkeit des Receptors bei jeder Pulswelle ab und er verhält sich bei Aortenabklemmung regelrecht (2. Registrierreihe). b Nach Injektion von Adrenalin und entsprechendem Blutdruckanstieg entlädt der eine der beiden dargestellten Presso-Receptoren (große Amplituden) nicht mehr wie normalerweise während der Systole (3. Registrierreihe), sondern nur noch während der Diastole: Paradoxes Verhalten. c Impulszahl und Impulsfrequenz des dargestellten Vorhofreceptors (sog. B-Receptor) während einer Herzaktion sind bei Hypocalcämie deutlich größer als nach Injektion von Calciumgluconat. (Nach SCHULTE et al., *3724*)

(*3662, 2561, 394, 3852, 2000, 1005, 169, 922*). Wir müssen annehmen, daß auch bei Neugeborenen das Gehirn an der hypocalcämischen Erregbarkeitssteigerung teilhat. Dabei können Anfälle auftreten die auch im EEG oft von cerebralen Krämpfen nicht zu unterscheiden sind (*204, 3570*).

In Tierversuchen fanden wir bei Hypocalcämie keine Krampfpotentiale im EEG. Selbst kleine Cortexverletzungen verursachten aber bei hypocalcämischen Tieren ausgedehnte, langdauernde und repetierte Krampfstromparoxysmen, die durch Calciumzufuhr sofort beseitigt werden konnten (*3731*). Aufgrund dieser tierexperimentellen Befunde möchten wir die Beteiligung des Gehirns am hypocalcämischen Krampfgeschehen wie folgt definieren: Genau wie an allen anderen erregbaren Strukturen ist die Erregbarkeit der intrazentralen Nervenzellen bei Hypocalcämie gesteigert (*3729*). Die allgemeine Aktivitätssteigerung bedeutet aber noch nicht Krampfaktivität. Diese ist durch synchrone Nervenzellentladung gekennzeichnet (s. S. 105). Zusätzliche Faktoren, die eine Synchronisation bedingen, können durch die allgemeine hypocalcämische Erregbarkeitssteigerung über die Schwelle gehoben werden. Diese sekundären Faktoren sind je nach Altersgruppen und wahrscheinlich auch von Fall zu Fall unterschiedlich. Bei chronischer Hypocalcämie mögen es die degenerativen Veränderungen im Gehirn sein, die schließlich nach Jahren in etwa 70% der Fälle zu epileptiformen Anfällen führen. Bei rachitischen Säuglingen zwischen dem 6. und 12. Lebensmonat ist die verstärkte Synchronisationsneigung der corticalen Ganglienzellen ein Charakteristikum der Hirnreifung (*3727, 3720, 3721*). Bei Neugeborenen könnten selbst geringe traumatische oder hypoxische Hirnschäden und das hypocalcämische Hirnödem diesen Synchronisationsfaktor darstellen.

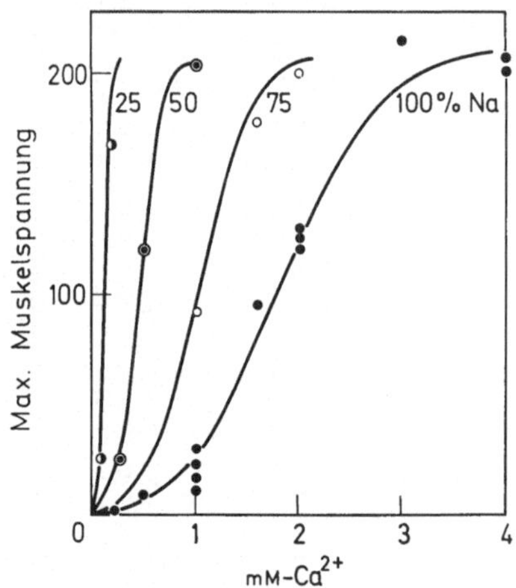

Abb. 128. Die Wirkung von Natrium und Calcium auf die Kontraktionskraft des Herzmuskels vom Frosch. Abnahme der Na^{+}- und Zunahme der Ca^{++}-Konzentration in der extracellulären Flüssigkeit erhöhen die Kontraktionskraft. (Nach LÜTTGAU u. NIEDERGERKE, *2496*)

5. *Hypocalcämie und elektromechanische Koppelung in der Muskelzelle.* Aktionspotential und Muskelzuckung, d.h. explosiver Natriumeinstrom und Kontraktion der Myosinfilamente, sind in der Skeletmuskulatur des Warmblüters eng, von einigen abnormen Ausnahmen abgesehen, sogar unlösbar miteinander verbunden (*3226*). Bei Hypocalcämie ist das Ausmaß der Kontraktion bei gegebener Depolarisation der Membran aber geringer als bei normalem Calciumgehalt der extracellulären Flüssigkeit (*2876, 2877, 2878*). Diese Verhältnisse wurden besonders gut am Herzmuskel untersucht (*4098*) und in Abb. 128 dargestellt. Es ist wahrscheinlich, daß die Abnahme der Kontraktionskraft des Herzmuskels und der Tonusverlust der glatten Gefäßmuskulatur zusammen mit den oben beschriebenen paradoxen Kreislaufreflexen für den Tod der Kinder mit schwerer Hypocalcämie verantwortlich sind (*1132, 1571*).

d) Therapie

Die Behandlung der Tetanie besteht in der Zufuhr von Calcium. Calciumchlorid wurde früher oral gegeben und ist gut wirksam. Die Konzentration der Lösung darf aber nicht groß sein, da solche Lösungen Diarrhoen, Nekrosen und Verkalkungen der Magenschleimhaut hervorrufen können. Außerdem verstärkt $CaCl_2$ die Acidose der Neugeborenen. Aus diesen Gründen wird heute meist Calciumgluconat i.v. oder oral gegeben. Bei hartnäckiger Hypocalcämie sind manchmal 0,5—1,0 g/kg/Tag in 10%iger Lösung notwendig. CRAIG (*772*) und SCHAFFER (*3656*) weisen darauf hin, daß es selbst mit hoher Dosis gelegentlich nicht gelingt, den Calciumspiegel dauerhaft zu normalisieren. Wir glauben, daß man für eine ausreichende Flüssigkeitszufuhr sorgen sollte, da dann mehr Phosphor über die Nieren ausgeschieden wird.

Von 125 Fällen, über die SAVILLE und KRETCHMER (*3426*) berichteten, starben 9. Dabei ist aber zu berücksichtigen, daß andere perinatale Komplikationen der Kinder mit Neugeborenentetanie die Mortalität stark beeinflussen.

2. Hypercalcämie

Steigt der Serumcalciumgehalt über 12 mg-% an, sprechen wir von Hypercalcämie (*3774*). Es gibt verschiedene Formen und Ursachen einer Hypercalcämie bei Neugeborenen (*2434*):

a) Ätiologie und Vorkommen

Die sog. idiopathische Hypercalcämie. Diese Erkrankung wurde zuerst von FANCONI, GIRARDET, SCHLESINGER, BUTLER u. J. BLACK in einer Gemeinschaftsarbeit (*1219*) aus der Schweiz und England beschrieben, nachdem beide Autorengruppen vorher kurze Mitteilungen in ihren eigenen Fällen gegeben hatten. Die Befunde wurden dann von einer großen Zahl anderer Untersucher bestätigt und erweitert (*2411*, *3025*, *784*, *1298*, *3774*, *2434*, *2150*, *3968*, *216*). Die idiopathische Hypercalcämie ist nicht immer im strengen Sinne eine Neugeborenenerkrankung. STAPELTON u. Mitarb. (*3774*) geben an, daß die ersten Erscheinungen meistens im 5. Lebensmonat, gelegentlich aber schon in den ersten Lebenswochen auftreten. CREERY und NEILL (*784*) geben als Erkrankungsalter den 2.—9. Lebensmonat an, sahen aber einmal die Symptome bereits nach der Geburt. Auch SCHAFFER (*3656*) erwähnt, daß einige Symptome, z. B. das Erbrechen, gelegentlich schon in den ersten Lebenstagen vorhanden sind. Die Ursache der Erkrankung ist unbekannt. Wahrscheinlich ist die idiopathische Hypercalcämie nicht einheitlich. Möglicherweise sind einige der beschriebenen Fälle, und zwar die leichten, therapeutisch besser zu beeinflussenden (Typ Lightwood) auf eine Überdosierung von Vitamin D zurückzuführen. Nachdem in England 1957 die sehr hohe prophylaktische Vitamin D-Dosierung stark reduziert wurde, hat die Häufigkeit der Hypercalcämie dort wesentlich abgenommen. Für die meisten Fälle (Typ Fanconi) scheint aber eine solche Vitamin D-Intoxikation ebenso wie ein Hyperparathyreoidismus aufgrund der biochemischen Befunde, insbesondere des Serumcitrat- und Phosphatgehaltes unwahrscheinlich (*3025*, *1298*).

Klinische Symptome. Die ersten Symptome sind Anorexie, Erbrechen, Obstipation und Skeletmuskelhypotonie. Der Serumcalciumgehalt kann bis auf 20 mg-%

erhöht sein. Die Kinder haben außerdem eine Hypophosphatämie, eine renale Acidose und eine Hypercholesterinämie. Die alkalische Serumphosphatase und die Harnstoffclearance sind erniedrigt. Die Säuglinge gedeihen nicht, haben häufig Fieberschübe und eine Polyurie. Bereits in den ersten Lebenswochen oder gar Tagen kann ein systolisches Herzgeräusch hörbar sein. Nahezu gleichzeitig wurde 1961 von WILLIAMS (*4183*) und von BEUREN (*321*) gefunden, daß dieses Systolikum bei Kindern mit Fanconi-Syndrom Zeichen einer supravalvulären Aortenstenose ist. Wenn die supravalvuläre Aortenstenose schließlich aufgedeckt wird, haben viele Kinder einen normalen Serumcalciumgehalt, aber im übrigen das „Vollbild" der idiopathischen Hypercalcämie mit Schwachsinn, Osteosklerose, typischem Gesichtsausdruck, Strabismus, Niereninsuffizienz mit arterieller Hypertension, Skeletmuskelhypotonie und Minderwuchs (*321*, *362*, *2867*). Die Kinder haben später den typischen Gesichtsausdruck und Zahnstellungsanomalien. Ihre psychomotorische Entwicklung ist retardiert (*2078*). ARNIM und ENGEL (*111*) fanden durchschnittlich einen Intelligenzquotienten um 50.

Die Hypercalcämie bei Sarkoidose (familiäre Vitamin D-Überempfindlichkeit?)

ANDERSEN (*78*) und TAYLOR (*3860*) haben gezeigt, daß bei Patienten mit Sarkoidose eine erhöhte Vitamin D-Empfindlichkeit besteht, die gelegentlich zu Hypercalcämie führen kann. HOOFT u. Mitarb. (*1892*) haben 1961 über einen 8 Monate alten Säugling berichtet, der klinische Symptome einer idiopathischen Hypercalcämie hatte bei einem Serumcalciumgehalt von 15 mg-%. Das Kind hatte aber nicht den typischen Gesichtsausdruck und keinen Herzfehler. Der Vater des Kindes hatte eine Sarkoidose. Der Säugling hatte 2mal 15 mg Vitamin D erhalten und die Autoren scheinen anzunehmen, daß eine familiäre Vitamin D-Überempfindlichkeit vorlag. Das Kind konnte durch entsprechende Therapie (s. S. 362) geheilt werden. Ähnliche Überempfindlichkeit gegenüber Vitamin D gibt es auch ohne familiäre Belastung mit der Sarkoidose (*391*, *1855*).

Familiärer Hyperparathyreoidismus

Diese Form der Hypercalcämie ist wahrscheinlich mit der vorhergehenden verwandt. Sie wurde bis 1964 nur bei Erwachsenen beschrieben und trat dort gelegentlich zusammen mit Sarkoidose auf (*3580*, *2008*). HILLMAN (*1808*) hat 2 Neugeborene einer Familie beschrieben, die beide an Hyperparathyreoidismus litten und bereits direkt nach der Geburt mit Skeletmuskelhypotonie und Erbrechen erkrankten. Die tubuläre Rückresorption von Phosphat war vermindert, es bestand eine Hyperaminoacidurie. Die Kinder gediehen schlecht und hatten eine Hypertrophie der Nebenschilddrüsen. Letztere ist allerdings bis zu einem gewissen Grade in der Neugeborenenperiode physiologisch (*2115*).

Hypercalcämie mit verkalkenden subcutanen Fettgewebsnekrosen (*1707*, *302*, *702*, *2570*, *2688*, *3939*)

Subcutane Fettgewebsnekrosen sind eine nicht seltene Folge traumatischer Geburten. Diese Nekrosen verkalken wahrscheinlich öfter als wir es annehmen. Trotzdem gibt es eine bestimmte Gruppe, bei der die Verkalkungen ganz exzessiv sind. Rücken und Extremitäten können bereits 4—6 Wochen nach der Geburt übersäht sein mit Kalkablagerungen (Abb. 129). Gleichzeitig besteht eine Hypercalcämie mit den entsprechenden klinischen Symptomen: Skeletmuskelhypotonie (soweit nicht verdeckt durch die Verkalkungen), Apathie, Erbrechen, Obstipation und Gedeihstörungen. Die Erkrankung heilt zumindest unter entsprechender Diät wohl immer aus. Nach einigen Monaten wird der Kalk resorbiert und der Serumcalciumgehalt ist normal.

Barltrop (*181*) hat 1963 über einen Befund mit verkalkenden Fettgewebsnekrosen bei einem Neugeborenen berichtet, das täglich 2000 E und mehr Vitamin D_2 bekommen hat.

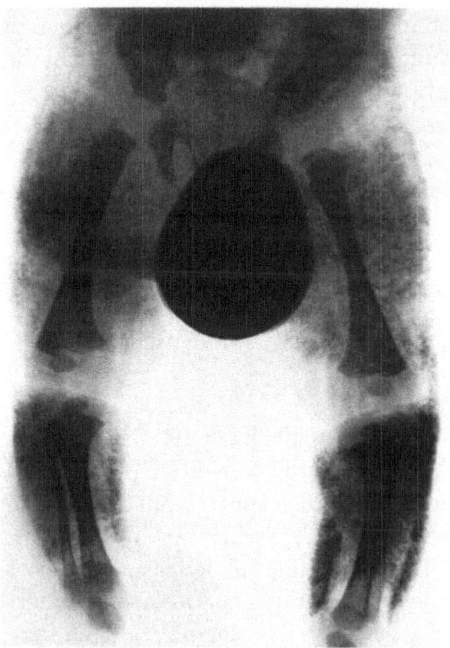

Abb. 129. Ausgedehnte Verkalkungen bei subcutaner Fettgewebsnekrose eines Neugeborenen nach 6 Wochen. (Nach Truckenbrot et al., *3939*)

Hypercalcämie bei plasmacellulärer Pneumonie und Anoxie

Hallman und seine Mitarbeiter (*1653, 1657*) haben 1954—1956 zum erstenmal darauf aufmerksam gemacht, daß Frühgeborene mit plasmacellulärer Pneumonie und wahrscheinlich Frühgeburten mit langdauernden Anoxien überhaupt zu Hypercalcämie mit allen Folgesymptomen neigen (*3410, 1829*). Oft fanden die Autoren sogar Nierenverkalkungen bei Neugeborenen, die an einer plasmacellulären Pneumonie verstarben. Die Ursache dieser Hypercalcämie scheint nicht ganz geklärt zu sein. Wieder ist die damals übliche Vitamin D-Stoßprophylaxe der Frühgeborenen wahrscheinlich zumindest teilweise verantwortlich (*1475, 441*).

Das Blue-Diaper-Syndrom (das blaue Windel-Syndrom) (*2688, 1053*)

1962 und 1964 beschrieben Michael u. Mitarb. eine familiäre Stoffwechselerkrankung, der eine Tryptophanresorptionsstörung zugrunde liegt und die mit Hypercalcämie einhergeht. Der bakterielle Abbau des nicht resorbierten Tryptophans im Darm führt zu erhöhter Indolproduktion und Indicanurie, was für die Blaufärbung des abgestandenen Urins verantwortlich ist und der Erkrankung den spektakulären Namen gegeben hat. Wieder haben die Kinder die typischen Symptome der Hypercalcämie, aber nicht den charakteristischen Gesichtsausdruck und, soweit bis heute bekannt, keine supravalvuläre Aortenstenose.

b) Die neurologischen Symptome der Hypercalcämie

Bei allen Formen der Hypercalcämie ist die neurologische Symptomatik einheitlich. Alle diese Kinder sind hypoton und schließlich apathisch. Dauert die Hypercalcämie an, gedeihen die Kinder nicht, sie bleiben in ihrer körperlichen und geistigen Entwicklung zurück (*558*). Die Versuchung liegt nahe, diese Symptome gleichsam als Antipode der hypocalcämischen Übererregbarkeit membranphysiologisch zu erklären. Es ist auch anzunehmen, daß der negative Einfluß der Calciumionen auf die Ionenpermeabilität der erregbaren Strukturen (s. S. 352) und ihr positiver Einfluß auf die Freisetzung von synaptischen Überträgerstoffen (s. S. 355) sowie auf die elektromechanische Koppelung in der Muskulatur (s. S. 358) die Symptomatik mit beeinflussen. Die Stoffwechseldefekte sind aber zu komplex und im Augenblick noch zu undurchsichtig für eine pathophysiologische Deutung der Symptome.

c) Therapie

Eine gewisse Zahl von Hypercalcämien im Säuglingsalter kann man durch zurückhaltende Vitamin D-Dosierung verhüten. Hypercalcämien Neugeborener und sehr junger Säuglinge sind aber heute wohl nur noch sehr selten Folge zu hoher Vitamin D-Gaben. Bei dem geringsten Verdacht auf eine Vitamin D-Überempfindlichkeit, z.B. bei familiärem Hyperparathyreoidismus oder Sarkoidose, sollte man Vitamin D in minimaler Dosierung unter ständiger Kontrolle des Serumcalciumspiegels geben. Viele der hier angeführten hypercalcämischen Neugeborenen können durch eine Diät mit niedrigem Calciumgehalt geheilt werden. Bei Neugeborenen kann man Frauenmilch zuführen und ihr eine dem Calciumgehalt äquivalente Menge Natriumsulfat zusetzen, um das Calcium auszufällen (*3939*).

$$Na_2SO_4 + Ca^{++} \rightarrow CaSO_4 \downarrow + 2\,Na^{++}. \tag{13}$$

Locasol ist ein Calcium-armes Milchpräparat (7 mg/100 ml Milch). Es muß mit stark Calcium-armem Wasser aufbereitet werden. Reichen diätetische Maßnahmen nicht aus, kann Prednisolon den Serumcalciumgehalt durch verminderte Resorption aus dem Darm senken (*1298*, *3774*).

E. Magnesium

Drei verschiedene, aber wahrscheinlich ineinandergreifende Wirkungen des Magnesiums sind für das Nervensystem bedeutungsvoll.

1. Magnesium ist ein Aktivator für eine große Zahl von Fermentreaktionen, darunter die Adenosintriphosphorsäure-Spaltung und die oxydative Phosphorylierung (*4037*, *4038*, *39*).

2. Magnesium hat eine dem Calcium vergleichbare Wirkung auf die Membranerregbarkeit (*1168*).

3. Magnesium hat eine dem Calcium entgegengesetzte Wirkung auf die Freisetzung von Acetylcholin an den neuromuskulären und den cholinergischen vegetativen Synapsen (*3767, 624*).

Magnesium befindet sich vorwiegend im intracellulären Raum. Die normale Konzentration im Serum liegt beim Erwachsenen zwischen 1,5 und 2,5 mEq/l. Salmi (*3410*), Anast (*69*) und Ferola (*1247*) haben die Werte bei Neugeborenen ermittelt. Im Nabelschnurblut ist die Schwankungsbreite offenbar groß mit 1,5—4,0 mg-%. Nach der Geburt liegen die Werte zwischen 1,39 und 2,9 mg-%. Smith (*3557*) gibt umgerechnet in Milliäquivalente folgende mittlere Normalwerte an: Nabelschnurblut 2,3 mEq/l, 1. Lebenswoche 2,33 mEq/l, 1—12 Monate 1,6 mEq/l, Erwachsene 1,5—2,5 mEq/l. Im Liquor beträgt die Magnesiumkonzentration 2,4 mEq/l, sie wird wie die Kalium- und Calciumionen-Konzentration dort in weiten Grenzen unabhängig vom Serumgehalt konstant gehalten (*2145*).

1. Die Hypomagnesiämie

a) Ätiologie und Vorkommen

Die hypomagnesiämische Tetanie ist bei Erwachsenen und im Tierversuch seit 1932 gut bekannt (*2252, 1820, 3990, 4036, 2516, 1633*). Sie kommt bei Erwachsenen hauptsächlich bei chronischen Darmresorptionsstörungen, beim Alkoholismus, bei der Lebercirrhose, bei der Nephritis und Eklampsie, Pankreatitis, Hyperalderosteronismus und prolongierter Infusionsbehandlung ohne Magnesiumzusatz vor. Davis u. Mitarb. (*868*) haben 1965 zum ersten Mal ein Neugeborenes mit hypomagnesiämischer Tetanie beschrieben. Die Mutter hatte eine Cöliakie.

b) Klinische Symptome

Die klinischen Symptome der Hypomagnesiämie sind denen der hypocalcämischen Tetanie offenbar ähnlich. Fishman (*1276*) weist darauf hin, daß die Carpopedalspasmen fehlen können, während das Chvosteksche Zeichen, die Hyperreflexie, Myoklonien und Tremor vorhanden sind. Das von Davis u. Mitarb. beschriebene Neugeborene bekam am 9. Lebenstag generalisierte Krampfanfälle mit Krampfpotentialen im EEG. Allerdings hatte dieses Kind zusätzlich eine Hypocalcämie, deren Behandlung aber ohne Wirkung auf die Symptome blieb.

c) Pathologische Physiologie

Die Auswirkungen der Hypomagnesiämie auf die Erregbarkeit des Nervensystems dürften der der Hypocalcämie ähnlich sein, obgleich kaum detaillierte Untersuchungen bei Hypomagnesiämie vorliegen. Einige Besonderheiten sollen hier besprochen werden. Im Gegensatz zu Calciumionen hemmen die Magnesiumionen, wie oben bereits angegeben ist, die Freisetzung von Acetylcholin an der neuromuskulären Synapse. Bei Hypomagnesiämie sollten also stärker als bei Hypocalcämie Acetylcholin-bedingte Spontanerregungen der Muskulatur, Fibrillieren und Fasciculieren nachweisbar sein. Die Befunde der verschiedenen Untersucher lassen vermuten, daß die neben peripheren tetanischen Symptomen beobachteten Krämpfe cerebraler Natur sein können (*1276*, *868*).

d) Therapie

Die Therapie besteht in der intravenösen Zufuhr von Magnesium. Das von DAVIS beschriebene Neugeborene wurde unter der intravenösen Infusion von 2,5 mEq Magnesium i.v. anfallfrei und die Krampfpotentiale verschwanden im Elektroencephalogramm.

2. Die Hypermagnesiämie

Die narkotische Wirkung von Magnesiumsalz ist schon seit dem 17. Jahrhundert bekannt (*1276*). MELTZER und AUER (*2660*) haben die Magnesiumnarkose ausführlich untersucht. Die Hypermagnesiämie ist seit 1925 gelegentlich eine iatrogene Intoxikation bei Magnesiumsulfatbehandlung (Epson-Salz) der Nephritis und der Eklampsie (*1820*). Noch 1955 empfahl PRITCHARD (*3164*) den Gebrauch von Magnesium bei der Behandlung der eklamptischen Toxämie der Schwangeren und damit wird die Hypermagnesiämie für die Neugeborenenneurologie wichtig. Nach PRITCHARD beeinflussen therapeutische Dosen, der Mutter unter der Geburt verabreicht, die Aktivität des Feten nicht. FISCHMAN (*1276*) berichtet über ein Neugeborenes mit Magnesiumintoxikation infolge hochdosierter Infusionstherapie der Mutter mit Magnesium unter der Geburt.

a) Klinische Symptome

Das von FISCHMAN beschriebene Kind war apathisch, es atmete nicht, hatte eine Areflexie, eine Bradykardie von 80/min und einen Apgar-Index von 1. Bei Erwachsenen (*1168*, *4038*) ist außerdem eine schwere Vasodilatation mit Blutdruckabfall und im EKG eine Zunahme der PQ- und QRS-Zeit sowie der Amplitude der T-Welle beschrieben (*2720*, *3576*). Die Skeletmuskulatur ist schließlich wie nach Curare gelähmt. Der Patient wird somnolent und im Endstadium komatös.

b) Pathologische Physiologie

Die zum Calcium antagonistische Wirkung des Magnesiums an den cholinergischen Synapsen ist offenbar für die Symptome der Hypermagnesiämie besonders wichtig. Die Freisetzung von Acetylcholin an der motorischen Endplatte wird gehemmt und schließlich soweit verhindert, daß eine Lähmung entsteht (*2080*, *623*, *624*), die der Curarelähmung und der Myasthenie gleicht. Sie kann daher auch durch Prostigmin aufgehoben werden (s. S. 151). Das ist verständlich, da Prostigmin als Cholinesterasehemmer dafür sorgt, daß die geringen Reste des noch entstehenden Acetylcholins nicht abgebaut werden. An den vegetativen Synapsen hat das Magnesium eine dem Atropin ähnliche Wirkung, eine Ganglienblockade, die die Ursache für die Gefäßlähmung und den Blutdruckabfall darstellt (*3767*). Die Wirkung auf intrazentrale synaptische Erregungsprozesse (*509*) ist weniger verständlich, wohl weil wir die chemische Funktionsweise der cerebrospinalen Synapsen und ihre Kybernetik nicht genügend überschauen.

c) Therapie

Für die synaptischen Funktionen ist offenbar das Verhältnis Magnesium- zu Calciumionen wichtig (*509*). Darauf beruht die Behandlung der Hypermagnesiämie mit $CaCl_2$ bei Erwachsenen (*1820*). Das ist auch in der Neonatologie ein gut bekanntes Therapeutikum, dessen Gefahren zumindest überschaubar sind (s. S. 359). Erfahrungen über die Behandlung der Hypermagnesiämie liegen aber in dieser Altersgruppe nicht vor. Das von Fischman (*1276*) beschriebene Kind mit Magnesiumintoxikation erholte sich nach 20 min und überlebte. Am wichtigsten ist wohl die Verhütung durch Einschränkung der Magnesiumpräparate bei Schwangeren und gegebenenfalls künstliche Beatmung.

XVII. Hyperbilirubinämie und Kernikterus

a) Geschichte

Orth (*2946*) hat 1875 zum erstenmal die Gelbfärbung bestimmter Hirngebiete bei Neugeborenen beschrieben. Schmorl (*3692*) gab diesem Befund den heute weltweit gebrauchten Namen „Kernikterus". Die neurologischen Symptome, die bei stark ikterischen Neugeborenen auftreten können, wurden schon von den Erstbeschreibern Arkwright (*106*), Beneke (*259*) und Esch (*1196*) mit diesem Kernikterus in Zusammenhang gebracht. Yllpö (*4281, 4283*) hat, ohne es beweisen zu können, den Icterus neonatorum als funktionelle Schwäche der Leber, als Unreife bei der Ausscheidung des Bilirubins gedeutet. Diese Hypothese wurde erst in den Jahren 1956—1958 gesichert (*347*, *3687*, *3688*, *477*, *2329*, *2289*, *4008*). Die genannten Autoren konnten beweisen, daß die Koppelung des Bilirubins an das Glucuronid der Uridin-diphosphat-glucuronsäure (UDPGA) eine Voraussetzung für seine Ausscheidung ist. Diese Koppelung erfolgt unter dem Einfluß einer Glucuronsäuretransferase, eines Fermentes, das in den Mikrosomen der Leber gefunden wurde (*1052*). Bei Neugeborenen ist diese Transferierung quantitativ ungenügend, um den auch ohne gesteigerte Hämolyse zu erwartenden Anfall von Bilirubin zu bewältigen. Bereits vor 1941 wurden zahlenmäßig weniger bedeutsame Ursachen eines verstärkten Icterus neonatorum mit Kernikterus gefunden, z.B. die Sepsis (*915*, *344*). Ottenberg (*2962*) vermutete 1923 einen Zusammenhang zwischen dem Ikterus des Neugeborenen und einer Blutgruppenunverträglichkeit im AB0-System zwischen Mutter und Kind. In den Jahren 1925 und 1926 wiesen dann Hirszfeld und Zborowski (*1822*, *1823*) sowie Smith (*3560*, *3561*) tatsächlich den Übergang mütterlicher Antikörper auf das Blutgruppen-heterospezifische Kind nach. 1940 entdeckten Landsteiner u. Wiener (*2304*) den Rh-Faktor (D). 1941 konnten Levine u. Mitarb. (*2388*) den Beweis erbringen, daß die Sensibilisierung Rh-negativer Mütter durch Bluttransfusionen mit Rh-positiven Erythrocyten oder durch Schwangerschaften mit Rh-positiven Feten die Rh-positiven Kinder nachfolgender Schwangerschaften gefährdet und bei ihnen Hämolyse, Ikterus, Erythroblastose und in schweren Fällen einen Hydrops universalis verursacht (*4158*, *4160*). Wallenstein (*4060*, *4061*), Wiener (*4163*, *4162*) sowie Allen u. Diamond (*51*) führten die Austauschtransfusion in die Behandlung der Erythroblastose ein, nachdem allerdings schon lange vorher Kleinschmidt (*2187*) über gute Erfahrungen mit Bluttransfusionen berichtet hatte.

1963 hat LILEY (*2414*) zum erstenmal Feten in utero Erythrocytenkonzentrate in die Peritonealhöhle injiziert, in der Hoffnung die Prognose solcher Kinder zu bessern, die bereits schwer geschädigt geboren werden oder intrauterin absterben. Der gleiche Autor hat mit der routinemäßigen Untersuchung des Fruchtwassers bei allen Rh-negativen Schwangeren mit Verdacht auf Sensibilisierung die Diagnose der fetalen Erythroblastose in utero und die Bestimmung ihres Schweregrades möglich gemacht.

Die Ansicht von YLLPÖ (*4281*, *4283*) und WIENER (*4160*) ist heute nicht mehr umstritten: Der physiologische Icterus neonatorum und der Icterus gravis der Kinder mit Erythroblastose ist pathophysiologisch nur durch die verstärkte Hämolyse beim letzteren unterschieden, im übrigen aber in gleicher Weise auf die oben näher beschriebene physiologische Begrenzung der Bilirubinausscheidung zurückzuführen. Eine Störung bei der Bilirubinausscheidung in der Leber muß dann genauso wie eine verstärkte Hämolyse die Hyperbilirubinämie und damit unter Umständen einen Kernikterus zur Folge haben. SCHELLONG (*3668*) hat zur terminologischen Klarstellung vorgeschlagen, immer dann von Hyperbilirubinämie und Icterus gravis zu sprechen, wenn der Serumbilirubingehalt die Normalgrenze der Maximalwerte reifer Neugeborener überschreitet, d.i. 14 mg-%. Hinsichtlich der Schwierigkeiten der Bilirubinbestimmung sei auf die Darstellung von SCHELLONG verwiesen. Wir selbst berücksichtigen bei der Bilirubinbestimmung aus dem Fersenblut des Kindes eine Fehlerbreite von mindestens 5% (*2623*).

b) Ätiologie und Vorkommen

Bereits die Untersucher zu Beginn dieses Jahrhunderts haben den Zusammenhang zwischen Bilirubinämie und Kernikterus für sicher gehalten (*1452*, *1559*). MOLLISON und CUTBUSCH (*2750*) haben dann zahlenmäßig sichern können, daß das Ausmaß der hämolytischen Anämie zur Schwere des Kernikterus positiv korreliert ist. HSIA (*1923*), MOLLISON und CUTBUSH (*2750*) und SCHELLONG (*3667*) konnten schließlich beweisen, daß der Kernikterus bei Serumbilirubinwerten unter 20 mg-% selten, bei Werten über 30 mg-% häufig auftritt (s. Tabelle 20).

Tabelle 20

HSIA et al. (*1923*)		MOLLISON u. CUTBUSH (*2750*)	
Serum-Bilirubin:		Serum-Bilirubin:	
31 mg-%	50% Kernikterus	30—40 mg-%	75% Kernikterus
16—30 mg-%	18% Kernikterus	25—29 mg-%	23% Kernikterus
6—15 mg-%	3% Kernikterus	19—24 mg-%	8% Kernikterus
0— 5 mg-%	0% Kernikterus	10—18 mg-%	0% Kernikterus

Damit ist weder bewiesen, daß Bilirubin das toxische Substrat ist, noch soll durch diese Zahlen eine Indikation zur Austauschtransfusion vorweggenommen werden (s. S. 374). Beide Probleme sind sehr komplex und müssen ausführlicher erörtert werden. Die Ergebnisse der genannten Autoren haben aber insofern große grundsätzliche Bedeutung erhalten, als sich herausgestellt hat, daß alle Erkrankungen mit Hyperbilirubinämien zum Kernikterus führen können, wenn das nicht ausscheidungsfähige, nicht an Glucuronsäure gekoppelte sog. indirekte

Bilirubin im Serum erhöht ist (*1920*). Das gilt nicht nur ausschließlich für die Neugeborenenperiode (s. S. 378), hat aber nur dort große praktische Bedeutung. Es ist unwahrscheinlich aber immer noch nicht sicher ausgeschlossen, daß das konjugierte, ausscheidungsfähige Bilirubin ähnlich toxischen Einfluß auf das Nervengewebe hat (*4332*, *3105*). Fälle von Kernikterus bei hohem Serumgehalt ausschließlich an konjugiertem Bilirubin sind nicht beschrieben. Solche Fälle kommen aber auch nur selten vor, konjugiertes Bilirubin wird schnell ausgeschieden und erreicht im Serum kaum langdauernd hohe Werte. Das konjugierte Bilirubin kompetiert wie andere Farbstoffe, freie Fettsäuren und einige Pharmaka (s. S. 377) mit dem indirekten Bilirubin an der Serum-Albuminbindung und kann insofern die Kernikterusgefahr erhöhen (*4340*).

Wir sahen ein Frühgeborenes von 39 Wochen Konzeptionsalter mit 20,2 mg-% gekoppeltem, direktem Serumbilirubin infolge cholangitscher Abflußstörung in der 4. Lebenswoche. Das Kind verstarb und hatte eine intensive Gelbfärbung der Dura und anderer Organe aber keinen Ikterus des Nervengewebes.

Die Hauptursachen der Hyperbilirubinämien in der Neugeborenenperiode sind:

1. Die hämolytischen Anämien infolge Blutgruppenunverträglichkeit zwischen Mutter und Fetus. Etwa 80% dieser hämolytischen Anämien beruhen auf einer Unverträglichkeit im Rh- und 20% im AB0-System (*954*, *2499*). Frühgeborene erkranken sehr selten an einer AB0-Erythroblastose (*3668*). Diese machen auch nur in ganz seltenen Ausnahmen bereits intrauterine Fruchtschäden (*1267*). Bei den Rh-Unverträglichkeiten handelt es sich meistens um eine D-Sensibilisierung. Die c-, E- und C-Sensibilisierungen sind mit 4—5% seltene Ursachen einer Blutgruppenunverträglichkeit. Von Gordon (*1501*) wurde ein schwerer Fall von Hydrops und Kernikterus infolge mütterlicher c-Sensibilisierung beschrieben. Die Häufigkeit der Rh- und der AB0-Erythroblastose beträgt je 0,6% aller Schwangerschaften (*2385*).

In etwa 5% der Ehen, in der die Mutter Rh-negativ, der Vater Rh-positiv ist, erkranken die Feten an einer Erythroblastose, in 1—5% der Familien mit AB0-Konstellation (*954*). Einige Zahlen aus der Zeit vor Einführung der Austauschtransfusion sollen die Gefahren für den an Erythroblastose erkrankten Feten verdeutlichen: 220 Ehen, in denen die Mütter Rh-negativ, die Väter Rh-positiv waren, wurden von Gerrard genau untersucht. 433 Kinder dieser stark ausgewählten Patientengruppe waren gesund und 385 Kinder waren von einer mehr oder weniger schweren Form der Erythroblastose befallen: 261, d.h. 66% von diesen 385 Kindern hatten eine Anämie oder eine milde Form des Ikterus ohne neurologische Symptome, 72, d.h. 18,7% hatten einen Kernikterus und 52, d.h. 13,5% einen Hydrops fetalis. Docter (*985*) untersuchte 34 Neugeborene mit Icterus gravis. 20mal konnte er eine fetale Erythroblastose nachweisen, 15mal Symptome des Kernikterus. Diese Zahlen stimmen gut mit der ausgedehnten Untersuchung von Allen (*50*) überein. Allen, Diamond und Vaughan hatten unter den Rh-Erythroblastosen der Vor-Austauschzeit 22—28% Fälle von Kernikterus.

2. 1949 fanden Zuelzer und Abt (*4331*), daß bei Vergiftungen mit naphthalinhaltigem Mottenpulver eine hämolytische Anämie mit Heinzschen Innenkörpern auftreten kann (*2519*), wie sie auch nach chininhaltigen Malariamitteln

(*1835*), nach Menadion-natrium-bisulfit, dem wasserlöslichen Vitamin K, nach Favabohnen, nach Nitrofurazone und anderen Medikamenten gefunden wurde (*4321*, *487*, *2263*). Obgleich grundsätzlich alle Menschen erkranken können, sind bestimmte Personen besonders anfällig, z.B. 10% der Neger und ein Teil der Bewohner des Mittelmeerraumes. ZINKHAM u. CHILDS (*4321*, *4322*) fanden, daß die besondere Anfälligkeit auf einer Stoffwechselerkrankung beruht, die geschlechtsgebunden recessiv vererbt wird. Es handelt sich um einen Defekt im Glutathionstoffwechsel der Erythrocyten mit einem Mangel an Glucose-6-phosphat-dehydrogenase. Diese Erkrankung kann schon in der Neugeborenenperiode zum hämolytischen Ikterus und zum Kernikterus führen (*2826*). VALAES (*3988*) und IRLE (*1994*) konnten nachweisen, daß auch Kinder ohne den Stoffwechseldefekt bei Inhalation naphthalinhaltiger Dämpfe eine hämolytische Anämie, eine Hyperbilirubinämie und einen Kernikterus bekommen können. Das wasserlösliche Vitamin K kann bei allen Neugeborenen, insbesondere aber bei unreifen Kindern, eine ähnliche hämolytische Anämie mit Heinzschen Innenkörpern bewirken, die zu Icterus gravis und Hirnschaden führen kann (*1392*, *52a*, *4178*, *2262*, *409*, *2686*, *757*, *315*). SCHALL (*3658*) fand unter 442 Frühgeborenen, die 3mal 10 mg-% synthetisches, wasserlösliches Vitamin K bekamen, in 53 Fällen einen Kernikterus. Nach Reduktion der Dosis auf 3mal 1 mg hatte er dagegen keinen solchen Fall mehr unter 146 Frühgeborenen. Die gesteigerte Hämolyse ist nicht der einzige Grund für die Hyperbilirubinämie (*1687*). Abbauprodukte des wasserlöslichen Vitamin K kompetieren mit dem Bilirubin bei der Glucuronsäurekoppelung und machen möglicherweise eine Leberschädigung (*2492*, *1094*). Vitamin K_1 hat die Nebenwirkungen des wasserlöslichen Vitamin K nicht, es ist in einer Dosis von 1 mg wirksam (s. S. 314) und, soweit wir wissen, unschädlich (*121*, *1094*).

3. Familiäre hämolytische Anämien können ebenfalls zum Icterus neonatorum gravis und damit zum Kernikterus führen, wenn der erste hämolytische Schub bereits in der Neugeborenenperiode erfolgt. Die Transferasekapazität ist dann noch nicht groß genug, um die großen Mengen des anfallenden Bilirubins an Glucuronsäure zu koppeln und damit ausscheidungsfähig zu machen (*478*).

4. Der angeborene Mangel an Glucuronyltransferase (*796*, *3339*, *4009*) kann ebenfalls über die unvermeidliche Erhöhung des indirekten Serumbilirubins zum Kernikterus führen.

5. 1950 haben ZUELZER und MUDGETT (*4333*) sowie AREY und DENT (*104*) zum erstenmal darauf aufmerksam gemacht, daß Frühgeborene ohne eine hämolytische Anämie infolge einer besonderen Unreife der koppelnden Fermentsysteme an einem Kernikterus erkranken können. Später wurden diese Berichte vielfach bestätigt und erweitert (*1509*, *4008*, *3209*, *197*, *3101*). Wir werden noch genauer zu besprechen haben, ob und wie häufig der unkomplizierte Icterus gravis bei Frühgeborenen tatsächlich Anlaß zu neurologischen Residualsymptomen ist (s. S. 375). Gerade diese Form des Icterus gravis wird bei Neu- und Frühgeborenen durch mehrere Faktoren verstärkt:

a) Geburtstraumatische Blutungen, Hypoglykämien und Hypoxien können besonders im Rahmen des Atemnotsyndroms vielleicht den Ikterus verstärken, sicher aber die Gefahr des Kernikterus erhöhen (*564*, *364*, *2702*, *4334*, *3699*, *3791*). Letzteres wird auf S. 375 besprochen werden.

Zuelzer u. Mitarb. (*4334*) nehmen an, daß die wahrscheinlich extrahepatische Bildung des Bilirubinmonoglucuronids beim Atemnotsyndrom gestört ist, während die intra-hepatische Diglucuronidbildung stark vom Gestationsalter des Feten abhängig und bei Frühgeborenen unvollständig ist. Auch eine (hypoxische ?) Motilitäts- und Permeabilitätsstörung des Darmes mit langer Verweildauer des stark bilirubinhaltigen Meconiums kann vielleicht zur verstärkten Resorption und damit zur Hyperbilirubinämie führen (*3974*). Für viele andere Faktoren, die meist gemeinsam mit Hypoxien auftreten, wurde eine positive Korrelation zum Serumbilirubingehalt gefunden oder angenommen, z. B. für ausgedehnte Blutungen, insbesondere Hirnblutungen (*564*), für andere Formen komplizierter Geburten (*2573*) und für Wehenmittel (*2671*). Wir möchten für alle diese unter 5a genannten Formen den von Martius (*2573*) vorgeschlagenen Ausdruck „Belastungsikterus" befürworten. Die Hyperbilirubinämie der Kinder diabetischer Mütter wurde auf S. 244, der Icterus prolongatus der kongenitalen Hypothyreosen auf S. 124 und der Neugeborenen mit Down-Syndrom auf S. 206 erwähnt.

b) Bei der Sepsis des Neugeborenen ist die Hyperbilirubinämie offenbar teilweise durch eine Hepatitis bedingt, besonders gilt das für die angeborene Lues (*1305*).

c) Eine besondere Gefahr für das Zentralnervensystem in der Neugeborenenperiode stellen solche Substanzen dar, die das Bilirubin aus seiner Bindung an das Serumalbumin verdrängen, z. B. Wasserstoffionen, Salicylate und Sulfonamide. In diesen Fällen wird das Bilirubin im Gewebe abgelagert, und es kann schon bei niedrigen Serumbilirubinwerten ein Kernikterus auftreten (*2916—2918*). Silverman u. Mitarb. (*3520*) haben zum erstenmal über eine Häufung von Hyperbilirubinämien und Kernikterus berichtet bei solchen Frühgeborenen, die Sulfonamide erhalten hatten. Dieser Befund wurde mehrfach bestätigt, der Kreis der wirksamen Substanzen wurde erweitert und als Sulfisoxazol, Sulfathiazol, Sulfäthylthiodiazol, Sulfamethoxypyrimidin und Novobiocin identifiziert (*3596, 1703, 367, 2218, 1477*).

Alle die hier genannten Faktoren können allein oder zusammenwirkend zum Kernikterus führen. Welche Bedeutung die Höhe des Bilirubinspiegels hat, wird im Kapitel „Therapie" besprochen werden, da diese Fragen unmittelbare Beziehung zur Indikation der Austauschtransfusion haben.

c) Klinische Symptome des Kernikterus beim Neugeborenen

Wenn die Diagnose Kernikterus beim Neugeborenen zur Diskussion steht, weisen im allgemeinen die Anamnese, die klinische Untersuchung des Kindes und die Laboratoriumsbefunde auf eine von jenen Situationen hin, die im vorigen Abschnitt als Ursache der Neugeborenen-Hyperbilirubinämie besprochen wurden. Bei der Beschreibung der neurologischen Symptome stützen wir uns auf die eigenen Erfahrungen an über 50 Kindern mit Icterus gravis und Serumbilirubinwerten zwischen 18 und 45 mg-%, bei denen wir mehrfache spezielle neurologische Neugeborenenuntersuchungen durchgeführt haben (*3733*). Außerdem liegen dieser Darstellung die Arbeiten der bereits genannten Erstbeschreiber und anderer Autoren zugrunde (*37, 1206, 564, 3690, 2212, 807, 572, 337, 811, 3134, 2493, 3359, 973*).

Bei den unbehandelten Erythroblastosen treten die neurologischen Symptome zwischen dem 2. und 5. Lebenstag auf, beim Ikterus der Frühgeborenen dagegen meistens erst zwischen dem 4. und 8., manchmal erst am 10. Tag. Beim Morbus Crigler Nadjar können die ersten Zeichen des Kernikterus unter Umständen auch einmal erst nach Jahren sichtbar werden (*3339*).

Im ersten Stadium der Bilirubinencephalopathie werden die Kinder zunächst apathisch und hypoton, was noch nicht immer irreversiblen Hirnschaden bedeutet. Apathie und Hypotonie haben wir auf S. 99 u. 102 genau definiert. Die Neugeborenenreflexe sind in diesem Stadium des drohenden Kernikterus noch vorhanden, sie sind aber leicht erschöpfbar oder unvollständig. Dem Moro-Reflex fehlt z.B. gelegentlich die Flexorkomponente, die Kinder schreiten nur 2 oder 3 Schritte. Das Brustsuchen und die Saugbewegungen sind kraftlos, der Lidschlag und alle spontanen Bewegungen sind langsam und selten. Die tonisch-myotatischen Reflexe (s. S. 35) fehlen. Versucht man das Kind an den Armen aufzuziehen, bleiben die Ellenbogen gestreckt. Der Greifreflex, im Prinzip vorhanden, kann nicht durch langsame Dehnung der Fingerbeuger verstärkt werden. Es gelingt dem Kind nicht, den Kopf zu halten. Die phasischen Muskeleigenreflexe sind im Gegensatz zu den tonischen in diesem Stadium immer erhalten.

Das 2. Stadium der Bilirubinencephalopathie ist durch motorische Koordinationsstörungen und Reizerscheinungen charakterisiert. Kinder mit diesen Symptomen haben bereits eine wesentlich schlechtere Prognose. Aufgrund unserer eigenen Befunde möchten wir aber annehmen, daß die Hirnschädigung auch jetzt noch ausnahmsweise nach einer Austauschtransfusion reversibel sein kann. Charakteristisch für dieses Stadium sind zeitweilig auftretende Dystonien der Skeletmuskulatur mit Versteifung und katatonen Haltungen der Extremitäten, insbesondere der Arme, mit Opisthotonus und tonischer, gelegentlich auch rhythmischer Verdrehung der Bulbi. Die Kinder schreien manchmal schrill auf, sie sind kurzfristig sehr unruhig und fallen dann in eine schlaffe Haltung mit Apathie zurück. Von den Erstbeschreibern sind gelegentlich Krämpfe gesehen worden. Wir konnten bisher bei Kindern mit Hyperbilirubinämie keine Krampfentladungen im Elektroencephalogramm und auch klinisch keine sicheren cerebralen Anfälle beobachten. Möglicherweise sind so schwere Formen von Kernikterus heute selten, möglicherweise sind aber auch manche der extrapyramidalen Bewegungsautomatismen als Konvulsionen gedeutet worden (s. S. 104). Anfälle von Cyanose und Asphyxie leiten dann in das 3. Stadium, in das Koma über. Erst jetzt erlöschen die Muskeleigenreflexe, das Kind reagiert auch nicht mehr auf extroceptive Reize.

Das Elektroencephalogramm kann auch subklinische cerebrale Anfälle erkennen lassen und das Ausmaß der pathologischen Aktivität angeben. Bei Hyperbilirubinämie des Neugeborenen ohne Sensibilisierung und ohne sonstige Komplikationen ist das Elektroencephalogramm meistens normal.

Der Liquor cerebrospinalis bei Icterus gravis neonatorum wurde von Roberts (*3291*), Stempfel und Zetterström (*3785*), Schmöger (*3691*), Nasralla (*2835*) sowie Michaelis und Schulte (*2691*) untersucht. Der Gehalt an Bilirubinähnlichen Farbstoffen steigt im Liquor an mit zunehmendem Serumbilirubin. Das Verhältnis Serum/Liquorbilirubin ist um so kleiner, je unreifer das Kind ist. Dieser Faktor beträgt beim ausgetragenen Kind rund 20 (s. S. 87). Außerdem ist der Eiweißgehalt des Liquors beim Icterus gravis erhöht. Es besteht wieder eine positive Korrelation zwischen dem Protein- und dem Farbstoffgehalt des Liquors.

Auf die Symptomatologie der Spätschäden braucht im Rahmen dieser Darstellung nicht ausführlich eingegangen zu werden. Entsprechend den im nächsten Kapitel geschilderten anatomischen Befunden werden zumeist folgende Restschäden einzeln oder in Kombinationen gefunden: Extrapyramidale Bewegungsstörungen, wobei die oberen Extremitäten mehr als die unteren betroffen sind. Gelegentlich finden sich auch einzelne Symptome pyramidaler Spastik, Taubheit und Sprachstörungen, Augenmuskellähmungen, geistige und emotionale Störungen und gelegentlich Krämpfe (*3604*, *1620*, *1866*, *536*, *3996*, *4276*, *2303*, *3068*, *1264*, *572*, *811*, *1369*, *3101*). Von LANDÉ (*2303*) wurde einmal vorübergehend, einmal eine dauernde Blindheit beobachtet. Gegen einige dieser Arbeiten muß man den Einwand erheben, daß nicht alle retrospektiv aufgedeckten Symptome bei Kindern mit Icterus gravis neonatorum Folge einer Bilirubinencephalopathie sind (s. S. 376).

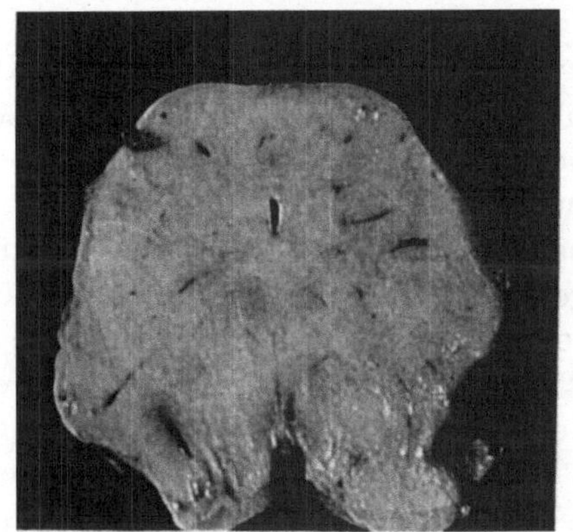

Abb. 130. Schnitt durch den Hirnstamm im Bereich der Vierhügelplatte bei einem Neugeborenen mit Icterus gravis infolge Rh-Erythroblastose. Gelbfärbung der Nervenzellen des N. oculomotorius. Ähnliche Pigmentablagerungen finden sich auch in der Hirnrinde, in den Stammganglien, im Kleinhirn und im Rückenmark

d) Pathologische Anatomie

Nach den eingangs zitierten Erstbeschreibern des Kernikterus haben dann vor allem ZIMMERMANN u. YANNET (*4319*), FITZGERALD (*1278*), CLAIREAUX (*692*), BAKKER (*159*) und CHEN (*665*) die Anatomie des Kernikterus beschrieben. Die graue Substanz des Gehirns ist im akuten Stadium gelb gefärbt (Abb. 130) mit deutlicher Bevorzugung der Basalganglien (Pallidum, Putamen und Corpus Luys), des Hypothalamus, des Ammonshornes, der Oliven, der Kerngebiete der Medulla oblongata, des Nucleus dentatus sowie des Flocculus cerebelli. Aber auch die Hirnrinde und die graue Substanz des Rückenmarkes können bei schweren Fällen gelb gefärbt sein. Der abgelagerte Farbstoff ist Bilirubin und Mesobilirubin (*217*, *693*, *4011*, *4083*, *4084*, *2327*). In leichten Fällen kann die Gelbfärbung das einzige Zeichen der Bilirubinencephalopathie sein, sie ist also nicht unbedingt mit Zelltod verbunden (*754*). Die Blutgefäße sind in den befallenen Hirngebieten erweitert. In schweren Fällen sieht man Gliaproliferationen, Phagocytose und alle Stadien des Nervenzellunterganges mit Schwellung, mangelhafter Färbbarkeit und schließlich Cytolyse. Im chronischen Stadium ist die Gelbfärbung verschwunden, die ehemals betroffenen Hirngebiete sind atrophisch, die von ihnen ausgehenden Nervenfasern sind unter Verlust ihrer Markscheide degeneriert. Die Veränderungen gleichen dann dem Status dysmyelinisatus von C. u. O. VOGT (*737*) und den Restschäden nach Hypoxie, Anämie und CO-Vergiftung (*2678*, *1369*). Die anatomischen Veränderungen im Zentralnervensystem bei Hyperbilirubinämie sind quantitativ sehr unterschiedlich, im Prinzip aber bei den verschiedenen Ursachen des Icterus gravis gleichartig (*104*, *1509*, *364*). Auch die zentralnervösen Läsionen und die klinischen Symptome eines mutierten Stammes von Wistar-Ratten, die keine Glucuronyltransferase besitzen, sind denen des hier beschriebenen Kernikterus gleich (*1613*, *597*, *478*, *1576*, *367*, *2056*).

e) Die Pathogenese der Bilirubinencephalopathie

Welches ist der Grund für die Hirnschädigung bei der Hyperbilirubinämie des Neugeborenen? Wir möchten uns jenen Autoren anschließen, die annehmen, daß die Toxizität des Bilirubins den Untergang der Nervenzellen bedingt. Es sind nicht alle Zweifel restlos beseitigt, ob nicht andere Stoffe und die anämische Hypoxidose die Encephalopathie verursachen oder entscheidend mit beeinflussen. Insbesondere eine gewisse Ähnlichkeit in Morphologie und Lokalisation mit den hypoxischen Hirnschäden hat diese Diskussion wachgehalten (*3587*). Im Augenblick sprechen aber so viele wichtige Befunde für einen direkten, toxischen Einfluß des Bilirubins auf die Atemfunktionen der Zelle, daß diese Ergebnisse im Mittelpunkt unserer Darstellungen stehen müssen. Küster u. Krings (*2265*, *2266*) haben 1950 zum erstenmal die Toxizität des Bilirubins im Tierversuch nachgewiesen. Die Ergebnisse wurden von Claireaux (*693*), Day (*889*), Waters (*4084*) sowie Behrman und Hibbard (*242*) bestätigt. Eine Konzentration von 20 bis 25 mg-% Bilirubin, dem Hirnhomogenat zugesetzt, vermindert die Sauerstoffaufnahme um 25%. In der isolierten Rattenleber hemmt Bilirubin die oxydative Phosphorylierung in den Mitochondrien bei etwa der gleichen Konzentration (*4311*, *1194*). Auch Muskelzellen gehen nach Zusatz von Bilirubin in einer Konzentration von 30 mg-% zugrunde (*889*, *2264*). Cytochrom C, Sauerstoff und Methylenblau können die toxischen Effekte des Bilirubins aufheben (*889*, *890*, *1194*).

Ganz unabhängig von der sog. Blutliquorschranke wird die fermentative Oxydation im Zellhomogenat — also nach Zerstörung aller „Schranken" — bei Neugeborenen dreimal stärker gehemmt als bei Hirnhomogenaten von ausgewachsenen Versuchstieren (*4079*). Die so deutliche Altersdisposition des Kernikterus ist also nicht nur eine Funktion der Blutliquorschranke. Inwieweit sie überhaupt eine wesentliche Rolle beim Zustandekommen des Kernikterus spielt (*2364*, *2365*), muß offenbleiben. Es sei darauf hingewiesen, daß auch ältere Kinder und sogar Erwachsene, z.B. bei Phosgenvergiftung, einen Kernikterus bekommen können. Es ist allerdings bewiesen, daß Bilirubin bei Neugeborenen leichter als bei Erwachsenen aus dem Blutserum in das Zentralnervensystem eindringt (*4080*, *1194*, *2365*). Aber viele andere Faktoren als Schrankenfunktionen können diesen Übergang des Bilirubins vom Serum in das Gehirn entscheidend beeinflussen. Bowen u. Mitarb. (*415*) konnten den Tod der Versuchstiere nach Bilirubininjektion verhindern, wenn sie gleichzeitig mit je 21 mg Bilirubin 1 g kochsalzfreies Humanalbumin injizierten. Wie wir im Kapitel über die Therapie des Icterus gravis ausführlich besprechen werden, bindet das intravasale Albumin das Bilirubin und verhindert so den Übergang in das Gewebe. Die Bindungsfähigkeit des Albumins nimmt bei Acidose ab (*2920*, *2365*). Es ist immer wieder betont worden, daß die Hypoxie den Übergang vom Bilirubin in das Hirngewebe fördert (*888*, *364*) und damit die Symptome des Kernikterus und seine Restschäden verstärkt. Die Untersuchungen von Lending u. Mitarb. (*2365*, *2366*) haben wahrscheinlich gemacht, daß die mit der Hypoxidose verbundene Acidose und Hyperkapnie vielleicht direkt an der Zellmembran, vielleicht auf dem Umweg über die Albuminbindung, die Imprägnation des Gehirns mit Bilirubin fördert.

f) Therapie des Icterus gravis

Da eine Behandlung des Kernikterus im Beginn unsicher, später nur noch sehr unvollständig, aber nicht erfolglos ist, besteht die Therapie in der Verhütung

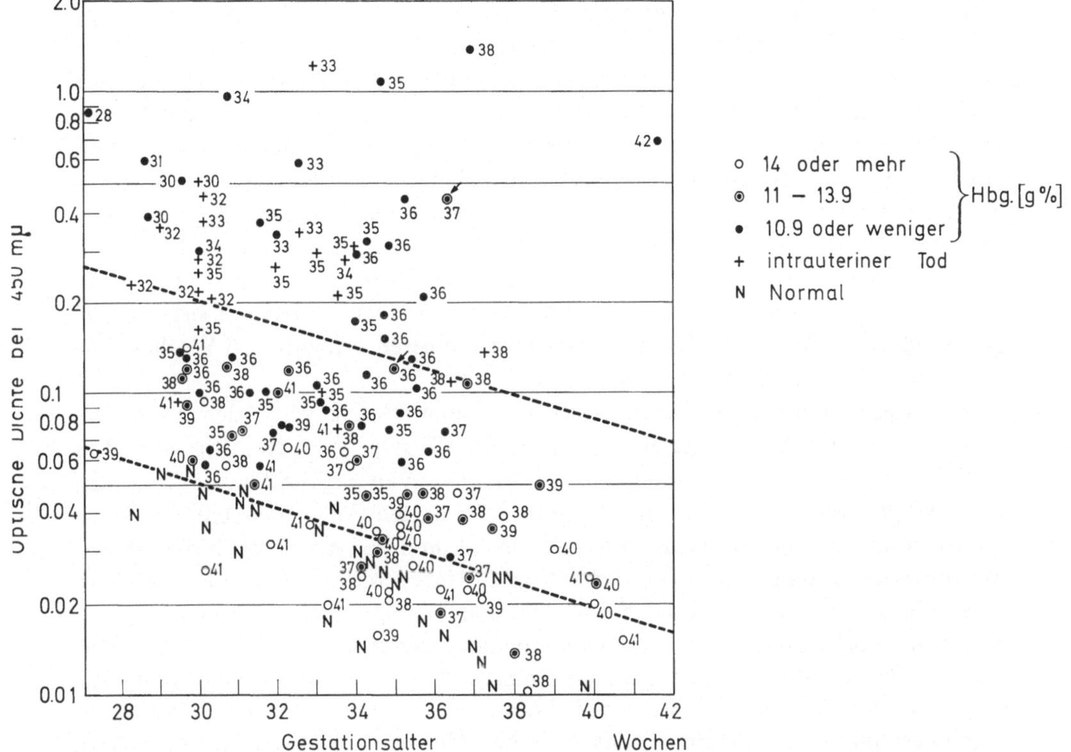

Abb. 131. Optical Density im Bereich der Wellenlänge 450 mμ (Farbstoffgehalt) der Amnionflüssigkeit bei Feten mit Erythroblastose. Der Farbstoffgehalt der Amnionflüssigkeit nimmt im Verlaufe der Schwangerschaft ab. Die Werte wurden von LILEY durch gestrichelte Linien in 3 Zonen eingeteilt. Die untere Zone (*1*) enthält Werte von Feten mit höchstens sehr milder Erkrankung, die obere Zone (*3*) enthält Werte von schwer erkrankten Feten (weitere Erklärung im Text). Die Zahlen in der Abbildung bedeuten Gestationsdauer in Wochen. (Nach LILEY, *2412*)

des Kernikterus, also in der Behandlung der Hyperbilirubinämie. Sie muß in eine prä- und in eine postnatale Phase unterteilt werden. Mit der Einführung der Fruchtwasseruntersuchung haben LILEY (*2412—2418*) und nach ihm WALKER u. JENNISON (*4051*) sowie BOWMAN u. POLLOCK (*419*) die pränatale Beurteilung und Behandlung von Schwangerschaften Rh-negativer Frauen erstmals auf eine sichere Basis gestellt. Der Farbstoffgehalt des Fruchtwassers (optical density), gemessen mit dem Spektrophotometer bei verschiedenen Wellenlängen, nimmt im Verlauf der Schwangerschaft ab. Bei Feten mit gesteigerter Hämolyse dagegen nimmt dieser Farbstoffgehalt, insbesondere bei der Wellenlänge 450 μ, im Verlauf der Schwangerschaft zu (Abb. 131). Es handelt sich dabei um Bilirubin-haltige

Farbstoffe. Weniger der absolute Farbstoffgehalt als der Überschuß bei 450 μ ist für die Beurteilung der Schwere der fetalen Erkrankung entscheidend. LILEY hat die optical density in 3 Zonen eingeteilt. Die absoluten Grenzwerte für diese Zonen sind je nach Gestationsalter verschieden und können aus der Abb. 131 abgelesen werden. Zone I bedeutet, das Kind ist nicht oder nur leicht erkrankt. Die Schwangerschaft kann ausgetragen werden. In 16,5% der Fälle war aber postnatal eine Austauschtransfusion nötig. Zone II bedeutet, das Kind ist deutlich erkrankt. Gerade bei diesen Fällen hat sich die Prognose nach Einführen der Amniocentese entscheidend gebessert. Durch eine um 4—6 Wochen vorzeitige Geburt (*49*, *385*) kann in diesen Fällen die Mortalität von 22—25% auf 9% gesenkt werden. Zone III bedeutet, daß 96% dieser Kinder so schwer erkrankt sind, daß man ohne pränatale Behandlung zum regulären Geburtstermin mit Hydrops, Totgeburt oder Neugeborenentod rechnen muß. In diesen Fällen sollten heute eine oder mehrere intrauterine Transfusionen von Rh-negativen Erythrocyten in die Bauchhöhle des Kindes durchgeführt werden. Einzelheiten dieser Behandlungsmethode sind in den Arbeiten von LILEY sowie HOLMAN u. KARNICKI (*1879*), FREDA u. ADAMSON (*1324*), MC CROSTIE (*2606*), ADAMSON (*17*) sowie BOWMAN u. FRIESEN (*418*) enthalten. Bei Feten mit einem Fruchtwasserfarbstoffgehalt in Zone III empfehlen die genannten Autoren außerdem 6 Wochen vor dem errechneten Termin die Geburt einzuleiten.

Die Indikation zu einer Amniocentese ist unabhängig von jeder Anamnese gegeben bei allen Schwangeren mit einem Anti D oder Anti-Kelltiter über 1:8 (*2418*) oder bei all jenen Schwangeren, die bereits ein an Erythroblastose erkranktes Kind geboren haben. Die Amniocentese wird in den Fällen zweimal, und zwar zwischen der 28. und 31. sowie zwischen der 32. und 35. Woche nach der letzten Menstruation durchgeführt. Die Indikation zur intrauterinen Transfusion richtet sich praktisch ausschließlich nach dem Untersuchungsbefund des Fruchtwassers. Durch die spektrophotometrische Untersuchung der Amnionflüssigkeit konnten BOWMAN u. POLLOCK (*419*) bei Rh-iso-immunisierten Schwangerschaften in 96,8% der Fälle die Schwere der fetalen Erkrankung richtig abschätzen. Durch die Anamnese und die Bestimmung des Antikörpertiters im Blut der Mutter gelingt diese Voraussage nur mit 62% Sicherheit.

Die postnatale Behandlung des Icterus gravis besteht in der Austauschtransfusion, über deren Technik im Rahmen einer Neurologie des Neugeborenen nicht mehr berichtet zu werden braucht (*3649*, *52*, *3423*, *832*, *1268*, *2328*, *1299*). Entscheidend für die Verhütung des Kernikterus einerseits und die Vermeidung unnötiger Austauschtransfusionen mit einer deutlichen Mortalität andererseits ist die richtige Indikation. Dieses Problem ist in den letzten Jahren eher wieder schwieriger geworden, nachdem man sich vielerorts auf einige Zahlen geeinigt hatte. Die Indikation zur Austauschtransfusion kann weder durch den Coombstest allein noch durch die Bilirubinbestimmung allein gegeben werden. Nicht alle Kinder mit positivem Coombstest müssen behandelt werden, nicht alle Kinder mit negativem Coombstest dürfen einen Serumbilirubin von 20 mg-% erreichen. Andererseits dürfen vielleicht einige dieser Kinder ohne hämolytische Erkrankungen einen solchen Wert ohne Schaden überschreiten. In weitgehender Übereinstimmung mit POLÁČEK (*3104*), SCHAFFER (*3656*) sowie BOWMAN u. FRIESEN (*418*) werden heute in vielen Kliniken bestimmte Regeln beobachtet. Eine absolut sicher begründbare Einstellung gibt es für viele dieser Regeln nicht, d.h. aber freilich nicht, daß jede Einstellung noch erlaubt wäre. POLÁČEK (*3104*) hat den wahrscheinlichen Bilirubinanstieg bei Erythroblastosen während der ersten Lebenstage in Diagrammen dargestellt, die eine nützliche Hilfe sind bei der Indikationsstellung zur Austauschtransfusion (Abb. 132). Wenn ein Kind durch seinen Serumbilirubingehalt in die Beobachtungs-, d.h. Risiko-Zone fällt, sollte die Indikation zur Austauschtransfusion von folgenden belastenden Zusatzbefunden abhängig gemacht werden: 1. Anämie, 2. Hypoxie, Hyperkapnie und Acidose, 3. Hypoglykämie, 4. Hypalbuminämie oder durch andere Substanzen (s. S. 377) besetzte Albuminbindungen, 5. Neurologische Symptome. Besonders Kernikterus gefährdet sind Versuchstiere mit Krampfanfällen.

Kinder mit einem positiven direkten Coombstest werden nur dann sofort nach der Geburt mit einer Austauschtransfusion behandelt, wenn ihr Serum-

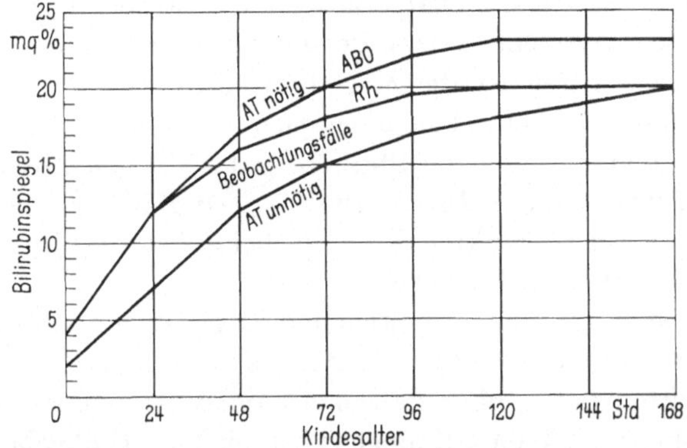

Abb. 132. Wahrscheinlicher Anstieg der Serumbilirubin-Konzentrationen bei Neugeborenen mit Rh- und AB0-Erythroblastose. Die Indikation zur Austauschtransfusion (A.T.) sollte aber, wie im Text ausführlich diskutiert, nicht nur von den Serumbilirubinwerten abhängig gemacht werden. (Nach POLÁČEK, *3104*)

bilirubin über 4 mg-% oder ihr Hämoglobin unter 12 g-% liegt. In allen anderen Fällen wird alle 4—6 Std das Serumbilirubin bestimmt. Es ist nicht nötig, alle Kinder mit positivem Coombstest sofort mit einer Austauschtransfusion zu behandeln. 25—50% dieser Kinder, insbesondere die Erstgeborenen mit positivem Coombstest, haben eine so leichte Erkrankung, daß eine Austauschtransfusion nicht notwendig ist (*3535*, *418*). Überschreiten dagegen die Bilirubinwerte Grenzkurven im Poláček-Diagramm zu irgendeinem Zeitpunkt, ist es sehr wahrscheinlich, daß der Serumbilirubingehalt über 20 mg-% ansteigen wird, womit die Kernikterusgefahr eintritt.

Bei Neu- und Frühgeborenen mit einer Hyperbilirubinämie ohne Sensibilisierung und ohne sonstige Komplikationen wird bei Bilirubinwerten zwischen 22 und 24 mg-% die Austauschtransfusion zweckmäßigerweise durchgeführt. Gerade bei diesen unkomplizierten Hyperbilirubinämien ohne Sensibilisierung weichen die Auffassungen am meisten voneinander ab. Einige Autoren haben vorgeschlagen, insbesondere bei Frühgeborenen, eine Austauschtransfusion durchzuführen, wenn der Serumbilirubingehalt 18 mg-% überschreitet (*2685*, *1268*). Dieser Vorschlag ist begründbar, weil Frühgeborene leichter an einem Kernikterus erkranken als ausgetragene Neugeborene (*1195*, *2742*). LUCEY (*2491*) hat eine Umfrage in den

USA durchgeführt und angegeben, daß die Indikationsgrenze für die Austauschtransfusion bei unkomplizierten Hyperbilirubinämien ohne Sensibilisierung in den verschiedenen befragten Kliniken zwischen 15 und 30 mg-% schwankt. Diejenigen Autoren, die in diesen Fällen sehr zurückhaltend mit der Austauschtransfusion sind, können ebenfalls gute Gründe für diese Haltung anführen. Die Letalität des Eingriffs beträgt 1—2% bei Neugeborenen, 4% bei Frühgeborenen (*2006*, *385*, *2623*). TROLLE (*3937*) hat, fußend auf Nachuntersuchungsergebnissen von PLUM (*3101*), folgende Rechnung aufgestellt: Werden alle Neugeborenen mit unkomplizierter Hyperbilirubinämie über 20 mg-% ohne Sensibilisierung mit einer Austauschtransfusion behandelt, muß man 2140 ausgetragene Kinder und 92 Frühgeborene dem Eingriff aussetzen, um je einen Kernikterus zu verhüten. Damit wären die Verluste an der Austauschtransfusion mit 21 resp. 4 Fällen wesentlich größer als ihr Nutzen, wenn man die veröffentlichten Mortalitätsziffern zugrunde legt. Diese Rechnung sei jedem zu aktivem Vorgehen warnend gegenübergestellt, trotzdem können wir sie nicht ganz widerspruchslos hinnehmen (*385*). In gut trainierten Austauschzentren ist die Mortalität niedriger. Gerade die Kinder, die hier zur Diskussion stehen, sind, abgesehen von einer mäßigen Hyperbilirubinämie, gesund und belasten die Statistik mit tödlichen Zwischenfällen bei der Austauschtransfusion kaum. Die 2 bzw. 4% Todesfälle ereignen sich im allgemeinen bei den schwer erkrankten Kindern, bei denen die Notwendigkeit der Austauschtransfusion nicht in Frage steht.

Inzwischen liegen einige sehr sorgfältige und langfristige Nachuntersuchungen von solchen Kindern vor, deren Serumbilirubingehalt in der Neugeborenenperiode 20 mg-% überschritten hatte, ohne daß eine hämolytische Erkrankung vorlag. Zuerst hat bereits DINE (*973*) darauf hingewiesen, daß die Frühgeborenen-Hyperbilirubinämien ohne Sensibilisierung weniger Kernikterusfälle verursachen, als im Vergleich zu den hämolytischen Erkrankungen zu erwarten wäre. CORNER (*755*) hatte keine Fälle von Kernikterus unter 1214 Frühgeborenen bei einer Indikationsgrenze für die Austauschtransfusion von 25 mg-% Bilirubin. SHILLER und SILVERMAN (*3494*) fanden keine Korrelation zwischen Serumbilirubingehalt und nachfolgender psychomotorischer Entwicklung bei Frühgeborenen ohne hämolytische Erkrankung. BJURE u. Mitarb. (*360*) verfolgten die Entwicklung von 113 ausgetragenen Neugeborenen mit unkomplizierten Hyperbilirubinämien zwischen 18 und 28 mg-% ohne Sensibilisierung. Sie fanden nach 2—3 Jahren keine Unterschiede in der Entwicklung gegenüber einer Kontrollgruppe. KILLANDER (*2176*) kam mit ähnlichem Untersuchungsansatz zu den gleichen Ergebnissen. MORES u. Mitarb. (*2767*) konnten bei der Nachuntersuchung von 48 ausgetragenen Kindern mit Icterus gravis neonatorum über 20 mg-% Bilirubin ohne Sensibilisierung keine Restschäden feststellen, bei 170 ehemaligen Frühgeborenen in der gleichen Situation fanden sie dagegen 2,3% mit neurologischen Residualsyndromen. Alle Kinder mit Restschäden hatten in der Neugeborenenperiode ein Serumbilirubin über 20 mg-%. Ob alle diese tatsächlich auf einen Kernikterus zurückzuführen waren, ist — wie in den anderen Arbeiten auch — zweifelhaft.

Unseres Erachtens haben VUCHOVICH (*4031*) und WISHINGRAD (*4213*) die überzeugendsten Ergebnisse zu Gunsten einer abwartenden Haltung bei der Hyperbilirubinämie der Neugeborenen ohne Sensibilisierung vorgelegt. In beiden Arbeiten wurden Frühgeborene über 1 bzw. 4 Jahre kontrolliert mit vielfachen neurologischen und psychologischen Untersuchungen. Die Autoren fanden keine Unterschiede zwischen den Kindern, deren Serumbilirubingehalt ohne hämolytische Erkrankung in der Neugeborenenperiode unter oder über 18 mg-% bis 24 mg-% gelegen hatte.

Gemessen an diesen recht überzeugenden Mitteilungen sind die gegenteiligen Stimmen für ein aktiveres Vorgehen zwar zahlreich, sie sind aber nur in einigen Fällen durch Ergebnisse gut begründet. MC LEAN u. Mitarb. (*2640*) hatten 4 Fälle von histologisch gesichertem Kernikterus bei Frühgeborenen mit einem Serumbilirubin unter 22,8 mg-%. Allerdings waren diese Frühgeborenen an einer anderen Erkrankung gestorben und deshalb zusätzlich belastet. HEIMER u. Mitarb. (*1744*) fanden bei Nachuntersuchungen ehemaliger Frühgeborener eine deutliche Beziehung zwischen Restschäden und Serumbilirubingehalt nach der Geburt. KOCH (*2202*) fand bei Hyperbilirubinämien auch ohne hämolytische Erkrankung mehr Restschäden bei Werten über 20 mg-% als darunter. CROSSE u. Mitarb. (*808*) haben die von ihnen nachuntersuchten 1320 Frühgeborenen je nach Bilirubingehalt in der Neugeborenenperiode in 3 Gruppen eingeteilt: Diejenigen unter 22 mg-% hatten später keine Residualsymptome eines Kernikterus, zwischen 22 und 27 mg-% fanden sie solche in 19,1%, über 30 mg-% in 33,3% der Fälle. Bei 115 Austauschtransfusionen in dieser Gruppe hatten die Autoren zwei Todesfälle. Schließlich sei noch einmal betont, daß nicht alle neurologischen Residualsymptome bei Frühgeborenen mit Icterus gravis wirklich Schäden nach Kernikterus darstellen. Die Hyperbilirubinämie mag in einigen Fällen weniger die Ursache der Encephalopathie als in Form eines Belastungsikterus Symptom einer traumatischen oder hypoxischen Schädigung gewesen sein.

Der Serumbilirubingehalt als Indikation für die Austauschtransfusion war und ist so erfolgreich bei der Verhütung des Kernikterus, daß wir darüber leicht vergessen, daß die angegebenen Zahlen eines sog. kritischen Bilirubinspiegels von vielen anderen Faktoren mit abhängig und deshalb nicht für jeden einzelnen Fall gültig sind (*240*). Wir werden in Zukunft vielleicht sogar häufig die Indikation zur Austauschtransfusion von anderen Faktoren als dem Serumbilirubingehalt abhängig machen müssen, Faktoren, die wir auf S. 375 genannt und besprochen haben.

STERN u. DENTON (*3791*) fanden bei sechs mit Atemnotsyndrom und Acidose verstorbenen Frühgeborenen einen Kernikterus, obgleich der Serumbilirubingehalt 10 mg-% nicht überschritten hatte. Sehr wahrscheinlich haben viele der genannten Faktoren ihre gemeinsame Begründung in der Bindungskapazität des Serumalbumins. Das an Albumin gebundene Bilirubin dringt nicht in das Gewebe ein (*415*). Verschiedene Stoffe, insbesondere Sulfonamide, Salicylate, Farbstoffe z. B. auch das konjugierte Bilirubin (s. S. 367) und H-Ionen kompetieren an dieser Albuminbindung (*2180*, *4082*, *2920*). WATERS u. PORTER (*4082*) haben aus dieser Erkenntnis geschlossen, daß die Untersuchung der Albuminbindungskapazität des Plasmas einen besseren Indikator für die Kernikterusgefahr darstellt als der Serumbilirubingehalt. Diese Bindungsfähigkeit kann mit Phenolphthalein gemessen werden. Die gleichen Autoren haben empfohlen, vor oder während der Austauschtransfusion kochsalzfreies Humanalbumin zu geben.

BICKEL u. LINNEWEH (*337*) haben darauf aufmerksam gemacht, daß die sorgfältige neurologische Untersuchung des Neugeborenen mit Hyperbilirubinämie frühzeitig die Encephalopathie erkennen läßt. Durch Nachuntersuchungen konnten JONES (*2064*), LINNEWEH u. BICKEL (*2437*) sowie SCHULTE u. Mitarb. (*3725*) zeigen, daß die Symptomatik in der Neugeborenenperiode eine Vorausschau auf spätere Befunde zuläßt. Die neurologische Untersuchung des Neugeborenen, einschließlich Elektroencephalogramm, kann also die Indikation zur Austauschtransfusion mitbeeinflussen. Bei Kindern mit Hypoxien, Acidosen, Hypoglykämien, Hypalbuminämien oder bereits auf andere Weise beanspruchte Albuminbindungskapazität und bei Neugeborenen mit den auf S. 369 beschriebenen neurologischen Symptomen werden wir mit der Austauschtransfusion nicht warten, bis der Serumbilirubingehalt die magischen Zahlen erreicht hat. Andererseits werden wir wahrscheinlich in Zukunft bei Hyperbilirubinämie ohne diese erschwerenden Faktoren noch weniger Austauschtransfusionen vornehmen.

Die meisten Austauschtransfusionen werden in den ersten 6 Lebenstagen durchgeführt, weil in dieser Zeit im allgemeinen der bedrohliche Anstieg des Bilirubins erfolgt. Es gibt theoretisch keine gute Stütze für die Annahme, daß nur Neugeborene in den ersten Lebenstagen an einem Kernikterus erkranken können. Der gelegentlich geübte Brauch, Kinder nach dem 5., 7., 9. und wievielten Lebenstag auch immer von einer Behandlung der Hyperbilirubinämie prinzipiell auszuschließen, kann sachlich nicht begründet werden. ROSENTHAL (*3339*), CROSSE (*80*) sowie VALAES und ihre Mitarbeiter (*3988*) haben gezeigt, daß auch ältere Kinder noch an einem Kernikterus erkranken können.

In Liverpool, in New York, in einer in Freiburg zentralisierten deutschen Arbeitsgruppe und wahrscheinlich inzwischen auch noch an vielen anderen Stellen, werden Untersuchungen mit dem Ziel durchgeführt, die in das mütterliche Blut eindringenden Erythrocyten des Kindes so schnell wie möglich zu zerstören, die Antikörperbildung bei der Mutter hintanzuhalten, um auf diese Weise die Schädigung der nachfolgenden Frucht zu verhindern (*1263*, *699*, *1325*, *1326*, *701*). Eines Tages wird ein solches Verfahren viele Austauschtransfusionen ersetzen. Bis dahin haben wir aber in ihr eine zwar umständliche, aber wirksame Behandlungsmethode.

g) Entwicklungschancen der Kinder mit Neugeborenen-Hyperbilirubinämie und die Wirksamkeit der Austauschtransfusion

Es ist gesichert, daß die Austauschtransfusion die Prognose der Kinder mit Icterus gravis erheblich bessert. Schon 1950 konnten ALLEN, DIAMOND und VAUGHAN (*50*) über eine Abnahme des Kernikterus von 28,6% (1945) auf 3,8% (1950) bei Neugeborenen mit Erythroblastose berichten. WIENER u. Mitarb. (*4161*) gaben ebenfalls nur noch 3% Restschäden an, CAROL (*607*) 3,4%. DAY u. HAINES (*892*) fanden den Intelligenzquotienten der Kinder mit Neugeborenen-Erythroblastose vor Einführung der Austauschtransfusion im Mittel um 11,8% niedriger als bei ihren gesunden Geschwistern. Nach Einführung der Austauschtransfusion betrug der Unterschied im Mittel nur noch 6,13%. Die idealen Behandlungsergebnisse werden allerdings nicht überall erreicht, da längst nicht alle Kinder mit Erythroblastose frühzeitig und ausreichend behandelt werden (*1369*). Solche „Versager“ dürfen aber nicht einer mangelnden Wirksamkeit der Austauschtransfusion zugeschrieben werden. Außerdem sind nur solche Untersuchungen brauchbar, in denen die Ergebnisse einer adäquaten Kontrollgruppe gegenübergestellt wurden, da sonst alle möglichen psychoneurologischen Entwicklungsstörungen fälschlich für Folgen eines Kernikterus gehalten werden.

Die vorzeitige Geburt konnte vor Einführung der Fruchtwasseruntersuchung die Aussichten der Kinder mit Erythroblastose nicht verbessern (*50*). Nachdem aber die Indikationsstellung zur vorzeitigen Geburt durch die Fruchtwasseruntersuchung exakter werden konnte, wird sich auch durch diese Maßnahme die Prognose weiter verbessern lassen. Zusammen mit der intrauterinen Transfusion wird die vorzeitige Geburt vor allem jenen Kindern zugute kommen, die in den älteren Statistiken über Kernikterushäufigkeit nach Austauschtransfusion gar nicht erscheinen, da sie bereits intrauterin, während oder kurz nach der Geburt verstorben waren. Verbesserungen, die in den letzten Jahren in der Technik der Austauschtransfusion erzielt wurden, werden vor allem die Wiederaustauschrate und die Mortalität verringern und damit auch das Gesamtergebnis verbessern.

XVIII. Die Infektionskrankheiten des Zentralnervensystems und seiner Häute

Vorbemerkung

Die Infektionskrankheiten des Zentralnervensystems und seiner Häute spielen in der Neugeborenenperiode sowohl hinsichtlich ihrer Häufigkeit wie ihrer Schwere keine geringe Rolle. Beispielsweise gibt es keinen Monat im Leben des Menschen, in dem eitrige Hirnhautentzündungen so zahlreich sind wie im ersten. Mikroorganismen, die jenseits der Neugeborenenperiode nur eine geringe Pathogenität besitzen oder überhaupt apathogen sind, vermögen bei Neugeborenen deletäre Erkrankungen hervorrufen.

Es gibt eine Anzahl von Erklärungen für diese Tatsache. Viele Infektionen erfolgen bereits in der Schwangerschaft (Röteln, Cytomegalie, Listeriose, Toxoplasmose, Lues usw.) und treffen somit auf eine gar nicht oder nur unvollständig abwehrbereite Frucht. Während des Embryonallebens gibt es noch keine Leukocyten, keine Möglichkeit der Antikörper- und Interferonbildung. Die intrauterine Infektion erfolgt auf mehreren Wegen: Durch die Nabelvene, durch Aspiration infizierten Fruchtwassers, durch Verschlucken infizierten Fruchtwassers. Hierbei spielt die intravasale Infektion eine besondere Rolle, weil sie zur unmittelbaren Generalisierung der Infektionen im Organismus führt und weil sie primär die Leber erreicht, dieses lebenswichtige Organ daher besonders schwer betroffen zu sein pflegt. Die meisten Krankheitsbilder imponieren durch einen allgemeinen visceralen Krankheitsprozeß.

Manche intrauterine Infektionen führen, wo nicht zu einem Abort, so zu einer vorzeitigen Geburt des Kindes, wodurch das komplexe Problem der Unreife mit seinen vielfältigen Folgen hinzutritt. Dabei spielen nicht nur die Faktoren eine Rolle, die im Kapitel XIV abgehandelt worden sind, sondern auch das Problem der immunologischen Unreife, das eine Begrenzung der Abwehrfähigkeit Frühgeborener einschließt. Man kann dies an dem niedrigeren Properdin- und Komplementspiegel, den schwachen bactericiden und opsonischen Kräften, der verminderten Phagocytose und Wanderungsaktivität der Leukocyten erkennen. Die Ausstattung mit diaplacentar übertragenen mütterlichen Antikörpern ist beim Frühgeborenen geringer als beim reifen Kinde (*1832*).

Nicht einmal beim reifen Neugeborenen ist die Leihimmunität durch mütterliche Antikörper ausreichend, um den Defekt in der immunologischen Abwehrkraft auszugleichen. So werden gegen E. coli keine Antikörper oder jedenfalls nicht gegen alle Typen auf das Kind übertragen, eine Tatsache, die uns bei der E. coli-Meningitis beschäftigen wird. Gerade die eitrigen Meningitiden des Neugeborenen sind ein eindrucksvolles Beispiel dafür, daß Erreger, die außerhalb der Neugeborenenzeit keine Krankheiten hervorzurufen vermögen und als reine Saprophyten gelten wie etwa der Heubacillus, beim Neugeborenen eitrige Hirnhautentzündungen hervorrufen können. Dabei spielt auch die Tatsache keine geringe Rolle, daß die Schleimhäute des Neugeborenen sowie die Blutliquorschranke noch eine verhältnismäßig hohe Durchlässigkeit aufweisen, so daß die in den Magen-Darm-Kanal gelangenden Erreger ohne große Schwierigkeiten und ohne die Voraussetzung von Läsionen aus dem Darm-Kanal in den Blutkreislauf und an die Hirnhäute gelangen können.

Viruskrankheiten

A. Röteln

a) Historisches

1941 teilte Gregg (*1563*) seine Beobachtung mit, daß eine Rötelninfektion der Mutter im Beginn der Schwangerschaft charakteristische Schädigungen an den Augen der Kinder zur Folge haben könne. Diese Veröffentlichung hat eine Flut von Publikationen hervorgerufen, die das Bild der „Embryopathia rubeolaris" genau umrissen haben. 1962 entdeckten Weller u. Mitarb. (*4118*), sowie Parkman u. Mitarb. (*2990*) unabhängig voneinander das Rötelnvirus. Die elektronenoptische Darstellung erfolgte 1967 durch Thomsen (*3886a*). 1964 machte Alford (*46*) die Entdeckung, daß Neugeborene mit Gregg-Syndrom Rötelnvirus trotz bestehender Antikörper noch bei der Geburt und darüber hinaus ausscheiden. Dies führte zur Erkennung der „Akuten Neugeborenenröteln".

b) Erreger

Das etwa 40—70 mμ große ätherempfindliche Rötelnvirus (Abb. 133) läßt sich auf menschlichen Amnionzellen und Affen- und Kaninchennierenzellen züchten. Es gehört zu den RNA-Viren. Seine Spezifität konnte durch die neutralisierende Wirkung von Rekonvaleszentenserum in der Gewebekultur erwiesen werden. Es gibt nur einen Serotyp. Untersuchungen von Chang (*652*) u. Mitarb. lassen vermuten, daß Rötelnvirus in der Zellkultur, ähnlich den Masernviren, Chromosomenbrüche verursachen können.

Die Durchseuchung mit Rötelnvirus erfolgt infolge der dichten Besiedlung bei uns zulande ziemlich rasch. Da jedoch die Empfänglichkeit für das Rötelnvirus nicht so hoch wie bei Masern ist, kommt es, daß Kinder von der Erkrankung ausgespart werden und auch Erwachsene an Röteln erkranken können. Jenseits von 17 Jahren findet man in der Population zu 80% Antikörper, aber nur zu 50% eine Rötelnanamnese. Es gibt Gründe zu der Annahme, daß die Virulenz der Röteln gewisse Schwankungen aufweist und daß insbesondere der Neurotropismus der Rötelnviren wechselt. Größere Krankheitswellen treten bei Röteln nur in ziemlich langen Abständen auf, so daß in dünn besiedelten Gegenden die Röteln über viele Jahre verschwunden bleiben können. Es ist kein Zufall, daß die Rötelnembryopathie in Australien entdeckt worden ist. In den USA sind etwa 20%, bei uns 15% der Frauen im gebärfähigen Alter noch für Röteln empfänglich. Die Röteln gehen mit einer Virämie einher, die 7 Tage vor dem Exanthem beginnt und bei Ausbruch des Exanthems oder kurz danach endet. Das abrupte, endgültige Verschwinden des Virus aus dem Blut ist wahrscheinlich Folge des Auftretens der Antikörper, die 1—2 Tage nach Exanthembeginn nachweisbar werden.

Da in der Placenta bei Kindern mit Rötelnembryopathie Rötelnvirus *immer* nachweisbar ist, selbst dann, wenn es bei den Neugeborenen selbst vermißt wird, darf man annehmen, daß die Infektion des Feten durch die Placenta erfolgt. Der

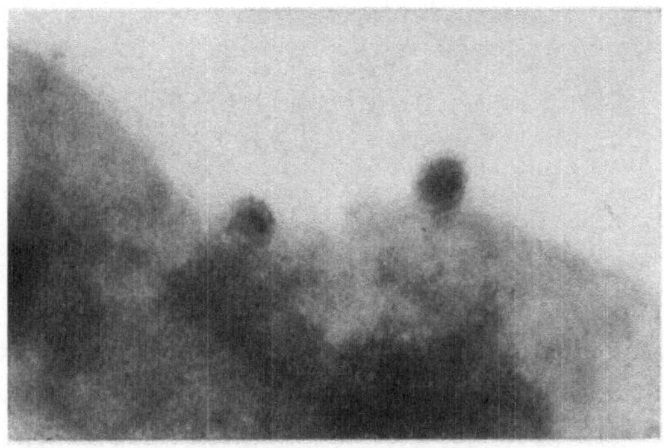

Abb. 133. Rubeolaviruspartikel, adsorbiert an die Membran von Erythrocyten 1 Tag alter Küken. Partikelgröße 50—60 mμ. Vergrößerung 100000×. (R. THOMSSEN, R. LAUFF, J. MÜLLER, *3886a*)

Embryo wird durch den Trophoblasten infiziert. Die erwähnte Tatsache, daß Röteln der Mutter vor der Schwangerschaft ebenfalls zu einer Infektion der Frucht führen kann, beweist, daß die Placenta erst sekundär zum Virusreservoir wird.

Ob es eine Infektion der Frucht ohne Erkrankung der Mutter an Röteln gibt und ob bloßer Kontakt genügt, ist strittig. Die heute gesicherte Tatsache, daß Frauen ohne klinische Symptome an Röteln erkranken können, was durch den Anstieg der Antikörper bei nachgewiesener Rötelnvirusausscheidung erkannt werden kann, legt die Annahme nahe, daß die angeblichen „Kontaktfälle" in Wirklichkeit subklinische Rötelnerkrankungen darstellen. Die Anzahl der subklinischen Erkrankungen wird von SEVER (*3463*) mit 1,2% bei 500 während einer Epidemie beobachteten schwangeren Frauen angegeben. Bei Kindern beträgt sie rund 25% (*2124*).

c) Klinik der Rötelnembryopathie

Die Symptome der Rötelnembryopathie sind schon von GREGG und seither von zahlreichen Beobachtern genau beschrieben worden. Die Beteiligung des Zentralnervensystems spielt dabei eine dominierende Rolle. Die Blindheit und Taubheit der Kinder mit Rötelnembryopathie ist allerdings nicht nervösen Ursprungs, sondern Folge von Hemmungsmißbildungen des Auges bzw. des

Innenohres. Die Retina ist an der Krankheit mit Veränderungen beteiligt, wie sie in ähnlicher Weise bei anderen Encephalitiden gefunden werden. FRANCESCHETTI und BOURQUIN (*1312*) prägten dafür den Namen Pseudoretinitis pigmentosa. Nystagmus entwickelt sich nicht auf neurologischer Grundlage, sondern ist Folge der Kataraktbildung. Er besteht niemals bei Geburt und kann durch rechtzeitige Staroperation verhindert werden. Das neurologische Hauptsymptom ist die Mikrocephalie. Darauf machten schon SWAN u. Mitarb. (*3627*) aufmerksam, die als erste die Beobachtungen GREGGs überprüften. Nach KÜNTZEL (*2260*) beträgt die Häufigkeit der Mikrocephalie etwa 12%. Die betroffenen Kinder sind mehr oder minder oligophren. Schwierigkeiten beim Saugen und Schlucken werden auf bulbäre Läsionen zurückgeführt. Jenseits der Neugeborenenperiode können sich anderweitige neurologische Symptome (Epilepsie, Little-Syndrom u.a.) hinzugesellen. Anatomisch finden sich erwartungsgemäß zu niedrige Hirngewichte (*3628, 1343, 1393, 2822, 3099*). Weiter beobachtete Mißbildungen sind mangelhafte Entwicklung der Hirnwindungen, Fehlen des Corpus callosum, intrakranielle Verkalkungen, Kranioschisis mit Exencephalie.

d) Die Neugeborenenröteln („expanded rubella syndrome“)

Schon GREGG (*1563*) war auf die Tatsache gestoßen, daß auch eine Rötelnerkrankung *vor* Beginn einer Schwangerschaft eine Rötelnembryopathie des Kindes hervorzurufen vermag, und FLAMM (*1281*) hat daraus geschlossen, daß sich das Virus offenbar im Organismus der genesenen Mutter latent erhalten haben müsse. Wie erwähnt, wurde diese Annahme 2 Jahre nach der Entdeckung des Rötelnvirus durch ALFORD (*46*) und seine Mitarbeiter bestätigt, denen es gelang, aus Neugeborenen mit Symptomen der Rötelnembryopathie das Rötelnvirus zu züchten. Dieser Befund ist inzwischen von zahlreichen Autoren bestätigt worden. Man kann das Rötelnvirus bei solchen Neugeborenen aus Rachen, Darm, Urin, Liquor, Blut, Knochenmark, Linse, Leber isolieren (*128, 735, 3464, 2226, 3084*). Eine in der Embryonalzeit durch eine Rötelnerkrankung der Mutter infizierte Frucht leidet somit nicht nur an den „ausgebrannten“ Folgen der Embryopathie, sondern auch noch an einer fortbestehenden Rötelnerkrankung. Die Röteln verhalten sich somit im Embryo und Fetus anders als bei postnataler Infektion. Sie verschwinden nicht mit Auftreten der Antikörper und ihre Infektiosität erlischt nicht. Das Persistieren der Röteln im Embryo beruht nicht auf einer entstandenen Immuntoleranz, die es der Frucht ermöglicht, das Virus ohne Reaktion zu ertragen. Im Fetus entwickeln sich Antikörper gegen das Virus, die aber offenbar nicht imstande sind, eine Autosterilisation des Fetus zu erreichen (*4118*). SEVER (*3463*) hat diese Gegensätze schematisch veranschaulicht (Abb. 134).

Die Symptome der connatalen Röteln bestehen in thrombocytopenischer Purpura, Megakariocytenmangel, Anämie, Erythroblastose, Markhyperplasie, Hepatitis, Metaphysitis, Myokarditis und in zentralnervösen Erkrankungen. Hierzu dürfen wir die Retinitis sowie eine Leptomeningitis oder Encephalitis rechnen. Soweit wir sehen, wurde Meningitis bei Neugeborenen mit Rötelnembryopathie zuerst von MIDDENDORF (*2694*), später auch von BOUQUIN (*412*), ARIENS-KAPPERS (*105*) und von YOW (*4288*) beobachtet und beschrieben. Die letztgenannte Autorin fand durch Liquorentnahmen bei 57% von 61 Neugeborenen mit connatalen Röteln mehr als 60/3 Zellen, bei 23% mehr als 100 mg Eiweiß. Einige der Neugeborenen zeigten Opisthotonus, Lethargie, Krämpfe, Unruhe und Tonusveränderungen. Ein Drittel von 81 Neugeborenen wies EEG-Veränderungen auf (über die keine Angaben gemacht werden). 9 Kinder starben. Immer fand sich bei der Obduktion eine Leptomeningitis und einmal schwere encephalitische Veränderungen. Auch KORONES (*2226*) weist auf Liquorpleocytose und Eiweißvermehrung bei connatalen Röteln hin.

Eine ausführliche Studie über 85 Neugeborene stammt von PHILIPPS u.Mitarb. (*3084*). Sie unterteilten die Kinder in drei Gruppen:

1. Kinder mit Gregg-Syndrom und connatalen Röteln mit und ohne mütterliche Rötelnanamnese,
2. Rötelnsyndrom mit und ohne Thrombocytopenie mit und ohne mütterliche Rötelnanamnese,
3. gesunde Neugeborene mit mütterlicher Rötelnanamnese.

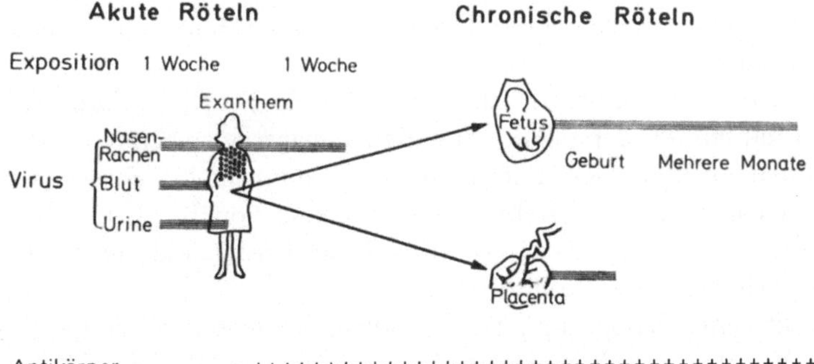

Abb. 134. Auftreten und Persistieren von Rötelnantikörpern bei akuter und chronischer Infektion mit Rötelnvirus. (Nach SEVER, *3463*)

Die virologischen Untersuchungen erstrecken sich auf Rachenabstriche, Rectumabstriche, Urin-, Blut-, Serum-, Liquor- und Knochenmarksentnahme, die gleich nach der Geburt und später monatlich vorgenommen wurden. Von den 8—10 Monate nach dem Gipfel einer Rötelnepidemie geborenen Kindern schieden zwischen 42% und 53% Rötelnvirus aus. In Gruppe 1 erwiesen sich 61% positiv, in Gruppe 2 etwa 33%, in Gruppe 3 schieden von 5 Säuglingen 4 Rötelnvirus aus. Daraus geht hervor, daß die Neugeborenenröteln wie die Röteln älterer Kinder und Erwachsener völlig subklinisch verlaufen können und nur durch die Virusausscheidung erfaßt werden. Das Krankheitsbild der connatalen Röteln deckt sich nicht immer mit dem Gregg-Syndrom. Hierbei dürfte der Zeitpunkt der Rötelninfektion eine Rolle spielen. Im Liquor wurde das Rötelnvirus ziemlich oft gefunden (zwischen 11 und 30% in den ersten beiden Monaten), und es hielt sich dort besonders lang. Bei einem Kind wurde es 194 Tage nach der Geburt im Liquor noch nachgewiesen. DESMOND u. Mitarb. (*950a*) fanden es sogar bis in das zweite Lebensjahr. Im Blut dagegen verschwindet das Virus ziemlich rasch, vermutlich, weil dort hohe Konzentrationen langpersistierender neutralisierender Antikörper auftreten.

Die lange Persistenz des Rötelnvirus im Liquor macht es verständlich, daß die Entscheidung über das Schicksal der Kinder im Augenblick der Geburt noch nicht immer gefallen ist, sondern daß auch noch später Schädigungen auftreten können.

Das geht eindrucksvoll aus der jüngst veröffentlichten Studie von DESMOND u. Mitarb. (*950a*) hervor. Sie umfaßt die bisher größte Sammlung von konnatalen Rötelnencephalitiden und macht die hochgradige Beteiligung des Zentralnervensystems bei intrauteriner Rötelninfektion deutlich. Von 100 Kindern mit konnatalen Röteln wiesen 81 zu irgendeinem Zeitpunkt innerhalb des ersten Jahres neurologische Symptome auf. Die Autoren unterscheiden drei Verlaufsformen der Encephalitis: Bei der ersten — der häufigsten — stehen anfangs Lethargie und Hypotonie im Vordergrund. Zwischen dem 1. und 4. Monat werden die Kranken dann eher eretisch, schreien viel, schlafen unruhig, schwitzen und zeigen unvermittelte Temperaturanstiege. Zuweilen kann man einen vorübergehenden oder andauernden Opisthotonus beobachten. Nach dem 6. Monat tritt oft eine leichte Besserung der Symptome ein.

Bei der zweiten Verlaufsform, die im übrigen mit der ersten übereinstimmt, werden die Kinder zu klein geboren. Die Nahrungsaufnahme und dementsprechend die Gewichtszunahme sind schlecht.

Bei der dritten Verlaufsform manifestiert sich die Erkrankung durch einen initialen Krampfanfall, der schon am ersten Lebenstag, machmal aber erst nach Monaten auftreten kann. Krämpfe können sich dann mehrfach wiederholen. Die Anfälle bestehen in einer tonischen Überstreckung von Kopf und Rumpf, Beugung der Arme, Atemstillstand, Cyanose, Bradykardie und schrillem Schreien. Auch oculogyrische Krisen kommen vor.

Das Elektroencephalogramm ist vor allem im ersten Vierteljahr bei einem Drittel der Kranken durch sharp waves und langsame Wellen im Frontalbereich verändert. Eiweiß- und Zellgehalt des Liquors schwanken in weiten Grenzen, sie sind aber häufig erhöht (*2226, 950a*).

Es ist eine auffallende Tatsache, daß erst 22 Jahre nach Entdeckung der Rötelnembryopathie das Krankheitsbild der akuten connatalen Röteln der Neugeborenen bemerkt wurde. Ob die Krankheit trotz der Sorgfalt, mit der die Kinder rötelnkranker Mütter ärztlich beobachtet wurden, früher übersehen worden ist, oder ob sich durch eine Pathomorphose des Rötelnvirus ein neues Krankheitsbild entwickelt hat, ist nicht zu entscheiden. Für beide Annahmen gibt es Gründe. Die neurologische Anfälligkeit junger Säuglinge gegenüber dem Rötelnvirus wurde schon früher beschrieben (*2067*), jedoch ermöglichte erst die Kultivierbarkeit des Rötelnvirus die Aufklärung der klinischen Zusammenhänge.

Die *Diagnose* der connatalen Röteln stützt sich auf:

die Anamnese (Röteln bei der Mutter in der Frühschwangerschaft),

das klinische Bild mit thrombocytopenischer Purpura, Milzschwellung und eventuell vorhandenem Gregg-Syndrom,

den Nachweis des Rötelnvirus aus Rachen, Urin oder Liquor des Neugeborenen,

den Nachweis der Antikörper gegen Röteln.

Differentialdiagnostisch muß an die Meningoencephalitis bei Cytomegalie (s. S. 386), Galaktosämie (s. S. 120), Toxoplasmose (s. S. 431), perinatale Hirnschäden (s. S. 285), Herpesencephalitis (s. S. 392) und bakterielle Meningitiden gedacht werden.

e) Pathologische Anatomie

Autoptisch findet sich fast immer eine chronische Leptomeningitis. Daneben bestehen gewöhnlich auch mehr oder minder schwere encephalitische Veränderungen in Gestalt multipler nekrotischer Areale mit Gliazellproliferationen. Sie sind besonders in den Basalganglien, weniger in Mittelhirn, Brücke, weißer Substanz und Rückenmark anzutreffen. Am Gefäßsystem spielen sich entzündliche Prozesse mit nachfolgender perivasculärer Verkalkung ab.

Das Körpergewicht der erkrankten Kinder betrug bei der Geburt im Mittel nur 65% einer gesunden Kontrollgruppe, das Hirngewicht nur 72% des normalen. Im Gehirn werden außer der Kleinheit unterschiedliche Mißbildungen beobachtet. Es finden sich cystische Bezirke mit Entmarkungen, Ganglienzellverminderung in deren Umgebung, weit verstreute Herde vasculärer und perivasculärer Verkalkungen, Hydrocephalus, Subarachnoidalblutungen. Die Art dieser Veränderungen beruht offenbar auf entzündlichen Vorgängen und nicht auf in der Embryonalzeit entstandenen Hemmungsmißbildungen. Diese aber können ebenfalls angetroffen werden. Die Entscheidung, was dem einen und was dem anderen Prozeß zuzuordnen ist, läßt sich außer aus den histologischen Symptomen der Entzündung auch aus der zeitlichen Korrelation zur Organogenese ableiten. So fanden DESMOND u. Mitarb. (*950a*) einmal eine Atresie des 4. Ventrikel.

RORKE und SPIRO (*3321*) konnten bei 9 Kindern, die mit connatalen Röteln geboren worden waren und 13 Std bis $11^1/_2$ Monate überlebten, klinische und autoptische Untersuchungen ausführen. 7 Kinder zeigten intra vitam neurologische Symptome wie Tremor der Extremitäten, Hyperexzitabilität, Fehlen des Moro-Reflexes, Spastik, Opisthotonus, Somnolenz. Ein Kind bekam eine E. coli-Meningitis. Bei 8 Kindern fanden sich postmortem im Hirn frische wie alte nekrotische Bezirke mit Gefäßdegeneration und subependymalen Cysten. Die weiße Substanz war stärker betroffen als die graue, auch leptomeningeale Gefäße waren in den Prozeß einbezogen. Verzögerte Myelinisierung fand sich bei 5 Kindern, die länger als 1 Monat lebten. Mißbildungen fehlten.

f) Prognose

Die Prognose ist dubiös. Neben leichten oder gar subklinischen (*3674*) gibt es schwere und schwerste Verlaufsformen. Von 15 Kindern mit connatalen Röteln, über die NAEYE und BLANC (*2822*) berichtet haben, waren 8 totgeboren oder starben nach der Geburt. Sieben lebten 1—3 Monate. DESMOND u. Mitarb. konnten 64 Kinder im Alter von 18 Monaten nachuntersuchen. Abgesehen von bei fast allen Kindern bestehender Blindheit oder Taubheit, erwiesen sich 20 neurologisch unauffällig, 14 hatten geringe, der Rest schwere Restbefunde mit Mono-, Hemi- und Tetraparesen sowie Kontakt- und Verhaltensstörungen. Die Letalität betrug 20%. Das Elektroencephalogramm war bei den Kindern, die inzwischen gestorben waren und bei Kindern mit Kataraktbildung zu 90% pathologisch. Die Hälfte aller Todesfälle ereignete sich bis zum 3. Monat. Untersuchungen von SHERIDAN (*3483*) über die cerebrale Entwicklung von Kindern aus Rötelnschwangerschaften, die 8—10 Jahre nach der Geburt durchgeführt wurden, hatten ein verhältnismäßig gutes Ergebnis. Die Intelligenz war oft auch dann normal, wenn Bildungsfehler an Augen und Ohren bestanden. Hier liegt eine Auslese milder Krankheitsfälle vor.

g) Prophylaxe und Therapie

Die *Prophylaxe* kann nur in der bewußten Exposition von Mädchen gegenüber den Röteln bestehen. Ein Röteln-Lebendimpfstoff befindet sich in der Erprobung (*2679*). Da die Röteln eine leichte Krankheit sind, ist nur eine geringe Abschwächung des Impfstammes erforderlich. Dieser sollte keine Virämie hervorrufen, damit Frauen im gebärfähigen Alter geimpft werden können (*2124*).

Zur Zeit ist nur die Anwendung von Gammaglobulin möglich, jedoch in seiner Wirkung nicht zuverlässig. Die Dosis beträgt 0,3—0,4 ml/kg. Ob dadurch Erkrankungen der Feten verhindert werden können, ist unsicher, da Gammaglobulin die Virämie bei der Schwangeren zwar verkürzt, aber nicht völlig zu unterdrücken vermag (*1546*, *2124*).

B. Cytomegalie

Unter Cytomegalia infantum versteht man eine durch das Cytomegalievirus (Speicheldrüsenvirus) bedingte, mit der Ausbildung charakteristischer Riesenzellen einhergehende Erkrankung des Neugeborenen.

a) Historisches

1881 berichtete Ribbert (*3257*) in einem Vortrag über typische Riesenzellen in der Niere eines totgeborenen luischen Kindes. Der heute meist gebrauchte Name Cytomegalie (Synonyma: Speicheldrüsenviruskrankheit, Einschlußkörperchenkrankheit) stammt von Goodpasture und Talbot (*1498*). Der einheitliche Krankheitscharakter wurde jedoch erst durch Wyatt (*4267*) u. Mitarb. 1950 erkannt und genau definiert, wenn auch die Vermutung, es müsse sich um eine Viruskrankheit handeln, schon früher geäußert worden war. Bis 1952 erfolgte die Diagnose der Cytomegalie ausschließlich postmortal. Dann glückte Fetterman (*1250*) erstmalig bei einem lebenden Kind der Nachweis von Cytomegaliezellen im Urinsediment. Minder (*2727*) sah 1953 elektronenoptisch den Erreger der Cytomegalie in Form kleinster um den Einschlußkörper angeordneter Kügelchen. 1956 gelang Smith (*3575*), Rowe u. Mitarb. (*3368*) sowie 1957 Weller u. Mitarb. (*4121*) unabhängig voneinander die Züchtung menschlicher Cytomegalieviren in Gewebekulturen.

1942 beschrieb Kinney (*2177*) als erster Hirnveränderungen bei generalisierter Neugeborenencytomegalie.

b) Erreger und Vorkommen

Der Erreger der Cytomegalie ist ein 65—120 mμ großes, einen von einer Hülle umgebenen Kern enthaltendes, dem Herpes simplex ähnliches DNS-Virus (Abb. 135). Es ist streng artspezifisch. Die Infektion auf Tiere gelingt ebensowenig wie die Kultivierung tierischer Cytomegalieviren in menschlichen Zellkulturen. Nach Weller u. Mitarb. (*4119*) gibt es drei Serotypen der menschlichen Cytomegalie. Es besteht keine Hämagglutinin- oder Hämabsorptionsaktivität.

Das Cytomegalievirus ist sehr verbreitet. Außer für die Leibesfrucht und das Neugeborene ist es praktisch apathogen. So erklärt sich die starke unbemerkte Durchseuchung der Bevölkerung. Neugeborene besitzen durch diaplacentare

Übertragung zu etwa 70% Antikörper in ihrem Blut. Bis zum 2. Lebensjahr haben in Wien 14% (*3866*), bis zum 35. Lebensjahr 80% (*4116*) eine inapparente Infektion durchgemacht.

Wie das Rötelnvirus ruft die Cytomegalie eine chronische Infektion mit lang dauernder Virusausscheidung hervor. Bei Neugeborenen, die die intrauterine Infektion überlebten, kann trotz ansteigender Antikörper die Ausscheidung von Virus mit dem Harn 2—3 Jahre anhalten, länger als bei den Röteln. Erwachsene mit Antikörpern scheiden nach den Untersuchungen von ROWE u. Mitarb. (*3368*) niemals Virus aus. Handelt es sich dagegen um jüngere Kinder mit Antikörpern

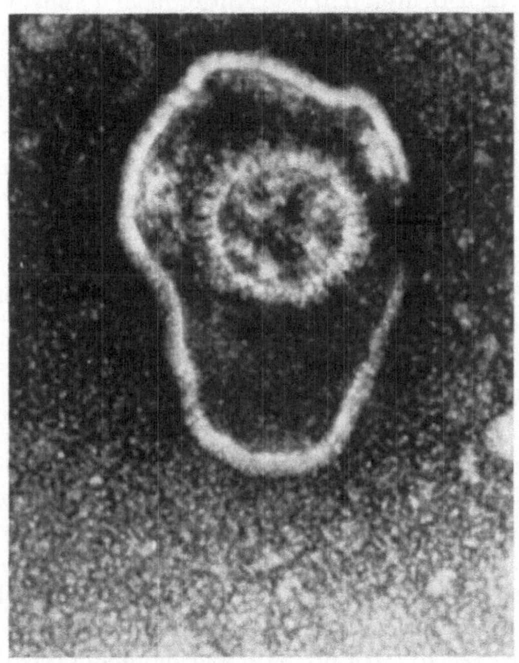

Abb. 135. Menschliches Cytomegalievirus. Vergrößerung: 214000×. Originalphoto von Dr. HARRY T. WRIGHT jr. (Nach MCALLISTER, *2595*)

(1/2—3 Jahre), so wird bei mehr als 60% auch eine Virusausscheidung nachgewiesen. Kinder ohne Antikörper scheiden kein Virus aus.

Über die *Häufigkeit* der Cytomegalie sind nur Schätzungen möglich. Zentralnervöse Beteiligung an der Krankheit gibt es nur bei intrauterin erworbener Cytomegalie (generalisierte Neugeborenencytomegalie). Nach SEIFERT (*3444*) kommt eine generalisierte Cytomegalie nur dreimal auf 100000 Geburten vor. AHVENAINEN (*33*) fand in Finnland 5 Fälle unter 530 Autopsien. Über die Häufigkeit der Beteiligung des Zentralnervensystems an der connatalen Cytomegalie divergieren die Angaben. SEIFERT (*3444*) fand eine Hirnbeteiligung in 8%, ESSBACH (*1200*) in 10% des Obduktionsmaterials. OEHME (*2926*) errechnete zentralnervöse Leitsymptome in 64% der Krankheitsfälle. Es ist nicht unmöglich, daß ein Teil der Erkrankungen, besonders wenn sie einen milden Verlauf zeigen, unerkannt bleiben, zumal es sich bei 50% der befallenen Neugeborenen um frühgeborene Kinder handelt, bei denen Unreife, Geburtstraumen und anderes als

Krankheits- und Todesursache angesehen werden können (*3124*, *2926*). Außerdem ist zu bedenken, daß alle Zahlen aus Sektionsmaterial stammen. Nach HANSHAW (*1680*) sowie EMANUEL und KENNY (*1163*) überleben mehr Neugeborene die Krankheit, als man bisher annahm. Bei diesen zeigen sich zentralnervöse Defekte oft erst nach Jahresfrist.

Der intrauterine Infektionsweg geht über die hämatogen infizierte Placenta, in der man Cytomegaliezellen finden kann (*707*, *2362*). Im Urin der Mütter cytomegaliekranker Neugeborener ist das Virus nachweisbar. Wahrscheinlich kann nur die während der Schwangerschaft erstmalig infizierte Mutter die Frucht anstecken. Es ist nicht berichtet, daß eine Mutter mehr als ein cytomegaliekrankes Kind geboren hat, später geborene Kinder sind gesund und scheiden kein Cytomegalievirus aus (*2651*). Anscheinend verhüten zirkulierende Antikörper während der zweiten Schwangerschaft die Infektion der Frucht. Die Frühdurchseuchung ist wahrscheinlich der Grund, weshalb Primärinfektionen in der Schwangerschaft und damit die generalisierte Cytomegalie trotz der Verbreitung des Virus verhältnismäßig selten sind und mehr bei Landfrauen als bei Städterinnen beobachtet werden, die einer rascheren Durchseuchung ausgesetzt sind. Die zuweilen gegebene Erklärung, daß Landfrauen einen näheren Kontakt mit der Cytomegalie der Tiere haben und daher mehr Kinder mit Cytomegalie gebären, vernachlässigt die strenge Artspezifität der Cytomegalieviren.

c) Pathologische Anatomie

Das pathologisch-anatomische Substrat der Cytomegalie, welches lange vor der Entdeckung der Erreger die sichere Diagnose der Krankheit ermöglichte, sind charakteristische einkernige Riesenzellen von 25—40 μ Durchmesser. Der ebenfalls vergrößerte Zellkern enthält einen 8—10 μ großen DNS-haltigen Einschlußkörper, um den sich ein heller Hof befindet (Abb. 136). In ihm fand MINDER (*2727*) die oben erwähnten Kügelchen, etwa halb so groß wie das Pockenvirus. Der Einschlußkörper besteht nach den elektronenmikroskopischen Untersuchungen von LUSE und SMITH (*2506*) aus Chromatinstücken und Viruspartikeln. Auch im Cytoplasma befinden sich Einschlußkörperchen, die jedoch aus Mucopolysacchariden aufgebaut sind. Die Riesenzellen sind gewöhnlich von einer Zellinfiltration umgeben.

Die Cytomegaliezellen finden sich vor allem in den Speicheldrüsen; bei 10—35% aller Routinesektionen von Säuglingen sind sie im Speicheldrüsengewebe nachweisbar. Diese Tatsache erschwerte die Beurteilung ihrer pathogenen Bedeutung. Klarheit brachte erst die Erkenntnis, daß streng zwischen der generalisierten connatalen und der auf die Speicheldrüsen beschränkten Form der Cytomegalie unterschieden werden muß. Außerdem führt nur die intrauterine und die bei oder unmittelbar nach der Geburt erfolgte Infektion zur generalisierten Cytomegalie.

Ist das Hirn von der Krankheit ergriffen, so finden sich Mikrocephalie, Mikrogyrie, Hydrocephalus, Pori, nekrotisierende und zum Teil verkalkende Entzündungsherde, die diffus über das ganze Gehirn verstreut sein können (*4112*), jedoch das Ependym besonders bevorzugen. Die Meningen sind gewöhnlich in den Prozeß einbezogen. Histologisch dominiert das Bild der chronischen Entzündung. Cytomegale Umwandlungen finden sich in Astrocyten-, Glia- und Ganglienzellen. Offenbar entstehen die meisten Veränderungen des Gehirns durch die chronische

Entzündung. DIETZEL (*969*) macht jedoch darauf aufmerksam, daß dies nicht die Mikrogyrie erklären könne. In dem von ihm untersuchten, von LINZENMEIER (*2441*) veröffentlichten Fall waren die älteren, bis zum Ende des 3. Schwangerschaftsmonats angelegten Hirngebiete (Palaecortex, Archicortex) nicht betroffen. Alle zu Beginn des 4. Monats „an ihren Bestimmungsort wandernden Zellkomplexe" waren dagegen tiefgreifend gestört. Dies ist ein Zeitpunkt, zu dem wegen der noch rudimentären Form der Gefäße und des Fehlens von Leukocyten eine Entzündung nicht entstehen kann (*3124*). Bei den frühesten Störungen handelt es sich demnach um echte embryopathische „Bildungshemmungen" (*3866*). Da die Cytomegalieviren durch die ganze Schwangerschaft persistieren, gesellt sich

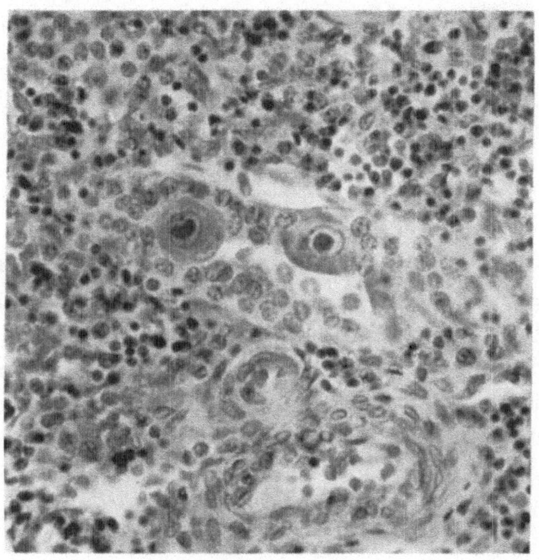

Abb. 136. Cytomegalie. „Eulenaugenzellen". Leberpräparat. (Pathologisches Institut der Universität Göttingen)

der Embryopathie, wie bei den Röteln, die Fetopathie und schließlich die Neugeborenenkrankheit hinzu. Diese entwickelt sich besonders in den jüngeren Hirngebieten, während die älteren Hirnteile kaum betroffen werden. Die pathologisch-anatomische Diagnose des von DIETZEL (*969*) beschriebenen Falles, der hier als typisches Muster dienen kann, lautet: „nekrotisierende und verkalkende Encephalitis mit Entwicklungsstörungen (Mikrogyrie, Porusbildung, Hydrocephalus, Aplasie der rechten Kleinhirnhemisphäre)".

d) Klinische Symptome

Die Symptomatik der generalisierten Neugeborenencytomegalie besteht aus Leber- und Milzschwellung, Erythroblastenvermehrung, schwerem Ikterus, thrombocytopenischer Purpura mit Verminderung auf etwa 20000—60000 Thrombocyten, Anämie, Chorioretinitis, pulmonaler Hämorrhagie, interstitieller Pneumonie, ulcerativer Oesophagitis. Eine Beteiligung des Zentralnervensystems an der Krankheit ist leicht zu erkennen, wenn die Kopfgröße auffällig verändert ist. In dem von POTTER (*3124*) beobachteten Fall mußten mehrere 100 cm³ Liquor abgelassen werden, bevor die Geburt des Kindes möglich war. Ein äußerlich erkennbarer Hydrocephalus braucht allerdings bei Geburt noch nicht vorhanden zu sein. In einem Fall von SEIFERT und OEHME (*3445*) fiel erst postnatal eine langsame Zunahme des Kopfes auf. Im 6. Lebensmonat deckte ein Encephalogramm hydrocephal erweiterte plumpe Seitenventrikel auf.

Häufiger als eine Vergrößerung des Schädels ist Mikrocephalie das neurologische Leitsymptom. Es weist auf die anatomische Störung der Hirnentwicklung hin. In einem von MERCER u. Mitarb. (*2672*) berichteten Fall wog das Hirn eines cytomegalen Neugeborenen nur 180 g, in einem von LINZENMEIER (*2441*) 130 g. Auch die Mikrocephalie braucht bei der Geburt noch nicht vorhanden zu sein, oft wird sie erst um das 1. Halbjahr deutlich (*4116*). Am Ende des 1. Lebensjahres zeigen die meisten Kinder, die eine connatale Cytomegalie überlebten, Mikrocephalie (*1680*). Weitere diagnostische Symptome sind tonisch-klonische Krämpfe, athetoide Bewegungsunruhe, Retardierung der psychomotorischen Entwicklung (*3214*). Diagnostisch wertvoll ist der röntgenologische Nachweis intrakranieller Verkalkungen. Sie sind infolge ihres bevorzugten Sitzes in den Ventrikelwänden anders lokalisiert als die Verkalkungen bei Toxoplasmose. Außerdem läßt sich ihr ringförmiger Charakter bei entsprechendem Strahlengang oft erkennen.

Da ein großer Teil der schwerkranken Kinder perinatal stirbt und das klinische Bild von der hämolytischen Anämie, dem Ikterus, der Hepatitis, der Blutungsneigung beherrscht wird, werden neurologische Symptome der Neugeborenenzeit nur selten angegeben. Selbst in dem mit Mikrocephalie einhergehenden Krankheitsfall, über dessen schwere pathologisch-anatomische Veränderungen DIETZEL (*969*) berichtet hat, werden neurologische Symptome nicht erwähnt. Eine Opticusatrophie und eine Chorioretinitis kann allerdings schon bei Geburt bestehen. Der Liquor enthält reichlich Eiweiß und kann xanthochrom sein sowie im Sediment Cytomegaliezellen enthalten. Jedoch wird auch normaler Liquor beobachtet (*3214*). EEG-Untersuchungen sind bei Cytomegalie kaum bekannt. THALHAMMER und ZWEYMÜLLER (*3870*) beobachteten Veränderungen im Sinne einer Hypsarrhythmie. Abb. 137 gibt das EEG eines Kindes unserer eigenen Beobachtung im Alter von 5 Monaten wieder.

Es ist sicher, daß es Fälle von Neugeborenencytomegalie gibt, die mild verlaufen und nur virologisch erkannt werden. Da es sich häufig um frühgeborene und um hypotrophe Kinder handelt, weckt ihre schlechte Entwicklung im 1. Lebensjahr und das Auftreten von motorischen und intellektuellen Defekten keinen Verdacht (*3124*, *1735*, *2924*, *2926*, *3445*). Bei mehr als 80% der im Weltschrifttum berichteten Fälle von connataler generalisierter Cytomegalie wurde die Diagnose durch Sektion gestellt. Das muß notwendigerweise zu einer Auslese der ungünstig verlaufenden Fälle führen. Wieviel Fälle von Morbus Little, Schwachsinn, Epilepsie auf eine nicht letal verlaufene Neugeborenencytomegalie zurückzuführen sind, wird erst klar werden, wenn systematische virologische Untersuchungen dieser Frage gewidmet werden. Über einen einschlägigen Fall berichtete OEHME (*2924*). Bei einem schwachsinnigen, spastisch mikrocephalen Kind wurde die Cytomegalie erst entdeckt, als es im Alter von $1^1/_3$ Jahren an einer Pneumonie starb.

Bis 1964 waren etwa 40 Fälle von Cytomegalie aufgezeichnet, bei denen die Krankheit nicht zum Tode geführt hatte. HANSHAW (*1680*) berichtet über die

Nachuntersuchung von 16 solcher Kinder. 14 hatten deutliche Zeichen intellektueller und motorischer Störungen. Drei Kinder mußten hospitalisiert werden, drei waren blind, drei hatten Krämpfe und sechs spastische Paralysen. Krämpfe, die sich im Laufe des 1. Lebensjahres entwickeln, werden auch von anderen Autoren berichtet. Im Encephalogramm lassen sich dann auch atrophische Rindenprozesse nachweisen. Eine überstandene Meningoencephalitis cytomegalica scheint zu eitrigen, zum Teil chronisch verlaufenden Hirnhautentzündungen zu disponieren. OEHME und SEIFERT (*2926*) sahen drei, AHVENAINEN (*33*) eine solche tödlich endende eitrige Meningitis.

In jüngster Zeit haben EMANUEL und KENNY (*1163*) über milde Krankheitsfälle berichtet, deren Hauptsymptom ein hämolytisches Syndrom war. Nach

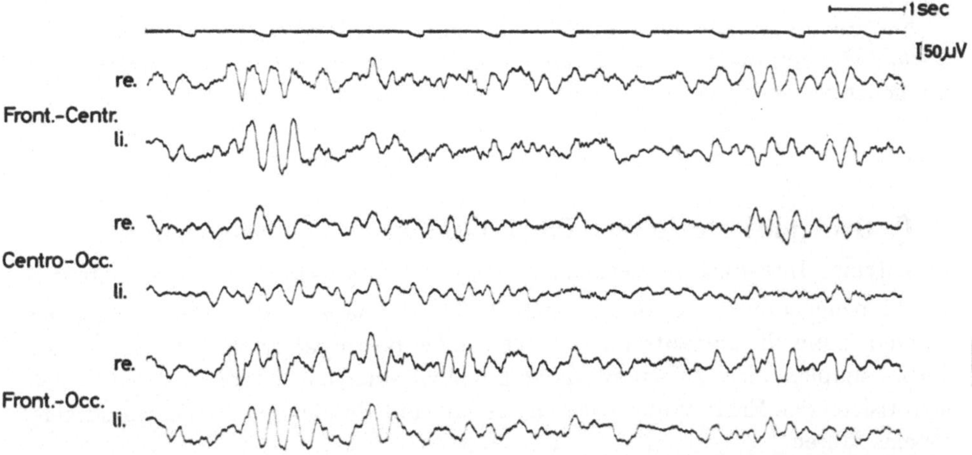

Abb. 137. Elektroencephalogramm eines 5 Monate alten Säuglings mit Cytomegalie. Die Ableitung erfolgte am wachen Kind im Intervall zwischen tonischen Konvulsionen. Im Elektroencephalogramm finden sich in regelmäßigen Abständen aufschließende, monomorphe 3—4/sec-Wellen vor dem Hintergrund eines für das Alter langsamen 4—5/sec-Rhythmus

Ansicht dieser Autoren ist möglicherweise das „inspissated bile syndrome" Folge einer Cytomegalievirusinfektion.

Es gibt Neugeborene, bei denen allein das Zentralnervensystem betroffen ist. Hierüber haben THALHAMMER und ZWEYMÜLLER (*3870*) berichtet. Nach ihrer Meinung kann die Krankheit intrauterin ausheilen.

Ob die frühembryonale Infektion mit Cytomegalieviren im Sinne des Gregg-Syndroms zu anderweitigen Entwicklungshemmungen führt, ist strittig. Eine klinische Ähnlichkeit mit dem Gregg-Syndrom besteht jedenfall nicht. Über den Zeitpunkt der Infektion, die beim Gregg-Syndrom an Hand der Symptomatologie gut festgelegt werden konnte, gehen bei der Cytomegalie die Meinungen auseinander. DOERR verlegt den Zeitpunkt in den 2. Schwangerschaftsmonat, HAYMAKER u. Mitarb. (*1735*) in den 3., DIETZEL (*969*) sowie HAAGEN (*1631*) in den 4.

Diagnose. Die Diagnose der zentralnervösen Erkrankungen bei connataler generalisierter Cytomegalie kann durch den Mikrocephalus oder Hydrocephalus, den Liquorbefund in Zusammenhang mit den übrigen klinischen Symptomen, besonders der Gelbsucht, Leberschwellung, thrombocytopenen Purpura und intrakraniellen Verkalkungen vermutet und durch den Nachweis von Cytomegaliezellen im Harn- oder Liquorsediment gesichert werden. Der Nachweis von Cytomegaliezellen im Urin gelingt allerdings nur bei täglich mehrfacher Untersuchung. Ein Hinweissymptom sind auffallend viele Tubulusepithelien. McElfresh und Arey (*2613*) fanden Cytomegaliezellen im Liquor cerebrospinalis und van Gelderen (*1405*) im Leberpunktat. Das diagnostische Verfahren der Wahl ist die Züchtung der Cytomegalieviren aus dem Urin.

Die *Differentialdiagnose* muß Röteln (s. S. 380), Herpes simplex-Infektion (s. S. 392), hämolytische Erkrankung des Neugeborenen, Toxoplasmose (s. S. 431), Lues connata (s. S. 424) und Listeriose (s. S. 412) berücksichtigen.

e) Therapie

Für die Therapie wird Gammaglobulin, Prednison (*2558*), Vitamin K (*2926*, *1680*) empfohlen. Van Gelderen (*1405*) verabfolgte einem Neugeborenen mit generalisierter Cytomegalie mit Purpura, Krämpfen, Hepatosplenomegalie, Ikterus und Erythroblastenvermehrung 3 Monate Prednison. Das Krankheitsbild besserte sich rasch, mit 13 Monaten war das Kind gesund.

C. Generalisierte Herpes simplex-Infektion des Neugeborenen

(Synonyma: Intranuclear inclusion in infancy, Herpessepsis der Neugeborenen)

Bei neugeborenen Kindern, deren Mütter keine zirkulierenden Antikörper besitzen, kann die intrauterin, sub partu oder postnatal erfolgte Infektion mit Herpes simplex-Virus (Herpesvirus hominis) zu einer meist tödlich verlaufenden nekrotisierenden Erkrankung visceraler Organe mit Beteiligung des Zentralnervensystems führen.

a) Historisches

1921 beschrieb Lipschütz (*2443*) intranucleäre Einschlüsse bei Herpeserkrankungen des Menschen. Hass (*1717*) beobachtete 1935 bei einem frühgeborenen Kinde, daß Herpes simplex-Virus auch viscerale Organe befallen und eine nekrotisierende Entzündung der Leber und Nebennieren herbeiführen kann („hepatoadrenale Nekrose"). 1943 teilte Armstrong (*108*) mit, daß Herpes simplex-Virus imstande ist, eine lymphocytäre Choriomeningitis hervorzurufen. Eine genaue Beschreibung des Krankheitsbildes der generalisierten Herpes simplex-Infektion des Neugeborenen mit Nachweis des Herpes simplex-Virus erfolgte durch Zuelzer und Stulberg (*4335*) 1952. Bis 1964 sind 60 Fälle im Schrifttum mitgeteilt worden.

b) Erreger (Abb. 138)

Das Herpes simplex-Virus gehört zu der DNS-haltigen Virusgruppe mit einer Teilchengröße von 180—220 mμ. Es ist ubiquitär verbreitet und relativ wenig pathogen, weshalb Erwachsene gewöhnlich neutralisierende Antikörper durch stille Feiung erworben haben. Nur Personen mit Antikörpern erkranken an rezidivierenden Herpes-Infektionen. Daraus schloß schon Doerr, daß das Herpes simplex-Virus nach der Erstinfektion im Körpergewebe persistiert und trotz vorhandener Antikörper Herpeseruptionen auf Haut und Schleimhaut zu bewirken vermag. Hierbei spielen symbiontische Faktoren eine Rolle. So findet man in den Herpeseruptionen bei einer Meningokokkenmeningitis Meningokokken, in denen bei einer Pneumonie Pneumokokken des gleichen Types wie im Sputum des Kranken. Andererseits kommt bei Typhus, Poliomyelitis, Keuchhusten Herpes febrilis so gut wie niemals vor (*2071*).

Anscheinend ist allein der Mensch das Reservoir für Herpes simplex-Viren. Die intensive Durchseuchung der Bevölkerung mit dem Herpes simplex-Virus hat zur Folge, daß Neugeborene gewöhnlich diaplacentar von der Mutter durch

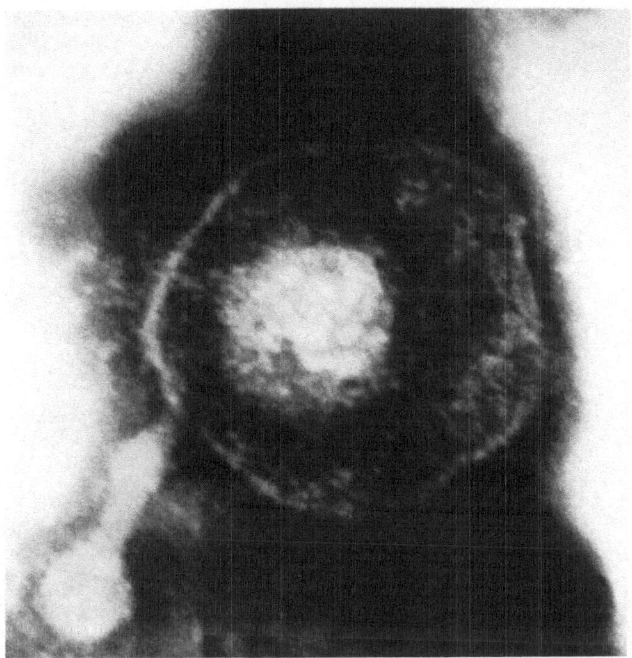

Abb. 138. Morphologisch intaktes Herpes-Virion. Das Capsid ist „voll“, die Hülle unregelmäßig begrenzt. Negativ-Kontrastierung. Vergrößerung: 280000×. (Originalphoto von Falke, *1631*)

Antikörper geschützt werden. Wenn das nicht der Fall ist oder wenn es sich um Frühgeborene handelt, kann das Neugeborene für das Herpes simplex-Virus empfänglich werden. Erfolgt die Erstinfektion der Mutter während der Schwangerschaft, so kann die Infektion durch die Placenta übertragen werden (*2643*). Häufiger ist offenbar die Infektion sub partu durch Aufnahme des Virus aus dem Geburtsweg oder unmittelbar postnatal. Das kann man daraus schließen, daß die generalisierte Herpes simplex-Infektion des Neugeborenen nicht schon bei Geburt besteht, sondern sich erst nach dem 4. Tag entwickelt. Dem entspricht, daß Embryopathien durch Herpes simplex-Virus nicht bekannt sind. Experimentell wurde Herpessepsis bisher bei Kaninchen und Mäusen erzeugt.

c) Pathologische Anatomie

Das pathologisch-anatomische Substrat der generalisierten Herpes simplex-Infektion des Neugeborenen ist die nekrotische Zerstörung des Parenchyms visceraler Organe ohne eigentliche Zeichen der Entzündung unter Bildung von Einschlußkörperchen und vielkernigen synzytialen Riesenzellen. In der Regel ist die Leber am schwersten betroffen. Weiterhin können in der Reihenfolge der Häufigkeit befallen sein: Nebenniere, Oesophagus, Lunge, Milz, Gehirn, Myokard, Lymphknoten, Knochenmark, Zwerchfell, Trachea und Darm (*2833*). Das histologische Bild erlaubt die Zuordnung zur Herpes simplex-Infektion, die dann durch Züchtung des Erregers aus Rachen, Stuhl, Liquor oder Hirn auf Chorioallantois-

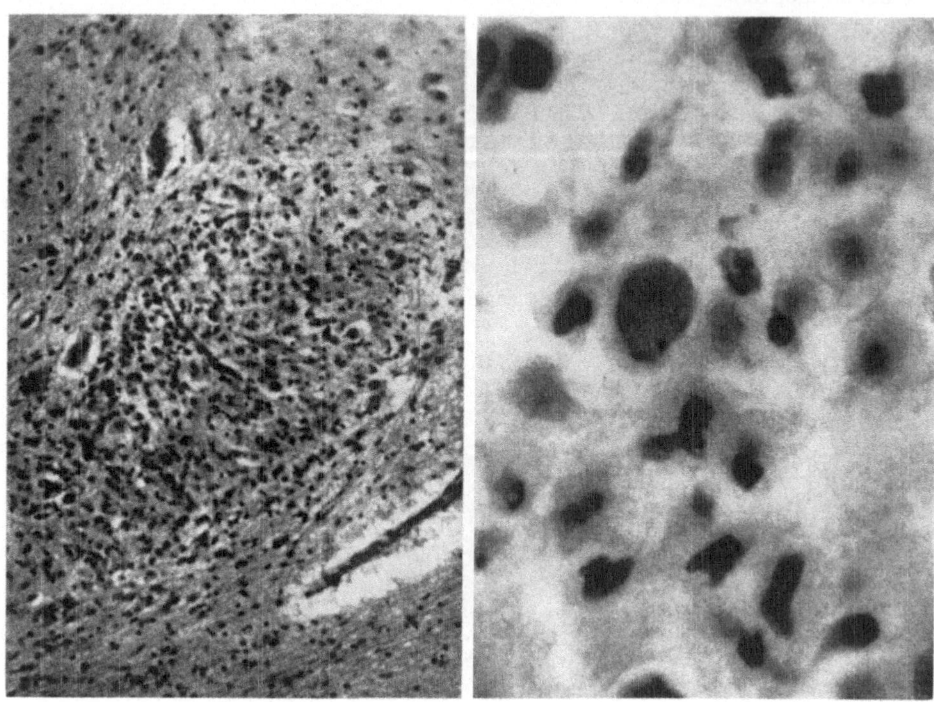

Abb. 139 Abb. 140

Abb. 139. Encephalitischer Herd in der Medulla oblongata bei Herpes simplex-Infektion eines Neugeborenen. (Nach ZUELZER-STUHLBERG, *4335*)

Abb. 140. Einschlußkörperchenzelle in der Medulla oblongata bei Herpes simplex-Infektion. (Aus ZUELZER-STUHLBERG, *4335*)

membran bebrüteter Hühnereier gesichert werden kann. Hinsichtlich der Virusdiagnose ist jedoch einschränkend zu bemerken, daß bei der häufigen Verbreitung des Herpes simplex-Virus dieses allein ohne typische histologische Befunde keine zuverlässige Aussage gestattet.

Bei Neugeborenen ist das Gehirn häufig an der Krankheit beteiligt. ZUELZER und STULBERG (*4335*), die fünf Krankheitsfälle beobachtet haben, fanden bei vier Kindern eine Encephalitis. Sie unterscheiden zwei Formen:

1. Vorwiegend im Hirnstamm (Medulla oblongata, Pons) anzutreffende Herde aus Gliazellen, mononucleären Zellen, einigen Leukocyten und Ganglienzelldegeneration. Ganglien- wie Gliazellen enthalten intranucleäre Einschlußkörperchen (Abb. 139 u. 140).

2. Auf die weiße Substanz beschränkte Nekrose der kleinen Gefäße mit endothelialer Schwellung und perivasculären Hämorrhagien, wobei wiederum die perivasculären Gliazellen Einschlußkörperchen zeigen. Eine zellige Infiltration fehlt in diesen Fällen.

WILDI (*4172*) berichtete über „ungewöhnlich pathologische Befunde" bei einem am 16. Tag verstorbenen Neugeborenen, das seit dem 8. Lebenstage eine ausgebreitete Herpeseruption an Kopf, Stamm und Extremitäten gezeigt hatte, aus deren Bläschen Herpesvirus gezüchtet werden konnte. Befallen waren die Meningen, bevorzugt die Frontalregion sowohl in der weißen wie grauen Substanz, der Thalamus und das Cerebellum. Histologisch war eine diffuse Meningitis mit Plasmazellen nachweisbar, die auf den Cortex übergriff. Die obersten Schichten des Cortex waren ebenfalls mit Plasmazellen infiltriert. Im Mark fanden sich Ödem, Nekrosen und Petechien. Die Gefäße waren zum Teil thrombosiert, intranucleäre Einschlußkörperchen fanden sich vor allem in Astrocyten und in den Purkinje-Zellen des Cerebellums, das ebenfalls stark befallen war. Von ERICSSON u. Mitarb. (*1189*) wurden intranucleäre Einschlußkörperchen auch in der Hirnrinde gesehen.

d) Klinische Symptome

Die Krankheit scheint Frühgeborene zu bevorzugen. 4—10—15 Tage (im Mittel 6,2 $\pm$ 2,7 Tage) nach der Geburt tritt eine Conjunctivitis mit Cyanose auf; Lethargie, Erbrechen, Trinkunlust, Fieber oder Untertemperatur und eine rasche Zunahme des Neugeborenenikterus zeichnen das Krankheitsbild der nächsten Tage. Pulmonale Symptome mit wolkigen Trübungen im Röntgenbild gesellen sich hinzu. In der Mundhöhle findet man einen auffallend gelben Schleim, der zuerst den Verdacht auf eine bakterielle Infektion lenkt. Stellen sich herpesähnliche Eruptionen ein, ist ein wichtiger Hinweis auf eine Herpes simplex-Infektion gegeben. Das gleiche gilt von Herpeseruptionen bei der Mutter oder beim Pflegepersonal. Jedoch gibt es auch Krankheitsfälle ohne erkennbaren Zusammenhang mit einer Herpes simplex-Infektion in der Umgebung (*4021*).

Wenn auch das Krankheitsbild im wesentlichen von der massiven Nekrose der Leber und Nebennieren beherrscht wird und der Ikterus sowie die durch Hypoprothrombinämie bedingte Blutungsneigung und der Kreislaufkollaps im Vordergrund stehen, gibt es doch auch Fälle, bei denen das Hirn als einziges Organ betroffen ist (*3123*). Hinweise auf die Beteiligung des Zentralnervensystems sind Änderungen des Muskeltonus, Zuckungen der Extremitäten, zuweilen allgemeine Krämpfe. In ihrer Vieldeutigkeit tragen sie zur Erkennung der Krankheit wenig bei. Über das EEG konnten wir im Schrifttum keine Angabe finden. Im Liquor stehen Zell- und Eiweißvermehrung im Vordergrund. Unter zunehmendem Kreislaufkollaps und Temperaturabfall tritt gewöhnlich nach 4—7 Krankheitstagen der Tod ein (*2510*). KÜNZER (*2263a*) u. Mitarb. haben jüngst aber auf das Vorkommen leichten Verlaufes aufmerksam gemacht.

An die *Diagnose* einer Herpes simplex-Virusinfektion des Neugeborenen wird man immer denken, wenn die Mutter an einem Herpes der Lippe oder der Vulva leidet oder in der unmittelbaren Umgebung (Pflegepersonal, Familienangehörige) Herpeseruptionen vorhanden sind.

Differentialdiagnostisch ist an Cytomegalie (s. S. 386), akute connatale Röteln (s. S. 381), Toxoplasmose (s. S. 431), Morbus haemolyticus neonatorum zu denken.

e) Therapie und Prognose

Therapeutische Versuche wurden vor allem mit Gammaglobulin gemacht. NASEMANN u. Mitarb. (*2833*) empfehlen darüber hinaus Spenitol (Wintrop). Überzeugende Erfolge konnten bisher nicht berichtet werden.

Die *Prognose* ist als dubiös zu bezeichnen.

D. Poliomyelitis acuta

a) Vorkommen und Pathogenese

Die Schwangerschaft scheint die Disposition für Poliomyelitis zu erhöhen. Die größte statistische Studie hierüber stammt, soweit wir sehen, aus der Mayo-Clinic (*1961*). Unter 1148 Poliomyelitiskranken befanden sich 190 Frauen in gebärfähigem Alter (15—45 Jahre). 34% der erkrankten verheirateten Frauen und 26% aller kranken Frauen waren schwanger, während in der Allgemeinpopulation nur bei 6—11% aller gebärfähigen Frauen Schwangerschaft zu erwarten war. BATES (*205*) hat freilich die Zuverlässigkeit dieser und anderer Berechnungen in Zweifel gezogen. Jedoch bestreitet auch er nicht die Tatsache, daß besonders Frauen im letzten Trimenon der Schwangerschaft schwerer an Poliomyelitis erkranken und eine höhere Sterblichkeit aufweisen als gleichaltrige nichtgravide Frauen.

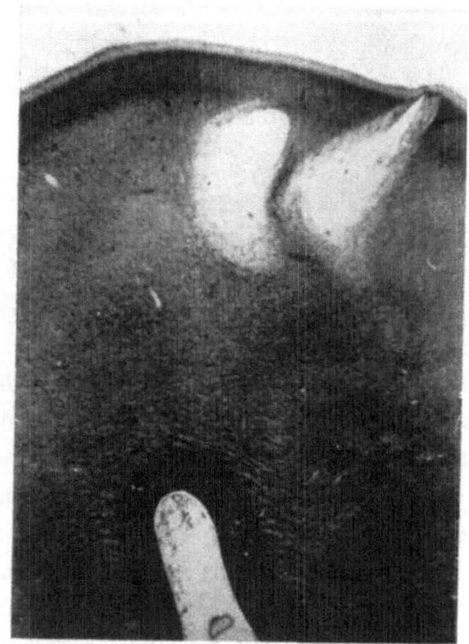

Abb. 141. Zwei kleine Cysten nach Blutung bei einem mit Poliomyelitis-Virus infizierten Keimling. (Nach TÖNDURY, *3904*)

Wie es scheint, erhöht die Poliomyelitis im 1. Schwangerschaftsmonat die Abortrate. In den abortierten Früchten wie in der Placenta konnte Poliomyelitisvirus nachgewiesen werden (*3652*, *192*). Ob es Organentwicklungsstörungen im Sinne der Embryopathia rubeolaris bei Poliomyelitiserkrankungen der Mutter im ersten Schwangerschaftsdrittel gibt, ist strittig, zumindestens äußerst selten. Von den erkrankten Müttern werden, sofern sie ihre Krankheit überleben und kein Abort eingetreten ist, gesunde Kinder geboren. Frühere Berichte über Kinder, die bei Geburt gelähmt waren, halten einer Kritik nicht stand (*203*). Eine in der Fetalzeit ablaufende Poliomyelitis scheint es nicht zu geben oder stellt zumindestens eine extreme Rarität dar. Über die Ursache dieser Tatsache sind verschiedene Vermutungen geäußert worden. Die einleuchtendste Erklärung kann vielleicht den Untersuchungen TÖNDURYs (*3904*) entnommen werden. Dieser Autor verfügt über sieben Keimlinge, deren Mütter im 3. bzw. 4. Monat an Poliomyelitis erkrankt waren. In allen Fällen fanden sich zum Teil ausgedehnte Blutungen im Gehirn und Rückenmark, deren Charakter vom Alter des Keimlings im Moment der Erkrankung abhängig war. Diese Blutungen periarteriell lokalisiert, werden von einer reaktionslosen Auflösung des Gewebes, in das es hineingeblutet hat, begleitet. So waren Cysten und Löcher in Hirn und Rückenmark entstanden (Abb. 141). Motorische Vorderhornzellen zeigten sich durch große Vacuolen ballonartig aufgetrieben („Fischaugenkerne“, Abb. 142).

TÖNDURY (*3904*) möchte aus der Beobachtung eines Frühgeborenen, dessen Mutter im 3. Graviditätsmonat an Poliomyelitis erkrankt war, schließen, daß Poliomyelitisviren wie Röteln- oder Cytomegalisviren im fetalen Gewebe am Leben bleiben. Denn dieses Kind zeigte alte und frische intracerebrale Blutungsherde, Zerstörungen im Ependym der Seitenventrikel und periarterielle Infiltrate, jedoch keinerlei Mißbildungen. Eine teratogene Fähigkeit besitzen nach der Anschauung TÖNDURYs (*3904*) Poliomyelitisviren nicht.

Diese Beobachtungen und der Nachweis von Poliomyelitisviren in den abortierten Früchten erkrankter Frauen legen die Annahme nahe, daß es zu einer

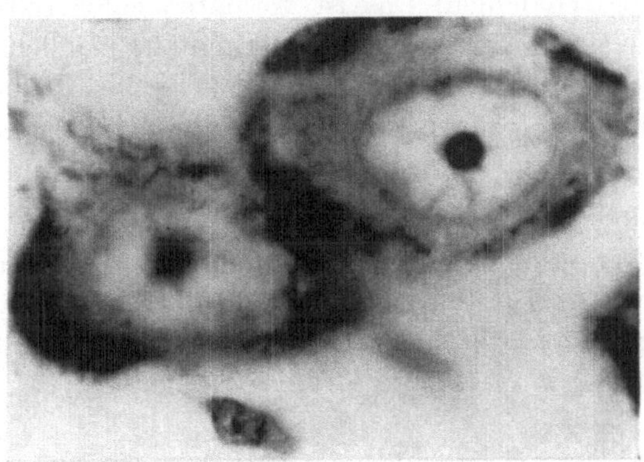

Abb. 142. Motorische Vorderhornzellen mit „Fischaugenkernen“ und an den Rand verlagerte, z.T. verplumpte Nissl-Substanz. (Nach TÖNDURY, *3904*)

Infektion der Keimlinge kommen kann, was aber zu so schweren Veränderungen führt, daß die Frucht abstirbt. Das bewirkt einerseits die hohe Abortrate im ersten Trimenon der Schwangerschaft erkrankter Frauen, garantiert jedoch zugleich die Gesundheit ausgetragener Kinder. Das erwähnte von TÖNDURY (*3904*) beobachtete Frühgeborene, das 24 Std nach der Geburt starb, stellt offenbar eine Rarität dar. Die Weltliteratur weist keine vergleichbare Mitteilung auf. HARMON und HOYNE (*1689*) ziehen aus eigenen Untersuchungen den Schluß, daß die Infektion eines Fetus, wenn es sie überhaupt gibt, eine Rarität sei.

Die Erkrankung eines Neugeborenen an Poliomyelitis anterior acuta wenige Tage nach der Geburt stellt zwar ein ebenfalls seltenes, jedoch immer wieder berichtetes Ereignis dar. Als erster beschrieb FALK 1897 einen 15 Tage alten an Poliomyelitis erkrankten Knaben. BATES hat 1955 (*205*) aus der Weltliteratur 58 Poliomyelitisfälle des 1. Lebensmonats zusammengestellt und einen eigenen hinzugefügt. Seither sind weitere Publikationen hierüber nicht mehr erfolgt, vermutlich weil der drastische Rückgang der Poliomyelitis im Anschluß an die Impfungen auch die Erkrankungen in der Neugeborenenperiode ausgemerzt hat.

Nur 11 der berichteten Kinder erkrankten innerhalb der ersten 5 Lebenstage, also zu einem Zeitpunkt, der auf eine intrauterine Infektion schließen läßt. Das jüngste, bei Geburt noch gesunde Kind, war bei Beginn der Poliomyelitis 40 Std alt (*205*). Bei diesen Fällen von echter connataler Poliomyelitis ist die Mutter bei

Geburt bereits erkrankt, oder die Erkrankung stellt sich kurz nach der Geburt noch vor der des Neugeborenen ein. Tritt die Poliomyelitis beim Säugling erst später auf, so ist eine sub partu oder postnatal erfolgte Infektion anzunehmen. Meist ist auch hier die an Poliomyelitis erkrankte Mutter die Infektionsquelle. Die Ansteckung des Kindes kann, wie sich gezeigt hat, auch durch eine Schnittentbindung und die sofortige Trennung des Kindes von der Mutter nicht sicher verhindert werden. Selbstverständlich können bei postnataler Infektion auch andere Personen als die Mutter die Infektionsquelle sein, wenn sie an Poliomyelitis leiden und Kontakt mit dem Neugeborenen haben; zuweilen konnte eine Infektionsquelle jedoch überhaupt nicht aufgedeckt werden.

Das Haften der Infektion mit Poliomyelitisviren beim Neugeborenen setzt voraus, daß die Mutter keine neutralisierenden Antikörper besitzt, diese daher auch dem Neugeborenen fehlen. Das ist verhältnismäßig selten und einer der Gründe, weshalb die Mutter zur Zeit der Niederkunft — möglicherweise provoziert durch die Anstrengungen der Geburt — meist selbst an Poliomyelitis erkrankt und damit evident macht, warum der Fetus nicht diaplacentar geschützt war.

b) Pathologische Anatomie

Pathologisch-anatomisch findet sich bei der Poliomyelitis der Neugeborenen keine Abweichung von dem Bild der Poliomyelitis des älteren Kindes und Erwachsenen. Auch schwere Myokarditis, die für einen tödlichen Verlauf mitverantwortlich sein kann, ist beobachtet worden (*3124*, *1200*, *203*).

c) Klinische Symptome

Das klinische Bild braucht hier nicht besprochen zu werden, da es ebenfalls, einschließlich der Liquorveränderungen, vollkommen dem Bild der Krankheit jenseits der Neugeborenenperiode gleicht. Die Sterblichkeit ist jedoch höher. Von den bisher bekanntgewordenen 59 im 1. Lebensmonat erkrankten Säuglingen starben 21 (=35,6%).

Die Diagnose ist leicht, wenn die Mutter oder andere Familienmitglieder zum Zeitpunkt der Geburt des Kindes an Poliomyelitis erkrankt sind. Fieber, das Auftreten von schlaffen Lähmungen bei lymphocytärer Pleocytose im Liquor müssen an Poliomyelitis denken lassen. Die Sicherung erfolgt durch den Nachweis der Viren aus Stuhl oder Rachenabstrich. Bei Kreislaufkollaps vermag das EKG eine Myokarditis aufzudecken.

Differentialdiagnostisch ist an eine Coxsackie-Virusinfektion (s. S. 399) zu denken. Hämatomyelie (s. S. 322), Glykogenosen (s. S. 172), Werdnig-Hoffmannsche Krankheit (s. S. 136).

d) Prophylaxe und Therapie

Die Prophylaxe der Neugeborenenpoliomyelitis deckt sich mit der der Poliomyelitis überhaupt und besteht in der aktiven Immunisierung der Bevölkerung durch Salk- oder Sabin-Impfstoff. Hierdurch wird die Verbreitung der Poliomyelitis-Wildviren in der Bevölkerung gehemmt und die Infektionswahrscheinlichkeit herabgesetzt. Außerdem ist die immunisierende Schwangere in der Lage, den Fetus diaplacentar mit Poliomyelitisantikörpern auszustatten. Gerade für die Prävention der Neugeborenenpoliomyelitis besitzt die gründliche und regelmäßige Durchimpfung der Bevölkerung eine besondere Bedeutung. Denn die Unterdrückung der Zirkulation der Poliomyelitis-Wildviren in der Bevölkerung muß nach einiger Zeit zu einer verminderten Durchseuchung und damit zum Anstieg der Zahl nichtimmuner Frauen im gebärfähigen Alter mit all den sich daraus ableitenden Konsequenzen führen. Dies kann nur durch umfassende Impfmaßnahmen aufgehalten werden.

Die Therapie bei der Poliomyelitis kann nur symptomatisch sein.

E. Generalisierte Coxsackievirusinfektion des Neugeborenen

Die generalisierte Infektion mit Coxsackie-Viren kommt fast nur bei Neugeborenen vor, nur ausnahmsweise werden Säuglinge — meist Frühgeborene — noch jenseits der Neugeborenenzeit befallen. Die Erkrankung erfaßt das Herz, die Leber, das Zentralnervensystem und viscerale Organe. Potter (*3123*) neigt zu der Ansicht, daß jede Myokarditis im Säuglingsalter eine Coxsackie-Virusinfektion darstellt.

a) Historisches

Die Entdeckung der Gruppe A des Coxsackie-Virus erfolgte in dem Dorf Coxsackie bei New York 1948 durch Daldorf, der Gruppe B 1 Jahr später durch Melnick (*836*). 1956 beschrieben Javett u. Mitarb. (*2037*) erstmalig Fälle von Encephalomyokarditis bei Neugeborenen, aus deren Herz- und Hirngewebe Coxsackie-Viren gezüchtet werden konnten. Die Krankheit wurde erstmalig in Südafrika beobachtet, später auch in Holland und den USA. Der erste Fall in der Bundesrepublik, der 31. der Weltliteratur, wurde 1959 in Bremen diagnostiziert (*3654*).

b) Erreger

Das Coxsackie-Virus gehört zu den sehr kleinen Viren (20—29 mμ). Es ähnelt dem Poliomyelitisvirus und gehört wie dieses zu den RNS-haltigen Enteroviren. Auch die Kristallisation des Virus ist gelungen. Das Virus kann auf Affennierenzellen, HeLa- wie Amnionzellen gezüchtet werden. Es wird vor allem durch seine selektive Pathogenität für neugeborene Mäuse und Hamster charakterisiert. Nach Infektion mit Coxsackie B-Viren zeigen neugeborene Mäuse Tremor, spastische Paralysen und Nekrosen im intrascapulären Fettgewebe. Die besondere Empfindlichkeit des menschlichen Neugeborenen steht dazu in deutlicher Parallele. Von der Gruppe A konnten 24, von der Gruppe B 6 Typen ausfindig gemacht werden. Bei der generalisierten Coxsackie-Virusinfektion der Neugeborenen wurden ausschließlich Viren der Gruppe B mit den Typen 1—5 beobachtet. Der Typ 4 überwiegt. Unter 26 bis 1959 bei postnataler Encephalomyokarditis gezüchteten und typisierten Coxsackie-Viren wurde 15mal Typ 4, einmal Typ 2, zweimal Typ 3, einmal Typ 5 gefunden. Eine 1964 in Freiburg beobachtete Epidemie wurde durch Typ 5 hervorgerufen.

Während die Poliomyelitisviren unabhängig vom Lebensalter immer das gleiche paralytische oder aparalytische Krankheitsbild hervorrufen, die Krankheit daher schon lange vor der Kultivierung der Erreger bekannt war und ein klinischer Unterschied zwischen den durch die verschiedenen Poliomyelitisvirustypen hervorgerufenen Krankheiten nicht besteht, war die Erkennung der durch Coxsackie-Viren bedingten Krankheitsbilder erst durch die Entdeckung der Viren möglich. Die Coxsackie-Viruserkrankungen lassen den Ursprung durch eine einheitliche Erregergruppe nämlich nicht erkennen. Die durch Coxsackie-Viren hervorgerufenen Krankheitsbilder sind die Herpangina (Typ A), die Bornholmer Krankheit (Typ B), poliomyelitische Erkrankungen mit Paresen (Typ B), Sommergrippe (Typ B), benigne Perikarditis (Typ B), Meningitis serosa (Typ A). Die Prognose dieser Krankheiten ist im allgemeinen gut.

Die Coxsackie-Viren beider Gruppen sind sehr verbreitet. Ihre im allgemeinen geringe Pathogenität ist die Ursache, daß es zu einer meist unbemerkten Durchseuchung der Bevölkerung kommt. Dies kann jedenfalls aus dem hohen Antikörperstatus der Bevölkerung geschlossen werden. Neugeborene besitzen in der Regel einen diaplacentar übertragenen Schutz. Eine generalisierte Neugeborenenerkrankung kommt daher wohl nur zustande, wenn die Mutter keine Antikörper gegen Coxsackie B-Viren besitzt und zum Zeitpunkt der Geburt infiziert wird.

c) Pathologische Anatomie

Pathologisch-anatomisch liegt bei Beteiligung des Zentralnervensystems eine Meningoencephalitis vor. Es finden sich leukocytäre Infiltrate der Meningen und

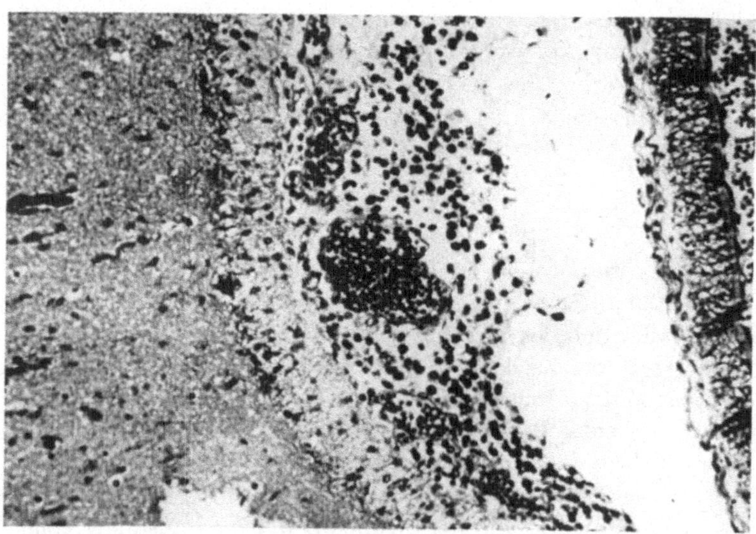

Abb. 143. Coxsackie-Encephalitis beim Säugling. Mittelgroße, mononucleäre celluläre Infiltrationen der Meningen. (Nach Hosier et al., *1910*)

verstreute Gliazellherde in grauer und weißer Substanz des Gehirns ohne Beziehung zu Gefäßen, jedoch auch perivasculäre Herde polymorphkerniger Leukocyten, Oligodendrogliazellen oder Makrogliazellen (Abb. 143 und 144) (*1910, 1911*). Sussman u. Mitarb. (*3621*) fanden zellige Infiltrate in der Pons, besonders in der Umgebung von Neuronen. Javett u. Mitarb. (*2037*) sahen einmal nur ein Hirnödem, ein anderes Mal Hyperämie mit zahlreichen petechialen Blutungen in der weißen Substanz, dazu pericapilläre Infiltrate aus Leukocyten und Lymphocyten. Es kommen somit offenbar verschiedene histologische Bilder zur Ausprägung. Über die Beteiligung des Rückenmarks ist nichts bekannt. Coxsackie-Viren wurden sowohl aus dem Gehirn wie aus dem Rückenmark mehrfach gezüchtet (*794*, *836*, *913*, *2037*, *2170*, *3654*, *3621*). Außer dem anscheinend immer befallenen Herzmuskel können auch Perikard, Lunge, Pleura, Leber, Milz, Pankreas, Nieren, Nebennieren, Muskulatur, Zirbeldrüse und Knochenmark betroffen sein (*3621*), jedoch ist wegen der Virämie die Isolierung des Virus aus den einzelnen Organen nur beschränkt aussagekräftig.

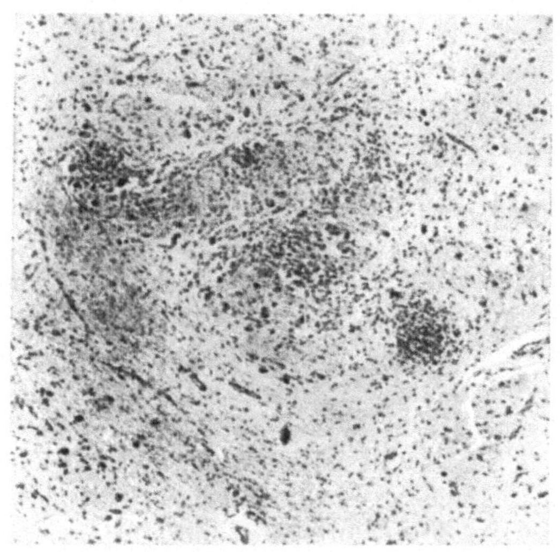

Abb. 144. Kleiner Gliazellherd und Zelldetritus in grauer und weißer Substanz mit und ohne Verbindung zu Blutgefäßen bei Coxsackie-Meningo-Encephalitis. (Nach CREVELD u. DE JAGER, *794*)

d) Klinische Symptome

Gewöhnlich findet sich in der Anamnese die Angabe, daß die Mutter vor oder nach dem Geburtstermin an einer „Sommergrippe" oder einer Pleurodynie erkrankt war. Da die Inkubationszeit bei Coxsackie-Virusinfektionen sehr kurz sein kann (*836*), ist die Frage, ob es intrauterine Infektionen gibt, nicht so eindeutig wie bei der Poliomyelitis zu beantworten. Eine sichere intrauterine Infektion ist bisher nicht bewiesen worden. Bei frühzeitiger Erkrankung des Neugeborenen (am 2. oder 3. Tag), wird von den meisten Autoren allerdings eine intrauterine Infektion vermutet (*2170*).

Gewöhnlich beginnt die Erkrankung am Ende der 1. oder in der 2. Woche. Die bis dahin gesund erscheinenden Kinder — nur selten geht eine kurzdauernde Dyspepsie und Anorexie voraus — werden plötzlich lethargisch, zeigen eine graue Farbe und eine mäßige Gelbsucht. Dyspnoe, Tachykardie und Cyanose weisen auf eine Erkrankung des Herzens hin. Zu diesem Zeitpunkt kann die Myokarditis gewöhnlich an den Veränderungen im EKG schon erkannt werden. Letztere bestehen aus einer Verlängerung der P—Q-Zeit, T-Abflachung, Niedervoltage.

Doch werden auch Fälle beschrieben, bei denen das EKG anfangs ganz normal ist. Die Myokarditis, der der häufige letale Ausgang wohl in erster Linie zugeschrieben werden muß, beherrscht mit dem rasch einsetzenden Kreislaufkollaps das klinische Bild, während neurologische Symptome auch bei autoptisch nachgewiesener Beteiligung des Zentralnervensystems völlig fehlen können (*3654*, *1910*, *3124*). Andererseits erwähnen SUSSMAN u. Mitarb. (*3621*) Hypertonie und Opisthotonus, VAN CREVELD u. Mitarb. (*794*) Krämpfe, CREMER (*786*) Vorwölbung der Fontanelle. Wird der Liquor untersucht, so finden sich Eiweißvermehrung, leukocytäre Pleocytose und Xanthochromie (*836*). Nach POTTER (*3123*), SCHÄFER u. Mitarb. (*3654*) sowie HOSIER u. Mitarb. (*1910*) ist bei 25—50% der Krankheitsfälle mit einer Beteiligung des Zentralnervensystems zu rechnen.

Bei einer Krankheit, die in sporadischen Fällen gewöhnlich erst durch den Sektionsbefund diagnostiziert wird, ist die Beurteilung der *Prognose* schwierig. In einer Literaturübersicht machen KIBRICK und BENIRSCHKE (*2170*) die Angabe, daß von 25 innerhalb der Neugeborenenperiode erkrankten Kindern nur 6 überlebten. Bei der erwähnten Heimepidemie in Johannesburg starben 6 von 10 erkrankten Neugeborenen. Demnach scheint, wie bei anderen connatal oder postnatal erworbenen Viruserkrankungen, die Letalität hoch zu sein, in krassem Gegensatz zu dem harmlosen Krankheitsverlauf bei älteren Kindern und Erwachsenen. CREMER (*786*) gibt eine Letalität von 50% an. Wird die Krankheit überstanden, tritt jedoch vollkommene Heilung ohne Residuen ein.

Diagnose. Myokarditis bei einem Neugeborenen muß immer den Verdacht auf eine generalisierte Coxsackie B-Infektion erwecken. Wahrscheinlich ist durch Liquorentnahme und EEG-Ableitung die Beteiligung des Zentralnervensystems auch in vivo häufiger zu sichern, als dies bisher der Fall war. Der Nachweis von Coxsackie B-Viren im Stuhl der Mutter oder in Stuhl, Rachen, Blut und Liquor des Kindes vermag die Diagnose auch in den Fällen zu klären, die nicht letal enden.

Differentialdiagnostisch kommen in Betracht: Connatale Poliomyelitis (S. 396), Cytomegalie (S. 386), connatale Röteln (S. 381), eitrige Meningitis (S. 405), Sepsis, Lues connata (S. 424), perinataler Hirnschaden (S. 285). Hinsichtlich der Myokarderkrankung ist differentialdiagnostisch eine Endokardfibrose, Morbus Pompe (s. S. 172), Fehlabgang der linken Coronararterie, WPW-Syndrom, paroxysmale Tachykardie in Betracht zu ziehen.

e) Therapie

In der Therapie muß die über das Leben entscheidende Myokarditisbehandlung im Vordergrund stehen. Hier kommen vor allem Digitalispräparate in hohen Anfangsdosen in Betracht. JAVETT u. Mitarb. (*2037*) sowie SCHÄFER u. Mitarb. (*3654*) verabfolgten Nebennierenrindenhormon, freilich nicht ohne auf mögliche Gefahren der Cortisontherapie bei Coxsackie-Virusinfektionen hinzuweisen. Experimentell läßt sich die Pathogenität der Coxsackie-Viren nämlich durch Cortisongaben steigern, so daß auch ausgewachsene Mäuse infizierbar werden und mit letalem Ausgang erkranken können. CREMER (*786*) warnt daher vor Cortison und empfiehlt O_2-Zufuhr und Gammaglobulingaben. Auch die massive Therapie mit höchsten Penicillingaben, Tetracyclin, Chloramphenicol, Colistin, Gammaglobulin, Strophantin und Cedilanid, wie sie von SCHENK u. Mitarb. (*3669*) anläßlich einer Heimepidemie (Typ B 5) zur Anwendung gebracht wurde, hatte keinen nennenswerten Erfolg: Von 7 Säuglingen starben 3.

F. Erkrankungen Neugeborener durch Impfung der Mutter in der Schwangerschaft mit viralen Impfstoffen

Die Erkenntnisse, die sich aus der Tatsache ergeben, daß das Virus-Wirtverhältnis in infizierten Keimlingen sowie in unmittelbar nach der Geburt infizierten Neugeborenen einen besonderen Charakter besitzt und daß Viren in Keimlingen zu persistieren vermögen, zwangen die medizinische Forschung, iatrogene Virusinfektionen, nämlich Impfungen mit lebenden Viren, in dieser Hinsicht sorgfältig zu überprüfen. Das ist allerdings bisher noch nicht mit voller Systematik erfolgt, obwohl die Kenntnis der jeweiligen Erreger und der Zeitpunkt der Infektion die Forschungsaufgabe verhältnismäßig leicht macht. So ist beispielsweise bisher nicht untersucht, ob Neugeborene von im ersten Schwangerschaftsdrittel mit attenuierten Poliomyelitisviren geimpften Frauen Impfviren ausscheiden. Es ist unbekannt, ob attenuierte Viren den Keimling erreichen, was bei Poliomyelitis-Wildviren nachgewiesen ist. Das medizinische Wissen über Schäden bei Keimlingen von in der Gravidität geimpften Frauen gründet sich daher bisher auf zufällige Beobachtungen sowie auf retrospektive wie prospektive statistische Erhebungen.

a) Vaccination

Daß Vaccineviren unter bestimmten Bedingungen die Placenta passieren und die Frucht erreichen können, ist durch die Geburt mit abgeheilten Pockenpusteln bedeckter Neugeborener seit mehr als 150 Jahren bekannt. Allerdings ist zu bemerken, daß eine Beteiligung des Zentralnervensystems bei keinem der 10 bisher autoptisch untersuchten abortierten Früchten von in der Schwangerschaft geimpfter Mütter festgestellt werden konnte, obwohl es sich immer um eine generalisierte Vaccinia handelte und zumeist viscerale Läsionen gefunden wurden (*3904*). Über den ersten auch virologisch sorgfältig untersuchten Fall berichten WIELENGA u. Mitarb. (*4157*). Eine nicht geimpfte 19jährige Mutter befand sich in der 18. Woche einer Schwangerschaft, als ihr 11 Monate altes erstes Kind geimpft wurde. Die Gravide erkrankte in der 20. Woche mit Fieber und Halsschmerzen, ohne Vaccinepusteln zu zeigen. 8 Wochen später kam sie mit einem unreifen Kind nieder, das eine generalisierte Vaccine aufwies und post partum starb. Es fanden sich nekrotische Herde in der Leber, den Nieren und Nebennieren. Aus Haut und Placenta konnte Vaccinevirus auf Chorioallantoismembran gezüchtet werden. Aus dieser Beobachtung geht hervor, daß sich das Vaccinevirus in ähnlicher Weise wie Röteln- und Cytomegalievirus im Chorion wie im Keimling über Monate erhalten kann (*1788*). Denn der Virusnachweis gelang noch 8 Wochen nach dem vermutlichen Zeitpunkt der Infektion.

GREENBERG (*1550*) u. Mitarb. haben die Kinder von 4172 in den ersten Monaten der Schwangerschaft geimpfter Mütter denjenigen einer aus 2186 nichtvaccinierten Frauen bestehenden Kontrollgruppe anläßlich des Auftretens von Pocken in New York verglichen. Die Mißbildungsrate der Kinder vaccinierter Frauen, bei denen die Impfung in die ersten 3 Schwangerschaftsmonate fiel, betrug 1,24%, bei der Kontrollgruppe 1,28%. In der Annahme, daß manche Mißbildungen bei Geburt noch nicht erkannt werden, wurde nach 3 Monaten eine erneute Kontrolle durchgeführt, bei der die Zahlen 1,54% bzw. 1,22% lauteten. Eine statistische Häufigkeitsdifferenz zwischen den beiden Gruppen ließ sich nicht feststellen. Berücksichtigte man bei den vaccinierten Frauen ausschließlich diejenigen mit einer Pustelreaktion, ergab sich ebenfalls keine Differenz. Auch die Zahl der Frühgeborenen stieg bei den vaccinierten Müttern nicht an (8,2% gegenüber 8,4% nichtvaccinierter Mütter). Beim Vergleich der Totgeburten der Jahre 1946 und 1947 zeigte sich kein Einfluß der Impfung. Die Autoren schließen daraus, daß eine Pockenvaccination, in den ersten 3 Schwangerschaftsmonaten bei der Mutter durchgeführt, keinen Einfluß auf die Entwicklung des Embryos nehme.

b) Impfung mit lebenden Poliomyelitisimpfviren

Nach der Impfung mit abgeschwächten lebenden Poliomyelitisimpfviren tritt zuweilen eine Virämie auf, die am häufigsten bei dem Typ II des Impfvirus von Sabin zu sein scheint. Die Möglichkeit zur Infektion von Keimlingen bei der

Tabelle 21. *Häufigkeit von Mißbildungen.* Nach Tulinius u. Zachau-Christiansen: Europ. Assoc. Poliomyelitis and allied diseases, vol. X, p. 224 (1964).

Dänemark Januar 1963 bis Januar 1964

	1963 Januar bis März	1963 April bis Juni	1963 Juli bis September	1963 Oktober bis Dezember	1964 Januar	1963 April bis September	1963/64 Oktober bis Januar
Geburten (gesamt)	20523	21755	20944	19836	6767	42699	26603
Mißbildungen (gesamt)	262	244	254	242	73	498	315
Mißbildungen (lebend)	199	204	195	202	59	399	261
Mißbildungen % (gesamt)	1,28	1,12	1,21	1,23	1,07	1,17	1,18
Mißbildungen % (lebend)	0,97	0,94	0,93	1,02	0,87	0,93	0,98

Die Impfung erfolgte zwischen dem 22. 4. und 4. 5. 1963.

Impfung Schwangerer ist somit gegeben. Virologische Untersuchungen liegen hierüber jedoch nicht vor, obwohl die an vielen hundert Millionen Personen durchgeführten Impfungen mit abgeschwächten Lebendviren an Hand zufälliger Aborte dazu Gelegenheit gegeben hätte. Just und Bürgin-Wolff (*2094*) folgern aus ihrem freilich kleinen Beobachtungsgut (29 Frauen mit Impfung im 1. Schwangerschaftsdrittel), daß eine Gefährdung der Frucht nicht unmöglich sei, weil 6 der 29 Frauen ein totes Kind zur Welt gebracht hatten. 3 Jahre früher hatten Prem u. Mitarb. (*3157*) eine Zunahme von Aborten und Mißbildungen bestritten. Die umfassende Studie von Tulinius und Zachau-Christiansen (*3944*), deren

Ergebnis die Tabelle 21 aufführt, dürfte die Befürchtung einer Fruchtschädigung durch abgeschwächte Poliomyelitisimpfviren endgültig zerstreuen. Sie ist um so beweiskräftiger, als an der innerhalb von 14 Tagen schlagartig durchgeführten Oralimpfung wenigstens 90% der dänischen Frauen teilgenommen hatten und dadurch nahezu alle Schwangeren erfaßt werden konnten. Neurologische Komplikationen einschließlich Mißbildungen des Zentralnervensystems sind demnach durch die Impfung mit Oralimpfstoff nicht zu erwarten (*2071*, *3507*, *3802*).

c) Impfung durch Masernimpfstoffe

Die Erfahrungen mit den abgeschwächten Masernlebendimpfstoffen sind noch verhältnismäßig klein. Nach Bonin (*307*) werden Fruchtschäden nicht beobachtet. Weitere Erfahrungen sind abzuwarten.

Bakterielle Infektionen des Zentralnervensystems und seiner Häute bei Neugeborenen

Vorbemerkung

Eitrige Infektionen des Zentralnervensystems und seiner Häute bei Neugeborenen sind keine ganz seltenen Erkrankungen. Ihre Häufigkeit wird allerdings verschieden hoch angegeben und scheint übrigens auch örtlich unterschiedlich zu sein. Essbach (*1200*) fand sie bei 0,5% aller Säuglingsobduktionen. Berücksichtigt man ausschließlich die Neugeborenenzeit, steigt der prozentuale Anteil. Cruickshank (*815*) fand bei 800 autoptisch untersuchten Neugeborenen 33mal eine Meningitis. Potter und Adair (*3124*) fanden unter 773 Neugeborenen keinen einzigen Fall. Groover u. Mitarb. (*1578*) berechneten die Häufigkeit bei reifen Kindern auf 0,13/1000, bei Frühgeborenen auf 2,2/1000. Nach Watson (*4085*) sind 0,5—2% der Todesfälle bei Neugeborenen auf Meningitis zurückzuführen. Etwa 10% aller eitrigen Meningitiden des Kindesalters ereignen sich bei Neugeborenen. Es wurde schon erwähnt, daß es im ersten Lebensmonat mehr eitrige Hirnhautentzündungen gibt als in irgendeinem späteren Monat des Lebens (*3568a*).

Als disponierende Faktoren werden vorzeitige Geburt, vorzeitiger Blasensprung, lange oder schwere Geburt, intrakranielle Blutungen, gleichzeitige Infektionen der Mutter, Eklampsie und Diabetes der Mutter bezeichnet (*1284*, *3568a*, *4085*, *4087*, *2424*). Berman und Banker (*296*) messen der mütterlichen Infektion die dominierende Bedeutung zu. Sie war bei 57% ihrer Krankenfälle nachweisbar und immer waren die Erreger bei Mutter und Kind identisch. Der Anteil der Frühgeborenen im Krankengut ist erhöht. Bei manchen Erregern besteht eine Pathogenität fast nur für diese Gruppe. Das liegt an der vielfachen Begrenzung der Abwehrfähigkeit der Frühgeborenen, wie sie auf S. 379 bereits erörtert wurde. Hinzu kommt, daß die disponierend angesehenen Hirnläsionen bei Frühgeborenen häufiger sind als bei termingerecht geborenen Kindern. Von manchen Autoren wird ein Überwiegen der Knaben im Verhältnis 3—4:1 angegeben.

Unter den *Erregern* dominiert E. coli (s. S. 406). Daneben kommen Salmonellen, Listeria monocytogenes, Enterokokken, Pneumokokken, Meningokokken, Streptokokken, Staphylokokken, Gonokokken, Pseudomonas aeruginosa, Proteus und einige später besprochene seltene Krankheitserreger vor. Quelle der Infektion kann eine Bakteriämie der Mutter, Infektionsherde in der Placenta, infiziertes verschlucktes oder aspiriertes Fruchtwasser oder Aufnahme von Keimen aus dem Genitaltrakt in das Amnion sein. Auch beim Durchtritt durch den Geburtskanal kann das Kind infiziert werden.

Zu einem Teil sind die zentralnervösen Erkrankungen Neugeborener nur Fortsetzung intrauteriner Erkrankungen, wovon schon bei Röteln und Cytomegalie die Rede war. Wir begegnen hier diesem Problem erneut.

Die *Prognose* der eitrigen Meningitis bei Neugeborenen ist schlecht. Die Letalität wird mit rund 75% (*1203*), 66,6% (*1578*), 40—60% (*4030*), 50% (*1743*), 41,2% (*1799*) angegeben. Der Einfluß der Antibiotica hat sich nur bei einigen Formen eitriger Meningitiden Neugeborener bemerkbar gemacht.

Gramnegative Keime

G. Escherichia coli

a) Vorkommen und Pathogenese

Wie schon erwähnt, steht die erstmalig von SHERER 1895 beschriebene *E. coli-Meningitis* hinsichtlich der Häufigkeit an erster Stelle. FINKELSTEIN (*1259*) sowie HEILMANN (*1743*) fanden E. coli bei einem Drittel ihrer Kranken mit eitriger Meningitis, manchmal werden 50% oder mehr angegeben. (*1503*, *2171*, *1578*, *3655*). WATSON (*4085*) errechnete 31% in seinem Krankengut von 45 Fällen, ZIAI und HAGGERTY (*4313*) 30% (83 Patienten). Nach WARD (*4069*) kommen etwa 3 Fälle von Coli-Meningitis auf 10000 lebendgeborene Kinder vor. Die Ursache des Überwiegens von E. coli ist ebenso wenig bekannt wie der Infektionsweg. Bei der Obduktion fand ESSBACH (*1200*) niemals einen Hinweis auf anderweitige pyämische Prozesse, BERMAN und BANKER (*296*) trafen jedoch bei 17 von 25 Kindern weitere Herde in Lunge, Pleura, Herz, Leber, Peritoneum und Niere an. Nach der Geburt kommt es zu einer umfassenden Besiedelung von Haut und Schleimhäuten des Neugeborenen mit einer großen Anzahl von Keimen, unter denen sich außer E. coli Staphylokokken, Streptokokken, Pneumokokken und andere mehr oder weniger fakultativ pathogene Mikroorganismen befinden. Die Bakteriämie kann anscheinend vom Darm wie von den Harnwegen, auch von Hautläsionen und natürlich von Meningocelen ausgehen. Die dominierende und wegen ihrer schlechten Prognose gefährliche Rolle des E. coli kann man vielleicht am einleuchtendsten immunbiologisch erklären.

Den Neugeborenen fehlen Antikörper gegen E. coli, die an die 19-S Makroglobulinfraktion (γM-Globulin) des Serums gebunden sind und die Placenta nicht passieren können (*2859*, *1463*). Daher vermag dieser Keim, einmal in die Blutbahn geraten, die Hirnhaut leicht zu infizieren. Anscheinend ist jeder Colityp dazu fähig. Jedenfalls sind die gefundenen Keime nicht auf die enteropathogenen Typen beschränkt (*3655*, *440*, *706a*), wenn diese auch zuweilen identifiziert werden können.

b) Pathologische Anatomie

Pathologisch-anatomisch findet sich gewöhnlich eine rudimentäre Haubenmeningitis, die sich als gelbe Saumbildung entlang den leptomeningealen Venen dokumentiert.

Im weiteren Verlauf werden die Hirnwindungen mit Eiter gefüllt. Ein massiver Pyocephalus besteht nach Essbach (*1200*) gewöhnlich nicht, Berman und Banker (*296*) vermißten ihn dagegen nicht. Die letztgenannten Autoren finden im akuten Stadium eine überwiegend leukocytäre Entzündung, im subakuten treten Histiocyten und Makrophagen hervor, zuletzt bilden sich fibröse Prozesse aus. Phlebitiden und Arteriitiden können Infarzierungen hervorrufen. Zuweilen wird eine Thrombophlebitis des Sinus rectus beobachtet (*2171*, *4085*).

Im Parenchym treten drei Arten von Veränderungen auf: Gliareaktion, diffuse Encephalopathie und Infarzierungen. Die subependymalen Bezirke sind bevorzugt befallen. Gliabrücken können den Aquaedukt einengen oder verschließen. Die begleitende Arachnoiditis kann die Foramina Luschkae und Magendie verlegen.

c) Klinische Symptome

Gewöhnlich beginnt die Krankheit gegen Ende der ersten Woche, zuweilen aber schon am ersten oder zweiten Tag (*1489*, *1743*, *2171*) oder erst in der dritten Woche (2.—30. Tag) (*3655*). Die trotz Einführung der Antibiotica noch hohe Sterblichkeit der Erkrankung ist zum Teil durch die schwere Erkennbarkeit des symptomarmen Krankheitsbildes bedingt. Alle zentralnervösen Symptome, selbst die Vorwölbung der Fontanelle oder Fieber können fehlen. Konstant ist Anorexie, Erbrechen und Schlaffheit, die aber bei frühem Beginn der Krankheit als Geburtsfolgen imponieren können. Der wichtigste Grund, bei Verdacht auf eine intrakranielle Blutung eine Lumbalpunktion vorzunehmen, ist der Ausschluß einer eitrigen Meningitis.

Auch Brechdurchfall tritt bei Coli-Meningitis als eher irreführendes Symptom auf. Krämpfe können bei Neugeborenen fälschlich auf eine Hirnverletzung bezogen werden, besonders wenn sie schon am zweiten Lebenstag (*1489*) auftreten. Gerade bei traumatisierten Kindern mit intrakraniellen Blutungen besteht eine erhöhte Disposition zur eitrigen Meningitis, weil die Erreger in dem Blutextravasat einen guten Nährboden finden (*2424*). Weitere Symptome der Krankheit sind Cyanose, Stupor, Gewichtssturz, Nystagmus, Facialislähmungen, Muskelzuckungen, Spastizität, Opisthotonus, Erbrechen. Die Temperatur kann erhöht, erniedrigt oder normal sein. Die Leukocyten sind oft auf 15000—20000 und darüber erhöht, jedoch kommen sogar Leukopenien vor. Natürlich gibt es auch Fälle, bei denen die klassischen Symptome der Meningitis die Erkennung der Krankheit leicht machen. Gewöhnlich handelt es sich jedoch dann eher um andere Erreger als E. coli.

Der Liquor ist trüb bis eitrig, die Zellzahl beträgt ein bis mehrere tausend Zellen je mm^3. Der Eiweißgehalt ist erhöht. E. coli ist im Direktpräparat mit der Gramfärbung und kulturell leicht nachzuweisen. Auch in der Blutkultur sind die Erreger oft zu finden.

Die *Diagnose* kann nur durch die Lumbalpunktion mit mikroskopischem und kulturellem Nachweis des Erregers gestellt werden. Unklares plötzliches Nichtgedeihen mit und ohne Fieber im Neugeborenenalter, besonders bei Frühgeborenen sollte immer Veranlassung sein, eine Lumbalpunktion auszuführen. Diese muß vor dem Einsatz antibiotischer Medikamente vorgenommen werden. Letztere erschweren nicht nur die bakteriologische Diagnose sondern vermögen auch das klinische Bild zu verschleiern.

Differentialdiagnostisch kommen andere eitrige und nichteitrige Entzündungen der Hirnhäute, intrakranielle Blutungen, Sepsis, Otitis media in Betracht.

d) Prognose

Die Prognose der E. coli-Meningitis ist schlecht. Unbehandelt stirbt die Mehrzahl der Kinder, die wenigen überlebenden entwickeln cerebrale Schäden, vor allem Hydrocephalus, (durch Verlegung der Foramina oder e vacuo), zuweilen Taubheit. Die Antibiotica haben die Prognose etwas verbessert, jedoch längst nicht in dem Grade, wie bei anderen eitrigen Meningitiden. Die Letalität liegt bei 50—64% und darüber. Defektheilungen sind häufig. WATSON (*4085*) erreichte in der Coli-Gruppe 15% defektfreie Heilungen. Der Autor macht die resignierte Bemerkung, daß die eitrigen Meningitiden bei Neugeborenen noch immer eine so düstere Prognose haben wie vor 25 Jahren.

e) Prophylaxe

Die schlechten Behandlungsergebnisse haben mannigfaltige Vorschläge zur Prophylaxe veranlaßt. 5—7 Tage lang werden je nach Resistenzlage der örtlich häufigsten Erreger Streptomycin-Penicillin, Ampicillin-Stapenor, Colistin-Stapenor oder Kanamycin solchen Neugeborenen gegeben, die durch natale Encephalopathien, mütterliche Infektionen oder vorzeitigen Blasensprung besonders gefährdet sind. Im strengen Sinne ist das keine prophylaktische, sondern eine präventive Chemotherapie zur Vermeidung der Folgen einer angenommenen, aber noch nicht erkennbaren Infektion.

f) Therapie

Chloramphenicol, Streptomycin, Colistin, Polymixin B, Kanamycin und neuerdings Ampicillin sind aussichtsreiche Antibiotica bei Coli-Sepsis und Coli-Meningitis des Neugeborenen (*1207*, *1578*, *1799*, *2556*, *1144*, *440*, *296*). Durch in vitro-Resistenzprüfungen muß die Empfindlichkeit der Erreger getestet werden. Beim Chloramphenicol in Dosen über 30 mg/kg/Tag besteht insbesondere bei Frühgeborenen die Gefahr von Darmlähmung und Kreislaufkollaps (*557*, *2294*, *3622*). Die anderen genannten Antibiotica sind schlecht liquorgängig und abgesehen von Ampicillin oto- bzw. nephrotoxisch. Bei der Meningitis können wahrscheinlich ausreichende Konzentrationen in den Liquor übergehen. Bei entsprechender Empfindlichkeit der Erreger bevorzugen wir eine Kombination von Chloramphenicol oder Ampicillin und Colistin. In den ersten Tagen erhält das Kind 100—150 mg/kg/Tag Ampicillin oder 30 mg/kg/Tag Chloramphenicol im Dauertropf, danach Ampicillin i.m. oder Chloramphenicol oral. Je nach Resistenz geben wir in der ersten Woche zusätzlich intramuskulär Colistin (150000 Einheiten/kg/Tag), Streptomycin (25 mg/kg/Tag) oder Kanamycin (15 mg/kg/Tag) und intrathekal 10000 Einheiten/kg/Tag Colistin. Die Ampicillin-Behandlung kann wahrscheinlich gefahrlos drei Wochen lang durchgeführt werden. Von HEYCOCK und NOBLE (*1799*) sowie von PALITZSCH (*2976*) ist Prednisolon empfohlen worden. Wir geben 1 mg intrathekal/Tag bei sehr hohen Liquoreiweißwerten oder beim entzündlichen Liquorstopsyndrom.

H. Infektionen mit anderen gramnegativen Keimen

Außer E. coli sind auch vereinzelt verwandte gramnegative Keime als Ursache eitriger Meningitiden und Encephalitiden bei Neugeborenen beschrieben worden. Sie sind zum Teil in Neugeborenen- und Frühgeborenenabteilungen gehäuft aufgetreten. Wir nennen hier *B. enteritides* (*1621*) und *Salmonellen* (*4*). HENDERSON (*1770*) konnte 1948 147 Krankheitsberichte über Salmonellenmeningitis im Schrifttum auffinden, von denen ein Drittel Neugeborene betraf, die bis auf ein Kind der Krankheit erlagen. SMITH (*3568*) hatte bei 6 Neugeborenen 3 überlebende. Er empfiehlt Chloromycetin als Mittel der Wahl.

1917 hat FRÄNKEL (*1317*) darauf aufmerksam gemacht, daß das als Saprophyt geltende Bacterium Pyocyaneum, heute Pseudomonas aeruginosa (Aerugo = Grünspan) genannt, bei Säuglingen und Kleinkindern schwere, selbst tödliche Erkrankungen herbeiführen könne. Gewöhnlich handelt es sich dabei um gastrointestinale (*395*, *1468*, *4099*) oder um pulmonale Erkrankungen (*2555*), jedoch wies schon FRÄNKEL auf die Fähigkeit des Erregers hin, Bakteriämie und Sepsis hervorzurufen. Obwohl gerade Frühgeborene durch Pseudomonas-Infektionen besonders gefährdet sind, wie überhaupt gewöhnlich schon anderweitig geschwächte Kinder betroffen werden, kommen eitrige Meningitiden durch Pseudomonas verhältnismäßig selten vor (*671*, *1468*). Bis 1949 waren erst 10 Fälle von Pseudomonas-Meningitis beschrieben, denen ZIMMERMANN (*4320*) vier eigene hinzufügte. Unter diesen befand sich ein Neugeborenes, das im Alter von 12 Tagen an einer tödlich verlaufenden Pseudomonas-Infektion erkrankte. Angesichts der Seltenheit eines solchen Vorkommnisses bei Neugeborenen soll über eigene Fälle berichtet werden.

1. Klaus K. Ein reif geborenes Kind mit einem Geburtsgewicht von 3750 g, das zwei Wochen gut gediehen war, erkrankte am 15. Tage mit Unruhe und roten Flecken auf der Haut des Gesichts und des Stammes. Das Kind verweigerte die Nahrung, bekam durchfällige Stühle und wurde daher am gleichen Tage der Klinik eingewiesen. Das schwerkranke Neugeborene zeigte bis nagelgroße, bläulich-rote Flecke im Gesicht und am Stamm. Aus dem Nabel entleerte sich eine blutige Absonderung. Auch der Urin war blutig. Das Kind war schlaff, die Fontanelle vorgewölbt. Bei der Lumbalpunktion entleerte sich leicht getrübter Liquor, der 560/3 Zellen/mm^3 enthielt, die Pandysche Reaktion war positiv, in der Kultur ließ sich Ps. aeruginosa nachweisen. Auch in der Blutkultur und dem Nabelabstrich fanden sich die gleichen Erreger. Das Kind verstarb am gleichen Tage. Bei der Obduktion fand sich ein infizierter, thrombotischer Verschluß des Ductus Botalli und eine ausgedehnte dystelektatische Pneumonie, in der Pseudomonas-Bakterien nachgewiesen wurden, ferner petechiale Blutungen im Nierenmark, in der Thymuskapsel und in der Darmschleimhaut. Die Meningitis befand sich erst im Beginn und war makroskopisch kaum wahrzunehmen. Epikrise: Vom Nabel ausgehende Ps. aeruginosa-Sepsis mit infiziertem thrombotischen Verschluß des Ductus Botalli, Pneumonie, Hämorrhagien und beginnender Meningitis bei einem zwei Wochen alten reifen Neugeborenen.

2. Cornelia A. wurde nach vierstündiger Geburt termingerecht mit einem Gewicht von 3100 g geboren. Das Kind machte von Anbeginn Trinkschwierigkeiten, entwickelte am zweiten Tag einen starken Ikterus und wurde am 6. Tag in schwerkrankem Zustand der Klinik überwiesen. Der Säugling war cyanotisch, dyspnoisch, auf der Haut zeigte sich ein kleinfleckiges Exanthem, jedoch keine Blutungen. Leber und Milz waren vergrößert, die Fontanelle vorgewölbt. Die Lumbalpunktion ergab einen gelben dickflüssigen Liquor. In diesem befanden sich 1848/3 neutrophile Zellen und massenhaft gram-positive Bakterien, die sich kulturell als Ps. aeruginosa identifizieren ließen (Abb. 145). Die Trübung des Liquors war mehr durch die massenhaft vorhandenen Bakterien als durch die Zellen bedingt. Auch aus der Blutkultur und dem Rectumabstrich wurden Pseudomonas-Bakterien gezüchtet, der Nabel

war unauffällig und steril. Im Röntgenbild zeigten sich infiltrative, konfluierende Lungenveränderungen. Das Kind starb noch am Aufnahmetag unter Krämpfen.

Die Obduktion ergab eine geringe Entzündung der Darmschleimhaut und herdförmige pneumonische Lungeninfiltrate mit frischer eitriger Pleuritis rechts. Die Meningen waren mit einem eben makroskopisch sichtbaren gelblichen Überzug versehen, der sowohl über der Konvexität wie an der Basis wahrzunehmen war.

Jenseits der Säuglingszeit sind Meningitiden durch Pseudomonas-Infektionen meist Folge diagnostisch-therapeutischer oder operativer Eingriffe im Bereich der Meningen durch mit Ps. aeruginosa verunreinigte Instrumente oder Lösungen (z.B. Penicillin-Lösungen). Bei Neugeborenen und Säuglingen führen Ps. aeruginosa-Infektionen in erster Linie zu Entzündungen im Bereich des Magen-Darm-

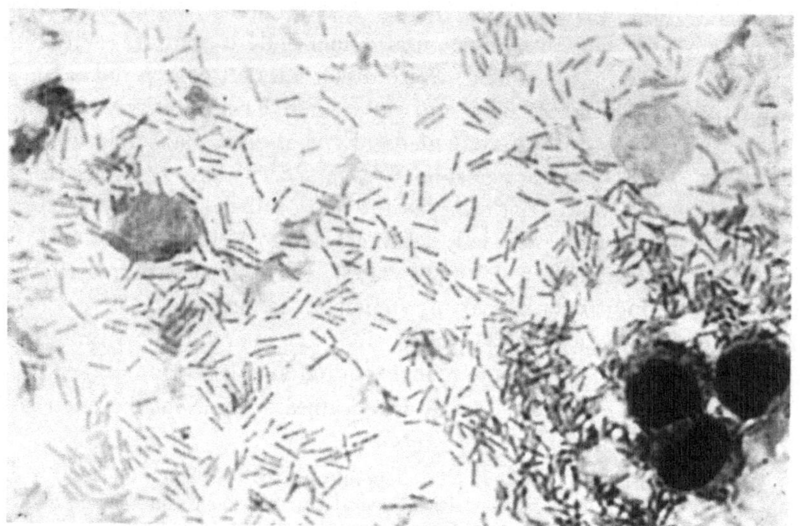

Abb. 145. Liquorausstrich bei Neugeborenen-Meningitis mit Pseudomonas aeruginosa

Traktes oder der Lunge. Ob die Erkrankungen der Lunge hämatogen oder aerogen entstehen, ist strittig, wahrscheinlich kommt beides vor. Der Neurotropismus der Erreger scheint verhältnismäßig gering zu sein, sonst würde man eine größere Anzahl von Hirnhautinfektionen erwarten müssen. Im Unterschied zur Coli-Infektion werden meningeale Symptome, insbesondere eine vorgewölbte Fontanelle häufig beobachtet, was eine Diagnose in vivo erleichtert, besonders wenn die überaus charakteristischen blauroten, häufig blasenartig abgehobenen Hautflecken auftreten, die den Verdacht einer Ps. aeruginosa-Sepsis auf den ersten Blick nahelegen. Die Prognose ist trotz frühzeitiger Erkennung schlecht, weil der Verlauf meist foudroyant ist und Ps. aeroginosa gegen die meisten Antibiotica resistent ist. Das Antibioticum der Wahl ist Polymyxin.

Ebenso selten sind durch H. influencae bedingte Meningitiden bei Neugeborenen. Dies mag zunächst überraschen, da die H. influencae-Meningitis ihr Prädilektionsalter in den ersten Lebensjahren hat (*1307a*). Dennoch sind in der Weltliteratur bisher nur 47 Meningitisfälle bei Kindern unter 4 Monaten beschrieben worden, und nur einige von ihnen befanden sich in der Neugeborenenperiode. Örtliche Häufungen scheinen vorzukommen, denn Collier u. Mitarb. (*715a*) sahen 5 junge Säuglinge mit H. influencae-Meningitis innerhalb eines Zeitraumes von 9 Monaten. Zwei dieser Kinder befanden sich im Neugeborenenalter (13 bzw. 5 Tage). Das eine Kind starb innerhalb weniger Stunden, das zweite überlebte ohne Defekt. Es war mit Ampicillin, Polymyxin B, Streptomycin, Penicillin und Kanamycin behandelt worden.

Der Grund für die Seltenheit der sonst im Kindesalter relativ häufigen Influenzabakterien-Meningitis bei Neugeborenen ist in der diaplacentar übertragenen antibakteriellen Leihimmunität zu suchen. Fehlt diese, ist das Kind ohne Schutz. Dies konnten COLLIER u. Mitarb. bei ihren erkrankten Neugeborenen zeigen.

Auch vollkommen apathogene Saprophyten wie *Paracolobactrum aerogenoides* können vor allem bei Frühgeborenen deletär werden. RANCE u. Mitarb. (*3202*) verfolgten 4 Jahre lang das endemische Auftreten von eitrigen Meningitiden und hämorrhagischen Encephalitiden durch diesen Erreger in einem Säuglingsheim, wobei 15 von 22 Kindern starben. 11 der verstorbenen wiesen autoptisch eine eitrige Meningitis auf und 8 zusätzlich eine nekrotische hämorrhagische Encephalitis, deren Sitz hauptsächlich das paraventriculäre Gebiet war. Histologisch fand sich eine hochgradige Gewebszerstörung, mononucleäre und polymorphkernige Infiltrationen um die Gefäße, Hämorrhagien, die zum Teil in die Ventrikel eingebrochen waren. Die Erkrankungen verliefen sehr ähnlich der E. coli-Meningitis. Sie begannen gewöhnlich um den 6. Lebenstag mit Gelbsucht, Apnoe und Cyanose ohne Hinweise auf die Beteiligung des Zentralnervensystems. Der Tod trat zuweilen schon nach einigen Stunden, manchmal erst nach mehreren Tagen ein. Die Autoren vermuten eine anhaltende Verseuchung der Inkubatoren und eine Virulenzsteigerung des endemischen Stammes. 18 Kinder wurden als gesunde Keimträger ausfindig gemacht.

Über ebenfalls meist tödlich endende Erkrankungen Neugeborener durch Infektion mit *Flavo-Bacterium meningosepticum* berichten BRODY u. Mitarb. (*470*), VANDEPITTE u. Mitarb. (*3991*) und jüngst WATSON u. Mitarb. (*4087*). Obwohl der Erreger gegen Chloramphenicol, Neomycin und Oleandomycin empfindlich ist, ließ sich ein Therapieerfolg nicht erzielen.

Selbst *Alcaligenes faecalis* wurde bei einem frühgeborenen Kind als Erreger einer eitrigen Meningitis mit nachfolgender Entwicklung eines Hydrocephalus beschrieben (*4142*), ebenso das sonst als apathogen geltende, zu den Farbstoffbakterien gehörige *Chromobacterium prodigiosum* (= *Serratia marcescens*). Ein von RAGAZZINI u. Mitarb. (*3196*) beschriebenes Frühgeborenes erkrankte am 6. Tag an einer Dyspepsie und am 19. Tag an Krämpfen. Die Lumbalpunktion ergab einen gelben eiweißreichen Liquor mit polymorphkernigen Zellen. Drei Tage später starb das Kind. Bei der Obduktion fand sich eine eitrige Leptomeningitis mit hämorrhagischer Encephalitis. TORREGROSA und OPITZ (*3914*) verloren zwei Neugeborene an einer durch *Mima polymorpha* hervorgerufenen Meningitis, ALAMI und RILEY (*44*) ein 4 Tage altes Mädchen. Bei dem Erreger handelt es sich um Gram-negative Organismen aus der Gruppe der hämophilen Schizomyceten, die in mancher Hinsicht Ähnlichkeiten mit Neisseria aufweisen. Gegen Penicillin und Streptomycin gewöhnlich resistent, werden sie durch Oxytetracykline und Chlortetracykline gehemmt.

Schließlich wurden selbst *Heubazillen* (B. subtilis) als Ursache einer eitrigen Meningitis bei einem reifen Neugeborenen beobachtet (*2424*). Das Kind hatte bei der Geburt eine Meningealblutung erlitten, die offenbar prädisponierend für die nachfolgende Infektion war. Die Aufzählung dieser meist vereinzelten Berichte soll nur die klinisch wichtige Tatsache unterstreichen, daß Neugeborene, namentlich aber Frühgeborene, durch Infektionen der Meningen auch solchen Keimen erliegen können, die außerhalb der Neugeborenenzeit keinerlei Pathogenität besitzen.

Grampositive Bakterien

I. Listeriose

Unter den Gram-positiven Bakterien besitzt *Listeria monocytogenes* die größte Bedeutung. Bei dieser Erkrankung handelt es sich um eine Anthropozoonose, da Listerien auch im Tierreich weit verbreitet sind und die Infektionen des Menschen zum Teil aus dem Kontakt mit Tieren stammen. Die Pathogenität der Listerien ist nicht auf das Neugeborenenalter beschränkt, vielmehr können auch Erwachsene an einer Listeriose erkranken. Jedoch spielt die diaplacentare Infektion von Feten pathogenetisch die wichtigste Rolle, weil sie eine generalisierte Erkrankung der Frucht mit Abort, Totgeburt oder einer schweren Neugeborenenerkrankung, die „Granulomatosis sive Listeriosis infantiseptica“ oder eine isolierte eitrige Meningitis hervorrufen kann. Die beiden Verlaufsformen der Listeriose im Neugeborenenalter sind nicht immer klinisch streng voneinander abzugrenzen, weshalb manche Autoren ihre Trennung ablehnen (*1188*). Für die Klinik bietet jedoch die Unterteilung aus diagnostischen, prognostischen und therapeutischen Gründen Vorteile.

a) Historisches

Die Listeriose ist wahrscheinlich eine schon lange bekannte, von den Pathologen unter verschiedenen Namen beschriebene Krankheit, deren Einheit wie intravitale Diagnostizierbarkeit erst durch die Beschreibung der Erreger faßbar und möglich wurde. Listeria monocytogenes wurde 1926 durch MURRAY u. Mitarb. (*2815*) bei der Ratte entdeckt. Inzwischen sind Listerien bei 30 Tierarten bekannt geworden. Der erste Bericht über das Vorkommen von Meningoencephalitis bei Neugeborenen stammt von BURN (*542*). Seit 1951 wurde durch REISS (*3234*), ERDMANN (*1188*), SEELIGER u. Mitarb. (*3441*) aufgrund gehäuften Vorkommens im mitteldeutschen Raum das Krankheitsbild klinisch wie pathologisch-anatomisch eingehend beschrieben und die Krankheit bereits intra vitam diagnostiziert. Die Erkennung des Erregers der Krankheit als Listeria monocytogenes ist SEELIGER (*3441*) zu verdanken. Inzwischen ist eine weltweite Verbreitung der Listerien und der Listeriose bei Mensch und Tier festgestellt worden.

b) Erreger

Listeria monocytogenes (PIRIE) ist ein bei Zimmertemperatur leicht bewegliches 1—2 μ langes ovoides grampositives Stäbchen (Abb. 146 u. 147). Auf Blutagar bildet es glatte durchsichtige Kolonien, die nach 3—4tägiger Inkubation Hämolyse zeigen. In der Erstkultur sind sie gewöhnlich bereits nach 24 Std, zuweilen aber erst nach 5—6tägiger Bebrütung nachweisbar, was man bei der Diagnose

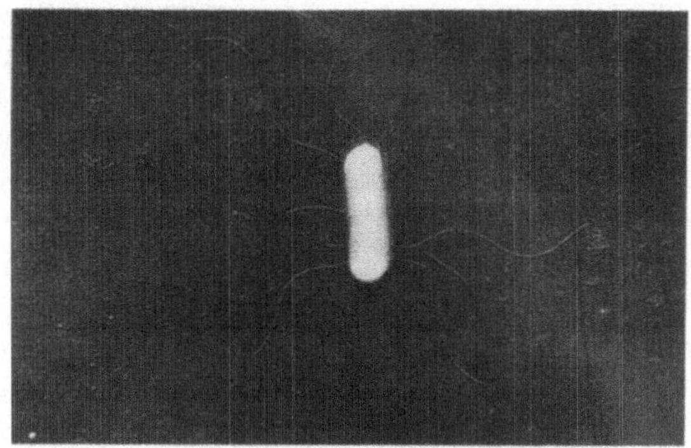

Abb. 146. Listeria monocytogenes. (Nach ERDMANN, *1187*)

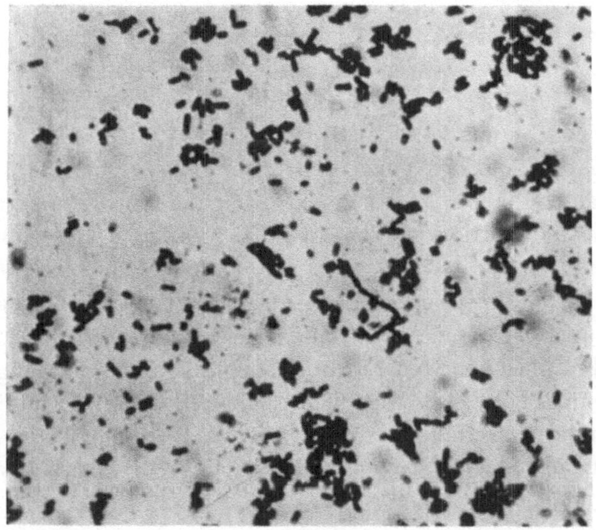

Abb. 147. Präparat einer Listeriosekultur aus der Haut eines Neugeborenen. Für Listerien typisch ist die V-förmige oder parallele Anordnung der Bakterien

beachten muß. 0,4 ml einer 24stündigen Kultur weißen Mäusen inoculiert bewirkt deren Tod in 24—48 Std. Die Erreger lassen sich dann in Milz, Leber und Herz nachweisen.

Die Listerien sind offenbar von unterschiedlicher Virulenz, was auch in der Klinik beim Menschen erkennbar wird. Der in den Erregern enthaltene Lipoidkomplex erzeugt beim Nagetier eine Monocytose (sogenanntes Monocytose produzierendes Agens), welches dem Erreger den Namen gab. Dieses Phänomen fehlt beim Menschen. Endo- oder Ektotoxine wurden in Listerien nicht nachgewiesen.

Serologisch lassen sich die Typen I, II, III, IVa und IVb unterscheiden. Anfangs kam bei uns nur Typ I vor (*1188*). Neuere Epidemien in Bremen wurden jedoch durch den in Amerika und England vorherrschenden Typ IVb hervorgerufen (*1265*).

Listeria monocytogenes ist ziemlich widerstandsfähig. Einfaches Pasteurisieren übersteht es. Erst bei Erhitzung auf 85° wird es abgetötet.

Die Durchseuchung der Bevölkerung mit Listerien ist offenbar unterschiedlich und wahrscheinlich zum Teil von der Häufigkeit eines Tierkontaktes abhängig. Übertragung durch Genuß roher Milch, roher Eier und rohen Fleisches kommt vor. Untersuchungen über die Durchseuchungsverhältnisse bei uns liegen von DIEMER und SEELIGER (*963*) vor. Demnach scheint die Landbevölkerung stärker durchseucht zu sein, als vermutet. In England ist das angeblich weniger der Fall (*1683*). Da die Erreger nur eine beschränkte Pathogenität besitzen und Erwachsene wie ältere Kinder fast nur bei herabgesetzter Abwehr (Tuberkulose, Lebercirrhose, Leukämie, Alkoholismus) oder bei Schwangerschaft erkranken, ist die Durchseuchung jenseits des Säuglingsalters schwer zu bestimmen, zumal die Antikörper nach einiger Zeit aus dem Blut erkrankt gewesenener Personen wieder verschwinden.

c) Häufigkeit und Vorkommen

Einige Zahlen über die Häufigkeit liegen bei Neugeborenenlisteriose vor. Von 5000 Neugeborenen starben in Halle 2% an Listeriose, in Leipzig 0,15% (*1188*). FOCK u. Mitarb. (*1286*) zitierten Untersuchungen, nach denen ein Krankheitsfall auf 550—900 Neugeborene komme. BREUNING u. Mitarb. (*460*) fanden in Erfurt eine Listeriosehäufigkeit bei Neugeborenen von 0,24% bei 11307 Geburten. Im Sektionsmaterial ESSBACHs (*1200*) machte die Listeriose als Todesursache 2% der Neugeborenenobduktionen aus. Nach der Angabe ESSBACHs wurden bis 1961 über 298 durch Obduktion gesicherte Fälle der Weltliteratur mitgeteilt. Diese Zahl gibt die wahren Verhältnisse jedoch nicht zutreffend wieder. ESSBACH selbst verfügt über 88 eigene Beobachtungen. Alle Zahlenangaben kranken an der Tatsache, daß über abortive Erkrankungen, die auch bei Neugeborenen vorkommen, zahlenmäßig so gut wie nichts bekannt ist. FOCK u. Mitarb. haben sogar bei unreifen, unauffälligen Neugeborenen Listerien im Mekonium durch Routineuntersuchungen nachweisen können, ohne daß die Kinder erkrankten, selbst wenn sie nicht behandelt wurden.

d) Pathologische Anatomie

Pathologisch-anatomisch beherrscht bei der generalisierten Form das tuberkelähnliche Granulom (Listeriom) das Bild. Die Granulome waren Veranlassung für die frühere Bezeichnung „Pseudotuberkulose". Sie finden sich in Haut, Schleimhaut, Conjunctiven, Leber, Milz, Nebennieren, Pleura, Lunge, wo sie röntgenologisch erkannt werden können (*4190*, *901*), im Hirn und in den Hirnhäuten. REISS (*3234*) fand bei 66 Fällen das Zentralnervensystem 40mal beteiligt, ESSBACH unter 88 Fällen 27mal.

Im Hirn trifft der Anatom auf punkt- und streifenförmige Blutungen in der Rinde, grobmiliare gelbe Herde in der Leptomenings, diffuse submiliare „Stippchenbildung" (*1200*) an der Basis und Convexität. Im Markbereich sind nur winzige Herde zu finden. Wichtig ist, daß man makroskopisch zuweilen gar keine Veränderung erkennen kann, histologisch dagegen sind sie nicht zu übersehen. Im Bereich der Rinden und Kerngebiete, im Mark des Groß- und Kleinhirns sind submiliare, miliare, supermiliare, auch bandförmig konfluierte gefäßgebundene Herde zu finden, die vorwiegend Histiocyten, wenig Leukocyten enthalten. In den

Venen der Ventrikelwände zeigen sich schwere destruierende Entzündungen mit Infiltrationen der Adventitia. Dort findet man besonders auffällige flächenhafte oder granulomatöse entzündliche Veränderungen. Die Plexus sind kaum beteiligt. In der Medulla und im Kleinhirnmarklager sind Nekrosen anzutreffen (*717*). Essbach bezeichnet die Veränderungen als „eitrig-granulomatöse herdförmige Polio- und Leukoencephalitis bei Thrombophlebitis".

Die Hirnhaut zeigt bei der Granulomatosis infantiseptica umschriebene, erhabene, diskusförmige Zellinfiltrationen aus Meningocyten (*3598*), sowie spärlich segmentkernige Leukocyten. Die Arteriolen und Venen sind von Infiltratstraßen begleitet (Abb. 148).

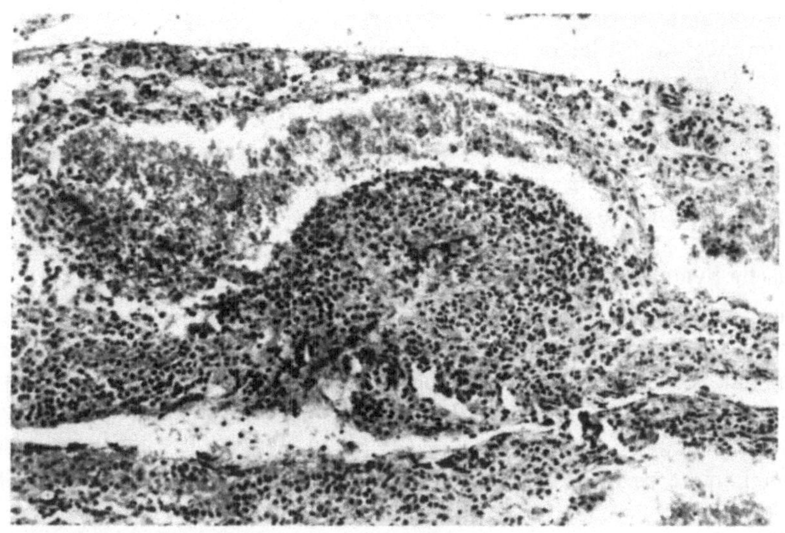

Abb. 148. Listeriom der Hirnhaut bei generalisierter Neugeborenen-Listeriose. Tod im Alter von 3 Std. (Pathologisches Institut der Universität Göttingen)

Auch die Placenta ist mit einer schweren diffusen phlegmonösen Entzündung beteiligt. Dabei ist das Fruchtwasser immer infiziert. Gelegentlich findet sich eine vom Kind ausgehende embolische metastatische Zotteninfektion. Von allen Placentitisformen ist die bei Listeriose zu beobachtende die schwerste (*952*, *1200*).

Demgegenüber zeigt die erst einige Tage nach der Geburt auftretende nicht mit Generalisation einhergehende Listerienhirnhautentzündung das Bild der diffusen eitrigen Meningitis.

Offenbar können die Listerien auf verschiedenen Wegen den Fetus und das Neugeborene erreichen. Die intrauterine Infektion erfolgt wohl meist auf dem Blutweg durch die Nabelvene, wofür Beobachtungen von Hood (*1891*) über Listeriämie bei Schwangeren sprechen. Wahrscheinlich können die Erreger durch den fetalen Kreislauf direkt in der Frucht verbreitet werden. Essbach diskutiert die Möglichkeit einer Ausscheidung der Erreger mit dem Urin in das Fruchtwasser, was eine Superinfektion durch Aspiration oder Verschlucken der Keime zur Folge haben könne. Auch eine vom Kind aus infizierte Placenta kann als sekundärer Sepsisherd wirksam werden.

Eine intrauterine Infektion muß wohl auch bei den innerhalb der ersten Lebenstage auftretenden Krankheitsfällen angenommen werden, wenn man nicht eine sehr kurze Inkubationszeit für möglich halten will, was bei einer unserer eigenen Beobachtungen (s. S. 418) diskutiert werden muß. Ein Beginn der Krankheit am Ende der ersten Woche dürfte dagegen wohl regelmäßig auf Aufnahme der Keime aus dem infizierten Geburtskanal oder von infizierten Pflegepersonen hinweisen. Dafür spricht neben der Inkubationszeit das Fehlen der Generalisation. Warum die so entstandene Erkrankung ausschließlich in einer purulenten Meningitis besteht, ist nicht bekannt.

Krepler und Flamm (*2244*) teilen die Listeriosen ein in

1. Organlisteriosen an der Eintrittspforte (Conjuctivitis, Rhinitis, Otitis, Sinusitis, Pneumonie).
2. Lymphocytäre Allgemeinreaktion mit drüsenfieberartigem Bild.
3. Organlisteriosen nach hämatogener Aussaat, bzw. septisch verlaufende miliare Granulomatose.

In der Neugeborenenperiode kommen nur die generalisierten Granulomatosen mit und ohne Beteiligung des Zentralnervensystems sowie die hämatogen oder lymphogen entstandene Meningitis vor.

e) Klinische Symptome

In der Weltliteratur liegen heute schon mehr als 1000 Fallberichte vor. Bei frühzeitiger intrauteriner Infektion kommt es wahrscheinlich meist zum Abort. Essbach hat bei einer im Mens IV abgehenden Frucht die Listeriose durch Erregernachweis sichern können. Im allgemeinen scheint aber vor dem 4. oder 5. Monat eine Fruchtinfektion nicht einzutreten (*1876*, *1188*, *1891*, *3234*). Bei späterer Infektion kommt es nicht selten zur Totgeburt, meistens zur Frühgeburt. Die Frühgeborenen überwiegen im Krankengut im Verhältnis 2—3:1 (*901*, *903*, *1187*, *1200*). Gewöhnlich kommen die Kinder schon schwerkrank zur Welt und sterben innerhalb weniger Stunden. Von den 88 von Essbach beschriebenen Kindern starben 40 am ersten und 18 am zweiten Tag. Im Vordergrund stehen Störungen der Atmung und des Kreislaufs, Cyanose, Rhinitis, Conjuctivitis von manchmal hämorrhagisch granulomatösem Charakter (*3234*), Fieber, jedoch auch normale oder erniedrigte Temperatur, Nahrungsverweigerung, Apathie, Ikterus mit Hepatomegalie, schrilles Schreien, Krämpfe und Durchfall. Das Röntgenbild der Lunge zeigt zahlreiche kleine, dichte Fleckschatten und von den Hili ausgehende Streifenzeichnung. Diese Veränderungen sind von hyalinen Pseudomembranen und anderen Lungenveränderungen Neu- und Frühgeborener nicht sicher abzugrenzen, sollten aber Anlaß sein, nach Listerien zu suchen. Degen (*901*) fand unter 63 Fällen 59mal eine Lungenbeteiligung. Chorioretinitis wird nur selten beobachtet. Die Zahl der Leukocyten im Blut kann 20000 und mehr erreichen. Auch erhebliche Alterationen des roten Blutbildes mit Normoblasten und Mitosen (*3673*) kommen vor. Degen und Goldenbaum (*903*) sahen sich bei vier ikterischen Kindern deswegen zu einem Blutaustausch veranlaßt.

Alle diese Symptome sind uncharakteristisch, besonders bei Frühgeborenen. Wahrscheinlich ist ein Teil von ihnen auch tatsächlich durch die Unreife und nicht durch die Listeriose bedingt. Die charakteristischen Granulome auf Haut oder Schleimhaut erwecken den Verdacht auf eine Listeriose. Gesichert kann die

Diagnose nur durch den Erregernachweis werden. Gelingt er aus einer der Hauteffloreseenzen (*1678*) oder aus den Schleimhautsekreten, so ist kein Zweifel mehr möglich (Abb. 147). Auch der Meconiumausstrich erlaubt durch den Nachweis Gram-positiver Stäbchen die Diagnose, da am ersten Lebenstag das Meconium praktisch bakterienfrei ist. Ist der Digestionstrakt nicht betroffen, so kann freilich das Ergebnis negativ sein, ohne daß eine Listeriose ausgeschlossen wäre. Listerien werden im Blut regelmäßig, im Liquor anfangs seltener angetroffen. Jedoch darf der kulturelle Nachweis für die Einleitung einer Therapie nicht abgewartet werden, da er zu zeitraubend ist.

Negativer bakteriologischer Befund schließt eine Listeriose also nicht aus. Es liegen genügend Berichte vor, bei denen der Nachweis der Listerien nicht sogleich, manchmal gar nicht gelang (*1683*, *3673* u.a.).

Beginnt die Krankheit erst zwischen dem 6. und 10. Tag, handelt es sich meist nicht um generalisierte Formen sondern um purulente meningitische und meningoencephalitische Erkrankungen. Es wurde schon erwähnt, daß die erst am Ende der ersten oder im Verlauf der zweiten Krankheitswoche auftretenden Erkrankungen nicht diaplacentar, sondern durch Aufnahme der Keime beim Durchtritt durch den Geburtskanal oder durch Infektionen durch das Pflegepersonal entstehen. In diesen Fällen scheinen die Listerien die Schleimhäute des Nasen-Rachen-Raumes, des Verdauungstraktes, vielleicht auch die Conjunctiven zu durchdringen und lympho- oder hämatogen die Meningen zu erreichen. Nunmehr treten klinisch die Symptome des Zentralnervensystems in den Vordergrund. Auch handelt es sich nicht mehr vorwiegend um frühgeborene Kinder. Krämpfe, vorgewölbte Fontanelle, Opisthotonus, Nackensteife, getrübtes Sensorium, Paresen weisen mehr auf eine schwere Erkrankung des Nervensystems hin. Der Liquor ist eiweißreich und eitrig mit polymorphkernigen, jedoch zuweilen auch mit monocytären Leukocyten. Die Gram-positiven Erreger sind gewöhnlich bereits im Ausstrichpräparat nachzuweisen und lassen sich leicht kultivieren.

Zwischen diesen beiden prinzipiell unterschiedlichen Krankheitsformen, nämlich der generalisierten Listeriosis infantiseptica und der isolierten purulenten Listeriose-Meningitis gibt es fließende Übergänge. Diese werden durch die drei unten wiedergegebenen Krankheitsbilder dargestellt. Dabei nimmt die Bösartigkeit mit dem Abstande von der Geburt ab. Neugeborene mit bei Geburt bereits ausgeprägten Zeichen der Listeriose sterben meist innerhalb weniger Stunden. Diejenigen Kinder dagegen, die anscheinend gesund und ohne Krankheitssymptome geboren werden, aber bereits Listerien im Mekonium aufweisen oder am 1. oder 2. Tag Fieber bekommen und bei denen die Listerien dann im Blut schon nachgewiesen werden können, haben bei sofort einsetzender intensiver Behandlung eine bessere Prognose. Auch die purulente Meningitis läßt sich bei gezielter Therapie oft heilen (s. S. 420). Wahrscheinlich kommen sogar abortive Krankheitsfälle bei Neugeborenen vor, die „im Stadium der uncharakteristischen Conjunctivitis oder Rhinitis stecken bleiben, d.h., ohne weitere Komplikationen wieder abklingen" (*2494*, *1111*). Auf die gleichartige Beobachtung von Fock wurde schon hingewiesen (*1286*).

Merkwürdigerweise gibt es im Schrifttum keine Mitteilungen über eine Verbreitung der Listerioseinfektion auf Früh- oder Neugeborenenstationen. Nur Line und Cherry (*2435*) beobachteten das gleichzeitige Vorkommen von zwei Listeriosefällen auf einer Wochenstation. Wir selbst sahen sechs Fälle von Listeriose, die sich in kurzem Abstand in einem Entbindungsheim ereigneten. Bei fünf Kindern handelte es sich um eine Listerienmeningitis, die zwischen dem 5. und 7. Lebenstag auftrat. Eines der Neugeborenen erkrankte am 3. Tag unter Anstieg der Temperatur an einer Listeriose-Sepsis. Die erste Fieberzacke war bei dem Kind schon am Abend des Geburtstages erfolgt. Da zur gleichen Zeit in keiner anderen Frauenklinik oder Entbindungsanstalt der Umgebung Fälle von Listeriose zu beobachten waren, möchten wir diese sechs Fälle für eine Hausinfektion halten, müssen dann aber bei dem letzten Fall eine sehr kurze Inkubationszeit annehmen. Die Untersuchung der in dem Entbindungsheim vorhandenen Schwangeren auf Listerien im Vaginalabstrich verlief negativ. Jedoch ist bekannt, daß sich Listerien aus Scheidensekret schlecht züchten lassen.

Die folgenden drei Fallberichte zeigen die drei typischen Verlaufsformen der connatalen Listeriose.

H.: Normale Schwangerschaft. Geburt am 20. 9., errechneter Termin 16. 12., Geburtsgewicht 1110 g. Bei der sofortigen Aufnahme in der Kinderklinik tiefe Cyanose und Schnappatmung. Künstliche Beatmung. Petechiale Blutungen am Stamm. Im Blutausstrich 10% Erythroblasten, 170000 Thrombocyten, 21200 Leukocyten. Im Rachenabstrich, Magensekret, in den Hautpetechien, im Rectum und in der Blutkultur Listerien. Liquorkultur steril. Tod $3^1/_2$ Std nach der Geburt.

Obduktion: Connatale Listeriose mit zahlreichen submiliaren spezifischen Granulomen in Leber und Haut. Kleinherdige pneumonische Infiltrate der Lungen im Bereich von Listeriengranulomen. Massive Fruchtwasseraspiration. Umfangreiche fetale Atelektasen der Lunge. Petechiale Blutungen subpleural, subepikardial und in der Thymuskapsel. Dattelkerngroße subependymale Blutung im linken Hirnseitenventrikel mit Durchbruch in den äußeren Liquorraum. Reichlich Blut und Blutgerinnsel in der hinteren Schädelgrube und im Wirbelkanal. Keine Meningitis. Epikrise: Geburt eines unreifen Kindes 2 Monate vor dem Termin mit Listeriosis infantiseptica.

Anette R.: Termingerecht nach achtstündiger Geburtsdauer aus zweiter Hinterhauptslage geborenes Kind. Nach der Geburt blaß, cyanotisch. Am nächsten Tag Fieber und Erbrechen. Am 3. Tage Aufnahme in der Kinderklinik. Kein Meningismus. Fontanelle im Niveau, schrilles klägliches Weinen, kaum erkennbarer Saug- und Suchreflex, Moro-Reflex schwach auslösbar. Im Blutbild 27100 Leukocyten. Lumbalpunktion: 229/3 Zellen, Liquoreiweiß 72 mg-%, Liquorkultur steril. Blutkultur: Dichte Aussaat von Listerien. Sofortige Behandlung mit Terramycin, Penicillin und Streptomycin. Rasche Entfieberung und Heilung.

Epikrise: Zum Termin geborenes Kind zeigt schon am 1. und 2. Krankheitstag Cyanose, Blässe, Saugschwäche und Temperaturerhöhung. Kein Meningismus, keine Granulomatose der Haut. Im Liquor geringgradige Zellvermehrung, Kultur steril. In der Blutkultur reichlich Listerien. Diagnose: Listeriensepsis mit beginnender Meningitis. Heilung.

Anne-Kristin H.: 8 Tage übertragenes Kind. Geburtsgewicht 3450 g, Länge 57 cm. Nach der Geburt unauffällig. Am 7. Tag Temperaturanstieg auf 39°, am 8. Tag Verlegung in die Kinderklinik. Kein Meningismus. Fontanelle im Niveau. Linker Greifreflex fehlt. Lumbalpunktion: 2000/3 Zellen, Pandy stark positiv. In der Kultur Listerien. Sofortige hochdosierte Behandlung mit Penicillin und Leukomycin. Rasche Entfieberung. Heilung.

Epikrise: Ein geringfügig übertragenes Kind zeigt 1 Woche nach der Geburt erstmalig Fieber und geringgradige Allgemeinsymptome. Die Lumbalpunktion deckt eine eitrige Meningitis durch Listerien auf. Kurzdauernde Krämpfe. Rasche Heilung auf intensive Penicillin- und Leukomycin-Behandlung.

Die beiden letztgenannten Kinder sind inzwischen nachuntersucht worden. Eines hat sich normal entwickelt, das zweite hatte nach 8 Monaten eine geringe spastische Parese des rechten Armes bei wahrscheinlich noch ungestörter psychomotorischer Entwicklung.

Dungal (*1082*) ist geneigt, auch allgemeine Fruchtschäden auf eine mütterliche Listerieninfektion zurückzuführen. Er berichtet von einem isländischen Ehepaar, dessen drei erste Kinder im Alter von jeweils 14, 10 und 18 Monaten unter fieberhaften Erkrankungen gestorben waren. Alle Kinder waren von Geburt an nicht gesund. Eines wies mongoloide Züge auf, eines litt an einem Hydrocephalus. Die Obduktion des dritten Kindes zeigte eine anscheinend angeborene Mißbildung des Gehirns. Bei der vierten Frucht, einem im 4. Monat ausgestoßenen Feten, wurden aus dem Fruchtwasser Listerien isoliert. Die Mutter erhielt Tetracyclin und gebar nun ein fünftes gesundes, sich normal entwickelndes Kind. Daß es sich hier um eine immer wiederholte Infektion einander folgender Kinder gehandelt hat, ist nicht erwiesen. Wie schon erwähnt, wurde bisher Vorkommen von Listeriosen bei mehreren Kindern einer Mutter nicht beobachtet. Embryopathische Mißbildungen kommen bei Listeriose nicht vor. Jedenfalls wurden noch niemals Hemmungsmißbildungen des Gehirns beschrieben, die auf eine embryonale Infektion zurückgeführt werden könnten. Wahrscheinlich liegen die Verhältnisse bei der Listeriose ähnlich wie bei der Toxoplasmose, bei welcher auch die Übertragung des Keimes von der Mutter auf die Frucht auf eine einzige Schwangerschaft beschränkt zu bleiben pflegt.

Die *Diagnose* der Erkrankung ist nur dann einfach, wenn verdächtige Hauterscheinungen die Granulomatose anzeigen, oder wenn am Ende der ersten Woche Symptome einer Meningitis auftreten. Die Sicherung der Diagnose ist erst durch den Erregernachweis möglich, der jedoch vielfach bereits mit mikroskopischer Untersuchung gelingt.

Die Tatsache, daß die Mehrzahl der Neugeborenen mit generalisierter Listeriose vor dem Termin geboren wird, hat zu der Empfehlung Anlaß gegeben, bei Frühgeborenen routinemäßig Mekonium oder, wenn dies nicht entleert wurde, einen Rectumabstrich auf Listeria monocytogenes zu untersuchen (*1188*, *2494*, *3527*). Da das Rectum unmittelbar nach der Geburt keimfrei zu sein pflegt, ist der Nachweis von Gram-positiven diphtheroiden Stäbchen in so hohem Maße auf eine Listerioseinfektion verdächtig, daß die Einleitung einer Behandlung gerechtfertigt ist. Simon (*3527*) hat von vier, von ihm auf diese Weise am ersten Lebenstage diagnostizierten Krankheitsfällen drei heilen können. Die Neugeborenen, deren Mütter vor der Geburt uncharakteristische Fieberperioden durchgemacht hatten, zeigten Cyanose, Fieber und Pneumonie; Hautgranulome fehlten. Die Diagnose wurde durch die Untersuchung des Mekoniums zu einem Zeitpunkt gestellt, an dem die Neugeborenen noch wenig auffällig waren. Eine Lumbalpunktion deckte bei allen Kindern durch Nachweis der Listerien eine Infektion der Meningen auf. Breuning u. Mitarb. (*460*) messen dagegen der Routineuntersuchung des Mekoniums keine große Bedeutung bei, sondern empfehlen gezielte, dann aber mehrgleisige Untersuchungen bei Schwangeren mit der geringsten Regelwidrigkeit. Nach unserer Erfahrung sollte vor allem bei jedem Neugeborenen, das in den ersten Tagen nach der Geburt Fieber oder andere unklare Symptome zeigt, eine Blutkultur angelegt werden.

f) Prognose

Die Prognose der Listeriose hängt weitgehend von dem Zeitpunkt der Infektion ab. Die intrauterine Infektion führt durch die mit ihr verbundene Generalisierung von vornherein zu einer schlechteren Verlaufsform. Hinzu kommt, daß sie in der

Mehrzahl der Fälle eine vorzeitige Beendung der Schwangerschaft bewirkt, so daß die erhöhte Gefährdung der Frühgeburt hinzutritt. Sterben die Neugeborenen schon wenige Stunden nach der Geburt, so vermag auch eine intensive Therapie nicht mehr zum Zuge zu kommen. Besser sind die Aussichten, wenn die Kinder ohne Krankheitssymptome geboren werden, jedoch die Diagnose sogleich nach der Geburt gestellt wird, was durch Routineuntersuchungen des Meconiums auf Listerien mehrfach geglückt ist. Eine noch verhältnismäßig gute Prognose haben diejenigen Neugeborenen, die erst während der Geburt infiziert werden und an einer isolierten Listeria-Meningitis erkranken. Voraussetzung des guten Verlaufes ist freilich die sofort einsetzende gezielte antibiotische Behandlung. Andernfalls sterben auch von dieser Gruppe 90% der Kinder (*3440*).

Langzeitbeobachtungen lassen erkennen, daß Defektheilungen nach Listeriose bei Neugeborenen nicht selten sind. Sie betreffen ausschließlich das Zentralnervensystem. Verhältnismäßig selten ist der Übergang der akuten in eine schleichende, mit Krämpfen einhergehende Encephalopathie, die zu postencephalitischen Restzuständen oder subakuten Psychosen führen kann. Hierüber haben Fock u. Mitarb. (*1286*), Lang (*2309*), Spiel und Wanko (*3600*), Seeliger (*3440*) u.a. berichtet. Colmant (*717*) macht darauf aufmerksam, daß solche chronisch verlaufende Encephalitiden mit Parkinsonismus, Diabetes insipidus, Hirnnervenlähmungen, Psychosen usw. nie durch Erregernachweis gesichert, sondern nur durch Titerbewegungen der Widalschen Reaktion wahrscheinlich gemacht oder vermutet werden konnten. Diemer und Seeliger (*963*) ist allerdings einmal der Nachweis von Listerien aus dem Liquor eines Kindes geglückt, nachdem ein hoher Agglutinintiter gegen Typ IV im Serum des Kindes festgestellt worden war. Es handelte sich um ein Kleinkind mit Krämpfen. Die Krämpfe verschwanden nach antibiotischer Behandlung.

Aus jüngster Zeit stammen Untersuchungen von Degen und Goldenbaum (*903*) an 29 Kindern, die nach einer bakteriologisch gesicherten Neugeborenenlisteriose geheilt entlassen worden waren und 9 Monate bis 8 Jahre später neurologisch, psychologisch und elektroencephalographisch nachuntersucht werden konnten. Drei Kinder hatten einen Hydrocephalus, eines einen Turmschädel, eines eine spastische Halbseitenparese, dreimal wurde Hyperreflexie, einmal Hypotonie konstatiert. Vier dieser fünf Kinder hatten eine Listerienmeningitis durchgemacht. Die intellektuelle Entwicklung war bei 7 Kindern verzögert, ein Kind war imbezill. Zwei Kinder besuchten die Hilfsschule. Bei 10 von 19 Kindern war das EEG verändert. Fünfmal fanden sich Herdbefunde, zweimal Spitzenpotentiale, bei den restlichen drei Kindern waren die Veränderungen nur geringfügig.

Es ist bemerkenswert, daß die geschilderten Folgen vorwiegend bei Kindern mit Listerienmeningitis gefunden wurden. Man muß bei der Bewertung dieser Ergebnisse berücksichtigen, daß die Listerienmeningitis eine bessere Prognose quoad vitam hat als die generalisierende Granulomatose, so daß mehr Kinder der erstgenannten Erkrankung für eine Nachuntersuchung zur Verfügung stehen. Die bei der Granulomatose auftretenden Hirnschäden dürften weniger mit einem Überleben vereinbar sein; vermutlich werden auch sie zu Dauerschäden Veranlassung geben können. Da es sich bei den generalisierten Fällen besonders oft um Frühgeborene handelt, ist die Abgrenzung gegenüber den nicht seltenen zentralnervösen Spätschäden der Frühgeburt im Einzelfalle schwierig oder unmöglich.

g) Prophylaxe

Die zuverlässigste *Prophylaxe* besteht in der Behandlung der Schwangeren, wenn deren Infektion mit Listeria monocytogenes entdeckt wird, oder aber durch die voraufgegangene Geburt eines listeriosekranken Kindes wahrscheinlich ist. Bei der Ungefährlichkeit der antibiotischen Behandlung wird man diese in den letztgenannten Fällen durchführen, obwohl die wiederholte Geburt listeriosekranker Kinder bei ein und derselben Mutter, wie erwähnt, nicht wahrscheinlich ist. Breuning u. Mitarb. (*460*) kontrollierten 12 Mütter, die listerienkranke Kinder geboren hatten. Alle späteren Kinder waren gesund, auch wenn keine Behandlung erfolgt war. Jedoch fehlt es an systematischen Untersuchungen an abortierten Früchten. Von besonderem Interesse, jedoch noch der Nachprüfung bedürftig, sind die Anschauungen von Rost u. Mitarb. über den Zusammenhang zwischen habituellem Abort und Listeriose. Die Autoren berichten über 8 Frauen mit insgesamt 30 Fehl- oder Totgeburten. Der Verdacht auf eine Listeriose entstand durch Titeranstiege der Agglutination und der KBR im Verlaufe der Schwangerschaft, was Veranlassung zu prophylaktischer Behandlung war. Die Frauen gebaren nach der Behandlung gesunde Kinder, bei denen Listerien nicht gefunden wurden. Die serologischen Kontrollen erfolgten im 2.—3., bzw. 5.—6. Schwangerschaftsmonat. Die Behandlung bestand in je einer Kur in den ersten Schwangerschaftsmonaten und in der zweiten Schwangerschaftshälfte (7 Tage 1 g Tetracyclin, 10 Tage 4 g Supronal). Listerien wurden bei den Müttern nicht nachgewiesen. Wenn die Darlegungen dieser Autoren einer Nachprüfung standhalten, muß man annehmen, daß ein jahrelanges Persistieren der Listeriose in der Mutter und eine immer wieder erneute Infektion der Früchte doch möglich ist. Da im Gegensatz zur Toxoplasmose die Listerienantikörper aus dem Serum der Mutter ziemlich bald verschwinden, ist theoretisch mehrmalige Infektion möglich.

Die Tatsache, daß die Infektion mit Listeria monocytogenes während der Schwangerschaft bei den Müttern häufiger als dies bei der Toxoplasmose der Fall ist, Krankheitserscheinungen verursacht, bringt deswegen nur geringen Nutzen, weil die Symptome häufig nur aus eintägigen uncharakteristischen Fieberzacken ohne eindeutige Symptomatik bestehen. Am ehesten sollten Harnwegsinfektionen an eine Listerioseinfektion denken lassen, wenn auch die Mehrzahl der Harnwegsinfektionen während der Schwangerschaft durch E. coli und andere Keime hervorgerufen wird. Degen und Goldenbaum (*903*) fanden in der Anamnese von 25 Schwangeren, deren Kinder eine Listeriose aufwiesen, 19mal Fieberzustände während der Schwangerschaft, wobei 16mal Harnwegsinfektionen und 12mal grippale Infekte, zum Teil miteinander kombiniert, angegeben wurden. In einer späteren Veröffentlichung berichtet Degen (*901*), daß die Hälfte der Mütter die genannten Krankheitserscheinungen aufwies. Breuning u. Mitarb. (*460*) beobachteten bei 21 Fällen von Neugeborenenlisteriose, daß 18 der Mütter Fieber, Pyelitis und Hepatitis durchgemacht hatten. Sie teilen nicht die Meinung vieler Autoren, daß die Listerioseinfektion der Mutter harmlos sei. Sie verloren eine Gravide im 7. Monat an einer septischen Hepatitis mit Pyelitis durch Listerieninfektion. Hood (*1891*) beobachtete zwei Gravide mit solchen Symptomen im 6. und 8. Monat. In der Blutkultur, die wegen der unbestimmten Symptome angelegt wurde, fanden sich Listerien. Die eine der beiden erkrankten Schwangeren wurde mit Penicillin, Streptomycin, Oxytetracyclin und Sulfadiazin behandelt. Sie brachte ein gesundes Kind zur Welt. Die zweite Schwangere erhielt nur Oxytetracyclin. Das Kind wurde vor dem errechneten Termin geboren, im Geburtskanal der Mutter konnten massenhaft Listerien nachgewiesen werden. Offenbar hatte sich das Kind beim Durchtritt durch die Geburtswege infiziert; denn es erkrankte 9 Tage später an einer eitrigen Listerienmeningitis, die es unter Antibiotica-Therapie überstand. Die Autorin rät, bei fiebernden Schwangeren grundsätzlich Blutkulturen anzulegen. Sofortige intensive Behandlung in der Schwangerschaft läßt ein gesundes Kind erwarten. Von 11 Neugeborenen mit granulomatöser Listeriose, die SEPP und ROY (*3457*) in Toronto beobachteten, überlebte nur ein Kind, dessen Mutter ante partum behandelt worden war. FOCK u. Mitarb. (*1286*) empfehlen zur Behandlung in der Gravidität 10 g Sulfonamid und 1 Mega Penicillin je drei Tage lang, um einen wirksamen Blutspiegel auch beim Fetus zu erhalten.

Von anderer Seite wurde eine *serologische Überwachung* der Schwangeren analog der bei Lues und Toxoplasmose angeregt und durchgeführt (*2494, 1188*). DEGEN und GOLDENBAUM (*903*) fanden bei 24 Müttern, die ein listeriosekrankes Kind geboren hatten, 17mal positive Agglutinationstiter sowohl gegen O- wie gegen H-Antigene. Bei Nachuntersuchungen frühestens 9 Monate später waren 18 Mütter serologisch negativ. Auch FISCHER (*1265*), ERDMANN (*1188*) u.a. sehen in der serologischen Untersuchung des Blutes der Mütter eine wichtige diagnostische Hilfe für die Entdeckung einer Listeriose beim Neugeborenen. HOOD (*1891*) fand jedoch serologische Untersuchungen in der Schwangerschft nutzlos, da sie wegen Mitreaktionen diphtheroider Bakterien nicht genügend spezifisch seien. Auch FOCK u. Mitarb. (*1286*) weisen auf Kreuzreaktionen und Antigengemeinschaften zu Streptokokken, E. coli und Streptokokken hin. BREUNING u. Mitarb. (*460*) fanden nur etwa bei der Hälfte, DEGEN (*901*) bei zwei Dritteln der Mütter listeriosekranker Neugeborener verläßliche positive Seroreaktionen.

h) Therapie

Listerien sind gegen eine ganze Anzahl von Antibiotica, so gegen Penicillin, Streptomycin, Chloramphenicol, Tetracyclin, Erythromycin, Oleandomycin, Aureomycin, Sigmamycin, sowie gegen Sulfonamide empfindlich (*3236*, *3441*, *2442*, *2764*, *158*, *1082*, *3527*, *1101*, *1683*, *3440*, *903*, *1188*). SEELIGER (*3440*) schlägt Tetracyclin, welchem von vielen Autoren wegen der zuverlässigen Wirksamkeit der Vorzug gegeben wird, in einer Dosis von 20—40 mg/kg pro Tag oder Penicillin in Verbindung mit Streptomycin oder Sulfonamiden, auch Erythromycin (20 bis 40 mg/kg pro Tag) vor. Chloramphenicol wird als weniger zuverlässig angesehen. Nach unseren Erfahrungen ist Penicillin wegen des Fehlens von Nebenwirkungen und seiner Liquorgängigkeit besonders günstig, sofern man es genügend hoch dosiert (1 Mill. Einheiten pro kg pro Tag). Die von uns isolierten Listerien erwiesen sich ausnahmslos als hochempfindlich. Dennoch halten auch wir die Kombination mit einem zweiten Medikament für empfehlenswert. Keines unserer an einer Listerienmeningitis erkrankten Kinder ist gestorben. Nur bei einem Kind entwickelte sich nach 12 Monaten ein durch Operation beherrschter Hydrocephalus. Die Medikamente sollten nicht zu kurz verabreicht werden, weil gelegentlich Rezidive nach Absetzen der Antibiotica gesehen wurden. HARDING und BRUNTON (*1683*) beschreiben ein reifes Neugeborenes, das am 8. Lebenstag an einer Meningitis erkrankte und 9 Tage mit Chloramphenicol behandelt wurde. 24 Std nach Absetzen des Medikamentes kam es zu einem Rezidiv. Aus dem Liquor konnten noch immer Listerien gezüchtet werden. Eine zweite Chloramphenicolkur von 8 Tagen war zwar ebenfalls erfolgreich, jedoch stieg die Temperatur nach Beendigung der Kur sogleich wieder an. Nunmehr kam Tetracyclin zur Anwendung, 2 Wochen später kam es zum dritten Rezidiv. Erst als weitere 3 Wochen lang Chloramphenicol verabfolgt worden war, blieb das Kind gesund. Dieser Verlauf ist gewiß besonders ungewöhnlich und andere Autoren haben mit einer Behandlung von 6—7 Tagen vollen Heilerfolg erzielen können (*1891*, *2871*), doch sollte er immerhin Anlaß zu genauer Kontrolle sein.

Zur Verhütung eines Spinalblocks wird die Zugabe von Nebennierenrindenhormon empfohlen (*1101*). Steroide sind wahrscheinlich auch bei den generalisierten Neugeborenenlisteriosen als Schocktherapie nützlich, sofern man durch kombinierte hochdosierte Antibioticagaben der bakteriostatischen Wirkung sicher ist. Wer Tetracycline anwendet, muß unter Umständen mit Gelbfärbung der Zähne rechnen. DEGEN und GOLDENBAUM (*903*) beobachteten dies bei 11 von 23 mit Tetracyclinen behandelten Listeriosekranken. Diese unerwünschte Nebenwirkung veranlaßten SEELIGER u. Mitarb. (*3441*) in einer neueren Arbeit Ampicillin zu empfehlen, das sich ihnen in vitro und im Tierversuch bewährte.

Wenn trotz der Empfindlichkeit der Listerien gegen Antibiotica und Sulfonamide die Erfolge der generalisierten Neugeborenenlisteriose nicht befriedigen, so hat das vor allem seine Gründe in dem oft schon fortgeschrittenen Stadium der Erkrankung bei der Geburt, der Hinfälligkeit Frühgeborener und der nicht schnell genug gestellten Diagnose. Die Letalität der Listerienmeningitis ist von 90 auf unter 50% gesenkt worden. Sie kann nach unserer Erfahrung noch weit niedriger sein. Auch hier können die Ergebnisse durch Frühdiagnose und rite durchgeführte Therapie sowohl hinsichtlich der Letalität wie der Vermeidung von Defektheilungen noch verbessert werden.

J. Kokken

Eine verhältnismäßig hohe Zahl von *Meningokokkeninfektionen* sah noch FINKELSTEIN (*1259*). Heute kommen sie in der Neugeborenenperiode kaum noch vor. Nach unseren Erfahrungen spielen unter den pyogenen Kokken vor allem Streptokokken, Pneumokokken und Staphylokokken eine Rolle. Wir beobachteten eine *Streptokokkenmeningitis* bei einem Knaben, dessen Mutter trotz einer Streptokokkenmastitis das Kind stillte. Die Meningitis machte sich durch Fieber, Nahrungsverweigerung und vorgewölbte Fontanelle bemerkbar. Die Diagnose konnte durch die Lumbalpunktion gesichert werden, bei der trüber Liquor gewonnen wurde. Aus der Liquorkultur ließen sich Streptokokken anzüchten. Das Kind konnte durch Penicillin geheilt werden. Diese Beobachtung unterstützt die Annahme, daß bei Neugeborenen die Invasion der Keime durch die Schleimhaut des Digestionstractus erfolgen kann. Jedoch ist durch BABBITZ und GROTTS (*135*) auch der diaplacentare Übertritt von hämolysierenden Streptokokken erwiesen worden. Nach WINTERBAUER u. Mitarb. (*4211*) ist der weibliche Urogenitaltrakt ein Reservoir für B-β-hämolytische Streptokokken. Die Infektion des Kindes erfolge vor oder während der Geburt. Nicht ausgeschlossen ist auch die Übertragung der

Streptokokken von einem Kind auf das andere innerhalb einer Entbindungsanstalt. Crosby u. Mitarb. (*803*) konnten die intrauterine Entstehung eines Hydrocephalus röntgenologisch verfolgen, dessen Ursache sich postnatal als purulente durch hämolysierende Streptokokken bedingte Meningoencephalitis herausstellte. Daß selbst als apathogen geltende Streptokokken der Gruppe B Ursache einer tödlichen Neugeborenenmeningitis sein können, haben Schneeweiss u. Mitarb. (*3698*) beobachtet. Schönborn u. Mitarb. (*3702a*) haben jüngst die Literatur über Meningitis durch B-Streptokokken (Str. agalactiae) unter Mitteilung eigener Fälle zusammengetragen. Fast ausschließlich sind Kinder der ersten 4 Monate befallen. Später ist der Keim praktisch apathogen. Neugeborene erkranken besonders schwer, die Letalität ist hoch (50% und darüber). Manchmal tritt der Tod schon innerhalb von 24 Std ein, bei den Überlebenden gibt es oft Defektheilungen (Hydrocephalus, Hirnatrophie). Die Zellzahlen im Liquor können sehr hoch sein (bis 40000/3 Zellen). Hinweise auf die Krankheit geben Fontanellenspannung, Somnolenz, Pupillenstarre und häufig Krämpfe, jedoch können meningitische Zeichen auch vollständig fehlen. Therapeutisch kamen Penicillin, Leukomycin und Stapenor als intravenöser Dauertropf zur Anwendung, die Ergebnisse befriedigten aber nicht (*3702a*, *3698*).

Die meningealen Symptome, insbesondere eine Vorwölbung der Fontanelle, sind bei den Meningitiden der Streptokokken-, Pneumokokken-, Enterokokkengruppe gewöhnlich deutlicher ausgeprägt als bei E. coli-Infektionen. Das erleichtert eine schnellere Diagnose und rasche gezielte Behandlung.

Gonokokkenmeningitis kann bei Neugeborenenblennorrhoe von der Conjunctiva oder durch vaginale Infektionen entstehen. Sie wird heutzutage kaum noch beobachtet. Ihre Prognose war angeblich schlecht (*3655*).

Enterokokkenmeningitis kommt bei Neugeborenen nur selten vor.

In einem von uns beobachteten Fall erkrankte ein zum Termin geborenes Mädchen am 9. Tag an einer Dyspepsie. In der dritten Lebenswoche trat eine beiderseitige katarrhalische Otitis media auf. Einige Tage später wurde eine Fontanellenvorwölbung beobachtet. Sonstige meningitische Zeichen fehlten. Im Liquor wurden 7870/3 Zellen bei einem Proteingehalt von 368 mg-% festgestellt. Kulturell konnten Enterokokken gezüchtet werden, die gegen Penicillin und einige Breitbandantibiotica empfindlich waren. Durch massive Antibioticagaben gelang es, das Kind am Leben zu erhalten. Nach Ziai und Haggerty (*4313*) ist das verhältnismäßig späte Auftreten der meningitischen Symptome bei grampositiven Kokkeninfektionen charakteristisch.

Spirillen und Spirochäten

K. Lues connata

a) Vorkommen und Pathogenese

Die connatale Lues ist derzeit eine so seltene Erkrankung, daß die meisten Ärzte sie kaum noch sehen. Jedoch machen Simon und Gerken (*3528*) auf die in letzter Zeit vielerorts, auch in Deutschland beobachtete Zunahme der Lues bei Erwachsenen aufmerksam und befürchten, daß dies sich auf die Dauer in einem Ansteigen der Zahlen connataler Lues bemerkbar machen könne. Jedoch liegen vorerst Anzeichen einer solchen Zunahme nicht vor.

Der Erreger der Syphilis, Treponema pallidum (SCHAUDINN, 1905) vermag erst um den 5. Schwangerschaftsmonat die Placentaschranke zu überwinden und die Frucht zu infizieren. Frühaborte kommen daher nicht auf die Rechnung der Lues. Die Infektion der Frucht erfolgt über die Placenta, die bei Lues vergrößert ist, deren Gefäße zum Teil sklerosiert und deren Zotten durch Bindegewebsneubildung verplumpt sind. Die Spirochäten erreichen durch die Nabelvene zuerst die Leber, in der sie sich am stärksten vermehren, sodann wie bei jeder hämatogenen Infektion zahlreiche andere Organe, wie Pankreas, Milz, Nieren, Nebennieren, Lunge, Herz, Thymus. Auch im Zentralnervensystem können Veränderungen vom 5. Monat an wahrgenommen werden und zwar Infiltrationen, Sklerosen, Hirnhautentzündungen und Gefäßerkrankungen. Diese schweren Veränderungen sind meist der Anlaß zum Absterben und der Ausstoßung einer macerierten Frucht. Bei überlebenden Neugeborenen findet man daher solche Veränderungen nur selten.

Da die Virulenz der Infektion bei der Mutter mit dem zeitlichen Abstand vom Primäraffekt abnimmt, ist die Erkrankung bei einigen Feten leicht, sie kann intrauterin ausheilen (*1259*). Die systematische Untersuchung aller eine Beratung aufsuchenden Schwangeren und die prophylaktische Chemotherapie bei positiven Seroreaktionen haben die Häufigkeit der connatalen Lues stark vermindert. Nach WISKOTT (*4214*) werden bei uns derzeit bei 0,6—0,7% der erfaßten Mütter positive Seroreaktionen gefunden. WISKOTT hält diese Zahlen nicht für auslesefrei, und sicherlich sind sie höher, als der Durchseuchung der durchschnittlichen Bevölkerung entspricht. Sie besagen nichts über die Anzahl der Krankheitsfälle an connataler Lues; denn nicht jede luische Erkrankung der Mutter wird auf den Fetus übetragen. Bei syphilitischen Müttern werden 20 bis 25% der Kinder nicht infiziert. Schließlich führt eine frühzeitige pränatale Chemotherapie mit Penicillin praktisch immer die Heilung einer fetalen Syphilis herbei.

b) Klinische Symptome

Spätaborte und Totgeburten sind häufiger als normal. Auch eine vermehrte Frühgeburtlichkeit ist festzustellen. 50—60% der infizierten Kinder zeigen bei der Geburt keinerlei Krankheitszeichen (*3123*). Da der Ausfall der Wassermann-Reaktion nicht verwertbar ist, weil die Reagine passiv auf das Kind übertragen sein können, ist anfangs die Frage, ob ein gesundes oder krankes Kind geboren wurde, oftmals nicht exakt zu beantworten. Verhältnismäßig am ergiebigsten ist die Röntgenuntersuchung der unteren Extremitäten, weil das Skeletsystem als Prädilektionsorgan für Treponemen gelten kann und mehr als 90% der infizierten Früchte Osteochondritis und Periostitis zeigen (*3655*). Auch eine intrauterin abgeheilte Syphilis läßt sich unter Umständen auf diese Weise noch ermitteln.

Schwere Infektionen äußern sich vor allem durch die Erkrankung der visceralen Organe. Bei diesen steht die interstitielle Hepatitis („Feuersteinleber") mit Leber- und Milzschwellung im Vordergrund. Anasarka mit Ikterus, persistierender extramedullärer Blutbildung, Vermehrung der Erythroblasten im Blutausstrich mit Anämie können das Bild des Hydrops congenitus und der hämolytischen Erkrankung des Neugeborenen vortäuschen. Auf die bekannten Symptome der parietalen Lues soll hier nicht eingegangen werden.

Die Beteiligung des Zentralnervensystems ist häufiger, als es klinisch den Anschein hat. Im Gegensatz zu den erwähnten schweren Veränderungen am Gehirn

Totgeborener oder abortiver Früchte sind die Erscheinungen am Zentralnervensystem beim Lebendgeborenen meist wenig auffällig. Dies gilt auch für Säuglinge die ihrer Krankheit schließlich erliegen. Die zu erhebenden autoptischen Befunde sind auch dann auffallend gering. Diese Tatsache ist schon von HEUBNER (*1797*) diskutiert worden. Übereinstimmend wird betont, daß man eine Beteiligung des Zentralnervensystems beim Säugling oft erst durch die Lumbalpunktion aufdecken kann. Man findet eine mäßige bis stärkere Vermehrung mononucleärer Zellen (*3864, 2922, 2923, 1296, 3655*). TEZNER (*3864*), der als erster connatale syphilitische Säuglinge innerhalb des ersten Lebensmonats einer Lumbalpunktion unterzog, fand Zellzahlen bis 1600/3 Zellen. Pathologisch-anatomisch finden sich bei positivem Liquorbefund natürlich immer Veränderungen an den Meningen und immer im Rückenmark (*2210*). Es handelt sich um Infiltrationen des Subarachnoidalraumes mit Rundzellen, zum Teil auch um Bindegewebswucherung. Im Ganzen ist die Geringfügigkeit der Veränderungen im Vergleich zu der der Feten auffallend. Nach SCHAFFER findet sich bei einem Drittel aller luischen Neugeborenen ein pathologischer Liquorbefund, nach OEHME in 68%. Wassermann-Reaktion und Kolloidreaktionen können bei Globulinvermehrung im Liquor positiv sein (*2039*).

Diese durch den Liquorbefund aufgedeckte *syphilitische Meningitis* ist beim Säugling die häufigste luische Erkrankung des Zentralnervensystems. Nach BUZZARD und GREENFIELD (*567*) beginnt die Neurolues immer an den Meningen, jedoch weist nur ein Viertel der Kinder mit Liquorveränderungen neurologische Symptome auf (*2039*). Die meisten klinischen Symptome entwickeln sich erst jenseits der Neugeborenenperiode, um den 4. oder 5. Lebensmonat. Dann macht sich eine Vorwölbung der Fontanelle bemerkbar, mäßige Nackensteifigkeit stellt sich ein, zuweilen treten Krämpfe auf und die Temperatur ist erhöht. Auch die bedeutsamste Folge der Meningitis, der Hydrocephalus syphiliticus stellt sich erst um diese Zeit ein. Nur selten wird der Hydrocephalus schon bei der Geburt bemerkt (*1296*). Der Hydrocephalus kann Folge übermäßiger Liquorsekretion oder einer durch die für Lues charakteristische basale Lokalisation der meningitisbedingten Okklusion sein. Mitunter stellen sich Opticusatrophie, Lähmungen des Facialis, Trigeminus und anderer Hirnnerven ein. Begleit- und Folgesymptome des Hydrocephalus sind Unruhe, Spasmen, Reflexübererregbarkeit, Phänomen der untergehenden Sonne, Krämpfe und Verzögerung der statischen und geistigen Entwicklung. Die von HEUBNER (*1797*) beschriebene Arteriitis terminalis syphilitica mit ihren Folgen der Infarzierung und Apoplexie tritt erst um das erste Lebensjahr auf und wird bei Neugeborenen nicht beobachtet. Schon im Neugeborenenalter können sich jedoch der Meningitis cerebrale Schäden zugesellen. FINKELSTEIN (*1259*) sah ein Kind am 14. Lebenstag mit Zuckungen der Gesichtsmuskulatur, klonischen Streckkrämpfen und Somnolenz erkranken. Der Liquor war xanthochrom, eiweißreich und zeigte eine lymphocytäre Pleocytose. Das Kind starb am 25. Tag. Autoptisch fand sich eine gummöse Infiltration mit beginnender Erweichung im Gehirn. Die Wassermann-Reaktion war stark positiv. HEUBNER (*1797*) beobachtete echte Extremitätenlähmungen durch syphilitische Infiltrate im Zentralnervensystem bei Neugeborenen. Auch OEHME (*2925*) ist der Ansicht, daß sich hinter den „Pseudoparalysen“ durch Epiphysenlösung auch echte neurogene Paresen verbergen. Er konnte eine quantitative Herabsetzung der elektrischen Schwellenwerte in Extremitätenmuskeln nachweisen. Syphilitische Chorioretinitis mit Pfeffer und Salz-Fundus kann gelegentlich schon im 1. Lebensmonat beobachtet werden (*4297*), gewöhnlich entwickelt auch sie sich erst in der späteren Säuglingszeit.

Indirekte zentralnervöse Komplikationen im Neugeborenenalter leiten sich aus der Erhöhung des Frühgeborenenanteils ab, weil bei diesen die Neigung zu Hirnblutungen erhöht ist. Auch Pachymeningosis haemorrhagica wird bei syphilitischen Kindern häufiger als sonst beobachtet.

c) Prognose

Der größte Teil der syphilitischen Hirnhautentzündungen klingt mit und ohne Behandlung wieder ab, so daß bei älteren Säuglingen der Liquor meist normal ist. Welche Bedeutung die Frühmeningitis für die Prognose hat, ist daher nicht klar und wird unterschiedlich beantwortet. Eine Frühmeningitis kann trotz interkurrenter Normalisierung des Liquorbefundes zu einer späteren Neurolues führen, jedoch ist dies keineswegs regelmäßig der Fall. Für die Kinder mit positiver Wassermann-Reaktion im Liquor stellen Jeans und Cooke (*2039*) die Prognose ungünstiger. Den Rückgang der positiven Liquor-Wassermann-Reaktion, der im Laufe der Kindheit beobachtet wird, erklären diese Autoren mit einer Auslese durch die Sterblichkeit an Neurosyphilis, die höher ist als die jeder anderen Manifestation der connatalen Syphilis außerhalb der Neugeborenenzeit. Ihrer Meinung nach erreichen nur wenige dieser Kinder mit Neurosyphilis das Erwachsenenalter.

Daß Anfallsleiden, geistige Rückständigkeit, Blindheit, Taubheit, spätere Folgen einer connatalen Lues sein können, ist lange bekannt. Der Anteil der Lues an diesen polyätiologischen Krankheiten hat sich mit dem Rückgang der Lues mehr und mehr vermindert, so daß Zahlenangaben älterer Autoren heute keine Gültigkeit mehr besitzen. Auch die immer umstrittene Frage, ob Lues der Mutter auch eine unspezifische Schädigung bei Kindern bewirken könne, hat an Aktualität verloren. Die moderne Prophylaxe und Therapie der Lues hat einen grundlegenden Wandel mit sich gebracht. Rechtzeitig und rite behandelte Säuglinge haben gute Aussichten auf eine normale Entwicklung.

d) Prophylaxe

Die Prophylaxe der Lues der Neugeborenen ist abhängig von der Überwachung der Mütter. Da die früher strenge namentliche Meldepflicht aufgehoben ist, läßt die Überwachung der Mütter heute leider zu wünschen übrig. Wie erwähnt erfolgt die Infektion des Fetus kaum vor dem 5. Monat. Daher garantiert eine bis zum 4. Monat durchgeführte ausreichende Behandlung der Mutter ein gesundes Kind. Vor der Schwangerschaft durchgeführte Kuren besitzen nicht die gleiche prophylaktische Sicherheit, da die Schwangerschaft eine ruhende Lues wecken kann. Nur der verläßliche, aber aufwendige und teuere Nelson-Test befreit die Mutter bei negativem Ausfall von der Notwendigkeit einer erneuten Kur.

Das Mittel der Wahl ist Penicillin, das durch die Placenta die Frucht erreicht. Die empfohlenen Gesamtdosen schwanken zwischen 4,8 und 12 Mill. I. E. Bei Penicillinallergie hat sich Erythromycin (500 mg alle 6 Std 18 Tage lang) oder Oxytetracyclin (1 g alle 6 Std 18 Tage lang oral) bewährt (*3100*).

Ist die Behandlung der Mutter nicht rechtzeitig und nicht ausreichend durchgeführt worden, ist die Anwendung der prophylaktischen Chemotherapie mit Penicillin beim Neugeborenen angezeigt, auch wenn er symptomlos geboren wird. Simon und Gerken (*3528*) fanden, daß bei 120 erkrankten Kindern die Lues der Mutter 115mal nicht bekannt und daher nicht behandelt gewesen war. Manche Autoren empfehlen eine Behandlung der Neugeborenen selbst bei rite durchgeführter pränataler Behandlung der Mutter, andere halten eine abwartende Behandlung angesichts der hohen Erfolgsrate der pränatalen Behandlung, die nach Potter (*3123*) bei 97,8% liegt, für gerechtfertigt. Die präventive Behandlung der Neugeborenen erfolgt nach den Richtlinien der Therapie.

e) Therapie

Das Mittel der Wahl bei der Lues der jungen Säuglinge ist Penicillin. Auch hier werden unterschiedliche Dosen empfohlen. Schäfer (*3651*) empfiehlt 14 Tage lang 60000 Einheiten Penicillin G pro kg pro Tag intramuskulär. In ähnlicher Größenordnung bewegt sich das „Leipziger Schema" (*2923*). Wiskott (*4214*) schlägt 200000 Einheiten täglich für 14 Tage vor. Bei Kindern mit schweren, visceralen Krankheitszeichen ist zur Vermeidung der für solche Kinder nicht ungefährlichen Jahrisch-Herksheimerschen Reaktion die Penicillin-Therapie einschleichend zu beginnen. Das von Schäfer (*3651*) empfohlene Schema lautet:

1. Tag 8mal 100 Einheiten Penicillin G
2. Tag 8mal 500 Einheiten
3. Tag 8mal 1000 Einheiten
4. Tag die volle Dosis.

L. Meningitis durch Vibrio Fetus

1947 wurde durch Vincent u. Mitarb. erstmals eine menschliche Infektion durch das 1918 von Smith studierte und benannte Vibrio Fetus (Abb. 149), bis dahin durch Verwerfen der Schafe und Ziegen bekannt, beschrieben. 1962 konnte Eden (*1129*) erstmals über eine eitrige Meningitis bei einem Frühgeborenen durch Vibrio Fetus berichten. Seitdem sind mehrere Fälle bei Neugeborenen beschrieben [Zusammenstellung durch Eden (*1131*)], darunter auch einer in Deutschland (*144*). Die Zahl der bisher beschriebenen Erkrankungen des Menschen an Vibrio Fetus beträgt bisher 35. Es ist jedoch möglich, daß die Krankheit häufiger ist, als aus der kleinen Zahl der Fallberichte hervorzugehen scheint, weil bei durch Vibrio Fetus infizierten Graviden wahrscheinlich die Schwangerschaft meist durch Aborte beendet wird. Dies kann man aus den veterinärmedizinischen Erfahrungen wie aus den schweren Placentaveränderungen schließen, die auch beim Menschen beobachtet werden. Andererseits haben Bader u. Mitarb. (*144*) durch serologische Untersuchungen von 12 Säuglingen, 125 Kindern und 525 Erwachsenen feststellen können, daß Vibrio Fetus beim Menschen nur selten Pathogenität besitzt. Das männliche Geschlecht überwiegt geringfügig.

Vibrio Fetus ist ein im Tierreich weit verbreitetes, kurzes, bewegliches gramnegatives, kommaförmiges Stäbchen mit Neigung zu Fadenbildung (Abb. 145). Vorwiegend erkranken gravide Frauen und Neugeborene. Bei nichtgraviden

Frauen und Kindern jenseits der Neugeborenenperiode wurde eine Vibriosis bisher nicht beobachtet.

Der Infektionsweg des Vibrio Fetus beim Menschen ist nicht aufgeklärt. Möglicherweise gelangt der Erreger vom infizierten Mann auf dem Geschlechtswege in die Frau, die dann diaplacentar die Frucht infiziert. Dies ist jedenfalls der bei Rindern angenommene tierexperimentell wahrscheinlich gemachte Übertragungsweg. Die Testes scheinen von Vibrio Fetus bevorzugte Ansiedlungsorgane zu sein.

Vorwiegend handelt es sich bei Kindern um Frühgeborene, die bald nach der Geburt mit meningitischen Symptomen erkranken. In dem blutig eitrigen Liquor

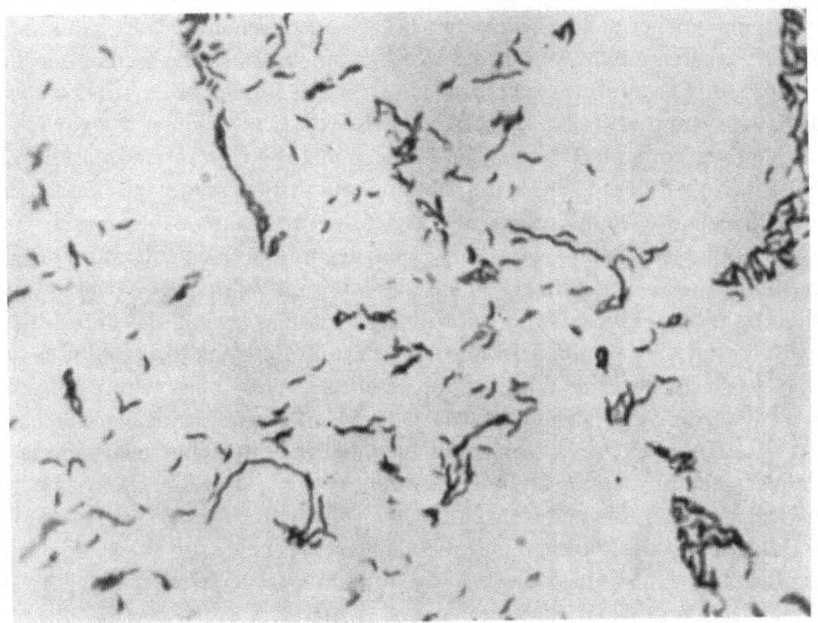

Abb. 149. Vibrio Fetus, Scheinfäden. (Nach EDEN, *1129*)

lassen sich die Erreger nachweisen. Der Tod tritt nach wenigen Tagen ein. Ein Kind lebte $4^1/_2$ Monate. Pathologisch-anatomisch finden sich außer der Meningitis hämorrhagische Nekrosen der Hirnsubstanz oder cystischen Höhlenbildungen, die für einen intrauterinen Beginn der zentralnervösen Erkrankung sprechen. In der Placenta wurden nekrotisierende und infarzierende Bezirke gefunden, aus denen die Erreger kultiviert werden konnten.

Die *Prognose* ist bei Beteiligung des Zentralnervensystems schlecht. Diese läßt sich auch durch *Behandlung* mit Antibiotica nicht ändern. Empfohlen werden Streptomycin, Chloramphenicol und Tetracyclin (*3605*). Die Veränderungen am Zentralnervensystem sind jedoch bei der Geburt schon zu weit fortgeschritten, als daß eine von Residualschäden freie Heilung noch erwartet werden könnte.

M. Tuberkulose

a) Vorkommen und Pathogenese

Die intrauterine Übertragung einer Tuberkulose von der Mutter auf die Frucht ist eine Seltenheit. BEITZKE (*244*), der 1935 über 61 Fälle der Weltliteratur berichtete, schätzt die Zahl der sicheren, in 50 Jahren festgestellten angeborenen Tuberkuloseinfektionen auf etwa 100. Nach ESSBACH (*1200*) kommt auf 4000 Kinderobduktionen ein Fall von connataler Tuberkulose. Daß die Häufigkeit der connatalen Tuberkulose in Relation zur regionalen Verbreitung der Tuberkulose steht, bedarf kaum der Erwähnung.

Noch seltener ist eine angeborene tuberkulöse Erkrankung des Zentralnervensystems (fetale Tuberkulose). Wir konnten im Schrifttum von fast 100 Jahren nur 7 Fälle auffinden (*657*, *4151*, *676*, *1964*). Die fetale Tuberkulose stellt eine klinische Parallele zu anderen fetalen Infektionen, z.B. zur fetalen Lues dar, wo ebenfalls die generalisierten Formen bei relativ geringer Beteiligung des Zentralnervensystems vorherrschen, während bei Neugeborenen die Erkrankung des Zentralnervensystems eine weit stärkere Rolle spielt. Dasselbe ist bei der Tuberkulose der Fall. RIETSCHEL (*3281*) findet selbst bei fetaler Miliartuberkulose das Zentralnervensystem auffällig ausgespart. ESSBACH (*1200*) bemerkt zwar in seiner Monographie, daß gemäß der meist hämatogenen Infektion in erster Linie Leber, Milz, Nieren, Nebennieren, Pankreas, Meningen und Knochenmark befallen seien, bespricht jedoch die Tuberkulose des Zentralnervensystems bei fetaler Tuberkulose nicht. Wie es scheint, stand ihm keine eigene Beobachtung zur Verfügung.

Gewöhnlich leiden die Mütter, die ihre Früchte infizieren, an schwerer Lungen- und/oder Organtuberkulose, oder an Miliartuberkulose. Die Tuberkulose flackert nicht selten erst während der Schwangerschaft auf, die Infektion des Fetus erfolgt daher meist erst gegen Ende der Schwangerschaft, wenn auch frühere Infektionen beschrieben worden sind. Nach ESSBACH liegt die ,,Erkrankungsbereitschaft der Placenta“ für Tuberkulose zwischen dem 4. und 10. Schwangerschaftsmonat. Der Trophoblast scheint demnach an Tuberkulose nicht zu erkranken. Die tuberkulösen Herde in der Placenta enthalten meist reichlich Tuberkelbakterien. Von diesen kann der Fetus durch die Nabelvene infiziert werden, was jedoch nicht obligat geschieht. Ob es die Durchwanderung einer unversehrten Placenta durch Tuberkelbakterien gibt, ist strittig.

Kommt es dicht unter dem Amnion zur Entwicklung eines tuberkulösen Herdes, so kann dieser direkt in die Eihöhle einbrechen, das Fruchtwasser und damit Darmkanal oder Lunge oder beide Organsysteme der Frucht infizieren. Je nachdem finden sich die tuberkulösen Primärkomplexe in der Leber, der Lunge, dem Darm oder dem Mittelohr (*244*). Spezifisch tuberkulöse Strukturen kommen im fetalen Organismus im allgemeinen noch nicht zur Entwicklung. Am Ort der Bakterienhaftung entstehen reaktionslose Gewebsnekrosen, die große Mengen von Tuberkelbakterien enthalten (*1200*).

Bei Beteiligung des Zentralnervensystems an der Fetaltuberkulose findet man tuberkulöse Herde im Frontalhirn, im Thalamus, am Boden der Seitenventrikel und in den Meningen (*657*, *4151*, *676*, *1964*).

Werden Kinder mit connataler Tuberkulose lebend geboren, sterben sie gewöhnlich innerhalb der ersten 4—5 Wochen. Bei Beteiligung des Zentralnervensystems ist die Prognose infaust. In der Mehrzahl handelt es sich um Totgeburten. Seit Einführung tuberkulostatischer Heilmittel ist unseres Wissens über intrauterine Tuberkulose des Zentralnervensystems nicht mehr berichtet worden, so daß es nicht bekannt, ist, ob solche Kinder bei sofortiger Behandlung gerettet werden können.

Erfolgt die tuberkulöse Infektion erst postnatal, so entwickeln sich bemerkenswert häufig eine Meningitis und leptomeningeale Arteriitis, sowie intracerebrale Tuberkulome. Da die Krankheitssymptome bei postnatal erworbener Neugeborenentuberkulose gewöhnlich erst jenseits der Neugeborenenzeit auftreten, soll das Krankheitsbild hier nur kursorisch besprochen werden.

Die Infektion der Meningen erfolgt wahrscheinlich primär durch die Plexus (*1933*). Die Bakterien gelangen mit dem Liquor an die Hirnbasis. Dort entwickelt sich eine schleierartige grauweißliche Trübung der Zisternen, die Leptomeninx verliert ihre Durchsichtigkeit. Bei tuberkulostatischer Behandlung entsteht an der Hirnbasis eine massive Vernarbung. Die Hirnkonvexität bleibt verschont. Histologisch fehlen im Frühstadium käsige Nekrosen und Tuberkel, es finden sich nur Ödem, Fibrinbildung, Leukocyten und Meningocyten (*1200*). Nach Wagner und Menon ist die Tuberkulose des Zentralnervensystems dieses Alters durch ihre Neigung zur Encephalomalazie charakterisiert.

b) Klinische Symptome

Die ersten Symptome können uncharakteristisch sein und aus Unruhe, Erbrechen und Appetitlosigkeit bestehen. Gewöhnlich stellen sich alsbald Krämpfe ein, auch einmal Lähmungen. Im allgemeinen beherrschen die Krämpfe das Krankheitsbild bis zum Ende (*3716*). Der Krankheitsverlauf ist wechselnd, führt aber im allgemeinen bei Beteiligung des Zentralnervensystems rascher zum Tode als im späteren Lebensalter (*3716*). Bei den unglücklicherweise seinerzeit in Lübeck infizierten Neugeborenen trat der Tod 72—313 Tage nach der Erstinfektion ein, die Tuberkulose des Gehirns und seiner Häute entwickelte sich also erst im Laufe der Erkrankung.

Die meisten Fälle von connataler oder in der Neugeborenenperiode erworbener Tuberkulose sind erst autoptisch diagnostiziert worden. Seit der Entwicklung tuberkulostatischer Mittel und der mit diesen gegebenen Möglichkeiten einer therapeutischen Beeinflussung muß eine frühzeitige Diagnose in vivo angestrebt werden.

Die *Diagnose* der tuberkulösen Meningitis bei Neugeborenen oder jungen Säuglingen ist deswegen verhältnismäßig einfach, weil der Liquor gleich bei Beginn eine lymphocytäre Pleocytose und Fibringerinnsel enthält und der Nachweis der Tuberkelbakterien gewöhnlich gelingt.

Differentialdiagnostisch ist an andere seröse Meningitiden zu denken, vor allem an die Infektionen mit Coxsackie-Viren (s. S. 399).

Über die Therapie liegen, wie erwähnt, keine Erfahrungen vor. Gegenwärtig kann sie nur in einer massiven tuberkulostatischen Behandlung bestehen, wie sie bei tuberkulöser Meningitis älterer Kinder üblich ist.

N. Toxoplasmose

Die connatale Toxoplasmose, (von der allein hier die Rede sein soll), entsteht durch diaplacentaren Übertritt von Toxoplasmen auf die Frucht und deren dortige Ansiedlung, die bevorzugt im Zentralnervensystem erfolgt.

Das Schrifttum über die Toxoplasmose umfaßt heute bereits mehrere tausend Veröffentlichungen.

a) Erreger, Epidemiologie und Pathogenese

Toxoplasma gondii (NICOLLE und MANCEAU) wurde 1908 beim Ctenodactylis gundii in Afrika und durch SPLENDORE in Brasilien beim Kaninchen entdeckt. Es kommt außer bei Säugetieren auch bei Vögeln, Fischen und Reptilien vor. 1923 wurde die erste connatale Toxoplasmose von JANKU bei einem menschlichen Säugling beschrieben. WOLF u. Mitarb. (*4228*) konnten erstmalig den Erreger durch Übertragung auf die Maus isolieren. 1948 entwickelten SABIN und FELDMAN den Farbtest (Dye-Test), der bis heute das wichtigste serologische Nachweisverfahren spezifischer Antikörper darstellt. In Deutschland wurde der erste parasitologisch und histologisch gesicherte Fall durch PIEKARSKI und v. TOERNE 1949 (*3089*) beschrieben.

Seit dem 18. 7. 1961 sind Erkrankungen und Todesfälle an Toxoplasmose nach dem Bundesseuchengesetz meldepflichtig. Die Problematik dieser Maßnahme bei einer Krankheit mit so verbreitetem Erreger wurde von ANDERS (*70*) aufgezeigt.

Die systematische Stellung des Toxoplasmas ist noch nicht völlig geklärt. Nach PIEKARSKI und WERNER (*3090*) muß es wahrscheinlich zur Gruppe der Sporozoa gerechnet werden. Es tritt in zwei verschiedenen Entwicklungsstadien auf: Als intracelluläre Proliferationsform — der Vermehrungsphase in der Zelle (außerhalb der Zelle kommt eine Vermehrung nicht vor) — und als „Terminalkolonie" oder „Pseudocyste", einer Dauerform, die sich wahrscheinlich unter der Einwirkung von Antikörpern bildet. Sie kann bis zu 14000 Toxoplasmen enthalten (*3090*). Außerhalb der Pseudocysten sind Toxoplasmen sehr empfindlich und gehen schnell zugrunde. Mit Hilfe bohrender und schraubender Bewegungen vermögen Toxoplasmen intakte Schleimhäute, Conjunctiven usw. zu durchdringen. Anscheinend ist die Zahl der Toxoplasmen, die unbemerkt den Menschen infizieren, im Einzelfall nur klein. Als Infektionsquelle kommen Fleisch, Eier, Milch, aber auch erkrankte Tiere in Betracht. Mit Nahrungsmitteln aufgenommene Terminalkolonien können den Magen unbeschädigt passieren und platzen erst im Darm auf.

Jedoch sind die Modalitäten der Übertragung von Tier zu Mensch (die bei Tieren und Menschen gefundenen Toxoplasmen sind identisch) oder von Mensch zu Mensch noch nicht aufgedeckt. Sicher ist nur, daß die Übertragung von Toxoplasmen sehr häufig ist, weil die am Auftreten der Antikörper meßbare Durchseuchung der Bevölkerung mit steigendem Alter rasch zunimmt, allerdings mit regionalen Unterschieden.

Nur bei der connatalen Toxoplasmose ist der Übertragungsmechanismus geklärt. Er geht in erster Linie auf hämatogenem Wege über die Placenta zum Fetus vor sich. Auch Übertritt aus dem infizierten Amnion in das Fruchtwasser ist aufgrund pathologisch-anatomischer Befunde möglich. Die Infektion der Frucht tritt offenbar überwiegend nur dann ein, wenn die Mutter zufällig ihre Erstinfektion mit Toxoplasmen während der Schwangerschaft erleidet und die dabei auftretende kurzdauernde Parasitämie die hämatogene Infektion des Fetus ermöglicht. Nach umfangreichen tierexperimentellen Untersuchungen (*767*, *1750*) ist mit einem Übertritt von Toxoplasmen vorwiegend im letzten Drittel der Schwangerschaft zu rechnen, doch ist diese Frage für den Menschen noch nicht endgültig entschieden.

Von SABIN (*3390*), THALHAMMER (*3865*) u.a. wird dieser Modus als einzig vorkommender angesehen. Da nach Ansicht dieser Autoren die in wenigen Tagen einsetzende Entwicklung der Antikörper die Toxoplasmen aus der Blutbahn verdrängen, ist bei der Stabilität der Toxoplasmoseantikörper mit der Infektion späterer Leibesfrüchte nicht zu rechnen. Bisher ist niemals eine autoptisch gesicherte Zweiterkrankung an Toxoplasmose bei den Kindern ein und derselben Mutter beobachtet worden. Mehr als 700 Schwangerschaften bei Frauen, die ein Toxoplasmose-krankes Kind geboren hatten, sind inzwischen von EICHENWALD, sowie FELDMAN in dieser Hinsicht kontrolliert worden (*3869*). Kein Kind litt an einer Toxoplasmose, Aborte und Totgeburten traten nicht gehäuft auf.

Es ist somit aufgrund klinischer wie tierexperimenteller Untersuchungen kaum daran zu zweifeln, daß die fetale Infektion tatsächlich meist infolge Primärinfektion der Mutter während der Schwangerschaft entsteht. Der Ausschließlichkeitsanspruch dieser These kann indessen nicht mehr aufrecht erhalten werden, seitdem MILLER u. Mitarb. (*2721*) eine 5 Monate über die Geburt eines toxoplasmotischen Kindes fortdauernde Parasitämie trotz Gegenwart eines extrem hohen Antikörperspiegels (Sabin-Feldman-Test 1:1000000) beobachten konnten. 3 Wochen nach der Geburt wurden Toxoplasmen noch aus dem Endometrium dieser Frau gezüchtet. Durch diese Mitteilung gewinnt die Annahme einer Anzahl von Autoren (*1417*, *4130*, *2313*, *1200*, *3241*) Gewicht, daß auch außerhalb der kurzen Zeitspanne der Primärinfektion eine Toxoplasmoseübertragung möglich sei und zwar aus Pseudocysten im Endometrium. Parasitenherde können, wenn sie sich zufällig im Endometrium befinden, durch Dehnungsvorgänge während der Gravidität aufgesprengt werden und die Toxoplasmen freisetzen. Aus einem Analogieschluß aus Experimenten an Ratten und Mäusen möchte WERNER (*4130*) den frühest möglichen Termin für die Infektion der Frucht auf dem Blutwege beim Menschen in die 4. bis 5. Schwangerschaftswoche legen. Das Fehlen von Zweiterkrankungen könnte durch nicht erkannte Abortiverkrankungen oder völlig stummen Infektionsverlauf vieler Toxoplasmainfektionen erklärt werden, da auch die Erkrankung beim Fetus zur Spontanheilung neigt. Jedoch ist einzuwenden, daß das Verhalten der Antikörper bei Säuglingen eine solche Annahme nicht eben stützt. Daß menschliche Feten eine Toxoplasmainfektion überstehen können, ohne zu erkranken, ist durch die Untersuchungen von KRÄUBIG (*2234*) jedoch erwiesen. Wenn die Infektion der Frucht nicht auf die zweite Schwangerschaftshälfte beschränkt sein sollte, sondern in jedem Stadium der Schwangerschaft möglich ist (*3879*, *2313*), so müßten Infektionen im Embryonalstadium vorkommen, deren Folge Mißbildungen sein könnten. Dies wird von THOMASCHEK (*3879*), MOHR (*2747*) u.a. auch angenommen. Sichere Beweise liegen jedoch bisher hierfür nicht vor. Wie der Embryo das Eindringen so großer Erreger überstehen soll, würde nur schwer zu verstehen sein. Die kürzeste Schwangerschaftsdauer bei intrauteriner Toxoplasmainfektion ist ein von ESSBACH und ROESE (*1201*) beobachteter Spätabort am Anfang des 7. Schwangerschaftsmonats. Es ist der kleinste Fetus, bei dem eine connatale Toxoplasmose histologisch nachgewiesen werden konnte. Daß Frühaborte und Totgeburten durch Toxoplasma gelegentlich vorkommen, wird allgemein angenommen, ob ein solches Ereignis aber zahlenmäßig eine ins Gewicht fallende Rolle spielt, ist ungeklärt.

Die Infektion mit Toxoplasmen führt, wie erwähnt, zum Auftreten spezifischer Antikörper; sie werden mit Hilfe des Sabin-Feldman-Farbtests 8—10 Tage nach Infektion, mit der Komplementbindungsreaktion (weitere 8 Tage später), mit

Immunofluorescenzmethoden, durch Messung der γG- und γM-Antitoxoplasma-Antikörper (*3241*) und mit Hilfe des Toxoplasminhauttestes nach Frenkel (*1332*) (6—7 Wochen nach der Infektion) geprüft. Infolge diaplacentaren Übertritts auf den Fetus kann ein positiver Sabin-Feldman-Test und die KBR nur bei stark positivem Ausfall als pathologisch gelten oder wenn die Konzentration der Antikörper im kindlichen Blut nach der Geburt noch ansteigt. Die KBR ist nur vorübergehend und vorwiegend bei akuter Erkrankung positiv und gestattet insofern eine gewisse Aussage über das Alter des Prozesses. Auch der Nachweis von γG-Antitoxoplasma-Antikörpern spricht nach Remington und Miller (*3241*) für eine frische Infektion, während γM-Antitoxoplasma-Antikörper auf eine chronische Infektion deuten. Der Sabin-Feldman-Test bleibt wahrscheinlich so lange positiv, wie noch Pseudocysten irgendwo im Gewebe persistieren, in geringer Verdünnung (1:256) wohl lebenslang. Die Durchseuchung der Bevölkerung vollzieht sich innerhalb der ersten 30—40 Lebensjahre mit steilstem Anstieg bis zum 25. Jahr (60—70%). Je früher die Infektion erfolgt, desto seltener fällt die Erstinfektion in das gebärfähige Alter der Frauen. Daher wurde der Durchseuchungszunahme zwischen dem 20. und 40. Lebensjahr besonderes Interesse gewidmet. In Wien beträgt sie nach Thalhammer (*3869*) 32%, ähnlich in Freiburg und Erlangen, während sie in Hannover wegen der raschen Präzession wenig mehr als 10% erreicht. Ihrem Wesen nach handelt es sich bei der Toxoplasmoseimmunität wohl um einen Superinfektionsschutz wie bei der Tuberkulose oder der Lues.

b) Vorkommen

Die *Häufigkeit* der connatalen Toxoplasmose wird mit 5—6‰ aller Geburten angegeben (*3865, 2234*). Essbach und Röse (*1201*) fanden in ihrem Obduktionsgut von ca. 8500 Sektionen im Kindesalter Toxoplasmosen in 2,5‰. Vivell und Maas (*4023*) bezeichnen sie als die klinisch bedeutendste Fetopathie. Langer (1965) (*2313*) schätzt die Zahl der Kinder mit angeborener Toxoplasmose in der Bundesrepublik auf etwa 5000 Fälle pro Jahr. Nach Bamatter (*168*) gehören 90% aller klinisch bedeutungsvollen Toxoplasmosen der connatalen Form an.

c) Pathologische Anatomie

Die *Pathoanatomie* der connatalen Toxoplasmose läßt sich in eine akute, subakute und chronische Verlaufsform unterteilen. Sie ist durch die elektive Bevorzugung des Zentralnervensystems gekennzeichnet. Toxoplasmen besitzen an sich keine Neurovirulenz, sondern können alle Zellen befallen. Die Neurovirulenz wird dadurch vorgetäuscht, daß sich der Gehalt an Antikörpern im Blut, Gehirn und Liquor wie 300:3:1 verhält (*1332*).

Histologisch weist die Encephalomyelitis toxoplasmotica drei wesentliche Merkmale auf:

1. In der grauen Substanz des Hirns, im Ependym, in Pons, Cerebellum und Medulla oblongata entwickeln sich miliare Granulome und kleine nekrotisierende Bezirke.

2. Im akuten Herd finden sich reichlich freie Toxoplasmen, intracelluläre Erregerhaufen oder Pseudocysten (Abb. 150). Bei der subakuten Entzündung sind sie nur spärlich in den Randbezirken der Nekrosen anzutreffen. Bei chronischen

Entzündungsherden gibt es nur noch vereinzelt Pseudocysten. Zu dieser Zeit findet sich eine verbreitete Gliose und vereinzelt auch Porusbildung.

3. Coagulationsnekrosen und Kalkeinbau kennzeichnen den abgelaufenen Prozeß.

Die Leptomeninx ist herdförmig mit Zellinfiltraten beteiligt. Bei Verschluß des Aquäductus Sylvii oder der Foramina Luschkae entsteht ein Hydrocephalus, der bis zur Hydranencephalie fortschreiten kann. In diesen Fällen findet man praktisch nur noch einen mit trüb grünlich-gelber Flüssigkeit gefüllten Meningealsack über dem Hirnstamm. Solche Fälle stellen das Extrem der für die Hirntoxoplasmose charakteristischen weißlichen Nekrosen in den Ventrikelwänden dar, die für sich bereits einen Hydrocephalus internus bedingen, der kaum je vermißt wird, selbst nicht bei Mikrocephalie. In diesen Nekrosen kommt es zu feinkörnigen

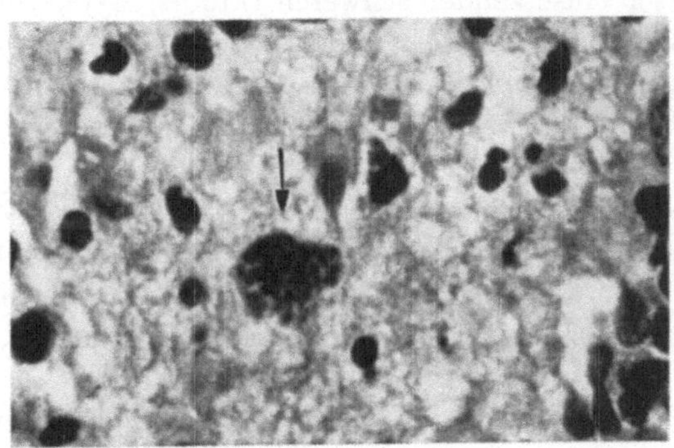

Abb. 150. Toxoplasmotische Terminalkolonie (↓) im Hirn eines Neugeborenen. (Path. Anat. Institut der Universität Göttingen)

Kalkniederschlägen. Gefäße sind in den Nekrosen kaum noch zu erkennen und vollständig obliteriert. Dieser vollständige Gefäßverschluß verhindert jede Organisation und jeden Abbau (*4112*). Nach SABINs Meinung ist der primäre Vorgang in der Gefäßerkrankung (Vasculitis und Phlebitis) zu sehen. Aus ihr resultiert die Nekrose. Auch Septum pellucidum-Cysten können bei fetaler Encephalitis entstehen (*1750*). Das Rückenmark ist mit Meningomyelitis beteiligt.

Entsprechend der Bevorzugung des Gehirns ist im Auge auch primär die Hirnschicht des Auges, die Retina, befallen, die Aderhaut wird erst sekundär einbezogen („nekrotisierende Retinochorioiditis"). Pathologisch-anatomisch fand ESSBACH (*1200*) daneben retrolentale Membranen, Synechien, Myositis und Opticusatrophie sowie Degeneration des Ganglion ciliare und Mikrophthalmie (*3242*).

Von den visceralen Organen können die Nieren und Nebennieren, Pankreas, Leber, die Muskulatur, Lungen, Testes und der Darm befallen werden. Für die Klinik von Bedeutung ist das häufig beobachtete Bestehenbleiben der extramedullären Blutbildung bei schwerem Ikterus.

d) Klinische Symptome

Nur selten wird über Krankheitszeichen bei den Müttern während der Schwangerschaft berichtet. Es handelt sich dann um harmlose Symptome, wie Kopfschmerz, Grippe oder rheumatische Beschwerden (*902*). Verdächtig ist eine subakute Lymphknotenschwellung, weil die Lymphadenitis das charakteristischste Symptom der erworbenen Toxoplasmose ist. Gewöhnlich bleibt die Infektion der Mutter stumm.

Ein großer Teil der Kinder kommt untergewichtig, zum Teil auch unreif zur Welt. ESSBACH und RÖSE (*1201*) hatten in ihrem Obduktionsgut doppelt so viel Frühgeborene wie reife Kinder. Ähnlich wie bei der Listeriose kann das klinische Bild in verschiedene Verlaufsformen eingeteilt werden, je nach dem, ob die Kinder sich bei der Geburt noch im Stadium der Generalisation mit vorwiegend visceralem Organbefall befinden, oder ob im Vordergrund eine frische oder bereits abgelaufene Encephalitis toxoplasmotica steht.

Kinder im Stadium der Generalisation zeigen bei der Geburt oder innerhalb von 1—2 Tagen uncharakteristische Symptome wie Dyspnoe, Cyanose, Leber- und Milzschwellung, rasch einsetzenden schweren Ikterus, Myokarditis, Ödeme, Pneumonie oder Exantheme. Im Blutbild findet sich eine Leukocytose mit Mono- und Lymphocyten, zuweilen auch eine Leukopenie. Auch Hautblutungen können beobachtet werden. Die Persistenz der extramedullären Blutbildung veranlaßt die Ausschwemmung von Erythroblasten und Normoblasten, so daß das Bild der hämolytischen Erkrankung Neugeborener völlig gleichen kann. Unter den Kindern im Stadium der Generalisation ist vorzeitige Geburt besonders häufig (*3022*).

Kinder im Stadium der floriden Encephalitis können ebenfalls schwer krank sein. Im Vordergrund stehen Krämpfe, Fieber, Trinkunlust, Lethargie, wimmerndes Schreien und Nystagmus. Schon bald setzt ein rasches Schädelwachstum ein. Als „klassische Trias" wird die Kombination von Hydrocephalus, intrakraniellen Verkalkungen und Retinochorioditis centralis bezeichnet. Bei letzterer handelt es sich zu etwa 40% um im Maculagebiet lokalisierte, rosettenförmige Herde, ebenso oft um das sog. Pseudocolobom. Der Rest zeigt eine uncharakteristische Retinochorioiditis (*1878*). Die asymmetrische Lokalisation des Pseudocoloboms ist die Hauptursache für das häufige Schielen der Kinder mit connataler Toxoplasmose, das in 40—60% beobachtet wird. Wie erwähnt, führt der Prozeß zur Hemmung des Augenwachstums und somit zur Mikrophthalmie, die bei der Toxoplasmose nicht als Symptom einer embryopathischen Hemmungsmißbildung gedeutet werden darf. Eine klinische Besonderheit der chorioretinitischen Herde ist, daß sie selbst im Narbenstadium oft noch nicht zur Ruhe gekommen sind, daß es vielmehr häufig zur Entwicklung neuer Herde kommt, unabhängig, ob das Kind behandelt worden ist oder nicht.

Der diagnostische Wert der klassischen Trias wird dadurch eingeschränkt, daß sie — freilich meist in geringerer Ausprägung — auch bei Cytomegalie beobachtet wird und daß sie im ganzen nicht sehr häufig ist. VIVELL und MAAS (*4023*) fanden sie 5mal unter 11 Kranken, der Ophthalmologe FRANÇOIS (*1314*) nur 6mal unter 86 Patienten. Diese niedrige Zahl könnte allerdings auf einer Auslese des ophthalmologischen Krankengutes dieses Autors beruhen. Die typische Ausbildung des Aderhaut-Netzhautherdes legt jedenfalls die Diagnose auf Toxoplasmose nahe, wie überhaupt die Retinaherde das konstanteste Symptom der connatalen Toxoplasmose sind. Bei ihrem Fehlen ist zumindest eine encephalitische Form der Toxoplasmose unwahrscheinlich.

Der Liquor cerebrospinalis weist bei toxoplasmotischer Encephalitis meist einen exzessiven Eiweißgehalt und xanthochrome Verfärbung auf.

Bei weiter zurückliegender intrauteriner Infektion ist der Höhepunkt der Encephalitis entweder schon überschritten oder diese überhaupt schon zum Abschluß gekommen. Es liegt dann das Stadium eines „ausgebrannten" Schadens vor, bei welchem Toxoplasmen im Liquor oder Hirngewebe gar nicht, Pseudocysten nur spärlich zu finden sind. Nach THALHAMMER (*3869*) überwiegt dieses Stadium im Krankheitsbild der connatalen Toxoplasmose mit etwa 90%. Die klinischen Erscheinungen sind hier weniger dramatisch, ja sie brauchen beim Neugeborenen überhaupt noch nicht erkennbar zu sein, besonders bei den nicht allzu

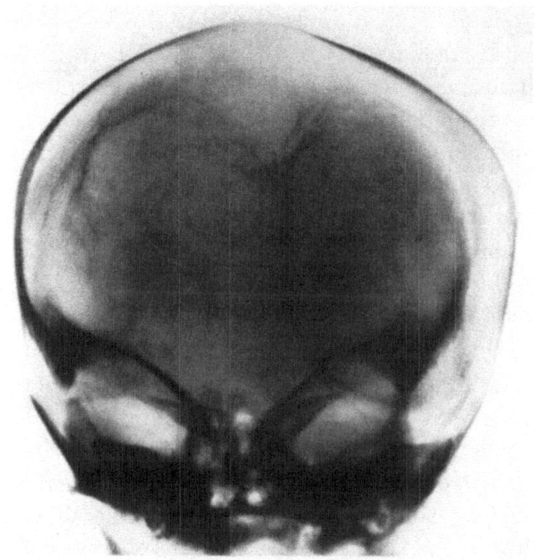

Abb. 151. Schalenförmige Verkalkungen, die die Ventrikel auskleiden, bei hochgradigem Hydrocephalus infolge fetaler Toxoplasmose

schwer verlaufenden oligosymptomatischen Krankheitsfällen. Auch jetzt erweist sich der chorioretinitische Narbenherd diagnostisch als das verläßlichste Symptom. Bei schweren Hirnzerstörungen ist das Krankheitsbild aber auch im stationären Zustand sofort erkennbar. Die Kinder zeigen Krampfanfälle, Spastik, Veränderungen des Muskeltonus, Vergrößerung oder Verkleinerung des Kopfes und zuweilen Kataraktbildung. Im Liquor ist die Eiweißerhöhung womöglich noch größer als bei den frischeren Formen, die Zellzahl eher vermindert. Der schon länger andauernde Prozeß prägt sich bei der Hälfte der Kranken in röntgenologisch nachweisbaren Verkalkungen aus. Bei hochgradiger, bis zur Hydranencephalie fortgeschrittener Hirnatrophie kann unter Umständen die Verkalkung den Hirnschwund unmittelbar erkennen lassen.

Dagmar B., geb. den 25. 7. 1960, wurde am 2. Lebenstag wegen schrillen Schreiens und Myoklonien in den Armen in die Kinderklinik verlegt. Auf der Haut fanden sich verbreitet petechiale Blutungen. Die Fontanelle war vorgewölbt. Die Röntgenaufnahme (Abb. 151) ließ ausgedehnte periphere und zentrale linienförmige Verkalkungen erkennen. Die Lumbalpunktion ergab einen dunkelgelben Liquor, in dem sich neben 700/3 Erythrocyten und 60/3 Leukocyten ein extremer Eiweißwert von über 1000 mg-% fand. Im Liquor wurden Toxoplasmen nachgewiesen. Bei der Mutter fand sich ein hoher Titer im Sabin-Feldman-Test. Mehrmals täglich traten lebensbedrohliche Krampfanfälle auf. Das Kind verstarb am 25. Lebenstag.

Die Autopsie deckte eine cystische Umwandlung und Verkalkung des Occipital-, Temporal- und Parietallappens auf, so daß retrospektiv die Verkalkungslinien des Röntgenbildes gleichzeitig als Begrenzung der Cysten angesehen werden konnten. Das Tentorium cerebelli war eingerissen und hatte zu der im Liquorpunktat kenntlichen Blutung geführt. Das Stammhirn war erhalten.

Häufiger als schalenförmige Verkalkungen sieht man fleckförmige Kalkablagerungen in beiden Hemisphären entsprechend der anatomischen Ausbildung und der bei kaum einer Neugeborenenerkrankung des Gehirns fehlenden besonderen Bevorzugung der Ventrikelwände. Bei fleckförmigen Kalkablagerungen erhält man keinen Einblick in den Umfang der Zerstörungen. Hier erlaubt oft das einfache Verfahren der Transillumination eine Aussage.

Die *Diagnose* der Neugeborenentoxoplasmose ist bei klassischer Ausprägung einfach; Hydrocephalus, retinochorioiditische Narben am hinteren Pol und intrakranielle Verkalkungen lassen zusammen mit xanthochromem, eiweißreichem und oft zellreichem Liquor eine sichere Aussage zu, bei der der Nachweis von Toxoplasmen im Liquor und hoher Antikörpertiter der Mutter zusätzliche diagnostische Sicherung bieten. Die Retinochorioiditis centralis entwickelt sich manchmal erst postnatal, intrakranielle Verkalkungen können fehlen. Der Liquor ist bei manifester Erkrankung des Zentralnervensystems niemals normal. Diagnostische Schwierigkeiten entstehen bei Vorherrschen visceraler Symptome, besonders beim klinischen Bild der schweren hämolytischen Erkrankung des Neugeborenen mit Icterus gravis, Erythroblastose des Blutes und Petechien oder gar Hydrops congenitus universalis. Bei fehlendem Coombs-Test hilft der Nachweis von Toxoplasmen im Liquor oder hohe bis höchste Antikörpertiter bei der Mutter zur richtigen Diagnose. *Differentialdiagnostisch* ist an Cytomegalie (s. S. 386), Listeriose (s. S. 412), Herpes simplex-Infektion und Blutgruppeninkompatabilität (s. S. 365) zu denken.

e) Prognose

Die neurologischen *Spätsymptome* der Toxoplasmose bestehen aus spastischen Lähmungen, epileptischen Anfällen, Taubheit (*2140*), Blindheit und Athetosen. Ein typischer Morbus Little ist eher selten. Nach FORD (*1296*) zeigen 90% der Überlebenden geistige Defekte, 50% haben Sehstörungen. THALHAMMER (*3869*) fand bei Nachuntersuchungen in einem Viertel der Kinder Epilepsien und Intelligenzschäden. Etwa 17% aller postnatal nicht erklärbaren kindlichen Hirnschäden sind nach seinen Erhebungen auf eine konnatale Toxoplasmose zurückzuführen. PAUL (*3022*) ist der Meinung, daß eine durchgemachte Toxoplasmoseencephalitis als prädisponierender Faktor für spätere sekundäre zentralnervöse Erkrankungen nach verschiedenen Infektionen wie tuberkulöser Meningitis, Impfencephalitis, Keuchhustenencephalitis, Poliomyelitis anzusehen ist. Da PAUL (*3022*) seine Untersuchungen auf serologische Erhebungen stützt, wobei er Sabin-Feldman-Titer zwischen 1:32 bis 1:16384 in einer Gruppe als positiv zusammenfaßt, sind gegen so weitgehende Folgerungen methodische Einwände möglich. Andere Untersucher haben seine Ergebnisse nicht bestätigen können.

Aus der Schilderung der neurologischen Spätsymptome geht hervor, daß die Prognose der konnatalen Toxoplasmose schlecht ist. GENZ (*1417*) verlor von 34 Kranken 19 (=30%), DEGEN und EBEL (*902*) von 36 Kindern 14 (=44%),

Vivell (*4023*) und Maas von 11 Kindern 2 (= 27%). Von den Überlebenden zeigt ein beträchtlicher Anteil mehr oder minder schwere Defekte. Genz (*1417*) hat die überlebenden Kinder im Abstand von 1—9 Jahren nachuntersucht. 12 Kinder waren idiotisch, 5 waren imbezill, 6 waren debil und 4 retardiert. 8 Kinder waren auf beiden oder einem Auge blind, 9 hochgradig sehschwach. Besonders ungünstig ist der Verlauf der schon bei Neugeborenen manifesten Toxoplasmose. In dem Krankengut von Genz (*1417*) starben von 13 mit florider Meningoencephalitis aufgenommenen Kindern trotz Behandlung 5, 3 entwickelten einen schweren Cerebraldefekt, 2 waren erblindet, und nur 3 überstanden die Krankheit ohne Schaden. Degen und Ebel (*902*) konnten 16 Kinder zwischen 3 und 20 Jahren nachuntersuchen. 10 boten einen pathologischen Befund (Ataxien, Hyperkinesen, Sprachstörungen, Hydrocephalus, Paresen, Hypertonus, Rigor, Hyperästhesie). Intelligenzdefekte bestanden bei zwei Drittel der Kinder, epileptiforme Anfälle bei der Hälfte.

Unsere eigenen Erfahrungen sind noch viel schlechter. Kein Neugeborenes, bei dem wir die Diagnose toxoplasmotische Encephalitis durch Erregernachweis sichern konnten — wir sehen jährlich etwa zwei solcher Fälle — hat die Krankheit ohne schwere Residualsymptome überlebt. Keines dieser Kinder ist älter als 14 Monate geworden. Prognostische Studien, die sich nur auf Kinder mit hohem Antikörpertiter und mit uncharakteristischen neurologischen Symptomen stützen, halten wir hinsichtlich der Encephalitits toxoplasmotica nicht für beweiskräftig.

f) Prophylaxe

Die noch zu besprechende unbefriedigende therapeutische Situation war Veranlassung, der Prophylaxe besondere Aufmerksamkeit zu widmen. Bei kaum einer anderen diaplacentaren Infektion Neugeborener hat man, von der Lues connata abgesehen, so intensive Studien angestellt wie bei der Toxoplasmose. Die insbesondere von Thalhammer (*3867*) entwickelten Gedankengänge einer medikamentösen Prophylaxe basieren auf der Gültigkeit der Sabinschen Regel, wonach nur einmal eine Frau während der kurzdauernden Parasitämie die Leibesfrucht diaplacentar infizieren könne. Da die klinische Erfahrung dafür spricht, daß dies, wenn auch vielleicht nicht ausschließlich, wirklich der Fall ist, kommt es darauf an, eine Infektion während der Schwangerschaft zu erfassen. Thalhammer (*3867*) empfiehlt bei jeder Graviden im dritten Monat den Hauttest nach Frenkel (*1332*) durchzuführen. Bei positivem Ausfall dieser Untersuchung, die eine bereits erfolgte zurückliegende Infektion anzeigt, ist weder eine weitere Kontrolle noch eine präventive Chemotherapie notwendig. Fällt der Test dagegen negativ aus, wird im achten Monat der Schwangerschaft eine Kontrolle durch den Sabin-Feldman-Test durchgeführt. Ist auch dieser negativ, dann ist keine Infektion erfolgt, eine prophylaktische Behandlung nicht nötig, ein gesundes Kind zu erwarten. Ist dagegen der Sabin-Feldman-Test mit hohem Titer positiv, dann liegt eine frische Infektion vor. Die Gravide ist im Interesse der Frucht umgehend zu behandeln. Thalhammer (*3867*) empfiehlt für die prophylaktische Chemotherapie des Feten 3 g Sulfonamide pro Tag und 25 mg Daraprim für die Dauer von 2—3 Wochen. Die größte Untersuchungsreihe, die nach diesen Vorschlägen durchgeführt wurde, hat Kräubig (*2234*) vorgelegt. Von 3212 Schwangeren erwiesen sich 143 (= 4,4%) auf eine frische Toxoplasmainfektion verdächtig.

Von 59 Kindern behandelter Mütter wiesen zwei eine stumme, eines eine klinisch erkennbare Toxoplasmose auf (Krampfanfälle mit 1 Jahr, Chorioretinitis, dysrhythmisches EEG und extrem hoher Serumwert), während bei 84 Kindern nichtbehandelter Frauen aus der auf eine frische Toxoplasmainfektion verdächtigen Gruppe zweimal eine klinisch nachweisbare und dreimal eine stumme Toxoplasmoseerkrankung ermittelt werden konnte (*3814*).

Diese Ergebnisse zeigen, daß eine Infektion mit Toxoplasmen in der Schwangerschaft keineswegs häufig zu einer Fetopathie führt. Jedoch sind die wenigen klinisch erkrankten Kinder derart gefährdet, daß es verantwortbar erscheint, die Möglichkeiten der präventiven Chemotherapie auszunutzen. Das Verfahren ist aufwendig und nicht zuverlässig. Es bleibt uns aber im Augenblick keine bessere Möglichkeit, da die vorgeschlagene Impfung aller seronegativen Frauen im nichtgraviden Zustand mit lebenden Toxoplasmen auf erhebliche Bedenken stößt (*3088*, *4028*).

Nach der Angabe von LANGER (*2313*) gelingt es bei Frauen, die immer wieder Kinder durch ungeklärte Aborte verlieren, in 80% die Geburt lebender reifer Kinder zu erreichen, wenn während der Schwangerschaft in vierwöchentlichem Abstand je 10 Tage lang Supronal oder Durenat verabfolgt wird. Diese Untersuchungen sind allerdings Gegenstand lebhafter Kritik geworden. Von THALHAMMER (*3867*) werden sie aufgrund seiner mit KRÄUBIG (*2234*) durchgeführten Nachuntersuchungen strikt abgelehnt. Totgeburtlichkeit spielt nach THALHAMMER bei der Toxoplasmose eine unbedeutende Rolle, das gleiche gelte von Mißbildungen der Früchte, die nicht vermehrt bei intrauteriner Toxoplasmoseinfektion gefunden würden.

g) Therapie

Daß Sulfonamide bei tierexperimenteller Infektion eine gute Wirksamkeit entwickeln, haben bereits SABIN und WARREN (*3392*) beobachtet. Allgemein wird heute gleichzeitig das Malariamittel Daraprim (Pyrimethanin) trotz seiner Nebenwirkungen verwendet. Die Tatsache, daß die Behandlung das Auftreten neuer chorioretinischer Herde nicht verhindern kann, hat Zweifel an der Wirksamkeit dieser Mittel beim Menschen geweckt. Tatsächlich ist bei der geringen Pathogenität der Toxoplasmen außerhalb der intrauterinen Infektion und der meist schon irreparablen Zerstörung beim konnatal toxoplasmotischen Neugeborenen ein verläßliches Urteil über Wert oder Unwert der Therapie kaum zu gewinnen. Erfolgsaussichten bestehen natürlich ohnehin nur bei frischer Infektion. In Terminalkolonien sind Toxoplasmen medikamentös nicht angreifbar. Die Nebenwirkungen des Daraprims (*4110*) (Innenkörperchenanämie, Leukopenie, Thrombocytopenie) müssen bei dieser Sachlage Anlaß zu strenger Indikation sein. Die Behandlung von Neugeborenen ausschließlich wegen erhöhter Antikörpertiter ist nicht zu rechtfertigen. KRÄUBIG (*2234*) empfiehlt, Neugeborene zu behandeln, wenn eine Erstinfektion der Mutter während der Gravidität nachgewiesen werden konnte, wenn der Säugling klinische Zeichen der Toxoplasmose aufweist oder wenn ein anhaltend hoher oder ansteigender Serotiter gefunden wird. Therapeutischr Vorschläge lauten: 0,2 g pro kg pro Tag Sulfonamide, am 1. Tag 2 mg pro kg, danach 1 mg pro kg pro Tag Daraprim bei wöchentlicher Kontrolle der Thrombocyten oder mit prophylaktischer Gabe von Leukovorin (LEDERLE).

Bei Netzhautprozessen soll sich die Verabfolgung von Spiramycin bewährt haben. Die Dauer der Behandlung soll 3—4 Wochen betragen. Bei der Encephalitis toxoplasmotica des Neugeborenen haben wir noch nie eine erfolgreiche Behandlung gesehen.

O. Meningoencephalitis durch Candida albicans (Soor)

a) Vorkommen

Candida albicans wird im Munde Erwachsener und älterer Kinder als Saprophyt oft angetroffen. Bei Neugeborenen ist der Pilz selten, vor dem dritten Tage kommt er fast niemals vor, bis zum zehnten Tage fanden ihn LUDLAM und HENDERSON (*2497*) im Durchschnitt bei 4,1% der Kinder. Diese Autoren fanden Frühgeborene und Flaschenkinder häufiger befallen als Brustkinder, während SHRAND (*3497*) weder Frühgeburt noch Flaschennahrung als disponierenden Faktor ansieht. Einheitliche Meinung besteht darüber, daß Candida-Infektionen seit Einführung der Antibiotica erheblich zugenommen haben, was teils damit erklärt wird, daß Nahrungsstoffe, die die Bakterien beanspruchten, durch deren Zurückdrängung für die Pilze frei werden oder daß ein Bakterien-Pilzantagonismus durch die Antibiotica gestört wird. Auch die Möglichkeit einer Förderung des Pilzwachstums durch die Antibiotica selbst wird erörtert (*1399*). Durch Eindringen der Pilze in die Tiefe können Blut- oder Lymphbahnen erreicht werden und eine Soorsepsis entstehen. Dadurch kann das Zentralnervensystem durch Candida albicans befallen werden. Experimentell waren Pilzerkrankungen des Zentralnervensystems schon um die Jahrhundertwende von BUSSE sowie STERNBERG untersucht worden (*2193*).

Im allgemeinen ist Soor eine Erkrankung geschwächter und erkrankter Säuglinge jenseits der Neugeborenenzeit. Nach SHRAND (*3497*) und SCHMIDT (*3680a*) ist das Auftreten von Soor bei Neugeborenen weitgehend von einer bestehenden und gar nicht oder unvollständig behandelten Soorvulvovaginitis der Mutter abhängig.

Eine Soor-Infektion des Zentralnervensystems im Neugeborenenalter ist offenbar auch heute noch äußerst selten.

b) Pathologische Anatomie

Pathologisch-anatomisch findet sich bei der Erkrankung des Zentralnervensystems Neugeborener durch Soor kein einheitliches Bild. KLINGE (*2193*) beschreibt schwere, vornehmlich im Ventrikelsystem, aber auch verstreut im Großhirn perivasculär liegende Granulome aus zellreichen Epitheloid- und Riesenzellen vom Fremdkörper- wie vom Langhans-Typ (Abb. 152). Die Gliareaktion zeigt sich zumeist durch geschwollene Astrocyten, die um die Granulome Zellmäntel bilden. In einem von BALLOWITZ und SCHÄFER (*165*) berichteten Fall war besonders der Hirnstamm von herdförmigen Infiltraten betroffen, die vorwiegend aus Lymphocyten und Mikrogliazellen bestanden, während Fremdkörperreaktionen vermißt wurden. Candida albicans konnte in Reinkultur aus Medulla oblongata, Pons und Cerebellum gezüchtet werden. Auch die Meningen waren entzündlich verändert. Offenbar vermag die Candida-Infektion des Zentralnervensystems einmal vorwiegend die Glia, ein andermal mehr die Zellen des Gefäßbindegewebsapparates zu mobilisieren (*2193*).

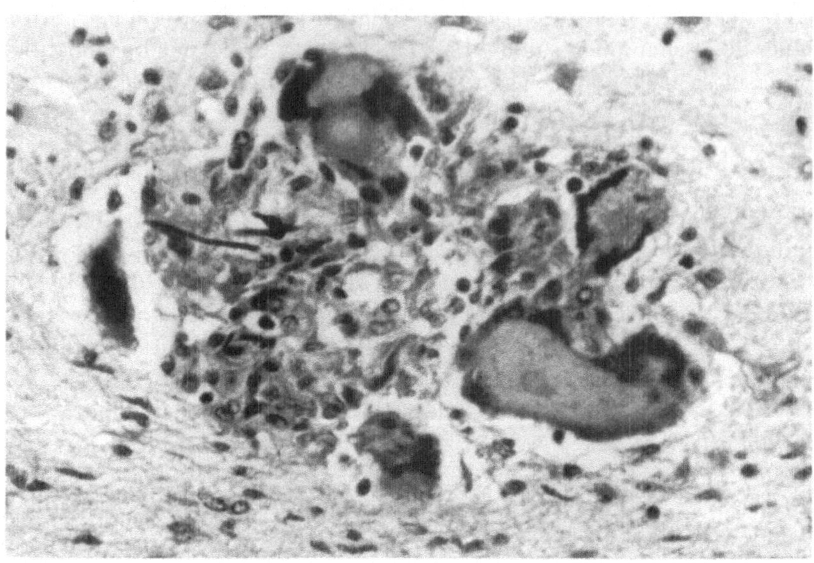

Abb. 152. Intracerebrales Granulom aus Histiocyten, Epitheloid- und Fremdkörper-Riesenzellen mit freien Hefen der Pseudomycel- und Mycocandida-Phase (links) und einer intracellulären Mycotorula-Form (rechts) 120×. (Nach KLINGE, *2193*)

c) Klinische Symptome

Voraussetzung für die Entstehung einer Soorsepsis bei Neugeborenen scheint eine massive antibiotische Behandlung zu sein. In dem von KLINGE (*2193*) beschriebenen Fall war eine Nabelschnurinfektion mit Leberabsceß der Anlaß für die Antibioticatherapie. Diese begann am 11. Tag. Der Tod trat am 45. Behandlungstage ein. Die Symptome bestanden in Dyspepsie und paralytischem Ileus, Hinweise auf die Erkrankung des Zentralnervensystems fehlten. Bei dem von BALLOWITZ und SCHÄFER (*165*) beschriebenen Kind begann die antibiotische Behandlung am 12. Lebenstag wegen einer bei der Mutter festgestellten Lues und wurde wegen Kontaktes mit einem Kinde, das an einer interstitiellen Pneumonie litt, fortgesetzt. Der Tod erfolgte erst nach langer, von zentralnervösen Erscheinungen beherrschten Krankheit im Alter von 13 Monaten. Athetotische und spastische Symptome standen im Vordergrund. Krämpfe wurden nicht beobachtet, nur mimische Zuckungen traten zeitweilig auf. Im Liquor bestanden keine Veränderungen, auch Candida albicans konnte dort nicht gefunden werden. Nach KLINGE (*2193*) sind jedoch in anderen Fällen im Lumbalpunktat reichlich Pilzelemente nachgewiesen worden.

Bei der Unzuverlässigkeit der klinischen Symptomatik kann durch die Untersuchung des Urins auf Pilze ein wichtiger Hinweis erhalten werden. Nach den Untersuchungen von BALLOWITZ und SCHÄFER (*165*) schieden von 142 Säuglingen, die antibiotisch behandelt wurden, 16 Kinder Sproßpilze im Urin aus, bei 800 nicht antibiotisch behandelten Kindern war das niemals der Fall. Am häufigsten fanden sich Pilze nach einer Medikation von 1 Woche. Somit können bei frühzeitiger antibiotischer Behandlung auch schon Neugeborene durch eine Monilämie bedroht sein. Zur Feststellung der Pilze im Urin genügt die mikroskopische Untersuchung des Sediments.

d) Prognose

Die Prognose der Krankheit ist nicht einheitlich. Jenseits des Säuglingsalters ist der Verlauf im allgemeinen nicht ungünstig (*1399*). Bei der geringen Pathogenität der Erreger ist es denkbar — dies wird durch die Befunde von BALLOWITZ und SCHÄFER bestätigt, — daß eine Monilämie häufiger ist, als aus der klinischen Beobachtung zu schließen ist, und daß selbst Infektionen des Zentralnervensystems blande und unbemerkt verlaufen können. Fremdkörperreaktionen können jedenfalls ausbleiben. Warum es zuweilen zu tödlich verlaufenden Erkrankungen kommt, ist nicht bekannt.

e) Prophylaxe

Die Prophylaxe sollte nach SHRAND (*3497*) vor allem die Infektionsmöglichkeit durch eine Vulvovaginitis der Mutter ausschließen. Nur 0,5% der Neugeborenen erwarben Soor, wenn die Mutter keine Vulvovaginitis hatte, 77% dagegen, wenn eine unbehandelte Vulvovaginitis bestand. Bei rite mit Nystatin-Vaginaltabletten behandelten Frauen sank der Anteil von Soorerkrankungen der Neugeborenen auf 2%. Die Zahlen von LUDLAM und HENDERSON (*2497*) bestätigen diesen Befund freilich nicht. Sie fanden bei 2 Kindern von 10 Müttern, die Candida albicans in der Vagina beherbergten, den Keim im Mund; bei 40 Müttern, bei denen keine Soorpilze in der Vagina gefunden werden konnten, hatten 5 Kinder Soor im Mund. Die wichtigste prophylaktische Maßnahme dürfte in der Vermeidung nichtindizierter Gabe von Breitbandantibiotica in der Neugeborenenperiode bestehen, obwohl nach den Untersuchungen von SHRAND (*3497*) auch dies nicht einmal sicher ist. An dem Zusammenhang zwischen Antibioticagabe und der Zunahme von Soor-Infektionen wird aber kaum noch gezweifelt. Er ließ sich auch tierexperimentell beweisen.

f) Therapie

Soorbelag im Mund wird mit 0,5%iger Gentianaviolettlösung oder mit Moronal behandelt. Nach SHRAND ist die Einbringung einiger Tropfen dieses Medikamentes unter die Zunge wirksamer als die Auftragung mit Wattestäbchen. Bei Soorsepsis mit Meningoencephalitis ist Amphotericin B als Dauertropfinfusion angezeigt. Allerdings liegen Erfahrungen bei Neugeborenen damit noch nicht vor. Bei Säuglingen und Kleinkindern können jedoch auf diese Weise selbst schwere und langdauernde Fälle von Soorencephalitis einer Heilung zugeführt werden. Daher dürfte auch bei Neugeborenen, bei denen eine Soormeningoencephalitis diagnostiziert werden kann, eine solche Behandlung angezeigt sein.

Schlußbetrachtung

XIX. Ansätze einer geistigen Entwicklung beim Neugeborenen

Es war im Rahmen dieses Buches nicht möglich, die Sinnes- und Verhaltensphysiologie des Neugeborenen, die in den letzten Jahren zu einer eigenständigen Wissenschaft mit mehrfacher monographischer Bearbeitung geworden ist, vollständig darzustellen. Sie ist nur soweit berücksichtigt, als sie für klinische Belange eine bereits fest umrissene Bedeutung bekommen hat. In diesem abschließenden Kapitel soll auf psychomotorische Phänomene der frühen Säuglingszeit hingewiesen werden, die zum Teil schon seit dem Altertum zu interessanten Schlußfolgerungen und Spekulationen über die geistige Entwicklung des Menschen Anlaß gegeben haben.

Kurze Zeit nach der Geburt nach einem oder mehreren schnappenden Atemzügen (*3686*, *3043*) stößt das menschliche Neugeborene einen Schrei aus, während die Mehrzahl der Säuger, auch der hochentwickelten, stumm auf die Welt kommt. In der freien Wildbahn wäre Schreien ja auch lebensgefährlich (*3117*). Dieser Schrei des menschlichen Neugeborenen hat schon seit alten Zeiten Kommentare erhalten, die PEIPER (*3041*) zusammengestellt hat. Wir zitieren hier nur zwei besonders bekannte:

PINIUS der Ältere: „Nur den Menschen legt die Natur nackt auf den nackten Boden nieder, wo er den Tag der Geburt mit Weinen begrüßt, während kein anderes Tier weinen muß, und noch dazu gleich bei seinem Eintritt ins Leben . . . Der Mensch kann nichts ohne Unterweisung. Er kann nichts anderes als weinen."

KANT: „Das neugeborene Kind schreit, weil es sein Unvermögen, sich seiner Gliedmaßen zu bedienen, für Zwang ansieht und so seinen Anspruch auf Freiheit sofort ankündigt."

In Wirklichkeit ist eine Aussage über das, was das Neugeborene empfindet, nicht möglich, weil es noch keine Methode gibt, Bewußtsein zu erfassen, und die Übertragung von Denkvorstellungen des Erwachsenen auf Neugeborene, obwohl sie bis in die jüngste Gegenwart geübt wird (*318*), wissenschaftlicher Kritik nicht standhalten kann. Nach PEIPER steht das Neugeborene wegen des Darniederliegens der Großhirnfunktion tiefer als viele reife Tiere, und für den Anatom FLECHSIG (*1282*) ist es „ein großhirnloses Reflexwesen" (s. S. 58). KOFFKA (*2215*) macht jedoch darauf aufmerksam, daß sich gesunde Neugeborene von anencephalen in ihrem Verhalten unterscheiden. Formulierungen wie das „Ruhen der Großhirnrindentätigkeit" oder die „Großhirnlosigkeit" sind nicht mehr angebracht.

Das reife, wache Neugeborene, sobald es den Schock der Geburt überwunden hat, vermag bald, oft schon am ersten Lebenstag, einen ihm vorgehaltenen Gegenstand anzublicken und bei langsamer Bewegung des Objektes durch Kopfdrehung und Augenbewegung eine Strecke zu verfolgen (*1506*, *445*). Während dieses Nachblickens ruht jede andere Art von mimischer Aktivität, die Augen nehmen einen wachen aufmerksamen Ausdruck an. Natürlich besagt eine solche Leistung nichts über den Grad eines wenn auch nur dumpfen „Bewußtseins". Immerhin vermögen wir doch von einem „wachen" Neugeborenen zu sprechen; beim schlafenden kann bereits aktiver (REM-) Schlaf von ruhigem Schlaf unterschieden werden (s. S. 54).

1927 haben BÜHLER, HETZER und TUDOR-HART (*527*) eine tabellarische Zusammenstellung der cerebralen Aktivitäten in der Neugeborenenzeit gegeben, die wir im Auszug abdrucken, weil sie zeigt, wie genau diese Autoren bereits Verhaltensweisen beschrieben haben, deren Analyse durch moderne polygraphische Registrierungen eine neue Aktualität erhalten haben. GESELL (*1429*) hat diese Befunde ergänzt.

Tabelle 22. (Nach BÜHLER u. Mitarb. aus dem Jahre 1927)

Schlaf	Fötale Schlafstellung, impulsive Bewegungen und Laute, Saugbewegungen im Schlaf. Reaktionen auf heftige Sinnesreize, schlafende Nahrungseinnahme, Schlafstörungen von innen, Schlafstörungen von außen, mit und ohne nachfolgendes Erwachen, Zusammenschrecken, unruhige Bewegung, Augenaufreißen, Aufschreien.
Übergangszustände:	
Einschlafen	Zusammenzucken.
Erwachen	Köpfchen zurückwerfen, Ärmchenstrecken, langsames Öffnen der Augen.
Zustand der Ermüdung	Glanzlosigkeit der Augen, schlaffer Ausdruck des Gesichtes, Gähnen, Schließen der Augen und gewaltsames Öffnen, Augen halb geschlossen.
Ruhiger Wachzustand:	
Dämmerzustand	Schlaffer Gesichtsausdruck, Glanzlosigkeit der Augen, Bewegungslosigkeit.
Nahrungsaufnahme	Saugen bei Berührung durch Reizgegenstand, Ärmchen bei der Nahrungsaufnahme angezogen, Fäustchen (Finger) geballt, Schlucken, Lecken, zufällige glucksende Laute bei der Nahrungsaufnahme, Nahrungsaufnahme im Schlaf.
Wahrnehmungsreaktionen:	
Allgemeine Einzelreaktionen	Reflexe, Erschrecken, Unmutäußerung, Unterbrechung von Bewegung und Lautäußerung, Abwendung des Kopfes bei heftigen Sinnesreizen.
Hören	Kopfdrehen nach Schall.
Sehen	Pupillenerweiterung, Pupillenverengung, Kopfdrehen nach Licht, Augen ruhen auf hellen Flächen.
Tasten	Greifreflex.
Lautäußerungen	Schreien, Schrecklaute, zufällig ausgestoßene unzusammenhängende Laute.

Inwieweit die von BÜHLER u. Mitarb. der Mimik und dem motorischen Verhalten untergelegten emotionalen Gehalte real sind, ist nicht immer zu entscheiden. Bei den meisten dieser auf Lust oder Unlust deutenden mimischen Bewegungen der Gesichtsmuskulatur handelt es sich wahrscheinlich nur um zufällige, rasch wechselnde Muskelinnervationen (*4323*, *3041*, *2073*), die im aktiven Schlaf auftreten und Folge der in diesem Zustand bestehenden nervösen Enthemmung sind (s. S. 54). Es ist nicht berechtigt, in ihnen bereits eine erste soziale Kontaktaufnahme zu sehen. Auch das Brustschlagen, dem besonders BETTELHEIM (*318*) eine erhebliche Bedeutung beimißt [„there are newborn babies who fight (or „box") the mother even with their fists"] gehört zu cerebralen Enthemmungen, die im Hunger oder beim Trinken auftreten.

WASZ-HÖCKERT u. Mitarb. (*4075*), LIND u. Mitarb. (*2423*) griffen die Tatsache auf, daß erfahrene Schwestern und Ärzte Unterschiedlichkeiten des Schreiens von Neugeborenen und jungen Säuglingen wahrzunehmen vermögen, die offensichtlich in Zusammenhang mit der Ursache des Anlasses zum Schreien stehen. Diese Beobachtungen hatte schon das Ehepaar STERN in seinen grundlegenden Studien zur Sprachentwicklung gemacht. Um dies experimentell zu erhärten, wurden Schreikurven aufgezeichnet. Es stellte sich erwartungsgemäß heraus, daß Schreie nach der Geburt, bei Hunger oder nach einer Injektion verschiedene Kurvenbilder ergeben, sowohl was den melodischen Ablauf wie die Intensität des Schreies betrifft. WASZ-HÖCKERT u. Mitarb. (*4075*) meinen, daß in diesen Differenzen Reste eines spezifischen Signalwesens zu sehen seien, das man in Analogie zu gleichartigen akustischen Signalen der Tierwelt sehen könne. Der Nutzen eines solchen Systems könnte sein, der Mutter lange vor dem Termin einer Sprachverständigung Hinweise auf die Ursache des Schreies zu geben. Sie bezogen in ihre Untersuchungen auch das ,,Babbling", jene Tongebung junger Säuglinge ein, die im deutschen Sprachgebrauch als Lallen, Babbeln usw. bezeichnet wird.

LIND sowie FORMBY (*1300*) konnten nachweisen, daß Mütter in Entbindungsanstalten das Schreien ihres eigenen Kindes von dem anderer sehr bald unterscheiden können, besonders wenn es Multiparae sind. Sie erwachen auch in der Nacht eher von dem Schreien ihres eigenen als von dem fremder Kinder. Die ,,Abstimmung" ist also auf der mütterlichen Seite ziemlich genau.

In der Neugeborenenzeit gibt es nur eine spärliche Vokalisation, sie entwickelt sich gewöhnlich erst am Ende des zweiten Monats (*3789*). Die durch diese frühen Lautäußerungen aufgeworfenen Probleme erlauben vielleicht gewisse Rückschlüsse auf die Neugeborenenzeit, so daß sie hier kurz erörtert werden sollen. Das Säuglingslallen wurde zuerst von Sprachforschern und Psychologen systematisch registriert (*61*, *3789*, *2011*, *694*, *3244*, *1508*, *3897*) und meist als durch den Nachahmungstrieb bewirkte Vorübung der Sprache angesehen. Es gibt jedoch eine Reihe von Tatsachen, die einer solchen Deutung entgegenstehen:

1. Die Wortsprache ist nur durch Imitation zu erwerben, taube Kinder bleiben stumm. Für das Säuglingslallen spielt hingegen Taubheit keine Rolle, es entwickelt sich zum gleichen Zeitpunkt und in der gleichen Vokalisation wie bei normal hörenden Kindern. Jedoch findet natürlich kein Übergang zur Wortsprache statt, das Lallen verstummt bei tauben Kindern.

2. Wie es scheint, beginnt das Säuglingslallen bei den Kindern aller Völker in gleicher Weise mit gutturalen Tönen. Später werden Lippenlaute gebildet und erst gegen Ende des Säuglingsalters entwickelt sich eine differenzierte Lautgebung aller nur möglichen Töne.

3. Die Vokalisation beginnt lange vor dem Zeitpunkt, an welchem das Kind zu imitieren vermag (was etwa mit 9—12 Monaten der Fall ist). Es gelingt nicht einmal ältere Säuglinge zur Nachahmung vorgesprochener Buchstabenverbindungen zu veranlassen, auch nicht solcher, welche sie bereits beherrschen und auch nicht zu einer Zeit, zu der sie zur Nachahmung von Bewegungen schon fähig sind (*3789*, *1508*, *3897*, *2070*).

4. Bei einigen Kindern kann man beobachten, daß zwischen dem Erlöschen des Lallens und dem Erwerb der Wortsprache im zweiten Lebensjahr das ganze Vokalisationsvermögen verloren geht und eine stumme Periode eintritt.

5. Auch Kinder mit Hirnschäden, die später eine schwere geistige Retardierung zeigen und nur wenige Worte erlernen, besitzen vielfach die Fähigkeit und Neigung zum Lallen, das allerdings dann oft auf dem Initialstadium der gutturalen Vokalisation stehen bleibt.

Aus diesen Fakten kann man den Schluß ziehen (*2070*), daß das Lallen wie das Schreien ein angeborenes, von der Entwicklung der Sprache weitgehend unabhängiges akustisches Signalsystem ist. Es gibt wohl keinen Zweifel, daß zumindest beim jungen Säugling das Vokalisieren oft Ausdruck des Wohlbehagens ist, daß somit der Säugling nicht nur über den Ausdruck des Unmutes, des Schmerzes, des Unbehagens, sondern auch des Behagens verfügt und daß die Mütter dies gewöhnlich zu unterscheiden und zu deuten vermögen. Wir können aus eigenen Untersuchungen auch die oft von gut beobachtenden Müttern getroffene Feststellung bestätigen, daß zuweilen dem Weinen sich ein immer mehr steigernder ,,Lallsermon" vorausgeht, offensichtlich Ausdruck eines sich steigernden Mißbehagens. Das Lallen der Säuglinge stellt für die Mutter einen Reiz dar, sich dem Kinde zuzuwenden und mit ihm ,,schönzutun". [Dieser Ausdruck findet sich in dem Erlaß des Hohenstaufenkaisers Friedrich II., durch den er den Versuch machte, die älteste Sprache der Menschheit herauszufinden. Überliefert von SALIMBENE von Parma, Übersetzung von K. PFISTER (*3083*)].

Die akustischen Äußerungen des Neugeborenen darf man gewiß nicht im Sinne bewußten Empfindens deuten, auch dann nicht, wenn man den durch eine Injektion hervorgerufenen Schmerzschrei des Neugeborenen recht gut mit dem Beiwort ,,entrüstet", das Weinen des kranken Kindes als ,,kläglich" charakterisieren könnte. Derartige Bezeichnungen sind zur Verständigung notwendig, wenn man zeitraubende Beschreibungen vermeiden will (*3041*). Es muß aber betont werden, daß schon bei Neugeborenen und jungen Säuglingen ein akustisch ausgerichtetes Signalsystem besteht, mit dem es ,,emotional gefärbter" Äußerungen fähig ist. Es unterscheidet sich in seinen Ausdrucksnuancen sehr deutlich von dem sinnlos wirkenden endlosen Schreien cerebral defekter Säuglinge.

Am genauesten ist das *Lächeln* des Neugeborenen und Säuglings studiert worden, das sich ja als leicht zu beobachtender Ausdruck einer Stimmung besonders anbietet. Schon Friedrich v. Logau schreibt in einem seiner Sinngedichte: ,,Die Sonne muß ihm (dem Neugeborenen) scheinen den viermal zehnten Tag, eh als es lachen mag" [Zit. nach PEIPER (*3041*)]. Diese Zeitangabe hat LOGAU wahrscheinlich der Literatur entnommen; denn auch nach Hippokrates und Aristoteles lachen Kinder nicht vor dem 40. Tage. Nach neueren Studien schwanken die Angaben über das erste Lächeln jedoch in ziemlich weiten Grenzen, die von der Sorgfalt des Beobachters und der Definition dessen, was als Lächeln angesehen wird, abhängig sind. PREYER (*3160*) sah bei seinem Kinde erstmals im Alter von 23 Tagen sicheres Lächeln. BÜHLER u. Mitarb. (*527*) notieren ,,Blick mit Lachen erwidern" im zweiten, SPITZ (*3607*) im dritten Lebensmonat. STURMBERG (*3843a*) fand, daß reife Neugeborene zwischen der 3. und 18. Woche erstmals lächeln. Die besondere Eigentümlichkeit des Lächelns in diesem Alter ist, daß es nicht spontan auftritt, sondern provoziert werden muß. Darin unterscheidet sich das Lächeln vom Lallen, denn letzteres tritt auch spontan auf. Sich selbst überlassene Säuglinge babbeln oft vor sich hin, ohne daß jemand sich um sie kümmert. Seit den Untersuchungen von KAILA (*2105*), SPITZ und WOLF (*3607*), AHRENS (*32*) u.a. wissen wir, daß das Lächelns des Säuglings vor allem durch das menschliche Gesicht ausgelöst wird, wenn es sich dem Säugling en face darbietet. Das Erkennen der Form des Gesichtes und der Mimik tritt so früh auf, daß diese Fähigkeit offenbar angeboren ist (*32*, *1220*). Nicken, Lächeln, Sprechen und Streicheln der Wange mit dem Zeigefinger verstärken den provokatorischen Effekt. Gewöhnlich mustert der Säugling das ihm zugewandte Gesicht aufmerksam, um dann plötzlich strahlend zu lächeln, wobei er manchmal Gutturallaute ausstößt. WOLFENS-

BERGER-HÄSSIG (*4237*) wählte die Bezeichnung „instinktbedingtes Begrüßungslächeln", zuweilen auch „Wonnelächeln", AHRENS spricht von sozialem oder reaktivem Lachen, SPITZ und WOLF von smiling response und von Dreimonatslächeln, FREEDMAN (*1327*) von elicited smile, JOPPICH und MICHAELIS (*2072*) von Wachlächeln.

Das Lächeln wird durch die Augen-Stirn-Partie des dem Säugling zugewandten Gesichts hervorgerufen. Nicht die Augen selbst werden fixiert, sondern ein Punkt zwischen ihnen. Ersetzt man die Augen durch leuchtende Kugeln einer Gesichtsmaske, blickt der Säugling unruhig und ohne zu lächeln das eine und das andere Auge wechselnd an. Auch Gesichtsmasken ohne Mund und Nase werden angelächelt, besonders, wenn die Masken bewegt werden (*32, 3607, 2072*). Der junge Säugling vermag bekannte von unbekannten Gesichtern nicht zu unterscheiden; er lächelt sie alle an. Eine Differenzierung ist ihm erst im Alter von 7—8 Monaten möglich. Von da ab lächelt er gewöhnlich nur bekannte Gesichter an, fremde können ihm Furcht einflößen.

Das provozierte Lächeln hat unterschiedliche Deutungen erhalten. KOEHLER (*2208*) sieht in ihm die gradlinige Fortsetzung des Schlaflächelns Neugeborener und Frühgeborener und darum folgerichtig einfach eine angeborene Ausdrucksbewegung. WOLFENSBERGER-HÄSSIG erinnert daran, daß LORENZ dem Lächeln eine exquisit aggressionshemmende Wirkung zuschreibt und möchte daher dem provozierten Säuglingslächeln einen zweckmäßigen Instinktvorgang zusprechen, der den Säugling nach einem ihm angebotenen Schlüsselreiz — dem sich nähernden menschlichen Gesicht, der Stimme und dem Streicheln — zum Lächeln veranlaßt, was seinerseits wiederum beim Beschauer Zuneigung hervorruft. Die Verhaltensforschung kennt zahlreiche ähnliche gekoppelte Instinktsverhaltensweisen bei Tieren.

Es gibt einige einleuchtende Gründe für diese These. Schon DARWIN (*858*) wußte, daß Lächeln eine angeborene Fähigkeit ist, da er es bei einem blinden Kinde beobachtete. Auch cerebral schwer gestörte oder gar idiotische Säuglinge lächeln, manchmal sogar besonders viel. Lächeln wird ebensowenig wie Lallen durch Nachahmung erworben. Daß das plötzliche Lächeln eines Säuglings auf Erwachsene, besonders natürlich auf Mütter, einen unmittelbar stimulierenden Effekt zur Zuwendung zum Kinde hervorruft, ist unbezweifelbar. Der auch bei der Mutter dieser liebevollen Zuwendung beigemischte Instinktvorgang (*2069*) schließt den Instinktreflexbogen: Die Mutter spricht das lächelnde Kind an. FREEDMAN (*1327*) berichtet, daß bei blinden Kindern Ansprechen und Streicheln stimulierend wirke. Jedoch verschwindet bei blinden Säuglingen das Lächeln etwa um das erste Lebenshalbjahr wieder. Der Beginn des Lächelns liegt nach PARMELEE (*2992*) auch bei blinden Kindern am regelrechten Termin. Wie sich Säuglinge verhalten, die blind *und* taub sind, ist noch zu wenig untersucht und nicht genau bekannt. Wir haben an 53 reifen, 47 unreifen und 16 hypotrophen Kindern die Frage untersucht, ob Unterschiede im Beginn des provozierten Lächelns zu erkennen sind, die mit dem Reifezustand in Verbindung stehen (*2072*). Bezogen auf das Konzeptionsalter (1. Tag der letzten Menstruation der Mutter), lächelten reife Kinder im Mittel mit 50,2 Wochen, Frühgeborene mit 45,7 Wochen und hypotrophe Kinder mit 49,9 Wochen. Frühgeborene Kinder lassen sich demnach etwa 5 Wochen früher als reife Kinder zum Lächeln provozieren, wenn man das Konzeptionsalter zugrunde legt. Dies läßt vermuten, daß der Frühgeborenen eher zuteil werdende Stimulus das provozierbare Lächeln fördert.

Während des aktiven Schlafes (s. S. 54) kann man auch schon Neugeborene, ja ganz unreife Frühgeborene Lächelbewegungen ausführen sehen. Sie wurden bereits von Hippokrates beobachtet: „Gleich nach der Geburt sieht man die

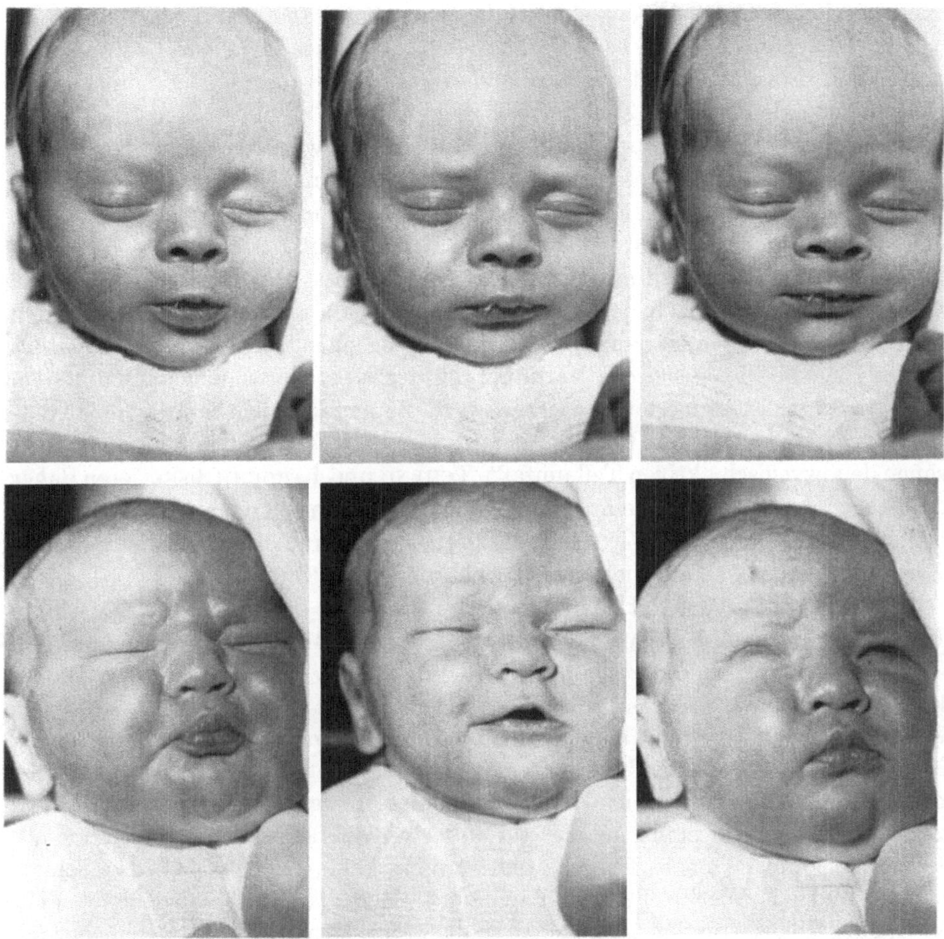

Abb. 153. Mimik eines unreifen (obere Reihe) und eines reifen Neugeborenen während des aktiven Schlafes. Die Fotografien verdanken wir R. Michaelis, Göttingen

kleinen Kinder manchmal mitten im Schlaf lachen.“ [Zit. nach Peiper (*3041*]. Preyer (*3160*), Peiper (*3041*), Koehler (*2208*), Wolff (*4241*), Portmann (*3117*) sahen ebenfalls an Lächeln erinnernde ein- oder beiderseitige Mundbewegungen. Sie sind, wie Abb. 153 zeigt, in ihrer Mimik vom späteren Lächeln oder Lachen nicht zu unterscheiden, wenn sie beidseitig auftreten. Nach Wolff handelt es sich um ein langsames Verziehen des Mundes während des „unregelmäßigen“, niemals während des „regelmäßigen“ Schlafes. Wir haben das frühe Lächeln bei 103 unreif oder hypotroph geborenen Kindern studiert (*2072*). Es tritt mehr einseitig als symmetrisch auf. Blitzartig huscht es über die Mundgegend, kann jedoch auch sekundenlang tonisch festgehalten werden. Es wird, wie schon Wolff (*4241*) sowie Tcheng und Laroche (*3861*) beobachtet haben, ausschließlich im aktiven Schlaf in Kombination mit Augenbewegungen gesehen.

Weder Wach- noch Schlaflächeln tritt auf, wenn die Kinder krank sind. 77 frühgeborene Kinder, welche überlebten, lächelten alle, von 26 gestorbenen Kindern lächelten nur 4 und nur dann, wenn sie sich in einer guten Phase befanden. Niemals lächeln Frühgeborene, bei denen eine Ateminsuffizienz besteht.

Bei genauerem Zusehen bemerkt man, daß tatsächlich nicht nur die Mm. zygomatici und risorii innerviert werden, sondern fast die gesamte Gesichtsmuskulatur sich mit myoklonieartigen Zuckungen beteiligt. Durch die unterschiedliche Kombination dieser Muskelgruppen können jene schon erwähnten mimischen Bilder entstehen, die man mit Erstaunen, Unlust usw. umschreiben könnte.

Schlaflächeln unterscheidet sich vom Wachlächeln dadurch, daß es in den ersten Lebenstagen und selbst bei unreifen Kindern auftritt, daß es nicht provozierbar ist, daß es an den aktiven Schlaf geknüpft ist. Demnach scheint es von dem provozierten Lächeln jenseits des ersten Monats grundsätzlich verschieden zu sein. Ob man es überhaupt als Lächeln bezeichnen darf, ist eine Frage der Definition. Die physiologische Verknüpfung des Neugeborenenlächelns mit dem aktiven Schlaf ist immerhin bemerkenswert. Es handelt sich bei diesem Schlafstadium ja um denjenigen Teil des Schlafes, der beim älteren Kinde und Erwachsenen den psychisch aktiven Teil umfaßt. Tcheng und Laroche diskutieren daher die Frage, ob es sich auch beim Neugeborenen nicht letzlich doch um eine „stimulation émotive“ handelt. Wir sehen darin eher eine Irradiation rhombencephaler Erregungsphänomene auf die Hirnnervenkerne.

Für Nitschke (*2886*) ist das Lächeln des Säuglings die „erste für uns faßbare Konstituierung des Menschen“. Ebensowenig werden Mütter daran zweifeln, daß sie von einem tatsächlich vergnügten Säugling angelächelt werden. In Wirklichkeit ist unbekannt, was das lächelnde Kind empfindet. Die „Konstituierung des Menschen“ kann wohl erst angenommen werden, wenn Bewußtsein auftritt, das in definierbarem Sinne erst besteht, wenn Abneigung- und Zuneigungsmimik nicht mehr reflektorisch und unpersönlich auftreten, sondern der erkannten Person gelten. Das ist frühestens im Verlauf des zweiten Lebenshalbjahres der Fall. Immerhin kann folgendes festgehalten werden: Beide Lächeltypen, das Schlaflächeln und das Wachlächeln sind in hohem Maße störbar. Sie verschwinden, sobald die Kinder ernsthaft erkranken und kehren erst mit eintretender Besserung zurück. Göppert ließ darum das erste Lächeln eines Säuglings nach schwerer Krankheit mit dem Symbol einer aufgehenden Sonne auf die Fieberkurve zeichnen. Das Wachlächeln verschwindet bei seelischer Vernachlässigung der Kinder, d.h. dann, wenn das Lächeln der Kinder nicht provoziert und nicht erwidert wird (*3607*). Lange vor den systematischen Untersuchungen von Spitz u. Wolf (*3607*) hatte schon F. Hamburger (*1663*) hierauf hingewiesen. Er wußte auch schon, daß es lange Zeit dauert, bis bei einem solchen verkümmerten Kind Lächeln wieder provoziert werden kann. Er schloß daraus, daß die Kinder das Lächeln lernen müßten. Diesem Schluß werden wir heute nicht mehr folgen. Säuglinge brauchen offenbar das Lächeln nicht zu erlernen, aber es kann ihnen „vergehen“.

Spitz hat wohl mit Recht aus seinen Studien gefolgert, daß zur geistigen Entwicklung des Kindes die Befriedigung frühkindlicher Signalsysteme gehört in analoger Weise, wie dies die Verhaltensforscher bei Tieren experimentell nachgewiesen haben. Es ist kein Wunder, daß manche Beobachter durch das Lächel verhalten des Neugeborenen und jungen Säuglings darin bestärkt wurden, im Lächeln eine erste bewußte Aussage zu sehen, wie es offenbar auch NITSCHKE gemeint hat. Da wir jedoch nicht wissen, woher die Impulse zum Lächeln, zum Lallen usw. gespeist werden, haben wir den nichts präjudizierenden Ausdruck „cerebrale Aktivitäten" für alle diese Tätigkeiten gewählt.

Wenn man den cerebralen Aktivitäten einen biologischen Sinn unterlegen will — was beim Schreien, Lallen und provozierten Lächeln wahrscheinlich berechtigt ist —, dann wohl im Sinne der Herstellung des Reflexbogens zur Mutter. Bei dieser weckt der „Anruf" des Säuglings ein mit freudiger und zärtlicher Emotion erfülltes Kontaktbedürfnis, auch den Säugling „befriedigt" der Kontakt, sein Fehlen frustriert ihn. Mehr wissen wir über das Empfinden des Säuglinks nicht.

Die obengeschilderte Mimik des Neugeborenen kann auf das Fehlen nervöser Hemmungen zurückgeführt werden; denn sie ist lebhafter bei unreifen als bei reifen Kindern. Das Ausmaß der Mimik unreifer Kinder ist oft geradezu erstaunlich. Die Verminderung dieser Aktivität mit zunehmendem Konzeptionsalter legt es nahe, einen Zusammenhang mit der Hirnreifung zu vermuten.

Wenn bisher von angeborenen, präformierten Aktivitäten die Rede war, so wissen wir jedoch, daß schon Neugeborene bedingte Reflexe erlernen können, die sicher nicht angeboren sind. PAPOUŠEK (*2982*) gelang es, durch Lautsignale (Klingel bzw. Summer), die mit der Darreichung der Flasche verbunden waren, Kopfbewegungen in Richtung der Signale zu bewirken. Die Versuchssäuglinge lernten Klingel- und Summerton zu unterscheiden und waren auch fähig, bei Austausch der Richtung von links nach rechts und umgekehrt Veränderungen der Versuchsanordnungen zu folgen. Letzteres gelang erst jenseits der Neugeborenenzeit. Die ersten positiven Ergebnisse konnten aber schon vom 5. Lebenstag ab erhalten werden. Demnach sind schon im Neugeborenenalter aktive Handlungen möglich, die nicht auf einem angeborenen Reflexverhalten beruhen, sondern erlernt werden.

Die meisten geistigen und statischen Errungenschaften entwickeln sich aber im Säuglingsalter offenbar nicht aufgrund voraufgehender Übungen sondern aufgrund fortschreitender Reifung des Zentralnervensystems aus sich selbst. Eine solche Auffassung deckt sich mit der Tatsache, daß die spontane, von außen nicht beeinflußbare Entwicklung des EEG eine der zuverlässigsten Aussagen über das Konzeptionsalter zu geben vermag.

Die Entwicklung dieser zum großen Teil angeborenen Fähigkeiten ist trotzdem in experimentell nachweisbarem Grade von äußerlichen Stimulationen abhängig, ohne welche manche Erwerbungen verlorengehen und die geistige Entwicklung stagniert. Der Bedarf an Stimulation ist angeboren. Bei Ansprache schon bei Geburt funktionierender Sinne können schon im Säuglingsalter Aktivitäten erlernt werden, die nicht präformiert sind.

Die Ansprechbarkeit auf Stimulationen und die Abhängigkeit von denselben setzt ein gewisses emotionales Empfindungsfeld und die Fähigkeit zu Halluzinationen voraus. Wir können es noch nicht näher definieren, aber wir können es nachweisen und diagnostisch ausnutzen. Letzteres ist freilich bisher kaum geschehen. Erste Anfänge wurden von KARELITZ u. Mitarb. (*2117*), LIND u. Mitarb. (*2423*) sowie LENNEBERG u. Mitarb. (*2368*) gemacht. Es wurde die Vokalisation bei mongoloiden Kindern verfolgt und spektrographische Schreianalysen eines Säuglings mit geburtstraumatischer Hirnverletzung mit denjenigen gesunder Säuglinge verglichen. Auch Lallen und Lächeln kann diagnostisch verwertet werden. So lächeln retardierte Säuglinge auffallend häufig oder ausschließlich ohne Provokation, was man als „leeres Lächeln" bezeichnen kann. Das kommt bei normalen Säuglingen so gut wie nie vor. Auch besteht offenbar ein Einfluß von Hirnschäden auf die Entwicklung des Lallens. Jedoch fehlt es bisher noch an systematischen Untersuchungen, die eine diagnostische Ausbeute erlauben.

Literatur

1. AARON, H. H., S. J. SCHNEIERSON, and E. SIEGEL: Goiter in newborn infant due to mother's ingestion of propylthiouracil. J. Amer. med. Ass. **159**, 848 (1955). — **2.** AARON, J. B., S. H. SILVERMAN, and J. HALPERIN: Fetal survival in twin delivery. Amer. J. Obstet. Gynec. **81**, 331 (1961). — **3.** AARSKOG, D.: Cortisol production rate in newborn infants of diabetic mothers. J. Pediatrics **62**, 807 (1963). — **4.** ABALLI, A. A., S. FALCON, F. S. PANISELLO, A. CURBELO y J. A. MARTINEZ CRUZ: Salmonelosis des recian nacido. Bol. Soc. cuba. Pediat. **9**, 123 (1937). — **5.** ABERFELD, D. C., L. P. HINTERBUCHNER, and M. SCHNEIDER: Myotonies, dwarfism, diffuse bone disease and unusual ocular and facial abnormalities. Brain 88, 313 (1965). — **6.** ABRAMOWICZ, A.: The pathogenesis of experimental periventricular cerebral necrosis and its possible relation to the periventricular leucomalacies of birth trauma. J. Neurol. Neurosurg. Psychiat. **27**, 85 (1964). — **7.** ABROMEIT: Beitrag zur Kenntnis der angeborenen Muskeldefekte. Mschr. Psychiat. Neurol. **25**, 440, 530 (1909). — **8.** ABY, F.: Observations on the blood capillaries in the cerebellar cortex of normal young and adult domestic cats. J. comp. Neurol. **9**, 26 (1899). — **9.** ADAMS, J. D.: Vitamin B_6 requirements in relation to convulsive seizures in infants. Amer. J. Dis. Child. 88, 623 (1954). — **10.** ADAMS, D. D.: The presence of an abnormal thyroid stimulating hormone in the serum of some thyrotoxic patients. J. clin. Endocr. **18**, 699 (1958). — **11.** ADAMS, D. D.: Congential thyrotoxicosis. Lancet **1964 II**, 487. — **12.** ADAMS, F. H., T. FUJIWARA, and G. ROWSHAN: The nature and origin of the fluid in the fetal lamb lung. J. Pediat. **63**, 5, 881 (1963). — **13.** ADAMS, J. H., and H. M. CAMERON: Obstetrical paralysis due to ischemia of the spinal cord. Arch. Dis. Childh. **40**, 93 (1965). — **14.** ADAMS, R. D., D. DENNY-BROWN, and C. M. PEARSON: Diseases of muscle. New York: A. Hoeber Med. Book Harper & Row Publ. 1962. — **15.** ADAMSON, K., R. BEHRMAN, G. S. DAWES, M. J. R. DAWKINS, L. S. JAMES, and B. B. ROSS: The treatment of acidosis with alkali and glucose during asphyxia in foetal rhesus monkeys. J. Physiol. (Lond.) **169**, 679 (1963). — **16.** ADAMSON, K., R. BEHRMAN, G. S. DAWES, L. S. JAMES, and C. KOFORD: Resuscitation by positive pressure ventilation and tris-hydroxymethylaminomethane of rhesus monkeys asphyxiated at birth. J. Pediat. **65**, 807 (1964). — **17.** ADAMSON, K., V. J. FREDA, L. S. JAMES, and M. E. TOWELL: Prenatal treatment of erythroblastosis following hysterectomy. Pediatrics **35**, 848 (1965). — **18.** ADAMSON, K., G. M. GANDY, and L. S. JAMES: The influence of thermal factors upon oxygen consumption of the newborn infant. J. Pediat. **66**, 495 (1965). — **19.** ADIE, W. J., and J. G. GREENFIELD: Dystrophia myotonica (myotonica atrophica). Brain **43**, 73 (1923). — **20.** ADLER, R. H., and C. N. FIRME: The use of nylon prothesis for diaphragmatic defects. Surg. Gynec. Obstet. **104**, 669 (1957). — **21.** ADLER, S., A. ROY, and A. S. RELMAN: Intracellular acid-base regulation. J. clin. Invest. **44**, 8 (1964). — **22.** ADLERCREUTZ, E.: Orientierende Untersuchung über die Verbreitung des Kropfes in Finnland. Acta med. scand. **69**, 1 (1928). — **23.** ADRIAN, E. D.: The basis of sensation. The action of sense organs. London 1928. — **24.** ADRIAN, E. D.: The spread of activity in the cerebral cortex. J. Physiol. (Lond.) 88, 127 (1936). — **25.** ADRIAN, E. D., and D. W. BRONK: The discharge of impulses in motor nerve fibres. J. Physiol. (Lond.) **67**, 119 (1929). — **26.** ADRIAN, E. D., and F. J. J. BUYTENDIJK: Potential changes in the isolated brain stem of the goldfish. J. Physiol. (Lond.) **71**, 121 (1931). —

27. Aebi, U., Richterich, J. P. Colombo, and E. Rossi: Progressive muscular dystrophy. Enzymol. biol. clin. **1**, 61 (1961/62). — **28.** Aebi, U., R. Richterich, H. Stillhart, J. P. Colombo u. E. Rossi: Progressive Muskeldystrophie. Helv. paediat. Acta **16**, 543 (1961). — **29.** D'Agostino: A histopathologic study of the pancreas of infants of diabetic mothers. Diabetes **12**, 327 (1963). — **30.** Ahlfeld, F.: Über bisher noch nicht beschriebene intrauterine Bewegungen des Kindes. Dtsch. Ges. Gynäk. **2**, 203 (1888). — **31.** Ahlfeld, F.: Die intrauterine Tätigkeit der Thorax- und Zwerchfellmuskulatur, intrauterine Atmung. Mschr. Geburtsh. Gynäk. **21**, 143 (1905). — **32.** Ahrens, R.: Zur Ontogenese des Physiognomie- und Mimikerkennens. Diss. Göttingen 1953. — **33.** Ahvenainen, E. K.: Inclusion disease or generalized salivary gland virus infection. Report of five cases. Acta path. microbiol. scand., Suppl. **93**, 159 (1952). — **34.** Ahvenainen, E. K.: Intracranial hemorrhages in premature infants. Ann. Paediat. Fenn. **10**, 71 (1964). — **35.** Ahvenainen, E. K.: Intracranial hemorrhages and associated diseases in premature infants. Ann. Paediat. Fenn. **11**, 1 (1965). — **36.** Aicardi, J.: Les convulsions du tout petit. Méd. infant. **65**, 7 (1958). — **37.** Aidin, R., B. Corner, and G. Tover: Kernicterus. Lancet **1950 I**, 1153. — **38.** Aikawa, J. K.: The nature of myxedema. Ann. intern. Med. **44**, 30 (1956). — **39.** Aikawa, J. K.: Role of magnesium in biologic processes. Springfield (Ill.): Ch. C. Thomas 1963. — **40.** Aita, J. A.: Neurologic manifestations of hypoxia. Neb. St. med. J. **50**, 278 (1965). — **41.** Akerrén, Y.: Electrocardiography in prolonged asphyxia neonatorum. Acta paediat. (Uppsala) **38**, 669 (1949). — **42.** Akerrén, Y.: Prolonged jaundice in the newborn associated with congenital myxedema. Acta paediat. (Uppsala) **43**, 411 (1954). — **43.** Aladjalova, N. A.: Slow electrical processes in the brain. In: Progress in brain research, vol. 7. Amsterdam: Elsevier Publ. 1964. — **43a.** Al-Aish, M. S., F. de la Cruz, L. A. Goldsmith, J. Volpe, G. Mella, and J. C. Robinson: Autosomal monosomy in man. New Engl. J. Med. **277**, 777 (1967). — **44.** Alami, S. Y., and H. D. Riley: Infections caused by mimeae, with special reference to mima polymorpha: a review. Amer. J. med. Sci. **252**, 537 (1966). — **45.** Alba-Villon, P.: Report of case of intracranial teratoma in newborn. Cancer (Philad.) **4**, 154 (1962). — **46.** Alford, C. A., F. A. Neva, and T. H. Weller: Virologic and serologic studies on human products of conception after maternal rubella. New Engl. J. Med. **271**, 1275 (1964). — **47.** Aliabeva, M. N.: The influence of intracranial birth trauma and asphyxia neonatorum on the subsequent development of the child. Pediatriya **42**, 7 (1963). — **48.** Allen, E.: The glycosurias of pregnancy. Amer. J. Obstet. Gynec. **38**, 982 (1939). — **49.** Allen, F. H.: Attempts at prevention of intrauterine death in erythroblastosis fetalis. New Engl. J. Med. **269**, 1343 (1963). — **50.** Allen, F. H., L. K. Diamond, and V. C. Vaughan: Erythroblastosis fetalis. Amer. J. Dis. Child. **80**, 779 (1950). — **51.** Allen, F. H., and L. K. Diamond: Prevention of kernicterus. Management of erythroblastosis fetalis according to current knowledge. J. Amer. med. Ass. **155**, 1209 (1954). — **52.** Allen, F. H., and L. K. Diamond: Erythroblastosis fetalis. Boston: Little 1958. — **52a.** Allison, A. C.: Danger of vitamin K to newborn. Lancet **1955 I**, 669. — **53.** Alm, I.: The longterm prognosis for prematurely born children. A follow-up study of 999 premature boys born in wedlock and of 1002 controls. Acta paediat. (Uppsala) **42**, Suppl. 94 (1953). — **54.** Almeida, G. M. de, y N. G. de Barros: Megalencephalia; considerações a respeito de 7 casos diagnosticados en vida. Arch. Neuropsiquiat. (S. Paulo) **22**, 25 (1964). — **55.** Almeida, J. C. C. de, M. Gonzaga, H. Vieira, L. T. Barbosa, M. D. C. Abren y M. A. Barcinski: Partial deletion of the short arm of chromosome 5, "le cri du chat". Another example. Arch. bras. Endocr. **13**, 183 (1964). — **56.** Alter, M.: Anencephalus, hydrocephalus and spina bifida. Arch. Neurol. (Chic.) **7**, 411 (1962). — **57.** Altman, H. S., and L. T. Davidson: Amyoplasia congenita. J. Pediat. **15**, 551 (1939). — **58.** Altstatt, L. B.: Transplacental hyponatremia in the newborn infant. Report of 4 cases. J. Pediat. **66**, 985 (1965). — **59.** Alvord, E. C., L. D. Stevenson, F. S. Vogel, and R. L. Engel: Neuropathological findings in phenyl-pyruvic oligophrenia. J. Neuropath. exp. Neurol. **9**, 298 (1950). — **60.** Alyabieva, M. N.: The influence of intracranial birth trauma and asphyxia neonatorum on the subsequent development of a child. Pediatriya **11**, 3 (1963). — **61.** Ament, W.: Zur Geschichte der Deutung der ersten Kinderworte. Bamberg: C. C. Buchners Verlag 1909. — **62.** Ames, C. B.: Genet. Psychol. Monogr. Worcester **19**, 411 (1937). — **63.** Ames, A., M. Sakanove, and S. Endo: Na, K, Ca, Mg and Cl concentration in choroid plexus fluid and cisternal compared with plasma ultrafiltrate. J. Neurophysiol **27**, 672 (1964). — **64.** Ames, A., K. Higashi, and F. B. Nesbett: Relation of potassium concentration in choroid plexus fluid to that on plasma. J. Physiol. (Lond.) **181**, 506 (1965). — **65.** Amiel-Tison, C.: Sciatic paralysis of the newborn and infant. Maternité **12**, 228 (1963). — **66.** Amiel, Cl.: Hémorragies cérébrales intra-ventriculaires chez le prématuré. 2e partie: Les élément du diagnostique clinique. Biol. Neonat. (Basel) **7**, 57 (1964). — **67.** Ammann, P.: Syndrome of low birth weight dwarfism. Helv. paediat. Acta **18**, 438 (1963). — **68.** Amstrong, R. H., D. Burnap, A. Jacobson, A. Kales, S. Ward, and J. Golden: Dreams and gastric secretion in duodenal ulcer patients. New Phycn **14**, 241 (1965). — **69.** Anast, C. S.: Serum magnesium levels in newborn. Pediatrics **33**, 969 (1964). — **70.** Anders, W.: Die Toxoplasmose in seuchenhygienischer Sicht. In: Kirchhoff-Kräubig, Toxoplasmose. Stuttgart: Georg Thieme 1966. — **71.** Anderson, F. M., and L. Geiger: Craniosynostosis, a survey of 204 cases. J. Neurosurg. **22**, 229 (1965). — **72.** Anderson, G. W.: Perinatal obstetrical problems and neurological disease. Disorders of the developing nervous system (W. S. Fields and M. M. Desmond, eds.). Springfield (Ill.): Ch. C. Thomas 1961. — **73.** Anderson, J. M., and R. D. G. Milner: Pathological changes in the nervous system in severe neonatal hypoglycemia. Lancet **1966 II**, 372. — **74.** Anderson, Rebecca, u. J. F. Rosenbluth: Lichtempfindlichkeit der Neugeborenen. Biol. Neonat. (Basel) **7**, 83 (1964). — **75.** Anderson, R. C., W. S. Wright, E. G. Bauer, and J. McQuarrie: Familial infantile hypoglycemosis of probable genetic origin. Amer. J. hum. Genet. **2**, 264 (1950). — **76.** Anderson, U. M., R. Jenss, W. E. Mosher, C. L. Randall, and E. Marra: High risk groups — definition and identification. New Engl. J. Med. **273**, 308 (1965). — **77.** Anderson, W. J. R.: Stillbirth and neonatal mortality in twin pregnancy. J. Obstet. Gynaec. Brit. Emp. **63**, 205 (1956). — **78.** Anderson, J. C., G. Dent, G. Harper, and G. R. Philpot: Effect of cortisone on calcium metabolism in sarcoidosis with hypercalcemia. Lancet **1954 I**, 720. — **79.** Andreas, H.: Das Schicksal der Kinder nach operativer Geburt. Gynaecologia (Basel) **146**, 116 (1956). — **80.** André-Thomas et J. Ajuriaguerra: Etude sémiologique du tonus musculaire. Paris: Flammarion 1949. — **81.** André-Thomas, et F. Hanon: Les premiers automatismes. Rev. neurol. **79**, 641 (1947). — **82.** André-Thomas, et S. Autgaerden: Psycho-affectivité des premiers mois, p. 23 et 96. Paris 1959. — **83.** André-Thomas, Y. Chesni et S. Autgaerden: A propos de quelques points de sémiologie nerveuse du nouveau-né et du jeune nourrisson. Exploration de quelques afférence. Reaction aux excitation digitales et palmaires. Rythme, inhibitions de réflexes. Aptitude statique et locomotrice des membres supérieurs. Affect et affectivité. Presse méd. **62**, 41 (1954). — **84.** André-Thomas, et S. St. Anne-Dargassies: Etudes neurologiques sur le nouveau-né et le jeune nourrisson. Paris: Masson & Cie. 1952. — **85.** Änggård, L., R. Bergström, and C. G. Bernhard: Analysis of prenatal spinal reflex activity in sheep. Acta physiol. scand. **53**, 128 (1961). — **86.** Angevine, D. M.: Pathologic anatomy of hypophysis and adrenals in anencephaly. Arch. Path. **26**, 507 (1938). — **87.** Angulo, A. W.: Development of somatic activity in the albino rat foetuses. Proc. Soc. exp. Biol. (N. Y.) **31**, 111 (1933). — **88.** Anselmino, K. J., L. Beck u. A. Buntscheck: Über den Rückgang der Kindersterblichkeit bei der hypertensiven Spätgestose seit Anwendung blutdrucksenkender Medikamente und vermehrter Schwangerenbetreuung. Geburtsh. u. Frauenheilk. **24**, 932 (1964). — **89.** Anyder, F.: Progress in the new biology of dreaming. Amer. J. Psychiat. **122**, 377 (1965). — **90.** Apgar, V.: A proposal for a new method of evaluation of the newborn infant. Anesth. et Analg. **32**, 260 (1953). — **91.** Apgar, V.: Perinatal problems and the central nervous system. Phys. Ther. **45**, 357 (1965). — **92.** Apgar, V., B. R. Girdany, R. McIntosh, and H. C. Taylor: Neonatal anoxia. I. A study of the relation of oxygenation at birth to intellectual development. Pediatrics **15**, 653 (1955). — **93.** Apgar, V., D. A. Holaday, L. S. James, G. E. Prince, and J. M. Weisbrot: Comparison of regional and general anesthesia in obstetrics. J. Amer. med. Ass. **165**, 2155 (1957). — **94.** Apgar, V., and L. S. James: Further observations on the newborn scoring system. Amer. J. Dis. Child. **104**, 419 (1962). — **95.** Apley, J., and M. Symons: Megalencephaly. Arch. Dis. Childh. **22**, 172 (1947). — **96.** Appen: Läßt sich die Zangenoperation durch die Anwendung des Vakuumextraktors vermeiden? Geburtsh. u. Frauenheilk. **18**, 82 (1958). — **97.** Appleby, S. V., P. McDermick, and J. W. Scott: The sound evoked cerebral response as a test of hearing. Electroenceph. clin. Neurophysiol. **15**, 1053 (1963). — **98.** Appleton, M. D., and G. H. Pritham: Biochemical studies in mongolism. II. The influence of age and sex on the plasma proteins. Amer. J. ment. Defic. **67**, 521 (1963). — **99.** D'Aquapendente, G. F.: Zit. nach Lidge et al. 1957 (*2403*). — **100.** Araki, T., and T. Otani:

Response of single motoneurones to direct stimulation in toads spinal cord. J. Neurophysiol. **18**, 472 (1955). — **101.** ARDAN, G. M., P. F. BENSON, N. R. BUTLER, H. L. ELLIS, and T. McKENDRICK: Congenital dysphagia resulting from dysfunction of the pharyngeal musculature. Develop. Med. Child. Neurol. **7**, 157 (1965). — **102.** AREECHON, W., and L. REID: Hypoplasia of the lung with congenital diaphragmatic hernia. Brit. med. J. **1963 I**, 230. — **103.** ARESIN, L.: Beitrag zur embryonalen Elektroenzephalographie. Confin. neurol. (Basel) **22**, 121 (1962). — **104.** AREY, J. B., and J. DENT: Pathologic findings in premature infants. Amer. J. clin. Path. **20**, 1016 (1950). — **105.** ARIËNS KAPPERS, J.: Zit. nach H. FLAMM (*1281*). — **106.** ARKWRIGHT, J. A.: Edinb. med. J. **2**, 156 (1902). — **107.** ARMSTRON, M. D., and F. H. TYLER: Studies of phenylketonuria. J. clin. Invest. **34**, 565 (1955). — **108.** ARMSTRONG, C.: Herpes simplex virus recovered from the spinal fluid of a suspected case of lymphocytic choriomeningitis. Publ. Hlth Rep. (Wash.) **58**, 16 (1943). — **109.** ARNHEIM, E. E.: Congenital hernia of the diaphragm, with special reference to right-sided hernia of the liver and intestines. Surg. Gynec. Obstet. **95**, 293 (1952). — **110.** ARNHOLD, R. G., and R. ZETTERSTRÖM: Proteins in the cerebrospinal fluid in the newborn. An electrophoretic study including hemolytic disease of the newborn. Pediatrics **21**, 279 (1958). — **111.** ARNIM, G. v., and P. ENGEL: Mental retardation related to hypercalcemia. Develop. Med. Child. Neurol. **6**, 366 (1964). — **112.** ARNOLD, J.: Myelocyste. Transposition von Gewebskeimen und Symbodie. Beitr. path. Anat. **16**, 1 (1894). — **113.** ARSDELL, P. P. VAN: Maternal hyperparathyreoidism as cause of neonatal tetany. J. clin. Endocr. **15**, 680 (1955). — **114.** ARVANITAKI, A.: Recherches sur la réponse oscillatoire locale de l'axone géant solé de «sépia». Arch. int. Physiol. **49**, 209 (1939). — **115.** ARX, K. v.: The newborn infant of a diabetic mother. Rev. méd. Suisse rom. **85**, 209 (1965). — **116.** ASERINSKY, E., and N. KLEITMANN: A mobility cycle in sleeping infants as manifested by ocular and gross bodily activity. J. appl. Physiol. **8**, 11 (1955). — **117.** ASHBY, W., and E. M. SCHUSTER: Carbonic anhydrase in brain of newborn in relation to functional maturity. J. biol. Chem. **184**, 109 (1950). — **118.** ASHER, C., and J. A. F. ROBERTS: A study on birth weight and intelligence. Brit. J. soc. Med. **3**, 56 (1949). — **119.** ASHER, P., and F. E. SCHONELL: A survey of 400 cases of cerebral palsy in childhood. Arch. Dis. Childh. **25**, 360 (1950). — **120.** ASHTON, N., B. WARD, and G. SERPELL: Role of oxygen in the genesis of retrolental fibroplasia. Brit. J. Ophthal. **37**, 513 (1953). — **121.** ASTERIADOV-SAMARTZIS, E., and S. LEIKIN: The relation of vitamin K to hyperbilirubinemia. Pediatrics **21**, 397 (1958). — **122.** ATKINS, L., M. A. O'SULLIVAN, and C. V. PRYLES: Mongolism in three siblings with 46 chromosomes. New Engl. J. Med. **266**, 632 (1962). — **123.** ATKINS, L., and M. K. ROSENTHAL: Multiple congenital abnormalities associated with chromosomal trisomy. New Engl. J. Med. **265**, 314 (1961). — **124.** ATKINSON, C., M. FRASER, J. LOWIT, and G. PAMPIGLIONE: EEG and clinical follow-up studies of children who suffered from neonatal asphyxia and of a matched control group. Electroenceph. clin. Neurophysiol. **14**, 282 (1962). — **125.** AVERY, M. E.: The lung and its disorders in the newborn infant. Philadelphia and London: W. B. Saunders Co. 1964. — **126.** AVERY, M. E., V. CHERNICK, R. E. DUTTON, and S. PERMUTT: Ventilatory response to inspired carbon dioxide in infants and adults. J. appl. Physiol. **18**, 895 (1963). — **126a.** AVERY, M. E., and J. MEAD: Surface properties in relation to atelectasis and hyaline membrane disease. J. Dis. Child. **97**, 517 (1959). — **127.** AVERY, M. E., E. OPPENHEIMER, and H. H. GORDON: Renal vein thrombosis in newborn infants of diabetic mothers. New Engl. J. Med. **256**, 1134 (1957). — **128.** AVERY, G. B.: Diskussionsbeitrag Rubella Symposium. J. Pediat. **67**, 985 (1965). — **129.** AVERY, R. C., and J. M. JOHLIN: Relative susceptibility of adult and young mice to asphyxiation. Proc. Soc. exp. Biol. (N.Y.) **29**, 1184 (1932). — **130.** D'AVIGNON, M.: Organisation und Stand der Betreuung der cerebral gelähmten Kinder in Schweden. In: Früherfassung und Frühbehandlung, eine Notwendigkeit für spastisch gelähmte Kinder. Tagg. München, 18.—19. XI. 1963. — **131.** D'AVIGNON, M., and J. KEILSON: Electroencephalographic findings in children previously treated for asphyxia neonatorum. Acta paediat. (Uppsala) **42**, 407 (1953). — **132.** AULD, P. A. M., A. J. RUDOLPH, M. E. AVERY, R. B. CHERRY, J. F. DRORBAUGH, J. L. KAY, and C. A. SMITH: Responsiveness and resuscitation of the newborn. The use of Apgar score. Amer. J. Dis. Child. **101**, 713 (1961). — **133.** AWON, M. P.: The vacuum extractor. Experimental demonstration of distortion of the foetal skull. J. Obstet. Gynaec. Brit. Cwlth **71**, 634 (1964). — **134.** AXTON, J. H., and L. F. LEVY: Congenital moulding depressions of the skull. Brit. med. J. **1965 I**, No 5451, 1644.

135. Babbitz, A., and B. F. Grotts: Hemolytic streptococcic meningitis of the newborn: Report of a case. Arch. Pediat. **65**, 57 (1948). — **136.** Babini, B., G. Piazzi, and P. Scorza: On a case of multiple congenital abnormalities with group 16—18 chromosome trisomy. Clin. pediat. (Bologna) **44**, 684 (1962). — **137.** Babkin, P. S.: Paediatrie, dtsch. Ausgabe Berlin **5**, 64 (1954). — **138.** Babkin, P. S.: Reflex observed in infants during first months of life. Zh. Neuropat. Psikhiat. **56**, 22 (1956) [Russisch.] — **139.** Babson, S. G., and C. M. McKinnon: A preliminary report on the neuromuscular milestones in premature infant development. 13. annual Meeting of the Western Society for Pediatric Research. Portland (Oregon) 1965. — **140.** Babson, S. G., and R. W. Olmsted: Affect of fetal undergrowth on intelligence. 13. Meeting of the Western Society for pediatric Research. Portland (Oregon) 1965. — **141.** Bach, H. G.: Die Neuroplegie („vegetative Blockade") als Behandlungsprinzip für das geschädigte Neugeborene. Arch. Gynäk. **192**, 437 (1960). — **142.** Bach, H. G., u. M. Kiffe: Die Zwillingsgeburten an der Univ.-Frauenklinik Heidelberg 1950—1959. Arch. Gynäk. **196**, 609 (1962). — **143.** Badell-Ribera, A., K. Schulman, and N. Paddock: Hydrocephalus and intellectual function in spina bifida. Pediatrics **37**, 87 (1966). — **144.** Bader, R. E., H. Winkler u. W. Marget: Vibrio fetus als Erreger einer Säuglingsmeningitis. Zbl. Bakt., I. Abt. Orig. **199**, 202 (1966). — **145.** Badmaeva, V. V.: On adrenal sympathico-blastomas in childhood. Pediatriya **43**, 94 (1964). — **146.** Baedecker, W. D.: Elektromyographische Differentialdiagnose von Myositis, Muskeldystrophie und leichten neurogenen Paresen. Arch. Psychiat. Nervenkr. **203**, 196 (1962). — **147.** Baens, G. S., E. Lundeen, and M. Cornblath: Studies of carbohydrate metabolism in the newborn infant. Pediatrics **31**, 580 (1963). — **148.** Baikie, A. G., P. B. Loder, G. C. de Gruchy, and D. B. Pitt: Phosphohexokinase activity of erythrocytes in mongolism. Lancet **1965 I**, 412. — **149.** Bailey, P.: A study of tumours arising from ependymal cells. Arch. Neurol. Psychait. (Chic.) **11**, 1 (1924). — **150.** Bailey, D. S., J. F. Donavan, and A. J. Galbright: Clinical and electroencephalographical aspects of psychiatric disorders associated with tetany. J. ment. Sci. **98**, 618 (1952). — **151.** Bailey, C. J., and W. F. Windle: Neurological, psychological and neurohistological defects following asphyxia neonatorum in the guinea pig. Exp. Neurol. **1**, 467 (1959). — **152.** Baird, D.: Preventive medicine in obstetrics. New Engl. J. Med. **246**, 561 (1952). — **153.** Baird, D., and W. Z. Billewicz: Birth weights and placental weights in preeclampsia. J. Obstet. Gynaec. Brit. Emp. **64**, 370 (1957). — **154.** Baird, J. D., and J. W. Farquhar: Insulin-secretory capacity in newborn infants of normal and diabetic women. Lancet **1962 I**, 71. — **155.** Baurov, G. A.: The surgical treatment of strangulated congenital diapharagmatic hernias in children. Khirurgiya (Mosk.) **39**, 15 (1963). — **156.** Bajardi, F., u. K. Huber: Erfahrungen mit der Vakuumextraktion unter besonderer Berücksichtigung kindlicher Spätschädigungen. Arch. Gynäk. **198**, 566 (1963). — **157.** Bajwa, R.: An unusual complication of vacuum extraction. Lancet **1965 I**, 630. — **158.** Baker, C. C., F. G. Felton, and H. G. Muchmore: Listeriosis: report of 5 cases. Amer. J. med. Sci. **241**, 739 (1961). — **159.** Bakker, J. C. W.: Über den Ikterus gravis und Kernikterus bei Frühgeborenen ohne nachweislich AB0 und Rhesus-Blutgruppen-Antagonismus. Acta paediat. (Uppsala) **43**, 529 (1954). — **160.** Bakwin, H.: Pathogenesis of tetany of the new-born. Amer. J. Dis. Child. **54**, 1211 (1937). — **161.** Bakwin, H.: Tetany in newborn infants. Relation to physiologic hypoparathyroidism. J. Pediat. **14**, 1 (1939). — **162.** Baldissera, F., G. Broggi, and M. Mancia: Spinal reflexes in normal unrestrained cats during sleep and wakefulness. Experientia (Basel) **20**, 577 (1964). — **163.** Baldissera, F., and M. Mancia: Sciatic nerve activity evoked by sensory-motor cortex stimulation during paradoxical sleep. Nature (Lond.) **209**, No 5021, 1030 (1966). — **164.** Ballantyne, J. W.: The problem of the postmature infant. J. Obstet. Gynaec. (N. Delhi) **2**, 521 (1902). — **165.** Ballowitz, L., u. H. Schäfer: Das Auftreten von Mykosen bei antibiotischer Behandlung im Kindesalter. Ein Beitrag zur Diagnostik und Therapie. Mschr. Kinderheilk. **102**, 336 (1954). — **166.** Balocco, A.: A genesis of the lumbosacral segment of the vertebral columns with situs viscerum. Minerva pediat. **15**, 1482 (1965). **167.** Balunova, A. O.: Zit. bei M. Breunung (*459*). — **168.** Bamatter, F.: Toxoplasmosis. Ergebn. inn. Med. Kinderheilk. **3**, 652 (1952). — **169.** Bamberger, Ph., u. A. Matthes: Anfälle im Kindesalter. Basel: S. Karger 1959. — **170.** Banker, B. Q.: Cerebral vascular disease in infancy and childhood. J. Neuropath. exp. Neurol. **20**, 127 (1961). — **171.** Banker, B. Q., and J. Larroche: Periventricular leukomalacia of infancy. Arch. Neurol. Chic. **7**, 386 (1962). — **172.** Banker, B. Q., M. Victor, and R. D. Adams: Arthrogryposis multiplex due to congential muscular dystrophy. Brain **80**, 319 (1957). — **173.** BARASHNEV, J. u. S.: Characteristics of the neonatal period in children of diabetic mothers. Vop. Okhranÿ Materin. Dets. **10**, 69 (1965). — **174.** BARCROFT, J., and D. H. BARRON: Movement in the mammalian foetus. Ergeb. Physiol. **42**, 107 (1939). — **175.** BARDIER, A.: Recklinghausen's disease in the newborn infant. Toulouse méd. **65**, 697 (1964). — **176.** BARKE, M. W.: Benign ascrococcygeal teratoma of the newborn complicating pregnancy. Obstet. and Gynec. **24**, 785 (1964). — **177.** BARKER, D.: The structure and distribution of muscle receptors. Symposium on Muscle Receptors. Hongkong: University Press 1962. — **178.** BARKER, D.: The motor innervation of the mammalian muscle spindle. Proc. I. Nobel Sypm. June 1965. Stockholm: Almquist & Wiksell, p. 51. — **179.** BARKER, S. B.: Determination of protein-bound iodine. J. biol. Chem. **173**, 715 (1948). — **180.** BARKER, S. B., M. V. HUMPHREY, and M. H. SOLEY: The clinical determination of protein-bound iodide. J. clin. Invest. **30**, 55 (1951). — **181.** BARLITROP, D.: Hypercalcaemia associated with neonatal subcutaneous fat necrosis. Arch. Dis. Childh. **38**, 516 (1963). — **182.** BARNES, J.: Induction of labor. Results of the perinatal mortality survey 1958. Proc. roy. Soc. Med. **58**, 304 (1966). — **183.** BARNESS, L. A.: Acidosis and alkalosis. Pediat. Clin. N. Amer. **11**, 809 (1964). — **184.** BARNET, A. B., and R. S. GOODWIN: Averaged evoked electroencephalographic responses to clicks in the human newborn. Electroenceph. clin. Neurophysiol. **18**, 441 (1965). — **185.** BARNET, A. B., A. LODGE, and J. C. ARMINGTON: Electroretinogram in newborn human infants. Science **148**, 651 (1965). — **186.** BARNETT, R. J.: Thesis Yale Univ. School of Medicine. 1948, quoted in G. PINCUS and K. V. THIMANN, The hormones, vol. II, 1st ed., p. 235. New York: Academic Press 1948. — **187.** BARR, M., A. T. GLENNY, and R. J. RANDALL: Concentration of diphtheria antitoxin in cord blood. Lancet **1949 I**, 324. — **188.** BARR, A., and A. C. STEVENSON: Stillbirths and infant mortality in twins. Ann. hum. Genet. **25**, 131 (1961). — **189.** BARRIE, H.: Resuscitation of the newborn. Lancet **1954 I**, 650. — **190.** BARRON, D. H.: The functional development of some mammalian neuromuscular mechanisms. Biol. Rev. **16**, 1 (1941). — **191.** BARROW, N., and D. A. SIMPSON: Cranium bifidum. Investigation, prognosis and managment. Aust. paediat. J. **2**, 20 (1966). — **192.** BARSKY, P., and A. J. BEALE: Transplacental transmission of poliomyelitis. J. Pediat. **51**, 207 (1957). — **193.** BARTELS, M.: Zur Fetttransplantation in die Orbita. Albrecht v. Graefes Arch. Ophthal. **76**, 1 (1910). — **194.** BARTH, H.: Untersuchung zur Physiologie des Saugens bei normalen und pathologischen Brustkindern. Z. Kinderheilk. **10**, 120 (1933). — **195.** BARTHOLOMEW, R. A.: The possible etiologic significance of thrombosis of a placental vein on the mechanism of placental infarction and associated toxaemia of pregnancy. Amer. J. Obstet. Gynec. **53**, 650 (1947). — **196.** BARTHOLOMEW, R. A., E. D. COLVIN, W. H. GRIMES, J. S. FISH, and W. M. LESTER: The mechanisms of bleeding during pregnancy. Amer. J. Obstet. Gynec. **66**, 1042 (1953). — **197.** BARTON, M. E., J. WILSON, and W. WALKER: Idiopathic jaundice in premature infants. Lancet **1962 II**, 847. — **198.** BARTOSHUK, A. K.: Human neonatal EEG: frequency analysis of awake and asleep samples from four areas. Psychon. Sci. **1**, 281 (1964). — **199.** BARWICK, D. D.: In: Research in muscular dystrophy, Gh. 1, p. 10. 2nd Symp. Muscular Dystrophy Group 1963. London: Pitman, Med. Publ. Co. 1963. — **200.** BASCH, K.: Beiträge zur Kenntnis des menschlichen Milchapparates. Arch. Gynäk. **44**, 15 (1893). — **201.** BASCH, K.: Jb. Kinderheilk. **38**, 68 (1894). — **202.** BASCH, K.: Die Physiologie der Milchabsonderung. Ergebn. Physiol. **2**, H. 1, 326 (1903). — **203.** BASKIN, J. L., E. H. SOULE, and S. D. MILLS: Poliomyelitis in the newborn. Pathologic changes in 2 cases. Amer. J. Dis. Child. **80**, 10 (1950). — **204.** BASS, M. H.: Tetany of the newborn: a review. J. Mt Sinai Hosp. **9**, 314 (1942). — **205.** BATES, T.: Poliomyelitis in pregnancy, fetus and newborn. Amer. J. Dis. Child. **90**, 189 (1955). — **206.** BATINI, C., G. MORUZZI, M. PALESTINI, G. F. ROSSI, and A. ZANCHETTI: Effects of complete pontine transections on the sleep-wakefulness rhythm: The midpontine, pretrigeminal preparation. Arch. ital. Biol. **17**, 1 (1959). — **207.** BATTAGLIA, F. C., R. E. BEHRMAN, A. E. HELLEGERS, and J. D. BATTAGLIA: Intracellular hydrogen ion concentration changes during acute respiratory acidosis and alkalosis. J. Pediat. **66**, 737 (1965). — **208.** BATTAGLIA, F. C., T. M. FRAZIER, and A. E. HELLEGERS: Obstetric and pediatric complications of juvenile pregnancy. Pediatrics **32**, 902 (1963). — **209.** BATTEN, F. E.: Three cases of myopathy infantile type. Brain **26**, 147 (1903). — **210.** BATTEN, E. E., and C. HOLMES: Progressive spinal muscular atrophy of infants. Brain **35**, 38 (1912). — **211.** BATTEN, F. R.: Case of myositis fibrosa with pathological examination. Trans. clin. Soc. Lond. **37**, 12 (1904). — **212.** BAUDHUIN, P., H. G. HERS, and H. LOEB: An electron microscopic and biochemical study of type II glycogenosis. Lab. Invest. **13**, 1139 (1964). — **213.** BAUER, C. H., M. I. NEW, and J. M. MILLER: Cerebrospinal fluid protein values of premature infants. J. Pediat. **66**, 1017 (1965). — **214.** BAUER, F.: Unmittelbare und mittelbare Ursachen der perinatalen Sterblichkeit. Geburtsh. u. Frauenheilk. **16**, 906 (1956).— **215.** BAUER, K. H., u. W. BODE: Erbpathologie der Stützgewebe beim Menschen. In: Handbuch der Erbbiologie des Menschen (Hrsg. G. JUST). Berlin: Springer 1940. — **216.** BAUMANN, A., and C. BAUMANN: Idiopathic hypercalcemia of infancy simulating congenital heart disease. N.Y. St. J. Med. **65**, 1910 (1965). — **217.** BAUMGÄRTEL, T.: Zur Kenntnis der biologischen Gallenfarbstoff-Reduktion. Klin. Wschr. **24—25**, 184 (1946). — **218.** BAUMGARTEN, R. v.: Koordinationsformen einzelner Ganglienzellen der rhombencephalen Atemzentren. Pflügers Arch. ges. Physiol. **262**, 573 (1956). — **219.** BAUMGARTEN, R. v., K. BALTHASAR u. H. P. KOEPCHEN: Über ein Substrat atmungsrhythmischer Erregungsbildung im Rautenhirn der Katze. Pflügers Arch. ges. Physiol. **270**, 504 (1960). — **220.** BAUMGARTEN, R. v., A. v. BAUMGARTEN u. K. P. SCHAEFER: Beitrag zur Lokalisationsfrage bulboreticulärer respiratorischer Neurone der Katze. Pflügers Arch. ges. Physiol. **264**, 217 (1957). — **221.** BAUMGARTEN, R. v., and E. KANZOW: The interaction of two types of inspiratory neurons in the region of the tractus solitarius of the cat. Arch. ital. Biol. **96**, 361 (1958). — **222.** BAUMGARTNER, C. J., and R. F. SCOTT: Surgical emergency of diaphragmatic hernia in infancy. Arch. Surg. **61**, 170 (1950). — **223.** BAXTER, D. W., amd P. J. DYCK: Paramyotonia congenita. Canad. med. Ass. J. **85**, 113 (1961). — **224.** BAY, E.: Die traumatischen Geburtsschädigungen. In: Handbuch der inneren Medizin, IV. Aufl., Bd. V/3. Berlin-Göttingen-Heidelberg: Springer 1953. — **225.** BAYER, J.: Die Hypertrophie der Pankreasinseln bei Neugeborenen diabetischer Mütter in ihrer Beziehung zu den anderen Regulatoren des Zuckerstoffwechsels. Virchows Arch. path. Anat. **308**, 659 (1942). — **226.** BECK, A.: Oznaczenic lokalizacyi w mozgn rolzenin za pomoca zjawisk elektry czynch. Thesis Krakau Univ. Jagiellonski 1890. — **227.** BECKER, H.: Über Hirngefäßausschaltungen. Dtsch. Z. Nervenheilk. **161**, 407 (1949). — **228.** BECKER, P. E.: Dystrophia musculorum progressiva. Stuttgart: Georg Thieme 1953. — **229.** BECKER, P. E.: Zur Frage der Heterogenie der erblichen Myotonien. Nervenarzt **28**, 455 (1957). — **230.** BECKER, P. E.: Zur Genetik der Myotonien. Internist (Berl.) **4**, 384 (1963). — **231.** BECKER, P. E.: Myopathien. Humangenetik **3**/1, 411 (1964). — **231a.** BECKER, P. E.: Genetik und Einteilung der Myopathien des Kindesalters. Pädiat. Fortbildungskurse **18**, 1 (1966). — **231b.** BECKER, P. E.: Zur Genetik der Myotonien. Symposium über progressive Muskeldystrophie. Berlin-Heidelberg-New York: Springer 1966. — **231c.** BECKER, P. E.: Neues zur Genetik der Myopathien. Wien. klin. Wschr. **79**, 402 (1967). — **232.** BECKER, V.: Placentare Ursachen von Früh- und Totgeburt. Dtsch. med. Wschr. **90**, 1060 (1965). — **233.** BECKETT, E. B., G. H. BOURNE, and W. MONTAGNA: Histology and cytochemistry of human skin. The distribution of cholinesterase in the finger of the embryo and the adult. J. Physiol. (Lond.) **134**, 202 (1956). — **234.** BECKMANN, R.: Zur Myositis fibrosa. Z. Kinderheilk. **93**, 148 (1965). — **235.** BECKMANN, R., E. MÖLBERT, M. AXMANN u. W. KÜNZER: Zur pseudomyopathischen Polymyositis. Bericht über die Erkrankung eines 5jährigen Kindes unter besonderer Berücksichtigung der erfolgreichen Behandlung mit fluorhaltigem Kortikosteroid. Arch. Kinderheilk. **170**, 76 (1964). — **236.** BEDELL, A. J.: Oxycephalus. Report of 3 cases with operation. J. Amer. med. Ass. **68**, 1979 (1917). — **237.** BEDNAR, A.: Methoden und Ergebnisse der Vakuumextraktion nach MALMSTRÖM an unserer Abteilung. Zbl. Gynäk. **86**, 673 (1964). — **238.** BEDOYA, J. M.: Analysis of 81 cases of pregnancy diabetoid state treated with oral antidiabetics. Rev. esp. Obstet. Ginec. **22**, 510 (1963). — **239.** BEETZ, P.: Beitrag zur Lehre von den angeborenen Bewegungsdefekten im Bereich der Augen-, Gesichts- und Schultermuskulatur. J. Psychol. Neurol. (Lpz.) **20**, 137 (1913). — **240.** BEHRMAN, R. E.: Kernicterus associated with perinatal asphyxia and drug therapy. Clin. Pediat. **4**, 352 (1965). **241.** BEHRMAN, R. E.: Alkali therapy in the delivery room. J. Pediat. **69**, 173 (1966). — **242.** BEHRMAN, R. E., and E. HIBBARD: Bilirubin. Science **144**, 545 (1964). — **243.** BEIERWALTES, W. H., R. W. SCHMIDT, V. N. DODSON, and E. A. CARR: Rabbit pregnancies after immunization with extract of thyroid gland. Endocrinology **69**, 863 (1961). — **244.** BEITZKE, H.: Über die angeborene tuberkulöse Infektion. Ergebn. ges. Tuberk.- u. Lung.-Forsch. **7**, 1 (1935). — **245.** BEKAERT, J., and G. DEMEESTER: Influence of the potassium concentration of the blood on the potassium level of the cerebrospinal fluid. Exp. Med. Surg. **12**, 480 (1954).— **246.** BEKÉNY, G., L. MASSANYI u. J. PRINTÉR: Über Polymyositis fibrosa. Erfolgreiche Behandlung mittels Steroidhormonen und Operation eines mit schweren Kontrakturen der unteren Extremitäten einhergehenden Falles. Psychiat. et Neurol. (Basel) **144**, 15 (1962). — **247.** Bell, J.: Dystrophia myotonica and allied diseases. London: Cambridge University Press 1947. — **248.** Bell, G. O., and E. C. Bartels: Postoperative parathyroid tetany. Lahey Clin. Bull. **7**, 105 (1951). — **249.** Bellet, S.: The ECG in electrolyte imbalance. Arch. intern. Med. **96**, 618 (1955). — **250.** Belmonte, G. I.: Hemorragias retinianas de recién nacida. Rev. esp. Oto-neuro-Oftal. **6**, 323 (1947). — **251.** Belnap, W. D., C. F. McKhann, and C. S. Beck: Cerebral birth injury in retrospect. J. Pediat. **37**, 326 (1950). — **252.** Benaron, H. B. W., M. Brown, B. E. Tucker, V. Wentz, and G. K. Yagorzynski: The remote effects of prolonged labor with forceps delivery, precipitate labor with spontaneous delivery and natural labor with spontaneous delivery on the child. Amer. J. Obstet. Gynec. **66**, 551 (1953). — **253.** Benda, C. E.: Studies in mongolism. II. Thyroid gland. Arch. Neurol. Psychiat. (Chir.) **41**, 243 (1939). — **254.** Benda, C. E.: Developmental disorders of mentation and cerebral palsies. New York: Grune & Stratton 1952. — **255.** Benda, C. E.: The child with mongolism (congenital acromicria). New York: Grune & Stratton 1960. — **256.** Benda, C. E.: The late effects of cerebral birth injuries. Medicine (Baltimore) **24**, 71 (1945). — **257.** Bender, S.: Twin pregnancy. J. Obstet. Gynaec. Brit. Emp. **59**, 510 (1952). — **258.** Bender, M. A., and P. C. Gooch: Persistent chromosome aberrations in irradiated human subjects. Radiat. Res. **16**, 44 (1962). — **259.** Beneke, R.: Über den Kernikterus des Neugeborenen. Münch. med. Wschr. **54**, 2023 (1907). — **260.** Beneke, R.: Über Tentoriumzerreißungen bei der Geburt sowie die Bedeutung der Duraspannung für chronische Gehirnerkrankungen. Münch. med. Wschr. **57**, 2125 (1910). — **261.** Benirschke, K.: Major pathologic features of the placenta, cord and membranes. Birth Defects, Symposium on the Placenta 1965, vol. I, p. 52. — **262.** Bennet, A. L., F. J. Ware, A. L. Dunn, and A. R. McIntyre: The normal membrane resting potential of mammalian skeletal muscle measured in vivo. J. cell. comp. Physiol. **42**, 343 (1953). — **263.** Bennholdt-Thomsen, C.: Über den Mongolismus und andere angeborene Abartungen in ihrer Beziehung zum hohen Alter der Mutter. Z. Kinderheilk. **53**, 427 (1932). — **264.** Benson, P. F.: Hereditary hypoparathyroidism presenting with oedema in the newborn period. Quart. J. Med. **33**, 197 (1964). — **265.** Benton, A. L.: Mental development of prematurely born children: A critical review of the literature. Amer. J. Orthopsychiat. **10**, 719 (1940). — **266.** Benton, I. W., H. W. Moser, P. R. Dodge, and S. Carr: Modification of the schedule of myelination in the rat by early nutritional deprivation. Pediatrics **38**, 801 (1966). — **267.** Benvenuti, M.: Introduzione alla Neurologia infantile. Pisa: Omnia medica 1954. — **268.** Beranek, R.: Intracellular electromyography in man. Physiol. bohemoslov. **10**, 94 (1961). — **269.** Berendes, H., J. A. Anderson, M. R. Ziegler, and D. Ruttenberg: Disturbance in tryptophan metabolism in phenylketonuria. Amer. J. Dis. Child. **96**, 430 (1958). — **270.** Berg, D., and F. Kubli: Probleme der Asphyxie-Behandlung Neugeborener. Gynaecologia (Basel) **158**, 201 (1964). — **271.** Berg, W. v.: Die Atmung von Herzmuskelschnitten der Katze in Abhängigkeit von pH und vom Glucose- oder Fructosezusatz. Pflügers Arch. ges. Physiol. **274**, 480 (1962). — **272.** Berge, B. S. ten: Osteriol excretion in intra-uterine foetal death: the significance of a sudden decrease and its relation to capillary pressure in the villi. Gynaecologia (Basel) **149**, 40 (1960). — **273.** Berge, B. S. ten: The influence of the placenta on cerebral injuries. Cerebr. Palsy Bull. **3**, 323 (1961). — **274.** Berger, H.: Über das Elektroencephalogramm des Menschen. Arch. Psychiat. Nervenkr. **87**, 527 (1929). — **275.** Berger, H.: Über das Elektroencephalogramm des Menschen. IV. Arch. Psychiat. Nervenkr. **97**, 6 (1932). — **276.** Berger, H., u. O. Sterzing: Zit. nach Hallervorden (*1652*). — **277.** Berglund, G., and R. Zetterström: Infants of diabetic mothers. Fetal hypoxia in maternal diabetes. Acta paedial. (Uppsala) **43**, 368 (1954). — **278.** Bergman, P., and T. Malmström: Natal and postnatal foetal mortality in association with vacuum extraction and forceps delivery. Gynaecologia (Basel) **154**, 65 (1962). — **279.** Bergsma, D. (ed.): Symposium on the placenta. Birth defects. The National Foundation, April 1965, vol. 1, No 1. — **280.** Bergström, R. A. M.: Brain and muscle potentials from the intrauterine foetus in unnarcotized, conscious animals. Nature (Lond.) **195**, 1004 (1962). — **281.** Bergström, R. M.: Prenatal development of motor functions. Ann. Chir. Gynaec. Fenn. **51**, Suppl. 112, 1 (1962). — **282.** Bergström, R. M.: A surgical technique for the study of brain, muscle and ECG potentials in the foetus. Ann. Chir. Gynaec. Fem. **51**, 504 (1962). — **283.** Bergström, R. M., and Lea Bergström: Prenatal development of stretch reflex functions and brain stem activity in the human. Ann. Chir. Gynaec. Fenn. **52**, Suppl. 117 (1963). — **284.** Bergström, A. L., M. B. Gunther, I. Olow, and B. Söderling: Prematurity and pseudoprematurity. Studies of the developmental age in underweight newborns. Acta paediat. (Uppsala) **44**, 519 (1955). — **285.** Bergström, R. M., P. E. Hellström, and D. Stenberg: Prenatal stretch reflex activity in the guinea pig. Ann. Chir. Gynaec. Fenn. **50**, 458 (1961). — **286.** Bergström, R. M., P.-E. Hellström, and D. Stenberg: An intrauterine technique for recording the foetal EEG in animals. Ann. Chir. Gynaec. Fenn. **50**, 130 (1961). — **287.** Bergström, R. M., P. E. Hellström, and D. Stenberg: Studies in reflex irradiation in the foetal guinea pig. Ann. Chir. Gynaec. Fenn. **51**, 171 (1962). — **288.** Bergström, R. M., P. E. Hellström u. D. Stenberg: Über die Entwicklung der elektrischen Aktivität im Großhirn des intrauterinen Meerschweinchen-Fetus. Ann. Chir. Gynaec. Fenn. **51**, 460 (1962). — **289.** Bergström, R. M., D. Stenberg, Y. Jokinen, and K. Järvi: EEG activity in the intrauterine foetus in conscious and anaesthetized guinea pigs. XXII. Internat. Congr. of Physiol. Sciences 1962. — **290.** Berlin-Heimendahl, S. v.: Zum Problem der Senkung der Frühgeborenensterblichkeit. Z. Kinderheilk. **87**, 70 (1962). — **291.** Berlin-Heimendahl, S. v.: Vergleich der Todesursachen und gefährdenden Belastungen bei FG verschiedener Reifestufen. Z. Kinderheilk. **87**, 490 (1963). — **292.** Berliner, R. W., T. J. Kennedy, and J. Orloff: Relationship between acidification of the urine and potassium metabolism, effect of carbonic anhydrase inhibition on potassium excretion. Amer. J. Med. **11**, 274 (1951). — **293.** Berliner, R. W., T. J. Kennedy, and J. Orloff: Factors affecting the transport of potassium and hydrogen ions by the renal tubules. Arch. int. Pharmacodyn **97**, 299 (1954). — **294.** Berman, J. L., M. Hultzn, and J. Lindsten: Blood-serotonin in Down's syndrome. Lancet **1967 I**, 730. — **295.** Berman, L. B., T. F. O'Connor, and P. C. Luchsinger: Carbon dioxide buffering in man. J. appl. Physiol. **15**, 393 (1960). — **296.** Berman, P. H., and B. Q. Banker: Neonatal meningitis. A clinical and pathological study of 29 cases. Pediatrics **38**, 6 (1966). — **297.** Berman, P. W., H. A. Waisman, and F. K. Graham: Intelligence in treated phenylketonuric children: a development study. Child Develop. **37**, 731 (1966). — **298.** Bernard, E., B. Kreis, A. Lotte et P. Y. Paley: Streptomycinothéraphie chez les tuberculeuses gravides. Bull. Acad. nat. Méd. (Paris) **134**, 41 (1950). — **299.** Bernáthová, M.: Clinical review of 117 newborn infants of diabetic mothers over a 10 year period at the institute for national and child care in Prague. Čs. Pediat. **19**, 30 (1964). — **300.** Bernhard, C. G., J. H. Kaiser, and G. M. Kolmodin: On the development of cortical activity in fetal sheep. Acta physiol. scand. **47**, 333 (1959). — **301.** Bernhard, C. G., J. H. Kaiser, and G. M. Kolmodin: On the epileptogenic properties of the fetal brain. Acta paediat. (Uppsala) **51**, 81 (1962). — **302.** Bernheim-Karrer, J.: Über subcutane Fettgewebsnekrosen beim Neugeborenen. Z. Kinderheilk. **55**, 695 (1933). — **303.** Bernheim, M., R. François, Y. Loaec, L. Genevet et Mme Ruitton-Ugliengo: Le syndrome biologique des vomissements cycliques avec acétonurie. Pédiatrie **9**, 325 (1954). — **304.** Bernsohn, I., K. D. Barron, and A. R. Hess: Esterase activity and zymogram patterns in developing rat brain. In: Progr. brain research., vol. 9. Amsterdam: Elsevier Publ. Co. 1964. — **305.** Bernstein (1902): Zit. nach Hodgkin et al. (*1847*). — **306.** Bernstine, R. L., and W. I. Borkowski: Prenatal fetal EEG. Amer. J. Obstet. Gynec. **77** (5), 1116 (1959). — **307.** Berry, H. K., B. Umbarger, and B. S. Sutherland: Procedures for monitoring the low phenylalanine diet in treatment of phenylketonuria. J. Pediat. **67**, 609 (1965). — **308.** Bertoye, A., R. Carron, A. Frederich, E. Hartemann, M. F. Cotte, and J. B. Cotton: Neonatal polyglobulism and transitory hypernatremia. Pédiatrie **19**, 703 (1964). — **309.** Bertram, E. G., and H. K. Ihrig: The relationship of capillaries to neurons in the central nervous system. Anat. Rec. **130**, 451 (1958). — **310.** Bertrand, I., J. Delay et J. Guillain: L'electroencephalogramme dans le myxoedeme. C. R. Soc. Biol. (Paris) **129**, 395 (1938). — **311.** Beskow, B.: Mental disturbances in premature children at shool age. Acta paediat. (Uppsala) **37**, 125 (1949). — **312.** Bessau, G.: In: Feer, Lehrbuch der Kinderheilkunde, 15. Aufl. Jena 1944. — **313.** Bessey, O. A., D. J. D. Adam, and A. E. Hansen: Intake of vitamin B_6 and infantile convulsions: a first approximation of requirements of pyridoxine in infants. Pediatrics **20**, 33 (1957). — **314.** Bessmann, S. P., and K. Tada: Metabolism of tryptophane in phenylketonuria. Pediatrics **23**, 1004 (1959). — **315.** Betke, K.: Die Anämien des Neugeborenen. Dtsch. med. Wschr. **86**, 66 (1961). — **316.** Bethlem, J., and F. E. P. Meyjes: Congenital, non progressive central core disease of Shy and Magee. Psychiat. Neurol. Neurochir. (Amst.) **63**, 246 (1960). — **317.** Bettecken, F., H. Reinwein,

W. KÜNZER, U. WOLF u. H. BAITSCH: Klinische und genetische Untersuchungen bei einem Patienten mit Cri du chat Syndrom. Dtsch. med. Wschr. **90**, 2008 (1965). — **318.** BETTELHEIM, B.: The empty fortress. New York: The free press and London: Collier-Macmillan Lt. 1967. — **319.** BETTMANN, E.: Über eine seltene Art von Geburtsschädigung und deren Folgen. Zbl. Gynäk. **50**, 1648 (1927). — **320.** BETTMANN u. HESS (1929): Zit. nach J. B. HARTZELL (*1711*). — **321.** BEUREN, A. J., J. APITZ, and D. HARMJANZ: Supravalvular aortic stenosis in association with mental retardation and a certain facial appearance. Circulation **26**, 1235 (1962). — **322.** BEUREN, A., J. APITZ u. J. STOERMER: Bericht über zwei Geschwister mit Glykogenspeicherkrankheit des Herzens und ein drittes Geschwisterkind mit Ventrikelseptumdefekt. Z. Kreisl.-Forsch. **51**, 708 (1962). — **323.** BEUTNER, E. H., E. WITEBSKY, D. RICKEN, and R. H. ADLER: Studies on autoantibodies in myasthenia gravis. J. Amer. med. Ass. **182**, 46 (1962). — **324.** BEYER, C., and CH. H. SAWYER: Effects of vigilance and other factors on nonspecific acoustic responses in the rabbit. Exp. Neurol. **10**, 156 (1964). — **325.** BEYER, L., u. D. SEITZ: Postpartale akute Komplikationen bei Myasthenie. Dtsch. Z. Nervenheilk. **187**, 527 (1965). — **326.** BHAGERATI, S.: A case of unilateral hydrocephalus secondary to occlusion of one foramen of Monro. J. Neurosurg. **21**, 226 (1964). — **327.** BICKEL, H.: The effects of a phenylanlanine-free and phenylalanine-poor diet in phenylpyruvic oligophrenia. Exp. Med. Surg. **12**, 114 (1954). — **328.** BICKEL, H.: Stoffwechsel und Schwachsinn. Jb. Jugendpsychiat **4**, 320 (1965). — **329.** BICKEL, H.: Früherfassung der Phenylketonurie. Mschr. Kinderheilk. **114**, 1, 23 (1966). — **330.** BICKEL, H., u. H. J. BREMER: Über die Phenylketonurie. Die Durchführung der phenylalaninarmen Diät. Dtsch. med. Wschr. **92**, 700 (1967). — **331.** BICKEL, H., R. J. BOSCOTT, and J. GERRARD: Observations on the biochemical error in phenylketonuria and its dietary control. In: Biochemistry of the developing nervous system. New York: Academic Press Inc. 1955. — **332.** BICKEL, H., J. GERRARD, and E. M. HICKMANNS: Influence of phenylalanine intake on phenylketonuria. Lancet **1953 II**, 312. — **333.** BICKEL, H., J.W. GERRARD, and E. M. HICKMANS: The influence of phenylalanine intake on the chemistry and behavior of a phenylketonuric child. Acta paediat. (Uppsala) **43**, 64 (1954). — **334.** BICKEL, H., u. W. GRÜTER: Phenylketonurie mit normalem Intelligenzquotienten. Z. Kinderheilk. **79**, 509 (1957). — **335.** BICKEL, H., and W. GRÜTER: The dietary treatment of phenylketonuria. Experiences over the last nine years. In: Mental retardation. Proc. I. Internat. Med. Conf. (ed. P. W. BOWMAN and H. V. MAUTNER). New York and London: Grune & Stratton 1960. — **336.** BICKEL, H., u. W. GRÜTER: Prophylaxe und Behandlung der Phenylketonurie. Eine Zwischenbilanz. Dtsch. med. Wschr. **86**, 39 (1961). — **337.** BICKEL, H., u. F. LINNEWEH: Austauschtransfusion als prophylaktische Maßnahme beim Kernikterus Frühgeborener. Klin. Wschr. **35**, 929 (1957). — **338.** BICKENBACH, W.: Die Übersterblichkeit der Kinder bei übertragenen Schwangerschaften. Geburtsh. u. Frauenheilk. **7**, 3 (1947). — **339.** BICKENBACH, W. (Hrsg.): Diskussion über perinatale Hypoxie und Azidose. Arch. Gynäk. **202**, 369 (1965). — **340.** BICKENSTAFF, E. R.: Periodic paralysis. J. Neurol. Neurosurg. Psychiat. **16**, 178 (1953). — **341.** BICKERS, D. S., and R. D. ADAMS: Hereditary stenosis of the aqueduct of Sylvius as a cause of congenital hydrocephalus. Brain **72**, 246 (1949). — **342.** BICKFORD, R. G., J. L. JACOBSON, and D. T. R. CODY: Nature of average evoked potentials to sound and other stimuli in man. Ann. N.Y. Acad. Sci. **112**, 204 (1964). — **343.** BIELSCHOWSKY, A.: Symptomatologie der Störungen des Augenbewegungsapparates. In: Handbuch der Neurologie, Bd. IV. Berlin: Springer 1936. — **344.** BIEMOND, A., and S. VAN CREVELD: Kernicterus in neonatal sepsis. Arch. Dis. Childh. **12**, 173 (1937). — **345.** BIERSTEKER, P. A., H. COLLEWIJN, and A. VAN HARREVELD: Asphyxial potentials of spinal grey matter, and of ventral and dorsal roots. J. Physiol. (Lond.) **185**, 15 (1966). — **346.** BILLARD (1827): Zit. bei SCHWARTZ (*3754*). — **347.** BILLING, B., and G LATHE: The excretion of bilirubin as an ester glucuronide giving the direct van den Bergh reactions. Biochem. J. **63**, 69 (1956). — **348.** BING, E.: Über angeborene Muskeldefekte. Virchows Arch. path. Anat. **170**, 175 (1902). — **349.** BINGHAM, J. A. W.: Herniation through congenital diaphragmatic defects. Brit. J. Surg. **47**, 201 (1959). — **350.** BIRCH, H. G., and J. TIZARD: The dietary treatment of phenylketonuria: not proven ? Develop. Med. Child. Neurol. **9**, 9 (1967). — **351.** BIRNBAUM, R.: Über die Verletzungen des Kindes bei der Geburt. Zbl. Gynäk. **158**, 707 (1906). — **352.** BISCHOFF, A., u. H. WILLI: Ergebnisse der Liquorcytodiagnostik beim Neugeborenen und Säugling. Zugleich ein Beitrag zum Problem der geburtstraumatischen intrakraniellen Blutung. Helv. paediat. Acta **17**, 24 (1962). — **353.** BISCOGLI, A. M., F. DI TULLIO, R. GADDINI, and M. MIDULLA: Endocranial hemorrhages and cerebral anoxia in the newborn; longterm follow up. Arch. ital. Pediat. **21**, 302 (1961). — **354.** BISGARD, J. D., and G. E. ROBERTSON: Congenital eventration of the diaphragm; surgical management. Amer. J. Surg. **70**, 95 (1945). — **355.** BISHOP, G. H., and M. H. CLARE: Relations between specifically evoked and "spontaneous" activity of the optic cortex. Electroenceph. clin. Neurophysiol. **4**, 321 (1952). — **356.** BISHOP, E. H., S. L. ISRAEL, and C. C. BRISCOE: Obstetric influences on the premature infant's first year of development. A report from the collaborative study of cerebral palsy. Obstet. and Gynec. **26**, 628 (1965). — **357.** BISMARCK, J.: Diss. Marburg 1938. — **358.** BJÖRKLUND, S.: Children of diabetic mothers. ECG studies in the newborn. Acta paediat. (Uppsala) **42**, 526 (1953). — **359.** BJÖRKLUND, S. J.: Infants of diabetic mothers with special reference to neonatal adrenocortical function as assessed by urinary excretion of corticoids and tests using ACTH. Acta endocr. (Kbh.) **15**, 25 (1954). — **360.** BJURE, J., G. LIDÉN, T. REINAUD, and A. VESTBY: A follow-up study of hyperbilirubinaemia in fullterm infants without isoimmunisation. Acta paediat. (Uppsala) **50**, 437 (1961). — **361.** BLACK, J. A.: Neonatal goitre and mental deficiency. Arch. Diss. Childh. **38**, 526 (1963). — **362.** BLACK, J. A., and R. E. BONHAM-CARTER: Association between aortic stenosis and facies of severe infantile hypercalcaemia. Lancet **1963II**, 745. — **363.** BLACK, S. P., and W. J. GERMAN: Four congenital tumors found at operation within the vertebral canal. J. Neurosurg. **7**, 49 (1950). — **364.** BLACK-SCHAFFER, B., S. KAMBE, M. FURUTA, and W. C. MOLONEY: Neonatal jaundice and kernikterus. Amer. J. Diss. Child. **87**, 737 (1954). — **365.** BLACKMAN, R. B., and J. W. TUKEY: The measurement of power spectra. New York: Dover Publ. Inc. 1958. — **366.** BLAINEY, J. D., and R. GULLIFORD: Phenylalanine-restricted diets in the treatment of phenylketonuria. Arch. Diss. Childh. **31**, 452 (1956). — **367.** BLANC, W. A., and L. JOHNSON: Studies on kernikterus. Relationship with sulfonamide intoxication report on kernicterus in rats with glucuronyl transferase deficiency and review of pathogenesis. J. Neuropath. exp. Neurol. **18**, 165 (1959). — **368.** BLANCHAER, M. C., M. VAN WIJHE, and D. MOZERSKY: The oxidation of lactate and α-glycerophosphate by red and white skeletal muscle. I. Quantitive studies. J. Histochem. Cytochem. **11**, 500 (1963). — **369.** BLANCK, C., B. JALLING, J. LINDSTEIN, and P. ZETTERQUIST: Trisomy 13—15. Report of a case with clinical, cytogenetic and pathologic findings. Acta path. microbiol. scand. **60**, 36 (1964). — **370.** BLAND, J. H.: General clinical considerations in water, electrolyte and hydrogen ion metabolism. In: BLAND (ed.), Clinical metabolism of body water and electrolytes. Philadelphia and London: W. B. Saunders Co. 1963. — **371.** BLANCK, C. E.: Some aspects of chromosome mosaicism in clinical medicine. Lancet **1964II**, 903. — **372.** BLANCK, C. E., E. GEMMELL, M. D. CASEY, and M. LORD: Mosaicism in a mother with a mongol child. Brit. med. J. **1962II**, 378. — **373.** BLAU, A.: Primary generalized myositis fibrosa. Report of 2 cases with histopathology. J. Mt Sinai Hosp. **5**, 432 (1938). — **374.** BLIZZARD, R. M., R. W. CHANDLER, B. H. LANDING, M. D. PETTIT, and C. D. WEST: Maternal autoimmunization to thyroid as a probable cause of athyreotic cretinism. New Engl. J. Med. **263**, 327 (1960). — **375.** BLOCH, E., and K. BENIRSCHKE: In: The human adrenal cortex (eds. A. R. CURRIE, T. SYMINGTON and J. K. GRANT), p. 589. Edinburgh and London: Livingstone 1962. — **376.** BLOM, S., K. E. HAGBARTH, and S. SKOGLUND: Post tetanic potentiation of H.-reflexes in human infants. Exp. Neurol. **9** (3), 198 (1964). — **377.** BLOOR, C. M.: Aortic baroreceptor threshold and sensitivity in rabbits at different ages. J. Physiol. (Lond.) **174**, 163 (1964). — **378.** BLUMEL, J., E. A. EVANS, and W. G. N. EGGERS: Sacrococcygeal agenesis. J. Bone Jt Surg. **A41**, 497 (1959). — **379.** BLYSTAD, W.: Blood gas determinations on premature infants. Acta paediat. (Uppsala) **45**, 103 (1956). — **380.** BODANSKY, M., and V. B. DUFF: Regulation of level of calcium in serum during pregnancy. J. Amer. med. Ass. **112**, 223 (1939). — **381.** BODIAN, M.: Congenital malignant neurilemnoma. J. clin. Path. **17**, 130 (1964). — **382.** BOER, C. H. DE: Forceps or vacuum extractor. Lancet **1961II**, 875. — **383.** BOGAERT, L. VAN: La sclerose laterale amyotrophique et la paralysiè bulbaire progressive chez l'enfant. Rev. Neurol. **1**, 180 (1925). — **384.** BOGAERT, L. VAN, J. S. BESSA et A. N. VICENTE: Sur une affection musculaire congenitale à evolution lentement favorable caractérisée par une «ciirhose» musculaire à dépôts proteinique (réticulose musculaire?). Acta neurol. belg. **10**, 973 (1963). — **385.** BOGGS, T. R.: Rh-disease-pregnancy interruption. Pediatrics **33**, 758 (1964). — **386.** BOGGS, T. R.: Status of exchange transfusion. Pediatrics **34**, 435 (1964). — **387.** BOKAY, I. v. Über den Wert der Transparenz-Untersuchungen bei Hydrocephalus internus congenitus. Acta paediat. (Uppsala) **13**, 48 (1932). — **388.** BOKEL-

MANN, O., u. A. BOCK: Über die Zustandsform des Kalziums im Serum während der Gestationszeit. Arch. Gynäk. **133**, 739 (1928). — **389.** BOLAFFIO, M., e G. ARTOM: Richerche sulla fisiologia del sistema nervosa del feto umano. Arch. Sci. biol. (Bologna) **5**, 457 (1924). — **390.** BOLTE, H. B., G. RIECKER u. D. RÖHL: Messungen des Membranpotentials an einzelnen quergestreiften Muskelzellen des Menschen in situ. Klin. Wschr. **41**, 356 (1963). — **391.** BONAM-CARTER, R. E., C. E. DENT, D. I. FOWLER, and C. M. HARPER: Calcium metabolism in idiopathic hypocalcaemia of infancy with failure to thrive. Arch. Diss. Childh. **30**, 399 (1955). — **392.** BONAR, B. E., and R. W. OWENS: Bilateral congenital facial paralysis. Amer. J. Diss. Child. **38**, 1256 (1929). — **393.** BONAVITA, V.: Molecular evolution of lactate dehydrogenase in the developing nervous tissue. In: Progr. in brain research, vol. 4. Amsterdam: Elsevier Publ. Co. 1964. — **394.** BONDVELLE, M., and CL. SALLOV: Convulsions with hypocalcemia in a 7 months old baby. Persistence of EEG and neurological signs despite return to a normal blood calcium concentration. Electroenceph. clin. Neurophysiol. 8, 175 (1956). — **395.** BONELL, G.: Beitrag zur Kenntnis der sog. enteralen Säuglingsgrippe. Arch. Kinderheilk. **124**, 145 (1941). — **396.** BONGIOVANNI, A. M., W. R. EBERLEIN, P. Z. THOMAS, and W. B. ANDERSON: Sporadic goiter of the newborn. J. clin. Endocrin. **16**, 146 (1956). — **397.** BONIN, O.: Die Masernschutzimpfung. In: HERRLICH, Handbuch der Schutzimpfungen. Berlin-Heidelberg-New York: Springer 1965. — **398.** BONNEVIE, K.: Embryological analysis of gene manifestation in Little and Bagg's abnormal mouse tribe. J. exp. Zool. **67**, 443 (1934). — **399.** BÖÖK, J. A., L. ATKINS, and B. SANTERSON: Some new data on autosomal aberrations in man. Path. et Biol. **2**, 1159 (1963). — **400.** BÖÖK, J. A., M. FRACCARO, and J. LINDSTEN: Cytogenetical observations in mongolism. Acta paediat. (Uppsala) **48**, 453 (1959). — **401.** BÖÖK, J. A., and S. RAYNER: A clinical and genetical study of anencephaly. Amer. J. hum. Genet. **2**, 61 (1950). — **402.** BORDLY, J. E., W. G. HARDY, and C. P. RICHTER: Audiometry with the use of galvanic skin resistance response. Bull. Johns Hopk. Hosp. **82**, 569 (1948). — **403.** BORELL, U., J. FERNSTRÖM, L. OHLSON, and N. WIQUIST: Effect of uterine contractions on the human uteroplacental blood circulation. Amer. J. Obstet. Gynec. **89**, 881 (1964). — **404.** BORGARD, W., u. F. HOFFMANN: Über das Verhalten von neugeborenen Tieren bei Sauerstoffmangel. Arch. Gynäk. **168**, 873 (1939). — **405.** BORNSTEIN, M. B., and M. R. MURRAY: Serial observations on patterns of growth, myelin formation, maintenance and degeneration in cultures of newborn rat and kitten cerebellum. J. biophys. biochem. Cytol. **4**, 499 (1958). — **406.** BOSIO, U., e T. BARDINI: Sacro-coccygeal teratoma. Minerva chir. **20**, 611 (1965). — **407.** BOSMA, J. F., and J. LIND: Roentgenologic observations of motions of the upper airway associated with establishment of respiration in the newborn infant. Acta paediat. (Uppsala) **49**, Suppl. 123, 18 (1960). — **408.** BOSTAD, R.: Sodium chloride intoxication in newborn infants. Clin. Pediat. (Philad.) **3**, 1 (1964). — **409.** BOUND, J. P., and T. P. TELFER: Effect of vitamin K dosage on plasma bilirubin levels in premature infants. Lancet **1956 I**, 720. — **410.** BOURGUINON, G.: La chronaxie chez l'homme. Paris: Masson & Cie. 1923. — **411.** BOURNE, G., and M. N. GOLARZ: Histochemistry and muscle disease. Rev. Canad. Biol. **21**, 383 (1962). — **412.** BOURQUIN, J. B.: Les malformations du nouveau-né causées par les viroses de la grossesse et plus particulièrement par la rubéole. Paris: Le François 1948. — **413.** BOUTERLINE-YOUNG, H. J., and C. A. SMITH: Respiration of full term and premature infants. Amer. J. Dis. Child. **80**, 753 (1950). — **414.** BOWEN, M., and R. HEPNER: Placental insufficiency and growth. Amer. J. Dis. Child. **98**, 567 (1959). — **415.** BOWEN, W. R., E. PORTER, and W. J. WATERS: The protective action of albumin in bilirubin toxicity in newborn puppies. Amer. J. Dis. Child. **98**, 568 (1959). — **416.** BOWER, B. D., L. F. JONES, and M. M. WEEKS: Cold injury in the newborn. A study of 70 cases. Brit. med. J. **1960 I**, 303. — **417.** BOWERS jr., V. M., T. W. MCELIN, and J. M. DORSEY: Diaphragmatic hernia in the newborn. Obstet. and Gynec. **6**, 262 (1955). — **418.** BOWMAN, J. M., and R. F. FRIESEN: Multiple intraperitoneal transfusions of the fetus for erythroblastosis fetalis. New Engl. J. Med. **271**, 703 (1964). — **419.** BOWMAN, J. M., and J. M. POLLOCK: Amniotic fluid spectrophotometry in erythroblastosis. Pediatrics **35**, 815 (1965). — **420.** BOYD, J. D.: The inferior aorticopulmonary glomus. Brit. med. Bull. **17**, 79 (1961). — **421.** BOYD, J. A.: The nuclear-bag fibre and nuclear-chain fibre systems in the muscle spindles of the cat. Symposium on Muscle Receptors. Hongkong: University Press 1962. — **422.** BOYD, J. A., and H. R. DAVEY: The distribution of two types of small motor nerve fibre to different muscles in the hind limb of the cat. Proc. I. Nobel Symp. June 1965. Stockholm: ALMQUIST & WIKSELL 1965, p. 59. —

423. Boyer, G. F.: Complete histopathological examination of the nervous system of an unusual case of obstetrical paralysis 41 years after birth and a review of the pathology. Proc. roy Soc. Med. **5**, 31 (1911). — **424.** Bradley, P. B., J. T. Eayrs, A. Glass, and R. W. Heath: The maturational and metabolic consequences of neonatal thyreoidectomy upon the recruiting response in the rat. Electroenceph. clin. Neurophysiol. **13**, 577 (1961). — **425.** Bradley, P. B., J. T. Eayrs, and N. M. Richards: Factors influencing potentials in normal and cretinous rats. Electroenceph. clin. Neurophysiol. **17**, 308 (1964). — **426.** Bradley, P. B., J. T. Eayrs, and K. Schmalbach: The electroencephalogram of normal and hypothyroid rats. Electroenceph. clin. Neurophysiol. **12**, 467 (1960). — **427.** Brady, A. J., and J. W. Woodbury: Effects of sodium and potassium on repolarisation in frog ventricular fibres. Ann. N.Y. Acad. Sci. **65**, 687 (1957). — **428.** Brady, J. P., E. C. Cotton, and W. H. Tooley: Chemoreflexes in the newborn infant: Effects of 100% oxygen on heart rate and ventilation. J. Physiol. (Lond.) **172**, 332 (1964). — **429.** Braithwaite, J. V.: Hypothermia in the newborn. Lancet **1955 I**, 773. — **430.** Bramann, C. v.: Intrathorakaler Ileus. Dtsch. med. J. **15**, 193 (1964). — **431.** Brander, T.: Finska Läk.-Sällsk. Handl. **76**, 603 (1936). Zit. bei Darke (*853*). J. Pediat. **24**, 148 (1944). — **432.** Brandt, S.: A case of arthrogryposis multiplex congenita. Anatomical appearing as a foetal spinal muscular atrophy. Acta paediat. (Uppsala) **34**, fasc. 4 (1947). — **433.** Brandt, S.: Werdnig-Hoffmann's infantile progressive muscular atrophy. Copenhagen: Ejnar Munksgaard 1950. — **434.** Brandt, S.: Organisation der Behandlung und Unterrichtung cerebral gelähmter Kinder in Dänemark. Früherfassung und Frühbehandlung, eine Notwendigkeit für spastisch gelähmte Kinder. Tagg in München 18.—19. 11. 63. — **435.** Brandt, S., and H. Brandt: The electroencephalographic pattern in young healthy children from 0 to five years of age. Acta psychiat. scand. **30**, 77 (1955). — **436.** Branning, W. S.: Acid base balance in premature infants. J. clin. Invest. **21**, 101 (1942). — **437.** Brante, G.: Studies on lipids in nervous system with special reference to quantitative chemical determination and topical distribution. Acta physiol. scand. **18**, Suppl 3, 1 (1949). — **438.** Brash, A. A.: The effect of toxaemia of pregnancy upon the foetus and newborn child.Arch. Dis. Childh. **24**, 107 (1949). — **439.** Braude, H.: Phenylketonuria. S. Afr. med. J. **30**, 83 (1956). — **440.** Braun, O. H.: Escherichiosen im Kindesalter. In: Opitz-Schmid, Handbuch der Kinderheilkunde, Bd. V. Berlin-Göttingen-Heidelberg: Springer 1963. — **441.** Braun, O. H., u. B. Kauderer: Nil nocere. Rachitisprophylaxe in der Neugeborenen Periode. Münch. med. Wschr. **108**, 104 (1966). — **442.** Bray, P. F.: Temporal lobe syndrome in children. A longitudinal review. Pediatrics **29**, 617 (1962). — **443.** Bray, P. F.: Partial autosomal trisomy and translocation. J. Amer. med. Ass. **187**, 566 (1964). — **444.** Bray, P. F., and B. B. Mukherjee: A chromosome anomaly in an infant with a degenerative disease of the central nervous system. J. Pediat. **62**, 230 (1963). — **445.** Brazelton, T. B., Mary Louise Scholl, and J. S. Robey: Visual responses in the newborn. Pediatrics **37**, 284 (1966). — **446.** Brazier, M. A. B.: The analysis of brain waves. Sci. American **206**, 142 (1962). — **447.** Brazier, M. A.B.: Brain function, vol. II. Berkeley and Los Angeles: University Calif. Press 1964. — **448.** Brazier, M. A. B.: The electrical activity of the nervous system. Science **146**, 1423 (1964). — **449.** Brazier, M. A. B.: Persönliche Mitteilung 1966. — **450.** Brazier, M. A. B., and J. U. Casby: Cross correlation and autocorrelation studies of electroencephalographic potentials. Electroenceph. clin. Neurophysiol. **4**, 201 (1952). — **451.** Breckenridge, A. J., H. E. Hoff, and H. T. Smith: Effect on respiration in midpontine animal of chemical inhibition of facilitatory system. Amer. J. Physiol. **162**, 74 (1950). — **452.** Bremer, F. W.: Status dysraphicus und Syringomyelie. Fortschr. Neurol. Psychiat. **4**, 119 (1942). — **453.** Bremer, F., et J. Thomas: Action de l'anoxémie, de l'hypercapnie et de acapnie sur l'activité electrique du cortex cérébral. C. R. Soc. belge Biol. **122**, 1256 (1936). — **454.** Breschet (1823): Zit. nach Lange-Cosack (2311). — **455.** Breslau, u. E. Rindfleisch: Geburtsgeschichte und Untersuchung eines Falles von Foetus in foetu. Virchows Arch. path. Anat. **30**, 406 (1864). — **456.** Bretscher, J.: Report on the resuscitation of 110 intubated newborn infants. Arch. Gynäk. **200**, 30 (1964). — **457.** Brett, E. A.: The estimation of foetal maturity by the neurological examination of the neonate. Clinics in Developm. Medicine, No. 19, Publ. Spastics Soc. Med. Education. London: W. Heinemann Book Ltd. 1966. — **458.** Brett, E. M.: Measurement of cerebrospinal fluid pressure in infants without puncture. Develop. Med. Child. Neurol. **8**, 207 (1966). — **459.** Breuning, M.: Möglichkeiten und Grenzen der Frühprognose bei der Aufzucht Frühgeborener. Mschr. Kinderheilk. **113**, 577 (1965). — **460.** Breuning, M., H. J. Koerting, u. F. Weiss:

Beitrag zur Listeriose bei Schwangeren und Neugeborenen. Geburtsh. u. Frauenheilk. **25**, 901 (1965). — **461.** Bridgman, C. S., and L. Carmichael: An experimental study of the onset of behavior in the fetal guinea-pig. J. genet. Psychol. **47**, 247 (1935). — **462.** Bright, R.: Diseases of the brain and nervous system (Longman, Rees, Orme, Brown and Greene), vol. 2, p. 431. London 1831. — **463.** Brink, F.: The role of calcium in neural processes. Pharmacol. Rev. **6**, 243 (1954). — **464.** Brink, F., and D. W. Bronk: Rhythmic activity of single nerve fibers induced by low calcium. Proc. Soc. exp. Biol. (N.Y.) **37**, 94 (1937). — **465.** Brinkman, G. L., D. G. Remp, E. O. Coates, and E. M. Priess: Treatment of respiratory acidosis with THAM. Amer. J. med. Sci. **239**, 341 (1960). — **466.** Brizzee, K. R., J. Vogt, and X. Kharetchko: Postnatal changes in glia/neuron index — with a comparison of methods of cell enumeration in the white rat. In: Progress in brain res., vol. 4. Amsterdam: Elsevier Publ. Co. 1964. — **467.** Brocklehurst, G., J. R. W. Gleare, and W. S. Lewin: Early closure of myelomeningocele with special reference to leg movement. Develop. Med. and Child. Neurol., Suppl. **13**, 51 (1957). — **468.** Brodie, H. R., and L. Dallaire: The E-syndrome resulting from a maternal chromosomal translocation. Canad. med. Ass. J. **87**, 559 (1962). — **469.** Brodie, D. A., and D. W. Woodbury: Acid-base changes in brain and blood of rats exposed to high concentrations of carbon dioxide. Amer. J. Physiol. **192**, 91 (1958). — **470.** Brody, J. A., H. Moore, and E. O. King: Meningitis caused by an unclassified gram-negative bacterium in newborn infants. Amer. J. Dis. Child. **96**, 1 (1958). — **471.** Broman, T.: Supravital analysis of disorders in the cerebrovascular permeability. Acta psychiat. (Kbh.) **25**, 21 (1950). — **472.** Brooke, E. M.: Ursachen der perinatalen Sterblichkeit in England und Wales. Mth. Bull. Minist. Hlth Lab. Serv. **20**, 174 (1961). — **473.** Brooks, B.: Pathologic changes in muscle as a result of disturbances of circulation: an experimental study of Volkmann's ichemic paralysis. Arch. Surg. **5**, 188 (1922). — **474.** Brooks, C. Mcc., D. R. Curtis, and J. C. Eccles: Mode of action of tetanus toxin. Nature (Lond.) **175**, 120 (1955). — **475.** Brooks, V. B., and P. S. Enger: Spread of directly evoked responses in the cat's cerebral cortex. J. gen. Physiol. **42**, 761 (1959). — **476.** Broser, F.: Verhalten der Serumcholinesterase im Verlauf der Myasthenia gravis pseudoparalytica. Nervenarzt **35**, 49 (1964). — **477.** Brown, A.: Studies on the neonatal development of the glucuronide conjugating system. Amer. J. Dis. Child. **94**, 510 (1957). — **478.** Brown, A. K., and W. W. Zuelzer: Studies in hyperbilirubinaemia. Amer. J. Dis. Child. **93**, 263 (1957). — **479.** Brown, C. D., and S. Propp: Trisomy of chromosome 21 and tetraploid metaphasis in congenital acute granulocytic leukemia in mongolism. Personal communication 1962. — **480.** Brown, E. W., R. A. Lyon, and N. A. Anderson: Causes of prematurity: Influence of toxemia on the incidence of prematurity. Amer. J. Dis. Child. **71**, 378 (1946). — **481.** Brown, J. B., and F. McDowell: Syndactilism with absence of the pectoralis major. Surgery **7**, 599 (1940). — **482.** Brown, N. J., B. D. Carver, and M. C. H. Dodgson: A second case in the family of congenital cerebral lipidosis resembling amaurotic familiy idiocy. Arch. Dis. Childh. **29**, 48 (1954). — **483.** Brown, R. J. K., and P. Wallis: Hypoglycemia in the newborn infant. Lancet **1963 I**, 1278. — **484.** Brown, E. B., and B. Goott: Intracellular hydrogen ion changes and potassium movement. Amer. J. Physiol. **204**, 765 (1963). — **485.** Brown, G. L., and A. M. Harvey: Congenital myotonia in goat. Brain **62**, 341 (1939). — **486.** Browne, F. J.: The anencephalic syndrome in its relation to apituitarism. Edinb. med. J. **25**, 296 (1920). — **487.** Browne, E. A.: Inheritance of an intrinsic abnormality of red blood cell predisposing to drug-induced hemolytic anemia. Bull. Johns Hopk. Hosp. **101**, 115 (1957). — **488.** Browning, T. B., R. W. Atkins, and H. Weiner: Cerebral metabolic disturbances in hypothyroidism. Arch. intern. Med. **93**, 938 (1954). — **489.** Brown-Séquard, E.: J. Physiol. (Paris) **1**, 217 (1858). — **490.** Broyer, M., J. J. Chewrie, J. Aicardi, Le Tan Vinh and St. Thieffry: Multiple malformations in a child with partial monosomy for a 21—22 chromosome. Presse méd. **74**, 791 (1966). — **491.** Bruce, A., and J. Lorber: Is antibiotic prophylaxis necessary in spina bifida? Develop. Med. Child. Neurol. **6**, 18 (1964). — **492.** Bruce, A. M., J. Lorber, W. I. H. Shedden, and R. B. Zachary: Persistent bacteraemia following ventriculo-caval shunt operations for hydrocephalus in infants. Develop. Med. Child. Neurol. **5**, 461 (1963). — **493.** Bruch, H., and D. J. McCune: Mental development of congenitally hypothyroid children. Amer. J. Dis. Child. **67**, 205 (1944). — **494.** Buchanan, W. W., W. D. Alexander, J. Crooks, D. A. Koutras, E. J. Wayne, J. R. Anderson, and R. B. Goudie: Association of thyreotoxicosis and auto-immun thyreoditis. Brit. med. J. **1961 I**, 843. — **495.** Bruck, F.:

Über einen Fall von congenitaler Makroglossie combiniert mit allgemeiner wahrer Muskelhypertrophie und Idiotie. Dtsch. med. Wschr. **15**, 229 (1889). — **496.** BRÜCK, E., and D. H. WEINTRAUB: Serum calcium and phosphorus in premature and fullterm infants. Amer. J. Dis. Child. **90**, 653 (1955). — **497.** BRÜCK, K.: Die Entwicklung der Temperaturregelung beim Menschen. Habil.-Schr. Marburg 1959. — **498.** BRÜCK, K.: Temperature regulation in the newborn infant. Biol. Neonat. (Basel) **3**, 65 (1961). — **499.** BRÜCK, K.: Optimale thermische Umgebungsbedingungen für die Lebenserhaltung Früh- und Neugeborener. Wiederbelebung und künstliche Organe, S. 120. Paris: Masson & Cie. 1965. — **500.** BRÜCK, K., u. M. BRÜCK: Der Energieumsatz hypothermer Frühgeborener. Klin. Wschr. **22**, 1125 (1960). — **501.** BRÜCK, K., M. BRÜCK u. H. LEMTIS: Hautdurchblutung und Thermoregulation bei neugeborenen Kindern. Pflügers Arch. ges. Physiol. **265**, 55 (1957). — **502.** BRÜCK, K., M. BRÜCK u. H. LEMTIS: Thermoregulatorische Veränderungen des Energiestoffwechsels bei reifen Neugeborenen. Pflügers. Arch. ges. Physiol. **267**, 382 (1958). — **503.** BRÜCK, K., H. FORREST ADAMS, and M. BRÜCK: Temperature regulation in infants with chronic hypoxemia. Pediatrics **30**, 350 (1962). — **504.** BRÜCK, K., A. H. PARMELEE, and M. BRÜCK: Neutral temperature range and range of "thermal comfort" in premature infants. Biol. Neonat. (Basel) **4**, 32 (1962). — **505.** BRÜCK, K., u. B. WÜNNENBERG: Blockade der chemischen Thermogenese und Auslösung von Muskelzittern durch Adrenolytica und Ganglienblockade beim neugeborenen Meerschweinchen. Pflügers Arch. ges. Physiol. **282**, 376 (1965). — **506.** BRUGGENCATE, H. G. TEN, H. D. HENATSCH, and H. BOSSMANN: Reduction of dynamic sensitivity of primary muscle spindle endings in experimental tremor. Experientia (Basel) **20**, 554 (1964) (Separatum). **507.** BRUGGENCATE, H. G. TEN, u. F. J. SCHULTE: Entladungen von Muskelspindeln der Katze bei experimenteller Hypocalcämie. Pflügers Arch. ges. Physiol. **277**, 650 (1963). — **508.** BRYAN, W. M.: Myasthenia gravis in pregnancy and in the newborn infant; review of literature and case report. Obstet. and Gynec. **4**, 339 (1954). — **509.** BRYANT, G. W., G. LEHMANN, and P. K. KNOEFEL: The action of magnesium on the central nervous system and its antagonism by calcium. J. Pharmacol. **65**, 318 (1938). — **510.** BUCCI, G., A. SCALAMANDRÉ, P. G. SAVIGNONI, and M. MENDICINI: Acid base status of normal premature infants in the first week of life. Biol. Neonat. (Basel) **8**, 81 (1965). — **511.** BUCHANAN, D., C. G. GRULEE, and R. C. ELEY (eds.): The child in health and disease. Baltimore: Williams & Wilkins Co. 1952. — **512.** BUCHTHAL, F.: Einführung in die Elektromyographie. München u. Berlin: Urban & Schwarzenberg 1958. — **513.** BUCHTHAL, F.: Zur Deutung des Elektromyogramms. Berl. Med. **12**, 127 (1961). — **514.** BUCHTHAL, F.: The general concept of the motor unit. Neuromuscular Disorders **38**, 3 (1961). — **515.** BUCHTHAL, F., and S. CLEMMESEN: Electromyographical observations in congenital myotonia. Acta psychiat. (Kbh.) **16**, 389 (1941). — **516.** BUCHTHAL, F., and L. ENGBAEK: On the neuromuscular transmission in normal and myasthenic subjects. Acta psychiat. (Kbh.) **23**, 1 (1948). — **517.** BUCHTHAL, F., L. ENGBAECK, and I. GAMSTORP: Paresis and hyperexcitability in adynamia episodica hereditaria. (Minneap.) Neurology **8**, 347 (1958). — **518.** BUCHTHAL, F., and P. ROSENFALCK: Rate of impulse conduction in denervated human muscle. Electroenceph. clin. Neurophysiol. **10**, 521 (1958). — **519.** BUCHTHAL, F., and A. ROSENFALCK: Evoked action potentials and conduction velocity in human sensory nerves. Brain Res. **3**, 1 (1961). — **520.** BUCK, C., G. H. VALENTINE, and K. HAMILTON: Reproductive performance of mothers of mongols. Amer. J. ment. Defic. **70**, 886 (1966). — **521.** BUCKE, B., u. M. POHL: Die sogenannte wachsende Schädelfraktur als Komplikation der Vakuumextraktion. Msch. Kinderheilk. **111**, 424 (1963). — **522.** BUCKTON, K. E., D. G. HARNDEN, and A. G. BAIKIE: Mongolism and leukaemia in the same sibship. Lancet **1961I**, 171. — **523.** BUDIN, P. C.: Le Nourisson. Paris: Oct. Doin 1900. — **524.** BUENDIA, N., M. GOODE, G. SIERRA, and J. P. SEGUNDO: Responsiveness and discrimination during sleep. Experientia (Basel) **19**, 208 (1963). — **525.** BUETOW, K. C., and S. W. KLEIN: Effect of maintenance of normal skin temperature on survival of infants of low birth weight. Pediatrics **34**, 163 (1964). — **526.** BÜHLER, V. E., J. BORIS, R. ROSSIER u. STALDER: Trisomie 13—15 mit Cebocephalie. Ann. paediat. (Basel) **199**, 198 (1962). — **527.** BÜHLER, CH., H. HETZER u. B. TUDOR-HART: Soziologische und psychologische Studien über das erste Lebensjahr. Jena: Gustav Fischer 1927. — **528.** BÜLBRING, E., G. BURNSTOCK, and M. E. HOLMAN: Excitation and conduction in the smooth muscle of the isolated taenia coli of the guinea-pig. J. Physiol. (Lond.) **142**, 3, 420 (1958). — **529.** BUGY, B.: Über Beeinflussung der elektrischen Systolendauer durch Kalzium- und Kaliumionen. Z. ges. inn. Med. **11**, 518

(1956). — **530.** BULLER, A. J., and A. C. DORNHORST: Autogenetic inhibitory impulses from muscle. J. Physiol. (Lond.) **128**, 20 (1955). — **531.** BULLER, A. J., J. C. ECCLES, and R. M. ECCLES: Differentiation of fast and slow muscles in the cat hind limb. J. Physiol. (Lond.) **150**, 399 (1960). — **532.** BUNDESEN, H. N.: Natal day death. The long neglected and unaltered field of infant mortality. Chicago. — **533.** BUNGE, M. B., R. P. BUNGE, and H. RIS: Ultrastructural study of remyelination in an experimental lesion in adult cat spinal cord. J. biophys. biochem. Cytol. **10**, 67 (1961). — **534.** BUÑO, W., and N. I. GERMINO: Distribution of succinic dehydrogenase in the organs of the adult albino rat. Acta anat. (Basel) **33**, 161 (1958). — **535.** BURGER, J. P.: Meningeal hemorrhage in the newborn at term. Strasbourg méd. **16**, 125 (1965). — **536.** BURGHARD, E., u. H. SCHLEUSSING: Folgezustände des Ikterus neonatorum gravis. Klin. Wschr. **12**, 1526 (1933). — **537.** BURGIO, G. R., F. SEVERI, R. ROSSONI, and R. VACCARO: Mongolism and thyroid autoimmunity. Lancet **1965I**, 166. — **538.** BURKE, I. B.: The prognostic significance of neonatal convulsions. Arch. Dis. Childh. **29**, 342 (1954). — **539.** BURKE, J. B.: Partial thoracic stomach in childhood. Brit. med. J. **1959II**, 787. — **540.** BURKE, BERTHA S., V. A. BEAL, S. B. KIRKWOOD, and H. C. STUART: Nutrition studies during pregnancy. Amer. J. Obstet. Gynec. **46**, 38 (1943). — **541.** BURKE, E. C., R. K. WINKELMANN, and M. K. STRICKLAND: Disseminated hemangiomalosis. Amer. J. Dis. Child. **108**, 418 (1964). — **542.** BURN, C. G.: Unidentified grampositive bacillus associated with meningoencephalitis. Proc. Soc. exp. Biol. (N.Y.) **31**, 1095 (1934). — **543.** BURNS, B. D.: The mammalian cerebral cortex. London: Arnold 1958. — **544.** BURNS, B. D.: The central control of respiratory movements. Brit. med. Bull. **19**, 7 (1963). — **545.** BURNS, J.: The assessment of school placement in children suffering from encephalocele and meningocele in the city of Liverpool. Devel. Med. and Child Neurol., Suppl. **13**, 23 (1967). — **546.** BURNSTOCK, G.: The effects of acetylcholine on membrane-potential, spike frequency, conduction velocity and excitability in the taenia coli of the guinea-pig. J. Physiol. (Lond.) **143**, 165 (1958). — **547.** BURNSTOCK, G.: The action of adrenaline on excitability and membrane potential in the taenia coli of the guinea-pig and the effect of DNP on this action and on the action of acetylcholine. J. Physiol. (Lond.) **143**, 183 (1958). — **548.** BURR, C. R.: Spinal birth trauma. Boston med. and surg. J. **77**, 235 (1892). — **549.** BURR, C. W.: Hemorrhage into spinal cord at birth. Amer. J. Dis. Child. **19**, 473 (1920). — **549a.** BURNSTOCK, G., and R. W. STRAUB: A method for studying the effects of ions and drugs on the resting and action potentials in smooth muscle with external electrodes. J. Physiol. (Lond.) **140**, 156 (1958). — **550.** BURROWS, H. J.: Case of progressive myositis (fibrositis) ossificans. Proc. roy. Soc. Med. **26**, 1330 (1933). — **551.** BURTON, J. A. G., J. COWMANN, and H. MILLER: Generalized myositis fibrosa. Quart. J. Med. **17**, 103 (1923). — **552.** BURTON, R. M.: The pyridine nucleotide and diphosphopyridine nucleotidase levels of the brain of young rats. J. Neurochem. **2**, 15 (1957). — **553.** BUSCHMANN, O., u. E. WILLICH: Neuroblastoma sympathicum. Dtsch. med. Wschr. **89**, 1654 (1964). — **554.** BUSHE, K. A.: Die subduralen Blutungen und Ergüsse im Säuglingsalter. Dtsch. med. Wschr. **6**, 192 (1956). — **555.** BUSHE, K. A.: Subdural haemorrhage and effusion in infants. Dtsch. med. Wschr. **2**, 82 (1957). — **556.** BUSHE, K. A., u. P. GLEES: Neurochirurgie bei Neugeborenen, Kindern und Jugendlichen. Stuttgart: Hippokrates-Verlag 1968. — **557.** BUSSE, W., u. H. SPIESS: Tierexperimentelle Untersuchungen über hemmende Wirkungen des Chloramphenicol auf die Dünndarmtätigkeit. Klin. Wschr. **30**, 333 (1952). — **558.** BUTLER, N. R.: Generalized retardation with renal impairment, hypercalcemia and osteosclerosis of skull. Proc. roy. Soc. Med. **44**, 296 (1951). — **559.** BUTLER, N. R., and D. G. BONHAM: Perinatal mortality. Edinburgh: Livingstone 1963. — **560.** BUTLER, N. R., and D. G. BONHAM: Perinatal mortality. Develop. med. Child. Neurol. **6**, 658 (1964). — **561.** BUTLER, A. M., and N. B. TALBOT: Perenteral fluid therapy. New Engl. J. Med. **231**, 585 (1944). — **562.** BUTLER, A. M., N. B. TALBOT, J. D. CRAWFORD, E. A. MCLOCHLAN, and J. APPLETON: Parenteral fluid therapy in diarrheal disease. Amer. J. Dis. Child. **72**, 481 (1946). — **563.** BUTLER, N., and A. E. CLAIREAUX: Congenital diaphragmatic hernia as a cause of perinatal mortality. Lancet **1962I**, 651. — **564.** BUTLER, N. R., and W. G. SPECTOR: Kernicterus with prematurity or blood group imcompatibility. Brit. med. J. **1952I**, 1168. — **565.** BUXTON, B. H.: Perinatal mortality in cesarean section. Trans. New Engl. obstet. gynec. Soc. **17**, 87 (1963). — **566.** BUZZARD, E. F.: The clinical history and postmortem examination of five cases of myasthenia gravis. Brain **28**, 438 (1905). — **567.** BUZZARD, E. F., and J. G. GREENFIELD: Pathology of the nervous system. New York: Hoeber 1923. — **568.** BYERS, R. K.:

Transection of the spinal cord in the newborn. Arch. Neurol. Psychiat. (Chic.) **27**, 585 (1932). — **569.** Byers, R. K.: Tonic neck reflexes in children considered from prognostic standpoint. Amer. J. Dis. Child. **55**, 696 (1938). — **570.** Byers, R. V., and B. Ch. Banker: Infantile muscular atrophy. Arch. Neurol. (Chic.) **5**, 140 (1961). — **571.** Byers, R. K., A. B. Bergmann, M. C. Joseph, and C. P. Coutab: Steroid myopathy. Pediatrics **29**, 26 (1962). — **572.** Byers, R. K., R. S. Paine, and B. Crothers: Extrapyramidal cerebral palsy with hearing loss following erythroblastosis. Pediatrics **15**, 248 (1955). — **573.** Byers, R. K., and L. T. Taft: Chronic multiple peripheral neuropathy in childhood. Pediatrics **20**, 517 (1957). —

574. Cacava, K. V.: EEG in newborn infants after normal delivery and after forceps and vacuum extraction. Čs. Gynek. **43**, 725 (1964). — **575.** Caddell, J. L., and R. Whittemore: Observations on generalized glycogenosis with emphasis on electrocardiographic changes. Pediatrics **29**, 743 (1962). — **576.** Cadilhac, J., T. Passouant-Fontaine, and J. Mihailovic: Modification according to age from 0—45 days of cortical, hippocampal, thalamic and reticular after discharges as well as cardiazolic crises in the kitten. C. R. Soc. Biol (Paris) **154**, 169 (1960). — **577.** Cadilhac, J., Th. Passouant-Fontaine, L. Mihailovic et P. Passouant: L'epilepsie experimentale du chaton en fonction de l'age; etude corticale et sous-corticale. Path. et Biol. 8, 1571 (1960). — **578.** Cadhilac, J., P. Passouant, and M. Ribstein: Couvulsion in the newborn. EEG and clinical aspects. Electroenceph. clin. Neurophysiol. **11**, 604 (1959). — **579.** Cairus, J. D., and J. McKee: Single umbilical artery. Canad. med. Ass. J. **91**, 1071 (1964). — **580.** Caial, S., et Y. Ramon: Etudes sur la névroglie. Trab. Lab. Invest. Biol. **11**, 27 (1932). — **581.** Caial, S., and Y. Ramon: Histology. London: Ballière, Tindall & Cox 1933. — **582.** Caldeyro-Barcia, R.: Symposium on influence of labor and delivery on fetus and newborn. New York: Pergamon Press 1955. — **583.** Caldwell, P. C.: Intracellular pH. Int. Rev. Cytol **5**, 229 (1956). — **584.** Caldwell, P. C.: Studies on the internal pH of the large muscle and nerve fibres. J. Physiol. (Lond.) **142**, 22 (1958). — **585.** Caldwell, B. M., F. K. Graham, M. M. Pennoyer, C. B. Ernhart, and A. F. Hartmann: The utility of blood oxygenation as an indicator of postnatal condition. J. Pediat. **50**, 434 (1957). — **586.** Calkins, L. A.: Breech presentation. Amer. J. Obstet. Gynec. **69**, 977 (1955). — **587.** Calladine, M., D. Gairdner, B. T. Naidoo, and D. H. Ordell: Acid base changes following exchange transfusion with citrated blood. Arch. Dis. Childh. **40**, 626 (1965). — **588.** Callaway, E., and M. Buchsbaum: Effects of cardiac and respiratory cycles on averaged visual evoked responses. Electroenceph. clin. Neurophysiol. **19**, 476 (1965). — **589.** Cameron, J. A.: Age and species differences among rodents in resistence of CO asphyxia. J. cell. comp. Physiol. **18**, 379 (1941). — **590.** Cameron, A. H.: The Arnold-Chiari and other neuro-anatomical malformations associated with spina bifida. J. Path. Bact. **73**, 195 (1957). — **591.** Camilleri, A. P.: In defence of the second term. J. Obstet. Gynaec. Brit. Emp. **70**, 258 (1963). — **592.** Campbell, J. B., and J. Cohen: Epidural hemorrhage and the skull of children. Surg. Gynec. Obstet. **92**, 257 (1951). — **593.** Campbell, W. A., E. A. Cheesemann, and A. W. Kilpatrick: Effects of neonatal asphyxia on physical and mental development. Arch. Dis. Childh. **25**, 351 (1950). — **594.** Canestrini, S.: Über das Sinnesleben des Neugeborenen. Berlin 1913. — **595.** Canova, G., and E. Cossandi: The EEG of the premature newborn. Riv. Chir. pediat. 58(1) 51 (1956). — **596.** Capon, N. B.: Intracranial traumata in the newborn. J. Obstet. Gynaec. Brit. Emp. **29**, 572 (1922). — **597.** Carbone, J. V., and G. M. Grodsky: Constitutional nonhemolytic hyperbilirubinemia in the rat. Defect of bilirubin conjugation. Proc. Soc. exp. Biol. (N.Y.) **94**, 461 (1957). — **598.** Cardell, B. S.: The infants of diabetic mother. J. Obstet. Gynaec. Brit. Emp. **60**, 834 (1953). — **599.** Cardiff, R. D.: A histochemical and electron microscopic study of skeletal muscle in a case of Pompe's disease (Glycogenosis II). Pediatrics **37**, 249 (1966). — **600.** Careddu, P., L. Tenconi, and G. Sacchetti: Transmethylation in mongols. Lancet **1963 I**, 828. — **601.** Carey, C. M.: Fetal mortality in cesarean section. Amer. J. Obstet. Gynec. **69**, 1174 (1955). — **602.** Carey, H. M., and A. W. Liley: The assessment of the risk intrauterine death in pre-eclampsia. N. Z. med. J. 58, 450 (1939). — **603.** Carmel, J. A., F. Friedman, and F. H. Adams: Fetal tracheal ligation and lung development. Amer. J. Dis. Child. **109**, 452 (1965). — **604.** Carmichael, L.: An experimental study in the prenatal guinea-pig of the origin and development of reflexes and patterns of behavior in relation to the stimulation of specific receptor areas during the period of active fetal life. Genet. Psychol. Monogr. **16**, 337 (1934). — **605.** Carpenter, F. G., and R. M. Bergland: Excitation and conduction in immature nerve fibres of the developing chick. Amer.

J. Physiol. **190**, 371 (1957). — **606.** Carpenter, M. B., J. W. Correl, and A. Hinman: Spinal tracts mediating subthalamic hyperkinesia. Physiological effects of selective partial cordotomies upon dyskinesia in rhesus monkey. J. Neurophysiol. **23**, 288 (1960). — **607.** Carol, W.: Die Prognose des Morbus haemolyticus neonatorum in der Sicht moderner Therapie. Zbl. Gynäk. **85**, 1459 (1963). — **608.** Carr, E. A., and W. H. Beierwaltes: The effect of maternal thyroid function on fetal thyroid and development. J. clin. Endocr. **19**, 1 (1959). — **609.** Carr jr., E. A., W. H. Beierwaltes, J. V. Neel, R. Davidson, G. H. Lowrey, V. N. Dodson, and J. H. Tanton: The various types of thyroid malfunction in cretinism and their relative frequency. Pediatrics **28**, 1 (1961). — **610.** Carr jr., E. A., W. H. Beierwaltes, G. Ramon, V. N. Dodson, J. Tanton, J. S. Betts, and R. A. Stambaugh: The effect of maternal thyroid function on fetal thyroid function and development. J. clin. Endocr. **19**, 1 (1959). — **611.** Carrington, E. R., and H. S. Reardon: Recognition and management of problems associated with prediabetes during pregnancy. J. Amer. med. Ass. **166**, 245 (1958). — **612.** Carter, B. R. E., D. J. Waterston, and E. Aberdeen: Hernias and eventration of the diaphragm in childhood. Lancet **1962I**, 656. — **613.** Carter, C., and D. MacCarthy: Incidence of mongolism and its diagnosis in the newborn. Brit. J. soc. Med. **5**, 83 (1951). — **614.** Carter, C. H.: The hold-back maneuver as an obstetrical hazard. Obstet. and Gynec. **25**, 710 (1965). — **615.** Carter, C. O.: A life-table for mongols with causes of death. J. ment. Defic. Res. **2**, 64 (1958). — **616.** Carter, C. O., and K. A. Evans: Risk of parents who have had one child with Down's syndrome. Lancet **1961II**, 785. — **617.** Carter, C. O., K. M. Laurence, and P. A. David: The genetics of the major central nervous system malformations, based on the South Wales sociogenetic investigations. Develop. Med. and Child. Neurol., Suppl. **13**, 30 (1967). — **618.** Carter, M. P.: A probable epidemic of congenital hydrocephalus in 1940—1941. Develop. Med. Child. Neurol. **7**, 61 (1965). — **619.** Carton, F. X.: Neuroxanthoma in a newborn. Bull. Soc. franç. Derm. Syph. **72**, 227 (1965). — **620.** Casado de Frias, E., y A. Minkowski: Las convulsivies de recien nacido. Acta pediát. esp. **13**, 389 (1955). — **621.** Caspary, E. A., S. S. Gubray, and G. M. Stern: Circulating antibodies in polymyositis and other muscle wasting disorders. Lancet **1964II**, 1941. — **622.** Caspers, H.: Über die Beziehungen zwischen Dendritenpotential und Gleichspannung an der Hirnrinde. Pflügers Arch. ges. Physiol. **269**, 157 (1959). — **623.** Castillo, J. del, and L. Engbaek: Nature of neuromuscular block produced by magnesium. J. Physiol. (Lond.) **124**, 370 (1954). — **624.** Castillo, J. del, and B. Katz: The effect of magnesium on the activity of motor nerve endings. J. Physiol. (Lond.) **124**, 553 (1954). — **625.** Castillo, J. del, and B. Katz: Statistical factors involved in neuromuscular facilitation and depression. J. Physiol. (Lond.) **124**, 574 (1954). — **626.** Castillo, J. del, and B. Katz: The membrane change produced by the neuromuscular transmitter. J. Physiol. (Lond.) **125**, 546 (1954). — **627.** Castillo, J. del, and B. Katz: Progr. Biophys. **6**, 121 (1956). — **628.** Castillo, J. del, and B. Katz: A study of curare action with an electrical micromethod. Proc. roy Soc. B **146**, 339 (1957). — **629.** Castillo, J. del, and L. Stark: The effect of calcium ions on the motor endplate potential. J. Physiol. (Lond.) **116**, 507 (1952). — **630.** Catel, W.: Neurologische Untersuchungen an frühgeborenen Kindern. Mschr. Kinderheilk. **38**, 303 (1928). — **631.** Catel, W.: Zur klinischen Diagnose intrakranieller Geburtsblutungen. Mschr. Kinderheilk. **52**, 1 (1932). — **632.** Catel, W., u. R. Krauspe: Neurologische Untersuchungen an frühgeborenen Kindern. Mschr. Kinderheilk. **38**, 303 (1928). — **633.** Catel, W., u. C. A. Krauspe: Über die nervöse Leistung und den anatomischen Bau einer menschlichen Hirnmißbildung (Meroanenzephalie mit Meroakranie). Jb. Kinderheilk. **129**, 1 (1930). — **634.** Cathro, D. M., and C. C. Forsyth: Excretion of corticosteroids by infants of diabetic and prediabetic mothers. Arch. Dis. Childh. **40**, 583 (1965). — **635.** Caton, R.: The electrical currents of the brain. Brit. med. J. **1875II**, 278. — **636.** Cattaneo, F., C. Villavicencio, and N. Chiofalo: The EEG of the newborn in normal labor and dystocia. Rev. chil. Pediat. **30**, 303 (1959). — **637.** Catti, A.: Hyperpotassemia during respiratory distress syndrome in the newborn. Rev. med. Suisse rom. **84**, 455 (1964). — **638.** Cauna, N.: Structure and origin of the capsule of Meissner's corpuscle. Anat. Rec. **124**, 77 (1956). — **639.** Cavalieri, S., G. Mastella, and L. Tiepolo: The "cri du chat" syndrome. Fracastoro **54**, 369 (1964). — **640.** Caveness, W. F., K. C. Nielsen, P. I. Yakovlev, and R. D. Adams: Electroencephalographic and clinical studies of epilepsy during the maturation of the monkey. Epilepsia **1**, **3**, 137 (1962). — **641.** Celesia, G. G.: Myasthenia gravis in two siblings. Arch. Neurol. (Chic.) **12**, 206 (1965). — **642.** Cerra, D., and E. W. JOHNSON: Motor nerve conduction velocity in premature infants. Arch. phys. Med. **43**, 160 (1962). — **643.** CHAGNON, J.: Congenital hyperthyroidism. Un. Med. Canada **94**, 1033 (1965). — **644.** CHAMBERLAIN, G.: The vacuum extractor, a possible danger. Lancet **1965 I**, 632. — **645.** CHAMBERS, R., and V. MACDERMOT: Polyneuritis as a case of amyotonia congenita. Lancet **1957 I**, 397. — **646.** CHAMBERS, R. A., and R. T. PRATT: Idiosyncrasy to fructose. Lancet **1956 II**, 340. — **647.** CHAMBERS, W. R.: Unselected cases of spina bifida in newborn treated surgically. Arch. Neurol. Psychiat. (Chic.) **65**, 90 (1951). — **648.** CHAMBERS, W. R.: A follow up of the early operation for myelocele and myelomeningocele on ten unselected cases. Amer. J. Surg. 88, 552 (1954). — **649.** CHANDLER, R. W., R. M. BLIZZARD, W. HUNG, and M. KYLE: Incidence of thyrotoxic factor and other antithyroid antibodies in the mothers of cretins. New Engl. J. Med. **267**, 376 (1962). — **650.** CHANEY, W. C.: Tendon reflexes in myxedema; a valuable aid in diagnosis. J. Amer. med. Ass. 82, 2013 (1924). — **651.** CHANG, H. T.: Dendritic potential of cortical neurons as produced by direct stimulation of the cerebral cortex. J. Neurophysiol. **14**, 1 (1951). — **652.** CHANG, T. H., P. S. MOORHEAD, I. G. BOUE, S. A. PLOTKIN, and I. M. HOSKINS: Chromosome studies of human cells infected in utero and in vitro with rubella virus. Proc. Soc. exp. Biol. (N.Y.) **122**, 236 (1966). — **653.** CHANTRAINE, A., A. STEVENAERT, and L. TIMMERMANS: Electromyographic study before and after operation in spina bifida with myelomeningocele. A preliminary report. Develop. Med. and Child. Neurol., Suppl. **13**, 136 (1967). — **654.** CHAPTAL, J. R. J., P. IZARN, M.-CL. CIAMPO et P. MENARD: Polyglobulie du nouveau né. Arch. franç. Pédiat. **16**, 280 (1959). — **655.** CHAPTAL, J., R. JEAN, U. CIAMPO, N. CARLI, P. PASSOUANT et J. CADILHAC: Etude sur le myxoedème de l'enfant. Le myxoedème congénital par hypo- ou agéuésce thyroidienne et le myxœdème d'origine cerebrale chez les encéphalopathes. Arch. franç. Pédiat. **13**, 509 (1956). — **656.** CHAPTAL, J., R. JEAN and J. M. EMBERGER: Translocation between 2 chromosomes of group 13—15 in the mother of a mongoloid with regular trisomy 21. Arch. franç. Pédiat. **22**, 35 (1965). — **657.** CHARRIN: Tuberkulose congénitale chez un fetus de sept mois et demi. Lyon méd. (1873) zit. bei BEITZKE (244). — **658.** CHASE, W. H.: An anatomical study of subdural haemorrhage associated with tentorial plitting in the newborn. Surg. Gynec. Obstet. **51**, 31 (1930). — **659.** CHAUDHURI, A., and K. C. CHAUDHURI: Chromosome mosaicism in an Indian child with Down's syndrome. J. Med. Genet. **2**, 131 (1965). — **660.** CHAUDHURI, R. K.: Hypernatremia. Indian J. Pediat. **31**, 312 (1964). — **661.** CHAVARRIA, C., G. NONOS-FERREIRA, G. GUEVARA, J. J. RUPP, and K. E. PASCHKIS: Butanol-insoluble iodinated compound in the plasma of a goitrous cretin. J. clin. Endocr. **20**, 894 (1960). — **662.** CLAYE, A. M., and W. S. CRAIG: Pregnancy complicated by diabetes mellitus. Arch. Dis. Childr. **34**, 312 (1959). — **663.** CLAYTON, S. G.: Fetal distress in postmaturity. Proc. roy. Soc. Med. **46**, 91 (1953). — **664.** CLAYTON, S. G.: Pregnant diabetic: report on 200 cases. J. Obstet. Gynec. Brit. Emp. **63**, 532 (1956). — **665.** CHEN, H. C.: Kernicterus in the Chinese newborn. J. Neuropath. exp. Neurol. **23**, 527 (1964). — **666.** CHEN, H. P.: Intracranial teratoma of newborn. J. Neuropath. exp. Neurol. **17**, 599 (1958). — **667.** CHERNICK, V., and M. E. AVERY: Response of premature infants with periodic breathing to ventilatory stimuli. J. appl. Physiol. **21, 434** (1966). — **668.** CHIARI, H.: Rachischisis circumscripta mit einer durch starke Abknickung des offengebliebenen Medullarrohres gebildeten tumorartigen Protuberanz. Prag. med. Wschr. **15**, 625 (1890). — **669.** CHIARI, H.: Über Veränderungen des Kleinhirns infolge von Hydrocephalie des Großhirns. Dtsch. med. Wschr. **17**, 1172 (1891). — **670.** CHIARI, H.: Über Veränderungen des Kleinhirns, des Pons und der Medulla Oblongata infolge von kongenitaler Hydrocephalie des Großhirns. Denkschr. Akad. Wiss., Wien **63**, 71 (1896). — **671.** CHIARI, H.: Zur Kenntnis der Pyocyaneusinfektion bei Säuglingen. Zbl. allg. path. Anat. Path. **38**, 483 (1920). — **672.** CHICK, H., M. M. SADR, and A. N. WORDEN: Occurrence of fits of epileptiform nature in rats maintained for long periods on diet deprived of vitamin B_6. Biochem. J. **34**, 595 (1940). — **673.** CHILDS, B., W. L. NYHAN, M. BORDEN, and R. E. COOKE: Idiopathic hyperglycinemia and hyperglycinuria: a new disorder of aminoacid metabolism. Pediatrics **27**, 522 (1961). — **674.** CHIN, J. H., E. K. KILLAM, and K. F. KILLAM: Factors affecting sensory input in the cat. Modification of evoked auditory potentials by reticular formation. Electroenceph. clin. Neurophysiol. **18**, 567 (1965). — **675.** CHITHAM, R. G., and E. MACIVER: A cytogenetic and statistical survey of 105 cases of mongolism. Ann. hum. Genet. **28**, 309 (1965). — **676.** CHON, A., u. H. KUDLICH: Die Eintrittspforten der Infektion vom Standpunkt der pathologischen Anatomie. In: ENGEL-PIRQUET, Handbuch der Kindertuberkulose, Bd. I. Leipzig: Georg Thieme 1930. — **677.** CHOUFOER,

J. C.: Further observations on congenital hypothyroidism with defective dehalogenation of iodotyrosines. In: Advances in hormone research, ed. by R. PITT-RIVERS and J. R. TATA. New York: Pergamon Press 1961. — **678.** CHRISTENSEN, J. F.: Prolonged icterus neonatorum and congenital myxedema. Acta paediat. (Uppsala) **45**, 376 (1956). — **679.** CHRISTOPHER, F.: Congenital absence of the pectoral muscles. J. Bone Jt Surg. **10**, 350 (1928). — **679a.** CHU, J., J. A. CLEMENTS, E. K. COTTON, M. H. KLAUS, A. Y. SWEET, and W. H. TOOLEY: Neonatal pulmonary ischemia. Pediatrics **40**, Suppl. 4 (1967). — **680.** CHUN, T., D. S. ALEXANDER, A. M. BRYANS, and M. D. HAUST: Chromosomal studies in children with mumps, chickenpox, measles and measles vaccination. Canad. med. Ass. J. **94**, 126 (1966). — **681.** CHURCHILL-DAVIDSON, H.C.: Etude de la transmission neuro-musculaire dans 100 cas de myasthénie. Presse méd. **67**, 1615 (1959). — **682.** CHURCHILL-DAVIDSON, H. C., and A. T. RICHARDSON: Neuromuscular transmission in myasthenia gravis. J. Physiol. (Lond.) **122**, 252 (1953). — **683.** CHURCHILL-DAVIDSON, H. C., and R. P. WISE: Neuromuscular transmission in the newborn infant. Anesthesiology **24**, 271 (1963). — **684.** CHURCHILL-DAVIDSON, H. C., and R. P. WISE: The response of the newborn infant to muscle relaxants. Canad. Anaesth. Soc. J. **11**, 1 (1964). — **685.** CHURCHILL, J. A.: On the origin of focal motor epilepsy. Neurology (Minneap.) **16**, 49 (1966). — **686.** CHVOSTEK, F.: Weitere Beiträge zur Tetanie. Wien. med. Presse **20**, 1201, 1233, 1268 1301 (1879). — **687.** CIACCIO, V.: La découverte des muscles blancs et des muscles rouges, chez le lapin, revendiquée en faveur de S. Lorenzini. Arch. ital. Biol. **30**, 287 (1898). — **688.** Ciba Symposion: Brain-thyroid relationships (M. P. CAMERON and M. O'CONNOR, eds.). London: J. & A. Churchill 1964. — **689.** CIGANEK, L.: Excitability cycle of the visual cortex in man. Ann. N.Y. Acad. Sci. **112**, 241 (1964). — **690.** CIMELLAROM: Spinal cord injuries in breech delivery. Clin. Obstet. Ginec. **67**, 327 (1965). — **691.** CLAES, C., et G. CARPENTIER: Traumatisme médullaire obstétrical avec tératome extradural dans une phratrie dont l'autre enfant est une myopathie. Acta neurol. belg. **64**, 345 (1964). — **692.** CLAIREAUX, A.: Kernikterus. Arch. Diss. Childh. **25**, 71 (1950). — **693.** CLAIREAUX, A. E., P. G. COLE, and G. H. LATHE: Icterus of the brain in the newborn. Lancet **1953 II**, 1226. — **694.** CLAPARÈDE, E.: Psychologie de l'enfant. Genf 1926. — **695.** CLARE, M. H., and G. H. BISHOP: Properties of the dendrites. Electroenceph. clin. Neurophysiol. **7**, 85 (1955). — **696.** CLARK, G. A.: Deglutition apnoe. J. Physiol. (Lond.) **54**, 24 (1921). — **697.** CLARK, R. M., and E. A. LINELL: Case report; prenatal occlusion of the internal carotid artery. J. Neurol. Neurosurg. Psychiat. **17**, 295 (1954). — **698.** CLARK, R., and E. LINELL: Prenatal occlusion of the internal carotid artery. J. Neurol. Neurosurg. Psychol. **17**, 295 (1954). — **699.** CLARKE, C. A., W. T. A. DONOHUE, R. B. MCCONNELL, J. C. WOODROW, R. FINN, J. R. KREVANS, W. KULKE, D. LEHANE, and P. M. SHEPPARD: Further experimental studies on the prevention of Rh haemolytic disease. Brit. med. J. **1963 I**, 979. — **700.** CLARKE, C., J. H. EDWARDS, and V. SMALLPIECE: 21 trisomy normal mosaicism in an intelligent child with some mongoloid characters. Lancet **1961 I**, 1028. — **701.** CLARKE, C. A., and P. M. SHEPPARD: Prevention of rhesus haemolytic disease. Lancet **1965 II**, 343. — **702.** CLAY, R. P.: Idiopathic hypercalcemia with subcutaneous calcium deposits following pseudosclerema. Proc. roy Soc. Med. **49**, 598 (1956). — **703.** CLAYTON, G. W., J. D. SMITH, and A. LEISER: Familial goiter with defect in intrinsic metabolism of thyroxine without hypothyroidism. J. Pediat. **52**, 129 (1958). — **704.** CLEMENT, D. H., and G. C. GODMAN: Glycogen disease resembling mongolism, cretinism, and amyotonia congenita. J. Pediat. **36**, 11 (1950). — **704a.** CLIFFORD, S.: Postmaturity. Advanc. Pediat. **9**, 13 (1957). — **705.** CLYNE, D. G. W.: Traumatic versus anoxic damage to the fetal brain. Develop. Med. Child. Neurol. **6**, 455 (1964). — **706.** COBLENTZ, R. G.: Cerebellar subdural hematoma in infants 2 weeks old with secondary hydrocephalus. Operation with recovery. Surgery 8, 771 (1940). — **706a.** COCCHI, P., G. BARTOLOZZI, I. TAYLOR, and K. A. BETTELHEIM: Helv. paediat. Acta **22**, 313 (1967). — **707.** COCHARD, A.-M., LE-TAN-VINH et M. LELONC: Le placenta dans la cytomegalie congenital. Etude anatomo-clinique de 3 observations personnelles. Arch. franç. Pédiat. **20**, 35 (1963). — **708.** COCHRANE, W. A., W. W. PAYNE, M. J. SIMPKIN, and L. J. WOOLF: Familial hypoglycemia precipitated by amino acids. J. clin. Invest. **35**, 411 (1956). — **709.** COCKER, J., S. W. GEORGE, and P. O. YATES: Perinatal occlusion of middle cerebral artery. Develop. Med. Child. Neurol. **7**, 235 (1965). — **710.** CODY, D. T. R., J. L. JACOBSON, J. C. WALKER, and R. G. BICKFORD: Averaged evoked myogenic and cortical potentials to sound in man. Ann. Otol. (St. Louis) **73**, 763 (1964). — **711.** COERS, C., and A. L. WOOLF: The innervation of muscle. Springfield (Ill.): Ch. C. Thomas 1959. —

712. COFFEY, V. P., and W. J. E. JESSOP: A three year study of anencephaly in Dublin. Irish J. med. Sci. (1958). Siehe: Lancet 1959 I, 935. — 713. COHN, R.: EEG study of prefrontal lobotomy. Arch. Neurol. Psychiat. (Chic.) 53, 283 (1945). — 714. COLÁS, A., and W. L. HEINRICHS: Pettenkofer chromogens in the maternal and fetal circulations: anencephalic pregnancies, cesarean sections, and tentative identification of 3-beta, 17-beta-dihydroxy-androst-5-en-16-one in umbilical cord blood. Steroids 5, 753 (1965). — 714a. COLLEWIJN, H., and A. VAN HARREVELD: Intracellular recording from cat spinal motoneurones during acute asphyxia. J. Physiol. (Lond.) 185, 1 (1966). — 714b. COLLEWIJN, H., and A. VAN HARREVELD: Intracellular recording from spinal motoneurones in cats with post-asphyxial rigidity. J. Physiol. (Lond.) 185, 30 (1966). — 715. COLLEY, J., and B. CREAMER: Sucking and swallowing in infants. Brit. med. J. 1958 II, 422. — 715a. COLLIER, A. M., I. D. CONNOR, and W. L. NYHAN: Systemic infection with hemophilus influenzae in very young infants. J. Pediat. 70, 539 (1967). — 716. COLLMANN, R. D., and A. STOLLER: A survey of mongoloid births in Viktoria (Australien). Amer. J. publ. Hlth 52, 813 (1962a). — 717. COLMANT, H.-I.: Neuropathologie der Listeriose. Dtsch. Z. Nervenheilk. 182, 492 (1961). — 718. COLOMBO, J. P., R. RICHTERICH u. E. ROSSI: Serum Kreatin-Phosphokinase: Bestimmung und diagnostische Bedeutung. Klin. Wschr. 40, 37 (1962). — 719. Committee on fetus and newborn: Screening of newborn infants for metabolic disease. Pediatrics 35, 499 (1965). — 720. Computers in biomedical research. New York: Academic Press Inc. 1965. — 721. CONEN, P. E., and B. ERKMAN: Combined mongolism and leukemia. Amer. J. Dis. Child. 112, 429 (1966). — 772. CONEN, P. E., B. ERKMAN, and B. LASKI: Chromosome studies on a radiographer and her family. Arch. intern. Med. 117, 125 (1966). — 723. CONEN, P. E., B. ERKMAN, and C. METAXOTOV: The D-syndrome. Report of four trisomic and one D/D translocation case. Amer. J. Dis. Child. 111, 236 (1966). — 724. CONEN, P. E., E. G. MURPHY, and W. L. DONOHUE: Light and electron microscopic studies in a child with hypotonia and muscle weakness. Canad. med. Ass. J. 89, 983 (1963). — 725. CONEN, P. E., K. G. PHILLIPS, and C. S. MAUTNER: Multiple developmental anomalies and trisomy of a 13—15 group chromosome (D-syndrome). Canad. med. Ass. J. 87, 709 (1962). — 726. CONRAD, J. T., and G. H. GLAESER: Bioelectric properties of dystrophic mammaliam muscle. Arch. Neurol. 5, 46 (1961). — 727. CONTAMIN, F., et M. H. NICOLLE: Hypocalcemic encephalopathy. Presse méd. 72, 3029 (1964). — 728. CONWAY, C. F.: Transfusion syndrome in multiple pregnancy. Obstet. and Gynec. 23, 745 (1964). — 729. COOK, CH., D., DONOUGH O'BRIEN, J. D. L. HANSEN, M. BEEM, and CL. A. SMITH: Water and electrolyte economy in newborn infants of diabetic mothers. Acta paediat. (Uppsala) 49, 121 (1960). — 730. COOKE, R. E., and E. J. OPPENHEIMER: Clinical and experimental interrelations of sodium and the central nervous system. Advanc. Pediat. 11, 81 (1960). — 731. COOKE, R. E., W. E. SEGAR, D. B. CHEEK, F. E. COVILLE, and D. C. DARROW: The extrarenal correction of alkalosis associated with potassium deficiency. J. clin. Invest. 31, 798 (1952). — 732. COOLEY, J. C., J. H. GRINDLAY, and O. T. CLAGETT: Oesophageal hiatal hernia. Surgery 41, 714 (1957). — 733. COOMBS, J. S., J. C. ECCLES, and P. FATT: The electrical properties of the motoneurone membrane. J. Physiol. (Lond.) 130, 291 (1955). — 734. COOMBS, M. A., W. K. CLARK, C. F. GREGORY, and J. A. JAMES: Sciatic nerve injury in infants. J. Amer. med. Ass. 173, 1339 (1960). — 735. COOPER, L. Z., R. H. GREEN, S. KRUGMAN, J. P. GILES, and G. S. MIRICK: Thrombocytopenic purpura and other manifestations of rubella contracted in utero. J. Pediat. 67, 983 (1965). — 736. COOPER, E. S., E. L. LECHNER, and S. BELLET: Relation between serum and cerebrospinal fluid electrolytes under normal und abnormal conditions. Amer. J. Med. 18, 613 (1955). — 737. COQUET, M.: Les sequelles neurologique tardives de l'ictère nucleaire. Ann. paediat. (Basel) 163, 83 (1944). — 738. COQUET, M., G. MYLE, R. NYSSEN et L. VAN BOGAERT: Premiére observations verifiées de l'oligophrenie phénylpyruvique. Mschr. Psychiat. Neurol. 109, 133 (1944). — 739. CORABOEUF, E., u. R. NIEDERGERKE: Kohlensäure und pH-Wirkung an der markhaltigen Einzelfaser des Frosches. Pflügers Arch. ges. Physiol. 258, 103 (1953). — 740. CORABOEUF, E., et S. WEIDMANN: Potentiels d'action du muscle cardiaque obtenus à l'aide microélectrodes intracellulaires. C. R. Soc. Biol. (Paris) 143, 1360 (1949). — 741. CORDEY, R.: Réanimation du nouveau-né en asphysic blanche par hypothermie soule ou associée a une transfusion intraarteriélle de sang oxygène. Bull. Féd. Soc. Gynéc. Obstét. franç. 13, 507 (1961). — 742. CORDEY, R.: Hypothermia and resuscitation of the newborn. Gynaecologia (Basel) 159, 393 (1965). — 743. CORDIER, J., A. LÖWETHAL, M. A. RADERMECKER et L. VAN BOGAERT:

Sur une forme congénitale et hérédetoire de sclérosé musculaire généralisée. La famille Duc. Acta neurol. belg. **52**, 422 (1952). — **744.** CORDÓVA, A. DE, R. ESTRADA y J. F. DE LA ARENA: Atrofia muscular espinal infantil progressiva. Rev. cuba. Pediat. **29**, 291 (1957). — **745.** CORI, G. T.: Biochemical aspects of glycogen deposition disease. Mod. Probl. Pädiat. **3**, 344 (1957). — **746.** CORI, G. T., and J. LARNER: J. biol. Chem. **188**, 17 (1951). — **747.** CORNBLATH, M.: Discussion: Ross Conference on Pediatric Research 1965, p. 83. — **748.** CORNBLATH, M., G. B. ODELL, and E. Y. LEVIN: Symptomatic neonatal hypoglycemia associated with toxemia of pregnancy. J. Pediat. **55**, 545 (1959). — **749.** CORNBLATH, M., D. NICOLOPOULOS, A. F. GANZON, E. Y. LEVIN, M. H. GORDON, and H. H. GORDON: Studies of carbohydrate metabolism in the newborn infant. IV. The effect of glucagon on the capillary blood sugar in infants of diabetic mothers. Pediatrics **28**, 592 (1961). — **750.** CORNBLATH, M., and S. H. REISNER: Blood glucose in the neonate and its clinical significance. New Engl. J. Med. **273**, 378 (1965). — **751.** CORNBLATH, M., and R. SCHWARTZ: Disorders of carbohydrate metabolism in infancy. Philadelphia and London: W. B. Saunders Co. 1966. — **752.** CORNBLATH, M., S. H. WYBREGT, G. S. BAENS, and R. J. KLEIN: Symptomatic neonatal hypoglycemia. Pediatrics **33**, 388 (1964). — **753.** CORNELISSEN, P. J. H. C., H. VAN RAVENSTEYN, H. OVING en W. H. H. TEGELAERS: Het respiratory distress syndrom big prematuren. Maandschr. Kindergeneesk. **31**, 273 (1963). — **754.** CORNER, B.: Kernicterus and prematurity. Amer. J. Dis. Child. **90**, 520 (1955). — **755.** CORNER, B. D.: Hyperbilirubinemia in premature infants treated by exchange transfusion. Proc. roy. Soc. Med. **51**, 1019 (1958). — **756.** CORNER jr., G. W., and G. W. ANDERSON: Asphyxia of the human fetus in relation to brain damage. Neurological and psychological deficits of asphyxia neonatorum, p. 173. Springfield (Ill.): Ch. C. Thomas 1958. — **757.** CORNER, B., E. BERRY, and A. V. NEALE: Hyperbilirubinaemia in premature infants and the effect of synthetic vitamin K. Lancet **1960 I**, 715. — **758.** CORYLLOS (1931): Zit. nach J. B. HARLITZ (*1711*). — **759.** COUNCILMAN, W. T., and C. H. DUNN: Myatonia congenita: Report of a case with autopsy. Amer. J. Dis. Child. **2**, 340 (1907). — **760.** COURSIN, D. B.: Convulsive seizures in infants with pyridoxine-deficient diet. J. Amer. med. Ass. **154**, 406 (1954). — **761.** COURSIN, D. B.: Vitamin B_6 deficiency in infants. Amer. J. Dis. Child. **90**, 344 (1955). — **762.** COURVILLE, C. B.: Diskussion zu SCHREIBER. J. Amer. med. Ass. **111**, 1269 (1938). — **763.** COURVILLE, C. B.: Ultimate residual lesions of antenatal and neonatal asphyxia. Their relation to certain degenerative disease of the brain appearing in early life. Amer. J. Dis. Child. 84, 64 (1952). — **764.** COURVILLE, C. B.: Central hemorrhagic encephalopathy of early infancy. Report of 3 verified cases suggesting the genesis of infantile cystic degeneration in a paranatal anoxic disorder. Neurology (Minneap.) **10**, 70 (1960). — **765.** COURVILLE, C. B.: Birth and brain damage. Traumatic vs. anoxic damage to the fetal brain. Bull. Los Angeles neurol. Soc. **28**, 209 (1963). — **766.** COVELL, W. P.: Quantitative study of hypophysis of human anencephalic fetus. Amer. J. Path. **3**, 17 (1927). — **767.** COWEN, D., and A. WOLF: Experimental congenital toxoplasmosis. Transmission of toxoplasmosis to the placenta and fetus following vaginal infection in the pregnant mouse. J. exp. Med. **92**, 403 (1950). — **768.** COWIE, V. A., and J. KAHN: A mongol child without trisomy G. Lancet **1965 II**, 58. — **769.** CRAGG, B. G.: The cause of changing latency in successive evoked responses from the hippocampus of the rabbit. J. Physiol. (Lond.) **179**, 113 (1965). — **770.** CRAIG, W. S.: Intracranial haemorrhage in the newborn: a study of diagnosis and differentialdiagnosis based upon pathological and clinical findings in 126 cases. Arch. Dis. Childh. **13**, 89 (1938). — **771.** CRAIG, W. S.: Intracranial irritation in the newborn. Immediate and long term prognosis. Arch. Dis. Childh. **25**, 325 (1950). — **772.** CRAIG, W. S.: Clinical signs of neonatal tetany: With especial reference to their occurence in newborn babies of diabetic mothers. Pediatrics **22**, 297 (1958). — **773.** CRAIG, W. S.: Convulsive movements occurring in the first ten days of life. Arch. Dis. Childh. **35**, 336 (1960). — **774.** CRAIG, W. S., and J. M. P. CLARK: Obturator palsy in the newly born. Arch. Dis. Childh. **37**, 661 (1962). — **775.** CRAIGIE, E. H.: Postnatal changes in vascularity in the cerebral cortex of the male albino rat. J. comp. Neurol. **39**, 301 (1925). — **776.** CRAIN, S. M., and M. B. BORENSTEIN: Bioelectric activity of neonatal mouse cerebral cortex during growth and differentiation in tissue culture. Exp. Neurol. **10**, 425 (1964). — **777.** CRAMER, H.: Pyridoxinabhängige Krämpfe. Dtsch. med. Wschr. **87**, 1577 (1962). — **778.** CRAMER, H., and J. L. BINET: B_6 avitaminosis and the nervous system. Ärztl. Forsch. **16**, 53 (1962). — **779.** COWRIE, V.: Neurological aspects of the early development of mongols. Clin. Proc. Child. Hosp. (Wash.)

23, 64 (1967). — 780. Crawford, J. S.: Foetal acidosis. Lancet 1964 II, 1010. — 781. Crawford, J. D., and P. R. Dodge: Complications of fluid therapy in patients with neurologic disease. With special emphasis on water intoxication and hypertonic dehydration. Pediat. Clin. N. Amer. 6, 257 (1959). — 782. Crawford, J. D., P. R. Dodge, and J. H. Probst: Experimental water intoxication. J. Dis. Child. 96, 582 (1958). — 783. Creery, R. D. G.: Hypoglycemia in the newborn. Diagnosis, treatment and prognosis. Develop. Med. Child Neurol. 8, 746 (1966). — 784. Creery, R. D. G., and D. W. Neill: Idiopathic hypercalcemia in infants with failure to thrive. Lancet 1954 II, 110. — 785. Creese, R., W. Scholes, and W. J. Whalen: Resting potentials of diaphragma muscle after prolonged anoxia. J. Physiol. (Lond.) 140, 301 (1958). — 786. Cremer, H. J.: Coxsackie-Virusinfektionen bei Neugeborenen unter besonderer Berücksichtigung der Enzephalomyokarditis. Dtsch. med. Wschr. 87, 2436 (1962). — 787. Creutzfeld, O. D., B. C. Abbott, W. M. Fowler, and C. M. Pearson: Muscle membrane potentials in episodic adynamia. Electroenceph. clin. Neurophysiol. 15, 508 (1963). — 788. Creutzfeldt, O. D., H. D. Fuster, A. C. Nacimento, H. D. Lux: Experimenteller Nachweis von Beziehungen zwischen EEG-Wellen und Aktivität corticaler Nervenzellen. Naturwissenschaften 51, 166 (1964). — 789. Creveld, S. van: Carbohydrate metabolism of premature infants; blood sugar during fasting. Amer. J. Dis. Child. 38, 912 (1929). — Creveld, S. van: Coagulation disorders in the newborn period. J. Pediat. 54, 633 (1959). — 791. Creveld, S. van: Glykogen storage disease. Chem. Weekblad 57, 445, 453 (1961). — 792. Creveld, S. van: Blackader lecture: The clinical course of glycogen disease. Canad. med. Ass. J. 88, 1 (1963). — 793. Creveld, S. van, and F. Huijing: Glycogen storage disease. Biochemical and clinical data in sixteen cases. Amer. J. Med. 38, 554 (1965). — 794. Creveld, S. van, and H. de Jager: Myocarditis in newborns caused by Coxsackie virus, clinical and pathological data. Ann. paediat. (Basel) 187, 100 (1956). — 795. Creveld, S. van, and J. M. Soeters: Myositis ossificans progressiva. Amer. J. Dis. Child. 62, 1000 (1941). — 796. Crigler, J. F., and V. A. Najjar: Congenital familial non-hemolytic jaundice with Kernicterus. Pediatrics 10, 169 (1952). — 797. Crinker 1927: Zit. nach S. Brand (433). — 798. Croizat, P., L. Revol, J. Favre-Gilly, J. P. Thouverez et J. Belleville: Neonatal hemorrhages in congenital hemorrhagic diathesis. Nouv. Rev. franç. Hémat. 4, 181 (1964). — 799. Crome, L., V. Cowie, and E. Slater: A statistical note on cerebellar and brain-stem weight in mongolism. J. ment. Defic. Res. 10, 69 (1966). — 800. Crome, L., and C. M. B. Pare: Phenylketonuria. J. ment. Sci. 106, 862 (1960). — 801. Crome, L., and P. E. Sylvester: Hydranencephaly (hydrencephaly). Arch. Dis. Childh. 33, 235 (1958). — 802. Crome, L., V. Tymms, and L. J. Woolf: A chemical investigation of the defects of myelination in phenylketonuria. J. Neurol. Neurosurg. Psychiat. 25, 143 (1962). — 803. Crosby, R. M. N., W. H. Mosberg, and G. W. Smith: Intrauterin meningitis as a cause of hydrocephalus. J. Pediat. 39, 94 (1951). — 804. Cross, K. W., J. M. D. Hooper, and T. E. Oppe: The effect of inhalation of carbon dioxyde in air on the respiration of the fullterm and premature infant. J. Physiol. (Lond.) 122, 264 (1953). — 805. Cross, K. W.: Zur Atmung des Neugeborenen. Vortr. Jahresverslg Schweiz. Ges. für Paediatrie Basel 1962. Geigy. — 806. Grosse, V. M.: Atelectasis with hyaline membrane. Ann. Paediat. Fenn. 3, 153 (1957). — 807. Crosse, V. M., and T. C. Meyer: Prematurity-jaundice Kernicterus syndrome. Amer. J. Dis. Child. 90, 602 (1955). — 808. Crosse, V. M., P. G. Wallis, and A. M. Walsh: Replacement transfusion as a means of preventing Kernicterus of prematurity. Arch. Dis. Childh. 33, 403 (1958). — 809. Crossland, J.: The use of liquid air in the extractions of acetylcholine. J. Physiol. (Lond.) 114, 318 (1951). — 810. Crothers, B.: Injury of spinal cord in breech extraction as important cause of foetal death and paraplegia in childhood. Amer. J. med. Sci. 165, 94 (1923). — 811. Crothers, B., and R. S. Paine: The natural history of cerebral palsy. Cambridge.: Havard University Press 1959. — 812. Crothers, B., and M. C. Putmann: Obstetrical injuries to the spinal cord. Medicine (Baltimore) 6, 41 (1927). — 813. Crouzon, M. O.: Dysostose cranio-faciale hereditaire. Arch. Méd. Enf. 18, 529 (1915). — 814. Crowell, D. H., C. M. Davis, B. J. Chun, and F. J. Spellacy: Galvanic skin reflex in newborn humans. Science 148, 1108 (1965). — 815. Cruickshank: The causes of neonatal death. Med. Research Council London 1930. — 816. Crump, E. P., P. M. Gore, and C. Horton: Sucking behavior in premature infants. Hum. Biol. 30, 1928 (1958). — 817. Cruveilhier, J.: Anatomie pathologique du corps humain. Paris 1829—1835. — 818. Cuajunco, F.: Development of the human motor end plate. Contr. Embryol. Carneg. Instn 30, 127 (1942). — 819. Culley,

W. J., and E. T. Mertz: Effect of restricted food intake on growth and composition of preweanling rat brain. Proc. Soc. exp. Biol. (N.Y.) **118**, 233 (1965). — **820.** Cummins, H.: Dermatoglyphic stigmata in mongoloid imbeciles. Anat. Rec. **73**, 407 (1939). — **821.** Currarino, G., and F. N. Silverman: Orbital hypotelorism, arhinencephaly and trigonocephaly. Radiology **74**, 206 (1960). — **821a.** Curry, J. J., and L. M. Heim: Brain myelination after neonatal administration of oestradiol. Nature (Lond.) **209**, 915 (1966). — **822.** Curshman, H.: Über familiäre atrophische Myotonie. Dtsch. Z. Nervenheilk. **45**, 161 (1912). — **823.** Curtis, D. R., J. W. Phillis, and J. C. Watkins: The chemical excitation of spinal neurones by certain acidic amino acids. J. Physiol. (Lond.) **150**, 656 (1960). — **824.** Cushing, H.: Concerning surgical intervention for the intracranial hemorrhage of the newborn. Amer. J. med. Sci. **130**, 563 (1905). — **825.** Czerny, A.: Beobachtungen über den Schlaf im Kindesalter unter physiologischen Verhältnissen. Jb. Kinderheilk. **33**, Ser. II, 1 (1891/92). — **826.** Czerny, A.: Jb. Kinderheilk. **33**, 1 (1892). — **827.** Czerny, A.: Zur Kenntnis des physiologischen Schlafes. Jb. Kinderheilk. **41**, Ser. II, 337 (1895/96). — **828.** Czyzewicz: Lädierte Wirbelsäule bei einem Neugeborenen. Ges. für Geburtsh. u. Gynäk. Lemberg 1908. — **829.** Czyzewitz, J. R.: Fall von Wirbelsäulen- und Rückenmarksschädigung bei einem Neugeborenen. Zbl. Gynäk. **33**, 308 (1909).

830. Dagnino, N., E. Favale, C. Loeb, and M. Manfredi: Responses evoked by stimulation of the acoustic pathway during the sleep-wakefulness cycle. Experientia (Basel) **21**, 459 (1965). — **831.** Dagradi, A.: Die Grundlagen der prä- und postoperativen Behandlung. Münch. med. Wschr. **103**, 1486, 1535 (1961). — **832.** Dahr, P., K. H. Schäfer u. A. Stadtmüller: Die Zusammenarbeit des Geburtshelfers, des Kinderarztes und des Serologen bei der Prophylaxe und Therapie der Neugeborenen-Erythroblastose. Stuttgart: Georg Thieme 1953. — **833.** Dailly, R., et M. Samson: Forme familiale d'arthrogrypose. Rev. neurol. **98**, 320 (1958). — **834.** Dale, H. H., W. Feldberg, and M. Vogt: Release of acetylcholine at voluntary motor nerve endings. J. Physiol. (Lond.) **86**, 353 (1936). — **835.** Dallaire, L., and F. C. Fraser: Two unusual cases of familial mongolism. Canad. J. Genet. Cytol. **6**, 540 (1964). — **836.** Dalldorf, G., and J. L. Melnick: Coxsackie viruses. In: Horsfall and Tamm, viral and rickettsial infections of man, IV. ed. London and Philadelphia 1965. — **837.** Dalloz, J. C., J. L. Boy, J. Paillard et J. Lerique: Hypotonie musculaire congénitale bénigne et syndrome de Moebius. Ann. paediat. (Basel) **203**, 1 (1964). — **838.** Dancis, J., J. Hutzler, and M. Levitz: Metabolism of white blood cells in maple syrup disease. Biochim. biophys. Acta (Amst.) **44**, 342 (1960). — **839.** Dancis, J., J. Hutzeler, and M. Levitz: Diagnosis of maple syrup urine disease by in vitro study of peripheral leucocyte. Pediatrics **32**, 234 (1963). — **840.** Dancis, J., J. Hutzler, and T. Rokkones: Intermittent branched-chain ketonuria. New Engl. J. Med. **276**, 84 (1967). — **841.** Dancis, J., and M. Levitz: In: The metabolic basis of inherited disease, IInd ed. New York: McGraw-Hill Book Co. 1966. — **842.** Dancis, J., M. Levitz, and R. G. Westall: Maple syrup urine disease: branched chain keto-aciduria. Pediatrics **25**, 72 (1960). — **843.** Dandy, W. E.: Internal hydrocephalus, an experimental, clinical and pathological study. Amer. J. Dis. Child. **8**, 406 (1914). — **844.** Dandy, W. E.: Internal hydrocephalus. Amer. J. Dis. Child. **8**, 569 (1918). — **845.** Dandy, W. E.: Diagnosis and treatment of hydrocephalus resulting from strictures of the aquaeduct of Sylvius. Surg. Gynec. Obstet. **31**, 340 (1920). — **846.** Dandy, W. E.: The cause of the so-called idiopathic hydrocephalus. Bull. Johns Hopk. Hosp. **32**, 57 (1921). - **847.** Dandy, W. E.: Diagnosis and treatment of hydrocephalus due to occlusion of the foramina of Magendie and Luschka. Surg. Gynec. Obstet. **32**, 112 (1921). — **848.** Dandy, W. E., and K. D. Blackfan: Internal hydrocephalus: An experimental, clinical and pathological study. Amer. J. Dis. Child. 8, 406 (1914). — **849.** Daniel, E. P., O. L. Kline, and C. D. Tolle: Convulsive syndrome in young rats associated with pyridoxine deficiency. J. Nutr. **23**, 205 (1942). — **850.** Daniel, P. M., and S. J. Strich: Some observations on the congenital deformity of the central nervous system known as the Arnold-Chiari malformation. J. Neuropath. exp. Neurol. **17**, 255 (1958). — **851.** Danis, P.: Les paralysies oculo-faciales congenitales. Ophthalmologica (Basel) **110**, 113 (1945). — **852.** Danks, D. M.: Neonatal jaundice in Down's syndrome. Lancet **1965 II**, 1188. — **853.** Darke, R. A.: Late effects of severe asphyxia. J. Pediat. **24**, 148 (1944). — **854.** Darrow, D. C.: Therapeutic measures promoting recovery from the physiologic disturbances of infantile diarrhea. Pediatrics **9**, 519 (1952). — **855.** Darrow, D. C., E. L. Pratt, J. Flett, A. H. Gamble, and H. F. Wiese: Disturbances of water and electrolytes in infantile diarrhea. Pediatrics 3, 129 (1949). — **856.** Darkschewitsch, L.: Die pathologische Anatomie des Muskels. In: Handbuch der pathologischen Anatomie des Nervensystems, Bd. II, S. 1218. Berlin: Karger 1904. — **857.** Darwin, C.: Biographische Skizze eines kleinen Kindes. Kleinere Schriften, hrsg. von E. Krause, Bd. 2, S. 134. Leipzig 1886. — **858.** Darwin, C.: The expression of emotions in man and animals. London: Murray. Neudruck: New York: Philosophical library 1955. — **859.** Daut (1947): Zit. nach F. N. Silverman and Huang (*3517*). — **860.** Davidoff, L. M., and M. Chamlin: The fontanometer. Pediatrics **24**, 1065 (1959). — **861.** D'Avignon, M., and K. A. Melin: The electroencephalogram in congenital hypothyreosis. Acta paediat. (Uppsala) **38**, 37 (1949). — **862.** Davis, A. H.: Hypothyroidism and pregnancy. J. Bowman Gray Sch. Med. **5**, 66 (1947). — **863.** Davis, H.: Some properties of the slow cortical evoked response in humans. Science **146**, 434 (1964). — **864.** Davis, H., P. A. Davis, A. L. Loomis, E. N. Harvey, and G. Hobart: Electrical reactions of the human brain to auditory stimulation during sleep. J. Neurophysiol. **2**, 500 (1939). — **865.** Davis, H., M. Engebretson, E. L. Lowell, T. Mast, J. Satterfield, and N. Yoshie: Evoked responses to clicks recorded from the human scalp. Ann. N.Y. Acad. Sci. **112**, 224 (1964). — **866.** Davis, J. A.: The effect of anoxia in newborn rabbits. J. Physiol. (Lond.) **155**, 56P (1961). — **867.** Davis, J. A.: Zit. bei Anderson et al. (*73*). — **868.** Davis, J. A., D. R. Harvey, and J. S. Yu: Neonatal fits associated with hypomagnesaemia. Arch. Dis. Childh. **40**, 286 (1965). — **869.** Davis, J. A., and J. P. M. Tizard: Practical problems of neonatal pediatrics considered in relation to animal physiology. Brit. med. Bull. **17**, 168 (1961). — **870.** Davis, L. E.: Physiology study of the choroid plexus; a case of villous hypertrophy. J. med. Res. **44**, 521 (1924). — **871.** Davison, A. N., and M. Sandler: Inhibition of 5-hydroxytryptophandecarboxylase activity in phenylketonuria. Nature (Lond.) **181**, 186 (1958). — **871a.** Davison, A. N., and J. Dobbing: Myelination as a vulnerable period in brain development. Brit. med. Bull. **22**, 40 (1966). — **872.** Davson, H.: Physiology of ocular and cerebrospinal fluids. London: J. & A. Churchill Ltd. 1956. — **873.** Dawes, G. S.: Changes in the circulation at birth and the effects of asphyxia. In: Recent advances in pediatrics, 2nd ed. London: Churchill 1958. — **874.** Dawes, G. S.: Anoxia and survival after birth. Proc. roy Soc. Med. **53**, 1039 (1960). — **875.** Dawes, G. S.: Oxygen consumption and hypoxia in the newborn animal. Ciba Foundation Sympos. on somatic stability in the newly born. London: Churchill 1961. — **876.** Dawes, G. S.: Value of animal experiments in cerebral palsy. Develop. Med. Child. Neurol. **8**, 336 (1966). — **876a.** Dawes, G. S.: The first breath. Proc. roy. Soc. Med. **59**, 508 (1966). — **877.** Dawes, G. S., E. Hibbard, and W. Windle: Effect of alkali and glucose infusion on permanent brain damage in rhesus monkeys asphyxiated at birth. J. Pediat. **65**, 801 (1964). — **878.** Dawes, G. S., H. N. Jacobson, J. C. Mott, and H. J. Shelley: Some observations on foetal and newborn rhesus monkeys. J. Physiol. (Lond.) **52**, 271 (1960). — **879.** Dawes, G. S., and J. C. Mott: Reflex respiratory activity in the newborn rabbit. J. Physiol. (Lond.) **145**, 85 (1959). — **880.** Dawes, G. S., J. C. Mott, and H. J. Shelley: The importance of cardiac glycogen for the maintenance of life in foetal lambs and new-born animals during anoxia. J. Physiol. (Lond.) **146**, 516 (1959). — **881.** Dawes, G. S., J. H. Mott, H. J. Shelley, and A. Stafford: The prolongation of survival time in asphyxiated immature foetal lambs. J. Physiol. (Lond.) **168**, 43 (1963). — **882.** Dawes, G. S., J. C. Mott, and A. Stafford: Prolongation of survival in the anoxic lamb. J. Physiol. (Lond.) **153**, 16P (1960). — **883.** Dawkins, M.: Diskussionsbemerkung. Nutricia Symposium, p. 69. Groningen 1964. — **884.** Dawkins, M.: The biology of prematurity. Develop. Med. Child. Neurol. **7**, 74 (1965). — **885.** Dawkins, M., and B. McGregor: Gestational age, size and maturity. London: W. Heinemann 1965. — **886.** Dawson, G. D.: Cerebral response to electrical stimulation of peripheral nerve in man. J. Neurol. Neurosurg. Psychiat. **10**, 137 (1947). — **887.** Dawson, G. D.: A summation technique for the detection of small evoked potentials. Electroenceph. clin. Neurophysiol. **6**, 65 (1954). — **888.** Day, R.: Kernicterus problem. Amer. J. Dis. Child. **73**, 241 (1947). — **889.** Day, R. L.: Inhibition of brain respiration in vitro by bilirubin. Proc. Soc. exp. Biol. (N.Y.) **85**, 261 (1954). — **890.** Day, R. L.: Kernicterus. Pediatrics **17**, 929 (1956). — **891.** Day, R. L.: Body temperature and survival of premature infants. Pediatrics **34**, 171 (1964). — **892.** Day, R., and M. S. Haines: Intelligence quotients of children recovered from erythroblastosis fetalis since the introduction of exchange transfusion. Pediatrics **13**, 333 1954). — **893.** Day, R. W., and C. P. Miles: Familial Down's syndrome with undetected translocation. J. Pediat. **67**, 399 (1965). — **894.** Day, R. W., and St. Wright: Down's syndrome at young maternal ages. J. Pediat. **66**, 764 (1965). — **895.** Dayton, N. A.: Abnormal labor as an etiological factor in mental deficiency and other associated conditions. Analysis of 20473 cases. New Engl. J. Med. **203**, 398 (1930). — **896.** Dean, R. F. A., and R. A. McCance: Phosphat clearances in infants and adults. J. Physiol. (Lond.) **107**, 182 (1948). — **897.** Debré, R., et A. Doumic: De sommeil de l'enfant. Paris: Presses Universitaires de France 1959. — **898.** Debré, R., P. Royer, and H. Lestradet: Metabolic significance of nervous symptoms due to attacks of vomiting with ketosis in children. J. Pediat. **48**, 409 (1956). — **899.** Decastello, A.: Osteomyeolosklerose bei Vater und Tochter. Wien. klin. Wschr. **66**, 655 (1954). — **900.** Decker, K.: Klinische Neuroradiologie. Stuttgart: Georg Thieme 1960. — **901.** Degen, R.: Die Neugeborenen-Listeriose und ihr Thoraxröntgenbild. Münch. med. Wschr. **109**, 79 (1967). — **902.** Degen, R., u. U. Ebel: Die angeborene Toxoplasmose und ihre Prognose. Mschr. Kinderheilk. **114**, 110 (1966). — **903.** Degen, R., u. Ch. Goldenbaum: Katamnestische Untersuchungen von 29 Kindern mit Neugeborenen-Listeriose. Dtsch. med. Wschr. **90**, 1898 (1965). — **904.** Degenhardt, K. H.: Mißbildungen des Kopfes und der Wirbelsäule. In: P. E. Becker (Hrsg.), Humangenetik, S. 489. Stuttgart: Georg Thieme 1964. — **905.** De Groot, L. J., S. Postel, J. Litvak, and J. B. Stanbury: Peptide-linked iodotyrosines and iodothyramines in the blood of a patient with congenital goiter. J. clin. Endocr. **18**, 158 (1958). — **906.** De Groot, L. J., and J. B. Stanbury: The syndrome of congenital goiter with butanol-insoluble serum iodide. Amer. J. Med. **27**, 586 (1959). — **907.** De Jong, J. G. Y.: Dystrophia myotonica, paramyotonica and myotonia congenita. Acta genet. (Basel) **7**, 310 (1957). — **908.** Dekaban, A.: Cerebral birth injury pathology of hemorrhagic lesions. Res. Publ. Ass. nerv. ment. Dis. **39**, 196 (1962). — **909.** Dekaban, A.: Neurology of infancy. London: Baillière, Tindall & Cox 1959. — **910.** Dekaban, A.: Large defects in cerebral hemispheres associated with cortical dysgenesis. J. Neuropath. exp. Neurol. **24**, 512 (1965). — **911.** Dekaban, A.: Twins, probably monozygotic: one mongoloid with 48 chromosomes, the other normal. Cytogenetics **4**, 227 (1965). — **912.** Dekaban, A., and K. R. Magee: Occurrence of neurologic abnormalities in infants of diabetic mothers. Neurology (Minneap.) **8**, 193 (1958). — **913.** Delaney, T. B., and F. M. Fukunaga: Myocarditis in newborn infant with encephalomeningitis due to Coxsackie virus group B type 4. New Engl. J. Med. **259**, 234 (1958). — **914.** De Lange, C.: Zur Klinik der frühinfantilen und kongenitalen spinalen Lähmungen. Psychiat. et neurol. Acta Nr. 1 (1916). — **915.** De Lange, C.: Extrapyramidale Bewegungsstörungen bei Sepsis neonatorum. Acta paediat. (Uppsala) **4**, 60 (1925). — **916.** De Lange, C.: Über Megencephalie. Acta psychiat. scand. **7**, 955 (1932). — **917.** De Lange, C.: Sur un nouveau de degeneration. Arch. Méd. Enf. **36**, 713 (1933). — **918.** De Lange, C.: Congenital hypertrophy of muscles extrapyramidal motor disturbances and mental deficiency. Amer. J. Dis. Child. **48**, 243 (1934). — **919.** De Lange, C.: Studien über angeborene Lähmungen bzw. angeborene Hypotonie. II. Über die angeborene oder frühinfantile Form der Dystrophia musculorum progressiva. Acta paediat. (Uppsala) **20**, Suppl. 3, 33 (1937). — **920.** Delange, P. C., J. Cadilhac et P. Passouant: Etude EEG des divers stades du sommeil de nuit chez l'enfant. Considerations sur le stade IV ou d'activité electrique. Rev. neurol. **105**, 176 (1961). — **921.** Delange, P., J. Castan, J. Cadilhac et P. Passouant: Les divers stades du sommeil chez le nouveau-né et le nourrisson. Rev. neurol. **107**, 271 (1962). — **922.** Delarue, R., J. Paupe, J. Vialette et M. Lelong: The EEG in the course of hypocalcaemia in the infant. (A propos 118 cases.) Arch. franç. Pédiat. **17**, 176 (1960). — **923.** Dell, P., et M. Bonvallet: Contrôle direct et réflexe de l'activité du système reticulé activateur ascendant du tronc cérébral par l'oxygène et le gaz carbonique du sang. C. R. Soc. Biol. (Paris) **148**, 855 (1954). — **924.** Alvarez de los Cobos, J., E. Jurado-Garcia, J. Sagaón, and E. León: Respiratory problems of the premature infant. Ann. Paediat. Fenn. **3**, 118 (1957). — **925.** Dement, W.: The occurrence of low voltage, fast electroencephalogram pattern during behavioral sleep in the cat. Electroenceph. clin. Neurophysiol. **10**, 291 (1958). — **926.** Dement, W. C.: Recent studies on the biological role of rapid eye movement sleep. Amer. J. Psychiat. **122**, 404 (1965). — **927.** Dement, W., and N. Kleitman: Cyclic variations in EEG during sleep and their relation to eye movements, body motility and dreaming. Electroenceph. clin. Neurophysiol. **9**, 673 (1957). — **928.** Demos, J., J. C. Dreyfus, F. Schapira et G. Schapira: Anomalies biologiques chez les transaminase apparemment sains de la myopathie. Rev. Canad. Biol. **21**, 587 (1962). — **929.** Denes, J.: Case of intracranial teratoma congenita consisting mainly of nerve elements. Amer. J. Cancer **40**, 329 (1940). — **930.** DENEVE, V., and P. JONGBLOET: Convulsions in the neonatal period modified by pyridoxine. Maandschr. Kindergeneesk. **29**, 177 (1961). — **931.** DENIS (1826): Zit. nach HIRVENSALO (*1825*). — **932.** DENNY-BROWN, D., and J. B. PENNYBAKER: Fibrillation and fasciculation in voluntary muscle. Brain **61**, 311 (1938). — **933.** DENNY-BROWN, D.: Interpretation of the electromyogram. Arch. Neurol Psychiat. (Chic.) **61**, 99 (1949). — **934.** DENNY-BROWN, D.: Diseases of the basal ganglia: their relation to disorders of movement. Lancet **1960 II**, 1099, 1155. — **935.** DENNY-BROWN, D., and S. NEVIN: The phenomenon of myotonia. Brain **64**, 1 (1941). — **936.** PENROSE, L. S., and G. F. SMITH: Down's anomaly. London: J. A. Churchill 1966. — **937.** DENT, C. E.: How to make decalcified milk. Helv. paediat. Acta **10**, 165 (1955). — **938.** DENT, CH., and R. G. WESTALL: Studies in maple syrup urine disease. Arch. Dis. Childh. **36**, 259 (1961). — **939.** DENUCÉ, M.: Spina bifida. Paris: Doin 1906. — **940.** DENYS, P., et L. CORBEEL: Renal acidosis, hypokaliemia, dwarfism and oculo-cerebral syndrome. Ann. paediat. (Basel) **203**, 313 (1964). — **941.** DENZER, B. S., M. REINER, and S. A. WEINER: Serum calcium in the newborn. Amer. J. Dis. Child. **57**, 809 (1939). — **942.** DERBYSHIRE, A. J., and M. MCDERMONT: Further contribution to the EEG method of evaluating auditory function. Laryngoscope (St. Louis) **68**, 558 (1958). — **943.** DE ROBERTIS, E.: Symposium on the ground substance of the central nervous system. I. Some old and new concepts of brain structure. Wld Neurol. **3**, 97 (1962). — **944.** DE ROBERTIS, E. D. P., and H. M. GERSCHENFELD: Submicroscopic morphology and function of glial cells. Int. Rev. Neurobiol. **3**, 1 (1961). — **945.** DE ROBERTIS, E., H. M. GERSCHENFELD, and F. WALD: Cellular mechanism of myelination in the central nervous system. J. biophys. biochem. Cytol. **4**, 651 (1958). — **946.** DE ROBERTIS, E. D. P., A. PELLEGRINO DE IRALDI, G. RODRIGUEZ DE LORES ARNAIZ, and L. SALGANICOF: Cholinergic and non-cholinergic nerve endings in rat brain. I. Isolation and subcellular distribution of acetylcholine and acetylcholinesterase. J. Neurochem. **9**, 23 (1962). — **947.** DEROM, R.: Fetal acidosis. Lancet **1964 II**, 757. — **948.** DESMEDT, J. E.: L'anomalie neuromusculaire au cours de la myasthenie d'après de données electrophysiologiques et histopathologiques. Presse méd. **67**, 1615 (1959). — **949.** DESMOND, M. M.: Observations related to neonatal hypoglycemia. J. Pediat. **43**, 253 (1953). — **950.** DESMOND, M. M., J. MOORE, J. E. LINDLEY, and C. A. BROWN: Meconium staining of the amniotic fluid. Obstet. and Gynec. **9**, 91 (1957). — **950a.** DESMOND, M. M., G. S. WILSON, J. L. MELNICK, D. B. SINGER, T. E. ZION, A. I. RUDOLPH, R. G. PINEDA, M. H. ZIAI, and R. J. BLATTNER: Congenital rubella encephalitis. J. Pediat. **71**, 311 (1967). — **951.** DESMONTS, G., and J. COUVEUR: Congenital and maternal toxoplasmosis. Med. Child. Neurol. **4**, 519 (1962). — **952.** DETMOLD, J. G., u. H. GIRGENSOHN: Listeriose bei Neugeborenen als Folge von diaplazentarer Infektion mit Listeria infantiseptica. Geburtsh. u. Frauenheilk. **14**, 1125 (1954). — **953.** DEWSON, J. H.: Cortical responses to patterns of two-point cutaneous stimulation. Comp. Physiol. Psychol. **58**, 387 (1964). — **954.** DIAMOND, L. K., F. H. ALLEN, D. D. VANN, and J. R. POWERS: Erythroblastosis foetalis. Pediatrics **10**, 337 (1954). — **955.** DICKSON, L. M.: The development of nerve endings in the respiratory muscles of the sheep. J. Anat. (Lond.) **74**, 268 (1940). — **956.** DICKSON, L. G., Y. MORITA, E. J. COWSERT, J. GRAVES, and I. S. MEYER: Neurological, EEG and heredo-familial aspects of pseudohypoparathyroidism and pseudo-pseudohypoparathyroidism. J. Neurol. Neurosurg. Psychiat. **23**, 33 (1960). — **957.** DIEMER, K.: Über die Entwicklung der Gefäßversorgung des Gehirns im Säuglingsalter. Mschr. Kinderheilk. **112**, 240 (1964). — **958.** DIEMER, K.: The influence of chronic hypoxia on the development of the capillaries of the brain of the infant. Mschr. Kinderheilk. **113**, 281 (1965). — **959.** DIEMER, K.: Adaptation als Entwicklungsprinzip. Med. Welt **17**, 1219 (1966). — **960.** DIEMER, K.: Zur Frage der Hypoxie-Empfindlichkeit des Gehirnes im Säuglingsalter. Mschr. Kinderheilk. **114**, 116 (1966). — **961.** DIEMER, K., and R. HENN: The capillary density in the frontal lobe of mature and premature infants. Biol. Neonat. (Basel) **7**, 270 (1964). — **962.** DIEMER, K., u. R. HENN: Kapillarvermehrung in der Hirnrinde der Ratte unter chronischem Sauerstoffmangel. Naturwissenschaften **52**, 130 (1965). — **963.** DIEMER, K., u. H. P. R. SEELIGER: Zerebrale Listeriose beim Kleinkind. Dtsch. med. Wschr. **87**, 2584 (1962). — **964.** DIETEL, K., and V. DIETEL: On singultus in intra-uterine respiratory movements. Kinderärzt. Prax. **27**, 453 (1959). — **965.** DIETRICH, H., u. H. J. KREBS: Zur Therapie der intrakraniellen Blutung beim Neugeborenen. Mschr. Kinderheilk. **113**, 93 (1965). — **966.** DIETRICH, H., u. A. MAJEWSKI: Zur Frage der Lebensaussichten der Neugeborenen diabetischer Mütter. Mschr. Kinderheilk. **110**, 68 (1962). — **967.** DIETSCH, G.: Fourier-Analyse von Elektrenkephalogrammen des Menschen. Arch. ges. Physiol. **230**, 106 (1932). — **968.** DIETZE, R., u. H. URBAN: Zur Hydranencephalie und ihrem klinischen Bild. Psychiat. Neurol. med. Psychol. (Lpz.) **14**, 201 (1962). — **969.** DIETZEL, P. B.: Mikrogyrie infolge cerebraler Speicheldrüsenvirusinfektion im Rahmen einer generalisierten Cytomegalie bei einem Säugling. Virchows Arch. path. Anat. **325**, 109 (1954). — **970.** DIEZEL, P. B., u. K. MARTIN: Ahornsirup-Krankheit mit familiärem Befall. Virchows Arch. path. Anat. **337**, 425 (1964). — **971.** DIJKSTRA, J.: An investigation of the Galant reflex. The Little Club Summer Meeting. Groningen 1960. — **972.** DILL, F. J., and J. R. MILLER: A new translocation associated with mongolism. Personal communication 1962. — **973.** DINE, M. S.: Hyperbilirubinemia in the newborn premature infant. Amer. J. Dis. Child 88, 810 (1954). — **974.** DIRKEN, M. N. J., and S. WOLDRING: Unit activity in bulbar respiratory center. J. Neurophysiol. **14**, 211 (1951). — **975.** DI ST. AGNESE, P. A., D. H. ANDERSON, H. H. MASON, and W. A. BAUMAN: Glycogen storage disease of the heart. I. Report of two cases in siblings with chemical and pathological studies. Pediatrics **6**, 402 (1950). — **976.** DI SANT'AGNESE, D. H. ANDERSON, and K. M. METCALF: Glycogen storage disease of the muscle. J. Pediat. **61**, 438 (1962). — **977.** DITTRICH, J. K.: Die Magen-Darm-Tätigkeit bei gesunden und bei ernährungsgestörten Säuglingen im Röntgenbild. Habil.-Schr. Leipzig 1957. — **978.** DITTRICHOVÁ, J.: Development of sleep in infancy. J. appl. Physiol. **21**, 1243 (1966). — **979.** DITTRICHOVA, J., and V. LAPACKOVA: Transition period from wakefulness to sleep in young infants. Activ. nerv. sup. (Praha) **7**, 11 (1965). — **980.** DITTRICHOVA, J., and P. MARES: Sleep cycles in infancy. Activ. nerv. sup. (Praha) **7**, 143 (1965). — **981.** DITTRICHOVA, J.: Transition from waking to sleep in young infants. Activ. nerv. sup. (Praha) **6**, 85 (1964). — **982.** DIXON, A. E.: Vascular changes in the placental bed. Eclampsia and pre-eclampsia. Basel: S. Karger 1961. — **982a.** DJANIAN, A. Y., E. H. BEUTNER, and E. WITEBSKY: Tanned-cell hemagglutination test for detection of antibodies in sera of patients with myasthenia gravis. J. Lab. clin. Med. **63**, 60 (1964). — **983.** DOBBELSTEIN, H., u. A. STRUPPLER: Die Nervenleitungsgeschwindigkeit als diagnostisches Kriterium bei peripheren neurologischen Störungen. Fortschr. Neurol. Psychiat. **31**, 616 (1963). — **984.** DOBBING, J.: The effect of undernutrition on myelination in the central nervous system. Biol. Neonat. (Basel) **9**, 132 (1966). — **985.** DOCTER, J. M.: Kernicterus, neurological sequelae of erythroblastosis fetalis. J. Pediat. **27**, 327 (1945). — **986.** DODD, K., and S. RAPOPORT: Hypocalcemia in neonatal period. Amer. J. Dis. Child. **78**, 537 (1949). — **987.** DODDS, G. H., and J. D. S. FLEW: A case of diaphragmatic hernia in an infant. J. Obstet. Gynec. Brit. Emp. **35**, 737 (1928). — **988.** DODGE, R. R., J. D. CRAWFORD, and J. H. PROBST: Studies in experimental water intoxication. Arch. Neurol. (Chic.) **3**, 513 (1960). — **989.** DODGE, R., J. GAMSTORP, R. K. BYERS, and P. RUSSELL: Myotonic dystrophy in infancy and childhood. Pediatrics **35**, 3 (1965). — **990.** DODGE, P. R., and P. PORTER: Demonstration of intracranial pathology by transillumination. Arch. Neurol. (Chic.) **5**, 594 (1961). — **991.** DOERFFLER, P.: Die perinatale Mortalität unter besonderer Berücksichtigung der Anoxie. Zbl. Gynäk. **79**, 543 (1957). — **992.** DOERING, P., u. R. SCHMELE: Strahlenforschung und Strahlenbehandlung, Bd. IV. München: Urban & Schwarzenberg 1963. — **993.** DOLEZALOVA, V.: Hypotrophic fetus and newborn infant. Čs. Pediat. **18**, 830 (1963). — **994.** DOLEZALOVA, V.: Clinical difference between hypotrophic children and premature children during the first 4 weeks of life. Čs. Pediat. **20**, 504 (1965). — **995.** DOLLINGER, A.: Geburtstrauma und Zentralnervensystem. Ergebn. inn. Med. Kinderheilk. **31**, 373 (1927). — **996.** DOMINO, E. F., S. MATSUOKA, J. WALTZ, and J. S. COOPER: Simultaneous recordings of scalp and epidural somatosensory evoked responses in man. Science **145**, 1199 (1964). — **997.** DOMINO, E. F., S. MATSUOKA, J. WALTZ, and I. S. COOPER: Effects of cryogenic thalamic lesions on the somesthetic evoked response in man. Electroenceph. clin. Neurophysiol. **19**, 127 (1965). — **998.** DOMINO, G., and D. NEWMAN: Relationship of physical stigmata to intellectual subnormality in mongoloids. Amer. J. ment. Defic. **69**, 541 (1965). — **999.** DOMINOK, G. W.: Beitrag zur Frage der Lokalisation geburtstraumatischer subependymärer Blutungen. Mschr. Kinderheilk. **113**, 52 (1965). — **1000.** DONALDSON, H. H.: The effect of underfeeding on the percentage of water, on the ether-alcohol extract, and on medullation in the central nervous system of the albino rat. J. comp. Neurol. **21**, 139 (1911). — **1001.** DONALDSON, R. S., and S. G. KOHL: Perinatal mortality in twins by sex. Amer. J. publ. Hlth **55**, 1411 (1965). — **1002.** DON-

NELL, G. N., G. N. G. WON, W. R. BERGREN, J. MELNYK, and R. KOCH: Enhancement of erythrocyte-galactokinase activity in Langdon-Down trisomy. Lancet **1965I**, 553. — **1003.** DONNELLY, M. M.: The influence of multiple births on perinatal loss. Amer. J. Obstet. Gynec. **72**, 991 (1956). — **1004.** DONOVAN, D. E., P. COUES, and R. S. PAINE: The prognostic implications of neurologic abnormalities in the neonatal period. Neurology (Minneap.) **12**, 910 (1962). — **1005.** DOOSE, H.: EEG-Befunde bei Spasmophilie. Mschr. Kinderheilk. **107**, 209 (1959). — **1006.** DORAN, P. S., and A. N. GUTHKELCH: Studies in spina bifida cystica. J. Neurol. Neurosurg. Psychiat. **24**, 331 (1961). — **1007.** DORAN, P. S., and A. N. GUTHKELCH: Studies in spina bifida. IV. The frequency and extent of paralysis. J. Neurol. Neurosurg. Psychiat. **26**, 545 (1963). — **1008.** DORAY, B. H.: The infants of diabetic mothers. Un. Med. Canada **92**, 1220 (1963). — **1009.** DOTSON, E., and M. M. DESMOND: The evaluation of muscle tonus in the newborn. Neurology (Minneap.) **14**, 464 (1964). — **1010.** DOTT, N. M.: A general survey of the pathology of hydrocephalus. Soc. Res. into Hydrocephalus. Edinburgh 1961. — **1011.** LE DOUBLE, A. F.: Traité des variations du système musculaire de l'homme. Paris 1897. — **1012.** DOWN, J. L. H.: Observation on an ethnic classification of idiots. Clin. Lect. and Reps., London Hosp. **3**, 259 (1866). — **1013.** DOWNING, S. E., N. S. TALNER, and T. H. GARDNER: Cardiovascular responses to metabolic acidosis. Amer. J. Physiol. **208**, 237 (1965). — **1014.** DRACHMAN, D. B.: The developing motor endplate. Pharmacological studies in the chick embryo. J. Physiol. (Lond.) **169**, 707 (1963). — **1015.** DRACHMANN, D. B.: The developing motor end-plate. Curare tolerance in the chick embryo. J. Physiol. (Lond.) **180**, 735 (1965). — **1016.** DRACHMAN, D. B., and B. Q. BANKER: Arthogryposis multiplex congenita. Arch. Neurol. (Chic.) **5**, 77 (1961). — **1017.** DRACHMANN, D. B., and A. J. COULOMBRE: Experimental clubfoot and arthrogryposis multiplex congenita. Lancet **1962II**, 523. — **1018.** DRACHMAN, D. A., and J. H. SKOM: Procainamide, a hazard in myasthenia gravis. Arch. Neurol. (Chic.) **13**, 316 (1965). — **1019.** DRAGER, G. A., J. E. HAMMILL, and G. M. SHY: Paramyotonia congenita. Arch. Neurol. Psychiat. (Chic.) **80**, 1 (1958). — **1020.** DRAGE, J. S., C. KENNEDY, H. BERENDES, B. K. SCHWARZ, and W. WEISS: The Apgar score as an index of infant morbidity. Develop. Med. Child. Neurol. 8, 141 (1966). — **1021.** DRAGE, J. S., C. KENNEDY, and B. H. SCHWARZ: The Apgar score as an index of neonatal mortality. Obstet. and Gynec. **24**, 222 (1964). — **1022.** DRAPER, R. L.: Prenatal growth of the guinea pig. Anat. Rec. **18**, 369 (1920). — **1023.** DRAPER, M. H., and S. WEIDMANN: Cardiac resting and action potentials recorded with intracellular electrode. J. Physiol. (Lond.) **115**, 74 (1951). — **1024.** DRATH, A.: Neuropsychiatric disorders as a sequelae of fetal and obstetric trauma. Rev. Neuropsychiat. infant. **11**, 321 (1963). — **1025.** DRAVID, A. R., and W. A. HIMWICH: Biochemical studies of the central nervous system of the dog during maturation. In: Progr. brain research, vol. 9. Amsterdam: Elsevier Publ. Co. 1964. — **1026.** DRESCHER, H., u. W. KÜNZER: Zum roten Blutbild bei übertragenen Neugeborenen. Geburtsh. u. Frauenheilk. **14**, 1131 (1954). — **1027.** DREYFUS-BRISAC, C.: Activité électrique cérébrale du foetus et du très jeune prématuré. Sciences neurol. **7**, 171 (1957). — **1028.** DREYFUS-BRISAC, C.: The electroencephalogram of the premature infant. Wld Neurol. **3**, 5 (1962). — **1029.** DREYFUS-BRISAC, C.: Etude ontogenetique du sommeil chez le prématuré humain. Acta paediat. lat. (Reggio Emilia) **17**, 709 (1964). — **1030.** DREYFUS-BRISAC, C.: The electroencephalogram of the premature infant and full-term newborn. In: Neurological and electroencephalographic correlative studies in infancy. New York: Grune & Stratton 1964. — **1031.** DREYFUS-BRISAC, C.: Sleep of premature and full-term neonates. A polygraphic study. Proc. roy. Soc. Med. 58, 6 (1965). — **1032.** DREYFUS-BRISAC, C., et C. BLANC: EEG et maturation cérebral. Encéphale **45**, (3), 205 (1956). — **1033.** DREYFUS-BRISAC, C., H. FISCHGOLD, D. SAMSON, ST. ANNE-DARGASSIES, T. ZIEGLER, N. MONOD et C. BLANC. Veille, sommeil et reactivité sensorielle chez le prématuré et le nouveau-né activité cérebrale du nourisson. Electroenceph. clin. Neurophysiol., Suppl. **6**, 418 (1956). — **1034.** DREYFUS-BRISAC, C., J. FLESCHER et E. PLASSART: L'électroencéphalogramme: Critère d'âge conceptionel du nouveau-né à terme et prématuré. Biol. Neonat. (Basel) **4**, 154 (1962). — **1035.** DREYFUS-BRISAC, C., and N. MONOD: Electroclinical studies of status epilepticus and convulsions in the newborn. In: Neurological and electroencephalographic correlative studies in infancy. New York: Grune & Stratton Inc. 1964. — **1036.** DREYFUS-BRISAC, C., N. MONOD, and F. MOREL-KAHN: Focal spikes in the child. Electroclinical correlations in the frame of systematic longitudinal studies. Electroenceph. clin. Neurophysiol. **14**, 778 (1962). — **1037.** DREYFUS-BRISAC,

C., N. MONOD, P. SALAMA, P. DUCAS et M. MAYER: L'EEG dans les six premiers mois de la vie, après reanimation prolongie et état de mal neo-natal. Recherche et 'eléments de prognostie. V. Int. Congr. of EEG and clin. Neurophysiol. Rome, Sept. 1961. — **1038.** DREYFUS-BRISAC, C., D. SAMSON, C. BLANC et N. MONOD: L'electroencephalogramme de l'enfant normal de moins de 3 ans. Étud. néo-natal. **7**, 143 (1958). — **1039.** DREYFUS-BRISAC, C., D. SAMSON et H. FISCHGOLD: Technique de l'enregistrement EEG' du prématuré et du nouveau-né. Electroenceph. clin. Neurophysiol. **7**, 429 (1955). — **1040.** DREYFUS-BRISAC, C., D. SAMSON, and N. MONOD: The electrical activity of the brain in mature and premature infants. Electroenceph. clin. Neurophysiol. **8**, 171 (1956). — **1041.** DREYFUS-BRISAC, C., O. SAMSON-DOLLFUS, et H. FISCHGOLD: L'activité électrique cérébrale du prématuré et du nouveau-né. Sem. Hôp Paris **31**, 135 (1955). — **1042.** DREYFUS-BRISAC, C., D. SAMSON-DOLLFUS, S. SAINTE-ANNE-DARGASSIES, H. FISCHGOLD, N. MONOD et C. BLANC: Veille, sommeil, réactivité sensorielle chez le prématuré le nouveau-né et le nourisson. Electroenceph. clin. Neurophysiol., Suppl. **6**, 418 (1956). — **1043.** DREIFUS, L. S., and A. PICK: A clinical correlative study of the electrocardiogram in electrolyte imbalance. Circulation **14**, 815 (1956). — **1044.** DREYFUS, J. C., et G. SCHAPIRA: Enzymes musculaire et sérique en pathologie musculaire. Proceed. of the 6th int. Congr. Int. Medicine. Basel et Stuttgart: Benno Schwabe 1961. — **1045.** DREYFUS, J. C., and G. SCHAPIRA: Biochemistry of hereditery myopathies. Springfield (Ill.): Ch. C. Thomas 1962. — **1046.** DREYFUS, J. C., G. SCHAPIRA et J. DEMOS: Etude de la créatine-kinase sérique chez les myopathes et leurs familles. Rev. franç. Étud. clin. biol. **5**, 384 (1960). — **1047.** DREYFUS, J. C., G. SCHAPIRA, and F. SCHAPIRA: Serum enzymes in the physiopathology of muscle. Ann. N.Y. Acad. Sci. **75**, 235 (1958). — **1048.** DRILLIEN, C. M.: Studies in prematurity, stillbirth and neonatal death. J. Obstet. Gynaec. Brit. Emp. **54**, 300, 443, 452 (1947). — **1049.** DRILLIEN, C. M.: Studies in prematurity. Arch. Dis. Childh. **23**, 69 (1948). — **1050.** DRILLIEN, C. M.: The growth and development of the prematurely born infant. Baltimore: Williams & Wilkins Co. 1964. — **1050a.** DRILLIEN, C. M.: Handicaps at school age after very low birth weight. Pediatrics **39**, 238 (1967). — **1051.** DRISCOLL, S. G., K. BENIRSCHKE, and G. W. CURTIS: Neonatal deaths among infants of diabetic mothers. Amer. J. Dis. Child. **100**, 818 (1960). — **1052.** DRISCOLL, S. G., and D. Y. Y. HSIA: The development of enzyme system during early infancy. Pediatrics **22**, 785 (1958). — **1052a.** DROESE, W., u. H. STOLLEY: Besondere Charakteristika des Säuglings und seiner Ernährung. In: Handbuch der Kinderheilkunde (H. OPITZ u. F. SCHMIDT Hrsg.), Bd. IV: Stoffwechsel, Ernährung, Verdauung. Berlin-Heidelberg-New York: Springer 1965. — **1053.** DRUMMOND, K. N., A. F. MICHAEL, R. A. ULSTROM, and R. A. GOOD: The blue diaper syndrome: familial hypercalcemia with nephrocalcinosis and indicanuria; a new familial disease with definition of the metabolic abnormality. Amer. J. Med. **37**, 928 (1964). — **1054.** DUBANSKY, B., u. E. SVOBODA: Angeborene beiderseitige Gesichtsmuskellähmung myopathischen Ursprungs. Conf. neurol. (Basel) **17**, 130 (1957). — **1055.** DUBIN, I. N.: Anoxic necrosis of liver in man. Amer. J. Path. **33**, 859 (1957). — **1056.** DUBOWITZ, V.: Myophatic changes in a muscular dystrophy carrier. J. Neurol. Neurosurg. Psychiat. **26**, 322 (1963). — **1057.** DUBOWITZ, V.: Myopathic changes in muscular dystrophy carriers. Proc. roy. Soc. Med. **56**, 810 (1963). — **1058.** DUBOWITZ, V.: Enzymatic maturation of skeletal muscle. Nature (Lond.) **197**, 1215 (1963). — **1059.** DUBOWITZ, V.: Progressive muscular dystrophy. Clin. Ped. **3**, 323 (1964). — **1060.** DUBOWITZ, V.: Reflexes in progressive muscular dystrophy. Medicine and Child. Neurol. **6**, 621 (1964). — **1061.** DUBOWITZ, V.: Nonprogressive neurogenic muscular atrophy with "Voluntary fasciculation". Proc. roy. Soc. Med. **57**, 117 (1964). — **1062.** DUBOWITZ, V.: Infantile muscular atrophy. Brain **87**, 707 (1965). — **1063.** DUBOWITZ, V.: Asymmetrical Moro response in neurologically normal infants. Develop. Med. Child. Neurol. **7**, 244 (1965). — **1064.** DUBOWITZ, V.: Enzyme histochemistry of skeletal muscle. J. Neurol. Neurosurg. Psychiat. **28**, 516 (1965). — **1065.** DUBOWITZ, V.: Enzyme histochemistry of skeletal muscle. J. Neurol. Neurosurg. Psychiat. **29**, 23 (1966). — **1066.** DUBOWITZ, V.: Histochemistry of muscle. Vortrag Los Angeles 1966. — **1067.** DUBOWITZ, V., J. LORBER, and R. B. ZACHARY: Lipoma of the cauda equina. Arch. Dis. Childk. **40**, 207 (1965). — **1068.** DUBOWITZ, V., and A. G. E. PEARSE: Oxidative enzymes and phosphorylase in central-core disease of muscle. Lancet **1960 II**, 23. — **1069.** DUBOWITZ, V., and A. G. E. PEARSE: Reciprocal relationship of phosphorylase and oxidative enzymes in skeletal muscles. Nature (Lond.) **185**, 701 (1960). — **1070.** DUBOWITZ, V., and A. G. E. PEARSE: A comparative histochemical study of oxidative enzyme and phosphorylase activity in skeletal muscles. Histochemie 2, 105 (1960). — **1071.** DUBOWITZ, V., and A. G. E. PEARSE: Enzymic activity of normal and dystrophic human muscle: A histochemical study. J. Path. Bact. 81, 365 (1961). — **1072.** DUBOWITZ, V., and A. G. E. PEARSE: Histochemical aspects of muscle disease. In: Disorders of voluntary muscle, ed. by J. V. WALTON, p. 194. London: Churchill 1964. — **1073.** DUBRAUSKY, V., u. F. OFT: Eklampsie und Kindersterblichkeit. Geburtsh. u. Frauenheilk. 8, 114 (1948). — **1074.** DUBREUIL, G., et J. ANDERODIAS: Ilots de Langerhans géants chez un nouveau-né. Issue de mére glycosurique. C. R. Soc. Biol. (Paris) 83, 1490 (1920). — **1075.** DUCAS, P., N. MONOD, C. DREYFUS-BRISAC et M. MAYER: L'electroencephalogramme des nouveau-nes atteints d'isoimmunisation Rh. Arch. franç. Pédiat. 18, 1319 (1961). — **1076.** DUCAS, P., N. MONOD, C. DREYFUS-BRISAC, N. PAIOT et M. MAYER: Etude electroencephalographique de 185 enfants reanimes a la naissance. Arch. franç. Pédiat. 29, 1058 (1962). — **1077.** DUCKETT, S., and A. E. CLAIREAUX: Cerebral teratoma associated with epignatus in newborn infants. J. Neurosurg. 20, 888 (1963). — **1078.** DUDEL, I., u. W. TRAUTWEIN: Der Mechanismus der automatisch rhythmischen Impulsbildung der Herzmuskelfasern. Pflügers Arch. ges. Physiol. 267, 553 (1958). — **1079.** DUMARS, K. W., C. GASKILL et N. KITZMILLER: Le cri du chat (crying cat) syndrome. Amer. J. Dis. Child. 108, 533 (1964). — **1080.** DUMERMUTH, G.: Elektroencephalographie im Kindesalter. Stuttgart: Georg Thieme 1965. — **1081.** DUNDSDON, M. I., C. O. CARTER, and R. M. C. HUNTLEY: Upper end of range of intelligence in monogolism. Lancet 1960 I, 565. — **1082.** DUNGAL, N.: Listeriosis in four siblings. Lancet 1961 II, 513. — **1083.** DUNHAM, ETHEL, C.: Premature infants, 2. ed. New York: Harper & Brothers 1955. — **1084.** DUNN, H. G., W. ST. J. BUCKLER, G. C. E. MORRISON, and A. W. EMERY: Conduction velocity of motor nerves in infants and children. Pediatrics 34, 708 (1964). — **1085.** DUNNING, H. S., and H. G. WOLFF: The relative vascularity of various parts of the central and peripheral nervous system of the cat and its relation to function. J. comp. Neurol. 67, 433 (1937). — **1086.** DUPLAY, D., P. MARTIN et M. RONETTI: Tetaníc neurogéne du nouveau-né. Etude electroencephalographique. Pédiatrie 39, 7, 948 (1950). — **1087.** DURAISWAMI, P. K., and M. CH. ORTH: Insulin-induced skeletal abnormalities in developing chickens. Brit. med. J. 1950 II, 384. — **1088.** DUSSIK, K. TH.: Über die Möglichkeit, hochfrequente mechanische Schwingungen als diagnostisches Hilfsmittel zu verwerten. Z. ges. Neurol. Psychiat. 174, 153 (1942). — **1089.** DUTTON, G.: The physical development of mongols. Arch. Dis. Childh. 34, 46 (1959). — **1090.** DUVE, C. DE: The lysosomes. Sci. American 208, 64 (1963). — **1091.** DUVE, C. DE, B. C. PRESSMANN, R. GIANETTO, R. WATTIAUX, and F. APPELMANS: Tissue fractionation studies. Intracellular distribution patterns of enzymes in rat-liver tissue. Biochem. J. 60, 604 (1955). — **1092.** DVORAK, J.: Ars med. (Gant.) 39, H. 2 (1949). — **1093.** DYGGVE, H. V., and M. NIKKELSEN: Partial deletion of the short arm of a chromosome of the 4—5 group (Denver). Arch. Dis. Childh. 40, 82 (1965). — **1094.** DYGGVE, H.V., E. SOONDERGAARD, and H. DAM: Effect of synkarit and vikastab on bilirubin and plasma prothrombin. Acta paediat. (Uppsala) 51, 165 (1967). — **1095.** DYGGVE, H., and I. TYGSTRUP: Megalencephaly. Develop. Med. Child Neurol. 6, 581 (1964).

1096. EARLE, K. M., M. BALDWIN, and W. PENFIELD: Incisural sclerosis and temporal lobe seizures produced by hippocampal herniation at birth. Arch. Neurol. Psychiat. (Chic.) 69, 27 (1953). — **1097.** EAST, C. F. T.: Cerebral hemorrhage in a newborn child. Brit. J. Child. Dis. 19, 189 (1927). — **1098.** EASTERLING, W. E., H. H. SIMMER, W. J. DIGNAM, M. V. FRANKLAND, and F. NAFTOLIN: Neutral C_{19}-steroids and steroid sulfates in human pregnancy. II. Dehydroepiandrosterone sulfate, 16α-hydroxydehydroepiandrosterone, and 16α-hydrodehydroepiandrosterone sulfate in maternal and fetal blood of pregnancies with anencephalic and normal fetuses. Steroids 8, 157 (1966). — **1099.** EASTMAN, N. J.: Prematurity from the viewpoint of the obstetrician. Amer. Practit. 1, 343 (1947). — **1100.** EASTMAN, N. J., and M. DE LEON: The etiology of cerebral palsy. Amer. J. Obstet. Gynec. 69, 950 (1955). — **1101.** EASTON, H. G., R. J. FALLON, and V. FRENCH: Listeria monocytogenes meningitis in neonates. Lancet 1962 II, No 7257, 665. — **1102.** EATON, L. M.: Perspective of neurology in regard to polymyositis. Neurology (Minneap.) 4, 245 (1954). — **1103.** EAYRS, J. T.: The vascularity of the cerebral cortex in normal and cretinous rats. J. Anat. (Lond.) 88, 164 (1954). — **1104.** EAYRS, J. T.: The cerebral cortex of normal and hypothyroid rats. Acta anat. (Basel) 25, 160 (1955). — **1105.** EAYRS, J. T.: Thyroid hormone and the central nervous system. Brit. med. Bull. 16, 122 (1960). — **1106.** EAYRS, J. T.: Thyroid and dendrites. In: Regional biochemistry, ed. by KETY et al. London: Pergamon 1960. — **1107.** EBELING, P., R. GILLIATT, and P. THOMAS: A clinical and electrical study of ulnar nerve lesions in the hand. J. Neurol. Neurosurg. Psychiat. **23**, 1 (1960). — **1108.** EBEN, A., H. D. COURTLAND, and M. K. LUKE: Hydranencephaly. Observations on transillumination of the head of infants. Arch. Neurol. Psychiat. (Chic.) **76**, 578 (1956). — **1109.** EBERLE, P.: Die Chromosomenstruktur des Menschen in Mitosis und Meiosis. In: Fortschritte der Evolutionsforschung, Bd. II. Stuttgart: Gustav Fischer 1966. — **1110.** EBERLEIN, W. R.: Steroids and sterols in umbilical cord blood. J. clin. Endocr. **25**, 1101 (1965). — **1111.** EBERT, W., u. O. HOFFMEYER: Zur Frage des Infektionsweges bei Zytomegalie. Kinderärztl. Prax. **34**, 15 (1966). — **1112.** ECCLES, J. C.: Interpretation of action potentials evoked in the cerebral cortex. Electroenceph. clin. Neurophysiol. **3**, 449 (1957). — **1113.** ECCLES, J. C.: The mechanism of synaptic transmission. Ergebn. Physiol. **51**, 299 (1961). — **1114.** ECCLES, J. C.: The nature of central inhibition. Proc. roy. Soc. B **153**, 445 (1961). — **1115.** ECCLES, J. C.: Postsynaptic and presynaptic inhibitory actions in the spinal cord. In: Progr. brain res., vol. 1. Amsterdam: Elsevier Publ. Co. 1963. — **1116.** ECCLES, J. C.: The physiology of synapses. Berlin-Göttingen-Heidelberg: Springer 1964. — **1117.** ECCLES, J. C., R. M. ECCLES, and F. MAGNI: Central inhibitory action attributable to presynaptic depolarisation produced by muscle afferent volleys. J. Physiol. (Lond.) **159**, 147 (1961). — **1118.** ECCLES, J. C., B. KATZ, and ST. W. KUFFLER: Nature of the endplate potential in curarized muscle. J. Neurophysiol. **4**, 362 (1941). — **1119.** ECCLES, J. C., P. G. KOSTYUK, and R. F. SCHMIDT: Presynaptic inhibition of the central actions of flexor reflex afferents. J. Physiol. (Lond.) **161**, 258 (1962). — **1120.** ECCLES, J. C., F. MAGNI, and W. D. WILLIS: Depolarisation of central terminals of group I afferent fibres from muscle. J. Physiol. (Lond.) **160**, 62 (1962). — **1121.** ECCLES, J. C., R. F. SCHMIDT, and W. D. WILLIS: Presynaptic inhibition of the spinal monosynaptic reflex pathway. J. Physiol. (Lond.) **161**, 282 (1962). — **1122.** ECCLES, R. M., and W. D. WILLIS: Presynaptic inhibition of the monosynaptic reflex pathway in kittens. J. Physiol. (Lond.) **165**, 403 (1962). — **1123.** ECCLES, R. M., and W. D. WILLIS: The effect of repetitive stimulations upon monosynaptic transmission in kittens. J. Physiol. (Lond.) **176**, 311 (1965). — **1124.** ECKEL, R. E., and N. SPERLAKIS: Membrane potentials in K-deficient muscle. Amer. J. Physiol. **205**, 307 (1963). — **1125.** ECKSTEIN, A.: Untersuchungen über die Angioarchitektonik des Gehirnes im frühen Kindesalter. Z. ges. Neurol. Psychiat. **154**, 298 (1936). — **1126.** ECKSTEIN, A., u. H. PAFFRATH: Bewegungsstudien bei frühgeborenen und jungen Säuglingen. Z. Kinderheilk. **46**, 595 (1928). — **1127.** ECKSTEIN, H. B., and G. H. MACNAB: Myelomeningocele and hydrocephalus. The impact of modern treatment. Lancet **1966 I**, 842. — **1128.** EDELMAN, C. M., H. L. BARNETT, and V. TROUPKOU: Renal concentration mechanism in newborn infants. J. clin. Invest. **39**, 100 (1960). — **1129.** EDEN, A. N.: Vibrio fetus meningitis in a newborn infant. J. Pediat. **61**, 33 (1962). — **1130.** EDEN, A. N.: Neonatal jaundice and cretinism. N.Y. St. J. Med. **64**, 2914 (1964). — **1131.** EDEN, A. N.: Perinatal mortality caused by vibrio fetus. J. Pediat. **68**, 297 (1966). — **1132.** EDGE, W. E.: Hypocalcaemia in infancy with special reference to cardiac failure. S. Afr. med. J. **37**, 262 (1963). — **1133.** EDGERTON, A. (1935): Zit. nach HIRVENSALO (*1825*). — **1134.** Editorial. Perinatal mortality Lancet **1963 II**, 1207. — **1135.** Editorial. On hypoglycemia in newborn infants. Arch. Kinderheilk. **170**, 209 (1964). — **1136.** Editorial. Spinal-cord injury at birth. J. Amer. med. Ass. **188**, 1078 (1964). — **1137.** EDWARDS, A. V.: Resistance to hypoglycemia in the newborn calf. J. Physiol. (Lond.) **171**, 46 P (1964). — **1138.** EDWARDS, J. H., D. G. HARNDEN, A. H. CAMERON, V. M. CROSSE, and O. H. WOLFF: A new trisomic syndrome. Lancet **1960 I**, 787. — **1139.** EDWARDS, J. H., R. M. NORMAN, and J. M. ROBERTS: Sex-linked hydrocephalus: report of a family with 15 affected members. Arch. Dis. Childh. **36**, 481 (1961). — **1140.** EFFLER, D. B.: ALLISON's repair of hiatal hernias: late complication of diaphragmatic counter-incision and technique to avoid it. J. thorac. cardiovasc. Surg. **49**, 669 (1965). — **1141.** EGGERS (1931): Zit. nach J. B. HARLITZ (*1711*). — **1142.** EHLERS, K. H., J. W. HAGSTROM, D. S. LUKAS, S. F. REDO, and M. A. ENGLE: Glykogen storage disease of the myocardium with obstriction to left ventricular flow. Circulation **25**, 96 (1962). — **1143.** EHRENFEST, H.: Can intracranial birth injuries be prevented? J. Amer. med. Ass. **92**, 97 (1929). — **1144.** EICHENWALD, H. F.: Neonatal sepsis, meningitis and pneumonia. In: Current pediatric therapy 1966/67. Philadelphia and London: W. B. Saunders Co. 1967. — **1145.** EIDELBERG, E., G. M. KOLMODIN, and B. A. MEYERSON: Ontogenesis of steady potential and direct cortical response in fetal sheep brain. Exp. Neurol. **12**, 198 (1965). — **1146.** EISENBERG, R. B.: Auditory behaviour in the human neonate: 1. Methodologic problems and the logical design of research procedures. J. auditory Research **5**, 159 (1965). — **1147.** EL-ALFI, O. S., J. J. BIESELE, and P. M. SMITH: Trisomy 18 in a hydrocephalic fetus. J. Pediat. **65**, 65 (1964). — **1148.** ELDERED, E., R. GRANIT, and P. A. MERTON: Supraspinal controle of the muscle spindles and its significance. J. Physiol. (Lond.) **122**, 498 (1953). — **1149.** ELKES, J., and A. TODRICK: In: Biochemistry of the developing nervous system (H. WAELSCH ed.), p. 309. New York: Academic Press 1955. — **1150.** ELLINGSON, R. J.: EEG of normal, fullterm newborn immediately after birth. With observations on arousal and visual evoked responses. Electroenceph. clin. Neurophysiol. **10**, 31 (1958). — **1151.** ELLINGSON, R. J.: Cortical electrical responses to visual stimulation in the human infant. Electroenceph. clin. Neurophysiol. **12**, 663 (1960). — **1152.** ELLINGSON, R. J.: Cerebral electrical responses to auditory and visual stimuli in the infant. Neurol. and Elektroencephalographic correlative studies in infancy, p. 78. New York: Grune & Stratton 1964. — **1153.** ELLINGSON, R. J.: Regional physiology of the central nervous system. In: Progress in neurology and psychiatry (E. A. SPIEGEL, ed.). New York: Grune & Stratton 1965. — **1154.** ELLINGSON, R. J.: EEGs and cortical evoked responses of human infants. Persönliche Mitteilung (1965). — **1155.** ELLINGSON, R. J., and R. C. WILCOTT: Development of evoked responses in visual and auditory cortices of kittens. J. Neurophysiol. **23**, 363 (1960). — **1156.** ELLIOT, K. A. C., and H. H. JASPERS: Gamma-aminobutyric acid. Physiol. Rev. **39**, 383 (1959). — **1157.** ELLIS, J. R., and J. C. MARWOOD: Autosomal trisomy syndromes. Lancet **1961 II**, 263. — **1158.** ELMQVIST, D., and D. S. FELDMAN: Calcium dependence of spontaneous acetylcholine release at mammalian motor nerve terminals. J. Physiol. (Lond.) **181**, 487 (1965). — **1159.** ELPHINSTONE, N.: Thiouracil in pregnancy. Its effects on the foetus. Lancet **1953 I**, 1281. — **1160.** ELST, P. R. VAN DER: Das Chvosteksche Phänomen. Jb. Kinderheilk. **123**, 288 (1929). — **1161.** ELVIDGE, A. R., and J. J. JACKSON: Subdural hematoma in infants. Amer. J. Dis. Child. **78**, 635 (1949). **1162.** EMANUEL, B., M. P. PADORR, and O. SWENSON: Mongolism associated with Hirschsprungs's disease. J. Pediat. **66**, 437 (1965). — **1163.** EMANUEL, I., and G. E. KENNY: Cytomegalic inclusion disease of infancy. Pediatrics **38**, 957 (1966). — **1164.** EMERY, J. L.: Intracranial effects of long-standing decompression of the brain in children with hydrocephalus and meningomyelocele. Develop. Med. Child. Neurol. **7**, 302 (1965). — **1165.** EMERY, J. L.: The examination of the normal and hydrocephalic infant brain using ultrasound. Develop. Med. Child Neurol., Suppl. **13**, 87 (1967). — **1166.** EMRICH, D.: Die intrathyreoidalen Jodfehlverwertungen. Med. Klin. **59**, 1409 (1964). — **1167.** EMRICH, D., u. F. MARONGIU: Die Registrierung des Achillessehnenreflexes als diagnostisches Hilfsmittel bei Schilddrüsenerkrankungen. Dtsch. med. Wschr. **3**, 101 (1966). — **1168.** ENGBAEK, L.: Pharmacological actions of magnesium ions with particular reference to neuromuscular and cardiovascular system. Pharmacol. Rev. **4**, 396 (1952). — **1169.** ENGEL, F. L., S. P. MARTIN, and H. TAYLOR: On the relation of potassium to the neurological manifestations of hypocalcemic tetany. Bull. John Hopk. Hosp. **84**, 285 (1949). — **1170.** ENGEL, G. L., J. ROMANO, E. G. FERRIS, J. P. WEBB, and C. D. STEVENS: A simple method of determining frequency spectrums in the electroencephalogram. Arch. Neurol. Psychiat. (Chic.) **51**, 134 (1944). — **1171.** ENGEL, R.: Evaluation of EEG tracings of newborns. J.-Lancet **81**, 523 (1961). — **1172.** ENGEL, W. K.: The essentiality of histo- and cytochemical studies of skeletal muscle in the investigation of neuromuscular disease. Neurology (Minneap.) **12**, 778 (1962). — **1173.** ENGEL, R.: Electroencephalographic responses to photic stimulation and their correlation with maturation. Ann. N.Y. Acad. Sci. **117**, 407 (1964). — **1174.** ENGEL, R.: Maturational changes and abnormalities in the newborn electroencephalogram. Develop. Med. Child Neurol. **7**, 498 (1965). — **1175.** ENGEL, R., u. B. V. BUTLER: Rassische und geschlechtliche Unterschiede in der elektroencephalographischen Lichtreizlatenz beim Neugeborenen. Fortschr. Med. **10**, 411 (1966). — **1176.** ENGEL, W. K., J. B. FOSTER, B. P. HUGHES, H. E. HUXLEY, and R. MAHLER: Central core disease, an investigation of a rare muscle cell abnormality. Brain **84**, 167 (1961). — **1177.** ENGELMANN, E.: Zwei Fälle von Paraparese bei skoliotischen Säuglingen durch Geburtstrauma entstanden. Wien. med. Wschr. **76**, 608 (1926). — **1178.** ENGLESON, G., G. ROOTH, and M. TÖRNBLOM: A follow-up study of dysmature infants. Arch. Dis. Childh. **38**, 62 (1963). — **1179.** ENHÖRNING, G., and F. H. ADAMS: Surface properties of fetal lamb tracheal fluid. Amer. J. Obstet. Gynec. **92**, 4, 563 (1965). — **1180.** ENTRES, J. L.: Die Kinder eklamptischer Mütter, ein Beitrag zur Lehre vom Geburtstrauma. Allg. Z. Psychiat. 81, 258 (1924). — **1181.** Epstein, T.: Amaurotic family idiocy. N.Y. St. J. Med. **106**, 887 (1917). — **1182.** Erb, W.: Die Thomsonsche Krankheit. Leipzig: F. C. W. Vogel 1886. — **1183.** Erb, W.: Dystrophia musculorum progressiva. Dtsch. Z. Nervenheilk. **1**, 13 (1891). — **1184.** Erbslöh, F.: Die myotonische Dystrophie. Arch. Psychiat. Nervenkr. **201**, 648 (1961). — **1185.** Erbslöh, F., u. P. Klärner: Vergleichende klinische, bioptische und biochemische Untersuchungen bei chronischen Myopathien. Klin. Wschr. **1953**, 1059. — **1186.** Erbslöh, F.: Die myotonische Dystrophie. Eine intern-neurologische und bioptisch-histologische Studie. Arch. Psychiat. Nervenkr. **201**, 648 (1961). — **1187.** Erdmann, G.: Listeriose und Frühgeburt. Dtsch. med. Wschr. **1**, 813 (1953). — **1188.** Erdmann, G.: Die Listeriose. In: Handbuch der Kinderheilkunde von Opitz-Schmid, Bd. V. Berlin-Göttingen-Heidelberg: Springer 1964. — **1189.** Ericsson, H., B. I. Ivemark, T. Johnsson, and R. Zetterström: Generalized herpes simplex infection associated with staphylococcal septicemia in a newborn infant. Acta paediat. (Uppsala) **47**, 666 (1958). — **1190.** Erickson, R. J.: Familial infantile lactic acidosis. J. Pediat. **66**, 1004 (1965). — **1191.** Erlanger, J., and H. S. Gasser: Compound nature of action current of nerve as disclosed by cathod ray oscilloscope. Amer. J. Physiol. **70**, 624 (1924). — **1192.** Erlanger, J., and H. S. Gasser: Electrical signs of nervous activity. Philadelphia 1937. — **1193.** Ernst, P.: Mißbildungen des Nervensystems. In: Handbuch der Morphologie der Mißbildungen des Menschen und der Tiere (Hrsg. E. Schwalbe), Bd. III/2. Jena: Gustav Fischer 1909. — **1194.** Ernster, L., L. Herlin, and R. Zetterström: Experimental studies on the pathogenesis of Kernicterus. Pediatrics **20**, 647 (1957). — **1195.** Ernster, J., O. Jalling, H. Löw, and O. Lindberg: Alternative pathways of mitochondrial DPN 4 oxidation studied with amytal. Exp. Cell Res., Suppl. **3**, 124 (1955). — **1196.** Esch, P.: Über Kernikterus der Neugeborenen. Zbl. Gynäk. **32**, 969 (1908). — **1197.** Escherich, Th.: Münch. med. Wschr. **1**, 687 (1888). — **1198.** Esen, F. M., and H. Mautner: Hypo- and Hyperthyroidism in mongolism. Arch. Pediat. **74**, 291 (1957). — **1199.** Esente, L.: Physiologie de la vision chez le prematuré et le nourrisson normal, p. 22. Paris 1958. — **1200.** Essbach, H.: Paidopathologie. Leipzig: VEB Georg Thieme 1961. — **1201.** Essbach, H., u. I. Röse: Zur Morphologie der Toxoplasmose des Menschen. In: Toxoplasmose. Stuttgart: Georg Thieme 1966. — **1202.** Estridge, M. N., and R. D. Smith: Acute subdural hemorrhage of posterior fossa. Report of a case with review of the literature. J. Neurosurg. 18, 248 (1961). — **1203.** Etienne, M., S. Curioni et R. Laplane: La gravité des méningites bactériennes. Sem. Hôp. Paris **41**, 421 (1965). — **1204.** Evans, P. R.: Nuclear agenesis. Möbius syndrome. The congenital facial diplegia syndrome. Arch. Dis. Childh. **30**, 237 (1955). — **1205.** Evans, A. R.: Congenital neuroblastoma. J. clin. Path. **18**, 54 (1965). — **1206.** Evans, P. R., and P. E. Polani: The neurological sequelae of Rh sensitization. Quart. J. Med. **19**, 129 (1950). — **1207.** Ewerbeck, H.: Der Säugling. Berlin-Göttingen-Heidelberg: Springer 1962. — **1208.** Ewerbeck, H.: Tris-Pufferbehandlung der Stoffwechselacidose bei der toxischen Gastroenteritis des Säuglings und beim atemgestörten Neugeborenen (fetal distress-Syndrom). Dtsch. med. Wschr. **90**, 1989 (1965). — **1209.** Eyzaguirre, C., and S. W. Kuffler: Processes of excitation in the dendrites and in the soma of single isolated sensory nerve cells of the lobster and crayfish. J. gen. Physiol. **39**, 87 (1955).

1210. Fagge, C. H.: On sporadic cretinism occurring in England. Medico-Chir. Trans. **54**, 155 (1871). — **1211.** Fahn, S.: Mc Ardles disease: hereditary myopathy due to absence of muscle phosphorylase. Trans. Amer. neurol. Ass. 88, 145 (1963). — **1212.** Fairbank, H. A.: Congenital elevation of the scapula. A series of 18 cases with detailed descriptions of a dissected specimen. Brit. J. Surg. **1**, 553 (1913/14). — **1213.** Fairbank, H. A. Th.: Myositis ossificans progressiva. J. Bone Jt. Surg. A. **32**, 108 (1950). — **1214.** Falek, A., R. Schmidt, and G. A. Jervis: Familial de Lange syndrome with chromosome abnormalities. Pediatrics **37**, 92 (1966). — **1215.** Falk, W.: Klinische Beiträge zur Diagnose und Differentialdiagnose des chronischen idiopathischen Hypoparathyreoidismus im Kindesalter. Arch. Kinderheilk. **164**, 135 (1961). — **1216.** Falls, H. F., and W. J. Schulz: Hallermann-Streiff Syndrome. Arch. Ophthal. **63**, 409 (1960). — **1217.** Fanconi, G.: Kasuistischer Beitrag zu den Kalkstoffwechselstörungen. Rezidiv-Tetanie mit Verkalkungsstörungen am Skelett. Helv. paediat. Acta **1**, 85 (1945). — **1218.** Fanconi, G.: Die angeborenen Anomalien des Kohlehydratstoffwechsels. Mschr. Kinderheilk. **110**, 138 (1962). — **1219.** Fanconi, G., P. Girardet, B. Schlesinger, N. Butler u. J. Black: Chronische Hypercalcaemie, kombiniert mit Osteosklerose, Hyperazotämie, Minderwuchs und kongenitale Mißbildung. Helv. paediat. Acta **7**, 314 (1952). — **1220.** Fantz, R. L.: The origin of form perception. Sci. American **1**, 52 (1961). — **1221.** Farber, D. A.: Sbornik Trud. Inst. akusterstva i ginekol. **21**, 103 (1961). — **1222.** Farber, D. A.: Generalized responses and evoked potential in the EEG of newborn infants. Fiziol. Zh. (Mosk.) **50**, 697 (1964). — **1223.** Farquhar, J. W.: Neonatal cold injury. Lancet **1951 I**, 371. — **1224.** Farquhar, J. W.: The significance of hypoglycaemia in the newborn infant of the diabetic woman. Arch. Dis. Childh. **31**, 203 (1956). — **1225.** Farquhar, J. W.: The possible influence of hyperadrenocorticism on the foetus of the diabetic woman. Arch. Dis. Childh. **31**, 483 (1956). — **1226.** Farquhar, J. W.: The child of the diabetic woman. Arch. Dis. Childh. **34**, 76 (1959). — **1227.** Farquhar, J. W.: Birth weight and the survival of babies of diabetic women. Arch. Dis. Childh. **37**, 321 (1962). — **1228.** Farquhar, J. W.: Neonatal hypoglycemia. Lancet **1963 II**, 941. — **1229.** Farrehi, C., M. Mitchell, and D. M. Fawcett: Heart failure in congenital thyrotoxicosis. Pediatrics **37**, 460 (1966). — **1230.** Fateeva, E. M.: Clinico-biochemical changes in hypotrophy of newborn infants caused by pregnancy toxemia. Vop. Okhrany Materin. Dets. **10**, 41 (1965). — **1231.** Fatt, P., and B. Katz: An analysis of the endplate-potential recorded with an intra-cellular electrode. J. Physiol. (Lond.) **115**, 320 (1951). — **1232.** Fatt, P., and B. Katz: Spontaneous subthreshold activity at motor nerve-endings. J. Physiol. (Lond.) **117**, 109 (1952). — **1233.** Fau, R., J. Roget, Y. Gilbert, S. Garel, L. P. Butin et M. Jaillard: Infantile hemiconvulsions. Pédiatrie **17**, 948 (1962). — **1234.** Favale, E., C. Loeb, and M. Manfredi: Somatic responses evoked by central stimulation during natural sleep and during arousal. Arch. int. Physiol. **71**, 229 (1963). — **1235.** Fazekas, J. F., F. A. D. Alexander, and H. E. Himwich: Tolerance of the newborn to anoxia. Amer. J. Physiol. **134**, 281 (1941). — Fazio, F.: Ereditarietà della paralisi bulbare progressiva. Riforma med. **4**, 327 (1892). — **1237.** Federman, D. D.: Down's syndrome. Clin. pediat. (Bologna) **4**, 331 (1965). — **1238.** Fee, B. A., and W. B. Weil jr.: Body composition of infants of diabetic mothers by direct analysis. Ann. N.Y. Acad. Sci. **110**, 869 (1963). — **1239.** Feldberg, W.: Die Empfindlichkeit der Zungenmuskulatur und der Zungengefäße des Hundes auf Lingualisreizung und auf Acetylcholin. Pflügers Arch. ges. Physiol. **232**, 75 (1933). — **1240.** Feldman, G. V.: Radial nerve palsy in the newborn. Arch. Dis Childh. **32**, 469 (1957). — **1241.** Feldstein, M. S.: Analysis of factors affecting perinatal mortality. Brit. J. prev. soc. Med. **19**, 128 (1965). — **1242.** Feldstein, M. S.: A method of evaluating perinatal mortality risk. Brit. J. prev. soc. Med. **19**, 135 (1965). — **1243.** Fellenberg, T. v.: Kropf und Trinkwasser in der Schweiz. Mitt. Lebensmitt. Hyg. **24**, 123 (1933). — **1244.** Feltkamp, T. E. W., H. van der Geld, and H. J. G. H. Oosterhuis: Studies on sera from cases of myasthenia gravis using the fluorescent antibody technique. Vox Sang. (Basel) **8**, 317 (1963). — **1245.** Fenichel, G. M.: The B fiber of human foetal skeletal muscle. A study of fiber diameter size. Neurology (Minneap.) **13**, 219 (1963). — **1246.** Fenichel, G., and W. K. Engel: Histochemistry of muscle in infantile spinal muscular atrophy. Neurology (Minneap.) **13**, 1059 (1963). — **1247.** Ferola, R.: Findings on the behavior of serum magnesium in the term newborn, immature and premature infant in the first month of life. Pediatrics **72**, 883 (1964). — **1248.** Ferrier, S.: Enfant mongolien-parent mosaïque. J. Génèet. hum. **13**, 315 (1964). — **1249.** Ferry, A. P.: Teratoma of the orbit; a report of two cases. Surv. Ophthal. **10**, 434 (1965). — **1250.** Fetterman, G. H.: A new laboratory aid in the clinical diagnosis of inclusion disease of infanky. Amer. J. clin. Path. **22**, 424 (1952). — **1251.** Fialkow, P. J., F. Hecht, I. A. Uchida, and A. G. Motolsky: Increased frequency of thyroid autoantibodies in mothers of patients with Down's syndrome. Lancet **1965 II**, 868. — **1252.** Field, R. A.: In: The metabolic basis of inherited disease (J. B. Stanbury, J. B. Wyngaarden and D. S. Fredrickson, eds.), p. 156. New York: McGraw-Hill Book. Co. 1960. — **1253.** Finberg, L., C. Luttrell, and H. Redd: Functional, anatomical and biochemical alterations of the brain resulting from experimental hypernatremic dehydration. Amer. J. Dis. Child. **94**, 542 (1957). — **1254.** Finberg, L., Ch. Luttrell, and H. Redd: Pathogenesis of lesions in the nervous system in hypernatremic states. Pediatrics **23**, 46 (1959). — **1255.** Fincher jr., E. F., and P. G. Coon: Ependymomas; a clinical and pathologic study of eight cases. Arch. Neurol. Psychiat. (Chir.) **22**, 19 (1929). — **1256.** Finck, F. M., and R. Antin: Intracranial teratoma of the newborn. Amer. J. Dis. Child. **109**, 439 (1965). — **1257.** Fink, A.: Über Mehrlingsgeburten. Eine Übersicht über 669 Zwillings- und 10 Drillingsgeburten. Zbl. Gynäk. **77**, 1835 (1955). — **1258.** Finkelstein, H.: Die durch Geburtstraumen hervorgerufenen Krankheiten des Säuglings. Berl. Klinik **168**, 239 (1902). — **1259.** FINKELSTEIN, H.: Säuglingskrankheiten, Plazenta: Gummen, Schrumpfung, Gefäßalteration u. U. Ursache für Fruchttod, IV. Aufl. New York-Amsterdam-London-Brüssel: Elsevier Publ. Co. 1938. — **1260.** FINKOVÁ, A.: Relation of labor management in breech presentation to perinatal mortality. Čs. Gynek. **29**, 557 (1964). — **1261.** FINLEY, S. C.: Exceptional intelligence in a mongoloid child of a family with 13—15 / partial 21 translocation. New Engl. J. Med. **272**, 1081 (1965). — **1262.** FINLEY, W. H., S. C. FINLEY, C. J. ROSECRANS, and C. C. TUCKER: Normal 21 trisomy mosaicism. Amer. J. Dis. Child. **112**, 444 (1966). — **1263.** FINN, R., C. A. CLARKE, W. T. A. DONOHUE, R. B. MCCONNEL, P. M. SHEPPARD, D. LEHANE, and W. KULKE: Experimental studies on the prevention of Rh haemolytic disease. Brit. med. J. **1961 I**, 1486. — **1264.** FISCH, L., and D. A. OSBORN: Congenital deafness and haemolytic disease of the newborn. Arch. Dis. Childh. **29**, 309 (1954). — **1265.** FISCHER, MECHTHILD: Erneute Häufung von Listeriosen in Bremen. Dtsch. med. Wschr. **90**, 121 (1965). — **1266.** FISCHER, K.: Morbus haemolyticus neonatorum im AB0-System. Stuttgart: Georg Thieme 1961. — **1267.** FISCHER, K.: Die AB0-Inkompatibilität. Bibl. gynaec. (Basel) **38**, 79 (1966). — **1268.** FISCHER, K., u. K. H. SCHÄFER: Indikation, Technik und Gefahren der Blutaustauschtransfusionen beim Neugeborenen. Dtsch. med. Wschr. **86**, 1702 (1961). — **1269.** FISCHER, W. M., u. W. TOUSSAINT: Über den Säure-Base-Haushalt beim Neugeborenen. Arch. Gynäk. **199**, 182 (1963). — **1270.** FISCHGOLD, H.: Les potentials évoqués chez l'homme au cours des stimulations somesthésiques. Presse méd. **72**, 2498 (1964). — **1271.** FISCHGOLD, H., et F. BERTHAULT: EEG de l'épilepsie du nouveau-né et du nourisson. Étud. néo-natal. **2**, 59 (1953). — **1272.** FISCHGOLD, H., C. DREYFUS-BRISAC, N. MONOD, D. SAMSON-DOLFUSS, P. KRAMARZ et CL. BLANC: L'électroencephalogramme au cours de la maturation cérébrale (Aspects physiologique). XVIIe Congr. de l'association de Pediatres de Langue Française, Montpellier, Okt. 1959. — **1273.** FISHER, C., J. GROSS, and J. ZUCH: Cycle of penile erection synchronous with dreaming (REM) sleep. Arch. gen. Psychiat. **12**, 29 (1965). — **1274.** FISHER, R. G., A. UIHLEIN, and H. M. KEITH: Spina bifida and cranium bifidum: study of 530 cases. Proc. Mayo Clin. **27**, 33 (1952). — **1275.** FISHER, W. D., M. L. VORHESS, and L. J. GARDENER: Congenital hypothyroidism in infant following maternal J-131 therapy, with a review of hazards of environmental radioisotope contamination. J. Pediat. **62**, 132 (1963). — **1276.** FISHMAN, R. A.: Neurological aspects of magnesium metabolism. Arch. Neurol. (Chir.) **12**, 562 (1965). — **1277.** FITCHETT, C. W., and V. TAVAREZ: Bilateral congenital diaphragmatic herniation: case report. Surgery **57**, 305 (1965). — **1278.** FITZGERALD, G. M., J. G. GREENFIELD, and B. KOUNNINE: Neurological sequelae of Kernicterus. Brain **62**, 292 (1939). — **1279.** FITZGERALD, G. E., and W. WINDLE: Some observations on early human fetal movements. J. comp. Neurol. **76**, 159 (1942). — **1280.** FITZSIMMONS, J. S.: Laryngeal stridor and respiratory obstruction associated with meningomyelocele. Arch. Dis. Childh. **40**, 687 (1965). — **1281.** FLAMM, H.: Die praenatalen Infektionen des Menschen. Stuttgart: Georg Thieme 1959. **1282.** FLECHSIG, P.: Anatomie des menschlichen Gehirns und Rückenmarks auf myelogenetischer Grundlage, Bd. 1. Leipzig: Georg Thieme 1920. — **1283.** FLEMING, G. B., and E. D. MORTON: Meningeal haemorrhage in the newborn. Arch. Dis. Childh. **5**, 361 (1930). — **1284.** FLENSBORG, E. W.: Acute purulent meningitis of the newborn. Acta paediat. (Uppsala) **30**, 305 (1943). — **1285.** FLEXNER, L. B.: In: Biochemistry of the developing nervous system, p. 281 (H. WAELSCH ed.). New York: Academic Press 1955. — **1286.** FOCK, D., J. GLEISS u. N. URBAN: Klinischer Beitrag zur Listeriose beim reifen und unreifen Kind. Z. Kinderheilk. **87**, 602 (1963). — **1287.** FÖDERL, V.: Die Halsmarkquetschung, eine Unterart der geburtstraumatischen Schädigung des Zentralnervensystems. Arch. Gynäk. **143**, 598 (1931). — **1288.** FOERSTER, O.: Das phylogenetische Moment in der spastischen Lähmung. Berl. klin. Wschr. **1**, 1217, (1913). — **1289.** FOGEL, R. L., J. A. EPSTEIN, J. H. STOPAK, and H. S. KUPPERMAN: Achilles tendon reflex test (photomotogram) as a measure of thyroid function. N.Y. St. J. Med. **62**, 1159 (1962). — **1290.** FØLLING, A.: Über Ausscheidung von Phenylbrenztraubensäure in dem Harn als Stoffwechselanomalie in Verbindung mit Imbezillität. Hoppe-Seylers Z. psysiol. Chem. **227**, 169 (1934). — **1291.** FORBES, G. B.: Glycogen storage disease. J. Pediat. **42**, 645 (1953). — **1292.** FORD, C. E., K. W. JONES, O. J. MILLER, U. MITTWOCH, L. S. PENROSE, M. RIDLER, and A. SHAPIRO: The chromosomes in a patient showing both mongolism and the Klinefelter syndrome. Lancet **1959 I**, 709. — **1293.** FORD, F. R.: Breech delivery in its possible relations to injury of spinal cord. Arch. Neurol. Psychiat. (Chic.) **14**, 742 (1925). —

1294. Ford, F. R.: Cerebral birth injuries and their results. Medicine (Baltimore) **5**, 121 (1926). — **1295.** Ford, F. R.: Diseases of the nervous system in infancy, childhood and adolescence. Springfield (Ill.): Ch. C. Thomas 1960. — **1296.** Ford, F. R.: Diseases of the nervous system in infancy, childhood and adolescence, V. ed. Springfield (Ill.): Ch. C. Thomas (1966). — **1297.** Ford, F., M. C. Crowthers, and T. Putman: Birth injuries of the central nervous system. Baltimore: Williams & Wilkins Co. 1927. — **1298.** Forfar, J. O., C. L. Balf, G. M. Maxwell, and S. L. Tompstett: Idiopathic hypercalcemia of infancy. Lancet **1956 I**, 981. — **1299.** Forfar, J. O., A. J. Keay, W. D. Elliott, and R. A. Cumming: Exchange transfusion in neonatal hyperbilirubinaemie. Lancet **1958 II**, 1131. — **1300.** Formby, D.: Maternal recognition of infant's cry. Develop. Med. Child Neurol. **9**, 293 (1967). — **1301.** Forssman, H., and H. O. Åkesson: Mortality in patients with Down's syndrome. J. ment. Defic. Res. **9**, 146 (1965). — **1302.** Forssmann, H., and H. O. Åkesson: Consanguineous marriages and mongolism. In: Mongolism. Ciba Foundation Study Group No 25. London: Churchill 1967. — **1303.** Forssmann, H., and O. Lehmann: Chromosome studies in eleven families with mongolism in more than one member. Acta paediat. (Uppsala) **51**, 180 (1962). — **1304.** Forssman, H., O. Lehmann, and T. Tyysell: Reproduction in mongolism. Amer. J. ment. Defic. **65**, 495 (1961). — **1305.** Forster, F. M., and R. A. McCormack: Kernikterus unassociated with erythroblastosis fetalis. J. Neuropath. exp. Neurol. **3**, 379—385 (1944). — **1306.** Forteza, G., R. Baguena, E. Amat, O. Barcia y A. Juan: Mosaico trisomia D_1/normal en una niña de seis años con un sindrome de trisomia D_1 incomplets. Med. exp. **51**, 83 (1964). — **1307.** Foss, B. M.: Neurological sequelae of prenatal and paranatal complications. Determinants of Inf. Behaviour **12**, 48 (1959). — **1307a.** Fothergill, L. C., and J. Wright: Influenza meningitis. J. Immunol. **24**, 273 (1933). — **1308.** Fothergill, R. J.: The safety of Malmströms vacuum extractor. Develop. Med. Child Neurol. **4**, 154 (1962). — **1309.** Fourman, P., and R. A. McCance: Tetany complicating the treatment of potassium deficiency in renal acidosis. Lancet **1955 I**, 329. — **1310.** Fowler, F. D., and E. Alexander: Atresia of the foramina of Luschka and Magendie. Amer. J. Dis. Child. **92**, 131 (1956). — **1311.** Fraccaro, M., K. Kaiser, and J. Lindsten: Chromosomal abnormalities in father and mongol child. Lancet **1960 I**, 724. — **1312.** Franceschetti, A., et J. B. Bourquin: Rubéole pendant la grossesse et malformations congénitales de l'enfant. Ann. Oculist (Paris) **179**, 623 (1946). — **1313.** Franchini, A. M., and G. Torrigiani: EEG and clinical aspects of the neonatal period, analysis of data obtained from infants born in dystoxic labor. Minerva pediat. **10** (40), 1007 (1958). — **1314.** Francois, J.: La toxoplasmose et ses manifestations oculaires. Paris: Masson & Cie. 1963. — **1315.** Frandsen, V. A., and G. Stakemann: The site of production of oestrogenic hormones in human pregnancy. Acta endocr. (Kbh.) **38**, 383 (1961).— **1316.** Frank, K., and M. G. F. Fuortes: Presynaptic and postsynaptic inhibition of monosynaptic reflexes. Fed. Proc. **16**, 39 (1957). — **1317.** Fränkel, E.: Weitere Untersuchungen über die Menschenpathogenität des Bacillus pyocyaneus. Z. Hyg. Infekt.-Kr. **84**, 369 (1917).— **1318.** Frankenhäuser, B.: The effect of calcium on the myelinated nerve fibre. J. Physiol. (Lond.) **137**, 245 (1957). — **1319.** Frankenhäuser, B., and A. L. Hodgkin: The action of calcium on the electrical properties of squid axons. J. Physiol. (Lond.) **137**, 218 (1957).— **1320.** Fraser, G. R., M. E. Morgans, and W. R. Trotter: The syndrome of sporadic goitre and congenital deafness. Quart. J. Med. **29**, 279 (1960). — **1321.** Fraser, J., and N. M. Dott: Hydrocephalus. Brit. J. Surg. **10**, 165 (1922). — **1322.** Fraser, J., and A. Mitchell: Kalmuc idiocy: report of a case with autopsy. Notes on sixty-two cases. J. ment. Sci. **22**, 169 (1876). — **1323.** Fraser, M. S., and J. Wilks: The residual effects of neonatal asphyxias. J. Obstet. Gynaec. Brit. Emp. **66**, 748 (1959). — **1324.** Freda, V. J., and K. Adamson: Exchange transfusion in utero. Amer. J. Obstet. Gynec. **89**, 817 (1964). — **1325.** Freda, V. J., J. G. Gorman, and W. Pollack: Successful prevention of experimental Rh-sensitization in man with an anti-Rh γ_2-globulin antibody preparation. Transfusion (Philad.) **4**, 26 (1964). — **1326.** Freda, V. J., J. G. Gorman, and W. Pollack: Rh-factor. Science **151**, 828 (1966). — **1327.** Freedman, D. G.: Smiling in blind infants and the issue of innate vs. acquired. J. Child Psychol. **5**, 171 (1964). — **1328.** Frejka, B.: Heterotopic ossification and myositis ossificans progressiva. J. Bone Jt Surg. A **11**, 157 (1929). — **1329.** Freke (1688 bis 1756): Zit. nach V. A. McKusick (*2636*). — **1330.** Frenc, F. S., and J. J. van Wyk: Fetal hypothyroidism. J. Pediat. **64**, 589 (1964). — **1331.** French, L. A., and R. L. Suechting: Familial incidence of craniosynostosis. Amer. J. Dis. Child. **89**, 486 (1955). — **1332.** Frenkel,

J. K.: Pathogenesis, diagnosis and treatment of human toxoplasmosis. J. Amer. med. Ass. **140**, 369 (1949). — **1333.** FREUD, S.: Die infantile Cerebrallähmung. In: Spec. Path. u. Ther. (NOTHNAGEL), Bd. IX. Wien 1897. — **1334.** FREUD, S.: Inhibitions, symptoms and anxiety. London: Hogarth Press. 1949. — **1335.** FREUDENBERG, E.: In: PFAUNDLER-SCHLOSSMANNs Handbuch der Kinderheilkunde, 4. Aufl., Bd. 1, S. 785. Berlin 1931. — **1336.** FREUNDLICH, E., and A. J. BELLER: Subdural hematoma in infancy. Amer. J. Dis. Child. **91**, 608 (1956). — **1337.** FRIEDBERG, V.: In: Die Prophylaxe frühkindlicher Hirnschäden. Thieme, Stuttgart 1966. — **1338.** FRIEDE, R. L.: Über extrem niedrigen Gehalt an histochemisch nachweisbarer Phosphorylase im Hirn neugeborener Ratten. Hoppe-Seylers Z. physiol. Chem. **310**, 4 (1958). — **1339.** FRIEDE, R. L.: Histochemical investigations on succinic dehydrogenase in the central nervous system. J. Neurochem. **4**, 101 (1959). — **1340.** FRIEDEMANN, T. E., and G. E. HAUGEN: The determination of keto acids in blood and urine. J. biol. Chem. **147**, 415 (1943). — **1341.** FRIDERICHSEN, C.: Hypocalcämie bei einem Brustkind und Hypercalcämie bei der Mutter. Mschr. Kinderheilk. **15**, 147 (1938). — **1342.** FRIDERICHSEN, C.: Neonatal tetany in suckling with latent osteitis fibrosa in mother. Lancet **1935I**, 85. — **1343.** FRIEDMAN, M., and P. COHEN: Agenesis of corpus callosum as a possible sequel to maternal rubella during pregnancy. Amer. J. Dis. Child. **73**, 178 (1947). — **1344.** FRIEDMAN, S., and R. ASH: Glycogen storage disease of the heart. J. Pediat. **52**, 635 (1958). — **1345.** FRISCHKNECHT, W., L. BIANCHI, and G. PILLERI: Familiäre Arthrogryposis multiplex congenita. Neuroarthro-myodysplasia congenita. Helv. paediat. Acta **15**, 259 (1960). — **1346.** FRIS-HANSEN, B., M. HOLLIDAY, T. STAPELTON, and W. M. WALLACE: Total body water in children. Pediatrics **7**, 321 (1951). — **1347.** FRISK, A. R., and E. JOSEFSSON: Thiouracil derivatives and pregnancy. Acta med. scand, Suppl. **196**, 85 (1947). — **1347a.** FRITZE, M.: Gehirnblutungen bei Frühgeborenen. Diss. Göttingen 1966. — **1348.** FROEHLICH, A.: Susceptibility to convulsions in relation to age. J. Mt Sinai Hosp. **19**, 4 (1952). — **1349.** FROEHLICH, A., and J. A. MIRSKY: Susceptability to convulions in relation to age. Influence of bile in rats. Proc. Soc. exp. Biol. (N.Y.) **50**, 25 (1942). — **1350.** FROESCH, E. R., A. PRADER, A. LABHART, H. W. STUBER u. H. P. WOLF: Die hereditäre Fructoseintoleranz, eine bisher nicht bekannte kongenitale Stoffwechselstörung. Schweiz. med. Wschr. **87**, 1168 (1957). — **1351.** FROMME, K.: Ein Teratom der Schädelhöhle. Münch. med. Wschr. **52**, 1304 (1905). — **1352.** FROST jr., J. D., and A. LOL: Computer determination of relationships between EEG activity and single unit discharges in isolated cerebral cortex. Confin. neurol. (Basel) **14**, No 4, 506 (1966). — **1353.** FULST, W.: Über Einwirkungen des Vakuumextractor am kindlichen Schädel und Gehirn. Zbl. Gynäk. **82**, 321 (1960). — **1354.** FUJIKURA, T., and S. R. WELLINGS: A teratoma-like mass on the placenta of a malformed infant. Amer. J. Obstet. Gynec. **89**, 824 (1964). — **1355.** FURSTENBERG, N., and L. SÖDERHJELM: The effect of vacuum extraction on the infants. Nord. Med. **64**, 843 (1960).

1356. GABILAN, J. C.: Hepatic glycogenoses. Correlations between the clinical and biochemical characteristics and the type of encymatic deficiency: glucose-6-phosphatase, amylo 1-6-glucosidase, phosphorilase. Rev. int. Hépat. **10**, 699 (1960). — **1357.** GABURRO, D., e A. PERESSINI: Sulla terapia degli stati convulsivi del neonato. Lattante **28**, 36 (1952). — **1358.** GADDINI DE BENEDITTI, R.: Sulle interrelazioni familiari e sociali dei bambini affetti da mongolismo. Minerva pediat. **10**, 711 (1958). — **1359.** GAGNON, J., N. KATYK-LONGTIN, J. A. DE GROOT et A. BARBEAU: Double trisomie autosomique à 48 chromosomes. Un. méd. Can. **90**, 1220 (1961). — **1360.** GAGNON, J., L. ARCHAMBAULT, E. LABERGE et N. KATYK-LONGTIN: Trisomie partielle 18 par insertion on translocation 4/18. Un. méd. Can. **92**, 311 (1963). — **1361.** GAILLARD, J.: Note on facial paralysis noted at birth. Rev. Oto-neuro-ophtal. **35**, 187 (1963). — **1362.** GAIRDNER, D.: Respiratory distress in the newborn. In: Recent advances in pediatrics. London: Churchill 1965. — **1363.** GALAMBOS, R.: A glia-neural theory of brain function. Proc. nat. Acad. Sci. (Wash.) **47**, 129 (1961). — **1364.** GALANT, S.: Der Rückgratreflex. Diss. Basel 1917. — **1365.** GALIN, D.: Effects of conditioning on auditory signals. In: Neurol. aspects of auditory and vestibular disorders. Springfield (Ill.): Ch. C. Thomas 1964. — **1366.** GALIN, D.: Distinctive response patterns to white noise and tones in unanesthetized cats. Science **146**, 270 (1964). — **1367.** GALIN: Background and evoked activity in the auditory pathway. Science **149**, 761 (1965). — **1368.** GALINA, M. P., N. L. AVNET, and A. EINHORN: Iodides during pregnancy. An apparent cause of neonatal death. New Engl. J. Med. **267**, 1124 (1962). — **1369.** GALLASCH, E. H., H. KELLNER u.

F. Specht: Zum Erfolg der Prophylaxe cerebraler Manifestationen des Morbus haemolyticus neonatorum. Mschr. Kinderheilk. **110**, 244 (1962). — **1370.** Gamp, R.: Acidosis in the newborn and its treatment. Gynaecologia (Basel) **158**, 164 (1964). — **1371.** Gampel, B.: The relation of skinfold thickness in the neonate to sex, length of gestation, seize at birth and maternal skinfold. Hum. Biol. **37**, 29 (1965). — **1372.** Gamper, E.: Bau und Leistungen eines menschlichen Mitteilhirnwesens (Arhinencephalie und Encephalocele). Zugleich ein Beitrag zur Teratologie und Fasersystematik. Z. ges. Neurol. Phychiat. **102**, 154 (1926). — **1373.** Gamper, E., u. T. R. Untersteiner: Über eine komplex gebaute postencephalitische Hyperkinese und ihre möglichen Beziehungen zu dem oralen Einstellautomatismus des Säuglings. Arch. Psychiat. Nervenkr. **71**, 282 (1924). — **1374.** Gamstorp, I.: Adynamia episodica hereditaria. Acta paediat. (Uppsala) Suppl. 108, **45**, 1 (1956). — **1375.** Gamstorp, I.: Mongolismus. In: Die Prognose chronischer Erkrankungen, herausgeg. von F. Linneweh. Berlin-Göttingen-Heidelberg: Springer 1961. — **1376.** Gamstorp, I.: Transient muscular weakness. Acta neurol. scand. **38**, 342 (1962). — **1377.** Gamstorp, I.: Adynamia episodica hereditaria and myotonica. Acta neurol. scand. **39**, 41 (1963). — **1378.** Gamstorp, I.: Normal conduction velocity of ulnar, median and peroneal nerves in infancy, childhood and adolescence. Acta paediat. (Uppsala) **146**, 68 (1963). — **1378a.** Gamstorp, I., and S. A. Shelburne: Peripheral sensory conduction in ulnar and median nerves of normal infants, children and adolescents. Acta paediat. (Uppsala) **54**, 309 (1965). — **1379.** Gamstorp, I., and G. Wohlfahrt: A syndrome characterized by myokymia, myotonia, muscular wasting and increased perspiration. Acta psychiat. scand. **34**, 181 (1959). — **1380.** Gandy, G., L. Grann, N. Cunningham, K. Adamson jr., and L. S. James: The validity of pH and pCO_2 measurements in capillary samples in sick and healthy newborn infants. Pediatrics **34**, 192 (1964). — **1381.** Gardner, L. F.: Etiologic factors in tetany of newly born infants. Pediatrics **5**, 228 (1950). — **1382.** Gardner, L. I.: Tetany and parathyroid hyperplasia in the newborn infant. Pediatrics **9**, 534 (1952). — **1383.** Gardner, L. I., E. A. MacLachlan, and H. Berman: Effect of potassium deficiency on carbon dioxide cation and phosphate content of muscles. J. gen. Physiol. **36**, 153 (1952). — **1384.** Gardner, L. I., E. A. MacLachlan, W. Pick, M. L. Terry, and A. M. Butler: Etiologic factors in tetany of newly born infants. Pediatrics **5**, 228 (1950). — **1385.** Garrod, A. E., and W. Davies: On a group of associated congenital malformations, including almost complete absence of the muscles of the abdominal wall, and abnormalities of the genitourinary apparatus. Med.-Chir. Trans. 88, 363 (1965). — **1386.** Garty, R., Z. Yonis, J. Braham, and K. Steinitz: Pyridoxine-dependent convulsions in an infant. Arch. Dis. Childh. **37**, 21 (1962). — **1387.** Garwicz, S.: Newborn infants of diabetic mothers. Pediat. pol. **39**, 603 (1964). — **1388.** Gassel, M. M., P. L. Marchiafava, and O. Pompejano: Tonic and phasic inhibition of spinal reflexes during deep, desynchronized sleep in unrestrained cats. Arch. ital. Biol. **102**, 471 (1964). — **1389.** Gassel, M. M., P. L. Marchiafava, and O. Pompeiano: Activity of the red nucleus during deep desynchronized sleep in unrestrained cats. Arch. ital. Biol. **103**, 369 (1965). — **1390.** Gassel, M. M., P. L. Marchiafava, and O. Pompejano: An analysis of the supraspinal influences acting on motoneurones during sleep in the unrestrained cat. Arch. ital. Biol. **103**, 25 (1965). — **1391.** Gassel, M. M., and O. Pompejano: Fusimotor function during sleep in unrestrained cats. Arch. ital. Biol. **103**, 347 (1965). — **1392.** Gasser, C.: Die hämolytische Frühgeburtenanämie mit spontaner Innenkörperbildung. Helv. paediat. Acta 8, 491 (1953). — **1393.** Gasser, C., u. E. Schwarz: Fötale Mißbildungen mit abnormen Verkalkungen als Folge intrauteriner Infektionen. Helv. paediat. Acta **2**, 351 (1947). — **1394.** Gastaut, H., R. Naquet, R. Poire, and C. A. Tassinari: Treatment of status epilepticus with diazepam (Valium). Epilepsia (Amst.) **6**, 167 (1965). — **1395.** Gastaut, H., F. Poirier, H. Payan, G. Salamon, M. Toga, and M. Vigouroux: H. H. E. Syndrome. Epilepsia (Amst.) **1**, 418 (1960). — **1396.** Gates, R. R.: Human genetics, vol. I and II. New York: Macmillan ,1946. — **1397.** Gautier, E.: Behandlung der akuten Dehydratationszustände. In: Notfalltherapie bei Kindern, Bd. 3/4, S. 31. S. Karger: Basel 1962. — **1398.** Geber, M., and R. F. A. Dean: The state of development of newborn African children. Brit. med. J. **1957 I**, 1216. — **1399.** Gefferth, K.: Die Moniliasis. In: Opitz-Schmidt, Handbuch der Kinderheilkunde, Bd. V, S. 1125. Berlin-Göttingen-Heidelberg: Springer 1963. — **1400.** Geiling, J., u. G. Möbius: Schädelosteomyelitis mit tödlicher Septikopyämie als Komplikation einer Vakuum-Extraktion. Zbl. Gynäk. **85**, 469 (1963). — **1401.** Geisler, C. D., L. S. Frishkopf, and

W. A. ROSENBLITH: Extracranial responses to acoustic clicks in man. Science **128**, 1210 (1958). — **1402.** GEISLER, E.: Hyperplasia musculorum generalisata congenita mit Trichterbrust. Arch. Kinderheilk. **170**, 181 (1964). — **1403.** GEISSLER, S.: Cornelia de-Lange-Syndrom II. Arch. Kinderheilk. **172**, 75 (1965). — **1404.** GELD, H. VAN DER, T. E. W. FELTKAMP, J. J. VAN LOGHEM, H. J. G. H. OOSTERHUIS, and A. BIEMOND: Multiple antibody production in myasthenia gravis. Lancet **1963II**, 373. — **1405.** GELDEREN, H. H. VAN: Successfully treated case of cytomegalic disease in a newborn infant. Acta paediat. (Uppsala) **48**, 169 (1959). — **1406.** GELFAN, S., and I. M. TARLOW: Differential vulnerability of spinal cord structures to anoxia. J. Neurophysiol. **18**, 170 (1955). — **1407.** GELFAN, S., and I. M. TARLOW: Physiology of spinal cord. Nerve root and peripheral nerve compression. Amer. J. Physiol. **185**, 229 (1956). — **1408.** GELFAN, S., and I. M. TARLOW: Interneurones and rigidity of spinal origin. J. Physiol. (Lond.) **146**, 3, 594 (1959). — **1409.** GELLIS, S. S., and M. FEINGOLD: Hallermann-Streiff-syndrom: Dycephalia mandibulo-oculo-facialis; dyscephalia of François. Amer. J. Dis. Child. **111**, 635 (1966). — **1410.** GELLIS, S. S., and D. Y. Y. HSIA: The infant of the diabetic mother. Amer. J. Dis. Child. **97**, 1 (1959). — **1411.** GELLIS, S.: Year book of pediatrics, p. 19. Chicago: Year Book Publ. 1964/65. — **1412.** GELLIS, S. S., and B. M. KAGAN: Current pediatric therapy. Philadelphia and London: W. B. Saunders Co. 1966/67. — **1413.** GEME, J. W. ST., and R. A. ULSTRÖM: Neuromotor performance in the newborn infant. An attempt at clinicochemical correlation on the first day of life. Biol. Neonat. (Basel) **4**, 280 (1962). — **1414.** GENDEL, E., and E. WASSERMANN: An asymmetric chromosome pair in group 4—5 association with mental and physical retardation. Amer. J. Dis. Child. **111**, 90 (1966). — **1415.** GENTRY, E. F., and C. A. ALDRICH: Rooting reflex in newborn infant; incidence and effect on it of sleep. Amer. J. Dis. Child. **75**, 528 (1948). — **1416.** GENZ, H.: Die sozialhygienische Bedeutung der Toxoplasmose. Stuttgart: Georg Thieme 1960. — **1417.** GENZ, H.: Toxoplasmose, konnatale. In: LINNEWEH, Die Prognose chronischer Erkrankungen. Berlin-Göttingen-Heidelberg: Springer 1960. — **1418.** GENZ, H.: Gezielte Bekämpfung der Säuglingssterblichkeit in der ersten Lebenswoche. Geburtsh. u. Frauenheilk. **24**, 882 (1964). — **1419.** GEORGE, J. C., and K. S. SCARIA: Histochemistry of muscle lipase. J. animal Morph. Physiol. **5**, 43 (1958). — **1420.** GERARD, R. W.: Factors influencing brain potentials. Trans. Amer. neurol. Ass. **62**, 55 (1936). — **1421.** GEREN, B. B.: Structural studies of the formation of the myelin sheath in peripheral nerve fiber. In: Cellular mechanism in differentiation and growth. Princeton: Princeton University Press 1956. — **1422.** GERHARD, C.: In: A. STEFFEN, Handbuch der Kinderkrankheiten, Bd. V, 1. Abt., 2. Hälfte. Tübingen: Lauppsche Buchhandlung 1880. — **1423.** GERLACH, I., H. P. JENSEN, W. KOOS u. H. KRAUS: Pädiatrische Neurochirurgie. Stuttgart: Georg Thieme 1967. — **1424.** GERMAN, J., J. LEJEUNE, M. N. MACINTYRE, and J. DE GROUCHY: Chromosomal autoradiography in the cri du chat syndrome. Cytogenetics **3**, 347 (1964). — **1425.** GERMAN, J. L., J. K. RANKIN, P. A. HARRISON, D. J. DONOVAN, W. J. HOGAN, and A. G. BEARN: Autosomal trisomy of a group 16—18 chromosome. J. Pediat. **60**, 503 (1962). — **1426.** GERNEZ, L., et Y. OMEZ: Rev. franç. Gynéc. **33**, 916 (1938). — **1427.** GERRARD, J.: Kernicterus I. Brain **75**, 526 (1952). — **1428.** GESELL, A.: Tonic neck reflex in human infant; morphogenetic and clinical significance. J. Pediat. **13**, 455 (1938). — **1429.** GESELL, A., and C. AMATRUDA: Developmental diagnosis. New York: Hoeber 1941. — **1430.** GESELL, A., and C. S. AMATRUDA: The embryology of behavior. New York and London: Harper 1945. — **1431.** GESELL, A., C. S. AMATRUDA, and C. S. CULOTTA: Effect of thyroid therapy on the mental and physical growth of cretinous infants. Amer. J. Dis. Child. **52**, 1117 (1936). — **1432.** GESELL, A., F. L. ILG, and G. D. BULLIS: Vision, its development in infant and child. New York: Paul B. Hoeber Inc. 1949. — **1433.** GESELL, R., and A. B. HERTZMANN: Regulation of respiration. Amer. J. Physiol. **78**, 610 (1926). — **1434.** Das Gesundheitswesen der Bundesrepublik Deutschland, Bd. 1. Stuttgart u. Mainz: Kohlhammer 1963. — **1435.** Das Gesundheitswesen der Bundesrepublik Deutschland, Bd. 2. Stuttgart u. Mainz: Kohlhammer 1965. — **1436.** GEUDEKE, M., J. B. BIJLSMA en J. I. DE BRUIJNE: Syndroom van Delange. Maandschr. Kindergeneesk. **31**, 248 (1963). — **1437.** GIANNELLI, F., HAMERTON, and C. O. CARTER: Cytogenetics of Down's syndrome. Cytogenetics **4**, 186 (1965). — **1438.** GIAQUINTO, S., O. POMPEJANO, and I. SOMOGYI: Reflex activity of extensor and flexor muscles following muscular afferent excitation during sleep and wakefulness. Experientia (Basel) **19**, 481 (1963). — **1439.** GIAQUINTO, S., O. POMPEJANO, and I. SOMOGYI: Supraspinal inhibitory control of spinal reflexes during natural sleep. Experientia (Basel) **19**, 652 (1963). — **1440.** GIAQUINTO, S., O. POMPEJANO, and I. SOMOGYI: Supraspinal modulation of heteronymous monosynaptic and of polysynaptic reflexes during natural sleep and wakefulness. Arch. ital. Biol. **102**, 245 (1964). — **1441.** GIAQUINTO, S., O. POMPEJANO, and I. SOMOGYI: Decending inhibitory influences on spinal reflexes during natural sleep. Arch. ital. Biol. **102**, 282 (1964). — **1442.** GIBBS, C. E., and H. R. MISENHIMER: Perinatal mortality review. Tex. J. Med. **61**, 39 (1965). — **1443.** GIBBS, F. A., H. DAVIS, and W. G. LENNOX: The EEG in epilepsy and conditions of impaired consciousness. Arch. Neurol. Psychiat. (Chic.) **34**, 1133 (1935). — **1444.** GIBBS, F. A., and J. R. KNOTTS: Growth of the electrical activity of the cortex. Electroenceph. clin. Neurophysiol. **1**, 223 (1949). — **1445.** GIBBS, F. A., D. WILLIAMS, and E. L. GIBBS: Modification of the cortical frequency spectrum by changes in CO_2, blood sugar and O_2. J. Neurophysiol. **3**, 49 (1940). — **1446.** GIBBERD, G. F.: The clinical problem of postmaturity. N. Z. med. J. **51**, 277 (1952). — **1447.** GIBSON, A.: Muscular infantilism. Arch. intern. Med. **27**, 338 (1921). — **1448.** GIBSON, D.: The disputed bond between stigmata frequency and amentia in mongolism. Amer. J. ment. Defic. **67**, 90 (1962). — **1449.** GIBSON, D., and R. J. GIBBINS: The relation of mongolian stigmata to intellectual status. Amer. J. ment. Defic. **63**, 345 (1958). — **1450.** GIDOLL, S. H.: Quantitative determination of hearing to audiometric frequencies in the electroencephalogram. Arch. Otolaryng. **55**, 597 (1952). — **1451.** GIEBISCH, G., L. BERGER, and R. F. PITTS: The extrarenal response to acute acid-base disturbances of respiratory origin. J. clin. Invert. **34**, 21 (1955). — **1452.** GIERKE, v.: Über Kernikterus und Erythroblastose. Zbl. allg. Path. path. Anat. **31**, 579 (1920/21). — **1453.** GILCHRIST, L.: Thyreotoxikosis in a mongol. Brit. med. J. **1946 I**, 237. — **1454.** GILES, C. L.: Retinal hemorrhages in the newborn. Amer. J. Ophthal. **49**, 1005 (1960). — **1455.** GILLES, R.: Deux observatives d'hemorraie meningee chez le nouveau-né. Rev. med. gynec. obstet. paédiat. **7**, 465 (1912). — **1456.** GILMOUR, J. R.: Amyoplasia congenita. J. Path. Bact. **58**, 675 (1946). — **1457.** GILSON, W. E.: Achilles-reflex recording with a simple photomotograph. New Engl. J. Med. **260**, 1027 (1959). — **1458.** GIOVANELLI, G.: Conriderazioni sulla miopatica interstiziale ossificante progressiva (miositis ossificans progressiva). Pediatrica (Napoli) **66**, 513 (1958). — **1459.** GIRARD, F.: Les hématomes sous duraux. Etude experimentale. Acta paediat. (Uppsala) **45**, 618 (1956). — **1460.** GIRAUD, P., J. COIGNET, J. BONNAL et J. ESPINAS: Traitement de l'hydrocéphalie du nourrisson par anastomose ventriculo-cardiaque. Arch. franç. Pédiat. **19**, 6 (1962). — **1461.** GITLIN, D.: Pathogenesis of subdural collections of fluid. Pediatrics **16**, 345 (1955). — **1462.** GITLIN, D., P. A. M. GROSS, and C. A. JANEWAY: The gamma globulins and their clinical significance. New Engl. J. Med. **260**, 21 (1959). — **1463.** GITLIN, D., F. S. ROSEN, and J. G. MICHAEL: Transient 195-gammaglobulins deficiency in the newborn infant and its significance. Pediatrics **13**, 197 (1963). — **1464.** GITLIN, D., J. KUMATE, and C. MORALES: On the transport of insulin across the human placenta. Pediatrics **35**, 65 (1965). — **1465.** GITTLEMAN, I. F., and J. B. PINCUS: Influence of diet on the occurence of hyperphosphatemia and hypocalcemia in the newborn infant. Pediatrics **8**, 778 (1951). — **1466.** GITTLEMAN, I. F., J. B. PINCUS, E. SCHMERZLER, and M. SAITO: Hypocalcemia occuring on the first day of life in mature and premature infants. Pediatrics **18**, 721 (1956). — **1467.** GIVEN, W. P., R. G. DOUGLAS, and E. TOLSTOI: Pregnancy and diabetes. Amer. J. Obstet. Gynec. **59**, 729 (1950). — **1468.** GLANZMANN, E.: Zur Klinik der Pyocyaneusinfektion im Säuglings- und Kindesalter. Ann. paediat. (Basel) **174**, 99 (1950). — **1469.** GLASER, G. H.: The neurological status of the newborn, neuromuscular and EEG activity. Yale J. Biol. Med. **32**, 173 (1959). — **1470.** GLASER, G. H., and L. LEVY: Seizures and idiopathic hypoparathyroidism. A clinical electroencephalographic study. Epilepsia (Amst.) **1**, 454 (1960). — **1471.** GLASER, G. H., and L. L. LEVY: Photic following in the EEG of the newborn. Amer. J. Dis. Child. **109**, 333 (1965). — **1472.** GLASER, J.: Cerebrospinal fluid of premature infants. Amer. J. Dis. Child. **40**, 741 (1930). — **1473.** GLASS, S. D., I. T. TOWNSLEY, and L. J. GEPPERT: Neonatal hyperthyroidism. J. Pediat. **64**, 906 (1964). — **1474.** GLEES, P.: Neuroglia, morphology and function. Springfild (Ill.): Ch. C. Thomas 1955. — **1475.** GLEISS, J.: Zur Vitamin D-Dosierung bei Frühgeborenen. Mschr. Kinderheilk. **102**, 177 (1954). — **1476.** GLEISS, J.: Zum Schicksal von 188 Frühgeborenen mit Geburts- oder Minimalgewichten bis einschließlich 1000 g, zugleich ein Beitrag zur Frage der Frühgeborenen-Encephalopathie. Z. Kinderheilk. **84**, 292 (1960). — **1477.** GLEISS, J.: Zur medikamentösen Hyperbilirubinämie bei Frühgeborenen. Vortrag 146. Tagg Rhein./Westf. Kinderärztever.igg, Bad Godesberg 1961, B. V. — **1478.** GLEISS, J.: Der tödliche und schwere Metabasisschaden reifer und unreifer Neugeborener. Z. Kinderheilk. **87**, 264 (1962). — **1479.** GLEISS, J.: Contribution to gas analytical diagnosis of respiratory disorder in premature newborn infants. Mschr. Kinderheilk. **112**, 236 (1964). — **1480.** GLEISS, J.: Zur Frage extremer postnataler Polyglobulie und Plethora. Z. Kinderheilk. **89**, 321 (1964). — **1481.** GLEISS, J., u. A. BREITBACH: Zur Polyglobulie neugeborener Zwillinge und Drillinge. Kinderärztl. Prax. **25**, 441 (1957). — **1482.** GLEISS, J., u. P. KEUSEN: Die Bluterythroblastose der Frühgeburt als prognostisches Zeichen. Kinderärztl. Prax. **21**, 391 (1953). — **1483.** GOERTTLER, K., u. F. J. DRAISBACH: Untersuchungen zur Entstehung der Tentoriumrisse und intrakraniellen Blutungen. Formale Grundlagen und pathologisch-anatomische Befunde. Biol. Neonat. (Basel) **5**, 59 (1963). — **1484.** GOFF, W. R., B. S. ROSNER, and T. ALLISON: Distribution of cerebral somatosensory evoked responses in normal man. Electroenceph. clin. Neurophysiol. **14**, 697 (1962). — **1485.** GOL, K. O., and S. N. SWISHER: Indentical twins and chronic myelocytic leukemia. Arch. intern. Med. **115**, 475 (1965). — **1486.** GOLDIE, L.: Sleep cycles in premature infants. Develop. Med. Child Neurol. **7**, 317 (1965). — **1487.** GOLDIE, L., and I. J. HOPKINS: Head turning towards diffuse light in the neurological examination of newborn infants. Brain **87**, 665 (1964). — **1488.** GOLDMAN, H. I., S. KARELITZ, E. SEIFTER, E. ACS, and N. B. SCHELL: Acidosis in premature infants due to lactic acid. Pediatrics **27**, 921 (1961). — **1489.** GOLDREICH, L.: Meningitis beim Neugeborenen. Jb. Kinderheilk. **56**, 808 (1901). — **1490.** GOLDRING, S., and J. L. O'LEARY: Correlation between steady transcortical potential and evoked response. Electroenceph. chin. Neurophysiol. **6**, 201 (1954). — **1491.** GOLDSTEIN, K., C. LANDIS, and W. A. HUNT: Moro reflex and startle pattern. Arch. Neurol. Psychiat. (Chic.) **40**, 322 (1938). — **1492.** GOLDSTEIN, M. H.: Averaging techniques applied to evoked responses. In: M. A. B. BRAZIER (ed.), Computer techniques in EEG analysis. Electroenceph. clin. Neurophysiol., Suppl. **20**, 59 (1960). — **1493.** GOLDSTEIN, R.: Congenitale Muskelhypertrophie. Ann. paediat. (Basel) **189**, 51 (1957). — **1494.** GOLSETH, J. G., and O. L. HUDDLESTON: Electromyographic diagnosis of the lower motoneuron disease. Arch. phys. Med. **30**, 495 (1949). — **1495.** GOLUBEWA, E. L., K. V. SHULEJKINA, and I. I. VAINSTEIN: The development of reflex and spontaneous activity of the human fetus during embryogenesis. Akush. i Ginek. **3**, 59 (1959). — **1496.** GOODKIND, R. P., and H. L. HIGGINS: Hypothyroidism in infants and children with reference to ultimate prognosis concerning intelligence and to withdrawal of thyroid therapy as diagnostic measure. New Engl. J. Med. **224**, 722 (1941). — **1497.** GOODMAN, W. S., S. V. APPLEBY, and J. W. SCOTT: Audiometry in newborn children by EEG. Laryngoscope (St. Louis) **74**, 1316 (1964). — **1498.** GOODPASTURE, E. W., and F. B. TALBOT: Concerning nature of "protozoan-like" cells in certain lesions of infancy. Amer. J. Dis. Child. **21**, 415 (1921). — **1499.** GOPPERT: Galaktosaemie nach Milchzuckergabe bei angeborenen, familiären chronischen Leberleiden. Berl. klin. Wschr. **54**, 473 (1917). — **1500.** GORDON, L. H., D. B. SHURTLEFF, and E. L. FOLTZ: Meningomyelocele. J. Bone Jt Surg. B **47**, 381 (1965). — **1501.** GORDON, H. W.: Erythroblastosis fetalis, hydrops type due to maternal sensitization to c. J. Fla med. Ass. **51**, 26 (1964). — **1502.** GORDON, N. S.: Treatment of status epilepticus with diazepam. Develop. Med. Child Neurol. **8**, 668 (1966). — **1503.** GORDON, R. R.: Meningealinfections in childhood. Practitioner **194**, 343 (1965). — **1504.** GORDON, R. R., and J. LEJEUNE: The cri du chat syndrome. Develop. Med. Child Neurol. **7**, 453 (1965). — **1505.** GORLIN, R. J., K. L. JUE, U. JAKOBSEN, and E. GOLDSCHMIDT: Oculoauriculovertebral dysplasia. J. Pediat. **63**, 991 (1963). — **1506.** GORMAN, J. J., D. G. COGAN, and S. S. GELLIS: Apparatus for grading visual acuity in infants. Pediatrics **19**, 1088 (1957). — **1507.** GOTTA, H., and I. ODORIZ: The electroencephalogramm in hypoparathyroidism with tetany and epilepsy. J. clin. Endocr. 8, 674 (1948). — **1508.** GOTTSCHALDT, K., u. E. KASIELKE: Über die Variabilität der ersten Sprachentwicklung. Z. Psychol. **166**, 225 (1962). — **1509.** GOVAN, A. D. T., and J. M. SCOTT: Kernicterus and prematurity. Lancet **1953 I**, 611. — **1510.** GOVAN, C. D., and F. B. WALSHE: Symptomatology of subdural hematomy in infants and adults. Arch. Ophthal. **37**, 701 (1947). — **1511.** GOWERS, W. R.: Myo-lipomata of the spinal cord. Trans. path. Soc. Lond. **27**, 19 (1876). — **1512.** GOWERS, W. R.: On birth palsies. Lancet **1888 I**, 709. — **1513.** GRACIA-CHAVEZ, C., and J. MOOSSY: Cerebral artery aneurysm in infancy: Association with agenesis of the corpus callosum. J. Neuropath. exp. Neurol. **24**, 492 (1965). — **1514.** GRAEFE, A. VON: Graefe-Saemisch Handbuch. Leipzig 1880. — **1515.** GRAF, R. A., J. H. SMITH, R. H. FLOCKS, and E. F. VAN EPPS:

Urinary tract changes associated with spina bifida and myelomeningocele. Amer. J. Roentgenol. **92**, 255 (1965). — **1516.** Graham, B. D., H. S. Reardon, J. L. Wilson, M. U. Asao, and M. L. Baumann: Physiologic and chemical response of premature infants of oxygen-enriched atmosphere. Pediatrics **6**, 55 (1950). — **1517.** Graham, B. D., and J. L. Wilson: Chemical control of respiration in newborn infants. Amer. J. Dis. Child. **87**, 287 (1954). — **1518.** Graham, B. D., J. L. Wilson, M. U. Tsao, M. L. Baumann, and S. Brown: Development of neonatal electrolyte homeostasis. Pediatrics 8, 68 (1951). — **1519.** Graham, F. V.: Behavioral differences between normal and traumatized newborns. I. The test procedures. Psychol. Monographs **70**, No 20 (1956). — **1520.** Graham, F. K., B. M. Caldwell, C. B. Ernhart, M. M. Pennoyer, and A. F. Hartmann: Anoxia as a significant perinatal experience. J. Pediat. **50**, 556 (1957). — **1521.** Graham, F. K., C. Ernhart, D. Thurston, and M. Craft: Development three years after perinatal anoxia and other potentially damaging newborn experiences. Psychol. Monographs **76**, No 3 (1962). — **1522.** Graham, F. K., R. G. Matarazzo, and B. M. Caldwell: Differences between normal and traumatized newborns. II. Standardization, reliability and validity. Psychol. Monographs **70**, 21 (1956). — **1523.** Graham, F. K., M. M. Pennoyer, B. M. Caldwell, M. Greenman, and A. F. Hartmann: Relationship between clinical status and behavior test performance in a newborn group with histories suggesting anoxia. J. Pedial. **50**, 177 (1957). — **1524.** Graham, M. D.: Bilateral vocal cord paralysis associated with meningomyelocele and Arnold Chiari malformation. Laryngoscope (St. Louis) **73**, 85 (1963). — **1525.** Graham, M. E., and J. S. Pritchard: Prognosis of convulsions and twitchings in the newborn. Read before the Amer. Acad. of Neurol. Detroit 1961. — **1526.** Graham, P. J.: Congenital flaccid bulbar palsy. Brit. med. J. **1964 II**, 26. — **1527.** Graham, M. V., and P. O. Gray: Refraction of premature babies' eyes. Brit. med. J. **1963 II**, 1452. — **1528.** Graham, St.: Aetiology of convulsions in early infancy. Acta paediat. (Uppsala) **16**, 572 (1933). — **1529.** Grahn, J., and E. Hurwitt: Fibrous sternomastoid tumor of infancy. Pediatrics 8, 522 (1951). — **1530.** Granit, R.: Reflex self-regulation of muscle contraction and autogenetic inhibition. J. Neurophysiol. **13**, 351 (1950). — **1531.** Granit, R.: Receptors and sensory perception. New Haven: Yale University Press 1955. — **1532.** Granit, R.: Observations on clonus in the cat's soleus muscle. An. Fac. Med. Montevideo **44**, 305 (1959). — **1533.** Granit, R.: The gamma (γ) loop in the mediation of muscle tone. Clin. Pharmacol. Ther. **5**, 837 (1964). — **1534.** Granit, R. (ed.): Muscular afferents and motor control. Proc. I Nobel Symp. June 1965 Stockholm. Stockholm: Almquist & Wiksell 1966. — **1535.** Granit, R., H.-D. Henatsch, and G. Steg: Tonic and phasic ventral horn cells, differentiated by post-tetanic potentiation in cat extension. Acta physiol. scand. **37**, 114 (1956). — **1536.** Granit, R., B. Holmgren, and P. A. Merton: The two routes for excitation of muscle and their subserrience to the cerebellum. J. Physiol. (Lond.) **130**, 213 (1955). — **1537.** Granit, R., C. Job, and B. R. Kaada: Activation of muscle spindles in pinna reflex. Acta physiol. scand. **27**, fasc. 2—3 (1952). — **1538.** Granit, R., J. O. Kellerth, and A. J. Szumski: Intracellular autogenetic effects of muscular contraction on extensor motoneurones. The silent period. J. Physiol. (Lond.) **182**, 484 (1966). — **1539.** Grass, A. M., and F. A. Gibbs: A Fourier transform of the electroencephalogram. J. Neurophysiol. **1**, 521 (1938). — **1540.** Grauaug, A.: Neonatal hypoglycaemia. Med. J. Aust. **1**, 455 (1965). — **1541.** Gray, E. G.: Axo-somatic and axo-dendritic synapses of the cerebral cortex: an electron microscope study. J. Anat. (Lond.) **93**, 420 (1959). — **1542.** Gray, J. E., J. A. Dartnall, R. D. G. Creery, and J. Croudace: Congenital anomalies due to transmission of a chromosome translocation. J. Med. Genet. **3**, 59 (1966). — **1543.** Gray, J. E., J. A. Dartnall, and B. G. P. Macnamara: A family showing transmission of a translocation between a 6—12 chromosome and a 21—22 chromosome. J. Med. Genet. **3**, 62 (1966). — **1544.** Gray, S. H., and L. C. Feemster: Compensatory hypertrophy and hyperplasia of the islands of Langerhans in the pancreas of a child born of a diabetic mother. Arch. Path. **1**, 348 (1926). — **1545.** Grebe, H.: Erbliche und nicht erbliche Anencephalie. Folia hered. path. (Milano) **2**, 116 (1953). — **1546.** Green, R. H., M. R. Balsamo, J. P. Giles, S. Krugman, and G. S. Mirick: Studies of the natural history and prevention of rubella. Amer. J. Dis. Child. **110**, 348 (1965). — **1547.** Greenberg, D. M., R. B. Aird, D. Boelter, W. W. Campbell, W. E. Cohn, and M. M. Murayama: A study with radioactive isotopes of the permeability of the blood-cerebrospinal fluid barrier to ions. Amer. J. Physiol. **140**, 47 (1943). — **1548.** Greene, R. M.: Intracranial hemorrhage in the newborn. Boston med. surg. J. **170**, 682 (1914). —

1549. Greene, R. M.: Further experience in the treatment of intracranial hemorrhage in the newborn. Boston med. surg. J. **174**, 947 (1916). — **1550.** Greenberg, M., A. Yankauer, S. Krugman, J. J. Osborn, R. Ward, and J. Dancis: The effect of smallpox vaccination during pregnancy on the incidence of congenital malformations. Pediatrics **3**, 456 (1949). — **1551.** Greenfield, J. G., and W. J. Adie: Dystrophia myotonica. Brain **46**, 73 (1923). — **1552.** Greenfield, J. G.: An atlas of muscle pathology in neuromuscular diseases. Edinburgh: E. & S. Livingstone 1957. — **1553.** Greenfield, J. G., T. Cornmann, and G. M. Shy: The prognostic value of muscle biopsy in the "floppy infant". Brain **81**, 461 (1958). — **1554.** Greenfield, J. G., G. M. Shy, E. C. Alvord, and L. Berg: An atlas of muscle pathology in neuromuscular diseases. Edinburgh: E & S. Livingstone 1957. — **1555.** Greenfield, J. G., and R. O. Stern: The anatomical identity of the Werdnig-Hoffmann and the Oppenheim forms of infantile muscular atrophy. Brain **50**, 652 (1927). — **1556.** Greenfield, A. D. M., and J. T. Shepherd: Cardiovascular responses to asphyxia in the foetal guinea pig. J. Physiol. (Lond.) **120**, 538 (1953). — **1557.** Greenhouse, A. H., and K. T. Neubuerger: Intracranial teratoma of newborn. Arch. Neurol. (Chic.) **3**, 718 (1960). — **1558.** Greenspan, L., and G. G. Deaver: Clinical approach to the etiology of cerebral palsy. Arch. phys. Med. **34**, 478 (1953). — **1559.** Greenwald, H. M., and W. Messer: Icterus neonatorum gravis. Amer. J. med. Sci. **174**, 793 (1927). — **1560.** Greenwald, H. M., and Palinsky: Tetany of the newborn. Acta paediat. (Uppsala) **17**, 386 (1935). — **1561.** Greenwald, H., and M. Steiner: Diaphragmatic hernia in infancy and childhood. Amer. J. Dis. Child. **38**, 361 (1928). — **1562.** Greer, M., and M. Schotland: Myasthenia gravis in the newborn. Pediatrics **26**, 101 (1960). — **1563.** Gregg, N. M.: Congenital cataract following German measles in the mother. Trans. ophthal. Soc. Aust. **3**, 35 (1941). — **1564.** Gregg, R. H., and J. Bernstein: Pulmonary hyaline membranes and the respiratory distress syndrome. Amer. J. Dis. Child. **102**, 871 (1961). — **1565.** Gregor, A., u. P. Schilder: Zur Theorie der Myotonie. Z. ges. Neurol. Psychiat. **17**, 206 (1913). — **1566.** Greig, D. M.: Congenital high scapula. Edenb. med. J. **31**, 22 (1924). — **1567.** Greig, D. M.: Clinical observations of the surgical pathology of bone. Edinburgh: Oliver & Boyd 1931. — **1568.** Gremmel, H., and R. M. Konrad: Postoperative results in alloplastic closure of diaphragmatic defects. Postoperative Ergebnisse bei alloplastischem Verschluß von Zwerchfelldefekten. Fortschr. Röntgenstr. **100**, 703 (1965). — **1569.** Gresham, S., W. Webb, and R. Williams: Alcohol and coffeine effect on inferred visual dreaming. Science **140**, 1226 (1963). — **1570.** Grewe, H. E., u. R. Ney: Zwerchfelldefekte und Hernien bei Neugeborenen und Säuglingen. Jbl. Chir. **90**, 601 (1965). — **1571.** Griffin, J. H.: Neonatal hypocalcemia and complete heart block. Amer. J. Dis. Child. **110**, 672 (1965). — **1572.** Grimes, O. F.: Congenital diaphragmatic hernies with pleural hydrocele: report of a case. Dis. Chest **48**, 104 (1965). — **1573.** Grinker, R. R.: The pathology of amyotonia congenita. A discussion of its relation to infantile muscular atrophy. Arch. Neurol. Psychiat. (Chic.) **18**, 982 (1927). — **1574.** Grob, D., H. Himei, and T. Namba: Mechanism of neuromuscular block in myasthenia gravis. J. clin. Invest. **43**, 1273 (1964). — **1575.** Grob, D., R. J. Johns, and A. M. Harvey: Observations on the nature of the neuromuscular block in myasthenia gravis. Trans. Ass. Amer. Physns **68**, 50 (1955). — **1575a.** Grob, M.: Lehrbuch der Kinderchirurgie, S. 278. Stuttgart: Georg Thieme 1957. — **1576.** Grodsky, G. M., and J. V. Carbone: The synthesis of bilirubin glucuronide by tissue homogenates. J. biol. Chem. **226**, 449 (1957). — **1577.** Gröntoft, O.: Intracranial haemorrhage and blood-barrier problem in the newborn. Acta path. microbiol. scand., Suppl. **100**, 1 (1954). — **1578.** Groover, R. V., J. M. Sutherland, and B. H. Landing: Purulent meningitis of newborn infants. Eleven year experience in the antibiotic era. N. Engl. J. Med. **264**, 1115 (1961). — **1579.** Gropp, A., and W. Hole: 17—18 trisomy in a human fetus. Hum. Chromosome Newsl. No 10, 9 (1963). — **1580.** Gross, R. E.: Congenital hernia of the diaphragm. Amer. J. Dis. Child. **71**, 579 (1946). — **1581.** Gross, R. E.: Congenital hernia of the diaphragm. Amer. J. Dis. Child. **71**, 579 (1946). — **1582.** Gross, R. E.: Surgery in infancy and childhood. Philadelphia: W. B. Saunders Co. 1967. — **1583.** Gross, R. E., and C. C. Ferguson: Surgery in premature babies. Observations from 159 cases. Surg. Gynec. Obstet. **95**, 631 (1952). — **1584.** Gross, S. W.: Posterior fossa hematomas. J. Mt Sinai Hosp. **22**, 286 (1955). — **1585.** Grosse-Brockhoff, F., u. E. Welte: Über selten beobachtete Ermüdungserscheinungen bei Myasthenia gravis pseudoparalytica. Dtsch. med. Wschr. **75**, 698 (1950). — **1586.** Grossiord, A., J. Held, V. Begzadian-Khatchatrian et

E. Raverdy-Nozal: Trais cas d'arhrogryposis multiplex congenitas. Rev. neurol. **98**, 263 (1958). — **1587.** Grote, K.: Metabasische Hirnschädigung. Tagg der Rheinisch-Westfäl. Kinderärzte 5. 5. 1962. — **1588.** Grouchy, J. de, M. Arthüis, Ch. Salmon, M. Larmy, and S. Thieffry: The "cri du chat" syndrome: a new case. Ann. Génét. **7**, 13 (1964). — **1589.** Gruber, G. B.: Beiträge zur Lehre vom kongenitalen Zwerchfelldefekt mit besonderer Berücksichtigung des rechts gelegenen. Virchows Arch. path. Anat. **218**, 84 (1914). — **1590.** Gruber, G. B.: Anmerkungen zur Frage der Weichteilverknöcherung, besonders der Myopathia osteoplastica. Virchows Arch. path. Anat. **260**, 457 (1926). — **1591.** Gruenwald, P.: The pathology of perinatal distress. Arch. Path. **60**, 150 (1955). — **1592.** Gruenwald, P.: Chronic fetal distress and placental insufficiency. Biol. Neonat. (Basel) **5**, 215 (1963). — **1593.** Gruenwald, P.: The fetus in prolonged pregnancy. Amer. J. Obstet. Gynec. **89**, 503 (1964). — **1594.** Gruenwald, P.: Infants of low birth weight among 5000 deliveries. Pediatrics **34**, 157 (1964). — **1595.** Gruenwald, P.: Some aspects of foetal distress. In: Dawkins and MacGregor, Gestational age, size and maturity. Lavenham. Lavenham Press 1965. — **1596.** Gruenwald, P.: Growth of the human fetus. II. Abnormal growth in twins and infants of mothers with diabetes, hypertension or isoimmunization. Amer. J. Obstet. Gynec. **94**, 1120 (1966). — **1597.** Gruenwald, P., and H. N. Minh: Evaluation of body and organ weights in perinatal pathology. Amer. J. clin. Path. **34**, 247 (1960). — **1598.** Gruenwald, P., and H. N. Minh: Evaluation of body and organ weights in perinatal pathology. II. J. Obstet. Gynec. **82**, 321 (1961). — **1599.** Grüttner, R., u. W. Lenz: Genetisch bedingte Störungen des Kohlenhydratstoffwechsels. Z. menschl. Vererb.- u. Konstit.-Lehre **36**, 265 (1962). — **1600.** Grützner, P.: Zur Anatomie und Physiologie der quergestreiften Muskeln. Rec. zool. suisse **1**, 665 (1884). — **1601.** Grumbach, M. M., and S. C. Werner: Transfer of thyroid hormone across the human placenta at term. J. clin. Endocr. **16**, 1392 (1956). — **1602.** Grund, G.: Über die myokymische Kontraktur. Dtsch. Z. Nervenheilk. **64**, 102 (1919). **1603.** Grundfest, H.: Electrical inexcitability of synapses and some consequences in the central nervous system. Physiol. Rev. **37**, 337 (1957). — **1604.** Grundfest, H.: General problems of drug actions on bioelectric phenomena. Ann. N. Y. Acad. Sci. **66**, 537 (1957). — **1605.** Grundfest, H.: Excitation at synapses. J. Neurophysiol. **20**, 316 (1957). — **1606.** Grundfest, H.: The interpretation of electrocortical potientals. Ann. N. Y. Acad. Sci. **92**, 877 (1961). — **1607.** Gryboski, J. D.: The swallowing mechanism of the neonate. I. Esophageal and gastric motility. Pediatrics **35**, 445 (1965). — **1608.** Gryspeerdt, G. L.: Myelographic assessment of occult forms of spinal dysraphism. Acta radiol. (Stockh.) **1**, 702 (1963). **1609.** Gubbay, S. S.: Derangement of temperature control in hydrocephalus. Develop. Med. Child Neurol., Suppl. **13**, 125 (1967). — **1610.** Guilbaud, G., W. Rosenblith, St. Burns et D. Albe-Fessard: Évolution chez l'homme au cours des différents stades du sommeil des réponses électrocorticales évoquées au vertex. C. R. Acad. Sci. (Paris) **260**, 5366 (1965). — **1611.** Guilleminet, M., et R. Faysse: Paralysies obstétricales du membre supérieur. Ann. Chir. infant. **3** (1), 6 (1962). — **1612.** Gull, W. W.: On a cretinoid state supervening in adult life in women. Trans. clin. Soc. Lond. **1**, 180 (1874). — **1613.** Gunn, C. K.: Hereditary achyluric jaundice in rats. J. Hered. **29**, 137 (1938). — **1614.** Günther, F. E.: Beitrag zur Pathogenese der Rötelnembryopathie. Arch. Kinderheilk. **144**, 152 (1952). — **1615.** Gupta, I. M.: The effect of Tham on the oxygen tension of arterial blood in neonatal respiratory-distress syndrome. Lancet **1965 I**, 734. — **1616.** Guroff, G., and S. Udenfriend: The uptake of aromatic amino acids by the brain of mature and newborn rats. In: Progr. brain res., vol. 9. Amsterdam: Elsevier Publ. Co. 1964. — **1617.** Gustavson, K. H.: Chromosomal translocation in a mongoloid girl with some atypical features. Acta paediat. (Uppsala) **51**, 337 (1962). — **1618.** Gustavson, K. H., S. C. Finley, W. H. Finley, and B. Jalling: A 4—5/21—22 chromosomal translocation associated with multiple congenital anomalies. Acta paediat. (Uppsala) **53**, 172 (1964). — **1618a.** Guthkelch, A. N.: Neue Perspektiven auf dem Gebiet der Neurochirurgie des Kindes. Tagg Dtsch. Ges. Neurochirurgie, Bad Harzberg 1967. — **1619.** Guthrie (1896): Zit. nach F. N. Silverman and N. Huang (*3517*). — **1620.** Guthrie, C.: Case of kernikterus associated with choreiform movements. Proc. roy. Soc. Med. **7**, 86 (1913/14). — **1621.** Guthrie, K. G., and G. L. Montgomery: Infections with bacterium enteritidis in infancy, with a triad of enteritis, cholecystitis and meningitis. J. Path. Bact. **49**, 393 (1939). — **1622.** Guthrie, R., and A. Susi: A simple phenylalanine method for detecting phenylketonuria in large populations of newborn infants. Pediatrics

32, 338 (1963). — **1623.** GUTHRIE, R., and H. TIECKEMAN: The inhibition assay: its use in screening urinary specimens for metabolic differences associated with mental retardation. London Conf. on Scientific Study of Mental Deficiency, London, July 1960. — **1624.** GUTHKELCH, A. N.: Subdural effusions in infancy. Brit. med. J. **1953 I**, 233. — **1625.** GUTHKELCH, A. N.: Studies in spina bifida cystica. Brit. J. prev. roc. Med. **16**, 159 (1962). — **1626.** GUTHKELCH, A. N.: Studies in spina bifida cystica. When to repair the spinal defect. J. Neurol. Neurosurg. Psychiat. **25**, 137 (1962). — **1627.** GUTHKELCH, A. N.: Studies in spina bifida. Develop. Med. Child Neurol. **6**, 264 (1964). — **1628.** GUYER, H. B., and C. HEATON: The fetal risk in breech delivery. Amer. J. Obstet. Gynec. **52**, 362 (1946). — **1629.** GYLLENSWÄRD, A., and S. MALMSTRÖM: The cerebrospinal fluid in immature infants. Acta paediat (Uppsala), Suppl. **135**, 54 (1962). — **1630.** GYÖRGY, P., TH. BREHME u. M. B. BRANDY: Über Stoffwechseleigentümlichkeiten des wachsenden Organismus. Jb. Kinderheilk. **118**, 178 (1928).

1631. HAAGEN, E.: Durch Herpesvirus hervorgerufene Infektionen. In: Viruskrankheiten des Menschen, Bd. 2. Darmstadt: Dr. Theodor Steinkopff 1967. — **1632.** HAAM, E. v.: Pathology of intracranial hemorrhage in the newborn child. Amer. J. Obstet. Gygnec. **27**, 184 (1934). — **1633.** HAAS, H. G.: Tetanie infolge Ca + Mg-Stoffwechselstörung. Schweiz. med. Wschr. **95**, 742 (1965). — **1634.** HAAS, L., and F. J. W. LEWIS: Double trisomy: trisomy 17—18 with triple x in a female infant. J. Pediat. **69**, 660 (1966). — **1635.** HABEDANK, M.: Die klinische Diagnose und Differentialdiagnose der Trisomie 17/18. Ann. paediat. (Basel) **203**, 428 (1964). — **1636.** HADDAD, H. M., and J. B. SIDBURY jr.: Defect of the iodinating system in congenital goitrous cretinism. J. clin. Endocr. **19**, 1446 (1959). — **1637.** HADENIUS, A. M., B. HAGBERG, K. HYTTNAS-BENSCH, and K. SJOGREN: The natural prognosis of infantile hydrocephalus. Acta paediat. (Uppsala) **51**, 117 (1962). — **1637a.** HAGBERG, B., G. HULTQUIST, R. ÖHMAN, and L. SVENNERHOLM: Congenital amaurotic idiocy. Acta paediat. (Uppsala) **54**, 116 (1965). — **1637b.** HAGENBACH, J.: Diabetes mellitus bei Kindern unter einem Jahr. Jb. Kinderheilk. **13**, 421 (1879). — **1638.** HAGIWARA, S., and I. TASAKI: A study of the mechanism of impulse transmission across the gyant synapse of the squid. J. Physiol. (Lond.) **143**, 114 (1958). — **1639.** HAKA, C., R. LARDINOIS, and C. DREYFUS-BRISAC: The EEG during the course of hyperbilirubinaemia of prematurity. Electroenceph. clin. Neurophysiol. **14**, 780 (1962). — **1640.** HAKA, C., R. LARDINOIS et C. DREYFUS-BRISAC: L'électroencéphalogramme au cours de l'hyperbilirubinémie du prématuré. Rev. neurol. **106**, 151 (1962). — **1641.** HALL, B.: Down's syndrome with a morphologic Philadelphia chromosome. Lancet **1963 I**, 558. — **1642.** HALL, B.: Mongolism in newborns. Acta paediat. (Uppsala), Suppl. 154 (1964). — **1643.** HALL (1841): Zit. nach H. JESSERER (2049). — **1644.** HALL, B. E., F. W. SUNDERMANN, and J. C. GITTINGS: Congenital muscular hypertrophy. Amer. J. Dis. Child. **52**, 773 (1936). — **1645.** HALL-SMITH, P., and I. F. FOULKES: Traumatic cicatricial alopecia in an infant girl. Result of the use of a vacuum extractor (ventouse). Arch. Derm. **89**, 473 (1964). — **1646.** HALL, B.: Delayed ontogenesis in human trisomy syndromes. Hereditas (Lund) **52**, 334 (1965). — **1647.** HALL, J. E., and S. KOHL: Breech presentation. A study of 1456 cases. Amer. J. Obstet. Gynec. **72**, 977 (1956). — **1648.** HALL, J. E., S. G. KOHL, F. O'BRIEN, and M. GINSBERG: Breech presentation and perinatal mortality a study of 6044 cases. Amer. J. Obstet. Gynec. **91**, 665 (1965). — **1649.** HALL, R., S. G. OWEN, and G. A. SMART: Evidence for genetic predisposition to formation of thyroid autoantibodies. Lancet **1960 II**, 187. — **1650.** HALLER, E. S., R. E. L. NESBITT jr., and G. W. ANDERSON: Clinical and pathological concepts of intracranial hemorrhage in perinatal mortality. Obstet. gynec. Surv. **11**, 179 (1956). — **1651.** HALLERMANN, W.: Vogelsicht und Cataracta congenita. Klin. Mbl. Augenheilk. **113**, 315 (1948). — **1652.** HALLERVORDEN, J.: Entwicklungsstörungen und frühkindliche Erkrankung des Zentralnervensystems. In: Handbuch der inneren Medizin, Bd. V/3. Berlin-Göttingen-Heidelberg: Springer 1953. — **1653.** HALLMAN, N.: Calcium metabolism in interstitial plasma cell pneumonia in infants. Helv. paediat. Acta **10**, 119 (1955). — **1654.** HALLMAN, N., M. KUNNAS u. V. PAAVO: Zur Sterblichkeit und Entwicklung der Kinder von Müttern mit überstandener Schwangerschaftsspättoxikose. Ann. Paediat. Fenn. **1**, 148 (1954). — **1655.** HALLMAN, N., M. KUNNAS u. P. VARA: Zur Sterblichkeit und Entwicklung der Kinder von Müttern mit überstandener Spättoxikose. Ann. Paediat. Fenn. **1**, 148 (1955). — **1656.** HALLMAN, N., and I. SALMI: On plasma calcium in cord blood and in the newborn. Acta paediat. (Uppsala) **42**, 126 (1953). — **1657.** HALLMAN, N., H. TÄHKÄ, and

E. K. AHVENAINEN: High plasma calcium and influencing factors in interstitial plasma cell pneumonia in infants. Ann. Paediat. Fenn. 1, 34 (1954). — **1658.** HALLERVORDEN, J., u. I. E. MEYER: Zerebrale Kinderlähmung. In: Handbuch der speziellen pathologischen Anatomie, Bd. XIII/4. Berlin-Göttingen-Heidelberg: Springer 1956. — **1659.** HALL-SMITH, P.: Traumatic cicatricial alopecias in an infant girl. Result of the use of a vacuum extractor. Arch. Derm. 89, 473 (1964). — **1660.** HOLT, L. E.: The treatment of a case of maple syrup urine disease. Fed. Proc. 19, 10 (1960). — **1661.** HALVERSON, H. M.: J. genet. Psychol. 51, 371 (1937). — **1662.** HALVERSON, H. M.: Mechanisms of early infant feeding. J. genet. Psychol. (Worcester) 64, 185 (1944). — **1663.** HAMBURGER, F.: Das Seelische in der Kinderheilkunde. Münch. med. Wschr. 73, 1965 (1926). — **1664.** HAMBURGH, M., and L. B. FLEXNER: Biochemical and physiological differentiation during morphogenesis. XXI. Effect of hypothyroidism and hormone therapy on enzyme activities of the developing cerebral cortex of the rat. J. Neurochem. 1, 279 (1957). — **1665.** HAMBY, W. B., R. F. KRAUSS, and W. BESWICK: Hydranencephaly. Pediatrics 6, 371 (1950). — **1666.** HAMBY, W. B., R. F. KRAUSS, and W. F. BESWICK: Hydrancephaly: clinical diagnosis; presentation of 7 cases. Pediatrics 6, 371 (1950). — **1667.** HAMERTON, J. L. (ed.): Chromosomes in medicine. Little Club Clinics in Develop. Med. No 5. London: Heinemann/Nat. Spastics Soc. 1962. — **1668.** HAMERTON, J. L., S. M. BRIGGS, F. GIANELLI, and C. O. CARTER: Chromosome studies in detection of parents with high risk of second child with Down's syndrome. Lancet **1961 II**, 788. — **1669.** HAMERTON, J. L., V. A. COWIE, F. GIANELLI, S. BRIGGS, and P. E. POLANI: Differential transmission of Down's syndrome through male and female translocation carriesr. Lancet **1961 II**, 956. — **1670.** HAMERTON, J. L., F. GIANNELLI, and P. E. POLANI: Cytogenetics on Down's syndrome. Cytogenetics 4, 171 (1965). — **1671.** HAMILL, G. C., J. A. JARMAN, and M. D. WYNNE: Fetal effects of radioactive iodine therapy in a pregnant woman with thyroid cancer. Amer. J. Obstet Gynec. 81, 1018 (1961). — **1672.** HAMILTON, C. J. R.: Postmaturity. Brit. med. J. **1950 II**, 281. — **1673.** HAMMARSTEN, J. F., H. E. GINN, and W. O. SMITH: Normal and abnormal potassium and magnesium metabolism. In: J. H. BLAND, Clinical metabolism of body water and electrolytes. Philadelphia and London: W. B. Saunders Co. 1963. — **1673a.** HAMOLSKY, M. W., M. STEIN, and A. S. FREEDBERG: The thyroid hormone-plasma protein complex in man. II. A new in vitro method for study of "uptake" of labelled hormonal components by human erythrocytes. J. clin. Endocr. 17, 33 (1957). — **1674.** HAMSAHT, F., and M. CANAVAN: Microscopic cerebral hemorrhages in stillbirths and newborn deaths. Amer. J. Obstet. Gynec. 23, 471 (1932). — **1675.** HANHART, E.: Progressive infantile muscular atrophy of the spinal cord as a simple recessive sublethal mutation on the basis of 27 cases in 14 families. Helv. paediat. Acta 1, 110 (1945). — **1676.** HANHART, E.: Mongoloide Idiotie bei Mutter und zwei Kindern aus Inzesten. Acta genet. med. (Roma) 9, 112 (1960). — **1677.** HANNES, W.: Zur Frage der Beziehungen zwischen asphyktischer und schwerer Geburt und nachhaltigen psychischen und nervösen Störungen. Z. Geburtsh. Gynäk. 68, 689 (1911). — **1678.** HANDSCHUH, G.: Neugeborenensepsis durch Infektion mit Listerien. Inaug.-Diss. Greifswald 1952. — **1679.** HANSEN, H. G., M. TOLKSDORF, H. ZINAT-BAKHSK, W. LEHMANN, K. NITSCH, and H. R. WEIDEMANN: Malformation syndrome with trisomy amongst the chromosomes of the group 16—18. Hum. Chromosome Neurol. No 9, 12 (1963). — **1680.** HANSHAW, I. B.: Clinical significance of cytomegalovirus infection. Postgrad. med. J. 35, 472 (1964). — **1681.** HANSSON, G., and B. REDIN: Familial neonatal hypoglycemia. A syndrome resembling foetopathia diabetica. Acta paediat. (Uppsala) 52, 145 (1963). — **1682.** HAPP, R. A., J. L. GONZALEZ, and J. GRAHAM: Total gastric hiatal herniation in an infant. Surgery 57, 302 (1965). — **1683.** HARDING, I. W., and G. B. BRUNTON: Listeria monocytogenes meningitis in neonates. Lancet **1962 II**, No 7254, 484. — **1684.** HARDY, J. B.: Birth injuries. In: S. S. GELLIS and B. M. KAGAN (eds.), Current pediatric therapy. Philadelphia and London: W. B. Saunders Co. 1964. — **1685.** HARE, E. H., K. M. LAURENCE, H. PAYNE, and K. RAWNSLEY: Spina bifida and family stress. Brit. med. J. **1966 II**, 757. — **1686.** HARIGA, J., A. LOWENTHAL, and G. C. GUAZZI: Nosological place and correlations of arthrogryposis sensu stricto. Acta neurol. belg. 63, 766 (1963). — **1687.** HARLEY, J. D., and H. ROBIN: Haemolytic activity of vitamin K_3: Evidence for a direct effect on cellular enzymes. Nature (Lond.) 193, 478 (1962). — **1688.** HARLOWE, S. E., R. E. MERILL, and E. M. LEE: A clinical evaluation of the urinary tract in patients with meningeomyelocele. J. Urol. (Baltimore) 93, 411 (1965). — **1689.** HARMON, P. H., and A. HOYNE: Poliomyelitis in pregnancy with special reference to the failure of fetal infection: Two hitherto unreported cases in one of which the human fetal spinal cord was examined for the virus. J. Amer. med. Ass. **123**, 185 (1943). — **1690.** HARNACK, G. A. v.: Angeborene Schilddrüsenstörungen. Genetische und peristatische Entstehungsursachen. Dtsch. med. Wschr. **82**, 650 (1957). — **1691.** HARNACK, G. A. v.: Das übertragene, untergewichtige Neugeborene. Mschr. Kinderheilk. **108**, 412 (1960). — **1692.** HARNACK, G. A. v., u. K. FISCHER: Die serologisch und nicht serologisch bedingte Hyperbilirubinämie des Neugeborenen vom Standpunkt des Pädiaters. In: Die Prophylaxe frühkindlicher Hirnschäden. Stuttgart: Georg Thieme 1966. — **1693.** HARNACK, G. A. v., W. HORST u. W. LENZ: Das erbliche Syndrom: Innenohrschwerhörigkeit und Jodfehlverwertung mit Kropf. Dtsch. med. Wschr. **86**, 2421 (1961). — **1694.** HARNDEN, O. G.: A human skin culture technique for cytological examination. Brit. J. exp. Path. **41**, 31 (1960). — **1695.** HARNED, H. S., G. ROWSHAN, L. G. MACKINNEY, and K. SUGIOKA: Relationship of pO_2, pCO_2 and pH to onset of breathing of term lamb as studied by flow-through curette electrode assembly. Pediatrics **33**, 672 (1964). — **1696.** HARPERS, P. A., L. K. FISCHER, and R. V. RIDER: Neurological and intellectual status of prematures at three to five years of age. J. Pediat. **55**, 679 (1959). — **1697.** HARVEY, A. M., and R. L. MASLAND: A method for the study of neuromuscular transmission in human subjects. Bull. Johns Hopk. Hosp. **68**, 81 (1941a). — **1698.** HARRINGTON, S. W.: Diaphragmatic hernia of children. Ann. Surg. **115**, 705 (1942). — **1699.** HARRIS, N. H.: Myositis ossificans progressiva. Proc. roy. Soc. Med. **54**, 235 (1961). — **1700.** HARRIS, L. E., and A. G. STEINBERG: Abnormalities observed during the first six days of life in 8,716 liveborn infants. Pediatrics **14**, 314 (1954). — **1701.** HARRIS, M. J.: Management of convulsive seizures. Pediat. Clin. N. Amer. **8**, 193 (1961). — **1702.** HARRIS, R.: Some clinical applications of electroneurophysiology, especially electrodiagnosis and EMG. New Haven: Conn. Licht 1956. — **1703.** HARRIS, R. C., J. J. LUCEY, and J. R. MACLEAN: Kernicterus in premature infants associated with low concentrations of bilirubin in the plasma. Pediatrics **21**, 875 (1958). — **1704.** HARRIS, R., M. DELLA ROVERE, and P. F. PRIOR: Electroencephalographic studies in infants and children with hypothyroidism. Arch. Dis. Childh. **40**, 612 (1965). — **1705.** HARRIS, R., and J. P. TIZARD: The EEG in neonatal convulsions. J. Pediat. **57**, 501 (1960). — **1706.** HARRISON, H. E., and L. FINBERG: Hypernatremic dehydration. Pediat. Clin. N. Amer. **6**, 193 (1959). — **1707.** HARRISON, G. A., and J. W. MCNEE: Sclerema neonatorum. Arch. Dis. Childh. **1**, 63 (1926). — **1708.** HARTMANN, A. F., and J. C. JAUDON: Hypoglycemia. J. Pediat. **11**, 1 (1937). — **1709.** HARTMANN sr., A. F., H. J. WOHLTMANN, M. L. PURKERSON, and M. E. WESLEY: Lactate metabolism, studies of a child with serious congenital derivation. J. Pediat. **61**, 165 (1965). — **1710.** HARTMANN, E. L.: The D-state. New Engl. J. Med. **273**, 30 (1965). — **1711.** HARTZELL, J. B.: Diaphragmatic hernia in children. A resumé of sixty-eight cases occuring in children under ten years of age treated by operation. Amer. J. Surg. **48**, 582 (1940). — **1712.** HARVEY, A. M., and R. L. MASLAND: A method for the study of neuromuscular transmission in human subjects. Bull. Johns Hopk. Hosp. **68**, 81 (1941a). — **1713.** HARVEY, A. M., and R. L. MASLAND: The electromyogram in myasthenia gravis. Bull. Johns Hopk. Hosp. **69**, 1 (1941b). — **1714.** HARVEY, A. M., and R. L. MASLAND: Actions of curarizing preparations in the human. J. Pharmacol. exp. Ther. **73**, 304 (1941c). — **1715.** HASHIDA, Y., and F. E. SHERMAN: Accessory diaphragm associated with neonatal respiratory distress. J. Pediat. **59**, 529 (1961). — **1716.** HASKIN, A. L., S. E. WIESNER, and W. P. ALLEN: Cesarean section at St. Louis maternity hospital from 1948 though 1952. Amer. J. Obstet. Gynec. **70**, 70 (1955). — **1717.** HASS, C. M.: Hepato-adrenal necrosis with intranuclear inclusion bodies. Amer. J. Path. **11**, 127 (1935). — **1718.** HASSE, C.: Die Speichelwege und die ersten Wege der Ernährung und der Atmung bei dem Säugling und im späteren Alter. Arch. Anat. Entwickl.-Gesch. **2**, 321 (1905). — **1719.** HASSLER, R.: Die extrapyramidalen Rindensysteme und die zentrale Regelung der Motorik. Dtsch. Z. Nervenheilk. **175**, 233 (1956). — **1720.** HATCH, M. C., and F. J. SCHOENECK: Perinatal mortality caused by cord complications. N.Y. St. J. Med. **65**, 433 (1965). — **1721.** HATTON, D. A.: The child with minimal cerebral dysfunction. Develop. Med. Child Neurol. **8**, 71 (1966). — **1722.** HAUGEN, J. A., and C. J. EHRENBERG: Diaphragmatic hernia in the newborn infant. Amer. J. Obstet. Gynec. **43**, 502 (1947). — **1723.** HAUPT, H.: Zur Vitamin K-Dosierung bei Neu- und Frühgeborenen. Dtsch. med. Wschr. **85**, 474 (1960). — **1724.** HAUPT, H.: Die geburtsbedingten Hirnschädigungen des Neugeborenen. Münch. med. Wschr. **103**, 837 ,894, 959, 1011 (1961). — **1725.** HAUPT, H.: Untersuchungen über den Einfluß perinataler Störungen auf das Blutgerinnungssystem des

Neugeborenen. Z. Kinderheilk. 89, 180 (1964). — **1726.** HAUPT, H.: Störungen der Blutgerinnung infolge perinataler Hirnschädigung. Dtsch. med. Wschr. **90**, 1473 (1965). — **1727.** HAUPTMANN, A., and S. J. THANNHÄUSER: Muscular shortening and dystrophy. A heredofamilial disease. Arch. Neurol. Psychiat. (Chic.) **46**, 654 (1941). — **1728.** HAUSCHKA, T. S., J. E. HASSON, M. N. GOLDSTEIN, G. F. KOEPF, and A. A. SANDBERG: An XYY man with progeny indicating familial tendency to non-dysjunction. Amer. J. hum. Genet. **14**, 22 (1962). — **1729.** HAUSBRANDT, F., u. A. MEIER: Zur Kenntnis der geburtstraumatischen und extrauterin erworbenen Schäden des Zentralnervensystems bei Neugeborenen. Frankfurt. Z. Path. **49**, 21 (1936). — **1730.** HAUSHALTER, P.: Sur la myatonie congénitale (maladie d'Oppenheim). Arch. Méd. Enf. **23**, 133 (1920). — **1731.** HAWORTH, J. C.: The neurological and developmental effects of neonatal hypoglycemia: a follow-up of 22 cases. Canad. med. Ass. J. **92**, 861 (1965). — **1732.** HAYASHI, T., T. C. HSU, and D. CHAO: A case of mosaicism in mongolism. Lancet **1962 I**, 218. — **1733.** HAYLES, A. B., W. L. HINRICHS, and W. N. TAUXE: Thyroid disease among children with Down's syndrome. Pediatrics **36**, 608 (1965). — **1734.** HAYLOCK, J., M. FITZGERALD, O. DANKS, and X. DENNETT: Two cases of the 18-trisomy syndrome, one in combination with an XXY karyotype. Hum. Chromosome Neurol. **9**, 15 (1963). — **1735.** HAYMAKER, W., B. R. GIRDANY, J. STEPHENS, R. D. LILLIE, and G. H. FETTERMAN: Cerebral involvement with advanced periventricular calcification in generalized cytomegalic inclusion disease in the newborn. J. Neuropath. exp. Neurol. **13**, 562 (1954). — **1736.** HEBB, C. O., and V. P. WHITTAKER: Intracellular distributions of acetylcholine and choline acetylase. J. Physiol. (Lond.) **142**, 187 (1958). — **1737.** HECHT, F., J. BRYANT, D. ARAKAKI, E. KAPLAN, and G. GENTILE: Trisomy 18 syndrome due to de-novo translocation. Lancet **1963 I**, 114. — **1738.** HECHT, F., J. S. BRYANT, D. GRUBER, and P. L. TOWNES: The nonrandomness of chromosomal abnormalities. Association of trisomy 18 and Down's syndrome. New Engl. J. Med. **271**, 1081 (1964). — **1739.** HECHT, F., J. S. BRYANT, A. G. MOTULSKY, and E. R. GIBLETT: The no. 17—18 (E) trisomy syndrome. Studies on cytogenetics, dermatoglyphics, paternal age and linkage. J. Pediat. **63**, 605 (1963). — **1740.** HECKER, C.: Beiträge zu der Lehre von der Todesart der Kinder während der Geburt. Verh. Ges. Geburtsk. Berlin **1**, 208 (1853). — **1741.** HEDBLOM, C. A.: Diaphragmatic hernia. J. Amer. med. Ass. **85**, 947 (1925). — **1742.** HEFKE, H. W.: Roentgenologic study of anomalies of the hands in one hundred cases of mongolism. Amer. J. Dis. Child. **60**, 1319 (1940). — **1743.** HEILMANN, E. M.: Die eitrige Meningitis des Neugeborenen. Münch. med. Wschr. **102**, 28 (1960). — **1744.** HEIMER, C. B., M. D. S. BRAINE, M. KOWLESSAR, W. O'CONNOR, H. WORTIS, B. GOODMAN, and A. M. FREEDMAN: The sequelae of neonatal hyperbilirubinemia of prematurity at age 1 year. Amer. J. Dis. Child. **100**, 495 (1960). — **1745.** HEIMER, C. B., R. CUTLER, and A. F. FREEDMAN: Neurological sequelae of premature birth. Amer. J. Dis. Child. **108**, 122 (1964). — **1746.** HEINRICHS, E. H., and S. W. ALLEN: The 18-trisomy syndrome. Clin. Pediat. **2**, 25 (1963). — **1747.** HEISS, H.: Die Bedeutung des EEG beim Neugeborenen nach entbindenden Operationen. Separatum III. Weltkongr. für Gynäk. u. Geburtsh. 1961. — **1748.** HEISS, H.: Neue Gesichtspunkte zur perinatalen Gehirnschädigung des Kindes nach geburtshilflichen Operationen. Geburtsh. u. Frauenheilk. **22**, 1305 (1962). — **1749.** HEISS u. LECHNER: Zur Frage der Gehirnschädigung bei Zangenentbindung. Geburtsh. u. Frauenheilk. **15**, 425 (1955). — **1750.** HELLBRÜGGE, T.: Connatale Toxoplasmose. München-Gräfelfing: Banaschewski 1957. — **1751.** HELLBRÜGGE, TH.: Zeitliche Strukturen in der kindlichen Entwicklung. Mschr. Kinderheilk. **113**, 252 (1965). — **1752.** HELLBRÜGGE, T., J. LANGE u. J. RUTENFRANZ: Schlafen und Wachen in der kindlichen Entwicklung. Beihefte Arch. Kinderheilk., Nr. 39 (1959). — **1753.** HELLBRÜGGE, TH., J. LANGE, J. RUTENFRANZ u. K. STEHR: Über das Entstehen einer 24-Stunden-Periodik physiologischer Funktionen im Säuglingsalter. Fortschr. Med. **81**, 19 (1963). — **1754.** HELLBRÜGGE, T., J. E. LANGE, J. RUTENFRANZ, and K. STEHR: Circadian periodicity of physiological functions in different stages of infancy and childhood. Ann. N.Y. Acad. Sci. **117**, 361 (1964). — **1755.** HELLMAN, L. M., and A. T. HERTIG: Pathological changes in placenta associated with erythroblastosis of fetus. Amer. J. Path. **14**, 111 (1938). — **1756.** HELLSTROM, B., and B. JONSSON: Late prognosis in asphyxia neonatorum. Acta paediat. (Uppsala) **42** (5), 398 (1953). — **1757.** HELMHOLTZ, H.: Handbuch der physiologischen Optik, 2. Aufl., S. 599. Hamburg u. Leipzig 1896. — **1758.** HELWIG, F. C., C. B. SCHUTZ, and D. E. CUTTY: Water intoxication — report of a fetal human case with clinical, pathological and experimental studies. J. Amer. med. Ass. **104**, 1569 (1935). — **1759.** HEMMER, R. (Hrsg.): Erfahrungen mit der modernen operativen Hydrocephalus-Behandlung. Beihefte Arch. Kinderheilk. Nr. 51 (1964). — **1760.** HEMMER, R.: The extensible catheter in shunt procedures. Develop. Med. Child Neurol. **7**, Suppl. 11, 45 (1966). — **1761.** HEMMER, R.: Complications relating to ventricular-venous shunts: a five-year study. Develop. Med. Child Neurol., Suppl. **13**, 108 (1967). — **1762.** HEMPLE, D. J., L. E. HARRIS, H. J. SVIEN, and C. B. HOLMAN: Craniosynostosis involving the sagittal suture only: guilt by association. J. Pediat. **58**, 342 (1966). — **1763.** HEMSATH, F. A.: Birth injury of the occipital bone with a report of thirty-two cases. Amer. J. Obstet. Gynec. **27**, 194 (1934). — **1764.** HEMSATH, F. A., and M. A. CARAVAN: Microscopic cerebral hemorrhage in stillbirths and newborn deaths. Amer. J. Obstet. Gynec. **23**, 471 (1932). — **1765.** HENATSCH, H. D.: Spinale und supraspinale Substrate tonischer und phasischer motorischer Akte. Zbl. ges. Neurol. Psychiat. **161**, 8 (1961). — **1766.** HENATSCH, H. D.: Allgemeine Elektrophysiologie erregbarer Strukturen. In: LANDOIS-ROSEMANN, Lehrbuch der Physiologie des Menschen, 28. Aufl., Bd. 2. München u. Berlin: Urban & Schwarzenberg 1962. — **1767.** HENATSCH, H.-D., u. D. H. INGVAR: Chlorpromacin und Spastizität. Arch. Psychiat. Nervenkr. **195**, 77 (1956). — **1768.** HENATSCH, H. D., F. J. SCHULTE u. G. BUSCH: Wandelbarkeit des tonischen und phasischen Reaktionstyps einzelner Extensor Motoneurone bei Variation ihrer Antriebe. Pflügers Arch. ges. Physiol. **270**, 161 (1959). — **1769.** HENDERSON, J. L.: The congenital facial diplegic syndrome. Clinical features, pathology and etiology. Brain **62**, 381 (1939). — **1770.** HENDERSON, L. L.: Salmonella meningitis: Report of 3 cases and rewiew of 147 cases from literature. Amer. J. Dis. Child. **75**, 351 (1948). — **1771.** HENDRICKS, CH. H.: Twinning in relation to birth weight, mortality and congenital anomalies. Obstet. and Gynec. **27**, No 1 (Jan. 1966). — **1772.** HENNEBERG, R.: Über Geschwülste der unteren Schließungsleiste des Rückenmarkes. Berl. klin. Wschr. **58**, 1289 (1921). — **1773.** HENOCH (1889): Zit. nach J. W. FARQUHAR (*1223*). — **1774.** HENRY, C.: Electroencephalograms of normal children. Monographs of the society for research in child development, vol. 9, No 3. National Research Council Washington 25 DC 1944. — **1775.** HENSCHEN, K.: Diagnostik und Operation der traumatischen Subduralbildung. Langenbecks Arch. klin. Chir. **99**, 67 (1912). — **1776.** HEPNER, W. R.: Some observations on facial paresis in the newborn infant. Pediatrics 8, 494 (1951). — **1777.** HEPNER, R., and M. BOWEN: The placenta and the fetus. J. Amer. med. Ass. **172**, 427 (1960). — **1778.** HERCUS, C. E., and K. C. ROBERTS: Iodine content of foods. N.Z. J. Hyg. **26**, 49 (1927). — **1779.** HERLITZ, G.: Untersuchungen über das ionisierte Serumcalcium bei Kindern. Acta paediat. (Uppsala) **30**, 153 (1942). — **1780.** HERLITZ, G.: Zur Kenntnis der anämischen und polycytämischen Zustände bei Neugeborenen sowie des Icterus gravis neonatorum. Acta paediat. (Uppsala) **29**, 211 (1942). — **1781.** HERING, E.: Die Lehre vom binokularen Sehen. Leipzig 1868. — **1782.** HERNANDEZ-PEON, R.: Neurophysiological mechanisms of wakefulness and sleep. Acta neurol. (Napoli) **19**, 18 (1964). — **1783.** HERNÁNDEZ-PEON, R., J. J. O'FLAHERTY, and A. L. MAZZUCHELLI-O'FLAHERTY: Modifications of tactile evoked potentials of the spinal trigeminal sensory nucleus during wakefulness and sleep. Exp. Neurol. **13**, 40 (1965). — **1784.** HERNDON, R. E., W. H. MERONEY, and C. M. PEARSON: The electrocardiographic effects of alterations in concentration of plasma chemicals. Amer. Heart J. **50**, 188 (1955). — **1785.** HERRE, H. D., u. Z. HORKY: Mißbildungsfrequenz bei Kindern diabetischer Mütter. Zbl. Gynäk. **86**, 758 (1964). — **1786.** HERRE, H. D., Z. HORKY u. U. FISCHER: Zbl. Gynäk. 87, 244 (1965). — **1787.** HERRGOTT, A.: Myxoedème. Ann. Gynéc. Obstét. **58**, 1 (1902). — **1788.** HERRLICH, A., W. EHRENGUT u. H. SCHLEUSSING: Der Impfschaden. In: HERRLICH, Handbuch der Schutzimpfungen. Berlin-Heidelberg-New York: Springer 1965. — **1789.** HERRMANN (1872): Zit. nach HENATSCH 1961. — **1790.** HERS, H. G.: Etudes enzymatiques sur fragments hepatiques; application a la classification des glycogenoses. Rev. int. Hépat. **9**, 35 (1959). — **1791.** HERS, H. G.: Alphaglucosidase deficiency in generalized glycogen-storage disease. (Pompe's disease.) Biochem. J. **86**, 11 (1963). — **1792.** HERS, H. G.: Glycogen storage disease. In: Advances of metabolic disorders, vol. I, p. 1. New York: Academic Press Inc. 1964. — **1793.** HERTIG, A. T.: Pathological aspects in placenta and fetal membranes (C. A. VILLEE, ed.). New York: Williams & WILKINS Co. 1960. — **1794.** HERZOG, F.: Über die myasthenische Ermüdung auf Grund der Untersuchung des Aktionsstromes der Muskeln und des histologischen Befundes. Dtsch. Arch. klin. Med. **123**, 76 (1917). — **1795.** HESS, I. H., and E. C. LUNDEEN: The premature infant, its medical and nursing care. Philadelphia: J. B. LIPPINCOTT Co. 1941. — **1796.** HEUBNER: Über angeborenen Kernmangel. Charité-Ann **25**, 4 (1900). — **1797.** HEUBNER, O.:

Lehrbuch der Kinderheilkunde, II. Aufl., Bd. 1. Leipzig: Johann Ambrosius Barth 1906. — **1798.** HEWER, E. E.: The development of nerve endings in the human fetus. J. Anat. (Lond.) **64**, 369 (1935). — **1799.** HEYCOOK, I. B., and T. C. NOBLE: Pyogenic meningitis in infancy and childhood. Brit. med. J. **1964I**, 658. — **1800.** HEYMANS, C., and E. NEIL: Reflexogenic areas of the cardiovascular system. London: J. A. Churchill 1958. — **1801.** HIATT, R. B.: The pathologic physiology of congenital megacolon. Ann. Surg. **133**, 313 (1951). — **1802.** HIJMANS, J. C., and O. B. SHEARIN: Partial deletion of the short arm of chromosome no 5. Report of a case in a fraternal twin. Amer. J. Dis. Child. **109**, 85 (1965). — **1803.** HILD, W.: Myelogenesis in cultures of mammalian central nervous tissue. Z. Zellforsch. **46**, 71 (1957). — **1804.** HILFRICH, H. J.: Report concerning the new findings on material of premature births and prolonged pregnancy. Zbl. Gynäk. **86**, 1155 (1964). — **1805.** HILGARTNER, M. W., and C. H. SMITH: Hemorrhagic disorders. In: S. S. GELLIS and B. M. KAGAN (eds.), Current pediatric therapy. Philadelphia and London: W. B. SAUNDERS Co. 1966/67. — **1806.** HILL, A. V.: The influence of external medium on the internal pH of muscle. Proc. roy Soc. B **144**, 1 (1955). — **1807.** HILL, G.: Review of 115 cases of postmaturity. J. Obstet. Gynaec. Brit. Emp. **59**, 807 (1952). — **1808.** HILLMAN, D. A.: Neonatal familial primary hyperparathyroidism. New Engl. J. Med. **270**, 483 (1964). — **1809.** HILLMAN, J. W., B. E. SPROFKIN, and T. F. PARISH: Birth injury of cervical spine producing cerebral palsy syndrome. Amer. Surg. **20**, 900 (1954). — **1810.** HIMWICH, W. A.: Biochemical and neurophysiological development of the brain in neonatal period. Int. Rev. Neurobiol. **4**, 117 (1962). — **1811.** HIMWICH, H. E., A. O. BERNSTEIN, H. HERRLICH, A. CHESLER, and J. F. FAZEKAS: Mechanisms for the maintenance of life in the newborn during anoxia. Amer. J. Physiol. **135**, 387 (1942). — **1812.** HIMWICH, H. E., C. DALE, J. F. FAZENKAS, and H. C. HERRLICH: Effect of thyroid medication on brain metabolism of cretins. Amer. J. Psychiat. **98**, 489 (1942). — **1812a.** HIMWICH, W. A., and A. R. DRAVID: Amino acid content of various brain parts as related to neurophysiological and behavioural maturation. In: A. MINKOWSKY (ed.), Regional development of the brain in early life, p. 257. Oxford: Blackwell 1967. — **1813.** HIMWICH, H. E., J. P. FROSTIG, J. F. FAZEKAS, and Z. HADIDIAN: The mechanism of the symptoms of insulin hypoglycemia. Amer. J. Psychiat. **96**, 371 (1939). — **1814.** HIMWICH, W. A., and H. E. HIMWICH (eds.): The developing brain. In: Progr. in brain research, vol. 9. Amsterdam: Elsevier Publ. Co. 1964. — **1815.** HIMWICH, W. A., and J. C. PETERSEN: In: Biological psychiatry. New York: Grune & Stratton 1959. — **1816.** HIMWICH, W. A., J. C. PETERSEN, and M. L. ALLEN: Hematoencephalic exchange as a function of age. Neurology (Minneap.) **7**, 705 (1957). — **1817.** HIMWICH, W. A., J. C. PETERSEN, and J. P. GRAVES: Recent advances in biological psychiatry, vol. 3, p. 218. New York: Grune & Stratton 1961. — **1818.** HINSCHE, G.: Psychiat.-neurol. Wschr. **45**, 281 (1943). — **1819.** HIRSCH, J. F., B. PERTUISET, J. CALVET, J. BUISSON FEREY, H. FISCHGOLD et J. SCHERRER: Etude des résponse electrocorticales obtenues chez l'homme par des stimulations somesthesiques et visuelles. Electroenceph. clin. Neurophysiol. **13**, 411 (1961). — **1820.** HIRSCHFELDER, A. D.: Clinical manifestations of high and low plasma magnesium. Dangers of epsom salt purgation in nephritis. J. Amer. med. Ass. **102**, 1138 (1934). — **1821.** HIRSCHHORN, K., H. L. COOPER, and J. J. FIRSCHEIN: Deletion of short arms of chromosome 4—5 in a child with defects of midline fusion. Humangenetik **1**, 479 (1965). — **1822.** HIRSZFELD, L., u. H. ZBOROWSKI: Gruppenspezifische Beziehungen zwischen Mutter und Kind und elektive Durchlässigkeit der Placenta. Klin. Wschr. **4**, 1152 (1925). — **1823.** HIRSZFELD, L., u. H. ZBOROWSKI: Über die Grundlagen des serologischen Zusammenlebens zwischen Mutter und Frucht. Klin. Wschr. **5**, 741 (1926). — **1824.** HIRT, H. R.: Die funktionelle neurologische Untersuchung des Neugeborenen und des Säuglings. I. Teil. Ann. paediat. (Basel) **203**, 369 (1964). — **1825.** HIRVENSALO, M.: On hemorrhages of medulla oblongata and pons and on respiratory disorders in premature infants. Acta paediat. (Uppsala), Suppl. 1, **37**, 1 (1949). — **1826.** HIRVONEN, L.: Effect of chlorides of alkali and of alkaline earth metals on the isolated rabbit auricle. Ann. Med. exp. Fenn. **34**, Suppl. 1 (1956). — **1827.** HITZIG: Demonstration eines Falles von Bulbärparalyse in der Berliner Med. Ges. Berl. klin. Wschr. **11**, 465 (1874). — **1828.** HJELM, M., and SÖLN: The concentration of glucose in whole blood, plasma and erythrocytes during the first week of life determined by different methods and evaluation of the reliability of the methods. Acta paediat. (Uppsala) **54**, 3 (1965). — **1829.** HJELT, L., E. K. AHVENAINEN, and N. HALLMAN: Renal calcifications in infancy. Ann. Paediat. Fenn. **2**, 169 (1956). — **1830.** HOBBS, J. E., and C. N. PRICE:

Placenta circumvallata. Amer. J. Obstet. Gynec. **39**, 39 (1940). — **1831.** HOBBS, J. E., and P. R. ROLLINS: Fetal death from placenta circumvallata. Amer. J. Obstet. Gynec. **28**, 78 (1934). — **1832.** HOBBS, J. R., and J. A. DAVIS: Serum γ G-Globulin levels and gestational age in premature babies. Lancet **1967 I**, 757. — **1833.** HOBSON, J. A.: The effects of chronic brain-stem lesions on cortical and muscular activity during sleep and waking in the cat. Electroenceph. clin. Neurophysiol. **19**, 41 (1965). — **1834.** HOCHHEIM: Über einige Befunde in den Lungen von Neugeborenen und die Beziehung derselben zur Aspiration von Fruchtwasser. Path. anat. Arbeiten JOH. ORTH gewidmet. Berlin: August Hirschwald 1903. — **1835.** HOCKWALD, R. S., J. ARNOLD, C. B. CLAYMAN, and A. S. ALVING: Status of primaquine. J. Amer. med. Ass. **149**, 1568 (1952). — **1836.** HODES, R., and W. C. DEMENT: Depression of electrically induced reflexes in man during low voltage EEG sleep. Electroenceph. clin. Neurophysiol. **17**, 617 (1964). — **1837.** HODES, R., and J. GRIBETZ: H.-reflexes in normal human infants; depression of these electrically induced reflexes in sleep. Proc. Soc. exp. Biol. (N.Y.) **110**, 577 (1962). — **1838.** HODES, R., and J. GRIBETZ: H-reflexes in normal infants: Effects of sleep, age and phenobarbital on these electrically induced reflexes. Amer. J. Diss. Child. **104**, 490 (1962). — **1839.** HODES, R., and J. GRIBETZ: Normal electrically induced reflexes in a 2-week-old infant with acrania and cerebral dysgenesis. Electroenceph. clin. Neurophysiol. **15**, 1033 (1963). — **1840.** HODES, R., and J. I. SUZUKI: Comparative thresholds of cortex, vestibular system and reticular formation in wakefulness, sleep and rapid eye movement periods. Electroenceph. clin. Neurophysiol. **18**, 239 (1965). — **1841.** HODGES, R. E., H. E. HAMILTON, and W. C. KEETEL: Pregnancy in myxedema. Arch. intern. Med. **90**, 863 (1952). — **1842.** HODGKIN, A. L.: Ionic basis of electrical activity in nerve and muscle. Biol. Rev. **26**, 339 (1951). — **1843.** HODGKIN, A. L.: The conduction of the nervous impulse. Springfield (Ill.): Ch. C. Thomas 1964. — **1844.** HODGKIN, A. L., and P. HOROWICZ: The influence of potassium and chloride ions on the membrane potential of single muscle fibres. J. Physiol. (Lond.) **148**, 127 (1959). — **1845.** HODGKIN, A. L., and A. E. HUXLEY: A quantitative description of membrane current and its application to conduction and excitation in nerve. J. Physiol. (Lond.) **117**, 500 (1952). — **1846.** HODGKIN, A. L., and A. F. HUXLEY: Currents carried by sodium and potassium ions through the membrane of the giant axon of loligo. J. Physiol. (Lond.) **116**, 449 (1952). — **1847.** HODGKIN, A. L., A. F. HUXLEY, and B. KATZ: Arch. Sci. Physiol. **3**, 129 (1949). — **1848.** HODGKIN, A. L., and B. KATZ: Effect of temperature on electrical activity of giant axon of squid. J. Physiol. (Lond.) **109**, 240 (1949). — **1849.** HODGMAN, CH. D. (ed.): Mathematical tables. In: Handbook of chemistry and physics, 11. ed. Cleveland (Ohio): Chemical Rubber Publ. Co. 1959. — **1850.** HODGMAN, J. E., A. W. MATHIES, and N. E. LEVAN: Congenital scalp defects in twin sisters. Amer. J. Dis. Child. **110**, 293 (1965). — **1851.** HOEFER, P. F. A., R. A. DE NAPOLI, and ST. LESSE: Periodicity and hypsarrhythmia in the EEG. Arch. Neurol. (Chic.) **9**, 424 (1963). — **1852.** HÖFER, R., E. ORGIS u. A. ROSSUCZKY: Achillessehnenreflex-Schreibung (Methodik und diagnostische Bedeutung). Münch. med. Wschr. **106**, 1323 (1964). — **1853.** HOEFNAGEL, D., and K. BENIRSCHKE: Dyscephalia mandibulo-oculo-facialis. Arch. Dis. Childh. **40**, 57 (1965). — **1854.** HOEPFFNER, L., u. H. WOLF: Liquordiagnostik bei Neu- und Frühgeborenen. Mschr. Kinderheilk. **107**, 435 (1959). — **1855.** HÖVELS, O., u. U. STEPHAN: Das Krankheitsbild der idiopathischen Hypercalcämien. Ergebn. inn. Med. Kinderheilk. **18**, 116 (1962). — **1856.** HÖVELS, O., O. G. THILENIUS u. S. JORDAN: Untersuchungen zum Calcium- und Phosphatstoffwechsel Frühgeborener. II. Mitt. Z. Kinderheilk. **85**, 217 (1961). — **1857.** HÖVELS, O., O. G. THILENIUS u. S. KRAFCZYK: Untersuchungen zum Calcium- und Phosphatstoffwechsel Frühgeborener. I. Mitt. Z. Kinderheilk. **83**, 508 (1960). — **1858.** HÖVELS, O., O. G. THILENIUS u. S. KRAFCZYK: Untersuchungen zum Calcium- und Phosphatstoffwechsel Frühgeborener. Mschr. Kinderheilk. **108**, 112 (1960). — **1859.** HOFBAUER, J.: Über die Verletzungen der kindlichen Halswirbelsäule bei schwierigen Extraktionen am Beckenende. Zbl. Gynäk. **31**, 354 (1907). — **1860.** HOFFMANN, J.: (1) Über chronische spinale Muskelatrophie im Kindesalter auf familiärer Basis: Dtsch. Z. Nervenheilk. **3**, 427 (1893). — (2) Weitere Beiträge zur Lehre von der hereditären progressiven Muskelatrophie im Kindesalter. Dtsch. Z. Nervenheilk. **10**, 292 (1897). — (3) Dritter Beitrag zur Lehre von der hereditären progressiven spinalen Muskelatrophie im Kindesalter. Dtsch. Z. Nervenheilk. **18**, 212 (1900). — (4) Über die hereditäre progressive spinale Muskelatrophie im Kindesalter. Münch. med. Wschr. **47**, 1649 (1900). — **1861.** HOFFMANN, J.: Weiterer Beitrag zur Lehre von der hereditären progressiven spinalen Muskelatrophie im Kindesalter.

Dtsch. Z. Nervenheilk. **10**, 292 (1897). — **1862.** HOFFMANN, J.: Dritter Beitrag zur Lehre von der hereditären spinalen Muskelatrophie im Kindesalter. Dtsch. Z. Nervenheilk. **18**, 217 (1900). — **1863.** HOFFMANN (1896): Zit. nach ADAMS et al. (14). — **1864.** HOFFMANN, P.: Untersuchungen über Eigenreflexe (Sehnenreflexe) menschlicher Muskeln. Berlin: Springer 1922. — **1865.** HOFFMANN, P.: Die physiologischen Eigenschaften der Eigenreflexe. Ergebn. Physiol. **36**, 15 (1934). — **1866.** HOFFMANN, W., u. M. HAUSMANN: Icterus neonat. gravis. Mschr. Kinderheilk. **33**, 193 (1926). — **1867.** HOFFMEISTER, H. P.: Beitrag zur Wirbelsäulenverletzung beim Neugeborenen. Geburtsh. u. Frauenheilk. **24**, 1085 (1964). — **1868.** HOFLEHNER, G.: Infusion therapy with and without a goal. Nutr. et Dieta (Basel) **3**, Suppl. 86 (1961). — **1869.** HOGG, I. D.: Sensory nerves and associated structures in the skin of human fetuses of 8 to 14 weeks of menstrual age correlated with functional capability. J. comp. Neurol. **75**, 371 (1941). — **1870.** HOHL, A. F.: Zur Pathologie des Beckens. Leipzig: Wilhelm Engelmann 1852. — **1871.** HOHN, A. R., CH. N. LOWE, J. E. SOKAL, and E. C. LAMBERT: Cardiac problems in the glycogenoses with specific reference to Pompe's disease. Pediatrics **35**, 313 (1965). — **1872.** HOLCOMB, G. W.: A new technique for repair of congenital diaphragmatic hernia with absence of the left hemidiaphragm. Surgery **51**, 534 (1962). — **1873.** HOLLAND, E.: Fetal intracranial hemorrhage during birth. Brit. med. J. **1920 I**, 868. — **1874.** HOLLAND, E. J.: Cranial stress in the foetus during labour and the effects of excessive stress on the intracranial contents with an analysis of 81 cases of torn tentorium cerebelli and subdural haemorrhage. J. Obstet. Gynaec. Brit. Emp. **29**, 549 (1922). — **1875.** HOLLAND, E.: Birth injury in relation to labour. Amer. J. Obstet. Gynec. **33**, 1 (1937). — **1876.** HOLLE, C.: Die Listeriose des Menschen. Münch. med. Wschr. **1956**, 1385. — **1877.** HOLLENHORST, R. W., and H. A. STEIN: Ocular signs and prognosis in subdural and subarachnoid bleeding in young children. Amer. Arch. Ophthal. **60**, 187 (1958). — **1878.** HOLLWICH, F.: Das klinische Bild der Augentoxoplasmose. Med. Mschr. **17**, 638 (1963). — **1879.** HOLMAN, C. A., and J. KARNICKI: Intrauterine transfusion for haemolytic disease of the newborn. Brit. med. J. 1964 **II**, 594. — **1880.** HOLMAN, E.: Luxation of lumbar vertebra at birth. J. Amer. med. Ass. **73**, 1351 (1919). — **1881.** HOLMAN, G.: Studies on physiologic hyperbilirubinemia of negro and white premature infants. Pediatrics **22**, 1115 (1958). — **1882.** HOLMAN, G. W., B. ERKMAN, D. L. ZACHARIAS, and H. F. KOCH: The 18-trisomy syndrome — two new clinical variants. New Engl. J. Med. **268**, 982 (1963). — **1883.** HOLMES, J. B.: The reliability of the electric diagnosis of tetany with especial consideration of the electrical value found in normal children. Amer. J. Dis. Child. **12**, 1 (1916). — **1884.** HOLMES, R. A., N. H. ENGBRING, and W. W. ENGSTROM: Neonatal Graves disease. Ann. intern. Med. **62**, 1008 (1965). — **1885.** HORNER, F. A., and C. W. STREAMER: Effect of phenylalanine-restricted diet on patients with phenylketonuria. J. Amer. med. Ass. **161**, 1628 (1956). — **1886.** HOLST, E. v.: Die relative Koordination als Phänomen und als Methode zentralnervöser Funktionsanalyse. Ergebn. Physiol. **42**, 228 (1939). — **1887.** HOLTORFF, J., H. W. KINTZEL u. G. SCHMIDT: Über kindliche Spätschäden nach Vakuum-Extraktion. Arch. Gynäk. **198**, 559 (1963). — **1888.** HOLZBACH, E.: Diabetes und Schwangerschaft. Zbl. Gynäk. **53**, 641 (1929). — **1889.** HOMBERGER, A., N. HYDEN, and P. N. LANGE: Enzyme changes in neurosis and glia during barbiturate sleep. Science **151**, 1394 (1966). — **1890.** HONZIK, M. P., J. J. HUTCHINGS, and S. R. BURNIP: Birth record assessments and test performance at eight months. Amer. J. Dis. Child. **109**, 416 (1965). — **1891.** HOOD, M.: Listeriosis as an infection of pregnancy, manifested in the newborn. Pediatrics **27**, 390 (1961). — **1892.** HOOFT, C., A. VERMASSEN, R. EECKELS, and R. VANHEULE: Familial incidence of hypercalcemia. Extreme hypersensitivity to vitamin D in an infant whose father suffered from sarcoidosis. Helv. paediat. Acta **16**, 199 (1961). — **1893.** HOOK, E. B., and J. J. YUNIS: Trisomy-18-syndrome in a patient with normal karyotype. J. Amer. med. Ass. **193**, 840 (1965). — **1894.** HOOKER, D.: The origin of grasping movement in man. Proc. Amer. phil. Soc. **79**, 597 (1938). — **1895.** HOOKER, D.: A preliminary atlas of early human fetal activity. Pittsburgh (Pensylvania, U.S.A.) (privately publ. by the author) 1939. — **1896.** HOOKER, D.: The origin of overt behavior. Ann. Arbor, University of Michigan Press 1944. — **1897.** HOOKER, D.: The prenatal origin of behavior. 18th Proter Lecture Lawrence. Kansas: University of Kansas Press 1952. — **1898.** HOOKER, D.: Early human fetal behavior, with a preliminary note on double simultaneous fetal stimulation. Res. Publ. Ass. nerv. ment. Dis. **33**, 98 (1954). — **1899.** HOOKER, D.: Evidence of prenatal function of the central nervous system in man. James Arthus, Lecture on 'The evolution of the human brain' Jan. 1957. New York: American Museum of Natural History 1958. — **1900.** HOOPER, R.: Hydrocephalus and obstruction of the superior vena cava in infancy. Pediatrics **28**, 792 (1961). — **1901.** Hope, J. W., E. B. Spitz, and H. W. Slade: The early recognition of premature cranial synostosis. Radiology **65**, 183 (1955). — **1902.** Hopf, H. C., H. J. Hufschmidt, u. J. Ströder: Über die „Ausbreitungsreaktion" nach Trigeminusreizung beim Säugling. Ann. paediat. (Basel) **203**, 89 (1964). — **1903.** Hord, D. J., L. C. Johnson, A. Lubin, and M. T. Austin: Resolution and stability in the autospectra of EEG. Electroenceph. clin. Neurophysiol. **19**, 305 (1965). — **1904.** Hopkins, C. J.: Chvostek's sign and facial reflexes in normal newborn infants. Develop. Med. Child Neurol. **6**, 389 (1964). — **1905.** Horky, Z., u. E. Dutzi: Das Gewicht der Placenta beim Diabetes mellitus. Zbl. Gynäk. **86**, 769 (1964). — **1906.** Horstmann, E.: Die postnatale Entwicklung der Kapillarisierung im Gehirn eines Nesthockers und eines Nestflüchters. Verh. dtsch. anat. Ges. (Jena) **56**, 405 (1959). — **1907.** Hortega, P. del Rio: Le névroglie et le troisième élément des centres nerveux. Bull. Soc. Sci. méd. biol. Montpellier **5**, 2 (1924/25). — **1908.** Hosemann, H.: Schwangerschaftsdauer und Neugeborenengröße. Arch. Gynäk. **176**, 124 (1948). — **1908a.** Hosemann, H.: Schwangerschaftsdauer und Neugeborenengewicht. Arch. Gynäk. **176**, 109 (1948). — **1909.** Hosemann, H.: Schwangerschaftsdauer und kindliche Sterblichkeit. Klin. Wschr. **26**, 118 (1948). — **1910.** Hosier, D. M., and W. A. Newton: Serious coxsackie infections in infants and children: Myocarditis, meningoencephalitis and hepatitis. Amer. J. Dis. Child. **96**, 251 (1958). — **1911.** Housden (1934): Zit. nach F. N. Silverman and N. Huang (*3517*). — **1912.** Howard, P. J., and A. R. Bauer: Respiration of the newborn infant. Variation in respiratory minute volume with change in percent of oxygen in respired mixture. Amer. J. Dis. Child. **79**, 611 (1950). — **1913.** Howard, J. E., T. R. Hopkins, and T. B. Connor: On certain physiologic response to intravenous injection of calcium salts into normal, hyperparathyroid and hypoparathyroid persons. J. clin. Endocr. **13**, 1 (1953). — **1914.** Howard, P. J., and C. H. Worrell: Premature infants in later life: Study on intelligence and personality of 22 premature infants at ages 8 to 19 years. Pediatrics **9**, 577 (1952). — **1915.** Howland, J., and W. Mck. Marriott: Acidosis occurring with diarrhea. Amer. J. Dis. Child. **11**, 309 (1916). — **1916.** Hrbek, A.: The development of electrophysiological reactivity of CNS in children. Activ. nerv. sup. (Praha) **6**, 92 (1964). — **1917.** Hrbek, A., and P. Mareš: Cortical evoked responses to visual stimulation in full-term and premature newborns. Electroenceph. clin. Neurophysiol. **16**, 575 (1964). — **1918.** Hrbek, A., Z. Vitová, and P. Mareš: The development of cortical evoked responses to visual stimulation during childhood. Activ. nerv. sup. (Praha) 8, No 1, 39 (1966). — **1919.** Hrebicek, J.: Latent periods of cortical evoked potentials during postparoxysmal depression of background EEG activity. Activ. nerv. sup. (Praha) 8, No 1, 101 (1966). — **1920.** Hsia, D. Y. Y.: Discussion on kernikterus. Amer. J. Dis. Child. **86**, 484 (1953). — **1921.** Hsia, D. Y. Y.: Inborn errors of carbohydrate metabolism. Diabetes **10**, 260 (1961). — **1922.** Hsia, D. Y. Y.: Inborn errors of metabolism, 2nd ed., part I. Clinical aspects. Chicago: Year Book Publ. 1966. — **1922a.** Hsia, D. Y.: Phenylketonuria. Develop. Med. Child Neurol. **9**, 531 (1967). — **1923.** Hsia, D. Y. Y., F. H. Allen, S. S. Gellis, and L. K. Diamond: Studies of serum bilirubin in relation to Kernicterus. New Engl. J. Med. **247**, 668 (1952). — **1924.** Hsia, D. Y., and S. S. Gellis: Birth weight in infants of diabetic mothers. Ann. hum. Genet. **22**, 80 (1957). — **1925.** Hsia, D. Y., T. Inouye, P. Wong, and A. South: Studies on galactose oxidation in Down's syndrome. New Engl. J. Med. **270**, 1085 (1964). — **1926.** Hsia, D. Y. Y., W. E. Knox, and R. S. Paine: A case of phenylketonuria with borderline intelligence. Amer. J. Dis. Child. **94**, 33 (1957). — **1927.** Hsia, D. Y. Y., W. E. Knox, K. V. Quinn, and R. S. Paine: A one-year controlled study of the effect of low-phenylalanine diet on phenylketonuria. Pediatrics **21**, 178 (1958). — **1928.** Hubbard, J. I.: The effect of calcium and magnesium on the spontaneus release of transmitter from mammalian motor nerve endings. J. Physiol. (Lond.) **159**, 507 (1961). — **1929.** Hubbell, Jr.: Infants of diabetic mothers, neonatal problems and their management. Diabetes **14**, 157 (1965). — **1930.** Hubbell, J. P., D. M. Muirhead, and J. E. Drorbaugh: The newborn infant of the diabetic mother. Med. Clin. N. Amer. **49**, 1035 (1965). — **1931.** Hubel, D. H., and T. N. Wiesel: Receptive fields of cells in striate cortex of very young, visually inexperienced kittens. J. Neurophysiol. **26**, 994 (1963). — **1931a.** Hutchison, J. H., A. J. Keay, and M. M. Ken: Congenital temporary diabetes mellitus. Brit. med. J. 1962 **II**, 436. — **1932.** Huckabee, W. E.: Relationships of pyruvate and lactate during anaerobic metabolism. J. clin. Invest. **37**, 244 (1958). — **1933.** Huebschmann, P.: Pathologische Anatomie der Tuberkulose. Berlin: Springer 1928. — **1934.** Huehns, E. R., F. Hecht, J. V. Keil, and A. G. Motulsky: Developmental hemoglobin anomalies in a chromosomal triplication: DI trisomy syndrome. Proc. nat. Acad. Sci. (Wash.) **51**, 89 (1964). — **1935.** HÜTER, K. A.: Die zentrale Bedeutung der perinatalen Hypoxieprophylaxe in der Geburtshilfe. Med. Welt **39**, 2037 (1964). — **1936.** HUFSCHMIDT, H. J.: Die Rolle der autogenen Hemmung bei Entstehung des Klonus. Pflügers Arch. ges. Physiol. **260**, 210 (1955). — **1937.** HUFSCHMIDT, H. J.: Die Innervation der Rückenmuskulatur des Menschen. Pflügers Arch. ges. Physiol. **269**, 1 (1959). — **1938.** HUFSCHMIDT, H.-J.: Über die Willkürkontraktion des Parkinsonisten. Dtsch. Z. Nervenheilk. **181**, 37 (1960). — **1939.** HUFSCHMIDT, H. J.: Wird die silent period nach direkter Muskelreizung durch die Golgi-Sehnenorgane ausgelöst? Pflügers Arch. ges. Physiol. **271**, 35 (1960). — **1940.** HUFSCHMIDT, H. J.: The role of muscle-proprioceptors in cerebellar tremor. Letters to the editor 1963. — **1941.** HUFSCHMIDT, H. J., u. F. SCHWIND: Die Willkürkontraktion des Spastikers und ihre pharmakologische Beeinflussung. Dtsch. Z. Nervenheilk. **181**, 517 (1960). — **1942.** HUGELIN, A., M. BONVALET et P. DELL: Activation réticulare et corticale d'origine chemoceptive au cours de l'hypoxie. Electroenceph. clin. Neurophysiol. **11**, 325 (1959). — **1943.** HUGHES, J. C.: The study of the epileptic child. Pediat. Clin. N. Amer. **4**, 1061 (1957). — **1944.** HUGHES, J. G., B. C. DAVIS, and M. L. BRENNAN: EEG of the newborn infant. Studies on premature infants. Pediatrics **7**, 707 (1951). — **1945.** HUGHES, J. G., B. EHEMANN, and U. A. BROWN: Electroencephalography of the newborn. Amer. J. Dis. Child. **76**, 503 (1948). — **1946.** HUGHES, J. G., B. EHEMANN, and F. S. HILL: EEG of newborn. Studies on normal full term infants while awake and while drowsy. Amer. J. Dis. Child. **77**, 310 (1949). — **1947.** HUIJING, F., S. VAN CREVELD, and G. LOOSEKOOT: Diagnosis of generalized glycogen storage disease (Pompe's disease). J. Pediat. **63**, 984 (1963). — **1948.** HULBERT, K. F.: Congenital torticollis. J. Bone Jt Surg. B **32**, 50 (1950). — **1949.** HUMEAU, A.: Prolonged neonatal jaundice and congenital myxedema in two children of the same family. Arch. franç. Pédiat. **21**, 195 (1964). — **1950.** HUMPHREY, T.: Some correlations between the appearance of human fetal reflexes and the development of the nervous system. In: Progress in brain research, vol. 4. Amsterdam: Elsevier Publ. Co. 1964. — **1951.** HUMPHREY, T., and D. HOOKER: Double simultaneous stimulation of human fetuses and the anatomical patterns underlying the reflexes elicited. J. comp. Neurol. **112**, 75 (1959). — **1952.** HUMPHREY, T., and D. HOOKER: Human fetal reflexes elicited by genital stimulation. Proceedings of the VIIth Int. Congr. of Neurology, Rome **2**, 473 (1961b). — **1953.** HUMPHREYS, E. M., and K. KATO: Glycogen storage disease. Amer. J. Path. **10**, 589 (1934). — **1954.** HUNT, A. D., J. STOKES, W. W. MC CROY, and H. H. STROUD: Pyridoxine dependency. Pediatrics **13**, 140 (1954). — **1955.** HUNT, C. C.: Relation of function to diameter in afferent fibers of muscle nerves. J. gen. Physiol. **38**, 117 (1954). — **1956.** HUNT, C. C., and A. S. PAINTAL: Spinal reflex regulation of fusimotor neurones. J. Physiol. (Lond.) **143**, 195 (1958). — **1957.** HUNT, C. C., and E. R. PERL: Spinal reflex mechanisms concerned with skeletal muscle. Physiol. Rev. **40**, 538 (1960). — **1958.** HUNT, W. A., F. M. CLARKE, and E. B. HUNT: Studies of the startle pattern. J. Psychol. (Provincetown) **2**, 339 (1936). — **1959.** HUNT, W. A., and C. LANDIS: A note on the difference between Moro reflex and the startle pattern. Psychol. Rev. **45**, 267 (1938). — **1960.** HURLEY, L. S., D. E. WOOLLEY, F. ROSENTHAL, and P. S. TIMIRAS: Influence of manganese on susceptibility of rats to convulsions. Amer. J. Physiol. **204**, 493 (1963). — **1961.** HUNTER, J. S., and C. H. MILLIKAN: Poliomyelitis with pregnancy. Obstet. and Gynec. **4**, 147 (1954). — **1962.** HURSCH, I. B.: The properties of growing nerve fibres. Amer. J. Physiol. **127**, 140 (1939). — **1963.** HURWITZ, D., and F. C. IRVING: Diabetes and pregnancy. Amer. J. med. Sci. **194**, 85 (1937). — **1964.** HUSTED, E.: Un cas de tuberkulose miliaire congénitale. Acta path. microbiol. scand., Suppl. **16**, 163 (1933). — **1965.** HUTCHIN, P.: Neonatal tetany. Diagnostic lead to hyperparathyroidism in the mother. Ann. intern. Med. **61**, 1109 (1964). — **1966.** HUTCHISON, J. H., T. A. DOUGLAS, J. A. INALL, and J. C. CROSBIE: A therapeutic approach in 100 cases of the respiratory distress syndrome of the newborn infant. Pediatrics **33**, 956 (1964). — **1967.** HUTCHISON, J. H., M. M. KERR, M. F. M. MC PHAIL, T. A. DOUGLAS, G. SMITH, J. N. NORMAN, and E. H. BATES: Studies in the treatment of pulmonary syndrome of the newborn. Lancet **1962 II**, 465. — **1968.** HUTCHISON, J. H., M. M. KERR, K. G. WILLIAMS, and W. I. HOPKINSON: Hyperbaric oxygen in the resuscitation of the newborn. Lancet **1963 II**, 1019. — **1969.** HUTCHINSON, J. H., and E. M. MC GIRR: Hypothyroidism as an inborn error of metabolism. J. clin. Endocr. **14**, 869 (1954). — **1970.** HUTTENLOCHER, P. R.: Evoked and spontaneous activity in single units of medial brain stem during natural sleep and waking. J. Neurophysiol. **24**, 451 (1961). — **1971.** HUTTER,

O. F., and W. Trautwein: Vagal and sympathetic effects on the pacemaker fibers in the sinus venosus of the heart. J. gen. Physiol. **39**, 715 (1956). — **1972.** Huxley, A.: Ion movements during nerve activity. Ann. N.Y. Acad. Sci. **81**, 221 (1959). — **1973.** Huxley, A. F., and R. Stämpfli: J. Physiol. (Lond.) **108**, 315 (1949). — **1974.** Hyden, H., and E. Egyhazi: Nuclear RNA changes of nerve cells during a learning experiment in rats. Proc. nat. Acad. Sci. (Wash.) **48**, 1366 (1962). — **1975.** Hydén, H., and E. Egyhazi: Glial RNA changes during learning experiment in rats. Proc. nat. Acad. Sci. (Wash.) **49**, 618 (1963). — **1976.** Hytten, F. E.: Observations on the vitality of the newborn. Arch. Dis. Childh. **26**, 477 (1951).

1977. Igel, H., H. Kintzel u. H. Eggers: Zur Vakuum Extraktion. Zbl. Gynäk. **85**, 916 (1963). — **1978.** Iida, T.: Studies on death of the premature infant. Nagoya med. J. **8**, 15 (1962). — **1979.** Illingworth, B.: Glycogen storage disease. Amer. clin. Nutr. **9**, 683 (1961). — **1980.** Illingworth, B., and G. T. Cori: Structure of glycogens and amylopectins. J. biol. Chem. **199**, 653 (1952). — **1981.** Illingworth, B., G. T. Cori, and C. F. Cori: Amylo-1,6-gluconidase in muscle tissue in generalized glycogen storage disease. J. biol. Chem. **218**, 123 (1956). — **1982.** Illingworth, R. S.: The diagnosis of cerebral palsy in the first year of life. Develop. med. Child Neurol. 8, 178 (1966). — **1983.** Illingworth, R. S., and U. S. Holt: The determination of maturity. In: The development of the infant and young child normal and abnormal by R. S. Illingworth, 2nd ed., p. 251. Livingstone (England) 1963. — **1984.** Illingworth, R. S., and W. Lutz: Head circumference of infants related to body weight. Arch. Dis Childh. **40**, 672 (1965). — **1985.** Illingworth, R. S., and G. E. Woods: The incidence of twins in cerebral palsy and mental retardation. Arch. Dis. Childh. **35**, 333 (1960). — **1986.** Ingberg, H. O., and E. W. Johnson: Electromyographic evaluation of infants with lumbar meningomyelocele. Arch. phys. Med. **44**, 86 (1963). — **1987.** Ingraham, F. D.: Spina bifida and cranium bifidum. Cambridge (Mass.): Harvard University Press 1944. — **1988.** Ingraham, F. D., E. J. Alexander, and D. D. Matson: Clinical studies in craniosynostosis. Surgery **24**, 518 (1948). — **1989.** Ingraham, F. D., and H. L. Heyl: Subdural haematomas in infancy and childhood. J. Amer. med. Ass. **112**, 198 (1939). — **1990.** Ingraham, F. D., and D. D. Matson: Subdural hematoma in infancy. J. Pediat. **24**, 1 (1944). — **1991.** Ingraham, F. D., and D. D. Matson: Neurosurgery of infancy and childhood. Springfield (Ill.): Ch. C. Thomas 1954. — **1992.** Ingraham, F. D., and H. Swan: Spina bifida or cranium bifidum. I. A survey of 546 cases. New Engl. J. Med. **228**, 559 (1943). — **1993.** Ingram, T. T. S., and J. D. Kerr: The association of retrolental fibroplasia with cerebral diplegia. Arch. Dis. Child. **29**, 282 (1954). — **1994.** Irle, U.: Akute haemolytische Anaemie infolge Naphthalen-Inhalation bei 2 Frühgeborenen und 1 Neugeborenen. Dtsch. med. Wschr. **89**, 1798 (1964). — **1995.** Irvine, R. O. H., S. J. Saunders, M. D. Milne, and M. A. Crawford: Gradients of potassium and hydrogen ion in potassium-deficient voluntary muscle. Clin. Sci. **20**, 1 (1961). — **1996.** Irwin, O. C.: The distribution of the amount of motility in young infants between two nursing periods. J. genet. Psychol. **44**, 429 (1932). — **1997.** Isaacs, H.: A syndrome of continuous muscle-fibre activity. J. Neurol. Neurosurg. Psychiat. **24**, 319 (1961). — **1998.** Isbert, H., u. A. Peiper: Über die Körperstellung des Säuglings. Jb. Kinderheilk. **115**, 142 (1927). — **1999.** Isch, F., et J. Gruner: Correlation électromyographiques et histopathologiques en microscopic optique et electronique dans les atrophies musculaires progressives à debut proximal. Internat. EMG Meeting, Copenhagen 1963, p. 46. — **2000.** Isch-Treussard, C., and F. Rohmer: The EEG in convulsions in children under 3 years of age. Diagnostic and prognostic value in 230 cases followed. Arch. franç. Pédiat. **16**, 822 (1959). — **2001.** Isenschmid, R.: Histologische Veränderungen im Zentralnervensystem bei Schilddrüsenmangel. Frankfurt. Z. Path. **21**, 321 (1918). — **2002.** Isigkeit, E.: Untersuchungen über die Heredität orthopädischer Leiden. III. Der angeborene Schiefhals. Arch. orthop. Unfall-Chir. **30**, 459 (1931). — **2003.** Isler, W.: Fötale epileptische Anfälle. Helv. paediat. Acta **19**, 318 (1964). — **2004.** Israel, S. L., and T. R. Boggs: Neonatal pediatrics. A critical obstetric responsibility. Amer. J. Obstet. Gynec. **87**, 701 (1963). — **2005.** Israels, S., J. C. Haworth, B. Gourley, and J. D. Ford: Chronic acidosis due to an error in lactate and pyruvate metabolism. Report of two cases. Pediatrics **34**, 346 (1964).

2006. Jablonski, W. J.: Risks associated with exchange transfusion. New Engl. J. Med· **266**, 155 (1962). — **2007.** Jackson, Ch. E., and J. H. Careg: Progressive muscular dystrophy. Pediatrics **28**, 77 (1961). — **2008.** Jackson, C. E., P. C. Talbert, and H. D. Caylor: Hereditary hyperparathyroidism. J. Indiana med. Ass. 53, 1313 (1960). — JACO, N. T.: Effect of glucose and digoxin on experimental hyaline membrane disease in guinea pigs. Pediatrics 32, 922 (1963). — **2010.** JACOBI, G., E. KAZNER u. J. WOLLENSACK: Subdurale Ergüsse und Hämatome bei Säuglingen und Kindern. Z. Kinderheilk. **96**, 199 (1966). — **2011.** JACOBSON, R.: Kindersprache, Aphasie und allgemeine Lautgesetze. Uppsala u. Leipzig: Uppsala Universitets Årsskrift 1942. — **2012.** JACOBSEN, C. F., M. M. JACOBSEN, and J. G. YOSHIOKA: Comp. Psychol. Monogr. **9**, 1 (1932). — **2013.** JACOBSON, A., A. KALES, D. LEHMAN, and F. HOEDEMACHER: Muscle tonus in human subjects during sleep and dreaming. Exp. Neurol. **10**, 418 (1964). — **2014.** JACOBSEN, A., A. KALES, J. R. ZWEIZIG, and J. KALES: Special EEG and EMG techniques for sleep research. Amer. G. EEG Technology **5**, 10 (1965). — **2015.** JACOBY, G. W.: Thomsen's disease. J. nerv. ment. Dis. **14**, 129 (1887). — **2016.** JAEGER, E.: Über die Einstellung des dioptischen Apparates im menschlichen Auge. Wien: L. W. Seidel & Sohn 1861. — **2017.** JAEGER (1861): Zit. nach KRAUER-MAYER (*2237*). — **2018.** JAGIELLO, G., and M. B. TAYLOR: Chromosomal studies of two cases of trisomy 21 with hyperthyroidism. Amer. J. ment. Defic. **69**, 645 (1965). — **2019.** JAKOBS, P. A., A. G. BAIKIE, W. M. C. BROWN, and J. A. STRONG: The somatic chromosomes in mongolism. Lancet **1959 I**, 710. — **2020.** JAMES, C. C. M., and L. P. LASSMAN: Spinal dysraphism. The diagnosis and treatment of progressive lesion in spina bifida occulta. J. Bone Jt Surg. B **44**, 829 (1962). — **2021.** JAMES, L. S.: Acidosis of newborn and its relation to birth asphyxia. Acta paediat. (Uppsala) **49**, Suppl. 122, 17 (1960). — **2022.** JAMES, L. G.: Physiologic adjustments at birth. Anesthesiology **26**, 501 (1965). — **2023.** JAMES, L. S., S. S. DANIEL, G. S. DAWES, and B. ROSS: The effect of hypothermia on the resuscitation of asphyxiated newborn monkeys. Amer. pediat. Soc. Abstr. **70**, 72 (1964). — **2024.** JAMES, L. S., J. M. WEISBROT, C. E. PRINCE, A. HOLADAY, and V. APGAR: The acid-base status of human infants in relation to birth asphyxia and the onset of respiration. J. Pediat. **52**, 379 (1958). — **2025.** JAMES, T.: Multiple congenital articular rigidities. Edinb. med. J. **58**, 565 (1951). — **2026.** JAMIESON, K. C.: Nasal glioma. Pediatrics **35**, 341 (1965). — **2027.** JANSEN, J. K. S.: Spasticity-functional aspects. Acta neurol. scand. **38**, Suppl. 3, 41 (1962). — **2028.** JANZ, D., u. A. MATTHES: Die Propulsiv-Petit-Mal-Epilepsie. Klinik und Verlauf der sog. Blitz-Nick- und Salaamkrämpfe. Ann. paediat. (Basel), Suppl. 60 (1955). — **2029.** JARLOT, B.: Neonatal spinal cord compression by a chordoma. Pédiatrie **20**, 197 (1965). — **2030.** JARLOT, B., CL. LAPRAS, B. SALLE, V. BOURLIER, R. FRANÇOIS, and A. ROUCHON: Neo-natal spinal cord compression by a chordoma. Pédiatrie **20**, 197 (1965). — **2031.** JAVETT, S. N., B. SENIOR, J. L. BRAUDO, and S. HEYMANN: Neonatal thyrotoxicosis. Pediatrics **24**, 65 (1959). — **2032.** JARVINEN, P. A., P. PANKAMAA, and O. KINNUNEN: The full-term underdeveloped liveborn infant. Étud. néonatal. **6**, 1 (1957). — **2033.** JASPER, H. H., J. KERSHMAN, and A. ELVIDGE: Electroencephalographic studies of injury to the head. Arch. Neurol. Psychiat. (Chic.) **44**, 328 (1940). — **2034.** JASPER, H., and G. BALLEM: Unipolar electromyograms of normal and denervated human muscle. J. Neurophysiol. **12**, 231 (1949). — **2035.** JASPER, H. H., R. T. KHAN, and K. A. C. ELLIOTT: Amino acids released from the cerebral cortex in relation to its state of activation. Science **147**, 1448 (1965). — **2036.** JASPER, H., R. LENDE, and T. RASMUSSEN: Evoked potentials from the exposed somatosensory cortex in man. J. nerv. ment. Dis. **130**, 526 (1960). — **2037.** JAVETT, S. N., S. HEYMANN, B. MUNDEL, W. J. PEPLER, H. J. LURIE, J. GEAR, V. MEASROCH, and Z. KIRSCH: Myocarditis in the newborn infant: a study of an outbreak associated with Coxsackie group B virus infections in a maternity home in Johannesburg. J. Pediat. **48**, 1 (1956). — **2038.** JEANNEROD, M., et J. MOURET: Recherches sur les mecanismes des mouvements des yeux observés au cours de la veille et du sommeil. Path. et Biol. **11**, 1053 (1963). — **2039.** JEANS, P. C., and J. V. COOKE: Prepubescent syphilis. In: Clinical pediatrics, vol. 17. New York: Appleton & Co. 1930. — **2040.** JEAVONS, P. M., and B. D. BOWER: Infantile spasms. In: Clinics in developmental medicine, No 15. London: William Heinemann Med. Books Ltd. 1964. — **2041.** JELLINEK, E. H., and R. E. KELLY: Cerebellar syndrome of myxedema. Lancet **1960 II**, 225. — **2042.** JENSEN, G.: On the etiological importance of birth injury in children with congenital spastic paraplegia. Acta obstet. gynec. scand. **6**, 392 (1927). **2043.** JENSEN, M. K., and J. CHR. MELCHIOR: Possible partial trisomy of a chromosome of group 6-X-12 and familial translocation heterozygosity in a child with congenital abnormalities. Develop. med. Child Neurol. **9**, 313 (1967). — **2044.** JEPSON (1926): Zit. nach R. T. LIDGE (*2403*). — **2045.** JÉROME, H., J. LEJÉUNE, and R. TURPIN: Etude de l'excrétion urinaire de certains métabolites du tryptophane chez les enfants mongoliens. C. R. Acad. Sci. (Paris) **251**, 474 (1960). — **2046.** Jervis, G. A.: The genetics of phenylpyruvic oligophrenia. J. med. Sci. **85**, 719 (1937). — **2047.** Jervis, G. A.: Phenylpyruvic oligophrenia (Phenylketonuria). Ass. Res. nerv. Dis. Proc. **33**, 259 (1954). — **2048.** Jervis, G. A.: Pathology of phenylketonuria. In: Phenylketonuria, p. 96. Springfield (Ill.): Ch. C. Thomas 1963. — **2049.** Jesserer, H.: Tetanie. Stuttgart: Georg Thieme 1958. — **2050.** Jeune, M., M. Hermier, M. Flattot, J. Lamit, J. Rosenberg et J. Polet: La mysathénie à début neonatal. A propos d'un cas. Pédiatrie **20**, 939 (1965). — **2051.** Job, J. C.: Antenatal and perinatal cerebral diseases and thyroid disorders. Bibl. paediat. (Basel) 81, 231 (1963). — **2052.** Joël, W.: Die traumatische Einwirkung auf das Gehirn der Neugeborenen infolge des Geburtsvorganges. Zbl. Gynäk. **53**, 27, 78 (1929). — **2053.** Jogichess, M.: Die Saugschwäche der Neugeborenen und angeborene Krankheiten des Nervensystems. Mschr. Kinderheilk. **54**, 381 (1932). — **2054.** Johns, R. J., D. Grob, and A. M. Harvey: Studies in neuromuscular function. Effects of nerve stimulation in normal subjects and patients with myasthenia gravis. Bull. Johns Hopk. Hosp. **99**, 125 (1957). — **2055.** Johnson, A.: Fatty tumor connected with the anterior of the spinal canal of the sacrum. Trans. path. Soc. Lond. 8, 28 (1957). — **2056.** Johnson, C., M. L. Garcia, E. Figueroa, and F. Sarmiento: Kernikterus in rats lacking glucuronyl transferase. Amer. J. Dis. Child. **101**, 322 (1961). — **2057.** Johnson, L. C., E. S. Slye, and W. Dement: Electroencephalographic and autonomic activity during and after prolonged sleep deprivation. Psychosom. Med. **27**, 423 (1965). — **2058.** Johnson, S.: Familial deafness and goitre in persons with a low level of protein bound iodine. Acta oto-laryng. (Stockh.), Suppl. **40**, 168 (1958). — **2059.** Johnsonbaugh, R. E., I. Light, and J. M. Sutherland: Congenital scalp defects in father and son. Amer. J. Dis. Child. **110**, 297 (1965). — **2060.** Johnston, A. W., and R. J. Jaslow: Children of mothers with Down's syndrome. New Engl. J. Med. **269**, 439 (1963). — **2061.** Jolly, F.: Über Myasthenia gravis pseudoparalytica. Berl. klin. Wschr. **32**, 1 (1895). — **2062.** Jones, E. R., and J. E. Williams: Urinary investigations in spina bifida cystica during the first month of life. Develop. Med. Child Neurol., Suppl. **13**, 113 (1967). — **2063.** Jones, A., and D. Leak: The treatment of congenital galactosemia. Arch. Dis. Childh. **34**, 307 (1959). — **2064.** Jones, M. H., R. Sands, C. B. Hyman, P. Sturgeon, and F. P. Koch: Longitudinal study of the incidence of central nervous system damage following erythroblastosis fetalis. Pediatrics **14**, 346 (1954). — **2065.** Joppich, G. (1927): Nicht veröffentlicht. — **2066.** Joppich, G.: Unveröffentlichte Untersuchungen. — **2067.** Joppich, G.: Diskussions-Bemerkung. Dtsch. Kongr. für Kinderheilkunde 1951. Mschr. Kinderheilk. **100**, 185 (1952). — **2068.** Joppich, G.: The prevention of brain disturbances in the newborn. X. internat. Congr. of paediatrics. Plenary sessions, p. 47. Lissabon 1962. — **2069.** Joppich, G.: Die kulturelle Vernachlässigung der ersten Kindheit. Dtsch. med. Wschr. **87**, 717 (1962). — **2070.** Joppich, G.: El desarrollo del lenguaje. Acta med. venez. **11**, 116 (1964). — **2071.** Joppich, G.: Diskussionsvortrag. Virussymposium der Univ.-Kinderklinik Würzburg 1966. Berlin-Heidelberg-New York: Im Druck. — **2072.** Joppich, G., u. R. Michaelis: Das nicht provozierbare Lächeln frühgeborener Kinder. In Vorbereitung. — **2073.** Joppich, G., u. R. Michaelis: Über zerebrale Aktivitäten bei Neugeborenen und jungen Säuglingen. Dtsch. med. Wschr. (im Druck). — **2074.** Joppich, G., u. F. J. Schulte: Die Erkennung und Verhütung von Hirnverletzungen beim Neugeborenen. Klin. Wschr. **41**, 8, 389 (1963). — **2075.** Joppich, G., u. J. Stoermer: Das EKG bei unterkühlten Frühgeborenen. Mschr. Kinderheilk. **105**, 264 (1957). — **2076.** Joppich, G., u. H. Wolf: Reststickstofferhöhung im Blut von Frühgeborenen in den ersten Lebenstagen. Klin. Wschr. **36**, 616 (1958). — **2077.** Jorquera, A.: Prolonged pregnancy and postmaturity. Correlation between obstetrical and pediatric data and placental morphology. Rev. chil. Pediat. **35**, 482 (1964). — **2078.** Joseph, M. C.: Sequelae of infantile hypercalcemia. Develop. Med. Child Neurol. **6**, 419 (1964). — **2079.** Joseph, R., et J.-C. Job: L'hypothyroidie congenitale avec anomalie de la condensation des iodotyrosines. Arch. franç. Pédiat. **15**, 1 (1955). — **2080.** Joseph, R., and S. J. Meltzer: Life-saving action of physostigmin in poisoning by magnesium salts. J. Pharmacol. exp. Ther. **1**, 369 (1910). — **2081.** Joseph, R., D. Pellerin, and J. C. Job: L'Arthrogrypose multiple congénitale. Sem. Hôp. Paris **34**, 525 (1958). — **2082.** Jouvet, D.: La phase rhombencéphalique du sommeil. Thèsis Lyon 1962. — **2083.** Jouvet, M.: Telencephalic and rhombencephalic sleep in cat. The nature of sleep. London 1961. — **2084.** Jouvet, M.: Recherches sur les structures nerveus et les mechanismes responsables des differentes phases du sommeil physiologique. Arch. ital. Biol. **100**, 125 (1962). — **2085.** JOUVET, M.: Aspects récents de la neurophysiologie du sommeil. Rev. neurol. **110**, 301 (1964). — **2086.** JOUVET, M., A. CIEV, D. MOUNIER et J. L. VALATX: Effets du 4-butyrolactone et du 4-hydroxybutyrate de sodium sur l'EEG et le comportement du chat. C. R. Soc. Biol. (Paris) **155**, 1313 (1961). — **2087.** JOUVET, M., and T. MICHEL: Nouvelles recherches sur les structures responsables de la «Phase Paradoxale» du sommeil. J. Physiol. (Paris) **52**, 130 (1960). — **2088.** JOUVET, D., J. VALATX et M. JOUVET: Etude polygraphique du sommeil du chalon. Co. R. Soc. Biol. (Paris) **155**, 1660 (1961). — **2089.** JUNG, R.: Physiologische Untersuchungen über den Parkinsontremor und andere Zitterformen beim Menschen. Z. ges. Neurol. Psychiat. **173**, 263 (1941). — **2090.** JUNG, R.: Die Tätigkeit des Nervensystems. In: Handbuch der inneren Medizin, Bd. V/1 (Hrsg. G. v. BERGMANN, W. FREY u. H. SCHWIEGK). Berlin-Göttingen-Heidelberg: Springer 1953. — **2091.** JUNG, H.: Über Ruhepotentiale, Aktionspotentiale und Erregungsbedingungen der Uteruseinzelfaser zur Zeit des Geburtsbeginns. Pflügers Arch. ges. Physiol. **269**, 107 (1959). — **2092.** JUNG, R.: Hirnpotentialwellen, Neuronenentladungen und Gleichspannungsphänomene. Jenenser EEG-Symposion 1963. — **2093.** JUNTKE, CH.: Die diagnostische Bedeutung der Laktatdehydrogenase im Liquor bei unreifen und reifen Neugeborenen. Arch. Kinderheilk. **168**, 248 (1963). — **2094.** JUST, M., and A. BÜRGIN-WOLFF: Vaccination during pregnancy with live poliovirusvaccine. IX. Symposium Europ. Ass. Poliomyelitis in Stockholm. Brüssel 1964.

2095. KABAT, H.: Greater resistence of very young animals to arrest brain circulation. Amer. J. Physiol. **130**, 588 (1940). — **2096.** KABELITZ, H. J.: Klinik der erworbenen Toxoplasmose. Stuttgart: Ferdinand Enke 1962. — **2097.** KADE, V. H., u. H. DIETEL: Die Prognose der Schwangerschaft bei prädiabetischen und diabetischen Frauen. Dtsch. med. Wschr. **77**, 673 (1952). — **2098.** KÄCKELL, R.: Über die kombinierte Quecksilber-Salvasanbehandlung der Lues congenita in der Mischspritze. Mschr. Kinderheilk. **23**, 577 (1922). — **2099.** KAESER, H. F.: Funktionsprüfungen peripherer Nerven bei experimentellen Polyneuritiden u. bei Wallescher Degeneration. Z. Nervenheilk. **183**, 268 (1962). — **2100.** KAGAWA, N.: Elektroencephalography in infants with special reference to the newborn technique. Amer. J. EEG Technol. **2**, 99 (1962). — **2101.** KAHANA, D., CH. TELEM, K. STEINITZ, and M. SALOMON: Report of a case with deficiency of a glucosidase. J. Pediat. **65**, 243 (1964). — **2102.** KAHL, M.: Über die körperliche und geistige Entwicklung Untermässiggeborener. Arch. Kinderheilk. **138**, 138 (1950). — **2103.** KAHN, E. A., and J. T. LAUROS: Hydrocephalus from overproduction of cerebrospinal fluid. J. Neurosurg. **9**, 59 (1952). — **2104.** KAHN, K.: Unsere Entbindungsmortalität bei Beckenendlagen. Zbl. Gynäk. **87**, 692 (1965). — **2105.** KAILA, E.: Die Reaktionen des Säuglings auf das menschliche Gesicht. Ann. Univ. Aboensis **17**, 1 (1932). — **2106.** KAISER, J. H.: The significance of fetal acidosis. Amer. J. Obstet. Gynec. **77**, 572 (1959). — **2107.** KAISER, J. H., and R. C. GOODLIN: Alterations of pH, gases and hemoglobin in blood and electrolytes in plasma of fetuses of diabetic mothers. Pediatrics **22**, 1097 (1958). — **2108.** KAKULAS, B. A., and N. P. ROSMAN: 13—15 trisomy in eight cases of arrhinencephalie. Lancet **1965 II**, 717. — **2109.** KALES, A., F. S. HOEDEMAKER, A. JACOBSEN, and E. L. LICHTENSTEIN: Dream deprivation: an experimental reappraisal. Nature (Lond.) **204**, 1337 (1964). — **2110.** KALITZKI, M.: Congenital malformations and maternal diabetes. Lancet **1965 II**, 641. — **2111.** KALOSS, W., and E. KUHNLEIN: Hydranencephaly. Amer. J. Dis. Child. **103**, 177 (1962). — **2112.** KANSY, J.: Skull depression in a newborn infant delivered by cesarean section. Pediat. pol. **40**, 305 (1965). **2113.** KANZOW, E., D. KRAUSE u. H. KUHNEL: Die Vasomotorik der Hirnrinde in den Phasen desynchronisierter EEG Aktivität im natürlichen Schlaf der Katze. Pflügers Arch. ges. Physiol. **274**, 593 (1962). — **2114.** KAPLAN, A. R.: Research in the etiology of Down's syndrome. Acta Genet. med. (Roma) **14**, 93 (1965). — **2115.** KAPLAN, E.: The parathyroid gland in infancy. Arch. Path. **34**, 1042 (1942). — **2116.** KARELITZ, S., and V. FISICHELLI: The cry thresholds of normal infants and those with brain damage. J. Pediat. **61**, 679 (1962). — **2117.** KARELITZ, S., R. F. KARELITZ, and L. S. ROSENFELD: Infants' vocalization and their significance. In: Mental retardation, ed. by P. W. BOWMAN and H. V. MAUTNER. New York and London: Grune & Stratton 1960. — **2118.** KÄRKI, N., R. KUNTZMAN, and B. B. BRODIE: Storage, synthesis and metabolism of monoamines on the developing brain. J. Neurochem. **9**, 53 (1962). **2119.** KARLBERG, P.: Physiological aspects of temperature and oxygen effects on newborn infants. Acta paediat. (Uppsala) **49**, Suppl. 122, 29 (1960). — **2120.** KARLBERG, P., R. B. CHERRY, F. E. ESCARDO, and G. KÖCH: Respiratory studies in newborn infants. II. Pulmonary ventilation and mechanics of breathing in the first minutes of life inducing the onset of respiration. Acta pediat. (Uppsala) **51**, 121 (1962). — **2121.** KARLBERG, P., C. D. COOK, D. O'BRIEN, R. B. CHERRY, and C. A. SMITH: Studies on respiratory physiology in the newborn infant. Acta peadiat. (Uppsala) **43**, Suppl. 100, 397 (1954). — **2122.** KARLBERG, P., R. E. MOORE, and T. K. OLIVER: The thermogenic response of the newborn infant to noradrenaline. Acta paediat. (Uppsala) **51**, 284 (1962). — **2123.** KARN, M. N., and L. S. PENROSE: Birth weight and gestation time in relation to maternal age, parity and infant survival. Ann. Eugen. (Lond.) **16**, 147 (1951). — **2124.** KARZON, D. T., and D. A. HENDERSON: Current status of live attenuated virus vaccines. In: Advances in pediatrics, vol. XIV. p. 121: Year Book Medical Publ. 1966. — **2125.** KASI, A. M.: Neonatal diabetes mellitus. Brit. med. J. **1964 I**, No 5417, 1137. — **2126.** KASTIN, A. J., M. B. LIPSETT, A. K. OMMAYA, and J. M. MOSER: Asymptomatic hypernatremia. Physiological and clinical study. Amer. J. Med. **38**, 306 (1965). — **2127.** KATER, L.: Über das Vorkommen der Oligophrenia phenylpyruvica in norddeutschen Anstalten bei Kindern und Jugendlichen. In: Diss. Göttingen 1954. — **2128.** KATZ, B.: The efferent regulation of the muscle spindle in the frog. J. exp. Biol. **26**, 201 (1949/50). — **2129.** KAVALER, F., and V. M. KIMEL: Biochemical and physiological differentiation during morphogenesis; acetylcholinesterase activity of motor cortex of fetal guinea pig. J. comp. Neurol. **96**, 131 (1952). **2130.** KEEN, R., H. H. CHASE, and F. K. GRAHAM: Twenty-four hour retention by neonates of an habituated heart rate response. Psychon. Sci. **2**, 265 (1965). — **2131.** KEHRER, E.: Die geburtshilflich-gynäkologische Bedeutung der Tetanie. Arch. Gynäk. **99**, 372 (1913). — **2132.** KEHRER, E.: Die Armlähmung bei Neugeborenen. Stuttgart: Ferdinand Enke 1934. — **2133.** KEHRER, E.: Die intracraniellen Blutungen bei Neugeborenen. Stuttgart 1939. — **2134.** KEHRER, F. A.: Ein Versuch bei einem neugeborenen Kinde über den Sitz der Athmungscentren. Z. Biol. **28**, 450 (1891). — **2136.** KEITH, H. M.: Convulsions in children under three years of age. Proc. Mayo Clin. **39**, 895 (1964). — **2137.** KEITH, H. M., M. A. NORVAL, and A. B. HUNT: Neurologic lesions in relation to sequelae of birth injury. Neurology (Minneap.) **3**, 139 (1953). — **2138.** KEITH, H. M., M. A. NORVAL, and A. B. HUNT: Neurologic lesions in relation to asphyxia of the newborn. Long term follow up. Pediatrics **26**, 616 (1960). **2139.** KEITH, J. D., V. ROSE, M. BRANDO, and R. D. ROWE: ECG in respiratory distress syndrome and related cardiovascular dynamics. J. Pechiat. **59**, 167 (1961). — **2140.** KELEMAN, G.: Toxoplasmosis and congenital deafness. Arch. Otolaryng. **68**, 547 (1958). — **2141.** KELLAWAY, P., and B. J. FOX: EEG diagnosis of cerebral pathology in infants during sleep. I. Rationale, technique and the characteristics of normal sleep in infants. J. Pediat. **41**, 262 (1952). — **2142.** KELLAWAY, P., A. GOL, and M. PROLER: Electrical activity of the isolated cerebral hemisphere and isolated thalamus. Exp. Neurol. **14**, 281 (1966). — **2143.** KELLEY, F. C., and W. W. SNEDDEN: Prevalence and geographical distribution of endemic goitre. World Health Organization Geneva 1960, p. 27. — **2144.** KELLY, D. L., S. GOLDRING, and J. L. O'LEARY: Averaged evoked somatosensory responses from exposed cortex of man. Arch. Neurol. (Chic.) **13**, 1 (1965). — **2145.** KEMENY, A., H. BOLDIZSAR, and G. PETHES: The distribution of cations in plasma and cerebrospinal fluid following infusion of solutions of salts of sodium, potassium, magnesium and calcium. J. Neurochem. **1**, 218 (1961). — **2146.** KENDALL, N.: Anemia in the newborn infant. Pediat. Clin. N. Amer. **10**, 613 (1963). — **2147.** KENDALL, N., and H. WOLOSHIZ: Cephalhaematoma associated with fracture of skull. J. Pediat. **41**, 125 (1952). — **2148.** KENNEDY, E.: Cerebral and spinal apoplexy in newborn. Dublin J. med. Sci. **10**, 419 (1836). — **2149.** KENNEDY, F., and A. WOLF: Quinine in myotonia and prostigmine in myasthenia. J. Amer. med. Ass. **110**, 198 (1938). — **2150.** KENNY, F. M., T. ACETO, M. PURISCH, H. E. HARRISON, H. C. HARRISON, and R. M. BLIZZARD: Metabolic studies in a patient with idiopathic hypercalcemia of infancy. J. Pediat. **62**, 531 (1963). — **2151.** KERPEL-FRONIUS, E.: Über die Besonderheiten der Salz- und Wasserverteilung im Säuglingskörper. Z. Kinderheilk. **58**, 726 (1937). — **2152.** KERPEL-FRONIUS, E., and T. HEIM: Efficiency of respiratory compensation for metabolic acidosis in premature infants. Biol. Neonat. (Basel) **7**, 203 (1964). — **2153.** KERPEL-FRONIUS, E., L. NAGY et G. BATA: Kaliémie et potassium tissulaire du nouveau-né Arch. franç. Pédiat. **19**, 386 (1962). — **2154.** KERPEL-FRONIUS, E., F. VARGA, and K. KUN: Cerebral anoxia in infantile dehydration. Arch. Diss. Child. **25**, 156 (1950). — **2155.** KERRIGAN, G. A.: Water and electrolyte metabolism in pediatrics. In: J. H. BLAND, Clinical metabolism of body water and electrolytes. Philadelphia and London: W. B. Saunders Co. 1963. — **2156.** KERR, M. M.: Anemia and polycythemia in uniovular twins.

Brit. med. **1959** No 5126, 902. — **2157.** KEUTH, U.: Über Zwischenfälle während der Austauschtransfusion bei Neu- und Frühgeborenen. Z. Kinderheilk. **81,** 68 (1958). — **2158.** KEUTH, U.: Klinische Diagnostik der Herzbeteiligung bei der progressiven Muskeldystrophie. Z. Kinderheilk. **84,** 617 (1960). — **2159.** KEUTH, U.: Sollten Frühgeborene warm oder kalt gehalten werden. Münch. med. Wschr. **107,** 1035 (1965). — **2160.** KEUTH, U.: Wertigkeit und Diagnostik der intrakraniellen Verletzungen und Blutungen des Neugeborenen. Fortschr. Med. **83,** 368 (1965a). — **2161.** KEUTH, U.: Das Membransyndrom der Früh- und Neugeborenen. In: Experimentelle Medizin, Pathologie und Klinik, Bd. 16. Berlin-Heidelberg-New York: Springer 1965b. — **2162.** KEUTH, U.: Nil nocere!: Dosierung und Schäden der postnatalen Sauerstofftherapie. Münch. med. Wschr. **107,** 675 (1965c). — **2163.** KEUTH, U.: Überweisungsschein für Neu- und Frühgeborene. Mschr. Kinderheilk. **114,** 559 (1966). — **2164.** KEUTH, U., u. F. ADENAUER: Untersuchung zur Wirksamkeit von Alkali-Glukose-Infusion bei der protrahierten Acidose der Früh- und Neugeborenen. Z. Kinderheilk. **88,** 244 (1963). — **2165.** KEUTH, U., E. SCHMIDT, G. TZIERPLY u. V. WEIDTMAN: Untersuchungen zur unterschiedlichen perinatalen Schädigung von Zwillingen. Z. Kinderheilk. **91,** 265 (1964). **2166.** KEYNES, R. D.: Dependence of the sodium efflux from frog muscle on internal sodium concentration and internal pH. J. Physiol. (Lond.) **166,** 16 P (1963). — **2167.** KIBEL, M. A., A. T. MATHESON, and K. S. STEWART: Neonatal sciatic palsy. Cent. Afr. J. Med. **7,** 399 (1961). — **2168.** KIBRICK, S.: Myasthenia gravis in the new-born. Pediatrics **14,** 365 (1954). — **2169.** KIBRICK, S., and K. BENIRSCHKE: Acute aseptic myocarditis and meningoencephalitis in the newborn child infected with Coxsackie-virus group B Typ 3. New. Engl. J. Med. **255,** 883 (1956). — **2170.** KIBRICK, S., and K. BENIRSCHKE: Severe generalized disease in the newborn due to Coxsackie virus group B. Amer. J. Dis. Child. **96,** 498 (1958). — **2171.** KIENITZ, M.: Die eitrigen Meningitiden des Neugeborenen mit besonderer Berücksichtigung der Colimeningitis. Ärztl. Wschr. **10,** 155 (1955). — **2172.** KIENITZ, M.: Zum Problem der optimalen Therapie eitriger Meningitiden des Kindes. III. Int. Congr. Chemotherapy, Bd. I, S. 402. Stuttgart: Georg Thieme 1964. — **2173.** KIESEWETTER, W. B., I. Z. GUTIERREZ, and W. V. SIEBER: Diaphragmatic hernia in infants under one year of age. Arch. Surg. **83,** 561 (1961). — **2174.** KIGER, J. R., H. W. KOHLMOOS, and I. MAY: Bilateral vocal cord paralysis in infancy. Amer. J. Dis. Child. **108,** 648 (1964). — **2175.** KILDEBERG, P.: Disturbances of hydrogen ion balance occurring in premature infants. I. and II. Acta paediat. (Uppsala) **53,** 505, 517 (1964). — **2176.** KILLANDER, A.: Hyperbilirubinaemia in full-term newborn infants. A follow up study. Acta paediat. (Uppsala) **52.** 481 (1963). — **2177.** KINNEY, T. D.: Intranuclear inclusions in infancy. Amer. J. Path. **18,** 799 (1942). — **2178.** KIOSSOGLOU, K. A., E. ROSENBAUM, J. MITUS, and W. DAMESHEK: Multiple chromosome aberrations in Down's syndrome associated with twinning and acute granulocytic leukemia. Lancet **1963 II,** 944. — **2179.** KIRCHHOFF, H., u. H. KRÄUBIG: Toxoplasmose. Stuttgart: Georg Thieme 1966. — **2180.** KITCHEN, W. H., V. J. KRIEGER, and M. A. SMITH: Human albumin in exchange transfusion. J. Pediat. **57,** 876 (1960). — **2181.** KLAUE, R.: Beitrag zur pathologischen Anatomie der Verletzungen des Rückenmarkes mit besonderer Berücksichtigung der Rückenmarkskontusion. Arch. Psychiat. Nervenkr. **180,** 206 (1948). — **2182.** KLEIN, D.: La dystrophie myotonique (STEINERT) et les myotonie congenitale (THOMSEN) en Suisse. J. Génét. hum. **7,** Suppl. (1958). — **2183.** KLEIN, J.: Perinatal mortality in twin pregnancy. Obstet. and Gynec. **23,** 738 (1964). — **2184.** KLEIN, M. R.: Subdural hematoma of the infant. Neurochirurgia (Stuttg.) **6,** 152 (1963). — **2185.** KLEIN, O. L., and A. E. CHILDE: Oxycephaly with the report of 2 cases in a brother and a sister. Canad. med. Ass. J. **34,** 379 (1936). — **2186.** KLEINBAUM, H.: Lipodystrophia neonatorum und mütterlicher Diabetes. Kinderärztl. Prax. **31,** 381 (1963). — **2187.** KLEINSCHMIDT, H.: Icterus neonatorum gravis. Klin. Wschr. **1930 II,** 1951. — **2188.** KLEITMANN, N.: Sleep and wakefulness, 2nd ed. Chicago: Chicago University Press 1963. — **2189.** KLEITMANN, N., and T. G. ENGELMANN: Sleep characteristics of infants. J. appl. Physiol. **6,** 269 (1953). — **2190.** KLEMOLA, E.: Über den Lungenbau der Frühgeburt und des ausgetragenen Kindes, vor allem mit Rücksicht auf die Entwicklung der elastischen Fasern und der Kapillaren. Acta paediat. (Uppsala) **21,** 236 (1937). — **2191.** KLIGER, B., and H. B. NELSON: Analgesia and fetal depression with intravenous meperidine and propriomazine. Amer. J. Obstet. Gynec. **92,** 850 (1965). — **2192.** KLINGBERG, W. G., B. JONES, W. M. ALLEN, and E. DEMPSEY: Placental parabiotic circulation of single ovum twins. Amer. J. Dis. Child. **90,** 519 (1955). — **2193.** KLINGE, O.: Riesenzellencephalitis bei Candida-Infektion. Nervenarzt **35**, 356 (1964). — **2194.** KLOOS, K., u. M. VOGEL: Korrelationspathologische Grundlagen zur Bekämpfung des Neugeborenentodes. Dtsch. med. J. **16**, 72 (1965). — **2195.** KLOOS, K., u. H. WULF: Die Pathogenese der pulmonalen hyalinen Membranen bei Neugeborenen. Dtsch. med. Wschr. **1962**, 869. — **2195a.** KLOSS, J. L.: Transient diabetes in the newborn. Clin. Pediat. **6**, 303 (1967). — **2196.** KNOBLOCH, H., u. B. PASAMANICK: Complications of pregnancy and mental deficiency. In: Mental retardation. New York and London 1960. — **2197.** KNOLL, P.: Über protoplasmaarme und protoplasmareiche Muskulatur. Denkschr. Akad. Wiss. Wien, math.-nat. Kl. **58**, 633 (1891). **2198.** KNOWLES, H.: Hypernatremia. Metabolism, Ersch. Dat. unbek. — **2199.** KNOX, W. E.: An evaluation of the treatment of phenylketonuria with diets low in phenylalanine. Pediatrics **26**, 1 (1960). — **2200.** KNOX, W. E.: Phenylketonuria. In: J. B. STANBURY, J. B. WYNGAARDEN and D. S. FREDERICKSON, The metabolic basis of inherited disease. New York-Toronto-London: McGraw-Hill Book Co., Inc. 1960. — **2201.** KNOX, E. G.: Spina bifida in Birmingham. Develop. Med. Child Neurol., Suppl. **13**, 14 (1967). — **2202.** KOCH, C. A.: Hyperbilirubinemia in premature infants a follow-up study. J. Pediat. **65**, 1 (1964). — **2203.** KOCH, E.: Die Irradiation der pressoreceptorischen Kreislaufreflexe. Klin. Wschr. **11**, 225 (1932). — **2204.** KOCH, F.: Beitrag zur Therapie der Pachymeningitis haemorrhagica interna. Arch. Kinderheilk. **147**, 213 (1953). — **2205.** KOCH, H. L.: A study of twins born at different levels of maturity. Child Develop. **35**, 1265 (1964). — **2206.** KOCH, W. : Mitteilungen über Fragen der wissenschaftlichen Medizin. I. Heft. Beitr. zur Lehre von der Spina Bifida. Kassel: Fischer 1881. — **2207.** KÖDDING, I.: Der Lidschlag im Kindesalter. Mschr. Kinderheilk. **84**, 212 (1940). — **2208.** KOEHLER, O.: Das Lächeln als angeborene Ausdrucksbewegung. Z. menschl. Vererb.- u. Konstit.-Lehre **32**, 390 (1954). — **2209.** KÖLLIKER, A.: Einige Bemerkungen über die Endigungen der Hautnerven und den Bau der Muskeln. Z. wiss. Zool. 8, 311 (1856). — **2210.** KÖNIGSTEIN, H., u. E. A. SPIEGEL: Die anatomischen Grundlagen der Liquorbefunde im Frühstadium der Lues. Wien. klin. Wschr. **34**, 292 (1921). — **2211.** KOERNER, K. A.: Congenital goiter with exophthalmos and hyperthyroidism. J. Pediat. **45**, 464 (1954). — **2212.** KÖTTGEN, N., u. E. BRAUN: Frühgeburt und Kernikterus. Z. Kinderheilk. **76**, 454 (1955). — **2213.** KÖTTGEN, H., and H. FEYERABEND: Störungen der Reizbildung und Erregungsleitung im Herzen bei frühgeborenen Kindern. Mschr. Kinderheilk. **100**, 244 (1952). — **2214.** KOGA, E.: A new method of EEG analysis and its application to the study of sleep. Folia psychiat. neurol. jap. **19**, 269 (1965). — **2215.** KOFFKA, K.: Die Grundlagen der psychischen Entwicklung, 2. Aufl. Osterwieck 1925. — **2216.** KOLLER, O.: Diabetes and pregnancy. Acta obstet. gynec. scand. **32**, 80 (1953). — **2217.** KOLMODIN, G. M., and C. R. SKOGLUND: Influence of asphyxia on membrane potential level and action potentials of spinal moto and interneurones. Acta physiol. scand. **45**, 1 (1959). — **2217a.** KOMROWER, G. M.: Blood sugar in babies of diabetic mothers. Arch. Diss. Childh. **29**, 28 (1954). — **2218.** KONIG, H.: Untersuchungen über Bilirubintransportstörungen im Hinblick auf die Kernikterusgefährdung Frühgeborener und Neugeborener. Z. Kinderheilk. **85**, 387 (1961). — **2219.** KONRAD, E.: Zur Frage der Vererbung des muskulären Schiefhalses. Bruns' Beitr. klin. Chir. (Tübingen) **132**, 628 (1924). — **2220.** KONRAD, R.: The importance of porosity for the incorporation of teflon tissue in the diaphragmatic defects. Die Bedeutung der Porosität bei der Einheilung von Teflongewebe in Zwerchfelldefekte. Langenbecks Arch. klin. Chir. **310**, 160 (1965). — **2221.** KOONTZ, A. R.: Myositis ossificans progressiva. Pol. Tyg. lek. **12**, 1538 (1927). — **2222.** KOOY, F. H.: Rupture of spinal cord in dystocia. J. nerv. ment. Dis. **52**, 1 (1920). — **2223.** KORNMÜLLER, A. E.: Fortschr. Neurol. Psychiat. **18**, 437 (1950). — **2224.** KORNMÜLLER, A. E.: 1st Int. Congr. Neurol. Sci., Brussels 1957, vol. 3. Clinical neurophysiology and epilepsy, p. 243. London-New York-Paris: Pergamon Press 1959. — **2225.** KORNROWER, G. M.: Blood sugar levels in babies of diabetic mothers. Arch. Dis. Childh. **29**, 28 (1954). — **2226.** KORONES, S. B.: Diskuss.-Beitrag. Rubella Symposium. J. Pediat. **67**, 989 (1965). — **2227.** KORTENOEVER, M. E.: Pathology of pregnancy of long duration and postmature infant. Obstet. gynec. Surv. **5**, 812 (1950). — **2228.** KOWITZ, H. L.: Intrakranielle Blutungen und Pachymeningitis haemorrhagica chronica interna bei Neugeborenen und Säuglingen. Virchows Arch. path. Anat. **215**, 233 (1914). — **2229.** KOZINN, P. J., N. D. RITZ, A. H. MOSS, and A. KAUFMANN: Massive hemorrhage-scalps of newborn infants. Amer. J. Dis. Child. **108**, 413 (1964). — **2230.** KOZINN, P. J., N. D. RITZ, and A. W. HOROWITZ: Scalp hemorrhage as an emergency in the newborn. J. Amer. med. Ass. **194**, 567 (1965). —

2231. KRABBE, K.: Les lésions embryonaires à la lumiere des defectuosités mammaire et pectorale de la syndaktylie et de la microdactylie. Acta psychiat. (Kbh.) 24, 539 (1929). — 2232. KRABBE, K. H.: Kongenitale generaliseret muskelaplasi. Nord. Med. 35, 1756 (1947). 2233. KRABBE, K. H.: Congenital generalized muscular atrophies. Acta psychiat. (Kbh.) 33, 94 (1958). — 2234. KRÄUBIG, H.: Praeventive Behandlung der konnatalen Toxoplasmose. In: KIRCHHOFF- u. KRÄUBIG, Toxoplasmose. Stuttgart: Georg Thieme 1966a. — 2235. KRÄUBIG: Toxoplasmose und Listeriose in der Schwangerschaft. Therapiewoche 16, 1353 (1966b). 2236. KRAMER, D. K.: Some problems in pregnancy and diabetes. Amer. J. Obstet. Gynec. 30, 68 (1935). — 2237. KRAUER-MAYER, B.: Retina-Blutungen beim Neugeborenen. Gynaecologia (Basel) 160, 61 (1965). — 2238. KRAUER-MAYER, B.: Retinahaemorrhagien beim Neugeborenen. Vergleichende Untersuchungen nach Spontangeburten, Vakuumextraktionen und Forceps. Ann. paediat. (Basel) 204, 168 (1965). — 2239. KRAUSPE: Anatomischer Befund bei Geburtstrauma. Klin. Wschr. 11, 222 (1932). — 2240. KRAUSS, A.: Ausgetragene dystrophische Kinder bei Nabelgefäßanomalien. Jbl. Gynäk. 86, 236 (1964). — 2241. KREBS, H. J.: Cohn's plasma Fraktion I in der Therapie perinataler Hirnschädigung. Geburtsh. u. Frauenheilk. 25, 557 (1965). — 2242. KREIBISH, H.: Sind nach einer Streptomycinbehandlung tuberkulöser Schwangerer Schädigungen des Kindes zu erwarten? Dtsch. Gesundh.-Wes. 9, 177 (1954). — 2243. KREIBISH, H.: Sind nach einer Streptomycinbehandlung tuberculöser Schwangerer Schädigungen des Kindes zu erwarten? Dtsch. Gesundh.-Wes. 9, 177 (1954). — 2244. KREPLER, P., u. H. FLAMM: Die Listeriose. Ergebn. inn. Med. Kinderheilk. 7, 64 (1956). 2245. KRISS, J. P., V. PLESHAKOV, and J. R. CHIEN: Isolation and identification of the long acting thyroid stimulator and its relation to hyperthyroidism and circumscribed pretibial myxedema. J. clin. Endocr. 24, 1005 (1964). — 2246. KRISTAL, J. J.: Congenital diaphragmatic hernia. Arch. Pediat. 51, 76 (1940). — 2247. KRIVIT, W., W. J. POLGLASE, F. D. GUNN, and F. H. TYLER: Glycogen storage disease primarily affecting skeletal muscle and clinically resembling amyotonia congenita. Pediatrics 12, 165 (1953). — 2248. KROHN, K., and L. HJELT: A case of congenital ependymoma with malformations. Ann. Paediat. Fenn. 12, 73 (1966). — 2249. KRON, R. E., M. STEIN, and K. GODDARDS: A method of measuring sucking behavior of newborn infants. Psychosom. Med. 25, 181 (1963). — 2250. KRÜGER: P.: Tetanus und Tonus der quergestreiften Skeletmuskulatur der Wirbeltiere und des Menschen. Leipzig: Akademische Verlagsgesellschaft 1952. — 2251. KRUKENBERG, H.: Spätschäden bei Kindern mit Zangengeburt und Wendung. Med. Klin. 32, 1186 (1930). — 2252. KRUSE, H. D., E. R. ORENT, and E. V. MCCOLLUM: Studies on magnesium deficiency in animals. J. biol. Chem. 96, 519 (1932). — 2253. KUBLI, F., and D. BERG: The early diagnosis of foetal distress. J. Obstet. Gynaec. Brit. Cwlth 72, 507 (1965). — 2254. KUBLI, F., u. H. BUDLIGER: Placentainfarkte und kindliches Schicksal. Geburtsh. u. Frauenheilk. 23, 37 (1963). — 2255. KUBOTA, K., Y. IWAMURA, and Y. NÜMI: Monosynaptic reflex and natural sleep. Experientia (Basel) 20, 316 (1964). — 2256. KUCÉRA, J., W. LENZ u. W. MAIER: Mißbildungen der Beine und der kaudalen Wirbelsäule. Dtsch. med. Wschr. 90, 901 (1965). — 2257. KUCZYNSKI, J.: Fetal dystrophy. Ginek. pol. 35, 337 (1964). — 2258. KÜBLER, E.: Neue Gesichtspunkte bei der Beurteilung der Verlaufsformen der Myositis ossificans progressiva. Fortschr. Röntgenstr. 81, 354 (1954). — 2259. KÜBLER, W.: Liquorpigmente bei geburtstraumatischen Blutungen. Vortr. Nordwestdtsch. Ges. Kinderheilk. April 1967 Braunschweig. — 2260. KÜNTZEL, J.: Viruskrankheiten, insbesondere Röteln während der Schwangerschaft als Ursache angeborener erworbener Taubstummheit und anderer angeborener Defekte. HNO (Berl.) 3, 225 (1955). — 2261. KÜHNS, K.: Über den Einfluß des Kalium-Ions auf EKG und Herzsystolendauer. J. Kreisl.-Forsch. 44, 4 (1955). — 2262. KÜNZER, W.: Zur Frage der Heinzkörperbildung im Neugeborenenerythrocyten. Folia haemat. (Lpz.) 73, 405 (1956). — 2263. KÜNZER, W.: Der Ikterus des Neugeborenen. Ann. paediat. (Basel) 198, 314 (1962). — 2263a. KÜNZER, W., M. MAJER u. CH. DENZ: Eine ungewöhnlich leichte Herpes-simplex-Erkrankung bei einem Neugeborenen. Dtsch. med. Wschr. 91, 1183 (1966). — 2264. KÜSTER, F., u. A. DORTMANN: Gibt es eine Bilibubin-Encephalopathie? Dtsch. med. Wschr. 83, 1193 (1958). — 2265. KÜSTER, F., u. H. KRINGS: Die Bedeutung des Bilirubins für die Pathogenese des Hirnschadens bei der Erythroblastosis fetalis. Z. Kinderheilk. 67, 503 (1950). — 2266. KÜSTER, F., and H. KRINGS: Blood destruction and cerebral damage in haemolytic disease of the newborm. Lancet 1950 I, 974. — 2267. KÜSTNER, O.: Die Verletzungen des Kindes bei der Geburt. In: MÜLLERs Handbuch der Geburtshilfe, Bd. 3, S. 297. Stuttgart:

F. Enke 1889. — **2268.** Kuffler, St. W.: The effect of calcium on the neuromuscular junction. J. Neurophysiol. **7**, 17 (1944). — **2269.** Kuffler, S. W.: Excitability changes at the neuromuscular junction during tetany. J. Physiol. (Lond.) **103**, 403 (1945). — **2270.** Kuffler, S. W., C. C. Hunt, and J. P. Quilliam: Function of medullated small-nerve fibers in mammalian ventral roots: efferent muscle spindle innervation. J. Neurophysiol. **14**, 29 (1951). — **2271.** Kugelberg, E.: Accomodation in human nerves. Acta physiol. scand. 8, Suppl. 24 (1944). — **2272.** Kugelberg, E.: Activation of human nerves by ischaemia. Arch. Neurol. Psychiat. (Chic.) **60**, 140 (1948). — **2273.** Kugelberg, E.: Electromyography in muscular dystrophy. J. Neurol. Neurosurg. Psychiat. **12**, 268 (1949). — **2274.** Kugelberg, E.: Clinical electromyography. Progr. Neurol. Psychiat. 8, 264 (1953). — **2275.** Kugelberg, E., and W. Cobb: Repetitive discharges in human motor nerve fibers during the postischaemic state. J. Neurol. Neurosurg. Psychiat. **14**, 88 (1951). — **2276.** Kugelberg, E., and L. Welander: Heredofamilial juvenile muscular atrophy simulating muscular dystrophy. Arch. Neurol. Psychiat. (Chic.) **75**, 500 (1956). — **2277.** Kugler, J.: Elektroencephalographie in Klinik und Praxis. Stuttgart: Georg Thieme 1963. — **2278.** Kuhlbäck, B.: Serum uric acid in toxaemia of pregnancy with special reference to the prognosis of the foetus. Acta obstet. gynec. scand. **43**, 330 (1964). — **2279.** Kuhn, E.: Liegt den Erbkrankheiten Myotonia congenita und dystrophia myotonica eine biochemisch faßbare Störung zugrunde? Ärztl. Forsch. **15**, 6 (1961). — **2280.** Kuhn, E., H. G. Nöller u. W. Stein: Magensäureproduktion bei myotonischer Dystrophie. Untersuchungen mit der Heidelberger Kapsel. Klin. Wschr. **44**, 53 (1966). — **2281.** Kulakova, T. A.: Physical development of postterm infants. Vop. Okhrany Materin. Dets. **10**, 39 (1965) [Russisch]. — **2282.** Kunstadter, R. H.: Premature infants surviving intracranial hemorrhage at birth. In: J. H. Hess, G. J. Mohr and P. F. Bartelme, The physical and mental growth of prematurely born children. Chicago: Chicago University Press 1934. — **2283.** Kurtz, G. R., W. J. Keating, and J. B. Loftus: Twin pregnancy and delivery. Obstet. and Gynec. **6**, 370 (1955). — **2284.** Kussmaul, A.: Über das Seelenleben des neugeborenen Menschen. Leipzig 1859. — **2285.** Kussmaul, A.: Über das Seelenleben des neugeborenen Menschen, 3. Aufl. Leipzig 1895. — **2286.** Kuzel, D.: Effect of prolonged pregnancy on development of the fetus. Čs. Gynek. **29**, 281 (1964). — **2287.** Kyank, H., and J. Eggert: Determination of pH values in the umbilical cord blood of newborn infants deliverd by women with toxemia of late pregnancy. Biol. Neonat. (Basel) **5**, 50 (1963).

2288. La Branche, H. G., and R. N. Jefferson: Congenital myasthenia gravis. Pediatrics **4**, 16 (1949). — **2289.** Lacson, P., and W. Waters: Urinary hexuronic acid determinations in prematures newborns and young infants. Amer. J. Dis. Child. **94**, 510 (1957). — **2290.** Ladd, W. E., and R. E. Gross: Congenital diaphragmatic hernia. New Engl. J. Med. **223**, 917 (1940). — **2291.** La Du, B. N., R. R. Howell, P. J. Michael, and E. K. Sober: A quantitative micromethod for the determination of phenylalanine and tyrosine in blood and its application in the diagnosis of phenylketonuria in infants. Pediatrics. **31**, 39 (1963). — **2292.** Lafourcade, J., L. Bocquet, J. Cruveilier, H. Saraux, R. Berger, J. Lejeune, Y. Heuet de Barochex, and R. Turpin: Chromosome aberrations and human disorders. Contribution to the anatomical study of trisomy 13. Bull. Soc. méd. Hôp. Paris **115**, 383 (1964). — **2293.** Laitinen, L., and M. Sulaama: Some results of operative treatment for craniostenosis. Acta paediat. (Uppsala) (Suppl. 103) **44**, 1 (1955). — **2294.** Lambdin, M. A.: Chloramphenicol toxicity in the premature infant. Pediatrics **25**, 935 (1960). — **2295.** Lambert, E. H., Ch. Kane, L. P. Rowland, M. K. Newman, and J. S. Meyer: Symposium on muscle disease. Arch. phys. Med. **46**, 146 (1965). — **2296.** Lambert, E. H., L. O. Underdahl, S. Beckett, and L. O. Mederos: Study of ankle jerk in myxedema. J. clin. Endocr. **11**, 1186 (1951). — **2297.** Landau, A.: Über einen toxischen Lagereflex beim älteren Säugling. Klin. Wschr. **2**, 1253 (1923). — **2298.** Landau, W. M.: Synchronisation of potentials and response to direct current stimulation in denervated mammalian muscle. Electroenceph. clin. Neurophysiol. **3**, 169 (1951). — **2299.** Landau, W. M.: The essential mechanism in myotonia. Neurology (Minneap.) **2**, 369 (1952). — **2300.** Landau, W. M., and M. H. Clare: Fusimotor function. Arch. Neurol. (Chic.) **10**, 128 (1964). — **2301.** Landauer, W.: Sex and season in relation to malformations in chicken embryos. Anat. Rec. **86**, 365 (1943). — **2302.** Landauer, W.: Rumplessness of chicken embryos produced by the injection of insulin and other chemicals. J. exp. Zool. **98**, 65 (1945). — **2303.** Lande, L.: Clinical signs and development of survivors of Kernicterus due to Rh-sensitization. J. Pediat. **32**, 693 (1948). — **2304.** LANDSTEINER, K., and A. S. WIENER: Agglutinable factor in human blood recognized by immune sera for Rh-blood. Proc. Soc. exp. Biol. (N.Y.) **43**, 223 (1940). — **2305.** LANDUCCI RUBINI, L.: Indications and diagnostic value of EEG investigations of the newborn. Minerva nipiol. 8 (4), 96 (1958). — **2306.** LANDUCCI-RUBINI, L., e A. BATTISTINI: La dixotossicosi del neonato. Lattande **33**, 377 (1962). — **2307.** LANE, M. R.: Maple syrup urine disease. J. Pediat. **58**, 80 (1961). — **2308.** LANG, K.: Listeria-Infektion als mögliche Ursache früh erworbener Cerebralschäden. Z. Kinderheilk. **76**, 328 (1953). — **2309.** LANG, K.: Zur Listeriose beim Kleinkind. Mschr. Kinderheilk. **103**, 17 (1955). — **2310.** LANG, K., W. K. LELBACH u. H. J. COLMANT: Beitrag zum Bilde der Pterygomyodysplasia arthogrypotica generalis (Pterygo-Arthromyodysplasia congenita. Mschr. Kinderheilk. **108**, 248 (1960). — **2311.** LANGE-COSACK, H.: Die Hydranencephalie (Blasenhirn) als Sonderform der Großhirnlosigkeit. Arch. Psychiat. Nervenkr. **117**, 1, 595 (1944). — **2312.** LANGENDORFF. O.: Arch. Physiol. 518 (1880). — **2313.** LANGER, G.: Die Bedeutung der Toxoplasmoseinfektion für die Geburtshilfe. Med. Welt **1965**, 2293. — **2314.** LANGER, H.: Die Bedeutung der latenten mütterlichen Toxoplasma-Infektion für die Gestation. In: KIRCHHOFF u. KRÄUBIG, Toxoplasmose. Stuttgart: Georg Thieme 1966. **2314a.** LANGSTEIN, L.: Verh. Kongr. inn. Med. **26**, 209 (1909). — **2315.** LANGWORTHY, O. R.: A correlated study of the development of reflex activity in fetal and young kittens and the myelinisation of tracts in the nervous system. Contr. Embryol. Carneg. Instn **20**, 127 (1929).— **2316.** LANGWORTHY, O.: Development of behavior patterns and myelinisation of the nervous system in the human fetus and infant. Carnegie Inst. Wash. Publ. No 443. Contr. Embryol. **139**, 1, 57 (1933). — **2317.** LANMAN, J. T., B. S. SKLARIN, H. J. COOPER, and K. HIRSCHHORN: Klinefelter's syndrome in a ten-month-old mongolism idiot. New Engl. J. Med. **263**, 887 (1960). — **2318.** LAPORTE, Y., et P. BESSAU: Modifications d'exitabilité de motoneurons homonymes provoqués par l'activation physiologique de fibres afférentes d'origine musculaire du groupe II. J. Physiol. (Paris) **51**, 897 (1959). — **2319.** LARNER, J.: Inborn errors of metabolism. Ann. Rev. Biochem. **31**, 569 (1962). — **2320.** LAROCHE, G., et M. RICHARD: Arthrogryposis multiplex congenita. Arch. franç. Pédiat. **22**, 187 (1965). — **2321.** LARROCHE, J. C.: Einige anatomische Gesichtspunkte über die Entwicklung des Gehirns. Biol. Neonat. (Basel) **4**, 126 (1962). — **2322.** LARROCHE, J. C.: Hémorragies cérébrales intra-ventriculaires chez le prématuré. Biol. Neonat. (Basel) **7**, 26 (1964). — **2323.** LARROCHE, J. C.: Regional maturation of the central nervous system and associated pathology. Proc. roy. Soc. Med. **58**, 7 (1965). — **2324.** LARROCHE, J. C., and CL. AMIEL: Thrombosis of the sylvian atery during the neonatal period. Arch. franç. Pédiat. **23**, 257 (1966). — **2325.** LARTZ, R. E.: The problem of postmaturity. Amer. J. Obstet. Gynec. **65**, 986 (1953). — **2326.** LASSRICH, M. A.: In: FR. LINNEWEH, Die physiologische Entwicklung des Kindes, S. 257. Berlin-Göttingen-Heidelberg 1959. **2327.** LATHE, G. H.: The chemical pathology of bile pigments. Biochem. Soc. Symp. **12**, 34 (1954). — **2328.** LATHE, G. H.: Exchange transfusion as a means of removing bilirubin in hemolytic disease of the newborn. Brit. med. J. **1955 I**, 192. — **2329.** LATHE, G. H., and M. WALKER: An enzyme defect in human neonatal jaundice in Glenn's strain of jaundiced rats. Biochem. J. **67**, 9P (1957). — **2330.** LATTO, D.: Pregnancy prolonged beyond expected date. Brit. med. J. **1951 I**, 1364. — **2331.** LAURENCE, K. M.: The pathology of hydrocephalus. Ann. roy. Coll. Surg. Engl. **24**, 388 (1959). — **2332.** LAURENCE, K. M.: The natural history of spina bifida cystica. Arch. Dis. Childh. **39**, 41 (1964). — **2333.** LAURENCE, K. M., and S. COATES: The natural history of hydrocephalus. Arch. Dis. Childh. **37**, 345 (1962). — **2334.** LAURENCE, K. M., and B. J. TEW: Follow-up of 65 survivors form 425 cases of spina bifida born in South Wales between 1956 and 1962. Develop. Med. Child Neurol., Suppl. **13**, 1 (1967). — **2335.** LAWRENCE, R. D., A. MEYER, and S. NEVIN: The pathological changes in the brain in fatal hypoglycaemie. Quart. J. Med. **35**, 181 (1942). — **2336.** LAWRENCE, R. T. B., J. M. SALTER, and C. H. BEST: The effect of insulin on nitrogen retention in hypophysectomized rats. Brit. med. J. **1954 II**, 437. — **2337.** LAURIDSEN, L.: Vacuum extraction. J. Obstet. Gynaec. Brit. Cwlth **68**, 139 (1961). — **2338.** LAWSON, J. D.: The free achilles reflex in hypothyroidism and hyperthyroidism. New Engl. J. Med. **259**, 761 (1958). — **2339.** LAZAR, E., u. E. NOBEL: Zur Prognose des kindlichen Myxödems. Z. Kinderheilk. **38**, 235 (1924). — **2340.** LAZAROW, A.: Fetal injuries in cases of breech presentation. Ginek. pol. **36**, 183 (1965).— **2341.** LEARY, T.: Subdural hemorrhages. J. Amer. med. Ass. **103**, 897 (1934). — **2342.** LECORCHÉ: Ann. Gynéc. Obstét. **24**, 257 (1885). — **2343.** LEEUWEEN, G. VAN: Infants of diabetic mothers. Diabetes **14**, 435 (1965). — **2344.** LEFEBVRE, J., et P. CHAUMONT: Examen electrique dans l'arthrogrypose. Rev. neurol. **96**, 439 (1957). — **2345.** LEFEBVRE, J., P. LECOEUR et J. LERIOUE: Quelques données de l'electrodiagnostic dans la paralysis obstétrical. J. Radiol. Électrol. **28**, 375 (1947). — **2346.** LEPINTRE, J., J. LEFEBVRE, G. DEBRUN, and J. LEGAL: Transillumination and echoencephalography. Neurochirurgie **11**, 285 (1965). — **2347.** LEHMANN, A.: Convulsions and gamma aminobutyric acid. Thérapie **18**, 1509 (1963). — **2348.** LEHMANN, O., H. ANDERSSON, G. HANSSON, T. MALMSTRÖM, and W. RYBA: Postnatal subgaleal haematomas. Acta obstet. gynec. scand. **42**, 358 (1964). — **2349.** LEHMANN, O., and H. FORSSMANN: Chromosome compliment in a mongoloid mother, her child and the child's father. Lancet **1960I**, 498. — **2350.** LEINZINGER, E., u. G. LECHNER: Die Vakuumextraktion an der Landes-Frauenklinik Linz. Arch. Gynäk. **198**, 544 (1963). — **2351.** LEITER, L., R. WESTON, and J. GROSSMANN: The low sodium syndrome. Bull. N.Y. Acad. Med. **29**, 833 (1953). — **2352.** LEJEUNE, N., D. THINÈS-SEMPOUX, and H. G. HERS: Tissue fractionation studies. 16. Intracellular distribution and properties of α-glucosidases in rat liver. Biochem. J. **86**, 16 (1963). — **2353.** LEJEUNE, J.: The 21 trisomy. Progr. med. Genet. **3**, 144 (1964). — **2354.** LEJEUNE, J.: On a case of partial deletion of the short arm of chromosome 18, resulting in a familial 18c—17 translocation. Ann. Génét. **9**, 27 (1966). — **2355.** LEJEUNE, J., J. LAFOURCADE, J. DE GROUCHY, R. BERGER, M. GAUTIER, C. SALMON et R. TURPIN: Délétion partielle du bras court du chromosome 5. Sem. Hôp. Paris **40**, 1069 (1964). — **2356.** LEJEUNE, J., R. TURPIN et M. GAUTIER: Le mongolisme, premier example d'aberration autosomique humaine. Ann. Génét. **1**, 41 (1959). — **2357.** LEJEUNE, J., J. VIALATTE, M. BOESWILLWALD, P. SERINGE et R. TURPIN: Trois cas délétion partielle du bras court d'un chromosome 5. C. R. Acad. Sci. (Paris) **257**, 3098 (1963). — **2358.** LEKSELL, L.: The action potential and excitatory effects of the small ventral root fibres to skeletal muscle. Acta physiol. scand. **10**, Suppl. 31 (1945). — **2359.** LEKSELL, L.: Echo-encephalography. Acta chir. scand. **110**, 301 (1955/56). — **2360.** LELONG, M., P. CANLORBE, L. TAN-VINH, J.-C. DALLOZ, J. L. CORBIN et J. VASSAL: Myopathie chez une fille de 9 ans rerclee a la naissance par une hypotonie musculaire generalisee. Arch. franç. Pédiat. **19**, 581 (1962). — **2361.** LELONG, M., R. JOSEPH, P. CANLORBE, J. C. JOB et B. PLAINFOSSE: L'hypothyroidie par anomalie congénitale de l'hormonogénèse. Arch. franç. Pédiat. **13**, 1 (1956). — **2362.** LELONG, M., F. LEPAGE, LE TAN VINH et CH. CHAMY: Arch. franç. Pédiat. **17**, 436 (1960). — **2363.** LEMMINGSON, W., u. G. STARK: Zur Klinik und Ätiologie der Netzhautblutungen bei Neugeborenen. Geburtsh. u. Frauenheilk. **17**, 548 (1957). **2364.** LENDING, M., L. B. SLOBODY, and J. MESTERN: Effect of prolonged convulsions on the blood cerebrospinal fluid barrier. Amer. J. Physiol. **197**, 465 (1959). — **2365.** LENDING, M., L. B. SLOBODY, and J. MESTERN: Effect of hyperoxia, hypercapnia and hypoxia on blood-cerebrospinal fluid barrier. Amer. J. Physiol. **200**, 959 (1961). — **2366.** LENDING, M., L. B. SLOBODY, and J. MESTERN: The relationship of hypercapnia to the production of Kernicterus. Develop. Med. Child Neurol. **9**, 145 (1967). — **2367.** LENDING, M., L. B. SLOBODY, M. L. STONE, R. E. HOSBACH, and J. MERTEN: Activity of glutamic-oxalacetic transaminase and lactic dehydrogenase in cerebrospinal fluid and plasma of normal and abnormal newborn infants. Pediatrics **24**, 378 (1959). — **2368.** LENNEBERG, E. H., I. A. NICHOLS, and E. F. ROSENBERGER: Primitive stages of language development in mongolism. Dis. of communication. Res. Publ. Ass. nerv. ment. Dis. **62**, 321 (1964). — **2369.** LENNOX, M. A.: EEG changes after prefrontal lobotomy with particular reference to the effect of lobotomy on sleep spindles. Arch. Neurol. Psychiat. (Chic.) **62**, 150 (1949). — **2370.** LENNOX, W. G., F. A. GIBBS, and E. L. GIBBS: Effects on the EEG of drugs and conditions which influence seizures. Arch. Neurol. Psychiat. (Chic.) **36**, 1236 (1936). — **2371.** LENZ, W.: Epidemiologie von Mißbildungen. Paediat. Paedol. **1**, 38 (1965). — **2372.** LENZ, W.: Anomalien der Autosomen unter besonderer Berücksichtigung des Schwachsinns. In: Humangenetik. Stuttgart: Georg Thieme 1967. — **2373.** LENZ, W., and W. MAIER: Congenital malformations and maternal diabetes. Lancet **1964II**, 1124. — **2374.** LENZ, W., R. A. PFEIFFER u. W. TÜNTE: Chromosomenanomalien durch Überzahl (Trisomien) und Alter der Mutter. Dtsch. med. Wschr. **91**, 1262 (1966). — **2375.** LEONAVA, O. v.: Zur pathologischen Entwicklung des Zentralnervensystems. Ein Fall von Anencephalie kombiniert mit totaler Amyelie. Neurol. Cbl. **12**, 218 (1893). — **2376.** LEONIDAS, J. C., and T. GOLEMATIS: Primary cold injury in the newborn. Acta paediat. scand. **55**, 350 (1966). — **2377.** LEPESCHKIN, E.: Modern electrocardiography, vol. I. Baltimore: Williams & Williams Co. 1951. — **2378.** LEPKOVSKY, S., and F. H. KRATZER: Pyridoxine deficiency in chicks.

J. Nutr. **24**, 515 (1942). — **2379.** LERE BOULLET, K., and A. BAUDOUIN (1909): Zit. nach C. DE LANGE (*919*). — **2380.** LESNY, J.: Contribution a l'étude de la pathogénie de la myasthénie. Encéphale **38**, 363 (1949). — **2381.** LETHIN, A., and V. EISNER: Glucose therapy in neonatal respiratory distress. Amer. J. Dis. Child. **110**, 140 (1965). — **2382.** LEVESQUE, J., F. LEPAGE, U. BOESWILLWALD et J. GRÜNER: Deux cas de dystrophe musculaire familiale congénital simulant une maladie de Werdnig Hoffmann-Oppenheim. Arch. franç. Pédiat. **13**, 202,207 (1956). — **2383.** LEVEUF, J.: Etudes sur le spina bifida. Paris: Masson & Cie. 1937. — **2384.** LEVI-MONTALCINI, R.: Events in the developing nervous system. In: Progress in brain research, vol. 4. Amsterdam: Elsevier Publ. Co. 1964. — **2385.** LEVIN, G. R., and H. KAYE: Nonnutritive sucking by human neonates. Child Develop. **35**, 749 (1964). — **2386.** LEVIN, J. C.: The value of transillumination in the diagnosis of hydranencephaly. J. Pediatrics **50**, 55 (1957). — **2387.** LEVIN, P. M.: Congenital myasthenia in siblings. Arch. Neurol. Psychiat. (Chic.) **62**, 745 (1949). — **2388.** LEVINE, P., E. M. KATZIN, and L. BURNHAM: Isoimmunization in pregnancy. J. Amer. med. Ass. **116**, 825 (1941). — **2389.** LEVINE, PH.: Diskussion. Tagg der Dtsch. Ges. für Bluttransfusion, Bad Nauheim 1964. — **2390.** LEVINE, S. Z., and M. DANN: Survival rates and weight gains in premature infants weighing 1000 grams or less. Ann. Paediat. Fenn. **3**, 185 (1957). — **2391.** LEVINSON, A., J. GREENGARD, and R. LIFVENDAHL: Cerebrospinal fluid in the new-born. Amer. J. Dis. Child. **32**, 208 (1926).— **2392.** LEVY, J.: Tetany in a premature infant. Helv. paediat. Acta **18**, 433 (1963).— **2393.** LEWIS, A.: A study of cretinism in London with especial reference to mental development and problems of growth. Lancet **1937 I**, 1505. — **2394.** LEWIS, A. J.: Autosomal trisomy. Lancet **1967 I**, 866. — **2395.** LEWIS, A. J., and D. F. BESANT: Muscular dystrophy in infancy. J. Pediat. **60**, 376 (1962). — **2396.** LEWIS, F. W. J., and S. FAINT: Trisomies of D 13—15 and E 17—18: two cases. Hum. Chromosome Newsl. No 15, 12 (1965). — **2397.** LEWIS, I. C., and A. G. MAC GREGOR: Congenital hyperthyroidism. Lancet **1957 I**, 14. — **2398.** LI, C. L., and H. JASPER: Microelectrode studies of the electrical activity of the cerebral cortex in the cat. J. Physiol. (Lond.) **121**, 117 (1953). — **2399.** LIBBEMANN, L.: Zwillingspathologische Untersuchungen aus dem Gebiet der Anomalien der Körperform. Partieller Riesenwuchs. Angeborener Pectoralisdefekt. Dysostosis cleidocranialis. Dysostosis craniofacialis. Z. menschl. Vererb.- u. Konstit.-Lehre **22**, 373 (1939). — **2400.** LICHTENSTEIN, B. W.: Congenital absence of the abdominal musculature; associate changes in the genito-urinary tract and the spinal cord. Amer. J. Dis. Child. **58**, 339 (1939). — **2401.** LICHTENSTEIN, B. W.: Spinal dysraphism. Arch. Neurol. Psychiat (Chir.) **44**, 792 (1940). — **2402.** LICHTENSTEIN, H., G. M. GUEST, and J. WARKANY: Abnormalities in offsprings of white rats given protamin zinc insulin during pregnany. Proc. Soc. exp. Biol. (N.Y.) **78**, 398 (1951). — **2403.** LIDGE, R. T., R. C. BECHTOL, and C. N. LAMBERT: Congenital muscular torticollis. J. Bone Jt Surg. A **39**, 1165 (1957). — **2404.** LIEBE, S.: Das Geburtstrauma und seine Prognose. Msch. Kinderheilk. **83**, 1 (1940). — **2405.** LIEBE, S.: Das Geburtstrauma und seine Prognose. Berlin: Akademie-Verlag 1956. — **2406.** LIEBE, S., u. H. THEILE: Untersuchungen zur Aktivität der Lactatdehydrogenase im Liquor Neugeborener. Z. Kinderheilk. **92**, 67 (1965). — **2407.** LIEBENAM: Pathologische Befunde bei eineiigen Zwillingen. Erbarzt Nr 10, 150 (1935). — **2408.** LIEBMANN, J.: Über die Lebensaussichten der Kinder eklamptisch Gebärender und deren weiteres Schicksal. Orv. Hetil **40**, 540 (1947). — **2409.** LIEBOW, A. A., and H. C. MILLER: Congenital defects in the diaphragm. Amer. J. Path. **16**, 707 (1940). — **2410.** LIGHTWOOD, R.: Radial nerve palsy associated with subcutaneous fat necrosis in the newborn. Arch. Dis. Childh. **26**, 436 (1951). — **2411.** LIGHTWOOD, R.: Idiopathic hypercalcemia in infants with failure to thrive. Arch. Dis. Childh. **27**, 302 (1952). — **2412.** LILEY, A. W.: Liquor amnii analysis in the management of the pregnancy complicated by rhesus sensitization. Amer. J. Obstet. Gynec. **82**, 1359 (1961). — **2413.** LILEY, A. W.: Intrauterine transfusion of the fetus in hemolytic disease. Brit. med. J. **1963 II**, 1107. — **2414.** LILEY, A. W.: Errors in assessment of hemolytic disease from amniotic fluid. Amer. J. Obstet. Gynec. **86**, 485 (1963). — **2415.** LILEY, A. W.: Amniocentesis and foetal transfusion in the management of erythroblastosis fetalis. In: Year book of obstetrics and gynecology. Chicago: Year Book Med. Publ. 1964. — **2416.** LILEY, A. W.: Lecture, given 31. 8. 1965 UCLA. — **2417.** LILEY, A. W.: Amniocentesis. New Engl. J. Med. **272**, 731 (1965). — **2418.** LILEY, A. W.: Amniocentesis and fetal transfusion in erythroblastosis. Pediatrics **35**, 836 (1965). — **2419.** LILIENFELD, A. M., B. PASAMANICK, and M. ROGERS: Relationship between pregnancy experience and the development of certain neuropychiatric disorders in childhood. Amer. J. publ. Hlth 45, 637 (1955). — **2420.** Liljestrand, A.: Neural control of respiration. Physiol. Rev. 38, 691 (1958). — **2421.** Lind, J.: Human fetal and neonatal circulation. Springfield (Ill.): Ch. C. Thomas 1964. — **2422.** Lind, J.: Persönliche Mitteilung 1963. — **2423.** Lind, J., O. Wasz-Höckert, V. Vuorenkoski, and E. Valanne: The vocalization of a newborn, brain damaged child. Ann. Paediat. Fenn. 11, 32 (1965). — **2424.** Lindberg: Meningealblutung und eitrige Meningitis im frühen Kindesalter. Jb. Kinderheilk. 86, 363 (1917). — **2425.** Lindenberg, R.: Compression of brain arteries as pathogenetic factor for tissue necrosis and their areas of predilection. J. Neuropath. exp. Neurol. 14, 223 (1955). — **2426.** Lindenberg, R.: The pathology of the arterial border zones of the brain. J. Neuropath. exp. Neurol. 18, 348 (1959). — **2427.** Lindsley, D. B.: Electrical potentials of the brain in children and adults. J. gen. Psychol. 19, 285 (1938). — **2428.** Lindsley, D. B.: Heart and brain potentials of human fetuses in utero. Amer. J. Physiol. 55, 412 (1942). — **2429.** Lindsley, D. B., J. W. Bowden, and H. W. Magoun: Effect upon EEG of acute injury to brain stem activating system. Electroenceph. clin. Neurophysiol. 1, 475 (1949). — **2430.** Lindsley, D. B., and E. C. Curnen: An electromyographic study of myotonia. Arch. Neurol. Psychiat. (Chic.) 35, 253 (1936). — **2431.** Lindsley, D. B.: Myographic and electromyographie studies of myasthenia gravis. Brain 58, 470 (1935). — **2432.** Lindsley, D. B., and B. B. Rubinstein: Relation between brain potentials and some other physiological variables. Proc. Soc. exp. Biol. (N.Y.) 35, 558 (1937). — **2433.** Lindsten, J., A. Alvin, K. H. Gustavson, and M. Fraccaro: Chromosomal mosaic in a girl with some features of mongolism. Cytogenetics 1, 20 (1962). — **2434.** Lindquist, B.: Idiopathic hypercalcemia. A disorder of the calcium homeostatic mechanism. Acta paediat. (Uppsala) 51, Suppl. 135, 144 (1962). — **2435.** Line, F. G., and B. Cherry: Meningitis due to listeria monocytogenes. Report of two cases. J. Amer. med. Ass. 148, 366 (1952). — **2436.** Linneweh, F.: Anpassungskrankheiten nach der Geburt. Klin. Wschr. 20, 1041 (1961). — **2437.** Linneweh, F., u. H. Bickel: Klinische Indikation zur Kernikterus-Prophylaxe Frühgeborener. Klin. Wschr. 37, 963 (1959). — **2438.** Linneweh, F., u. M. Ehrlich: Zur Pathogenese des Schwachsinnes bei der Phenylketonurie. Klin. Wschr. 40, 225 (1962). — **2439.** Linneweh, F., u. M. Ehrlich: Heterozygoten-Test für die Ahornsyrup-Krankheit (Maple Syrup Urine Disease). Klin. Wschr. 41, 255 (1963). — **2440.** Linneweh, F., M. Ehrlich, E. H. Graul u. H. Hundeshagen: Über den Aminosäuren-Transport bei phenylketonurischer Oligophrenie. Klin. Wschr. 41, 253 (1963). — **2441.** Linzenmeier, G.: Die Bedeutung des Speicheldrüsenvirus für den Menschen unter dem morphologischen Bilde der Cytomegalie. Z. Kinderheilk. 71, 162 (1952). — **2442.** Linzenmeier, G., u. M. Seeliger: Die in-vitro-Empfindlichkeit von Listeria monocytogenes (Pirie) gegen Sulfonamide und Antibiotica. Zbl. Bakt., I. Abt. Orig. 160, 543 (1954). **2443.** Lipschütz, B.: Untersuchungen über die Aetiologie der Krankheiten der Herpesgruppe (Herpes zoster, Herpes genitalis, Herpes febrilis). Arch. Derm. Syph. (Berl.) 136, 428 (1921). — **2444.** Lipton, E. L., J. Hollowell, P. J. N. Cox, M. L. Voorhess, A. Steinschneider, and L. J. Gardner: Temperature effects of therapy in congenital hypothyroidism. J. Pediat. 65, 740 (1964). — **2445.** Lipton, E. L., and S. H. Morgenstern: Arthogryposis multiplex congenita in identical twins. Amer. J. Dis. Child. 89, 233 (1955). — **2446.** Lipton, E. L., A. Steinschneider, and J. B. Richmond: The autonomic nervous system in early life. New Engl. J. Med. 273, 201 (1965). — **2447.** Little, W. J.: Course of lectures on the deformity of the human frame. Lancet 1843I, 318. — **2448.** Little, W. J.: The influence of abnormal parturition, difficult labours, premature birth and asphyxia neonatorum on the mental and physical condition of the child. Trans. obstet. Soc. Lond. 3, 293 (1861). — **2449.** Little, W. A., and E. A. Friedman: The twin delivery-factors influencing second twin mortality. Obstet. gynec. Surv. 13, 611 (1958). — **2450.** Litzmann, C. C. T.: Ein Beitrag zur Kenntnis der spinalen Lähmung bei Neugeborenen. Arch. Gynäk. 16, 87 (1880). — **2451.** Liu, M. C., and K. Corlett: A study of congenital heart defects in mongolism. Arch. Dis. Childh. 34, 410 (1959). — **2452.** Lloyd, D. P. C.: Functional organization of the spinal cord. Physiol. Rev. 24, 1 (1944). — **2453.** Lloyd, D. P. C., and H. T. Chang: Afferent fibers in the muscle nerves. J. Neurophysiol. 11, 199 (1948). — **2454.** Lockhart, J. D., and F. G. Burke: Myositis ossificans progressiva. Report of a cases treated with corticotropin (ACTH). J. Dis. Child. 87, 626 (1954). — **2455.** Loeb, H.: Study of 2 case of generalized glycogenosis with cardiomegaly (Pompe's disease). Rev. belge Path. 30, 167 (1964). — **2456.** Löfquist, E.: Zit. nach Peiper, Unreife und Lebensschwäche. — **2457.** Loeschcke,

H. H.: Intracranielle Chemoreceptoren mit Wirkung auf die Atmung. Helv. physiol. pharmacol. Acta **15**, C 25 (1957). — **2458.** LOESCHCKE, H. H., u. H. P. KOEPCHEN: Beeinflussung der Atmung durch die Wasserstoffionen der Cerebrospinalflüssigkeit. Naturwissenschaften **44**, 96 (1957). — **2459.** LOESCHCKE, H. H., H. P. KOEPCHEN u. K. H. GERTZ: Über den Einfluß von Wasserstoffionen-Konzentration und CO_2 Druck im Liquor cerebrospinalis auf die Atmung. Pflügers Arch. ges. Physiol. **266**, 569 (1958). — **2460.** LOESCHKE, H. H., u. K. SUGIOKA: Über die Natur der Ammoniumchlorid-Acidose. Schweiz. med. Wschr. **93**, 1030 (1963). — **2461.** LOISEAU, P., P. VERGER et J. FAURE: Remarques sur les convulsions du prématuré. Rev. neurol. **99**, 143 (1958). — **2462.** LONDÉ, P.: Paralysis bulbaire, progressive infantile et familiale. Rev. Méd. (Paris) **13**, 1020 (1893). — **2463.** LONGEFAIT: Diaphragmatic eventration. Long-term results of myoplasty performed with latissimus dorsi. Marseille-méd. **102**, 280 (1965). — **2464.** LØNNUM, A.: The abdominal skin reflexes in man. Acta psychiat. scand., Suppl. **108**, 243 (1956). — **2465.** LONSDALE, D., and D. H. BARBER: Maple-syrup-urine disease. New Engl. J. Med. **271**, 1338 (1964). — **2466.** LONSDALE, D., R. D. MERCER, and W. R. FAULKNER: Maple syrup urine disease. Amer. J. Dis. Child. **106**, 258 (1963). — **2467.** LOOMIS, A. L., E. N. HARREY, and G. A. HOBART: Cerebral states during sleep, as studied by human brain potentials. J. exp. Psychol. **21**, 127 (1937). — **2468.** LORBER, J.: Congenital absence of the corpus callosum. Proc. roy. Soc. Med. **53**, 785 (1960). — **2469.** LORBER, J.: Systematic ventriculographic studies in infants born with meningomyelocele and encephalocele. Arch. Dis. Childh. **36**, 381 (1961). — **2470.** LORBER, J.: Butterfly lateral ventricles associated with large head, fits and mental retardation. A new syndrome. Proc. roy. Soc. Med. **55**, 235 (1962). — **2470a.** LORBER, J.: In: S. S. GELLIS (ed.), Yearbook of pediatrics, p. 412. Chicago: Yearbook Med. Publ. 1964/65. — **2471.** LORBER, J.: The family history of spina bifida cystica. Pediatrics **35**, 589 (1965). — **2472.** LORBER, J.: Hydrancephaly with normal development. Develop. Med. Child Neurol. **7**, 628 (1965). — **2473.** LORBER, J.: The prognosis of occipital encephalocele. Develop. Med. Child Neurol., Suppl. **13**, 75 (1967). — **2474.** LORBER, J., and U. BASSI: The aetiology of neonatal hydrocephalus. Develop. Med. Child Neurol. **7**, 289 (1965). — **2475.** LORBER, J., and J. L. EMERY: Intracerebral cysts complicating ventricular needling in hydrocephalic infants. Develop. Med. Child Neurol. **6**, 125 (1964). — **2476.** LORBER, J., and D. PICKERING: Incidence and treatment of post-meningitis hydrocephalus in the newborn. Arch. Dis. Childh. **41**, 44 (1966). — **2477.** LORENTE DE NÓ, R.: Ein Beitrag zur Kenntnis der Gefäßverteilung in der Hirnrinde. J. Psychol. Neurol. (Lpz.) **35**, 19 (1927). — **2478.** LORENZ: Muskeldefekte. In: NOTHNAGELs spezielle Pathologie und Therapie, Bd. II, Teil III. Wien 1904. — **2479.** LOTH, G.: Neurologische Untersuchungen an Frühgeborenen und jungen Säuglingen. Z. Kinderheilk. **146**, 137 (1952). — **2480.** LOTMAN, F.: Histopathologische Befunde in Gehirnen von endemischem Kretinismus. Z. ges. Neurol. Psychiat. **146**, 1 (1933). — **2481.** LOURIE, H., and A. S. BERNE: A contribution on the etiology and pathogenesis of congenital communicating hydrocephalus. Neurology (Minneap.) **15**, 815 (1965). — **2482.** LOVTRUP, S.: Brain mitochondria. In: Progr. in brain res., vol. 4. Amsterdam: Elsevier Publ. Co. 1964. — **2483.** LOW, N. L., L. SCHEINBERG, and D. H. ANDERSEN: Brain tissue in the nose and throat. Pediatrics **18**, 254 (1956). — **2484.** LOWREY, G. H., W. H. BEIERWALTES, E. A. CARR, R. ASTER, G. RAHAN, and N. STAFFORD: Early diagnostic criteria of congenital hypothyroidism: a comprehensive study of 49 cretins. Amer. J. Dis. Child. **96**, 131 (1958). — **2485.** LOWREY, G. H., B. D. GRAHAM, and M. U. TSAO: Chemical homeostasis in newborn infants of diabetic mothers. Pediatrics **13**, 527 (1954). — **2486.** LU, T., and K. H. LEE: Two cases of congenital sacral teratoma obstructing labour. J. Obstet. Gynaec. Brit. Cwlth **73**, 853 (1966). — **2487.** LUBSCHENCO, L. O., C. HANSMAN, M. DRESSLER, and E. BOYD: Intrauterine growth as estimated from liveborn birth-weight data at 24 to 42 weeks of gestation. Pediatrics **32**, 793 (1963). — **2488.** LUBIN, A. J., and J. L. PRICE: Effect of alkalosis and acidosis on cortical electrical activity and blood flow. J. Neurophysiol. **5**, 261 (1942). — **2489.** LUBS, H.: Causes of familial mongolism. Lancet **1961 II**, 881. — **2490.** LUBS, H. A., E. U. KOENIG, and I. K. BRANDT: Trisomy 13—15, a clinical syndrome. Lancet **1961 II**, 1001. — **2491.** LUCEY, J. F.: Hyperbilirubinemia of prematurity. Pediatrics **25**, 690 (1960). — **2492.** LUCEY, J. F., and R. G. DOLAN: Hyperbilirubinemia of newborn infants associated with the parenteral administration of a vitamin K analogue to the mothers. Pediatrics **23**, 553 (1959). — **2493.** LUCEY, J. F., E. HIBBARD, R. E. BEHRMAN, F. O. ESQUIVEL DE GALLARDO, and W. F. WINDLE: Kernikterus in asphyxiated newborn rhesus monkeys. Exp. Neurol. **9**, 43 (1964). — **2494.** Ludewig, I., H. W. Ocklitz u. E. Ruickoldt: Listeriose-Erfahrungen einer Klinik. Mschr. Kinderheilk. **114**, 377 (1966). — **2495.** Luetscher, J., and S. Blackmann: Severe injury to the kidneys and brain following sulfathiazole administration. High serum sodium and chloride levels and persistent brain damage. Ann. intern. Med. **18**, 741 (1943). — **2496.** Lüttgau, H. C., and R. Niedergerke: The antagonism between Ca and Na ions on the frog's heart. J. Physiol. (Lond.) **143**, 486 (1958). — **2497.** Ludlam, G. B., and J. L. Henderson: Neonatal thrush in a maternity hospital. Lancet **1942 I**, 64. — **2498.** Ludlow, G. C.: Infants born of women having toxemia as a complication of pregnancy. Amer. J. Dis. Child. **45**, 1223 (1933). — **2499.** Lüders, D.: Kombinierte Rh- und AB0-Erythroblastose des Neugeborenen. Mschr. Kinderheilk. **112**, 407 (1964). — **2500.** Lüers, T.: Familienberatung bei Mongolismus. Med. Welt **1**, 65 (1965). — **2501.** Lukaszewicz-Dancowa, D.: Birth injury of the brachial plexus. Ginek. Pat. **35**, 829, 837 (1964). — **2502.** Lumsden, Th.: Observation of the respiratory centers. J. Physiol. (Lond.) **57**, 153 (1923). — **2503.** Lund, C. J.: Prevention of asphyxia neonatorum. Amer. J. Obstet. Gynec. **41**, 834 (1941). — **2504.** Lund, E., K. Vollmond, and B. Øvlisen: Phenylalanine levels in blood and urine in newborn infants, measured by Guthrie test. Acta path. microbiol. scand. **64**, 299 (1965). — **2505.** Lund, O. E.: Histologische Befunde an den Plexus chorioides bei frühkindlichem Hydrocephalus hypersekretoriums. Arch. Psychiat. Nervenkr. **195**, 205 (1956). — **2506.** Luse, S. A., and M. G. Smith: Electron microscopy of salivery gland virus. J. exp. Med. **107**, 623 (1958). — **2507.** Lyonnet, R., et R. Thievenaz: Traumatisme de naissance et meningite infectieus du nouveau-né. Pédiatrie **9**, 27 (1954).

2508. Mabry, C. C.: Prolonged neonatal anoxia without apparent adverse sequelae. J. Pediat. **55**, 211 (1959). — **2509.** Macafee, C. G. H., G. W. Millar, and G. J. Harley: Maternal and foetal mortality in placenta praevia. J. Obstet. Gynec. Brit. Cwlth **69**, 203 (1962). — **2510.** MacCallum, F. O.: Generalized herpes simplex in the neonatal period. Acta virol. (Suppl.) **3**, 17 (1959). — **2511.** MacArthur, J. L.: Reduction of hazards of breech presentation by external cephalic version. Amer. J. Obstet. Gynec. 88, 302 (1964). — **2512.** MacArthur, C. G., and E. A. Doisy: Quantitative chemical changes in the human brain during growth. J. comp. Neurol. **30**, 445 (1918/19). — **2513.** MacCarty, C. S., and I. S. Cooper: Neurologic and metabolic effects of bilateral ligation of the anterior cerebral arteries in man. Proc. Mayo Clin. **26**, 185 (1951). — **2514.** MacCready, R. A., and M. G. Hussey: Newborn phenylketonuria detection program in Massachusetts. Amer. J. publ. Hlth **54**, 2075 (1964). — **2515.** Macdonald, J. S., and E. W. Reid: Electromotive changes in the phrenic nerve. Method of investigating the action of the respiratory center. J. Physiol. (Lond.) **23**, 100 (1898). — **2516.** MacIntyre, I.: Outline of magnesium metabolism in health and disease. Rev. J. chronic. Dis. **16**, 201 (1963). — **2517.** MacIntyre, M. N., and B. M. Dobyns: Anomalies in chromosomes of the circulating leukocytes in man following large doses of radioactive iodine. J. clin. Endocr. **22**, 1171 (1962). — **2518.** MacIntyre, M. N., W. I. Staples, J. J. da Polla, and J. M. Hempel: The "cat cry" syndrome. Amer. J. Dis. Child. **108**, 538 (1964). — **2519.** Mackall, J. V., F. Rieders, H. Brieger, and E. L. Bauer: Acute hemolytic anemia due to ingestion of naphthalene moth balls. Pediatrics **7**, 722 (1951). — **2520.** Mac Keith, R. C.: Children of low birth weight. Develop. Med. Child Neurol. **6**, 343 (1964). — **2521.** Mackenzie, D. C., J. M. Ham, and R. S. Hyslop: Congenital neuroblastoma. Aust. N. Z. J. Surg. **34**, 171 (1965). — **2522.** MacKenzie, D. Y., and L. J. Woolf: Maple syrup urine disease: an inborn error of metabolism of valine, leucine and isoleucine associated with gross mental deficiency. Brit. med. J. **1959 I**, 90. — **2523.** MacNab, G. H.: The Spitz-Holter valve. J. Neurol. Neurosurg. Psychiat. **22**, 82 (1959). — **2524.** MacRae, D. J.: Acid-base balance in exchange transfusion. J. Obstet. Gynaec. Brit. Cwlth **72**, 384 (1965). — **2525.** Magitat, A.: L'apparation précoce du réflexe photo-moteur au cours du développement foetal. Ann. Occulist. (Paris) **141**, 161 (1909). — **2526.** Magladery, J. W., and D. B. McDougal jr.: Electrophysiological studies of nerve and reflex activity in normal man. Bull. John Hopk. Hosp. **86**, 265 (1950). — **2527.** Magnus, R.: Körperstellung. Berlin 1924. — **2528.** Magnus, R., u. A. de Kleyn: Die Abhängigkeit des Tonus der Extremitätenmuskeln von der Kopfstellung. Pflügers Arch. ges. Physiol. **145**, 455 (1912). — **2529.** Magnusson, J., and W. Wernstedt: Infantile palmomentalis reflex. Acta paediat. (Uppsala), Suppl. 1, **17**, 241 (1935). — **2530.** Magoun, H. W.: The waking brain. Springfield (Ill.): Ch. C. Thomas 1954. — **2531.** Magoun, H. W., and R. Rhines: An inhibitory mechanism in the bulbar reticular formation. J. Neurophysiol. **9**, 165 (1946). — **2532.** Mahoney, C. P., G. E. Pyne, S. J. Stamm, and J. L. Bakke: Neonatal Graves disease. Amer. J. Dis. Child. **107**, 516 (1964). — **2533.** Mai, H., u. G. Schaper: Beitrag zur Klinik der Hypothyreose. Studien über die nach langer Thyreoidinbehandlung erreichte Intelligenz und über das Verhalten des Hirnstrombildes. Ann. paediat. (Basel) **180**, 65 (1953). — **2534.** Mai, H., u. G. Schaper: Elektroencephalographische Untersuchungen an Frühgeborenen. Ann. paediat. (Basel) **180**, 345 (1953). — **2535.** Mai, H. K., E. Schütz u. H. W. Müller: Über das EEG von Frühgeburten. Z. Kinderheilk. **69**, 251 (1951). — **2536.** Maier, R.: Kombinierte Geschwulst im Grosshirn. Virchows Arch. path. Anat. **20**, 536 (1861). — **2537.** Mair, W. F.: Myositis ossificans progressiva. Edinb. med. J. **39**, 13 (69) 1932). — **2538.** Majewski, A.: Zur Frage der Hirnschädigung nach Vakuumextraktion. Arch. Gynäk. **198**, 571 (1962). — **2539.** Majewski, A.: EEG Kontrolluntersuchung nach Vakuumextraktion. Gynaecologia (Basel) **156**, 187 (1963). — **2540.** Malamud, N.: Neuropathology of phenylketonuria. J. Neuropath. exp. Neurol. **25** (2), 254 (1966). — **2541.** Malcolm, J. L.: Biochemistry of the developing nervous system, p. 104. New York: Academic Press Inc. Publ. 1955. — **2542.** Mali, A. M., u. C. E. Räihä: Vergleich zwischen dem Kapillarnetz des Frühgeborenen und dem des reifen Kindes und über die Bedeutung des unterentwickelten Kapillarnetzes bei der Entstehung gewisser bei Frühgeborenen vorkommenden Eigenschaften. Acta paediat. (Uppsala) **18**, 118 (1936). — **2543.** Malmström, T. (1954): Siehe Malmström (**2544**). — **2544.** Malmström, T.: Der Vakuum-Extraktor. Arch. Gynäk. **198**, 512 (1963). — **2545.** Man, E. B., D. M. Kydd, and J. P. Peters: Butanol extractable iodine of serum. J. clin. Insert. **30**, 531 (1951). — **2546.** Mandell, A. J., and M. P. Mandell: Biochemical aspects of rapid eye movement sleep. Amer. J. Psychiat. **122**, 391 (1965). — **2547.** Mangos, G.-A., and Ch. C. Lobeck: Studies of sustained hyponatremia due to central nervous system infection. Pediatrics **34**, 510 (1964). — **2548.** Mann, L.: Mschr. Psychiat. Neurol. **7**, 14 (1900). — **2549.** Mann, T. P., and R. I. K. Elliott: Neonatal cold injury due to accidental exposure to cold. Lancet **1957 I**, 229. — **2550.** Mannherz, K. H.: Blutuntersuchungen bei übertragenen Neugeborenen. Geburtsh. u. Frauenheilk. **9**, 265 (1949). — **2551.** Mapelli, G., et D. Pecorari: Clinical and EEG findings in a group of newborn infants after use of the vacuum extractor. Acta neurol. (Napoli) **19**, 552 (1964). — **2552.** Marby, C. C.: Prolonged neonatal anoxia without apparent adverse sequelae. J. Pediat. **55**, 211 (1959). — **2553.** Marcus, R. E., E. L. Gibbs, and F. A. Gibbs: Electroencephalography in the diagnosis of hearing loss in the very young child. Dis. nerv. Syst. **10**, 170 (1949). — **2554.** Marden, P. M., O. W. Smith, and M. J. Mc Donald: Congenital anomalies in the newborn infant, including minor variations. A study of 4,412 babies by surface examination for anomalies and buccal smear for sex chromatin. J. Pediat. **64**, 357 (1964). — **2555.** Marget, W., u. H. Fendel: Pneumonien durch Pseudomonas aeruginosa (Pyrocyaneus). In: Handbuch der Kinderheilkunde von Opitz-Schmid, Bd. VII, S. 195. Berlin-Heidelberg-New York: Springer 1966. — **2556.** Marget, W., u. M. Kienitz: Praxis der Antibiotikatherapie im Kindesalter. Stuttgart: Georg Thieme 1966. — **2557.** Margetts, B. M.: Thyrotoxicosis in a newborn infant. Proc. roy. Soc. Med. **43**, 615 (1950). — **2558.** Margileth, A. M.: The diagnosis and treatment of generalized cytomegalic inclusion disease of the newborn. Pediatrics **15**, 270 (1955). — **2559.** Marie, J., A. Hennequet, G. Lyon, P. Debris et J. C. Le Balle: Les crisis convulsives pyridoxine-sensibles du nouveau-né et du nourrisson. Sem. Hôp. Paris **19**, 1411 (1959). — **2560.** Marie, J., A. Hennequet, G. Lyon, P. Debris et J. C. Le Balle: La pyridoxino-dépendance, maladie métabolique s'experiment par des crises convulsives pyridoxino-sensibles. Rev. neurol. **105**, 406 (1961). — **2561.** Marie, J., J. Salet, E. Eliachar, A. Lerique, I. Nekhorocheff, H. Paraskevopouloss et G. Chaix: Hypocalcémie et modifications de l'electro-encephalogramme chez le nourisson. Arch. franç. Pédediat. **12**, 1 (1955). — **2562.** Marinesco, G.: Contribution a l'etude des lesions du myxoedéme congenital. Encéphale **19**, 265 (1924). — **2563.** Marinesco, G., et A. Radovici: Sur une réflexe cutané nouveau réflexe palmomentonier. Rev. neurol. **27**, 237 (1920). — **2564.** Marks, J. F., J. Windmiller, B. Freeman, and C. Peake: Thyroid functions in mongoloid children. Amer. J. Dis. Child. **110**, 505 (1965). — **2565.** Marley, E., and B. J. Key: Maturation of the electroencephalogram and behaviour in the kitten and guinea-pig and the effect of some sympathomimetic amines. Electroenceph. clin. Neurophysiol. **15**, 620 (1963). — **2566.** Maron, L., A. Rechtschaffen, and E. A. Wolpert: Sleep cycle during napping. Arch. gen. Psychiat. **11**, 503 (1964). — **2567.** Marples, E., and V. W. Lippard: Acid-base balance of newborn infants. Amer. J. Dis. Child. **44**, 31 (1932). — **2568.** Marsden, H. B., R. I. Mackay, A. Murray, and H. E. Ward: Down's syndrome with a familial D/D reciprocal translocation and a G/G chromosome. J. Med. Genet. **3**, 56 (1966). — **2569.** Marsh, H., H. P. Gould, H. H. Clutton, and R. W. Parker: Report of a Committee .... to investigate spina bifida and its treatment by the injection of Dr. Morton's iodo-glycerin solution. Trans. clin. Soc. Lond. **18**, 339 (1885). — **2570.** Martin, M. M., and E. M. Steven: Subcutaneous fat necrosis of the newborn with calcification of the tissues. Arch. Dis. Childh. **32**, 146 (1957). — **2571.** Martinez, M. M., y J. Z. Crespo: Influencia en el trauma obstetrico solre el estado del feto y recién nacido. Acta ginec. (Madr.) **12**, 319 (1961). — **2572.** Martius, G.: Die geburtshilfliche Paediatrie des frühgeborenen Kindes. Münch. med. Wschr. **1957**, 841. — **2573.** Martius, G.: Das Symptom des Ikterus in der Neugeborenenzeit. Dtsch. med. Wschr. **82**, 1422 (1957). — **2574.** Martius, H.: Lehrbuch der Geburtshilfe und Frauenheilkunde. Stuttgart 1943. — **2575.** Martius, H.: Lehrbuch der Geburtshilfe, 6. Aufl. Stuttgart: Georg Thieme 1964. — **2576.** Marx, G. F., B. E. Smith, and N. M. Greene: Umbilical vein blood, biochemical data and neonatal condition. J. Rediat. **66**, 989 (1965). — **2577.** Matolcsy, T.: Über die chirurgische Behandlung der angeborenen Flughaut. Langenbecks Arch. klin. Chir. **185**, 675 (1936). — **2578.** Matson, D. D.: Hydrocephalus in a premature infant caused by papilloma of the chloroid plexus. J. Neurosurg. **10**, 416 (1953). — **2579.** Matson, D. D., and F. D. Ingraham: Intracranial complications of congenital dermal sinuses. Pediatrics. **8**, 463 (1952). — **2580.** Matsunaga, E.: Down's syndrome and maternal inbreeding. Acta Genet. med. (Roma) **15**, 224 (1966). — **2581.** Matsuzaki, T.: A hearing test of newborn infants by average response computer. J. otorhinolaryng. Soc. Jap. **67**, 1720 (1964). — **2582.** Matsazaki, M., H. Takagi, and T. Tokizane: Paradoxical phase of sleep: its artificial induction in cat by sodium butyrate. Science **146**, 1328 (1964). — **2583.** Matthes, A.: Die Bedeutung der Schädeltransillumination in der pädiatrisch-neurologischen Diagnostik. Paediat. prax. **2**, 433 (1963). — **2584.** Matthews, B. H. C.: The response of a muscle spindle during active contraction of a muscle. J. Physiol. (Lond.) **72**, 153 (1931). — **2585.** Matthews, B. H. C.: Nerve endings in mammalian muscles. J. Physiol. (Lond.) **78**, 1 (1933). — **2586.** Matthews, P. B. C.: Muscle spindles and their motor control. Physiol. Rev. **44**, 219 (1964). — **2587.** Matthews, P. B. C., and G. Rushworth: The selective effect of procaine on the stretch reflex and tendon jerk of soleus muscle when applied to its nerve. J. Physiol. (Lond.) **135**, 245 (1957). — **2588.** Matthias, H.-H.: Untersuchungstechnik und Diagnose der infantilen Zerebralparese im Säuglings- und Kindesalter. Stuttgart: Georg Thieme 1966. — **2589.** Mauer, I., and O. Noe: Triple stem-line chromosomal mosaicism in Down's syndrome. Lancet **1964 I**, 666. — **2590.** Mavrinskaya, L. F.: On correlation of development of skeletal muscle nerve endings with appearance of motor activity in human embryo. Arkh. Anat. Gistol. Embriol. **38**, 61 (1960). — **2591.** May, C. D.: Vitamin B_6 in human nutrition. Pediatrics. **14**, 269 (1954). — **2592.** Mayer, J. B.: Der Einfluß des mütterlichen Diabetes auf das werdende Kind. Bull. schweiz. Akad. med. Wiss. **20**, 470 (1964). — **2593.** Mayer, J. B., u. A. Hemmer: Die Embryopathia thyreotoxica. Arch. Kinderheilk. **153**, 123 (1956). — **2594.** Mayer, M., et J. Maria: Les hémorragies rétiniennes du nouveau-né. Bull. Féd. Soc. Gynéc. Obstét. franç. **4**, Suppl. 1, 259 (1952). — **2595.** McAllister, R. M.: Cytomegalic inclusion disease. Ergebn. Mikrobiol. **39**, 1 (1964). — **2596.** McArdle, B.: Myopathy due to a defect in muscle glycogen breakdown. Clin. Sci. **10**, 13 (1951). — **2597.** McBride: Use of collagen cloth for repair of tissue defects. Surg. Forum **15**, 70 (1964). — **2598.** McCaman, R. E., and M. H. Aprison: The synthetic and catabolic enzyme systems for acetylcholine and serotonin in several discrete areas of the developing rabbit brain. In: Progr. brain research., vol. 9. Amsterdam: Elsevier Publ. Co. 1964. — **2599.** McCance, R., and E. Widdowson: Protein catabolism and renal function in the first two days of life in premature infants and multiple births. Arch. Dis. Childh. **30**, 405 (1955). — **2600.** McCance, R., and E. Widdowson: The effect of lowering the ambient temperature in the metabolism of the newborn pig. J. Physiol. (Lond.) **147**, 124 (1959). — **2601.** Mc Clendon, S. J.: Agenesia of the abdominal muscles. Arch. Pediat. **51**, 673 (1934). — **2602.** Mc Clendon, J. F., and A. Williams: Simple goiter as a result of iodin deficiency. J. Amer. med. Ass. **80**, 600 (1923). — **2603.** McCracken, J. S., and R. R. Gordon: "Cri du chat" syndrome: a new clinical and cytogenetic entity. Lancet **1965 I**, 23. — **2604.** McCrae, W. M.: Anoxia neonatorum. Develop. Med. Child Neurol. **6**, 189 (1964). — **2605.** McCrory, W., and R. Bunch: Omphalocele with diaphragmatic defect and herniation of the liver into the pericordial cavity. J. Pediat. **31**, 456 (1947). — **2606.** McCrostie, H. H.: Intrauterine transfusion of the foetus in haemolytic disease. Brit. med. J. **1964I**, 885. — **2607.** McDonald, A. L.: The aetiology of spastic diplegia. Develop. Med. Child Neurol. **6**, 277 (1964). — **2608.** McDonald, A. D.: Mongolism in twins. J. Med. Genet. **1**, 39 (1964). — **2609.** McDonald, A. D.: Intelligence in children of very low birthweight. Brit. J. prev. soc. Med. **18**, 59 (1964). — **2610.** McDonald, A. D.: Fits in children of very low birth weight. Develop. Med. Child Neurol. **6**, 144 (1964). — **2611.** McDonald, J. S., and E. W. Reid: Electromotive changes in the phrenic nerve. J. Physiol. (Lond.) **23**, 100 (1898). — **2612.** McDowell, M. E., A. V. Wolff, and O. Steer: Osmotic volumes of distributions. Amer. J. Physiol. **180**, 545 (1955). — **2613.** McElfresh, A. E., and J. B. Arey: Generalized cytomegalic inclusion disease. J. Pediat. **51**, 146 (1957). — **2614.** McGavran, E. G.: Spasmophilic teany in the newborn. J. Amer. med. Ass. **99**, 115 (1932). — **2615.** McGirr, E. M., and J. H. Hutchison: Radioactive iodine studies in nonendemic goitrous cretins. Lancet **1953I**, 1117. — **2616.** Mc Girr, E. M., and J. H. Hutchinson: Dysgenesis of the thyroid gland as a cause of cretinism and juvenile myxedema. J. clin. Endocr. **15**, 668 (1955). — **2617.** McGirr, E. M., J. H. Hutchinson, and W. E. Clements: Sporadic nonendemic goitrous cretinism. Lancet **1956II**, 906. — **2618.** McGrade, B. J., W. Kessen, and A. M. Leutzendorff: Activity in the human newborn as related to delivery difficulty. Child Develop. **36**, 73 (1965). — **2619.** McGraw, M. B.: Swimming behavior of human infant. J. Pediat. **15**, 485 (1939). — **2620.** McGraw, M. B.: Neural maturation of infant as exemplified in righting reflex, or rolling from dorsal to prone position. J. Pediat. 18, 385 (1941). — **2621.** McHugh, H. E.: Facial paralysis in birth injury and skull fractures. Arch. Otolaryng. 78. 443 (1963). — **2622.** McIntosh, R., K. K. Merritt, M. R. Richards, M. H. Samuels, and M. T. Bellows: The incidence of congenital malformations: A study of 5,964 pregnancies. Pediatrics **14**, 505 (1954). — **2623.** McKay: Current status of use of exchange transfusion in newborn infants. Pediatrics **33**, 763 (1964). — **2624.** McKay, R. J.: Whose chromosomes to count in mongolism. Pediatrics **36**, 620 (1965). — **2625.** McKay, R. J., and J. E. Lucey: Neonatology. New Engl. J. Med. **270**, 1292 (1964). — **2626.** McKenzie, J. M.: The thyroid activator of hyperthyroidism. Trans. Ass. Amer. Phycns **72**, 122 (1959). — **2627.** McKenzie, J. M.: Further evidence for a thyroid activator in hyperthyroidism. J. clin. Endocr. **20**, 380 (1960). — **2628.** McKenzie, J. M.: Bio-assay of thyrotropin in man. Physiol. Rev. **40**, 398 (1960). — **2629.** McKenzie, J. M.: Neonatal Graves' disease. J. clin. Endocr. **24**, 660 (1964). — **2630.** McKeown, H. (1941): Zit. by Hirvensalo (*1825*). — **2631.** McKeown, T., and R. G. Record: Observations on foetal growth in multiple pregnancy. J. Endocr. 8, 386 (1952). — **2632.** McKeown, T., and R. G. Record: Malformations in a population observed for five years after birth. Ciba Foundation Sympos. on Congenital Malformation 1960. — **2633.** McKibbin, B., and R. W. Porter: The incidence of Vitamin-C deficiency in meningomyelocele. Develop. Med. Child Neurol. **9**, 338 (1967). — **2634.** McKissock, W., A. Richardson, and W. H. Bloom: Subdural haematoma. A review of 389 cases. Lancet **1960I**, 1365. — **2635.** McKittrick, J. D.: Serum blood sugar determinations in normal newborn infants. J. Pediat. **16**, 151 (1940). — **2636.** McKusick, V. A.: Vererbbare Störungen des Bindegewebes. Stuttgart: Georg Thieme 1959. — **2637.** McLaurin, R. L., and D. D. Matson: Importance of early surgical treatment of craniosynostosis. Pediatrics **10**, 637 (1952). — **2638.** McLean, F. C., and A. B. Hastings: The state of calcium in the fluids of the body. J. biol. Chem. **108**, 285 (1935). — **2639.** McLean, F. C., and A. B. Hastings: Clinical estimation and significance of calcium ion concentrations in the blood. Amer. J. med. Sci. **187**, 601 (1935). — **2640.** McLean, R. J., J. F. Lucey, and R. C. Harris: Study of bilirubinemia of prematurity with relation to Kernicterus. Amer. J. Dis. Child. **90**, 573 (1955). — **2641.** McLellan, M. S., and R. Riehl: Neonatal bleeding from the ear. Amer. J. Dis. Child. **107**, 193 (1964). — **2642.** McMahon: Zit. nach J. Lorber (*2471*). — **2643.** McNair Scott, T. F., and T. Tokumaru: The herpesvirus group. In: Horsfall and Tamm, Viral and rickettsial infections of man, IV. ed. London and Philadelphia 1965. — **2644.** McPhail, F. L., and E. L. Hall: Consideration of cause and possible late effect of anoxias in newborn infant. Amer. J. Obstet. Gynec. **42**, 686 (1941). — **2645.** Mc Quarrie, J.: Epilepsy in children. Relationship of water balance to the occurrence of seizures. Amer. J. Dis. Child. **38**, 451 (1929). — **2646.** Mc Quarrie, J.: Idiopathic spontaneously occuring hypoglycemia in infants. Amer. J. Dis. Child. 87, 399 (1954). — **2647.** Mc Quarrie, J.: Obesity in children. GP (Kansas) **2**, 35 (1950). — **2648.** Mead, N. G., W. C. Lithgow, and H. J. Sweeney:

Arthrogryposis multiplex congenita. J. Bone Jt Surg. A **40**, 1285 (1958). — **2649.** MEANS, J. H., L. J. DE GROOT, and J. B. STANBURY: The thyroid and its disease. New York: McGraw-Hill Book Co. 1963. — **2650.** MEARA, F. S., and A. S. TAYLOR: Case of cerebral hemorrhage in the newborn. Arch. Pediat. **26**, 846 (1909). — **2651.** MEDEARIS, D. N.: Observations concerning human cytomegalievirus infection and disease. Bull. Johns Hopk. Hosp. **114**, 181 (1964). — **2652.** MEEKER, I. A., and W. N. KINCANNON: The role of ventral hernia in the correction of diaphragmatic defects in the newborn. Arch. Dis. Childh. **40**, 146 (1965). — **2653.** MIGEON, C. J., D. NICOLOPOULOS, and M. CORNBLATH: Concentrations of 17 hydroxycorticosteroids in the blood of diabetic mothers and in blood from the umbilical cords of their offsprings at the time of delivery. Pediatrics **25**, 605 (1960). — **2654.** MEIER, G .W., and R. J. BERGER: Development of sleep and wakefulness patterns in the infant rhesus monkey. Exp. Neurol. **12**, 257 (1965). — **2655.** MELCHIOR, J. C., and I. TYGSTRUP: Development of paraplegia after breech delivery. Acta paediat. (Uppsala) **52**, 171 (1963). — **2656.** MELICHAR, M., V. NOVÁK, P. ŠABATA, O. HAHN, and O. KOLDOVSKY: Free fatty acids and glucose in the blood of hypotrophic newborns and newborns from diabetic mothers. The effect of glucose and glucose + insulin infusions to the mother. Physiol. bohemoslov. **14**, 553 (1965). — **2657.** MELICHAR, V., K. POLACEK, and M. NOVAK: The relationship between bilirubin concentration and the level of nonesterified fatty acids in the blood of newborn infants. Biol. Neonat. (Basel) **4**, 94 (1962). — **2658.** MELLMAN, W. J., F. A. OSKI, F. A. TEDESCO, MACIERA-COELHO, and H. HARRIS: Leukocyte enzymes in Down's syndrome. Lancet **1964 II**, 674. — **2659.** MELNICK, J. L.: Siehe DALLDORF and MELNICK (*836*). — **2660.** MELTZER, S. J., and J. AUER: Physiological and pharmacological studies of magnesium salts. Amer. J. Physiol. **15**, 387 (1906); **16**, 233 (1906). — **2661.** MELZACK, R., and S. K. BURNS: Neurophysiological effects of early sensory restriction. Exp. Neurol. **13**, 163 (1965). — **2662.** MENGES, O. (1931): Zit. nach C. DE LANGE (*919*). — **2663.** MENKES, J. H.: Treatment of maple syrup disease. Pediatrics **23**, 815 (1959). — **2664.** MENKES, J. H.: Maple syrup disease. Neurology (Minneap.) **9**, 826 (1959). — **2664a.** MENKES, J. H.: Pathogenesis of retardation in errors of amino-acid metabolism. Pediatrics **39**, 297 (1967). — **2665.** MENKES, J. H., and M. E. AVERY: The metabolism of phenylalanine and tyrosine in the premature infant. Bull. John. Hopk. Hosp. **113**, 301 (1963). — **2666.** MENKES, J. H., P. L. HURST, and J. M. CRAIG: New syndrome: progressive familial infantile cerebral dysfunction associated with unusual urinary substances. Pediatrics **14**, 462 (1954). — **2667.** MENKES, P. H.: Maple syrup disease: Isolation and identification of organic acids in the urine. Pediatrics **23**, 348 (1959). — **2668.** MENTZEL, H.: Behandlung der postnatalen Atemstörungen bei Frühgeborenen mit einem Methylatropin-Papaverin-Theophyllin-Praeparat. Klin. Wschr. **43**, 90 (1965). — **2669.** MENTZEL, H.: Zur Pathogenese und Behandlung des hyalinen Membransyndroms. Čs. Pediat. **20**, 305 (1965b). — **2670.** MENTZEL, H.: Elektrokardiographische Veränderungen bei der postnatalen Hyperkaliämie der Frühgeborenen. Z. Kinderheilk. **92**, 235 (1965). — **2671.** MENTZEL, H., u. H. WOLF: Die Beeinflussung des Frühgeborenen-Ikterus durch Wehenmittel. Klin. Wschr. **41**, 815 (1963). — **2672.** MERCER, R. D., S. LUSE, and D. H. GUYTON: Clinical diagnosis of generalized cytomegalic inclusions disease. Pediatrics **11**, 502 (1953). — **2673.** MERRILL, R. E., T. MCCUTCHEN, W. F. MEACHAM, and T. CUTTER: Myelomeningocele and hydrocephalus. J. Amer. med. Ass. **191**, 21 (1965). — **2673a.** MERTENS, H. G.: Gespräche über die Therapie der Myotonie. In: E. KUHN (Hrsg.): Progressive Muskeldystrophie, Myotonie. Berlin-Heidelberg-New York: Springer 1966. — **2674.** METZGER, E.: Experimentelle Untersuchungen über den Lichttonus des Menschen und des Kaninchens. (Ein Beitrag zu dem Problem der optischen Orientierung.) Albrecht v. Graefes Arch. Ophthal. **127**, 296 (1931). — **2675.** MEULDERS, M.: Approche neurophysiologiques des mechanismes du sommeil. J. neurol. Sci. **5**, 459 (1965). — **2676.** MEULEN, J. P. VAN DER, G. J. GILBERT, and CH. A. KANE: Familial hyperkalemic paralysis with myotonia. New Engl. J. Med. **264**, 1 (1961). — **2677.** MEVES, H.: Das perfundierte Riesenaxon des Tintenfisches. Eine neue Methode der Nervenphysiologie und ihre ersten Anwendungen. Experientia (Basel) **19**, 377 (1963). — **2678.** MEYER, A.: The selective regional vulnerability of the brain and its relation to psychiatric problems. Proc. roy. Soc. Med. **29**, 1175 (1936). — **2679.** MEYER, H. M., P. D. PARKMAN, and T. C. PANOS: Attenuated Rubella virus. Production of an experimental live-virus vaccine and clinical trial. New Engl. J. Med. **275**, 575 (1966). — **2680.** MEYER, J. E.: Über Gefäßveränderungen beim fetalen und frühkindlichen Cerebralschaden. Arch. Psychiat. Nervenkr. **186**, 437 (1951). — **2681.** MEYER,

J. E.: Über die Lokalisation frühkindlicher Hirnschäden in arteriellen Grenzgebieten. Arch. Psychiat. Nervenkr. **190**, 328 (1953). — **2682.** MEYER, I. S., F. GOTOH, S. EBIHARA, and M. TOMITA: Effects of anoxia on cerebral metabolism and electrolytes in man. Neurology (Minneap.) **15**, 892 (1965). — **2683.** MEYER, I. S., F. GOTOH, and E. FAVALE: Effects of carotid compression on cerebral metabolism. Electroenceph. clin. Neurophysiol. **19**, 362 (1965). — **2684.** MEYER, K., S. HOFFMANN, and J. AMTMANN: Diaphragmatic hernia in the newborn. Reviev of the literature and report of a case. Amer. J. Dis. Child. **56**, 600 (1938). — **2685.** MEYER, T. C.: Study of serum bilirubin levels in relation to Kernicterus. Arch. Dis. Childh. **31**, 75 (1956). — **2686.** MEYER, T. C., and J. ANGUS: The effect of large doses of Synkavit in the newborn. Arch. Dis. Childh. **31**, 212 (1956). — **2687.** MEYERSON, B. A.: The effect of asphyxia on induced cortical activity in fetal sheep. Acta physiol. scand. **62**, 489 (1964). — **2688.** MICHAEL, A. F., K. N. DRUMMOND, R. A. ULSTROM, and R. A. GOOD: The blue diaper syndrom. Familial hypercalcemia of infancy associated with abnormal tryptophen metabolism. Amer. J. Dis. Child. **104**, 510 (1962). — **2689.** MICHAEL, A. F., R. HONG, and C. D. WEST: Hypercalcemia in infancy, associated with subcutaneous fat necrosis and calcification. Amer. J. Dis. Child. **104**, 235 (1962). — **2690.** MICHAELIS, R., and V. MELICHAR: Serum bilirubin in premature and hypotrophic newborns. Biol. Neonat. (Basel). In press. — **2691.** MICHAELIS, R., u. F. J. SCHULTE: Erkennung und Beurteilung perinataler Hirnschäden beim Neugeborenen. Dtsch. med. Wschr. **90**, 2240 (1965). — **2692.** MICHAELIS, R., F. J. SCHULTE u. R. NOLTE: Neurologie der hypotrophen Neugeborenen. In Vorbereitung. — **2693.** MICHAËLSON, M., and S. SJÖLIN: Haemolysis in blood samples from newborn infants. Acta paediat. (Uppsala) **54**, 325 (1965). — **2694.** MIDDENDORF, L.: Über exogene Mißbildungen und Entwicklungsstörungen, speziell Virusembryopathien. Arch. Kinderheilk. **151**, 227 (1955). — **2695.** MIDDLETON, D. S.: The pathology of congenital torticollis. Brit. J. Surg. **18**, 188 (1930). — **2696.** MIDDLETON, D. S.: Studies on prenatal lesions of striated muscle as a cause of congenital deformity. Edinb. med. J. **41**, 401 (1934). — **2697.** MIKULICZ (1895): Zit. nach R. T. LIDGE (*2403*). — **2698.** MILLAR, J. H.: Epilepsy and strabism. Epilepsia (Amst.) **6**, 43 (1965). — **2699.** MILLARD, R. E.: Abnormalities of human chromosomes following therapeutic irradiation. Cytogenetics **4**, 277 (1965). — **2700.** MILLEN, J. W.: Timing of human congenital malformations. Develop. Med. Child Neurol. **5**, 343 (1963). — **2701.** MILLER, N. T.: Die Frühgeborenen und die Eigentümlichkeiten ihrer Krankheiten. Jb. Kinderheilk. **25**, 179 (1886). — **2702.** MILLER, C. A., and H. R. REED: The relations of serum concentrations of bilirubin to respiratory function of premature infants. Pediatrics **21**, 362 (1958). — **2703.** MILLER, H. C.: The effect of diabetic and praediabetic pregnancies on the fetus and newborn infant. J. Pediat. **29**, 455 (1946). — **2704.** MILLER, H. C.: Respiratory distress syndrom of newborn infants. Diagnosis and incidence. J. Pediat. **61**, 2 (1962). — **2705.** MILLER: Diskussion. 51. Ross Conference on Pediatric Research 1965, p. 83. — **2706.** MILLER, H. C., and F. C. BEHRLE: The effects of hypoxia on the respiration of newborn infants. Pediatrics **14**, 93 (1954). — **2707.** MILLER, H. C., D. HURWITZ, and K. KUDER: Fetal and neonatal mortality in pregnancies complicated by diabetes mellitus. J. Amer. med. Ass. **124**, 271 (1944). — **2708.** MILLER, H. C., and R. A. ROSS: Relation of hypoglycaemia to the symptoms observed in the infants of diabetic mothers. J. Pediat. **16**, 473 (1940). — **2709.** MILLER, H. C., and H. M. WILSON: Macrosomia, cardiac hypertrophy, erythroblastosis and hyperplasia of the islands of Langerhans in infants born to diabetic mothers. J. Pediat. **23**, 251 (1943). — **2710.** MILLER, J. A., and F. S. MILLER: Studies on prevention of brain damage asphyxia. Develop. med. Child Neurol. **7**, 607 (1965). — **2711.** MILLER, J. A., and F. S. MILLER: Factors in neonatal resistance to anoxia. Surgery **36**, 916 (1954). — **2712.** MILLER, J. A., and F. S. MILLER: Factors in neonatal resistance to anoxia. Amer. J. Obstet. Gynec. **84**, 44 (1962). — **2713.** MILLER, F. S., and J. A. MILLER: Body temperature and tolerance of asphyxia in newborn kittens. Bull. Tulane med. Fac. **24**, 197 (1965). — **2714.** MILLER, J. A., F. S. MILLER, and B. WESTIN: Hypothermia in the treatment of asphyxia neonatorum. Biol. Neonat. (Basel) **6**, 148 (1964). — **2715.** MILLER, J. A., and B. WESTIN: Venous and arterial contrast radiographic in stillborn fetuses. Surgery **46**, 1140 (1959). — **2761.** MILLER, J. A., R. ZAKHARY, and F. S. MILLER: Hypothermia, asphyxia, and cardiac glycogen in guinea pigs. Science **144**, 1226 (1964). — **2717.** MILLER, J. Q., M. ALKAN, E. PICARD, S. WARNER. and P. S. GERALD: A specific congenital defect of brain associated with 13—15 trisomy. Amer. J. Dis. Child. **104**, 532 (1962). — **2718.** MILLER, J. Q., and M. S. HYDE: Neurologic manifestations of chromosome disorders. Trans. Amer. neurol. Ass. **89**, 226 (1964). — **2719.** MILLER, J. Q., E. H. PICARD, M. K. ALKAN, S. WARNER, and P. S. GERALD: A specific congenital brain defect in 13—15 trisomy (arrhinencephaly). New Engl. J. Med. **268**, 120 (1963). — **2720.** MILLER, J. R., and T. R. VAN DELLEN: Electrocardiographic changes following intravenous administration of magnesium sulfate. J. Lab. clin. Med. **23**, 914 (1938). — **2721.** MILLER, M. J., W. J. ARONSON, and J. S. REMINGTON: Persistent parasitemia in human toxoplasmosis. Clin. Res. **14**, 145 (1966). — **2722.** MILLER, O., W. R. BREG, R. D. SCHMITZEL, and W. TRETTER: A family with an XXXXY male, a leukaemic male and two 21-trisomic mongoloid females. Lancet **1961 II**, 78. — **2723.** MILLER, R. W.: Down's syndrome (mongolism), other congenital malformations and cancers among the sites of leukaemic children. New Engl. J. Med. **268**, 393 (1963). — **2724.** MILLICHAP, J. G.: Development of seizure patterns in newborn animals; significance of brain carbonic anhydrase. Proc. Soc. exp. Biol. (N.Y.) **96**, 125 (1957). — **2725.** MILLICHAP, J. G., M. BALTER, and P. HERNANDEZ: Development of susceptibility in seizures in young animals. III. Proc. Soc. exp. Biol. (N.Y.) **99**, 6 (1958). — **2726.** MILLICHAP, J. G., R. G. BICKFORD, D. W. KLASS, and R. E. BACKUS: Infantile spasms, hyperarythmia and mental retardation. A study of etiologic factors in 61 patients. Epilepsia (Amst.) **3**, 188 (1962). — **2727.** MINDER, W. H.: Die Aetiologie der Cytomeglia infantum. Schweiz. med. Wschr. **83**, 1180 (1953). — **2728.** MINKOWSKI, A.: Oxygen saturation in the foetal arterial blood at birth. Irish J. med. Sci. 349, 390 (1955). — **2729.** MINKOWSKI, A.: Die Frühentwicklung des Nervensystems im Rahmen der Gesamtentwicklung des Körpers. Biol. Neonat. (Basel) **4**, 121 (1962). — **2730.** MINKOWSKI, A., J. DAVID, J. PINON et A. DEVISSAGUET: Les perfusions intraveineuses prelongées de glucose hypertonique chez les prématurés en détresse respiratoire. Régulation de la glycéme, de l'équilibre acido-basique et de électrolytes. Cah. Coll. Méd. Hôp. Paris **3**, 725 (1962). — **2731.** MINKOWSKI, A., et S. SAINT ANNE-DARGASSIES: Physiopathologie foetale et accidents neurologiques au cours de la post-maturité. Étud. néo-natal. **3**, 225 (1954). — **2732.** MINKOVSKI, A., et S. SAINTE-ANNE-DARGASSIES: Les convulsions du nouveau-né. Évolut. psychiat. **1**, 279 (1956). — **2733.** MINKOWSKI, A., et S. ST. ANNE DARGASSIES: Le retentissement de l'anoxie foetale sur le systeme nerveux central. Rev. franç. Étud. clin. biol. **1**, 531 (1956). — **2734.** MINKOWSKI, A., S. SAINTE-ANNE-DARGASSIES, C. DREYFUS-BRISAC et D. SAMSON: L'état du mal convulsif du nouveau-né. Arch. franç. Pédiat. **12**, 271 (1955a). — **2735.** MINKOWSKI, M.: Über Bewegungen und Reflexe des menschlichen Foetus während der ersten Hälfte seiner Entwicklung. Schweiz. Arch. Neurol. Psychiat. 8, 148 (1921). — **2736.** MINKOWSKI, M.: Zur Entwicklungsgeschichte, Lokalisation und Klinik des Fußsohlenreflexes. Schweiz. Arch. Neurol. Psychiat. **13**, 475 (1923). — **2737.** MINKOWSKI, M.: Neurobiologische Studien am menschlichen Foetus. In: Handbuch der biologischen Arbeitsmethoden (E. ABDERHALDEN, Hrsg.), Abt. 5, Teil 5B, H. 5, S. 253 u. 511. Berlin u. Wien: Urban & Schwarzenberg 1928. — **2738.** MINNIUS, J.: Zit. nach LIDGE (*2403*). — **2739.** MIRZOIANTS, N. S.: Bioelectrical activity of the cerebellar cortex during drowsiness and in the beginning phase of natural sleep. Zh. vyssh. nerv. Deyat. Pavlova **11**, 432 (1961). — **2740.** MISON-CRIGHEL, N., E. CONSTANTINESCU, D. COSTA-FORU, and E. CRIGHEL: Changes in the activity of some enzyme systems determined in the cortical scar and at the level of secondary degenerative lesions. Acta neurol. scand. **38**, Suppl. 1, 81 (1962). — **2741.** MITCHELL, M. L.: Resin uptake of radiothyroxine in sera from nonpregnant and pregnant women. J. clin. Endocr. **18**, 1437 (1958). — **2742.** MIZEROVÁ, A., J. FARGASOVÁ, and J. KYTICOVÁ: Hemolytická nemoc novorozencie z. Rh a AB0 imkompatibility. ěs. Pediat. **12**, 567 (1957). — **2743.** MIZRAHI, A., and A. P. GOLD: Neonatal tetany secondary to maternal hyperparathyroidism. J. Amer. med. Ass. **190**, 155 (1964). — **2744.** MOEBIUS, P. J.: Über infantilen Kernschwund. Münch. med. Wschr. **39**, 17, 55 (1892). — **2745.** MÖNKEBERG, C.: Die Ursachen der Hirnblutungen bei Neugeborenen. Zbl. Gynäk. **47**a, 3145 (1929). — **2746.** MOGG, R. A.: Colonic conduit. The use of the colon as a conduit in the treatment of urinary incontinence. In: Proceedings of the 20th Congr. de la Sciété Internat. de Chirurgie, Rome 1963. Brussels: Imprimerie Médicale and Scientifique 1964. — **2747.** MOHR, W.: Die Klinik der erworbenen Toxoplasmose. In: KIRCHOFF-KRÄUBIG, Toxoplasmose, Stuttgart: Georg Thieme 1962. — **2748.** MOHR, G. J., and P. F. BARTELME: Developmental studies of prematurely born children. In: The physical and mental growth of prematurely born children von HESS, MOHR, BARTELME and PHYLLIS, part II. Chicago: Chicago

University Press 1934. — **2749.** Mollison, P. L.: Blood transfusion in clinical medicine. Oxford: Blackwell 1961. — **2750.** Mollison, P. L., and M. Cutbusch: A method of measuring the severity of a series of cases of haemolytic disease of the newborn. Blood **6**, 777 (1958). — **2751.** Molony, C. J., and A. H. Parmelee: Convulsions in young infants as a result of pyridoxin (vit. B_6) deficiency. J. Amer. med. Ass. **154**, 405 (1954). — **2752.** Monnier, A. M.: Die funktionelle Bedeutung der Dämpfung in der Nervenfaser. Ergebn. Physiol. **48**, 230 (1955). — **2753.** Monnier, A. M., et J. Coppee: Nouvelles recherches sur la resonance des tissues excitables. Arch. int. Physiol. **48**, 129 (1939). — **2754.** Monnier, M., u. H. Willi: Die integrative Tätigkeit des Nervensystems beim normalen Säugling und beim bulbospinalen Anencephalen. Ann. paediat. (Basel) **169**, 289 (1947). — **2755.** Monod, N., and C. Dreyfus-Brisac: The paroxystic EEG of the newborn at term. Electroenceph. clin. Neurophysiol. **14**, 778 (1962). — **2756.** Monod, N., et C. Dreyfus-Brisac: Le tracé paroxystique chez le nouveau-né. Rev. neurol. **106**, 129 (1962). — **2757.** Monod, N., C. Dreyfus-Brisac, P. Ducas et M. Meyer: L'EEG du nouveau-né a terme. Étude comparative chez le nouveau-né en présentation céphalique et en présentation de siège. Rev. neurol. **102**, 375 (1960). — **2758.** Monod, N., et N. Pajot: Le sommeil du nouveau-né et du prématuré. Biol. Neonat. (Basel) 8, 281 (1965). — **2759.** Monod, N., P. Salama et C. Dreyfus-Brisac: Le tracé du deuxième trimestre de la vie, sa valeur pronostique, se relations avec le trace neo-natal. Rev. neurol. **106**, 131 (1962). — **2760.** Montagu, M. F. A.: Prenatal influences. Springfield (Ill.): Ch. C. Thomas 1962. — **2761.** Moore, F. D., and M. R. Ball: The metabolic response to surgery. Springfield (Ill.): Ch. e. Thomas 1953. — **2762.** Moore, F. D., H. B. Haley, E. A. Bering jr., L. Brooks, and J. S. Edelman: Further observation on total body water. Surg. Gynec. Obstet. **95**, 1551 (1952). — **2763.** Moore, F. D., R. W. Steenburg, M. R. Ball, G. M. Wilson, and J. A. Myrden: Studies in surgical endocrinology. Ann. Surg. **141**, 145 (1955). — **2764.** Moore, S., and D. N. Whitmore: Case of listeria meningitis. Brit. med. J, **1960 II**, No 5212, 1572. — **2765.** Moore, T., and C. D. Uoko: Night waking in early infancy. Arch. Dis. Childh. **32**, 333 (1957). — **2766.** Moorhead, P. S., P. C. Nowell, W. J. Mellmann, D. M. Battips, and D. A. Hungerford: Chromosome preparations of leukocytes cultured from human peripheral blood. Exp. Cell Res. **20**, 613 (1960). — **2767.** Mores, A. J. Fargasová, and E. Minariková: The relation of hyperbilirubinaemia in newborns without isoimmunization to Kernicterus. Acta paediat. (Uppsala) 48, 590 (1959). — **2768.** Morgan, J.: Circumvallate placenta. J. Obstet. Gynaec. Brit. Emp. **62**, 899 (1955). — **2769.** Morgan, H. S., and S. H. Kane: An analysis of 16,327 breech births. J. Amer. med. Ass. **187**, 262 (1964). — **2770.** Morgans, M. E., and W. R. Trotter: Association of congenital deafness with goitre. Lancet **1958 I**, 607. — **2771.** Morison, R. S., and D. L. Bassett: Electrical activity of the thalamus and basal ganglies in decorticate cats. J. Neurophysiol. 8, 309 (1945). — **2772.** Morison, R. S., and E. W. Dempsey: A study of thalamo-cortical relations. Amer. J. Physiol. **135**, 281 (1941/42). — **2773.** Morison, R. S., and E. W. Dempsey: The productions of rhythmically recurrent cortical potentials after localized thalamic stimulation. Amer. J. Physiol. **135**, 281 (1942). — **2774.** Morley, E. B.: Congenital defect of the pectoralis muscle. Lancet **1923 I**, 1101. — **2775.** Moro, E.: Das erste Trimenon. Münch. med. Wschr. **65**, 1147 (1918). — **2776.** Moro, E.: Zur Persistenz des Umklammerungsreflexes bei Kindern mit zerebralen Entwicklungshemmungen. Münch. med. Wschr. **67**, 360 (1920). — **2777.** Morris, D.: Transient hypothyroidism in a newborn infant. Lancet **1953 I**, 1284. — **2778.** Morris, M. D., B. D. Lewis, P. D. Doolan, and H. A. Harper: Clinical and biochemical observations on an apparently nonfatal variant of branched-chain ketoaciduria (Maple syrup urine disease). Pediatrics 28, 918 (1961). — **2779.** Morris, E. D., C. Wood, and G. D. Archer: The effect on cord blood glucose levels of the intravenous administration of fructose to the mothers. J. Obstet. Gynaec. Brit. Cwlth **71**, 766 (1964). — **2780.** Morrison, L. R.: Histopathologic effect of anoxia on the central nervous system. Arch. Neurol. Psychiat. (Chic.) **55**, 1 (1946). — **2781.** Morrison, R. S., K. H. Finley, and G. N. Lothrop: Spontaneous electrical activity of the thalamus and other forebrain structures. J. Neurophysiol. **6**, 243 (1943). — **2782.** Morstadt, O., and B. R. Kaada: Electroencephalographic studies of infants and children who acquired intracranial injuries at birth. Neurology (Minneap.) **3**, 544 (1953). — **2783.** Mortell, E. I.: Idiopathic hypoparathyroidism with mental determination. J. clin. Endocr. **6**, 266 (1946). — **2784.** Mortimer, P. E.: Congenital thyrotoxicosis with hepatosplenomegaly and thrombocytopenia associated with aniridia and deslocated lenses. Proc. reg. Soc. Med. **58**,

390 (1965). — **2785.** Moruzzi, G.: Synchronizing influences of the brain stem and the inhibitory mechanisms underlying the production of sleep by sensory stimulation. In: H. H. Jasper and G. D. Smirnow (ed.). Moscow Colloquium 1958. Electroenceph. clin. Neurophysiol. **12**, Suppl. 13, 231 (1960). — **2786.** Moruzzi, G.: Reticular influences on the EEG. Electroenceph. clin. Neurophysiol. **16**, 2 (1964). — **2787.** Moruzzi, G., and H. W. Magoun: Brain stem reticular formation and activation of the EEG. Electroencephal. clin. Neurophysiol. **1**, 455 (1949). — **2788.** Moser, E.: Zur Frage der Hydranencephalie. Ann. paediat. (Basel) **179**, 193 (1952). — **2789.** Mosier, H. D.: Presence of long acting thyroid stimulator in serum in mongolism without hyperthyroidism. J. clin. Endocr. **25**, 1005 (1965). — **2790.** Mosier, H. D., R. M. Blizzard, and L. Wilkins: Congenital defects in the biosynthesis of thyroid hormone. Pediatrics **21**, 248 (1958). — **2791.** Mott, J. C.: The ability of young mammals to withstand total oxygen lack. Brit. med. Bull. **11**, 144 (1961). — **2792.** Mount, L. A.: Congenital dermal sinuses as a cause of meningitis, intraspinal abscess and intracranial abscess. J. Amer. med. Ass. **139**, 1263 (1949). — **2793.** Moya, F., H. O. Morishima, S. M. Shnider, and L. S. James: Influence of maternal hyperventilation on the newborn infant. Amer. J. Obstet. Gynec. **91**, 76 (1965). — **2794.** Mozziconacci, P., et F. Girard: La méningite purulence traitée. Paris: Masson & Cie. 1961. — **2795.** Müller, D., u. A. Treiber: Der Einfluß der Zangenentbindung auf das Zentralnervensystem und auf die psychosomatische Entwicklung des Kindes. Zbl. Gynäk. **82**, 1009 (1960). — **2796.** Müller, H.: Zur pathologischen Physiologie der hyalinen Membranen. Mschr. Kinderheilk. **107**, 131 (1959). — **2797.** Müller, K.: Zur Beurteilung von Hirnschädigungen durch Zangengeburt. Münch. med. Wschr. **100**, 321 (1957). — **2798.** Müller, W., u. K. Schreier: Die Ahornsirupkrankheit. Dtsch. med. Wschr. 87, 2479 (1962). — **2799.** Mulligan, P. B., and R. Schwartz: Hepatic carbohydrate metabolism in the genesis of neonatal hypoglycemia. Effects of the administration of epinephrine, glucagon und galactose. Pediatrics **30**, 125 (1962). — **2800.** Münchmeyer: Über Myositis ossificans progressiva. Z. rat. Med. **9** (1869). — **2801.** Müsch, H. J.: Die EEG-Veränderungen bei Tetanie. Nervenarzt **16**, 130 (1943). — **2802.** Muir, C. S.: Hydranencephaly and allied disorders. A study of cerebral defect in chinese children. Arch. Dis. Childh. **34**, 331 (1959). — **2803.** Muldal, S., and C. H. Ockey: Deletion of Y chromosome in a family with muscular dystrophy and hypospadias. Brit. med. J. **1962**, No 5274, 291. — **2804.** Mulder, D. W., E. Lambert, and L. M. Eaton: Myasthenic syndrome in patients with amyotrophic lateral sclerosis. Neurol. (Minneap.) **9**, 627 (1959). — **2805.** Multzer, G. E., R. S. Hunt, and W. M. Landan: Fusimotor function. Arch. Neurol. (Chic.) **9**, 133 (1963). — **2806.** Mundinger, F., M. Anlauf u. G. Bouchard: Die cardiale Impulsfrequenzmessung des J^{131} Hippuran, eine neue Methode zur Passageprüfung ventriculo-atrialer Shunts und die ventriculöse Resorptionsprüfung zur Differentialdiagnose der Hydrocephali. Acta neurochir. (Wien) **11**, 272 (1963). — **2807.** Mundo-Vallarta, J. del, and J. P. Robb: A follow-up study of newborn infants with perinatal complications. Neurology (Minneap.) **14**, 413 (1964). — **2808.** Munnell, E. W., and H. C. Taylor: Complications and fetal mortality in 136 cases of multiple pregnancy. Amer. J. Obstet. Gynec. **52**, 588 (1946). — **2809.** Munro, D.: Cranial and intracranial damage in newborn. Surg. Gynec. Obstet. **47**, 622 (1928). — **2810.** Munro, D.: The diagnosis and treatment of subdural hematomata. New Engl. J. Med. **210**, 1145 (1934). — **2811.** Munro, T. A.: Phenylketonuria: Data on forty-seven British families. Ann. Eugen. (Lond.) **14**, 60 (1947). — **2812.** Munsat, T. L., R. Neerhout, and I. Nyirjesy: A comparative clinical study of vacuum extractor and forceps. Amer. J. Obstet. Gynec. **85**, 1083 (1963). — **2813.** Muralt, A. v.: Neue Ergebnisse der Nervenphysiologie. Berlin-Göttingen-Heidelberg 1958. — **2814.** Murphy, F. T., and J. R. Torbert: Case of cerebral hemorrhage in the newborn delivered by operation. Boston med. surg. J. **162**, 642 (1910). — **2815.** Murray, E. G. D., R. A. Webb, and M. B. R. Swann: A disease of rabbits characterised by a large mononuclear leucocytosis, caused by a hitherto undiscribed bacillus bacterium monocytogenes. J. Path. Bact. **29**, 407 (1926). — **2816.** Murray, I. P. C., and J. A. Simpson: Acroparaesthesia in myxoedema. Lancet **1958 I**, 1360. — **2817.** Murtagh, F., and R. M. Baird: Circumscribed intraventricular hematoma in infants. J. Pediat. **59**, 351 (1961). — **2818.** Myant, N. B.: On the possible role of the thyroid in the control of the development of the mammalian brain. Biol. Neonat. (Basel) **9**, 148 (1966).

2819. Nachmansohn, D.: Cholinestérase dans le systéme nerveaux central. Bull. Soc. Chim. biol. (Paris) **21**, 761 (1939). — **2820.** Nachmias, V. T., and H. A. Padykula: A histochemical study of normal and denervated red and white muscles of the rat. J. biophys. biochem. Cytol. **4**, 47 (1958). — **2821.** NAEYE, R. L.: Infants of diabetic mothers. Pediatrics **35**, 980 (1965). — **2821a.** NAEYE, R. L.: Prenatal organ and cellular growth with various chromosomal disorders. Biol. Neonat. (Basel) **11**, 248 (1967). — **2822.** NAEYE, R. L., and W. BLANC: Pathogenesis of congenital rubella. J. Amer. med. Ass. **194**, 1277 (1965). — **2823.** NAFFZIGER, H. C., and H. A. BROWN: Chronic subdural hematoma in infants. Surg. Clin N. Amer. **14**, 1465 (1934). — **2824.** NAHAS, G. G., and M. H. HOLMDAHL: The clinical use of THAM (Trihydroxymethylaminomethane). J. Amer. med. Ass. **175**, 255 (1961). — **2825.** NAHAS, G. G., E. C. JORDAN, and J. C. LIGOU: The effects of a CO_2 buffer on the hypercapnia of apnoic oxygenation. Amer. J. Physiol. **196**, 1309 (1959). — **2826.** NAIMAN, J. L.: Red cell glucose-6-phosphate dehydrogenase deficiency. A newly recognized cause of neonatal jaundice and kernicterus in Canada. Canad. med. Ass. J. **91**, 1243 (1964). — **2827.** NAKA, KEN-ICHI: Electrophysiology of the fetal spinal cord. I.: Action potentials of the motoneuron. J. gen. Physiol. **47**, 1003 (1964). — **2828.** NAKA, KEN-ICHI: Electrophysiology of the fetal spinal cord. II.: Interaction among peripheral and recurrent inhibition. J. gen. Physiol. **47**, 1023 (1964). — **2829.** NAKAGAWA, Y.: Studies on evoked potentials to click and somatosensory stimulations in the waking state and during sleep in man. Folia psychiat. neurol. jap. **19**, 279 (1965). — **2830.** NAKAGOME, Y., K. KOMIYA, and M. ARIMA: A case of trisomy 18 syndrome. Pediat. Univ. Tokyo No 8, 49 (1963). — **2831.** NAKAI, Y.: Effects of intravenous infusion of central depressants on the evoked potentials of the auditory cortex in the cats. Jap. J. Pharmacol. **14**, 235 (1964). — **2832.** NARBOUTON, R., J. M. MICHELIN, F. ALISON, and A. ROSSIER: Infants underweight at birth, born at term or near term. Ann. pediat. (Basel) **37**, 197 (1961). — **2833.** NASEMANN, T., K. BOSSE, G. P. MICHELS u. I. WERNER: Über die „Herpessepsis" der Neugeborenen und zur Frage einer möglichen Herpes-Embryopathie. Hautarzt **15**, 51 (1964). — **2834.** NASH, D. F. E.: Meningomyelocele. Proc. roy. Soc. Med. **56**, 506 (1963). — **2835.** NASRALLA, M., E. GAWRONSKA, and D. Y. HSIA: Studies on the relation between serum and spinal fluid bilirubin during early infancy. J. clin. Invest. **37**, 1403 (1958). — **2836.** NASSO, I., and A. VERGA: Our experience of the late prognosis of prematurity. Ann. Paediat. Fenn. **3**, 302 (1957). — **2837.** NASTUK, W. L., K. E. OSSERMANN, and O. J. PLESCIA: Reduction in serum complement concentration in myasthenia gravis. Fed. Proc. **15**, 135 (1956). — **2838.** NASTUK, W. L., O. J. PLESCIA, and K. E. OSSERMANN: Changes in serum complement activity in patients with myasthenia gravis. Proc. Soc. exp. Biol. (N.Y.) **105**, 177 (1960). — **2839.** NAUJOKS, H.: Das spätere Schicksal der Kinder mit intrakraniellen Geburtsläsionen. Mschr. Geburtsh. Gynäk. **80**, 297 (1928). — **2840.** NAUJOKS, H.: Die Geburtsverletzungen des Kindes. Stuttgart: Ferdinand Enke 1934. — **2841.** NAUJOKS, H., and E. D. CARRASCO: Malformations in the newborn and trisomy 17—18. Gynaecologia (Basel) **157**, 329 (1964). — **2842.** NAYLOR, B., and M. C. PATH: The cytologic diagnosis of cerebrospinal fluid. Acta cytol. (Philad.) 8 (2), 141 (1964). — **2843.** NEALE, A. V., and H. URICH: The vascular factor in birth injury. Proc. roy. Soc. Med. **51**, 1024 (1958). — **2844.** NEAME, K. D.: Phenylalanine as inhibitor of transport of amino acids in brain. Nature (Lond.) **192**, 173 (1961). — **2845.** NEEDLEMAN, H. L., and A.W. ROOT: Sex-linked hydrocephalus. Pediatrics **31**, 396 (1963). — **2846.** NEIMAN, N., M. PIERSON, and G. GENTIN: Quatre observations de polycorie glycogénique avec étude enzymologique. Sem. Hôp. Paris **36**, 2617 (1960). — **2847.** NEIMANN, N., M. PIERSON, S. GILGENKRANTZ, O. OLIVE, and CL. KAHN: Trisomy 13—15. Arch. franç. Pédiat. **21**, 661 (1964). — **2848.** NEIMEYER, R.: Die kongenitalen Zwerchfellhernien beim Neugeborenen. Ann. paediat. (Basel) **191**, 87 (1958). — **2849.** NEKHOROCHEFF, I.: L'électroencéphalogramme du sommeil chez l'enfant. Rev. neurol. 82, 487 (1950). — **2850.** NEKHOROCHEFF, M. I.: La valeur du sommeil en tout que methode de sensibilisation EEG chez l'enfant. Rev. neurol. **83**, 1 (1950). — **2851.** NELIGAN, G. A.: Hypoglycemia in the newborn infant. Nutricia Symp. Groningen 1964. — **2852.** NELIGAN, G. A.: Hypoglycaemia in the newborn infant. Maandschr. Kindergeneesk. **32**, 252 (1964). — **2853.** NELIGAN, G. A.: Hypoglycaemia in the newborn. Proc. roy. Soc. Med. **57**, 1059 (1964). — **2854.** NELIGAN, G. A.: Age and size of premature infants. Develop. Med. Child Neurol. **7**, 75 (1965). — **2855.** NELIGAN, G. A., E. ROBSON, and J. WATSON: Hypoglycemia in the newborn. Sequel of intrauterine malnutrition. Lancet **1963 I**, 1282. — **2856.** NELSON, H. B., L. GILLESPIE, and P. WHITE: Pregnancy complicated by diabetes mellitus. Obstet. and Gynec. **1**, 219 (1953). — **2857.** NESBIT, H. T.: A syndrome occurring in the neonatal period manifesting tetany-like symptoms. Amer. J. Dis. Child. **44**, 287 (1932). — **2858.** NESBITT, R. E. L., and G. W. ANDERSON: Perinatal mortality. Obstet. and Gynec. **8**, 50 (1956). — **2859.** NETER, E., O. WESTPHAL, O. LÜDERITZ, R. GINO, and E. GORZYNSKI: Demonstrations of antibodies against enteropathogenic Escherichia coli in sera of children of various ages. Pediatrics **16**, 801 (1955). — **2860.** NEVINNY, H., and G. SCHRETTER: Zuckerkrankheit und Schwangerschaft. Arch. Gynäk. **140**, 396 (1930). — **2861.** NEVINNY-STICKEL, H.: Über Geburtstraumen. Geburtsh. u. Frauenheilk. **14**, 1035 (1954). — **2862.** NEVSIMAL, O., et B. ROTH: Etude électroencéphalographique des tétanies hypocalcémique et des tétanies par hyperpnée. Zvlastni otisk z cosopisu lekari ceszych. **94**, 330 (1955). — **2863.** NEVSIMAL, O., and B. ROTH: EEG studies of 89 cases of normocalcemic tetany. Electroenceph. clin. Neurophysiol. **11**, 181 (1959). — **2864.** NEVSIMAL, O., and B. ROTH: EEG studies on 131 cases of tetany. (Normocalcaemic tetany.) čs. Neurol. **22** (1), 39 (1959). — **2865.** NEVSIMAL, O., and B. ROTH: EEG study of tetany and spasmophilia. Electroenceph. clin. Neurophysiol. **17**, 36 (1964). — **2866.** NEWMAN, A.: On the relationship between frequency of stigmata and I. Q. in Mongolism. Masters Thesis Univ. Toronto 1960. — **2867.** NEWMAN, C. G.: Spätere Aortenfehler als Folge infantiler Hypercalcaemie? Dtsch. med. Wschr. **89**, 2389 (1964). — **2868.** NEWNS, G. H., and K. R. NORTON: Hyperbilirubinemia in prematurity. Lancet **1958 II**, 1138. — **2869.** NICHOLS, W. W., L. L. CORIELL, D. P. A. FABRIZIO, H. C. BISHOP, and T. R. BOGGS: Mongolism with mosaic chromosome pattern. J. Pediat. **60**, 69 (1962). — **2870.** NICHOLS, W. W., D. P. A. FABRIZIO, L. L. CORIELL, H. C. BISHOP, and TH. R. BOGGS: Mongolism with mosaic chromosome pattern. Amer. J. Dis. Child. **102**, 452 (1961). — **2871.** NICHOLS, W., and P. V. WOOLEY: Listeria monocytogenes meningitis. J. Pediat. **61**, 337 (1962). — **2872.** NICKEY, L. N.: Thyreotoxicosis in a mongoloid child. Amer. J. Dis. Child. **99**, 680 (1960). — **2873.** NICOLOPOULOS, D. A., and C. A. SMITH: Metabolic aspects of idiopathic respiratory distress syndrome in newborn infants. Pediatrics **28**, 206 (1961). — **2874.** NIEDERGERKE, R.: Reizschwelle und Leitungsgeschwindigkeit des Froschnerven unter Kohlensäureeinwirkung. Pflügers Arch. ges. Physiol. **254**, 193 (1951). — **2875.** NIEDERGERKE, R., u. R. STÄMPFLI: Die Kohlensäurewirkung an der einzelnen markhaltigen Nervenfaser bei Rheobasenbestimmung. Pflügers Arch. ges. Physiol. **258**, 95 (1953). **2876.** NIEDERGERKE, R.: Local muscular shortening by intracellulary applied calcium. J. Physiol. (Lond.) **128**, 12 p. (1955). — **2877.** NIEDERGERKE, R.: The staircase phenomenon and the action of calcium on the heart. J. Physiol. (Lond.) **134**, 569 (1956). — **2878.** NIEDERGERKE, R.: The rate of action of calcium ions on the contraction of the heart. J. Physiol. (Lond.) **138**, 506 (1957). — **2879.** NIELSON, J. M., and C. B. COURVILLE: Role of birth injury and asphyxia in idiopathic epilepsy. Neurology (Minneap.) **1**, 48 (1951). — **2880.** NIEMAN, E. A.: The electroencephalogram in congenital hypothyroidism: a study of 10 cases. J. Neurol. Neurosurg. Psychiat. **24**, 50 (1961). — **2881.** NIEMINEN, U., and E. KLINGE: Placenta praevia and low implantation of the placenta. Acta obstet. gynec. scand. **42**, 339 (1964). — **2882.** NIEMINEVA, K.: On the capillary net of the human cerebral hemispheres during the early fetal period. Ann. Med. exp. Fenn. **28**, fasc. 3, 1 (1950). — **2883.** NIEMINEVA, I. K., and L. TEVILLÄ: On the capillary bed of the human fetal cerebellar hemispheres. Acta anat. (Basel) **19**, 204 (1953). — **2884.** NIGRO, N., P. FRANCESCHINI, and G. VOLANTE: The malformation syndrome with trisomy of chromosome 18. Minerva pediat. **16**, 471 (1964). — **2885.** NITOWSKY, H. M., N. SINDHUANANDA, V. R. KONIGSBERG, and T. WEINBERG: Partial 18 monosomy in the cyclops malformation. Pediatrics **37**, 260 (1966). — **2886.** NITSCHKE, A.: Über Eigenart und Ausdrucksgehalt frühkindlicher Motorik. Dtsch. med. Wschr. **1953**, 1787. — **2887.** NOACK, H.: Die perinatale Kindersterblichkeit. Arch. Gynäk. **189**, 34 (1957). — **2888.** NOETZEL, H.: Gehirnveränderungen bei raumfordernden Durahämatomen bzw. Hydromen im Kindesalter. Acta neurochir. (Wien), Suppl. **7/8**, 501 (1961). — **2889.** NOLTE, R., F. J. SCHULTE, and R. MICHAELIS: Power spectral analysis of the EEG in newborn twins. Symp. EEG in Childhood, Göteborg 1967 (in press). — **2890.** NORDIO, S., C. ROMANO u. M. L. GROSSI-BIANCHI: 60. Tagg Dtsch. Ges. Kinderheilk. Heidelberg 11.—13. 9. 1961. — **2891.** NORMAN, R. M., H. URICH, and W. H. MCMENEMY: Vascular mechanisms of birth injury. Brain **80**, 49 (1957). **2892.** NORLÉN, G., C. RÅDBERG, and L. GRANHOLM: Infantile hydrocephalus and hematoma in the posterior fossa. J. Neurosurg. **21**, 309 (1964). — **2893.** NORMAN, R. M.: In: GREENFIELD's Neuropathology, ed. by W. BLACKWOOD, W. H. MCMENEMEY, A. MEYER and R. M. NORMAN, p. 324. London: Arnold 1958. — **2894.** NORMAN, R. M.: Neuropathological findings in trisomies 3—15 and 17—18 with special reference to the cerebellum. Develop. Med. Child Neurol. 8, 170 (1966). — **2895.** NORMAN, R. M., and J. M. KAY: Cerbello-thalamo-spinal degeneration in infancy: An unusual variant of Werdnig-Hoffmann disease. Arch. Dis. Childh. **40**, 302 (1965). — **2896.** NORMAN, R. M., H. URICH, and W. H. MCMENEMY: Vascular mechanisms of birth injury. Brain **80**, 49 (1957). — **2897.** NORMAN, R. M., and N. WOOD: A congenital form of amaurotic family idiocy. J. Neurol. Psychiat. (Chic.) **4**, 175 (1941). — **2898.** NØRREGAARD, S.: Aasagerne til for Tidling Fødsel, en Klinish Undevsogelse (Cases of prematurity; a clinical study). Copenhagen: Arne Frost-Hansens Forlag 1953. — **2899.** NORRIS, F. H.: Unstable membrane potential in human myotonic muscle. Electroenceph. chir. Neurophysiol. **14**, 197 (1962). — **2900.** NORSKA, J.: Diagnosis of diaphragmatic hernia in newborn infants. Pol. Tyg. lek. **19**, 1504 (1964). — **2901.** NORTH, A. F.: Small for dates neonates. Pediatrics **38**, 1013 (1966). — **2902.** NORTHCUTT, R. C.: Multiple congenital anomalies in a negro infant with 13—15 trisomy. Sth. med. J. (Bgham, Ala.) **55**, 385 (1962). — **2903.** NORVAL, M. A.: Blood sugar values in premature infants. J. Pediat. **36**, 177 (1950). — **2904.** NORVAL, M. A., R. L. KENNEDY, and J. BERKSON: Blood sugar in newborn infants. J. Pediat. **34**, 342 (1949). — **2905.** NUMERS, G. v.: Studies öfro placenta praevia. Diss. Helsingfors 1896. — **2906.** NURNBERGER, J. I., and M. W. GORDON: The cell density of neural tissue: direct counting method and possible applications as a biologic referent. In: Progess in neurobiology (H. WAELSCH, ed.). New York: Hoeber 1957. — **2907.** NUTT, J. J.: Report of a case of myositis ossificans progressiva with bibliography. J. Bone Jt Surg. B. **5**, 344 (1923). — **2908.** NUTTALL, F. A., and R. P. DOC: The achilles reflex in thyroid disorders; a critical evaluation. Ann. intern. Med. **61**, 269 (1964). — **2909.** NYIRJESY, I., B. L. HAWKS, H. C. FALLS, T. L. MUNSAT, and W. E. PIERCE: A comparative clinical study of the vacuum extractor and forceps. Amer. J. Obstet. Gynec. **85**, 1071 (1963). **2910.** NYIERSJESY, J., and W. E. PIERCE: Perinatal mortality in spontaneous and forceps vaginal deliveries. Amer. J. Obstet. Gynec. **89**, 568 (1964). — **2911.** NYSTRÖM, B., and ST. SKOGLUND: Calibre spectra of spinal nerves and rootes in newborn man. Acta morph. neerl-scand. **6**, 115 (1965).

2912. OBERHOLZER, R. J. H., P. ANDDEREGGEN et O. A. M. WYSS: Le mécanisme central des réflexes respiratoires d'origine vagale. IV. Localisation précise du centre réflexe inspirateur. Helv. physiol. pharmacol. Acta **4**, 495 (1946). — **2913.** OBERMAN, B.: Intracranial teratoma replacing brain. Arch. Neurol. (Chic.) **11**, 423 (1964). — **2914.** O'BRIEN, D., J. D. L. HANSEN, and C. A. SMITH: Effect of supersaturated atmospheres on insensible water loss in the newborn infant. Pediatrics **13**, 126 (1954). — **2915.** OCHWADT, B., E. BÜCHERL, H. KREUZER u. H. W. LOESCHCKE: Beeinflussung der Atemsteigerung bei Muskelarbeit durch partiellen neuromuskulären Block. Pflügers Arch. ges. Physiol. **269**, 613 (1959). — **2916.** ODELL, G. B.: In vitro studies of the effect of sulfonamides on bilirubin. Amer. J. Dis. Child. **96**, 535 (1958). **2917.** ODELL, G.: Proteins binding of bilirubin and its possible relationship to Kernicterus. Amer. J. Dis. Child. **98**, 624 (1959). — **2918.** ODELL, G. B.: Studies in kernicterus. J. clin. Invest. **38**, 823 (1959). — **2919.** ODELL, G. B., and S. COHEN: The effect of pH on the protein binding of bilirubin. Amer. J. Dis. Child. **105**, 525 (1960). — **2920.** ODELL, G. B., S. N. COHEN, and E. H. GORDES: Administration of albumin in the management of hyperbilirubinemia by exchange transfusions. Pediatrics **30**, 613 (1962). — **2921.** OEHLERT, G.: Neugeborenen-Anämie. Geburtsh. u. Frauenheilk. **23**, 685 (1963). — **2922.** OEHME, J.: Der Liquor bei connataler Früh- und Spätsyphilis. Ärztl. Wschr. **7**, 628 (1952a). — **2923.** OEHME, J.: Das Leipziger Schema zur Verhütung und Behandlung der angeborenen Lues. Dtsch. med. Wschr. **77**, 1024 (1952b). — **2924.** OEHME, J.: Cerebrale Verlaufsform der Cytomegalie. Mschr. Kinderheilk. **105**, 366 (1957). — **2925.** OEHME, J.: Die Lues (Syphilis) des Kindes. In: OPITZ-SCHMID, Handbuch der Kinderheilkunde, Bd. V. Berlin-Göttingen-Heidelberg: Springer 1963. — **2926.** OEHME, J.: Cytomegalie. In: OPITZ-SCHMID, Handbuch der Kinderheilkunde, Bd. V. Berlin-Göttingen-Heidelberg: Springer 1963. — **2927.** ÖSTERLUND, K.: A comparative investigation of the concentration of certain electrolytes in maternal and cord blood. Ann. Paediat. Fenn. **1**, Suppl. 4 (1954/55). — **2928.** ÖSTERLUND, K.: Perinatal mortality in diabetic pregnancies. Ann. Paediat. Fenn. **10**, 84 (1964). — **2929.** ÖSTERLUND, K., and P. RANTAKALLIO: Perinatal mortality in diabetic pregnancies. Ann. Paediat. Fenn. **10**, 84 (1964). — **2930.** OGATA, T.: A histochemical study of the red and white muscle fibres. Part I. Activity of the succinoxidase system in muscle fibres. Acta med. Okayama **12**, 216 (1958). — **2931.** OI-

KAWA, K., J. M. GROMULTS jr., and K. HIRSCHHORN: 13—15 trisomy with translocation. Hum. Chromosome Neurol. **7**, 11 (1962). — **2932.** OKOMOTO, Y., and T. KIRIKAE: EEG studies on brain of foetus, of children of premature birth and new-born, together with a note on reactions of foetus brain upon drugs. Folia psychiat. neurol. jap. **5**, 135 (1951). — **2933.** O'LANE, J. M.: Some fetal effects of maternal cigarette smoking. Obstet. and Gynec. **22**, 181 (1963). — **2934.** OLAVARRIA, J. M., and H. N. TORRES: Mechanism of action of liver α-amylase. J. biol. Chem. **237**, 1747 (1962). — **2935.** OLIVE, J. T., and J. W. DU SHANE: Hydranencephaly. Amer. J. Dis. Child. **85**, 43 (1953). — **2936.** OLIVER, T. K., J. A. DEMIS, and G. D. BATES: Serial blood gas tensions and acid-base balance during the first hour of life in human infants. Acta paediat. (Uppsala) **50**, 346 (1961). — **2937.** ONG, B. H., F. ROSNER, D. MAHANAND, J. C. HOUCK, and R. S. PAINE: Clinical, psychological and radiological comparisons of trisomic and translocation Down's syndrome. Develop. Med. Child Neurol. **9**, 307 (1967). — **2938.** OPIE, L. H.: Effect of extracellular pH on function and metabolism of isolated perfused rat heart. Amer. J. Physiol. **209**, 1075 (1965). — **2939.** OPIE, L. H., T. KADAS, and W. GEVERS: Effect of pH on the function and glucose metabolism of the heart. Lancet **1963 II**, 551. — **2940.** OPITZ, J. M., A. T. SEGAL, R. LEHRKE, and H. NADLER: Brachmann/de Lange Syndrome. Lancet **1964 II**, 1019. — **2941.** OPITZ, J. M., and D. W. SMITH: Familial de Lange syndrome with chromosome abnormalities. Pediatrics **37**, 1028 (1966). — **2942.** OPPÉ, TH. E.: Risk registers for babies. Develop. Med. Child Neurol. **9**, 13 (1967). — **2943.** OPPÉ, T. P., and K. SIMPSON: Neonatal cold injury. Lancet **1957 I**, 327. — **2944.** OPPENHEIM, H.: Über allgemeine und lokalisierte Atonie der Muskulatur (Myatonie) im frühen Kindesalter. Vorläufige Mitteilung. Mschr. Psychiat. Neurol. 8, 232 (1900). — **2945.** OPPENHEIM, H.: Die myasthenische Paralyse. Berlin: Karger 1901. — **2946.** ORTH, J.: Über das Vorkommen von Bilirubin-Krystallen bei neugeborenen Kindern. Virchows Arch. path. Anat. **63**, 447 (1875). — **2947.** ORTHNER, H.: Frühkindliche Ödemschäden des Gehirnes. Zbl. allg. Path. path. Anat. **95**, 392 (1956). — **2948.** ORTIZ-ESTRADA, P., E. DEUTSCH, and F. HERNANDEZ OROZCO: An EEG method for evaluation of hearing in children. Ann. Otol. (St. Louis) **72**, 135 (1963). — **2949.** OSKI, F. A., and J. L. NAIMAN: Hematologic problems in the newborn. Philadelphia and London: W. B. Saunders Co. 1967. — **2950.** OSLER, M.: Body water of newborn infants of diabetic mothers. Acta endocr. (Kbh.) **34**, 261 (1960). — **2951.** OSLER, M.: Renal function in newborn infants of diabetic mothers. Acta endocr. (Kbh.) **34**, 287 (1960). — **2952.** OSLER, W.: The cerebral palsies of children. A clinical study for the infirmacy for nervous diseases. Philadelphia: Blakiston 1889. — **2953.** OSLER, W.: Sporadic cretinism in America. Trans. Congr. Amer. Phycns Surg. **4**, 169 (1897). — **2954.** OSLER, W.: Congenital absence of the abdominal muscles with distended hypertrophied urinary bladder. Bull. Johns Hopk. Hosp. **12**, 331 (1901). — **2955.** OSSERMANN, K. E.: Myasthenia gravis. New York: Grune & Stratton 1958. — **2956.** OSSERMAN, K. E., and L. B. WEINER: Studies in myasthenia gravis: Correlation of antibody immunofluorescence with clinical course. New Engl. J. Med. **273**, 615 (1965). — **2957.** ØSTER, J., M. MIKKELSEN, and A. NIELSEN: The mortality and causes of death in patients with Down's syndrome (Mongolism). Internat. Congr. on the scientific study of Mental Retardation, Copenhagen 7—14 Aug. 1964, p. 231. — **2958.** OSTERTAG, B.: X. Mißbildungen. Grundzüge der Entwicklung und Fehlentwicklung. Die formbestimmenden Faktoren. In: Handbuch der speziellen pathologischen Anatomie und Histologie, Bd. VIII/4 (Hrsg. O. LUBARSCH, F. HENKE, R. RÖSSLE u. E. UEHLINGER). Berlin-Göttingen-Heidelberg: Springer 1956. — **2959.** OSWALD, I.: Sleeping and waking. Amsterdam: Elsevier Publ. Co. 1962. — **2960.** OSWALD, I.: Sleeping and dreaming. Penguin Science Surrey B. Middlesex: Harmondsworth, 1965. — **2961.** OTILA, E.: Studies on the cerebrospinal fluid in premature infants. Acta paediat. (Uppsala) **35** (Suppl. VIII) (1948). — **2962.** OTTENBERG, R.: The etiology of eclampsia. J. Amer. Med. Ass. 81, 295 (1923). — **2963.** OTTO, W.: Monstrum humanum trunco nimis brevi et extremitatibus incurvatis. Zit. nach D. B. DRACHMAN and B. Q. BANKER (*1016*).

2964. PAATELA, M.: Neonatal thyrotoxicosis. Ann. Paediat. Fenn. **6**, 309 (1960). — **2965.** PADYKULA, H. A.: The localization of succinic dehydrogenase in tissue sections of the rat. Amer. J. Anat. **91**, 107 (1952). — **2966.** PAGE, O. G., J. GARLAND, J. W. STEPHENS, and R. L. HARE: The electrocardiogramm in infants of diabetic mothers. J. Pediat. **56**, 66 (1960).— **2967.** PAILLARD, J.: Eléments d'une étude psychophysiologique du «Tonus musculaire» Bull. Psychol. (Paris) **12**, 653 (1954). — **2968.** PAINE, R. S.: Facial paralysis in children.

Pediatrics **19**, 303 (1957). — **2969.** PAINE, R. S.: The variability in manifestations of untreated patients with phenylketonuria. Pediatrics **20**, 290 (1957). — **2970.** PAINE, R. S.: Neurologic examination of infants and children. Pediat. Clin. N. Amer. **7**, 471 (1960). — **2971.** PAINE, R. S.: The future of the floppy infant. Child Neurol. **5**, 115 (1963). — **2972.** PAINE, R. S., and D. E. DONOVAN: The prognostic value of neurologic signs in the newborn period. Int. congr. of Pediat. Lisboa Sept. 1962. — **2973.** PAINE, R. S.: Evolution of postural reflexes in normal infants and in the presence of chronic brain syndromes. Neurology (Minneap.) **14**, 1036 (1964). — **2974.** PAINE, R. S., and T. E. OPPÉ: Neurological examination of children. London: W. Heinemann 1966. — **2975.** PALESTINI, M., M. PISANO, G. ROSADINI, and G. F. ROSSI: Excitability cycle of the visual cortex during sleep and wakefulness. Electroenceph. clin. Neurophysiol. **19**, 276 (1965). — **2976.** PALITZSCH, D.: Die heutige Situation der Meningitis purulenta. Arch. Kinderheilk. **169**, 32 (1963). — **2977.** PAMPIGLIONE, G.: Development of cerebral function in the dog. London: Butterworth & Co. 1963. — **2978.** PAMPIGLIONE, G.: Brain development and the EEG of normal children of various ethnical groups. Brit. med. J. **1965 II**, 573. — **2979.** PAN, M. DU: Investigation of the sucking power in the mature and in the premature infant. Ann. paediat. (Basel) **205**, 234 (1965). — **2980.** PANIZON, F.: Neonatal jaundice in Down's syndrome. Lancet **1965 II**, 495. — **2981.** PAPILLON-LÉAGE, M., and J. PSAUME: Une malformation héréditaire de la muqueuse buccale, brides et freins anormaux. Rev. Stomat. (Paris) **55**, 209 (1954). — **2982.** PAPOUŠEK, H.: Conditioned head rotation reflexes in infants in the first months of live. Acta paediat. (Uppsala) **50**, 565 (1961). — **2983.** PAPPAS, G. D., and D. P. PURPURA: Fine structure of dendrites in the superficial neocortical neuropil. Exp. Neurol. **4**, 507 (1961). — **2984.** PAPPAS, G. D., and D. P. PURPURA: Electron microscopy of immature human and feline neocortex. In: Progr. in brain research, vol. 4, p. 176. Amsterdam: Elsevier Publ. Co. 1964. — **2985.** PARACELSUS: Zit. nach SMITH, BLIZZARD and WILKINS 1957 *(3563)*. — **2986.** PARAICZ, E., u. J. SZÉNASY: Neurologisch-klinische Untersuchungen im Säuglings- und Kindesalter. Stuttgart: F. K. Schattauer 1966. — **2987.** PARE, C. M. B., M. SANDLER, and R. S. STACEY: The relationship between decreased 5-hydroxindol metabolism and mental defect in phenylketonuria. Arch. Dis. Childh. **34**, 422 (1959). — **2988.** PARKER, R. H., and W. H. BEIERWALTES: Thyroid antibodies during pregnancy and in the newborn. J. clin. Endocr. **21**, 792 (1960). — **2989.** PARKIN, G., and J. A. GREENE: Pregnancy occurring in cretinism and in juvenile and adult myxedema. J. clin. Endocr. **3**, 466 (1943). — **2990.** PARKMAN, P. D., E. L. BUESCHER, and H. S. ARTENSTEIN: Recovery of rubella virus from army recruits. Proc. Soc. exp. Biol. (N.Y.) **111**, 225 (1962). — **2991.** PARMEGGIANI, P. L., and G. ZANOCCO: A study on the bioelectrical rhythms of cortical and subcortical structures during activated sleep. Arch. ital. Biol. **101**, 385 (1963). — **2992.** PARMELEE, A. H.: The developmental evaluation of the blind premature infant. Amer. J. Dis. Child. **90**, 135 (1955). — **2993.** PARMELEE, A. H.: Sleep patterns in infancy. Acta paediat. (Uppsala) **50**, 160 (1961). — **2994.** PARMELEE, A. H.: The palmomental reflex in premature infants. Develop. Med. Child Neurol. **5**, 381 (1963). — **2995.** PARMELEE, A. H.: A critical evaluation of the Moro reflex. Pediatrics **33**, 787 (1964). — **2996.** PARMELEE, A. H., E. ALLEN, I. F. STEIN, and H. BUXBAUM: Three cases of congenital goiter. Amer. J. Obstet. Gynec. **40**, 145 (1940). — **2997.** PARMELEE, A. H., F. J. SCHULTE, Y. AKIYAMA, W. H. WENNER, and M. A. SCHULTZ: Electroencephalographic changes with maturation in infants in sleep and arousal. Department of Pediatrics. University of California at Los Angeles 1967. — **2998.** PARMELEE, A. H., W. H. WENNER, J. AKIYAMA, and J. FLESCHER: Electroencephalography and brain maturation. Symposium on Regional Maturation of the Nervous System. Paris. Dec. 3—5 1964. Oxford: Blackwell 1965. — **2999.** PARMELEE, A. H., W. H. WENNER, Y. AKIYAMA, M. SCHULTZ, and E. STERN: Sleep states in premature infants. Develop. Med. Child Neurol. **9**, 70 (1967). — **3000.** PARMELEE, A. H., H. W. WENNER, and H. R. SCHULZ: Infant sleep patterns. From birth to 16 weeks of age. J. Pediat. **65**, 576 (1964). — **3001.** PARMELEE, A. H., E. STERN, G. CHERVIN, and A. MINKOWSKI: Gestational age and the size of premature infants. Biol. Neonat. (Basel) **6**, 309 (1964). — **3002.** PARSON, P. A.: Maternal age and developmental variability. J. exp. Biol. **39**, 251 (1962). — **3003.** PARTINGTON, M. W.: The early symptoms of phenylketonuria. Pediatrics **27**, 465 (1961). — **3004.** PARTINGTON, M. W.: Case finding in phenylketonuria. The Guthrie test. Canad. med. Ass. J. **91**, 105 (1964). — **3005.** PARVIAINEN, S.: Die Mortalität von Mutter und Kind, die Frequenz der Frühgeborenen in den Entbindungsanstalten und bei den von Hebammen behandelten Geburten während der Kriegsjahre in Finnland. Acta obstet. gynec. scand. **28**, 335 (1949 I). — **3006.** Pasamanick, B., and A. M. Lilienfeld: Association of maternal and fetal factors with development of mental deficiency. J. Amer. med. Ass. **159**, 155 (1955). — **3007.** Pasma, A., and L. S. Wildervanck: Hereditary occurrence of congenital rigidity of the elbows and knees. (Congenital multiple pseudoarthrogryposis.) Arch. chir. neerl. **8**, 43 (1956). — **3008.** Passarge E., and W. Lenz: Syndrome of caudal regression in infants of diabetic mothers. Observations of further cases. Pediatrics **37**, 672 (1966). — **3009.** Passouant, P., and J. Cadilhac: EEG and clinical study of epilepsy during maturation in man. Epilepsia (Amst.) **3**, 14 (1962). — **3010.** Passouant, P., and J. Cadilhac: EEG and clinical study of epilepsy during maturation in man. Epilepsia (Amst.) **3**, 14 (1962). — **3011.** Passouant, P., J. Cadilhac et M. Delange: Le sommeil du nouveau-ne. Considerations sur la periode des movements oculaires. Arch. franç. Pédiat. **22**, 1087 (1965). — **3012.** Passouant, P., J. Cadilhac, and M. Ribstein: EEG during cerebral maturation. Montpellier méd. **57**, 138 (1960). — **3013.** Patau, K.: Multiple congenital anomaly caused by an extra autosome. Lancet **1960I**, 790. — **3014.** Patau, K., D. W. Smith, E. Therman, S. L. Inhorn, and H. P. Wagner: Multiple congenital anomaly caused by on extra autosome. Lancet **1960I**, 790. — **3015.** Patau, K., E. Therman, D. W. Smith, and R. J. de Mars: Trisomy for chromosome No 18 in man. Chromosoma (Berl.) **12**, 280 (1961). — **3016.** Pateisky, K.: Behandlung der Myasthenia gravis pseudoparalytica. Wien. klin. Wschrl. **69**, 2 (1957). — **3017.** Patterson, M., and N. Burnstein: Diabetes and pregnancy. Arch. intern. Med. **83**, 391 (1949). — **3018.** Patterson, S.: Hyperthyroidism in newborn infants. Med. J. Aust. **1**, 275 (1964). — **3019.** Patz, A.: Oxygen studies in retrolenta fibroplasia: Clinical and experimental observations. Amer. J. Ophthal. **38**, 291 (1954). — **3020.** Paufique, L.: Retinal hemorrhages in the newborn. Bull. Soc. Ophtal. Fr. **65**, 150 (1965). — **3021.** Paul, O.: Inaug.-Diss. Halle 1900. — **3022.** Paul, J.: Untersuchungen mit dem Serofarbtest auf Toxoplasmose bei Kindern. Mschr. Kinderheilk. **104**, 228 (1956). — **3023.** Paul, J.: Frühgeburt und Toxoplasmose. München u. Berlin: Urban & Schwarzenberg 1962. — **3024.** Payne, H. W., and W. K. Maeda: The Cornelia de Lange syndrome. Canad. med. Ass. J. **93**, 577 (1965). — **3025.** Payne, W. W.: The blood chemistry in idiopathic hypercalcemia. Arch. Dis. Childh. **27**, 302 (1952). — **3026.** Pearson, C. M., and W. G. Fowler jr.: Hereditary non-progressive muscular dystrophy inducing arthrogryposis syndrome. Brain **86**, 75 (1963). — **3027.** Pearse, J. M. S., R. J. Pennington, and J. N. Walton: Serum enzyme studies in muscle disease. Variations in serum creatine kinase activity in normal individuals. J. Neurol. Neurosurg. Psychiat. **27**, 1 (1964). — **3028.** Pearse, J. M. S., R. J. Pennington, and J. N. Walton: Serum enzyme studies in muscle disease serum creatine kinase activity in muscular dystrophy and in other myopathic and neuropathic disorders. J. Neurol. Neurosurg. Psychiat. **27**, 96 (1964). — **3029.** Pearse, J. M. S., R. J. T. Pennington, and J. N. Walton: Serum enzyme studies in muscle disease. Part III. Serum creatine kinase activity in relatives of patients with the Duchenne type of muscular dystrophy. J. Neurol. Neurosurg. Psychiat. **27**, 181 (1964). — **3030.** Peckham, C. H.: Fetal mortality in toxemias of pregnancy. J. Amer. med. Ass. **101**, 1608 (1933). — **3031.** Pedersen, J.: Weight and length at birth of infants of diabetic mothers. Acta endocr. (Kbh.) **16**, 330 (1954). — **3032.** Pedersen, J., B. Bojsen-Moller, and H. Poulsen: Blood sugar in newborn infants of diabetic mothers. Acta endocr. (Kbh.) **15**, 33 (1954). — **3033.** Pedersen, J., and M. Osler: Development of ossification centers in infants of diabetic mothers. Acta endocr. (Kbh.) **29**, 467 (1958). — **3034.** Pedersen, L. M., J. Tygstrup, and J. Pedersen: Congenital malformations in newborn infants of diabetic woman. Lancet **1964 I**, 1124. — **3035.** Peel, J.: Diabetes and the gynecologist. Canad. med. Ass. J. **92**, 1195 (1965). — **3036.** Peiper, A.: Über das Pupillenspiel des Säuglings. Jb. Kinderheilk. **112**, 179 (1926). — **3037.** Peiper, A.: Die Hirntätigkeit des Säuglings. Berlin 1928. — **3038.** Peiper, A.: Unreife und Lebensschwäche. Leipzig: Georg Thieme 1937. — **3939.** Peiper, A.: Pendelinduktion zwischen Atemzentrum und Saugzentrum. Mschr. Kinderheilk. **75**, 78 (1938). — **3040.** Peiper, A.: Zit. nach Föderl (**1287**). — **3041.** Peiper, A.: Die Eigenart der kindlichen Hirntätigkeit. Edition Leipzig 1963. — **3042.** Peiper, A., u. Creutzfeldt: Untersuchungen über die Todesursache der Frühgeborenen. Mschr. Kinderheilk. **52**, 24 (1932). — **3043.** Peiper, A., H.-C. Hempel u. H. Thomas: Die Schnappatmung in Filmausschnitten. Kinderärztl. Prax. **19**, 272 (1951). — **3044.** Peiper, A., u. H. Essbach: Woran sterben die Frühgeburten? Z. Kinderheilk. **73**, 188 (1953). — **3045.** Peiper, A., u. H. Thomas: In: A. Peiper, Krankheiten des Neugeborenen. Leipzig: VEB Georg Thieme 1958. — **3046.** Pellman, C.: Neurogenic bladder in children with congenital malformations of the spine: a study of 61 patients. J. Urol. (Baltimore) **93**, 472 (1965). — **3047.** Peller, S.: Zum Problem der Totgeburten und der Neugeborenensterblichkeit. Klin. Wschr. **1930**, Nr 18. — **3048.** Peller, S.: Proper delineation of the neonatal period in perinatal mortality. Amer. J. publ. Hlth **55**, 1005 (1965). **3049.** Peltonen, T.: Management of prematures. Proceedings of the Fourteenth Northern Pediatric Congress 1958, p. 49. — **3050.** Peltonen, T.: Diaphragmahernie als Ursache der Asphyxie des Neugeborenen. Acta paediat. (Uppsala) **41**, 527 (1952). — **3051.** Peltonen, T., and L. Hirvonen: Resuscitation of asphyxia in the newborn. Clin. Pediat. **4**, 644 (1965). — **3052.** Pena, J.: Present status of the problem of dysglucogenosis. Possibilities of functional and enzymatic diagnosis. Rev. clin. esp. **83**, 292 (1961). — **3053.** Pendred, V.: Deaf-mutism and goitre. Lancet **1896 II**, 532. — **3054.** Penfield, W.: Epileptogenic lesions. In: Colloque sur les problémes d'anatomie normale et pathologique posés par les décharges epileptiques. Brüssel: Editions Acta med. belg. 1954. — **3055.** Penfield, W., and D. F. Coburn: Arnold Chiari malformation and its operative treatment. Arch. Neurol. Psychiat. (Chic.) **40**, 328 (1938). — **3056.** Penfield, W., and W. Cone: Spina bifida and cranium bifidum. J. Amer. med. Ass. **98**, 454 (1932). — **3057.** Penfield, W., and H. M. Keith: Focal epileptogenic lesions of birth and infancy. Amer. J. Dis. Child. **59**, 718 (1940). — **3058.** Penn, A., and W. T. Ross: Sciatic nerve palsy in newborn infants. S. Afr. med. J. **29**, 553 (1955). — **3059.** Pennoyer, M. M., F. K. Graham, and A. F. Hartmann: The relationship of paranatal experience to oxygen saturation in newborn infants. J. Pediat. **49**, 685 (1956). — **3060.** Penrose, L. S.: Phenylketonuria: a problem of eugenics. Lancet **1946 I**, 949. — **3061.** Penrose, L. S.: Genetics of anencephaly. J. ment. Defic. Res. **1**, 5 (1957). — **3062.** Penrose, L. S.: Mongolism. Brit. med. Bull. **17**, 184 (1961). — **3063.** Penrose, L. S.: Paternal age in mongolism. Lancet **1962 I**, 1101. — **3063a.** Penrose, L. S.: Mongolism. Philadelphia: W. B. Saunders Co. 1966. — **3064.** Penrose, L. S., and J. D. A. Delhanty: Familial Langdon Down anomaly with chromosomal fusion. Ann. hum. Genet. **25**, 243 (1961). — **3065.** Penrose, L. S., J. R. Ellis, and J. D. Delhanty: Chromosomal translocation in mongolism and in normal relatives. Lancet **1960 II**, 409. — **3066.** Pepsy, S.: Zit. nach K. Ch. Pratt, Murchisons Handbook of psychology, 2. ed. Worcester, Mass.: Clark University Press 1933. — **3067.** Perl, E. R., R. Galambos, and A. Glorig: The stimulation of hearing threshold by electroencephalography. Electroenceph. clin. Neurophysiol. **5**, 501 (1953). — **3068.** Perlstein, M. A.: Neurologic sequelae of erythroblastosis fetalis. Amer. J. Dis. Child. **79**, 605 (1950). — **3069.** Peréz, R. M., et A. P. R. Peréz: L'évolution des terminaisons nerveuses de la peau humaine. Trav. Lab. Rech. biol. Univ. Madrid **28**, 61 (1932). — **3070.** Peters, H.: Die Säuglingssterblichkeit in der Bundesrepublik Deutschland. Statistik der BRD, Bd. 169. Stuttgart: Kohlhammer 1957. — **3071.** Peters, G., u. O. E. Lund: Die Fehlbildungen des ZNS. In: Lehrbuch der speziellen pathologischen Anatomie, Bd. III. (Hrsg. E. Kauffmann u. M. Staemmler). Berlin: W. de Gruyter & Co. 1958. — **3072.** Petersen, C. D., and L. Luzzatti: The role of chromosome translocation in the recurrence risk of Down's syndrome. Pediatrics **35**, 463 (1965). — **3073.** Petersen, J. M.: Intrauterine Lebensdauer des Kindes post mortem matris. Inaug.-Diss. Kiel 1947. — **3074.** Petersen, E. R., and M. R. Murray: Myelin sheath formation in cultures of avian spinal ganglia. Amer. J. Anat. **96**, 319 (1955). — **3075.** Petre-Quadens, O.: On the different phases of the sleep of the newborn with special reference to the activated phase, or phase d. Neurol. Sci. **3**, 151 (1966). — **3076.** Petty, C. S., and R. L. di Benedetto: Goiter of the newborn. New Engl. J. Med. **256**, 1103 (1957). — **3077.** Pfaundler, M. v.: Studien über Frühtod, Geschlechtsverhältnis und Selektion. III. Mitt. Z. Kinderheilk. **62**, 351 (1941). — **3078.** Pfeiffer, R. A.: Grundlagen des familiären Mongolismus. Mschr. Kinderheilk. **112**, 244 (1964). — **3079.** Pfeiffer, R. A.: Chromosome abnormalities in children with congenital malformation. Hum. Chromosome Neurol. No 12, 10 (1964). — **3080.** Pfeiffer, R. A.: Chromosomenanomalie bei einem Neugeborenen mit renofazialer Dysplasie. Dtsch. med. Wschr. **89**, 2192 (1964). — **3081.** Pfeiffer, R. A., u. E. Hahler: Die Häufigkeit von Translokationen und Trisomie 21 unter mongoloiden Schwachsinnigen. Mschr. Kinderheilk. **112**, 318 (1964). — **3082.** Pfister, H.: Arch. Kinderheilk. **26**, 11 (1899). — **3083.** Pfister, K.: Kaiser Friedrich II, S. 202. München: P. Hugendubel 1942. — **3084.** Philipps, C. A., J. L. Melnick, M. D. Yow, M. Bayatpour, and M. Burkhardt: Persistence of virus in infants with congenital rubella and in normal infants with a history of maternal rubella. J. Amer. med. Ass. **193**, 1027 (1965). — **3085.** PHILIPP, E.: Pathologie des Neugeborenen. In: STOECKEL, Lehrbuch der Geburtshilfe, XI. Aufl. Jena: Gustav Fischer 1951. — **3086.** PIA, H. W.: Traumatische Hirnblutungen bei Kindern. Acta neurochir. (Wien) **11**, 583 (1964). — **3087.** PICKERING, D. E.: Clinical and laboratory aspects of thyroid function. Pediatrics **29**, 692 (1962). — **3088.** PIEKARSKI, G.: Zur Deutung immunbiologischer Methoden bei der Toxoplasmose. In: KIRCHHOFF u. KRÄUBIG, Toxoplasmose. Stuttgart: Georg Thieme 1966. — **3089.** PIEKARSKI, G., u. H. v. TOERNE: Zur Parasitologie, Pathologie und Serologie tödlicher Infektionen und Toxoplasma gondii. Klin. Wschr. **28**, 606 (1950). — **3090.** PIEKARSKI, G., u. H. WERNER: Zur Morphologie des Erregers der Toxoplasmose, Toxoplasma gondii Nicolle und Mauceaux 1908. In: KIRCHHOFF u. KRÄUBIG, Toxoplasmose. Stuttgart: Georg Thieme 1966. — **3091.** PIERSON, R. C.: Spinal and cranial injuries of the baby in breech delivery. Surg. Obstet. Gynec. **37**, 802 (1923). — **3092.** PIERSON, W. E., T. K. OLIVER, J. R. HARTMAN, and S. J. STAMM: Biochemical changes during exchange transfusions of low risk babies. 13 ann. meeting Western Society for pediatric Research. Portland/Oregan, Nov. 1965. — **3093.** PIGEAUD, H., E. NEUMANN, and J. P. FAVIER: Delivery in breech presentation. Gynec. and Obstet. **62**, 315 (1963). — **3094.** PINCUS, J. B., J. F. GITTLEMAN, A. E. SOBEL, and E. SCHMERZLER: Effects of vitamin D on the serum calcium and phosphorus levels in infants during the first week of life. Pediatrics **13**, 178 (1954). — **3095.** PINCUS, J. B., I. F. GITTLEMANN, M. SAITO, and A. E. SOBEL: A study of plasma values of sodium, potassium, chloride, carbon dioxide, CO_2 tension, sugar, urea, and protein base binding power, pH and hematocrit in prematures in the first day of life. Pediatrics **18**, 39 (1956). — **3096.** PINELLI, P., F. BUCHTHAL, and F. THIEBAUT: Progress in electromyography. Amsterdam: Elsevier Publ. Co. 1963. — **3096a.** PINEYRO, J. R., J. YOEL, and M. R. DE PINEYRO: Congenital torticollis. A study of 147 cases. J. int. Cell. Surg. **34**, 495 (1960). — **3097.** PITTS, R. F., H. W. MAGOUN, and S. W. RANSON: Localisation of the medullary respiratory centers in the cat. Interrelations of the respiratory centers in the cat. Amer. J. Physiol. **126**, 673 (1939). — **3098.** PLEYDELL, M. J.: Anencephaly and other congenital abnormalities. Brit. med. J. **1960 I**, 309. — **3099.** PLOTKIN, S. A., F. A. OSKI, E. M. HARTNETT, A. R. HERVADA, S. FRIEDMAN, and J. GOWING: J. Pediat. **67**, 182 (1965). — **3100.** PLOTZ, E. J.: Congenital syphilis. J. Amer. med. Ass. **176**, 176 (1961). — **3101.** PLUM, P.: Aetiology of athetosis with special reference to neonatal asphyxia, idiopathic icterus and AB0 incompatibility. Arch. Dis. Childh. **40**, 376 (1965). — **3102.** POECK: Diskussionsbemerkung auf der Tagg der Dtsch. Ges. für Kinderheilkunde, Düsseldorf 16.—19. Sept. 1926. Mschr. Kinderheilk. **34**, 620 (1926). — **3103.** POKORNÝ, J.: Application of forceps and their sequelae. Čs. Gynek. **29**, 553 (1964). — **3104.** POLÁČEK, K.: Unser Verfahren bei der Indikationsstellung zur Austauschtransfusion. Pädiat. u. Pädol. **1**, 313 (1965). — **3105.** POLÁČEK, K.: Risk of kernicterus in newborn infants with a high level of conjugated bilirubin. Acta paediat. (Uppsala) **55**, 401 (1966). — **3106.** POLANI, P. E., J. H. BRIGGS, C. E. FORD, and C. M. CLARKE: A mongol girl with 46 chromosomes. Lancet **1960 I**, 721. — **3107.** POLANI, P. E., J. L. HAMERTON, F. GIANELLI, and C. O. CARTER: Cytogenetics of Down's syndrome. Cytogenetics **4**, 193 (1965). — **3108.** POLIKANINA, R. I., and L. N. SERGEYEVA: Bioelectrical brain activity and responses to external stimuli in highly premature children in the first days of their life. Zh. vyssh. nerv. Deyat. Parlova **15** (4), 722 (1965). — **3109.** POLMAN, A.: Anencephaly, spina bifida and hydrocephaly. Genetica **25**, 29 (1950). — **3110.** POMERANCE, W., and I. DAICHMAN: Fetal and neonatal results in breech presentation in the primiparous patient at term. Amer. J. Obstet. Gynec. **64**, 110 (1952). — **3111.** POMPE, J. C.: Over idiopatische hypertrophie van het hart. Ned. T. Geneesk. **76**, 304 (1932). — **3112.** POMPE, J. C.: Hypertrophie idiopathique du cœur. Ann. Anat. path. **10**, 23 (1933). — **3113.** PONCET, E.: Voice disorders and laryngeal malformations in the crying cat disease chromosome abnormalty. Ann. Otol. (St. Louis) **82**, 865 (1965). — **3114.** PONCHER, H., and H. W. WADE: Pathogenesis and treatment of myotonia congenita. Amer. J. Dis. Child. **55**, 945 (1938). — **3115.** POVAY, M. J. C.: pH changes during exchange transfusion. Lancet **1964 II**, 339. — **3116.** PORGES, E., and L. SOJÁK: Sphingomyelins, cerebrosides and sulphatides in the brain of the newborn. J. Neurochem. **13**, 169 (1966). — **3117.** PORTMANN, A.: Die Bedeutung des ersten Lebensjahres. Mschr. Kinderheilk. **112**, 483 (1964). — **3118.** PORTER, I. H., C. D. BROWN, and D. MELE: Paternal transmission of a D/G translocation of Down's syndrome. Amer. J. Dis. Child. **112**, 260 (1966). — **3119.** POSER, CH. M., and L. VAN BOGAERT: Neuropathologic observations in phenylketonuria. Brain **82**, 1 (1959). — **3120.** POSNER, J. B., A. G. SWANSON, and F. PLUM: Acid base balance in cerebrospinal fluid. Arch. Neurol. (Chic.) **12**, 479 (1965). — **3121.** POSTEL, S.: Placental transfer of perchlorate and triiodothyronine in the guinea pig. Endocrinology **60**, 53 (1957). — **3122.** POTOTSCHNIG, C.: Le convulsioni nell' età néonatale. Minerva pediat. **6**, 573 (1954). — **3123.** POTTER, E. L.: Pathology of the fetus and the infant, 2nd ed. Chicago: Year Book Medical Publ. Inc. 1962. — **3124.** POTTER, E. L., and F. L. ADAIR: Factors associated with fetal and neonatal deaths. J. Amer. med. Ass. **112**, 1549 (1939). — **3125.** POTTER, E. L., and A. B. CRUNDEN: Twin pregnancies in the service of the chicago lying-in Hospital. Amer. J. Obstet. Gynec. **42**, 870 (1941). — **3126.** POTTER, E. L., and H. FULLER: Multiple pregnancies at the Chicago-lying in Hospital 1941—1947. Amer. J. Obstet. Gynec. 58, 139 (1949). — **3127.** POTTER, M. G., C. E. HEATON, and G. W. DOUGLAS: Intrinsic fetal risk in breech delivery. Obstet. and Gynec. **15**, 158 (1960). — **3128.** POTTER, E. L., H. P. G. SECHEL, and W. A. STRYKER: Hypertrophy and hyperplasia of the islets of Langerhans of the fetus and of the the newborn infant. Arch. Path. **31**, 467 (1941). — **3129.** POTTER, V. R., W. C. SCHNEIDER, and G. J. LIEBE: Enzyme changes during growth and differentiation in tissues of newborn rat. Cancer Res. **5**, 21 (1945). — **3130.** POUZET, F.: Les anomalies de developpement du sacrum. Lyon chir. **35**, 371 (1938). — **3131.** POWARS, D., R. A. ROHDE, and D. GRAVES: Foetal haemoglobin and neutrophil anomaly in the D_1-trisomy syndrome. Lancet **1964 I**, 1363. — **3132.** POWERS, G. F.: Tetany as a cause of convulsions in very young infants. J. Amer. med. Ass. **84**, 1907 (1925). — **3133.** POZSONYI, J., and D. GIBSON: Biochemical consequences of supernumerary chromosome subtype in mongolism. Amer. J. ment. Defic. **70**, 213 (1965). — **3134.** PRAAGH, R. O. VAN: Diagnosis of Kernicterus in the neonatal period. Pediatrics **28**, 870 (1961). — **3135.** PRATT, K. C.: Neonate. In: Manual of child psychology (L. CARMICHAEL, ed.), II. ed. New York: John Wiley & Sons 1954. — **3136.** PRATUSEVICH, Y. M., and D. I. SHAGAL: Dynamics of evoked brain potentials and of biologically active substances in the blood of children exposed to cold. Byull. éksp. Biol. Med. **58**, 1133 (1964). — **3137.** PRECHTLEL, H. F. R.: Angeborene Bewegungsweisen junger Katzen. Experientia (Basel) 8, 220 (1952). — **3138.** PRECHTL, H. F. R.: Über die Kopplung von Saugen und Greifreflex beim Säugling. Naturwissenschaften **40**, 347 (1953). — **3139.** PRECHTL, H. F. R.: Die Entwicklung und Eigenart frühkindlicher Bewegungsweisen. Klin. Wschr. **34**, 281 (1956). — **3140.** PRECHTL, H. F. R.: The direct head turning response and allied movements of the human baby. Behaviour **13**, 3 (1958). — **3141.** PRECHTL, H. F. R.: Die neurologische Untersuchung des Neugeborenen. Wien. med. Wschr. **110**, 1035 (1960). — **3142.** PRECHTL, H. F. R.: The long term value of the neurological examination of the newborn infant. The II. National Spastics Society study group Oxford 1960. — **3143.** PRECHTL, H. F. R.: The long term value of the neurological examination of the newborn infant. Little Club Clinics in Developmental Medicine No 2, 69 (1961). — **3144.** PRECHTL, H. F. R.: The mother-child interaction in babies with minimal brain damage. Tavistock Study Group on Child-mother Interaction. 1961 London. — **3145.** PRECHTL, H. F. R.: Neurologie des Neugeborenen. Referat Tagg Nordwestdtsch. Ges. für Kinderheilkunde, Göttingen Mai 1964. Mschr. Kinderheilk. **113**, 116 (1965) — **3146.** PRECHTL, H. F. R.: Prognostic value of neurological signs in the newborn. Proc. roy. Soc. Med. **58**, 3 (1965). — **3147.** PRECHTL, H. F. R., Y. AKIYAMA, P. ZINKIN, and D. K. GRANT: Polygraphic studies of the full-term newborn infant. Develop. Med. Child Neurol. (in press). — **3148.** PRECHTL, H. F. R., and D. BEINTEMA: The neurological examination of the newborn. London: William Heinemann Med. Books Ltd. 1964. — **3149.** PRECHTL, H. F. R., and J. DIJKSTRA: Neurological diagnosis of cerebral injury in the new-born. Prenatal Care-Symposion, Groningen, Netherlands 1960. — **3149a.** PRECHTL, H. F. R., D. K. GRANT, H. G. LENARD, and A. HRBEK: The lip-tap-reflex in the awake and sleeping newborn infant. Exp. Brain Res. **3**, 184 (1967). — **3150.** PRECHTL, H. F. R., u. H. G. LENARD: Verhaltensphysiologie des Neugeborenen. Fortschr. Paedologie **2** (1968). — **3151.** PRECHTL, H. F. R., u. A. R. KNOL: Der Einfluß der Beckenendlage auf die Fußsohlenreflexe beim neugeborenen Kind. Arch. Psychiat. Nervenkr. **196**, 542 (1958). — **3152.** PRECHTL, H. F. R., u. W. M. SCHLEIDT: Z. vgl. Physiol. **32**, 257 (1950). — **3153.** PRECHTL, H. F. R., u. W. M. SCHLEIDT: Z. vgl. Physiol. **33**, 53 (1951). — **3154.** PRECHTL, H. F. R., u. C. J. STEMMER: Ein choreatiformes Syndrom bei Kindern. Wien. med. Wschr. **109**, 461 (1959). — **3155.** PRECHTL, H. F. R., and C. J.. J. STEMMER: The choreiform syndrom in children. Develop. Med. Child Neurol. **4**, 119 (1962). — **3156.** PRECHTL, H. F. R., V. VLACH, H. G. LENARD, and D. KERR GRANT:

Exteroceptive and tendon reflexes in various behavioural states in the newborn infant. Biol. Neonat. **11**, 159 (1967). — **3157.** PREM, K. A., J. W. FERGUS, J. E. MATHERS, and J. L. McKELVEY: Vaccination of pregnant women and young infants with trivalent oral attenuated live poliomyelitis vaccine. Wld Hlth Org. Sci. Publ. **50**, 207 (1960). — **3158.** PRESTON, D. N.: Temporal lobe epilepsy: a clinical study of 47 cases. Canad. med. Ass. J. **91**, 1256 (1964). — **3159.** PRESTON, M. J.: Late behavioural aspects found in cases of prenatal, natal and postnatal anoxia. J. Pediat. **26**, 353 (1945). — **3160.** PREYER, W.: Die Seele des Kindes, 4. Aufl. Leipzig 1895. — **3161.** PRICE, D. S.: A case of amyoplasia congenita with pathological report. Arch. Dis. Childh. **8**, 343 (1933). — **3162.** PRIBYLOVÁ, H., and K. ZNAMENÁĆEK: Temperature, carbohydrate metabolism; O_2 consumption in newborn. Pediatrics **37**, 743 (1966). — **3163.** PRITCHARD, E. A. B.: The use of prostigmin in the treatment of myasthenia gravis. Lancet **1935 I**, 432. — **3164.** PRITCHARD, J. A.: Use of magnesium ion in management of eclamptogenic toxemias. Surg. Gynec. Obstet. **100**, 131 (1955). — **3165.** PRITHAM, G. H., M. D. APPLETON, and E. R. FLUCK: Biochemical studies in mongolism. I. The influence of environment on the concentration and mobilities of plasma proteins. Amer. J. ment. Defic. **67**, 517 (1963). — **3166.** PRODHOM, L. S., H. LEVISON, R. B. CHERRY, J. E. DRORBAUGH, J. P. HUBBEL, and C. A. SMITH: Adjustment of ventilation, intrapulmonary gas exchange and acid base balance during the first day of life. Pediatrics **33**, 682 (1964). — **3167.** PUDER, H.: Die Eklampsie als mütterliche und kindliche Todesursache. Geburtsh. u. Frauenheilk. **16**, 1013 (1956). — **3168.** PUDYMAITIS: Über angeborene Bauchmuskeldefekte. Diss. München 1927. — **3169.** PUNNETT, H. H., G. G. CARPENTER, and A. M. DI GEORGE: Deletion of the short arm of chromosome 5. Lancet **1964 II**, 588. — **3170.** PURPURA, D. P.: Nature of electrocortical potientials and synaptic organisations in cerebral and cerebellar cortex. Int. Rev. Neurobiol. **1**, 47 (1959). — **3171.** PURPURA, D. P.: Morphophysiological basis of elementary evoked response patterns in the neocortex of the newborn cat. Ann. N.Y. Acad. Sci. **92**, 840 (1961). — **3172.** PURPURA, D. P.: Synaptic organisation of immature cerebral cortex. Wld Neurol. **3**, 275 (1962). — **3173.** PURPURA, D. P.: Relationship of seizure susceptability to morphologic and physiologic properties of normal and abnormal immature cortex. In: P. KELLAWAY and I. PETERSEN, Neurological and electroencephalographic correlative studies in infancy. New York and London: Grune & Stratton 1964. — **3174.** PURPURA, D. P.: In: M. A. B. BRAZIER (ed.), Second conference on central nervous system and behavior., p. 253. New York: Josiah Macy jr. Foundation 1960. — **3175.** PURPURA, D. P., M. W. CARMICHAEL, and E. M. HOUSEPIAN: Physiological and anatomical studies of development of superficial axodendritic synaptic pathways in neocortex. Exp. Neurol. **2**, 324 (1960). — **3176.** PURPURA, D. P., M. GIRADO, and H. GRUNDFEST: Synaptic components of cerebellar electrocortical activity evoked by various afferent pathways. J. gen. Physiol. **42**, 1037 (1959). **3177.** PURPURA, D. P., M. GIRADO, and H. GRUNDFEST: Components of evoked potentials in cerebral cortex. Electroenceph. clin. Neurophysiol. **12**, 95 (1960). — **3178.** PURPURA, D. P., M. GIRADO, T. G. SMITH, D. CALLIAN, and H. GRUNDFEST: Structure activity determinants of pharmacological effects of amino acids and related compounds on central synapses. J. Neurochem. **3**, 238 (1959). — **3179.** PURPURA, D. P., and H. GRUNDFEST: Nature of the dendritic potentials and synaptic mechanisms in cerebral cortex of cat. J. Neurophysiol. **19**, 573 (1956). — **3180.** PURPURA, D. P., J. L. POOL, J. RANSOHOFF, J. FRUMIN, and E. M. HOUSEPIAN: Observations on evoked dendritic potentials of human cortex. Electroenceph. clin. Neurophysiol. **9**, 453 (1957). — **3181.** PURPURA, D. P., R. J. SHOFER, E. M. HOUSEPIAN, and C. R. NOBACK: Comparative ontogenesis of structure function relations in cerebral and cerebellar cortex. Progress in brain research, vol. 4, p. 187. Amsterdam-London-New York: Elsevier Publ. Co. 1964. — **3182.** PURPURA, D. P., R. J. SHOFER, and T. SCARFF: Properties of synaptic activities and spike potentials of neurons in immature neocortex. J. Neurophysiol. **28**, 925 (1965). — **3183.** PUTNAM, T. J., and H. CUSHING: Chronic subdural hematoma. Arch. Surg. **11**, 329 (1925).

3184. QUADENS, O.: Etude du sommeil chez le nouveau-né normal. Soc. Electroenceph. et Neurophysiol. Clin. de Langue franç. **4, III** (1964). Ref. Zbl. ges. Neurol Psychiat. **182** (2), 151 (1965). — **3185.** QUERIDO, A., and J. C. CHOUFODER: Congenital hypothyroidism. Proc. 6th. Congr. Inst. Med. Basel 1961.

3186. RABE, E. F.: The hypotonic infant. J. Pediat. **64**, 422 (1964). — **3187.** RABE, P. A.: Totalersatz des linken Zwerchfelles. Chirurg **25**, 359 (1954). — **3188.** RABINOWICZ,

TH.: The cerebral cortex of the premature infant of the 8th month. In: Progress in brain research, vol. 4. Amsterdam-London-New York: Elsevier Publ. Co. 1964. — **3189.** RACKER, D., and G. H. BURGESS: The management of postmaturity. Lancet **1952 II**, 953. — **3190.** RADEMAKER, G. G. J.: Das Stehen. Berlin 1931. — **3191.** RADERMECKER, J.: L'amyotrophie spinale de l'enfance (Werdnig-Hoffmann) comme hérédodégénérescence. Rev. neurol. **84**, 14 (1951). — **3192.** RADERMECKER, J.: La myasthénie du nouveau-né et de l'enfant (a propos de deux observations anatomo-clinique. Acta neurol belg. **49**, 489 (1954). — **3193.** RADERMECKER, J., et P. LIESSEN: Mal hypogénésie cerebellease dans d'amyotrophie Werding-Hoffmann. Acta neurol. belg. **54**, 128 (1954). — **3194.** RADOUCO-THOMAS, C., and F. MARTIN: Influence of ACTH on cerebral maturation of newborn rats. Epilepsia (Amst.) **2**, 367 (1961). — **3195.** RADWIN, L. S., J. P. MICHELSON, A. B. BERMAN, and B. KRAMER: End results in treatment of congenital hypothyroidism follow up study of physical, mental and behavioral development. Amer. J. Dis. Child. **18**, 821 (1949). — **3196.** RAGAZZINI, F., C. LA CAUZA, and M. FERRUCCI: Infection by serratia marcescens in premature children. Ann. paediat. (Basel) **205**, 289 (1965). — **3197.** RÄIHÄ, C. E.: Über einige Neugeborenenprobleme. Acta paediat. (Uppsala) **28**, 390 (1941). — **3198.** RÄIHÄ, C. F.: Säuglingsmortalität und Frühgeburtsterblichkeit. Acta paediat. (Uppsala) **28**, 37 (1940). — **3199.** RÄIHÄ, C. E.: The incidence of premature birth. Ann. Med. intern. Fenn. **36**, 619 (1947). — **3200.** RAINEY, H., and J. S. FOWLER: Congenital facial diplegia due to nuclear lesion. Rev. Neurol. Psychiat. **1**, 149 (1903). **3201.** RAMSEY, E. M., G. W. CORNER, and M. W. DONNER: Serial cineradiographic visualisation of maternal circulation in the primate placenta. Amer. J. Obstet. Gynec. **86**, 213 (1963). — **3201a.** RAMSEY, W. R.: Glycosuria of the newborn treated with insulin. Trans. Amer. pediat. Soc. **38**, 100 (1926). — **3202.** RANCE, C. P. T. E. ROY, W. L. DONOHUE, A. SEPP, R. ELDER, and M. FINLAYSON: An epidemic of septicemia with meningitis and hemorrhagic encephalitis in premature infants. J. Pediat. **61**, 24 (1962). — **3203.** RANCK, J. B., and W. F. WINDLE: Brain damage in the monkey by asphyxia neonatorum. Exp. Neurol. **11**, 130 (1959). — **3204.** RAND, B. O.: Intracranial telencephalic meningo-encephalocele containing choroid plexus. J. Neuropath. exp. Neurol. **23**, 293 (1964). — **3205.** RANVIER, L.: Proprietés et structures différentes des muscles rouges et des muscles blancs, chez les lapins et chez les raies. C.R. Acad. Sci. (Paris) **77**, 1030 (1873). — **3206.** RANVIER, L.: De quelques faits relatifs à l'histologie et à la physiologie des muscles striés. Arch. Physiol. norm. path. **6**, 2, Ser. I, 1 (1874). — **3207.** RANVIER, L.: Leçons d'Anatomie Générale sur le Système Musculaire. Paris: Delahaye 1880. — **3208.** RAPIN, I.: Evoked responses to clicks in a group of children with communication disorders. Ann. N.Y. Acad. Sci. **112**, 182 (1964). — **3209.** RAPMUND, G., J. M. BOWMAN, and R. C. HARRIS: Bilirubinemia in nonerythroblastotic premature infants. J. Dis. Child. **99**, 604 (1960). — **3210.** RARICK, G. L., I. F. RAPAPORT, and V. SEEFELDT: Age of appearance of ossification centers of the hand and wrist in children with Down's disease. J. ment Defic. Res. **9**, 24 (1965). — **3211.** RASKIN, N. H., and R. A. FISHMAN: Effects of thyroid on permeability, composition and electrolyte melabolism of brain and other tissues. Arch. Neurol. (Chic.) **14**, 21 (1966). — **3212.** RASKIND, R.: Chronic subdural hematoma in the posterior fossa in an infant. J. int. Coll. Surg. **42**, 652 (1964). — **3213.** RATH, F.: Angeborene Cytomegalie; ein Kind im Stadium des inaktiven Schadens mit Mikrocephalie ohne intracerebrale Verkalkungen geboren. Mschr. Kinderheilk. **113**, 565 (1965). — **3214.** RATH, F.: Klinik, Diagnostik und Therapie der angeborenen Cytomegalie. Fortschr. Med. **84**, 473 (1966). — **3215.** RATH, F., u. O. THALHAMMER: Diabetogene Fetalkrankheit. Geburtsh. u. Frauenheilk. **24**, 1115 (1964). — **3216.** RATHBUN, L. J.: An analysis of 250 cases of postmaturity. Amer. J. Obstet. Gynec. **46**, 278 (1943). — **3217.** RAUTENBACH, M., u. U. STEINIGER: Das Liquorzellbild Früh- und Neugeborener bei Subarachnoidalblutungen. Mschr. Kinderheilk. **114**, 54 (1966). — **3218.** REARDON, H.: Adaptation to extrauterine life; infants of diabetic mothers; biochemical studies and management. Report of 3. Ross Pediatric Research Conference Columbia, Ohio, Ross Laboratories 1958, p. 72. — **3219.** REARDON, H. S., M. L. BAUMANN, and E. J. HADDAD: Chemical stimuli of respiration in the early neonatal period. J. Pediat. **57**, 151 (1960). — **3220.** REARDON, H. S., B. D. GRAHAM, J. L. WILSON, M. L. BAUMANN, M. U. TSAO, and M. MURAYAMA: Studies of acid base equilibrium in premature infants. Pediatrics **6**, 753 (1950). — **3221.** RECKLINGHAUSEN, F. v.: Untersuchungen über die Spina Bifida. Virchows Arch. path. Anat. **105**, 243 (1886). — **3222.** RECORD, R. G., and T. McKEOWN: Congenital malformations of the central nervous system; maternal reproduction history and familial incidence. Brit. J. soc. Med. **4**, 26 (1950). **3223.** Regenbrecht, J.: Verbesserte Operationstechnik bei der Behandlung des Hydrocephalus mit dem Holterventil. Münch. med. Wschr. **104**, 185 (1962). — **3224.** Reich, J.: Orale Natriumbikarbonat-Behandlung mit Glukose bei Acidose der Frühgeborenen während der ersten 10 Lebenstage. Kinderärztl. Prax. **33**, 105 (1965). — **3225.** Reich, J., u. H. Engelbrecht: Beziehungen zwischen Hypoxie und Serumbilirubinspiegel Frühgeborener während der ersten Lebenstage. Z. Kinderheilk. **95**, 122 (1966). — **3226.** Reichel, H.: Muskelphysiologie. Berlin-Göttingen-Heidelberg: Springer 1960. — **3227.** Reifferscheidt, K.: Über intrauterine im Rhythmus der Atmung erfolgende Muskelbewegungen des Fötus (intrauterine Atmung). Pflügers Arch. ges. Physiol. **140**, 1 (1911). — **3228.** Reigh, E. E.: and M. Nelson: Posterior fossa subdural hematoma with secondary hydrocephalus. J. Neurosurg. **19**, 346 (1967). — **3229.** Reis, R. A., E. J. De Costa, and M. D. Allweiss: The management of the pregnant diabetic woman and her newborn infant. Amer. J. Obstet. Gynec. **60**, 1023 (1950). **3230.** Reis, R. A., E. J. De Costa, and M. D. Allweiss: Diabetes and pregnany. Springfield (Ill.): Ch. C. Thomas 1952. — **3231.** Reischle, G.: Myositis ossificans progressiva — eine Beobachtung über 40 Jahre. Münch. med. Wschr. **104**, 114 (1962). — **3232.** Reisman, L., D. Shipe, and B. Williams: Mosaicism in Down's syndrome. Amer. J. ment. Defic. **70**, 855 (1966). — **3233.** Reisner, S. H., A. E. Forbes, and M. Cornblath: The smaller of twins and hypoglycaemia. Lancet **1965 I**, 524. — **3234.** Reiss, H. J.: Die Listeriose. Verh. dtsch. Ges. Path. **40**, 54 (1956). — **3235.** Reiss, H.: Foetal asphyxia associated with umbilical cord around the neck. Ber. ges. Gynäk. Geburtsh. **66**, 84 (1959). — **3236.** Reiss, H. J., J. Potel u. A. Krebs: Granulomatosis infantiseptica. Z. ges. inn. Med. **6**, 451 (1951). — **3237.** Reiss, J. M., M. Reiss, and A. Wyatt: Action of thyroid hormones on brain metabolism of newborn rats. Proc. Soc. exp. Biol. (N.Y.) **93**, 19 (1956). — **3238.** Reiss, M., u. F. Haurowitz: Über das Verhalten junger und alter Tiere bei Erstickung. Klin. Wschr. **8**, 743 (1929). — **3239.** Reiss, M., T. Wakoh, J. C. Hillman, J. J. Pearse, N. Daley, and J. M. Reiss: Endocrine investigations into mongolism. Amer. J. med. Defic. **70**, 204 (1965). **3240.** Remington, J. S., M. L. Melton, and L. Jacobs: Chronic toxoplasma infection in the uterus. J. Lab. clin. Med. **56**, 879 (1960). — **3241.** Remington, J. S., and M. J. Miller: 19 S and 7 S anti-toxoplasma antibodies in diagnosis of acute congenital and acquired toxoplasmosis. Proc. Soc. exp. Biol. (N.Y.) **121**, 357 (1966). — **3242.** Remky, H.: Okulare Toxoplasmosemanifestationen. In: Toxoplasmose (Hrsg. Kirchhoff u. Kräubig). Stuttgart: Georg Thieme 1966. — **3243.** Remolar, J. M., M. Zima y N. Esposito: Miositis osificante generalizada. (Enfermedad de Münchmeyer.) Pren. méd. argent. **43**, 3391 (1956). — **3244.** Remplein, H.: Die seelische Entwicklung des Menschen im Kindes- und Jugendalter, 9. Aufl. München u. Basel: Ernst Reinhardt 1961. — **3245.** Renggli, I.: Zur Frage der perinatalen Mortalitätsstatistik der Neugeborenen unter Verwendung der Jahre 1961 bis 1963. Gynaecologia (Basel) **158**, 249 (1964). — **3246.** Rennick, E.: Congenital unilateral absence of the pectoral muscles often associated with syndactylism. J. Bone Jt. Surg. A **35**, 437 (1942). — **3247.** Renshaw, B.: Influence of discharge of motoneurons upon excitation of neighboring motoneurons. J. Neurophysiol. **4**, 167 (1941). — **3248.** Renshaw, B.: Central effects of centripetal impulses in axons of spinal ventral roots. J. Neurophysiol. **9**, 191 (1946). **3249.** Reshko, E.: Brain abscess following birth injury. Pediatriya **44**, 81 (1965). — **3250.** Rett, A., u. R. Teubel: Neugeborenenkrämpfe. Wien. klin. Wschr. **76**, 609 (1964). — **3251.** Reuss, H. v.: Zuckerausscheidung im Säuglingsalter. Wien. med. Wschr. **58**, 799 (1908). — **3252.** Reuss, A. v.: Betrachtung über das Schicksal der Kinder eklamptischer Mütter. Z. Kinderheilk. **13**, 285 (1916). — **3253.** Reynolds, T. B., H. M. Martin, and R. E. Homann: Serum electrolytes and the ECG. Amer. Heart J. **42**, 671 (1951). — **3254.** Reynolds, S. R. M., and W. M. Paul: Relation of bradycardia and blood pressure of the fetal lamb in utero to mild and severe hypoxia. Amer. J. Physiol. **193**, 249 (1958). — **3255.** Reznikova, V. N.: Änderungen des Druckes und biochemischen Gehaltes im Liquor Neugeborener bei kranieller Kreislaufstörung und Gehirnblutung. Pediatriya **40**, Nr 3, 32 (1961). — **3256.** Rhines, R., and H. W. Magoun: Brainstem facilitation of cortical motor response. J. Neurophysiol. **9**, 219 (1946). — **3257.** Ribbert, H.: Über compensatorische Hypertrophie der Nieren. Virchows Arch. path. Anat. 88, 11 (1882). — **3258.** Richards, T. W., and O. C. Irvin: Iowa studies in child welfare, vol. 11, No 1. Iowa 1935. — **3259.** Ribstein, M., et M. Walter: Convulsion du premier mois. Rev. neurol. **99** (1), 91 (1958).—

3260. Ricci, N., B. Ventimiglia, B. Dallapiccola, F. Franceschini, and G. Preto: "Cri du chat" syndrome. Lancet **1965 I**, 1278. — **3261.** Richards, B. W.: New work on Down's syndrome. Develop. Med. Child Neurol. **6**, 175 (1964). — **3262.** Richards, B. W., A. Stewart, and P. E. Sylvester: Reciprocal translocation and mosaicism in a mongol. J. ment. Defic. Res. **9**, 118 (1965). — **3263.** Richards, B. W., A. Stewart, P. E. Sylvester, and V. Jasiewicz: Cytogenetic survey of 225 patients diagnosed clinically as mongols. J. ment. Defic. Res. **9**, 245 (1965). — **3264.** Richards, R. N.: Möbius syndrome. J. Bone Jt Surg. A **35**, 437 (1953). — **3265.** Richter, D.: The metabolism of the developing brain. In: H. Waelsch (ed.), Proceedings of the first Internat. Neurochemical Symposium, Oxford 1954. New York: Academic Press Inc. 1955. — **3266.** Richter, D.: Metabolism and maturation in the developing brain. In: F. Linneweh (ed.), Die physiologische Entwicklung des Kindes. Berlin-Göttingen-Heidelberg: Springer 1959. — **3266a.** Richter, D.: Enzymic activity in the nervous system in early life. In: A. Minkowski (ed.), Regional development of the brain in early life, p. 137. Oxford: Blackwell Sci. Publ. 1967. — **3267.** Richterich, R., E. Gautier, W. Egli, K. Zuppinger u. E. Rossi: Progressive Muskeldystrophie. I. Mitt. Die Heterogenität der Serum-Lactat-Dehydrogenase. Klin. Wschr. **39**, H. 7, 346 (1961). — **3268.** Richterich, R., S. Rossi, U. Aebi, and E. Rossi: Progressive muscular dystrophy. V. The identification of the carrier states in the Duchenne type by serum creatine kinase determination. Amer. J. hum. Genet. **15**, 133 (1963). — **3269.** Richmann, F.: Retinal hemorrhages in the newborn. Proc. roy. Soc. Med. **30**, 227 (1937). — **3270.** Ricken, D.: Humorale Antikörper gegen Human-Skeletmuskelmyosinfraktionen bei Myasthenia gravis. pseudoparalytica. Klin. Wschr. **43**, 954 (1965). — **3271.** Ricken, D.: Myasthenia gravis und humorale Antikörper gegen menschliche Skeletmuskelproteine. Dtsch. med. Wschr. **90**, 1717 (1965). — **3272.** Riecker, G., H. Dobbelstein, D. Röhl u. H. D. Bolte: Messungen des Membranpotentiales einzelner quergestreifter Muskelzellen bei Myotonia congenita (Thomsen). Klin. Wschr. **42**, 519 (1964). — **3273.** Rickham, P. P.: The metabolic response to neonatal surgery. Cambridge (Mass.): Havard University Press 1957. — **3274.** Rickham, P. P.: Head injuries in childhood. Helv. chir. Acta **28**, 560 (1961). — **3275.** Rickham, P. P.: Treatment of newborn and older infants. Lattante **32**, 229 (1961). — **3276.** Rickham, P. P.: Intravenöse Therapie im Neugeborenen- und Säuglingsalter bei chirurgisch kranken Kindern. Symposium: Intravenöse Ernährungs- und Flüssigkeitstherapie bei kinderchirurgischen Erkrankungen, Heidelberg 1963. — **3277.** Ridler, M. A.: A mosaic mongol with normal leucocyte chromosomes. Brit. J. Psychiat. **111**, 183 (1965). — **3278.** Riedert, T., R. Hemmer u. W. Marget: Pädiatrische und neurochirurgische Erfahrungen zur Behandlung des kindlichen Hydrocephalus. Mschr. Kinderheilk. **110**, 205 (1962). — **3279.** Riecker, G.: Hypokaliaemie und Membranpotential. Mikropunktionen einzelner Muskelzellen am Menschen. Reanim. Organes Artif. **1**, 41 (1965). — **3280.** Riecker, G., H. D. Bolte u. M. v. Bubnoff: Ein Verfahren zur Messung von Einzelfaser-Potentialen menschlicher Muskelzellen in situ. Pflügers Arch. ges. Physiol. **277**, 231 (1963). — **3280a.** Riegel, K.: Die optimale inspiratorische O_2-Konzentration beim Neugeborenen mit gestörter kardiorespiratorischer Adaptation. Vortr. Nordwestdtsch. Ges. Kinderheilkunde 1967. — **3281.** Rietschel, H.: Die Tuberkulose in den verschiedenen Phasen der Kindheit. In: Engel-Pirquet, Handbuch der Kindertuberkulose, Bd. II, S. 1437. Leipzig: Georg Thieme 1930. — **3282.** Riley, H. D., and A. Christie: Myositis ossificans progressiva. Pediatrics 8, 753 (1951). — **3283.** Riley, H. D., and G. Sclare: Thyroid disorders in the newborn. Brit. med. J. **1957 I**, 979. — **3284.** Riley, H. D., and W. R. Smith: Macrocephaly, pseudopapilledema and multiple hemangiomata. Pediatrics **26**, 293 (1960). — **3285.** Ritter, C.: Über das Verhältnis von Extremitätenbeugern zu Streckern beim Neugeborenen unter Berücksichtigung seiner Haltung. Jb. Kinderheilk. **104**, 293 (1924). — **3286.** Roberts, E., and E. Eidelberg: Metabolic and neurophysiological roles of gamma-amino-butyric acid. Rev. Neurobiol. **2**, 279 (1960). — **3287.** Roberts, E., P. J. Harman, and S. Frankel: y-Aminobutyric acid content and glutamic dicarboxylase activity in developing mouse brain. Proc. Soc. exp. Biol. (N.Y.) **78**, 799 (1951). — **3288.** Roberts, J. A. F.: The inheritance of a lethal muscle contracture in the sheep. J. Genet. **21**, 57 (1929). — **3289.** Roberts, J. B.: Congenital anomalies of the urinary tract and their association with spina bifida. Brit. J. Urol. **33**, 309 (1961). — **3290.** Roberts, J. B.: Spina bifida and the urinary tract. Ann. roy. Coll. Surg. Engl. **31**, 69 (1962). — **3291.** Roberts, M. H.: Relation of pigment content in serum and spinal fluid of newborn. Sth. med. J. (Bgham, Ala.) **21**, 460 (1928). — **3292.** ROBERTSON, J.D.: The ultrastructure of a reptilian myoneural junction. J. biophys. biochem. Cytol. **2**, 381 (1956). — **3293.** ROBERTSON, J. D.: Electron microscopy of the motor and plate. Symp. on Innervation of Muscle, Utrecht 1957. — **3294.** ROBERTSON, J., and J. P. MELLON: Down's syndrome with unusual karyotype and thyroid autoantibodies. J. ment. Defic. Res. **9**, 157 (1965). — **3295.** ROBINS, M. M.: Pyrodoxine dependency convulsions in a newborn. J. Amer. med. Ass. **195**, 491 (1966). — **3296.** ROBINSON, F. A.: The vitamin B complex. New York: John Wiley & Sons 1951. — **3297.** ROBINSON, L.: Greifreflex. In: Darwinism in the nursery. Nineteenth Cent. **30**, 831 (1891). — **3298.** ROBINSON, N. M., and H. B. ROBINSON: A follow-up study of children of low birth weight and control children at school age. Pediatrics **35**, 425 (1965). — **3299.** ROBINSON, R. J.: Transillumination of the head. Develop. Med. Child Neurol. **6**, 297 (1964). — **3300.** ROBINSON, R. J.: Assessment of gestational age by neurological examination. Arch. Dis. Childh. **41**, 437 (1966). — **3301.** ROBINSON, R. J., and J. P. M. TIZARD: The central nervous system in the new-born. Brit. med. Bull. **22**, 54 (1965). — **3302.** ROCHE, A. F.: The cranium in mongolism. Acta neurol. scand. **42**, 62 (1966). — **3303.** ROCHER, H. L.: Les raideurs articulaires congenitales multiples. J. Méd. Bordeaux **43**, 772 (1913). — **3304.** RODECK, H.: Über Wasser- und Kaliumumlagerung im wachsenden Organismus. Z. Kinderheilk. **80**, 421 (1957). — **3305.** RODIN, E. A., J. L. GRISELL, R. D. GUDOBBA, and G. ZACHARY: Relationship of EEG background rhythms to photic evoked responses. Eletroenceph. clin. Neurophysiol. **19**, 301 (1965). — **3306.** ROELOFS, G. A., R. H. VAN DEN HOOFDAKKER, and H. F. R. PRECHTL: Sleep effects of subliminal brain stimulation in cats. Exp. Neurol. **8**, 84 (1963). — **3307.** RÖSSLE, R.: Die Hypertrophie der Pankreasinseln bei Neugeborenen diabetischer Mütter. Virchows Arch. path. Anat. **308**, 676 (1942). — **3308.** RÖTTGER, H.: Die perinatale Sterblichkeit der Neugeborenen bei Spätgestosen. Geburtsh. u. Frauenheilk. **17**, 783 (1957). — **3309.** ROFFWARG, H., W. DEMENT, and C. FISHER: Preliminary observations of sleep dream patterns in neonates, infants, children and adults. In: Problems of sleep and dream in children, ed. by E. HARMS, 147 p. 1966. — **3310.** ROGET, J.: Recklinghausen's disease in infants. Pédiatrie **19**, 421 (1964). — **3311.** ROGET, J., A. BEAUDOING, R. TIZZANI, and Y. GILBERT: Polycorie glycogénique du foie chez deux freres. Pédiatrie **46**, 197 (1959). — **3312.** ROHDE, R. A.: Cri du chat, due to a ring-B chromosome. Lancet **1965 II**, 1075. — **3313.** ROKITANSKY, O.: Öst. med. Jb. **4**, 30 (1874). — **3314.** ROLLER, G. J., and H. F. W. PRIBRAM: Lumbosacral intradural lipoma and sacral agenesis. Radiology **84**, 507 (1965). — **3315.** ROMANO, C., et G. GEMME: Blocco di branca sinistra nel prematuro. Minerva pediat. **15**, 56 (1963). — **3316.** ROMANUL, F. C. A.: Enzymes in muscle. I. Histochemical studies of enzymes in individual muscle fibres. Arch. Neurol. (Chic.) **11**, 355 (1964). — **3317.** ROOTH, G.: Early detection and prevention of foetal acidosis. Lancet **1964 I**, 290. — **3318.** ROOTH, G., and S. SJÖSTEDT: Haemoglobin in cord blood in normal and prolonged pregnancy. Arch. Dis. Childh. **32**, 91 (1957). — **3319.** ROPKE, H.: Möglichkeiten zur Beeinflussung der Frühgeborenensterblichkeit anhand $6^1/_2$jähriger Erfahrungen an der Universitäts-Kinderklinik Göttingen. Diss. Göttingen 1965. — **3320.** RORKE, L. B.: The enlarging head in infants. A review of the pathology as a basis for clinical management. Med. Tms **92**, 605 (1964). — **3321.** RORKE, L. B., and A. J. SPIRO: Cerebral lesions in congenital rubella syndrom. J. Pediat. **70**, 243 (1967). — **3322.** ROSA, P.: Défense de l'extraction par ventouse. Bull. Soc. roy. belge Gynéc. Obstét. **25**, 142 (1955). — **3323.** ROSANELLI, K., u. F. L. JENKNER: Untersuchungen über die Veränderungen des Liquor cerebrospinalis bei perinataler Hirnschädigung. Zbl. Neurochirurg. **25**, 98 (1964). — **3324.** ROSE, G. H.: The development of visually evoked responses in kittens. Diss. Los Angeles UCLA 1965. — **3325.** ROSE, R. S., and J. P. SMITH: Hydronephrosis in infants with myelomeningocele. Its early recognition. J. Urol. (Baltimore) **90**, 129 (1963). — **3326.** ROSEDALE, R. S.: Neuroblastoma of nodose ganglion of infant vagus nerve. Arch. Otolaryng. **80**, 454 (1964). — **3327.** ROSELLE, N., K. DE DONCKER, P. JOLIE, A. VAN BETSBRUGGE et S. LIGAT: Électromyographie dans les maladies nerveuses et dans la cryptotétanie. Nauvelaerts, Louvain-Leuven/Béatrice-Nauwelaerts Paris 1960. — **3328.** ROSEN, M. G., and A. MCLAUGHLIN: Maternal and fetal electroencephalography in the guinea pig. Amer. J. Obstet. Gynec. **95**, 997 (1966). — **3329.** ROSEN, M. G., and R. SATRAN: Fetal electroencephalography during birth. Obstet. and Gynec. **26**, 740 (1965). — **3330.** ROSEN, M. G., and R. SATRAN: Neonatal electroencephalography. Amer. J. Obstet. Gynec. **92**, 247 (1965). — **3331.** ROSEN, M. G., and

R. SATRAN: The neonatal electroencephalogram. Amer. J. Dis. Child. **111**, 142 (1966). — **3332.** ROSENBAUM, S.: Zur neuromotorischen Entwicklung des Neugeborenen. Dtsch. med. Wschr. **1958**, 1128. — **3333.** ROSENBERG, D., M. J. H. GRAND, and D. SILBERT: Neonatal hyperthyroidism. New Engl. J. Med. **268**, 292 (1963). — **3334.** ROSENBERG, O.: Die Pachymeningosis haemorrhagica interna im Kindesalter. Ergebn. inn. Med. Kinderheilk. **20**, 549 (1921). — **3335.** ROSENFELD, E. L., and J. A. POPOVA: The expolyglucosidase (y-amylase) of the liver. Bull. Soc. Chin. biol. (Paris) **44**, 129 (1962). — **3336.** ROSENFELD, G. B., and C. BRADLEY: Childhood behavior sequelae of asphyxia in infancy. Pediatrics **2**, 74 (1948). — **3337.** ROSENFIELD, R. L.: Trisomy of chromosomes 13—15 and 17—18. Its association with infantile ateriosclerosis. Amer. J. med. Sci. **244**, 763 (1962). — **3338.** ROSENSTIRN, J.: Zur Kenntnis der Fibrocellulitis ossificans progressiva. Berlin: S. Karger 1923. — **3339.** ROSENTHAL, I. M., H. J. ZIMMERMANN, and N. HARDY: Congenital non-hemolytic jaundice with disease of the central nervous system. Pediatrics **18**, 378 (1956). — **3340.** ROSNER, F.: Leukocyte enzymes in Down's syndrome. Lancet **1964 II**, 1345. — **3341.** ROSNER, F.: Dermato glyphic and biochemical comparisons of trisomic and translocation Down's syndrome (mongolism). Clin. Proc. Child. Hosp. (Wash.) **23**, 55 (1967). — **3342.** ROSNER, F., B. H. ONG, R. S. PAINE, and D. MAHANAND: Blood serotonin activity in trisomic and translocation Down's syndrome. Lancet **1965 I**, 1191. — **3343.** ROSNER, F., B. H. ONG, R. S. PAINE, and D. MAHANAND: Biochemical differentiation of trisomic Down's syndrome from that due to translocation. New Engl. J. Med. **273**, 1356 (1965). — **3344.** ROSS, D. A., and R. S. SCHWAB: The cortical alpha rhythms in thyroid disorders. Endocrinology **25**, 75 (1939). — **3345.** ROSS, J. D., W. C. MALONEY, and J. F. J. DESFORGES: Ineffective regulation of granulopoiesis masquerading as congenital leukaemia in a mongoloid child. J. Pediat. **63**, 1 (1963). — **3346.** ROSS, L. L., M. B. BORNSTEIN, and G. M. LEHRER: Electron microscopic observations of rat and mouse cerebellum in tissue culture. J. Cell Biol. **14**, 19 (1962). — **3347.** ROSS, M. D.: Thyroid carcinoma in the newborn. Brit. med. J. **1964**, No 5425, 1659. — **3348.** ROSSELLE, N. (ed.): Electromyography in nervous diseases and in cryptotetany. Louvain: Édition Nauwelaerts 1960. — **3349.** ROSSI, E.: Le syndrome arthromyodysplasique congenital. Helv. paediat. Acta **2**, 82 (1947). — **3350.** ROSSI, E.: Der Kohlehydratstoffwechsel. In: E. LINNEWEH, Entwicklung des Kindes. Berlin-Göttingen-Heidelberg: Springer 1959. — **3351.** ROSSI, E., et A. CAFLISCH: Le syndrome du pterygium. Helv. paediat. Acta **6**, 119 (1951). — **3352.** ROSSI, G. F., E. FAVALE, T. HARA, A. GIUSSANI, and G. SACCO: Researches on the nervous mechanisms underlying deep sleep in the cat. Arch. ital. Biol. **99**, 270 (1961). — **3353.** ROSSI, G. F., and A. ZANCHETTI: Brain stem reticular formation. Anatomy and physiology. Arch. ital. Biol. **95**, 199 (1957). — **3354.** ROSSIER, A.: Respiratory accidents in newborn infants of diabetic mothers. Ann. Pediat. **11**, 633 (1964). — **3355.** ROSSIER, A., M. COURTOIS, and M. MOREUX: Children of mothers with gravid toxemia. Ann. Pédiat. **37**, 193 (1961). — **3356.** ROSSINE, V. S.: Paralysie héréditaire du nerf facial. Zh. Nevropat. Psikhiat. **63**, 320 (1963). — **3357.** ROSSINI, R.: Relations between epilepsy and tetany. EEG observations on several cases of tetany. Riv. Neurol. **26** (4), 439 (1956). — **3358.** ROST, H. F., H. PAUL u. H. P. R. SEELIGER: Habitueller Abort und Listeriose. Dtsch. med. Wschr. **83**, 1893 (1958). — **3359.** ROSTA, J., L. SZÖK, and R. AGFAVVI: Primitive reflex response of the newborn in icterus gravis. Clin. Pediat. **4**, 264 (1965). — **3360.** ROSTAFINSKI, M. J.: Maternal age, birth rank and prenatal encephalopathies. Virginia med. Mth. **92**, 71 (1965). — **3361.** ROTHBALLER, A. B.: Traumatic cerebellar hematoma in the newborn. J. Neurosurg. **19**, 913 (1962). — **3362.** ROTHE, J.: Perinatale Sterblichkeit. Z. ges. Hyg. **10**, 281 (1964). — **3363.** ROTHSTEIN, J. L.: Low calcium tetany in the newborn. J. Pediat. **6**, 644 (1935). — **3364.** ROTHSTEIN, J. L.: Unusual case of low calcium tetany without convulsions in a newborn infant. J. Amer. med. Ass. **105**, 1189 (1935 b). — **3365.** ROWE, C. K., and G. R. LEVIN: Oral "pacification" and arousal in the human newborn. J. exp. Child Psychol. **3**, No 1, 1 (1966). — **3366.** ROWE, R. D., and I. A. UCHIDA: Cardiac malformation in mongolism. Amer. J. Med. **31**, 726 (1961). — **3367.** ROWE, W. P., J. W. HARTLEY, H. G. CRAMBLETT, and F. M. MASTROTA: Amer. J. Hyg. **67**, 57 (1958). — **3368.** ROWE, W. P., J. W. HARTLEY, S. WATERMAN, H. C. TURNER, and R. J. HUEBNER: Proc. Soc. exp. Biol. (N.Y.) **92**, 418 (1956). — **3368 a.** ROWLAND, L. P., H. ARANOW, and P. F. A. HOEFER: Endocrine aspects of myasthenia gravis. In: Progressive Muskeldystrophie, Myotonie, Myasthenie (E. KUHN, Hrsg.). Berlin-Heidelberg-New York: Springer 1966. — **3369.** ROWNTREE, L. G.: Water intoxication. Arch. intern. Med.

32, 157 (1923). — **3370.** RUBIN, M. A., L. H. COHEN, and H. HOAGLAND: The effect of artificially raised metabolic rate on the EEG of schizophrenic patients. Endocrinology **21**, 536 (1937). — **3371.** RUDKIN, G. T., D. A. HUNGERFORD, and P. C. NOWELL: DNA contents of chromosome Phi and chromosome 21 in human chronic granulocytic leukemia. Science **144**, 1229 (1964). — **3372.** RUDOLPH, A. M., J. E. DRORBAUCH, P. A. M. AULD, A. J. RUDOLPH, A. S. NADAS, C. A. SMITH, and J. P. HUBBEL: Studies on the circulation in the neonatal period. The circulation in the respiratory distress syndrom. Pediatrics **27**, 551 (1961). — **3373.** RUDOLPH, A. M., J. P. HUBBELL, J. E. DRORBAUGH, R. B. CHERRY, P. A. M. AULD, and C. A. SMITH: Early versus late feeding of infants of diabetic mothers. Amer. J. Dis. Child. **98**, 496 (1959). — **3374.** RUGE, C.: Über die Verletzungen des Kindes durch die Extraktion bei ursprünglicher oder durch Wendung herbeigeführter Beckenendlage nebst kurzer Beleuchtung der Extraktion. Z. Geburtsh. Gynäk. **1**, 69 (1875). — **3374a.** Rundgespräch zwischen Neurochirurgen, Juristen, Theologen und Pädiatern anläßlich der Tagg der Dtsch. Ges. für Neurochirurgie. Bad Harzburg 1967. — **3375.** RUNGE, H.: Die langdauernde Schwangerschaft. Dtsch. med. Wschr. **65**, 541 (1939). — **3376.** RUNGE, H.: Über einige besondere Merkmale der übertragenen Frucht. Zbl. Gynäk. **66**, 1202 (1942). — **3377.** RUNGE, H.: Klinik und Therapie der übertragenen Schwangerschaft. Geburtsh. u. Frauenheilk. 8, 401 (1948). — **3378.** RUSHWORTH, G.: Spasticity and rigidity. J. Neurol. Neurosurg. Psychiat. **23**, 99 (1960). — **3379.** RUSHWORTH, G.: Some aspects of the pathophysiology of spasticity and rigidity. Clin. Pharmacol. Ther. **5**, 828 (1964). — **3380.** RUSNAK, S. L., and S. G. DRISCOLL: Congenital spinal anomalies in infants of diabetic mothers. Pediatrics **35**, 989 (1965). — **3381.** RUSSEL, K. P., H. ROSE, and P. STARR: The effects of radioactive iodine on maternal and fetal thyroid function during pregnancy. Surg. Gynec. Obstet. **104**, 560 (1957). — **3382.** RUSSEL, P. A.: Subdural haematoma in infancy. Brit. med. J. **1965 II**, 336. — **3383.** RUSSELL, A.: Syndrome of "Intra uterine" dwarfism recognizable at birth with craniofacial dysostosis, disproportionately short arms and other anomalies. Proc. roy. Soc. Med. **47**, 1040 (1954). — **3384.** RUSSELL, H. E., and G. T. AITKEN: Congenital absence of the sacrum and and lumbar vertebral with prostetic management. J. Bone Jt. Surg. B **45**, 501 (1963). — **3385.** RUTTER, M.: Cerebral involvement in Duchenne-type muscular dystrophy. Develop. Med. Child Neurol. 8, 85 (1966). — **3386.** RUTTER, W. J., M. ARNOLD, R. W. BROSEMER, and J. A. MILLER: Liver amylase. II. Physiological role. J. biol. Chem. **236**, 1259 (1961). — **3387.** RUTTER, W. J., and R. W. BROSEMER: Glucose production by isolated rat liver cells. An amylase-oliglucosidase pathway for glycogen breakdown. J. biol. Chem. **236**, 1247 (1961). — **3388.** RUTTER, M., P. GRAHAM, and H. G. BIRCH: Interrelations between the choreiform syndrome reading disability and psychiatric disorder in children of 8—11 years. Develop. Med. Child Neurol. 8, 149 (1966). — **3389.** RYDBERG, E.: Cerebral injury in newborn children consequent on birth trauma. Acta path. microbiol. scand., Suppl. **10, 1** (1932).

3390. SABIN, A. B.: Toxoplasmic encephalitis in children. J. Amer. med. Ass. **116**, 801 (1941). — **3391.** SABIN, A. B., and H. A. FELDMAN: Dyes as microchemical indicators of a new immunity phenomenon affecting a protozoon parasite (Toxoplasma). Science **108**, 660 (1948). — **3392.** SABIN, A. B., and J. WARREN: Therapeutic effectiveness of certain sulfonamides on infection by an intracellular protozoon (Toxoplasma). Proc. Soc. exp. Biol. (N.Y.) **51**, 19 (1942). — **3393.** SACHS, E.: Deventer Müller und Veit-Smellie in ihren Beziehungen zur Wirbelsäulenzerreißung. Z. Geburtsh. Gynäk. **79**, 450 (1917). — **3394.** SACHS, H., E. J. SEGER u. G. BENEKE: Neuroblastoma sympathicum beim Neugeborenen. Med. Welt **19**, 1065 (1965). — **3395.** SACKS, M. O.: Occurrence of anemia and polycythemia in phenotypically dissimilar single-ovum twins. Pediatrics **24**, 604 (1954). — **3396.** SACREZ, R.: Electrocardiogram of premature infants. Méd. infant. **71**, 425 (1964). — **3397.** SÄNGER, H.: Über die Entstehung intrakranieller Blutungen beim Neugeborenen. Mschr. Geburtsh. Gynäk. **65**, 257 (1924). — **3398.** ST. ANNE DARGASSIES, S.: Méthode d'examen neurologique sur le nouveau-né. Étud. néo-natal., **3**, 101 (1954). — **3399.** SAINT-ANNE DARGASSIES, S.: La maturation neurologique du prématuré. Étud. néo-natal. **4**, 71 (1955). — **3400.** SAINT-ANNE DARGASSIES, S.: Le nouveau-né à terme: Aspect neurologique. Biol. Neonat. (Basel) **4**, 174 (1962). — **3401.** SAINT-ANNE DARGASSIES, S.: Intraduction à la sémologie du développement neurologique du nourrisson normal. 1. Conceptions générales. J. neurol. Sci. **1**, 160 (1964). — **3402.** SAINT-ANNE DARGASSIES, S.: Introduction à la sémiologie du développement neurologique du nourrisson normal. 2. Méthode d'exploration neurologique. J. neurol. Sci. **1**, 578

(1964). — **3403.** SAINT-ANNE DARGASSIES, S.: Neurological examination of the neonate. Proc. roy soc. Med. **58**, 5 (1965). — **3403a.** SAINT-ANNE DARGASSIES, S.: Neurological maturation of the premature infant of 28—41 weeks gestational age. In: Human development (F. FAULKNER, ed.). Philadelphia: W. B. Saunders Co. 1966. — **3404.** SAINT-ANNE DARGASSIES, S., F. BERTHAULT, C. DREYFUS-BRISAC et H. FISCHGOLD: La convulsion du tout jeune nourisson; aspects électroencéphalographiques du probleme. Presse méd. **46**, 965 (1953). **3405.** SALING, E.: Die Amnioskopie, ein neues Verfahren zum Erkennen von Gefahrenzuständen des Feten bei noch stehender Fruchtblase. Geburtsh. u. Frauenheilk. **22**, 830 (1962). — **3406.** SALING, E.: Erstmalige Blutgasanalysen und pH-Messungen am Feten nach der Geburt und die klinische Bedeutung dieses neuen Verfahrens. Arch. Gynäk. **198**, 82 (1962). — **3407.** SALING, E.: Mikroblutuntersuchungen am Feten. Klinischer Einsatz und erste Ergebnisse. Z. Geburtsh. Gynäk. **162**, 56 (1964). — **3408.** SALING, E.: Zustandsdiagnose beim Neugeborenen unmittelbar nach der Geburt. Gynaecologia (Basel) **160**, 133 (1965). — **3409.** SALING, E.: Das Kind im Bereich der Geburtshilfe. Stuttgart: Georg Thieme 1966. — **3410.** SALMI, J.: On the influence of anoxia on plasma calcium. Ann. Paediat. Fenn. **1**, Suppl. 2 (1954). — **3411.** SALT: Zit. nach L. J. WOOLF 1962 (*4254*). — **3412.** SAMAHA, F. J.: Hyperkalemic periodic paralysis. Arch. Neurol. (Chic.) **12**, 145 (1965). — **3413.** SAMSON, K.: Der normale Liquor cerebrospinalis im ersten Lebenstrimenon. Z. ges. Neurol. Psychiat. **128**, 494 (1930). — **3414.** SAMSON-DOLLFUS, D.: L'électro-encéphalogramme du prématuré jusqua l'age de trois mois et du nouveau-né a terme. Paris: Imp. R. Foulon 1955. — **3415.** SAMSON-DOLLFUS, D., J. FORTHOMME, and E. CAPRON: EEG of the human infant during sleep and wakefulness during the first year of life. In: P. KELLAWAY and I. PETERSEN, Neurological and electroencephalographic correlative studies in infancy. New York: Grune & Stratton 1964. — **3416.** SAN AUGUSTIN, M., H. M. NITOWSKY, and J. N. BORDEN: Neonatal sciatic nerve palsy after umbilical vessel injection. J. Pediat. **60**, 408 (1962). — **3417.** SANCES, A., S.-J. LARSON, and J. E. JACOBS: Science **141**, 733 (1963). — **3418.** SANCHEZ-IBANEZ, J. M., N. BELMONTE-GONZALES u. A. NAVARO-MARTINEZ: Retinablutungen bei Neugeborenen nach Vakuumextraktion. Gynaecologia (Basel) **156**, 172 (1963). — **3419.** SANDBANK, U.: Arthogryposis multiplex congenita associated with tuberous sclerosis. J. Pediat. **64**, 571 (1964). — **3420.** SANDERS, V.: Neurological manifestations of myxedema. New Engl. J. Med. **266**, 547 (1962). — **3421.** SARRAUTE-LOURIÉ, L.: De l'influence du repos sur la durée de la gestation; étude statistique. Thèse Paris 1899. — **3422.** SARAUX, H., J. LAFOURCADE, J. LEJEUNE, P. DHERMY, J. CRUVELLIER, and R. TURPIN: 13-Trisomy and its ophthalmologic effects. Arch. Ophtal (Paris) **24**, 581 (1964). — **3423.** SASS-KORTSÁK, A. (ed.): Kernicterus. S. 252. Toronto University Press 1961. — **3424.** SATTERFIELD, J. H.: Evoked cortical response enhancement and attention in man. A study of responses to auditory and shock stimuli. Electroenceph. clin. Neurophysiol. **19**, 470 (1965). — **3425.** SAUTER, H.: Die Spätgestose (Ätiologie und Diagnose). Gynaecologia (Basel) **135**, 285 (1953). — **3426.** SAVILLE, P. D., and N. KRETCHMER: Neonatal tetany. Report of 125 cases and review of literature. Biol. Neonat. (Basel) **2**, 1 (1960). — **3427.** SAWYER, G. M.: Case report. Reproduction in mongoloid. Amer. J. ment. Defic. **54**, 204 (1949). — **3428.** SAXENA, K. M.: Thyroid function in mongolism. J. Pediat. **67**, 363 (1965). — **3429.** SAYERS, M. P., and C. J. BRITT: Skull dehiscence and dural laceration in unrecognized familial craniostenosis. Amer. J. Dis. Child. **95**, 524 (1958). — **3430.** SAYK, J.: Cytologie der Cerebrospinalflüssigkeit. Jena: VEB Gustav Fischer 1960. — **3431.** SCARZELLA, M.: Sur un caso di distrofia muscularis fetale. Arch. ital. Pediat. **1**, 447 (1932). — **3432.** SCARZELLA, M., and A. MIGLIORE: Value of transillumination of the head in the newborn and infant for the diagnosis of intracranial lesions. Minerva pediat. **17**, 1802 (1965). — **3433.** SCLARE, G.: Congenital hyperthyroidism. Biol. Neonat. (Basel) **2**, 132 (1960). **3434.** SCOTT, J.: Detection of phenylketonuria (PKU) by the Guthrie technique in institutions for the mentally retarded. J. ment. Defic. Res. **10**, 269 (1966). — **3434a.** SCOTT, K. E., and R. USHER: Epiphyseal development in fetal malnutrition syndrome. New Engl. J. Med. **270**, 822 (1964). — **3435.** SCOVILLE, W. B.: Intraspinal enterogenous cyst. J. Neurosurg. **20**, 704 (1963). — **3436.** SCRIBNER, B. H., G. M. BOGARDUS, K. FREMONT-SMITH, and J. M. BURNELL: Potassium intoxication during and immediately following respiratory acidosis. J. clin. Invest. **33**, 965 (1954). — **3437.** SCRIVER, CH. R.: Vitamin B_6-dependency and infantile convulsions. Pediatrics **26**, 62 (1960). — **3438.** SEDGWICK, R. P., and J. N. YAMAZAKI: Infantile hypotonia. Bull. Los Angeles neurol. Soc. **28**, 233 (1963). — **3439.** SEELEY,

W. F.: Fetal mortality in breech deliveries. Amer. J. Obstet. Gynec. 57, 113 (1949). — **3440.** Seeliger, H. P. R.: Listeriose. In: Marget u. Kienitz, Praxis der Antibioticatherapie im Kindesalter. Stuttgart: Georg Thieme 1964. — **3441.** Seeliger, H. P. R., F. Jung, G. Linzenmeier u. H. Odenthal: Die Listeriose beim Menschen. Dtsch. med. Wschr. 77, 583 (1952). — **3442.** Seeliger, H. P. R., U. Laymann u. H. Finger: Untersuchungen zur Frage der Wirksamkeit von Ampicillin auf Listeria monocytogenes. Dtsch. med. Wschr. 92, 1095 (1967). — **3443.** Segni, G.: Studies on neonatal hypoglycemia. Clin. pediat. (Bologna) 45, 229 (1963). — **3444.** Seifert, G.: Die Speicheldrüsenviruskrankheit Cytomegalie. Med. Klin. 54, 1734 (1959). — **3445.** Seifert, G., u. J. Oehme: Pathologie und Klinik der Cytomegalie. Leipzig: Georg Thieme 1957. — **3446.** Seip, M.: Lipodystrophy and gigantism with associated endocrine manifestations. A new diencephalic syndrome. Acta paediat. (Uppsala) 48, 555 (1959). — **3447.** Seitz, D.: Bedeutung der Muskelbiopsie für die Diagnose und Therapie chronischer neuromuskulärer Prozesse. I. Morphologische Untersuchungen. Z. Dtsch. Nervenheilk. 187, 136 (1965). — **3448.** Seitz, D.: Die Bedeutung der Muskelbiopsie für die Diagnose und Therapie chronischer neuromuskulärer Prozesse. II. Klinisch-morphologische Untersuchungen. Dtsch. Z. Nervenheilk. 187, 166 (1965). — **3449.** Seitz, L.: Über Lokalisation und klinische Symptome intrakranieller Blutergüsse Neugeborener. Münch. med. Wschr. 55, 608 (1908). — **3450.** Sekastikoglov, J. A.: Biochemical studies on the skeleton of insulin-induced micromelia in chickens. Acta paediat. (Uppsala) 51, 60 (1962). — **3451.** Seki, M., and L. Strauss: Absence of one umbilical artery. Analysis of 60 cases with emphasis on associated developmental aberrations. Arch. Path. 78, 446 (1964). — **3452.** Selander, P.: Postmature infants. Acta paediat. (Uppsala) 43, 587 (1954). — **3453.** Seligman, S. A.: Diabetes in pregnancy. Hazards facing the neonate. Proc. roy. Soc. Med. 56, 1019 (1963). — **3454.** Selle, W. A., and T. A. Witten: Survival of respiratory (gasping) mechanism in young animals subjected to anoxia. Proc. Soc. exp. Biol. (N.Y.) 47, 495 (1941). — **3455.** Semb, G.: Dislocation of the hip induced by insulin in the chick embryo. Acta orthop. scand. 34, 24 (1964). — **3456.** Senior, B.: Lipodystrophic muscular hypertrophy. Arch. Dis. Childh. 36, 426 (1961). — **3457.** Sepp, A. H., and T. E. Roy: Listeria monocytogenes infections in metropolitan Toronto. A clinicopathological study. Canad. med. Ass. J. 88, 549 (1963). — **3458.** Sergovich, F., J. S. Madronich, M. L. Barr, D. H. Carr, and W. A. Langadon: The D-trisomy-syndrome: a case-report with description of ocular pathology. Canad. med. Ass. J. 89, 151 (1963). — **3459.** Sergovich, F. R., H. C. Soltan, and D. H. Carr: A 13—15/21 translocation chromosome in carrier father and mongol son. Canad. med. Ass. J. 87, 852 (1962). — **3460.** Sergovich, F. R., G. H. Valentine, D. H. Carr, and H. C. Soltan: Mongolism with atypical clinical and cytogenetic features. J. Pediat. 65, 197 (1964). — **3461.** Servit, Z.: Phylogenetic development of susceptibility to and symptomatology of epileptic seizures. Epilepsia (Amst.) 1, 95 (1959). — **3462.** Servit, Z.: Phylogenesis and ontogenesis of epileptic seizures. Wld Neurol. 3, 259 (1962). — **3463.** Sever, J. L.: Rubella and other agents as teratogens. Status of research and prevention. In: Probleme in der Verhütung von Viruserkrankungen. Berlin: Springer 1967. — **3464.** Sever, J. L., and K. Nelson: 1964 Rubella epidemic: Effect on pregnant women in the collaborative perinatal study. J. Pediat. 67, 985 (1965). — **3465.** Sever, J. W.: Obstetric paralysis. Amer. J. Dis. Child. 12, 541 (1916). — **3466.** Sexton, L. J., A. T. Hertig, D. E. Reid, F. S. Kellog, and W. S. Patterson: Premature separation of the normally implanted placenta. Amer. J. Obstet. Gynec. 59, 13 (1950). — **3467.** Shanes, A. M., W. H. Freygang, H. Grundfest, and E. Amatniek: Anesthesia and calcium action in the voltage clamped squid giant axon. J. gen. Physiol. 42, 793 (1959). — **3468.** Shanks, R. A.: The management of seizures in infancy and early childhood. Cerebr. Palsy Bull. 3, 583 (1961). — **3469.** Shannon, W. R.: Generalized edema in association with tetany of the newborn. Arch. Pediat. 46, 549 (1929). — **3470.** Shapira, E., E. Fischel, S. Moses, and S. Levin: Syndrome of incomplete regional achondroplasia with abdominal muscle dysplasia. Arch. Dis. Childh. 40, 694 (1965). — **3471.** Shapiro, B., and V. G. Tosti: Ventricular dilatation in spina bifida. J. Pediat. 16, 318 (1940). — **3472.** Shapiro, S.: Infant and perinatal mortality in the United States. Vital Health Statist. 3, 1 (1965). — **3473.** Shapiro, S.: Relation of weight at birth to cause of death and age at death in the neonatal period. Vital Health Statist. 21, 223 (1965). — **3474.** Shapiro, S., L. J. Ross, and H. S. Levine: Relationship of selected prenatal factors to pregnancy outcome and congenital anomalies. Amer. J. publ. Hlth 55, 268 (1965). — **3475.** Sharpe, W.:

The cranial deformity of oxycephaly. Amer. J. med. Sci. **151**, 840 (1916). — **3476.** Sharrard, W. J. W.: The mechanism of paralytic deformity in spina bifida. Develop. Med. Child Neurol. **4**, 310 (1962). — **3477.** Sharrard, W. J. W., R. B. Zachary, and J. Lorber: Survival and paralysis in open myelomeningocele, with special reference to the time of repair of spinal lesion. Develop. Med. Child Neurol., Suppl. **13**, 35 (1967). — **3478.** Sharrard, W. J., R. B. Zachary, J. Lorber, and A.M. Bruce: A controlled trial of immediate and delayed closure of spina bifida cystica. Arch. Dis. Childh. **38**, 18 (1963). — **3479.** Sheldon, W.: Hereditary and familial oxycephaly. Proc. roy. Soc. Med. **24**, 574 (1931). — **3480.** Sheldon, W.: Amyoplasia congenita, multiple congenital articular rigidity, arthrogryposis multiplex congenita. Arch. Dis. Childh. **7**, 117 (1932). — **3481.** Shelley, H. J.: Glycogen reserves and their changes at birth and in anoxia. Brit. med. Bull. **17**, 137 (1961). — **3482.** Sheridan, M. D.: Infants at risk of handicapping conditions. Mth. Bull. Minist. Hlth. Lab. Serv. **21**, 238 (1962). **3483.** Sheridan, M. D.: Abschlußbericht über eine prospektive Studie an Kindern, deren Mütter in der Frühschwangerschaft Röteln durchgemacht hatten. Brit. med. J. **1964 II**, 536. — **3484.** Sherman, H.: Pyridoxine and related compounds effects of deficiency in animals. In: The vitamins. New York: Academic Press 1954. — **3485.** Sherman, M., and J., and Ch. D. Flory: Comp. Psych. Monogr. (Amer.) **12**, 4 (1936). — **3486.** Sherrington, C. S.: Proc. roy. Soc. B **52**, 556 (1893). — **3487.** Sherrington, C. S.: On the anatomical constitution of nerves of skeletal muscles; with remarks on recurrent fibres in the ventral spinal nerve-root. J. Physiol. (Lond.) **17**, 211 (1894). — **3488.** Sherrington, C. S.: The central nervous system. In: Sir Michael Fosters, A textbook of physiology, 7. ed. London: Macmillan & Co. 1897. — **3489.** Sherrington, C. S.: Decerebrate rigidity, and reflex coordination of movements. J. Physiol. (Lond.) **22**, 319 (1898). — **3490.** Sherrington, C. S.: On plastic tonus and proprioceptive reflexes. Quart. J. exp. Physiol. (Lond.) **2**, 109 (1909). — **3491.** Sherrington, C. S.: Flexion-reflex of the limb, crossed extension stepping and standing. J. Physiol. (Lond.) **40**, 28 (1910). — **3492.** Sherrington, C. S.: Postural activity of muscle and nerve. Brain **38**, 191 (1915). — **3493.** Sherrington, C. S.: Problems of muscular receptivity. Nature (Lond.) **113**, 732, 892, 929 (1924). — **3494.** Shiller, J. G., and W. A. Silverman: "Uncomplicated" hyperbilirubinemia of prematurity. Amer. J. Dis. Child. **101**, 587 (1961). — **3495.** Shirkey, H.: Drug dosage for infants and children. J. Amer. med. Ass. **193**, 443 (1965). **3496.** Sholl, D. A.: The surface area of cortical neurons. J. Anat. (Lond.) **89**, 571 (1955). — **3497.** Shrand, H.: Thrush in the newborn. Brit. med. J. **1961 II**, 1530. — **3498.** Shulman, K., and J. Ransohoff: Subdural hematoma in children. The fate of children with retained membranes. J. Neurosurg. **18**, 175 (1961). — **3499.** Shurtleff, D. B.: Transillumination of skull in infants and children. Amer. J. Dis. Child. **107**, 14 (1964). — **3500.** Shurtleff, D. B., and E. L. Foltz: A comparative study of meningomyelocele repair of cerebrospinal fluid shunt as primary treatment in 90 children. Develop. Med. Child Neurol. Suppl., **13**, 57 (1967). — **3501.** Shy, G. M., W. K. Engel, J. E. Somers, and T. Wanko: Nemaline myopathy. Brain **86**, 793 (1963). — **3502.** Shy, G. M., and K. R. A. Magee: A new congenital non-progressive myopathy. Brain **79**, 610 (1956). — **3503.** Sibley, J. A., and A. L. Lehninger: Aldolase in serum and tissues of tumor-bearing animals. J. nat. Cancer Inst. **9**, 303 (1949). — **3504.** Sidorenko, I. G.: Effect of pregnancy toxemia on the bioelectrical activity of the cerebral cortex in newborn infants. Vop. Okhranў Materin. Dets. **9**, 48 (1964). — **3505.** Siegel, I. A., and H. B. McNally: Primary breech presentation and external cephalic version. Sth. med. J. (Bgham, Ala.) **44**, 942 (1951). — **3506.** Siegert, F.: Tentoriumriß und intrakranielle Blutung bei Kaiserschnitt. Zbl. Gynäk. **51**, 1649 (1927). — **3507.** Siegert, R.: Zur Frage der Poliomyelitis-Schluckimpfung während der Schwangerschaft. Bundesgesundheitsblatt **1966**, 249. — **3508.** Sigler, A. T., A. M. Lilienfeld, B. H. Cohen, and J. E. Westlake: Parental age in Down's syndrome. J. Pediat. **67**, 631 (1965). — **3509.** Siegmund, H.: Handbuch der speziellen pathologischen Anatomie, Bd. XIII/3. Berlin-Göttingen-Heidelberg: Springer 1955. — **3510.** Sierig, E.: Die Entwicklung von Kindern eklamptischer Mütter. Nervenarzt **21**, 393 (1950). — **3511.** Sikorski, I. A.: Die seelische Entwicklung des Kindes, 2. Aufl- Leipzig 1908. — **3512.** Silberman, J., J. Dancis, and I. Feigin: Neuropathological obser. vations in maple syrup urine disease. Arch. Neurol. (Chic.) **5**, 351 (1961). — **3513.** Silberberg, M. (1923): Zit. nach C. de Lange (*919*). — **3514.** Silver, H. K.: The de Lange syndrome. Amer. J. Dis. Child. **108**, 523 (1964). — **3515.** Silver, H. K., and F. Schroeder: Congenital muscular hypertrophy. Amer. J. Dis. Child. **108**, 406 (1964). — **3516.** Silverman,

B. K., T. BRECKX, J. M. CRAIG, and A. S. NADAS: Congestive failure in the newborn caused by cerebral arteriovenous fistula. Amer. J. Dis. Child. **89**, 539 (1955). — **3517.** SILVERMAN, F. N., and N. HUANG: Congenital absence of the abdominal muscles. Associated with malformation of the genito-urinary and alimentary tracts. Amer. J. Dis. Child. **80**, 91 (1950). — **3518.** SILVERMAN, W. A. (ed.): Dunham's premature infants, 3rd ed. New York: P. B. Hoeber, Inc. 1961. — **3519.** SILVERMAN, W.: Iatrogenic aspects of thermoregulation. Ross Conference Report, Suppl. 2, p. 31, Columbus (Ohio) 1963. — **3520.** SILVERMAN, W. A., D. H. ANDERSON, W. A. BLANC, and D. N. CROZIER: A difference in mortality rate and incidence of Kernicterus among premature infants on two prophylactic antibacterial regimens. Pediatrics **18**, 614 (1956). — **3521.** SILVERMAN, W. A., and J. C. SINCLAIR: Infants of low birth weight. New Engl. J. Med. **274**, 448 (1966). — **3522.** SILVERMAN, W. A., J. C. SINCLAIR, and F. J. AGATE: The oxygen cost of minor changes in heat balance of small newborn infants. Acta paediat. (Uppsala) **55**, 294 (1966). — **3523.** SIMMER, H. H., W. E. EASTERLING, R. J. PION, and W. J. DIGNAM: Steroids **4**, 125 (1964). — **3524.** SIMMONS, C. C.: Two cases of intracranial hemorrhage in the newborn relieved by operation. Boston med. surg. J. **166**, 43 (1912). — **3525.** SIMMONS, D. H., and M. AVEDON: Acid-base alterations and plasma potassium concentration. Amer. J. Physiol. **197**, 319 (1959). — **3526.** SIMMONS, D. R., and W. T. PEYTON: Premature closure of the cranial sutures. J. Pediat. **31**, 528 (1957).— **3527.** SIMON, CL.: Über Heilungsmöglichkeiten der Frühgeborenen-Listeriose. Arch. Kinderheilk. **166**, 47 (1962). — **3528.** SIMON, C., u. H. GERKEN: Zur Prophylaxe der konnatalen Lues. Münch. med. Wschr. **107**, 1813 (1965). — **3529.** SIMPSON, J. A.: Conduction velocity of peripheral nerves in human metabolic disorders. In: Progress in electromyography (P. PINELLI, F. BUCHTHAL and F. THIEBAUT, ed.), p. 36. Amsterdam: Elsevier Publ. Co. 1962. — **3530.** SIMPSON, J. A.: Immunological disturbances in myasthenia gravis with a report of Hashimoto's disease developing after thymectomy. J. Neurol. Neurosurg. Psychiat. **27**, 485 (1964). — **3531.** SINAPIUS, D.: Zur Beurteilung hyaliner Membranen in der Lunge Neugeborener. Z. Kinderheilk. **84**, 496 (1960). — **3532.** SINCLAIR: Deficiency of essential fatty acids and atherosclerosis. Lancet **1956 I**, 381. — **3533.** SINCLAIR, J. C.: Relative hypermetabolism in undergrown human neonates. Lancet **1964 II**, 49. — **3534.** SINGH, B.: EEG studies of sleep humps and sleep spindles. Neurology (Bombay) **7**, 30 (1959). — **3535.** SINIOS, A.: Über die Indikation zur Austauschtransfusion beim Neugeborenen. Mschr. Kinderheilk. **107**, 121 (1959). — **3536.** SISSON, W. R.: The neonatal problem in infants of diabetic mothers. J. Amer. med. Ass. **115**, 2040 (1940). — **3537.** SJÖGREN, T., and T. LARSSON: Microphtalmos and anophtalmos with or without coincident oligophrenia. Acta psychiat. (Kbh.), Suppl. 56 (1949). — **3538.** SJÖGREN, T., and T. LARSSON: Oligophrenia in combination with congenital ichthyosis and spastic disorders. Acta psychiat. scand., Suppl. 113, **32** (1957). — **3539.** SJÖSTEDT, S., G. ENGLESON, and G. ROOTH: Dysmaturity. Arch. Dis. Childh. **33**, 123 (1958). — **3540.** SKELTON, M. O., and B. GANS: Congenital thyreotoxicosis, hepatosplenomegaly and jaundice in two infants of exophthalmic mothers. Arch. Dis. Childh. **30**, 460 (1955). — **3541.** SKIPPER, E.: Oxycephaly, with report of 3 cases in one family. Quart. J. Med. **3**, 579 (1934). — **3542.** SKOGLUND, C. R.: The response to linearly increasing currents in mammalian motor and sensory nerves. Acta physiol. scand. **4**, Suppl. 12 (1942). — **3543.** SKOGLUND, S.: Central connections and functions of muscle nerves in the kitten. Acta physiol. scand. **50**, 222 (1960). — **3544.** SKOGLUND, S.: The activity of muscle receptors in the kitten. Acta physiol. scand. **50**, 203 (1960a). — **3545.** SKOGLUND, S.: The spinal transmission of proprioceptive reflexes and the postnatal development of conduction velocity in different hindlimb nerves in the kitten. Acta physiol. scand. **49**, 318 (1960b). — **3546.** SKOGLUND, ST.: On the postnatal development of postural mechanisms as revealed by electromyography and myography in decerebrate kittens. Acta physiol. scand. **49**, 299 (1960). — **3547.** SLATE, W. G., and J. H. RANDALL: Prolapse of the umbilical cord. Amer. J. Obstet. Gynec. **72**, 991 (1956). — **3548.** SLATER, B. C. S., G. I. WATSON, and J. C. MCDONALD: Seasonal variation in congenital abnormalities. Brit. J. prev. soc. Med. **18**, 1 (1964). — **3549.** SLAUCK, A.: Über Myatonia congenita und infantile progressive spinale Muskelatrophie. Dtsch. Z. Nervenheilk. **67**, 1 (1921). — **3550.** SLAUCK, A.: Beiträge zur Kenntnis der Muskelpathologie. Z. ges. Neurol. Psychiat. **71**, 352 (1921). — **3551.** SLAUCK, A.: Pathologische Anatomie der Myopathien. In: Handbuch der Neurologie, Bd. 16, S. 412. Berlin: Springer 1936. — **3552.** SLYKE, D. D. VAN, A. B. HASTINGS, A. HILLER, and J. SENDROY jr.: Studies of gas and electrolyte equilibria in blood; amounts of alkali bound by serum albumin and globulin. J. biol. Chem. 79, 769 (1928). — **3553.** SMALL, A. S.: Tetany in young infants. J. Pediat. 2, 681 (1933). — **3554.** SMALLPIECE, V.: Hypothermia in the newborn. Lancet 1955 I, 679. — **3555.** SMART, R. G.: Social group membership, leadership and birth order. J. soc. Psychol. 67, 221 (1965). **3556.** SMITH, A. J., and L. B. STRANG: An inborn error of metabolism with the urinary excretion of a hydroxybutyric acid and phenylpyruvic acid. Arch. Dis. Childh. 33, 109 (1958). **3557.** SMITH, C. A.: The physiology of the newborn infant, 3rd ed. Oxford: Blackwell Sci. Publ. 1959. — **3558.** SMITH, C. A.: Problems of the newborn. J. Pediat. 57, 115 (1960). — **3559.** SMITH, C. A.: Clinical aspects of respiratory difficulties in adaptation to extra-uterine life. In: Nutricia Sympos. on adaptation of the newborn infant to extrauterine life. Leiden: Steufert-Kroese 1964. — **3560.** SMITH, C. H.: Iso-agglutinins in the newborn with special reference to their placental transmission. Amer. J. Dis. Child. 36, 54 (1928a). — **3561.** SMITH, C. H.: Icterus neonatorum, its relation to the compatibility of blood groups between mother and newborn. Amer. J. Dis. Child. 36, 70 (1928b). — **3562.** SMITH, H. L., and J. N. ETTELDORF: Parenteral fluid regimens in the treatment of severe diarrhea in infants. J. Pediat. 58, 1 (1961). — **3563.** SMITH, D. W., R. M. BLIZZARD, and L. WILKINS: The mental prognosis in hypothyroidism of infancy and childhood. Pediatrics 19, 1011 (1957). — **3564.** SMITH, D. W., K. PATAU, E. THERMAN, and ST. L. INHORN: A new autosomal trisomy syndrome: multiple congenital anomalies caused by an extra chromosome. J. Pediat. 57, 338 (1960). — **3565.** SMITH, D. W., K. PATAU, E. THERMAN, and S. L. INHORN: The No 18 trisomy syndrome. J. Pediat. 60, 513 (1962). — **3566.** SMITH, D. W., E. M. THERMAN, K. PATAU, and ST. L. INHORN: Mosaicism in mother of 2 mongoloids. Amer. J. Dis. Child. 104, 543 (1962). — **3567.** SMITH, D. W., K. PATAU, E. THERMAN, ST. L. INHORN, and R. J. DEMARS: The D_1 trisomy syndrome. J. Pediat. 62, 326 (1963). — **3568.** SMITH, E. S.: Salmonella meningitis in infancy. Amer. J. Dis. Child. 88, 732 (1954). — **3568a.** SMITH, E. S.: Purulent meningitis in infants and children. J. Pediat. 45, 425 (1954a). — **3569.** SMITH, E. D.: Spina bifida and the total care of spinal meningomyelocele. Springfield (Ill.): Ch. C. Thomas 1965. — **3570.** SMITH jr., F. G., and K. ZIKE: Idiopathic hypoparathyroidism in the neonatal period. Amer. J. Dis. Child. 105, 182 (1963). — **3571.** SMITH, G. S., R. L. TIPS, and H. HOWARD: Autosomal mosaicism occurring in conjunction with Down's syndrome. Amer. J. ment. Defic. 70, 218 (1965). — **3572.** SMITH, H. L., L. D. AMICK, and W. W. JOHNSON: Detection of subclinical and carrier states in Duchenne muscular dystrophy. J. Pediat. 69, 67 (1966). — **3573.** SMITH, J. R.: The EEG during infancy and childhood. Proc. Soc. exp. Biol. (N.Y.) 36, 348 (1937). — **3574.** SMITH, R. J.: The electroencephalogram during normal infancy and childhood. III. Preliminary observations on the pattern sequence during sleep. J. genet. Psychol. 53, 471 (1938).— **3575.** SMITH, M. G.: Propagation in tissue cultures of a cythopathogenic virus from human salivary gland virus (SGV) disease. Proc. Soc. exp. Biol. (N.Y.) 92, 424 (1956). — **3576.** SMITH, P. K., A. W. WINKLER, and H. E. HOFF: Electrocardiographic changes and concentration of magnesium in serum following intravenous injection of Mg salts. Amer. J. Physiol. 126, 720 (1939). — **3577.** SMITH and BELLINGHAM: Kongenitales Fehlen der Bauchmuskeln und andere Defekte. Proc. roy. Soc. Med. 6, 186 (1913). — **3578.** SMITHELLS, R. W., and E. R. CHININ: Spina bifida in Liverpool. Develop. Med. Child Neurol. 7, 258 (1965). — **3579.** SMITHELLS, R. W., E. R. CHININ, and D. FRANKLIN: Anencephaly in Liverpool. Develop. Med. Child Neurol. 6, 231 (1964). — **3580.** SNAPPER, I., J. J. VARVIS, H. R. FREUND, and A. F. GOLDBERG: Hyperparathyroidism in identical twins, one of whom suffered concomitantly of Boeck's sarcoidosis. Metabolism 7, 671 (1958). — **3581.** SNEDEKER, D. M.: A study of the palmar dermatoglyphics of mongolian imbeciles. Hum. Biol. 20, 146 (1948). — **3582.** SNELLING, C. E.: Disturbed kidney function in the newborn infant associated with decreased calcium. Phosphorus ratio. J. Pediat. 22, 559 (1943). — **3583.** SNOECK, J., J. A. CHALMERS, G. T. SMEDLEY, C. H. DE BOER, E. W. LILLIE, J. R. SANDERS, E. A. ALMENT, and J. FRANKENBERG: The vacuum extractor, an alternative to the obstetric forceps. Proc. roy. Soc. Med. 53, 749 (1960). — **3584.** SNYDER, W. H., and E. M. GREANEY: Congenital diaphragmatic hernies. 77 consecutive cases. Surgery 57, 576 (1965). — **3585.** SNYDER, F., J. HOBSON, D. MORRISON, and F. GOLDFRANK: Changes in respiration, heart rate and systolic blood pressure in relation to electroencephalographic patterns of human sleep. J. appl. Physiol. 19, 417 (1964). — **3586.** SNYDERMAN, S. E., L. E. HOLT, R. CATERO, and K. JAKOBS: Pyridoxine deficiency in the human infant. J. clin. Nutr. 1, 200 (1953). —

3587. Soeken, G.: Kernicterus und Morbus haemolyticus neonatorum. Beihefte Arch. Kinderheilk., H. 35 (1957). — **3588.** Soiva, K., and M. Grönroos: On perinatal mortality in toxaemias of late pregnancy with reference to hypotensive drugs. Acta obstet. gynec. scand. **42**, 12 (1963). — **3589.** Sokoloff: Thyroid and protein metabolism. J. Neurochem (in press). Zit. nach Richter: Symp. über Neurologie des Neugeborenen, Rom April 1964. — **3590.** Solomons, G., H. Zellweger, P. Jahnke, and E. Opitz: Four common eye signs in mongolism. Amer. J. Dis. Child. **110**, 46 (1965). — **3591.** Soltan, H. C.: Genetic studies and chromosomal analysis in families with mongolism in more than one member. Acta genet. (Basel) **14**, 251 (1964). — **3592.** Soltan, A. C., and K. Clearwater: Dermatoglyphics in translocation Down's syndrome. Amer. J. hum. Genet. **17**, 476 (1965). — **3593.** Soltman: Zit. nach Föderl (*1287*). — **3594.** Sommer, J.: Synchronisierung motorischer Impulse und ihre Bedeutung für die neurophysiologische Forschung. Z. ges. Neurol. Psychiat. **172**, 500 (1941). — **3595.** Sopena Ibañez, A.: Repeated foetal malformations in a case of mosaicism (trisomy-monosomy) of chromosome 18. Acta ginec. (Madr.) **15**, 57 (1964). — **3596.** Sparr, R. A., and J. A. Pritchard: Maternal and newborn distribution and excretion of sulfamethoxypyridazine. Obstet. and Gynec. **12**, 131 (1958). — **3597.** Spatz, H., u. W. Ullrich: Klinischer und anatomischer Beitrag zu den angeborenen Beweglichkeitsdefekten im Hirnnervenbereich. Z. Kinderheilk. **51**, 579 (1931). — **3598.** Spector, R. G.: Periventricular leukomalacia and listeriosis in the newborn. Develop. Med. Child Neurol. 8, 402 (1966). — **3599.** Spencer, H. R.: Spinal birth trauma. Trans. obstet. Soc. Lond. **33**, 270 (1891). Zit. bei Crothers and Putnam. — **3600.** Spiel, L., u. Th. Wanko: Zerebrale Listeriose im Kindesalter. Kasuistische Mitt. Wien. med. Wschr. **1954**, 952. — **3601.** Spiess, H., D. Lüders u. U. Klaubert: J^{131}-Trijodthyronintest als extracorporale Schilddrüsenfunktion im Kindesalter. Mschr. Kinderheilk. **113**, 446 (1965). — **3602.** Spiess, H., u. J. W. Weiss: Behandlungsversuch des muskulären Schiefhalses mit lokaler Steroid-Behandlung. Dtsch. med. Wschr. **90**, 15 (1965). — **3603.** Spiller, W. G.: Generalized or localized hypotonia in childhood. Univ. Pennsylv. med. Bull. **17**, 342 (1905). — **3604.** Spiller, W. G.: Severe jaundice in the newborn child a cause of spastic cerebral diplegia. Amer. J. med. Sci. **149**, 345 (1915). — **3605.** Spink, W. W.: Human vibriosis caused by vibrio fetus. J. Amer. med. Ass. **163**, 180 (1957). — **3606.** Spiro, A. J.: Myotubular myopathy. Arch. Neurol. (Chic.) **14**, 1 (1966). — **3607.** Spitz, R. A., and K. M. Wolf: The smiling response. Genet. psychol. Monogr. **34**, 57 (1946). — **3607a.** Sprague, J. M., and W. W. Chambers: Regulation of posture in intact and decerebrate cat. J. Neurophysiol. **16**, 451 (1953). — **3608.** Sprague, R. G., M. H. Power, H. L. Mason, A. Albert, D. R. Mathieson, P. S. Hench, E. C. Kendall, C. H. Slocumb, and H. F. Polley: Observations on the physiologic effects of cortisone and ACTH in man. Arch. intern. Med. **85**, 199 (1950). — **3609.** Speiser, P.: Diskussion. Tagg der Dtsch. Ges. für Bluttransfusion, Bad Nauheim 1964. — **3610.** Sprengel: Angeborene Verschiebung des Schulterblattes nach oben. Langenbecks Arch. klin. Chir. **42**, 545 (1891). — **3611.** Sršeň, Š.: Clinical picture and possibility of symptomatic diagnosis of brain ventricle haemorrhage in the newborn. Pädiatrie u. Pädologie **2**, 19 (1966). — **3612.** Sršeň, Š.: Prognosis of brain ventricle haemorrhage in the newborn. Pädiatrie u. Pädiologie **2**, 297 (1966). — **3612a.** Sršeň, Š.: Intraventricular haemorrhage in the newborn and "low birth-weight". Develop. Med. Child Neurol. **9**, 478 (1966). — **3613.** Spurway, J. H.: The fate and management of the second twin. Amer. J. Obstet. Gynec. **83**, 1377 (1962). — **3614.** Spyropoulos, C. S.: Interdependence of the effects of calcium, potassium and temperature upon the properties of nerve membranes. Brain Res. **1**, 105 (1966). — **3615.** Süsswein, J.: Zur Physiologie des Trinkens beim Säugling. Arch. Kinderheilk. **40**, 68 (1905). — **3616.** Sugar, O.: Central neurological complications of hypoparathyroidism. Arch. Neurol. Psychiat. (Chic.) **70**, 86 (1953). — **3617.** Sugita, H.: Clinical and experimental investigations on creatine photokinase and aldolase activity in neuromuscular disorders. Neurol. jap. **62**, 106 (1960). — **3618.** Sunshine, P., H. Kusumoto, and J. P. Kriss: Survival time of circulating long-acting thyroid stimulator in neonatal thyrotoxicosis: implications for diagnosis and therapy of the disorder. Pediatrics **36**, 869 (1965). — **3619.** Surawicz, B., H. A. Braun, W. B. Crum, R. L. Kemp, S. Wagner, and S. Bellet: Quantitative analysis of the EKG pattern of hypopotassemia. Circulation **16**, 750 (1957). — **3620.** Sureau, M., H. Fischgold, and G. Capdevielle: L' EEG du nouveau-né: normal et pathologique. Electroenceph. clin. Neurophysiol. **2**, 113 (1950). — **3621.** Sussman, M. L., L. Strauss, and H. L. Hodes: Fatal Coxsackie group B virus infection in the newborn. Amer. J. Dis. Child. 97, 483 (1959). — **3622.** SUTHERLAND, J. M.: Toxicity of chloramphenicol of newborn infants. Amer. J. Dis. Child. 98, 648 (1959). — **3623.** SUTHERLAND, J. M., V. M. ESSELBORN, R. L. BURKET, T. B. SKILLMAN, and J. T. BENSON: Familial nongoitrous cretinism apparently due to maternal antithyroid antibody. New Engl. J. Med. 263, 336 (1960). — **3624.** SUTIN, G. J.: Electrocardiogram in idiopathic respiratory distress syndrome of the newborn. Lancet 1964 II, 532. — **3625.** SWAAK, A. J.: Occurrence of Klippel-Feil syndrome and anencephaly in one family. Need. T. Geneesk. 109, 17 (1965). — **3626.** SWAIMAN, K. F., J. M. MILSTEIN, and M. M. COHEN: Interrelationships of glucose, glutamate and aspartate metabolism in developing rabbit brain. In: Progr. Brain Research., vol. 9. Amsterdam: Elsevier Publ. Co. 1964. — **3627.** SWAN, C., A. L. TOSTEVIN, B. MOORE, H. MAYO, and G. H. B. BLACK: Congenital defects in infants following infectious diseases during pregnancy. Med. J. Aust. 30 (2), 201 (1943). — **3628.** SWAN, C.: A study of three infants dying from congenital defects following maternal rubella in the early stages of pregnancy. J. Path. Bact. 56, 289 (1944). — **3629.** SWANSON, A. G., L. S. STAVNEY, and F. PLUM: Effects of blood pH and carbon dioxide on cerebral electrical activity. Neurology (Minneap.) 8, 787 (1958). — **3630.** SWINYARD, CH. A., and A. MAGORA: Multiple congenital contractures (Arthrogryposis). An electromyographic study. Arch. phys. Med. 43, 36 (1962). — **3631.** SWINYARD, E. A.: Effect of extracellular electrolyte depletion on brain, electrolyte pattern and electroshock seizure threshold. Amer. J. Physiol. 156, 163 (1949). — **3632.** SWINYARD, E. A., J. E. P. TOMAN, and L. S. GOODMANN: Effect of cellular hydration on experimental electroshock convulsions. J. Neurophysiol. 9, 47 (1946). — **3633.** SYDOW, G. VON, and A. RINNE: Very unequal identical twins. Acta paediat. (Uppsala) 47, 163 (1958). — **3634.** Symposium: Vakuumextraktor. Arch. Gynäk. 198, 512 (1963). — **3635.** SZENDI, B., u. I. LAKATOS: Steißlage und perinatale Mortalität. Zbl. Gynäk. 86, 938 (1964). — **3636.** SZENT GYÖRGY, A.: Chemistry of muscular contraction. New York 1951.

3637. SCHACHTER, M.: Toxemia in pregnancy and its effect on the neuromental development of the offspring. Ann. paediat. (Basel) 202, 32 (1964). — **3638.** SCHACHTER, F. F., and V. APGAR: Perinatal asphyxia and psychologic signs of brain damage in childhood. Pediatrics 24, 1016 (1959). — **3639.** SCHADÉ, J. P.: Maturational aspects of EEG and of spreading depression in rabbit. J. Neurophysiol. 22, 245 (1959). — **3640.** SCHADÉ, J. P., H. VAN BACKER, and E. COLON: Quantitative analysis of neuronal parameters in the maturing cerebral cortex. In: Progress in brain research, vol. 4. Amsterdam-London-New York: Elsevier Publ. Co. 1964. — **3641.** SCHADÉ, J. P., and C. F. BAXTER: Changes during growth in the volume and surface area of cortical neurons in the rabbit. Exp. Neurol. 2, 158 (1960). — **3642.** SCHADÉ, J. P., M. A. CORNER, and J. J. PETERS: Some aspects of the electro-ontogenesis of sleep patterns. In: Progress in brain research, vol. 18. Amsterdam: Elsevier Publ. Co. 1965. — **3643.** SCHADÉ, J. P., and K. MEETER: Neuronal and dendritic patterns in the uncinate area of the human hippocampus. In: Progress in brain research, vol. 3. Amsterdam-London-New York: Elsevier Publ. Co. 1963. — **3644.** SCHADÉ, J. P., and E. G. PASCOE: Maturational changes in cerebral cortex. In: Progress in brain research, vol. 9. Amsterdam: Elsevier Publ. Co. 1964. — **3645.** SCHÄFFER, H. (Hrsg.): Zur Analyse der myotonischen Bewegungsstörung. Dtsch. Z. Nervenheilk. 67, 225 (1921). — **3646.** SCHÄFFER, H.: Muskeltonus. Anaesthesist 6, 232 (1957). — **3647.** SCHAEFER, H., u. P. HAAS: Über einen lokalen Erregungsstrom an der motorischen Endplatte. Pflügers Arch. ges. Physiol. 242, 364 (1939). — **3648.** SCHAEFER, H., and H. G. HAAS: Electrocardiography. In: Handbook of physiology, Sect. 2, Circulation, vol. 1, p. 323. Washington: Amer. physiol. Soc. 1962. — **3649.** SCHÄFER, K. H.: Indikationsstellung und Ausführung der Austauschtransfusion bei der Erythroblastosis fetalis. Mschr. Kinderheilk. 99, 208 (1951). — **3650.** SCHÄFER, K. H.: Die Geburt als Eingriff auf den kindlichen Organismus. Mschr. Kinderheilk. 101, 158 (1953). — **3651.** SCHÄFER, K. H.: Die Syphilis. In: FEER, Lehrbuch der Kinderheilkunde, 21. Aufl. Stuttgart: Gustav Fischer 1966. — **3652.** SCHAEFFER, M., M. J. FOX, and C. P. LI: Intrauterine Poliomyelitisinfection. J. Amer. med. Ass. 155, 248 (1954). — **3653.** SCHAEFFER, O.: Über Blutergüsse in den Wirbelkanal bei Neugeborenen und deren Ursachen. Arch. Gynäk. 53, 278 (1897). — **3654.** SCHÄFER, R., K. RÖHRS u. O. VIVELL: Encephalomyocarditissyndrom beim Neugeborenen infolge Infektion mit Coxsackievirus vom Typ B4. Münch. med. Wschr. 101, 740 (1959). — **3655.** SCHAFFER, A. J.: Diseases of the newborn. Philadelphia and London: W. B. Saunders Co. 1960. — **3656.** SCHAFFER, A. J.: Diseases of the newborn, II. ed. Philadelphia and London: W. B.

Saunders Co. 1965. — **3657.** SCHAIN, R. J., and K. O'BRIEN: Acid base relationships of cerebrospinal fluid and blood in children. Clin. chim. Acta **13**, 200 (1966). — **3658.** SCHALL, L.: Vit. K und Kernikterus der Frühgeborenen. Münch. med. Wschr. **100**, 932 (1958). — **3659.** SCHALTENBRAND, G.: Normale Bewegungs- und Lagereaktionen bei Kindern. Dtsch. Z. Nervenheilk. **87**, 23 (1925). — **3660.** SCHALTENBRAND, G., und P. BAILEY: Die perivaskuläre Piagliamembran des Gehirnes. J. Psychol. Neurol. (Lpz.) **35**, 199 (1928). — **3661.** SCHAPER, G.: Das Hirnpotentialbild des schlafenden Säuglings im 2. Trimenon. Mschr. Kinderheilk. **101**, 258 (1953). — **3662.** SCHAPER, G.: Hirnelektrische Spätuntersuchungen bei rachitogener Tetanie. Mschr. Kinderheilk. **102** (2), 62 (1954). — **3663.** SCHARRER, E.: Capillaries and mitochondria in neuropil. J. comp. Neurol. **83**, 237 (1945). — **3664.** SCHATZ (1884): Zit. nach G. HERLITZ (*1780*). — **3665.** SCHEIBEL, M., and A. SCHEIBEL: Neurons and neuroglia cells as seen with the light microscope. Symp. Biology of neuroglia, Springfield 1958, p. 5. — **3666.** SCHEIBEL, M., and A. SCHEIBEL: Some structural and functional substrates of development in young cats. In: Progr. brain research, vol. 9. Amsterdam: Elsevier Publ. Co. 1964. — **3667.** SCHELLONG, G.: Zur Problematik des „Kritischen Bilirubinspiegels" beim Neugeborenen. Mschr. Kinderheilk. **108**, 128 (1960). — **3668.** SCHELLONG, G.: Ikterus neonatorum. Stuttgart: Georg Thieme 1962. — **3669.** SCHENK, W., O. VIVELL, T. LUTHARDT u. G. MAAS: Eine Epidemie durch Coxsackie-Virus Typ B5 auf einer Neugeborenen- und Säuglingsstation. Arch. Kinderheilk. **170**, 41 (1964). — **3670.** SCHERER, F.: Ein Beitrag zur Aetiologie der Leptomeningitis purulenta bei Säuglingen. Jb. Kinderheilk. **39**, 1 (1895). — **3671.** SCHICK, B.: Zwei Fälle von familiärer spinaler Muskeldystrophie. Wien. med. Wschr. **62**, 1186 (1912). — **3672.** SCHICK, R. W., and D. D. MATSON: What is arrested hydrocephalus? J. Pediat. **58**, 791 (1962). — **3673.** SCHICKE, R., u. E. FRIEDEL: Diagnostische Probleme bei der Listeriose des Neugeborenen. Kinderärztl. Prax. **33**, 403 (1965). — **3674.** SCHIFF, G. M., J. M. SUTHERLAND, and I. J. LIGHT: Preliminary results on significance of presence of rubella virus in the newborn. Clin. Res. **13**, 416 (1965). — **3675.** SCHIMKUS, J.: Über die frühinfantile spinale Muskelatrophie Typ Werding Hoffmann. Diss. Königsberg 1934. — **3676.** SCHIPKE, R., D. RIEGE, and W. B. SCOVILLE: Acute subdural hemorrhage at birth. Pediatrics **14**, 468 (1954). — **3677.** SCHLANGE, H.: Statistische Untersuchungen über die Ursachen psychischer Störungen im Kindesalter. Mschr. Kinderheilk. **111**, 379 (1963). — **3678.** SCHLESINGER, B., B. CLAYTON, M. BODIAN, and K. V. JONES: Typus degenerativus amstelodensis. Arch. Dis. Childh. **38**, 349 (1963). — **3678a.** SCHLESINGER, H.: Zur Lehre vom angeborenen Pectoralisdefekt und vom Hochstande der Scapula. Wien. klin. Wschr. **13**, 246 (1900). — **3679.** SCHMIDT, C. F.: Medical physiology, 10th ed. London: Kimpton 1956. — **3680.** SCHMIDT, E.: Zum Krankheitsbild der Vit. B6 (Pyridoxin)-Abhängigkeit beim Neugeborenen. Z. Kinderheilk. **89**, 211 (1964). — **3680a.** SCHMIDT, F.: Candida-Vorkommen bei Neugeborenen von Müttern mit Candida-positiven Befunden aus der Scheide. Kinderärztl. Prax. **35**, 189 (1967). — **3681.** SCHMIDT, G., H. W. KINTZEL u. R. EYSOLD: Klinische und elektroenzephalographische Nachuntersuchungen von Zwillingsgeborenen. Arch. Kinderheilk. **172**, 135 (1965). — **3682.** SCHMIDT, H.: Die Wirkung von Calcium-Ionen auf das Membranpotential markhaltiger Nervenfasern. Pflügers Arch. ges. Physiol. **271**, 634 (1960). — **3683.** SCHMIDT, H.: Befunde einer histologischen Untersuchung über die Sauerstoffmangelempfindlichkeit des frühkindlichen Hirngewebes und ihre Deutung. Acta neuropath. (Berl.) **4**, 402 (1965). — **3684.** SCHMIDT, H.: Untersuchungen zur Pathogenese und Aetiologie der geburtstraumatischen Hirnschädigungen Früh- und Reifgeborener. Veröffentl. aus der morphol. Pathologie, H. 70. Stuttgart: Gustav Fischer 1965. — **3685.** SCHMIDT, H., u. R. STÄMPFLI: Die Depolarisation durch Calcium-Mangel und ihre Abhängigkeit von der Kalium-Konzentration. Helv. physiol. pharmacol. Acta **15**, 200 (1957). — **3686.** SCHMIDT, L.: Der „erste" Atemzug. Mschr. Kinderheilk. **98**, 213 (1950). — **3687.** SCHMIDT, R.: Glukuronsäure-konjugiertes Bilirubin, das „direkt" reagierende Bilirubin in Serum, Harn und Galle. Schweiz. med. Wschr. **86**, 775 (1956). — **3688.** SCHMIDT, R.: Direct reacting bilirubin, bilirubin glucuronide in serum, bile and urine. Science **124**, 76 (1956). — **3689.** SCHMITZ, H. E., C. J. SMITH, and E. R. CLUMPNER: End results of breech deliveries. Amer. J. Obstet. Gynec. **69**, 984 (1955). — **3690.** SCHMÖGER, R.: Kernikterus bei Frühgeborenen ohne nachweisbare Inkompatibilität. Z. Kinderheilk. **75**, 571 (1954). — **3691.** SCHMÖGER, R.: Besonderheiten des Ikterus neonatorum Frühgeborener. Arch. Kinderheilk. **150**, 226 (1955). — **3692.** SCHMORL, W.: Zur Kenntnis des Icterus neonatorum insbesondere der dabei auftretenden Gehirnveränderungen. Verh. dtsch. path. Ges.

6, 109 (1903). — **3693.** Schmorl, G.: Zur Kenntnis des Ikterus neonatorum, insbesondere der dabei auftretenden Gehirnveränderungen. Verh. dtsch. ges. Path. **15**, 109 (1904). — **3694.** Schnaars, P., and A. Lamesch: A case of tuberous cerebral sclerosis associated with mucoviscidosis in a 4-day-old infant. Helv. paediat. Acta **19**, 576 (1964). — **3695.** Schneck, S. A., and K. T. Neuburger: Lesions of the brain in hyaline membrane disease of infants. Acta neuropath. (Berl.) **2**, 11 (1962). — **3696.** Schneegans, M. E.: Psychomotorische und elektroencephalographische Anzeichen nach Hirnblutungen und Gehirnödemen von Frühgeburten. Laborat. d'E.E.G., Clin. Neurol., Strasbourg. Strasbourg méd., N. S. **10**, 731 (1959). — **3697.** Schneegans, E.: Tetany in the newborn. Strasbourg méd. **15**, 96 (1964). — **3698.** Schneeweiss, B., G. Blaurock u. E. Jungfer: B.-Streptokokken als Ursache einer tödlichen Neugeborenen-Meningitis. Mschr. Kinderheilk. **111**, 108 (1963). — **3699.** Schneeweiss, B., u. U. Wiegand: Klinische Untersuchungen bei Hyperbilirubinämien im Neugeborenenalter. Z. Kinderheilk. **89**, 295 (1964). — **3700.** Schneider, M.: Kreislauf und Gehirn. Heidelberg: Steinkopff 1951. — **3701.** Schneider, O.: Der Pharynx des Neugeborenen und seine Beziehung zu Mund- und Nasenhöhle. Z. Anat. Entwickl.-Gesch. **109**, 230 (1939). — **3702.** Schoedel, J.: Zum Frühgeburtenproblem. Mschr. Kinderheilk. **53**, 349 (1932). — **3702a.** Schönbohn, S., J. Brandt u. W. Marsch: Erkrankungen durch Streptococcus agalactiae im Säuglingsalter. Arch. Kinderheilk. **176**, 197 (1967). — **3703.** Schoeneck, F. J.: Perinatal mortality due to abruptio placentae. N.Y. St. J. Med. **64**, 2564 (1964). — **3704.** Schönenberg, H.: Hydranencephalie. Z. Kinderheilk. **90**, 223 (1964). — **3705.** Scholz, W.: Contribution a l'anatomie pathologique du systéme nerveux central dans l'oligophrénie phenylpyruvique. Encéphale **46**, 668 (1957). — **3706.** Scholz, W.: Histologische und topische Veränderungen und Vulnerabilitätsverhältnisse im menschlichen Gehirn bei Sauerstoffmangel, Ödem und plasmatischen Infiltrationen. Arch. Psychiat. Nervenkr. **181**, 621 (1949). — **3707.** Schoolman, H., A. Dubin, and W. Hoffman: Clinical syndromes associated with hypernatremia. Arch. intern. Med. **95**, 15 (1955). — **3708.** Schreiber, F.: Apnea of the newborn and associated cerebral injury. J. Amer. med. Ass. **111**, 1263 (1938). — **3709.** Schreiber, F.: Neurologic sequelae of paranatal asphyxia. J. Pediat. **16**, 296 (1940). — **3710.** Schreiber, M. S.: Acute subdural haematoma in the newborn. Med. J. Aust. **1**, 157 (1959). — **3711.** Schreiber, M. S.: Posterior fossa haematoma in the newborn. Med. J. Aust. **2**, 713 (1963). — **3712.** Schreier, K., u. R. Huperz: Über die Hypoplasia musculorum generalisata congenita. Ann. paediat. (Basel) **186**, 241 (1956). — **3713.** Schroeder, C., u. H. Heckel: Zur Frage der Hirntätigkeit beim Neugeborenen. Geburtsh. u. Frauenheilk. **12**, 992 (1952). — **3714.** Schroeder, C., u. H. Heckel: Zur Diagnose des Geburtstraumas beim Neugeborenen. Klin. Wschr. **31**, 808 (1953). — **3715.** Schroeder, K. L. E.: Lehrbuch der Geburtshilfe, 2. Aufl. Bonn: Max Cohen u. Sohn 1871. — **3716.** Schürmann, P., u. H. Kleinschmidt: Pathologie und Klinik der Lübecker Säuglingstuberkuloseerkrankungen. Arbeiten aus dem Reichsgesundheitsamte **69**, 25 (1937). — **3717.** Schull, W. J., and J. V. Neel: Maternal radiation and mongolism. Lancet **1962 I**, 537. — **3718.** Schulte, F. J.: Bioelektrische Reaktionen des peripheren Nervensystems bei Hypocalcämie, Spasmophilie, Tetanie. Z. Kinderheilk. **90**, 150 (1964). — **3719.** Schulte, F. J.: Reflex activation and inhibition of spinal motoneurones of the newborn. Symp. Neurol. Newborn, Roma April 1964. — **3720.** Schulte, F. J.: Neonatal convulsions and their relation to epilepsy in early childhood. Develop. med. Child Neurol. **8**, 381 (1966). — **3731.** Schulte, F. J.: Gestation, Wachstum und Hirnentwicklung. Fortschritte der Paidologie, Bd. 2. Berlin-Heidelberg-New York: Springer 1968. — **3722.** Schulte, F. J., Y. Akiyama, and A. H. Parmelee: Auditory evoked responses during sleep in premature and fullterm newborn infants. Electroenceph. clin. Neurophysiol. **23**, 97 (1967). — **3723.** Schulte, F. J., G. Busch u. H.-D. Henatsch: Antriebssteigerungen lumbaler Extensor-Motoneurone bei Aktivierung der Chemoreceptoren im Glomus caroticum. Pflügers Arch. ges. Physiol. **269**, 580 (1959). — **3723a.** Schulte, F. J., u. H. G. ten Bruggencate: Die Wirkung von Nebennierenrindenhormon auf einzelne Nervenzellen im Rückenmark der Katze. Klin. Wschr. **40**, 865 (1962). — **3724.** Schulte, F. J., H. G. ten Bruggencate u. U. Doutheil: Die Impulse in sensiblen Nervenfasern bei experimenteller Hypocalcämie. Klin. Wschr. **42**, 140 (1964). — **3725.** Schulte, F. J., E. Filipp u. R. Michaelis: Neurologie des Neugeborenen. II. Prognose von Funktionsstörungen des zentralen Nervensystems beim Neugeborenen. Z. Kinderheilk. **93**, 264 (1965). — **3726.** Schulte, F. J., H.-D. Henatsch u. G. Busch: Über den Einfluß der Carotissinus-Sensibilität auf die spinalmotorischen Systeme.

Pflügers Arch. ges. Physiol. **269**, 248 (1959). — **3727.** Schulte, F. J., u. B. Hermann: Elektroencephalographie beim Neugeborenen. Zuordnung zu anatomischen Befunden und prognostische Bedeutung. Z. Kinderheilk. **113**, 457 (1965). — **3728.** Schulte, F. J., u. C. Hotes: Die prä- und postoperative Infusionstherapie bei Neugeborenen. Z. Kinderheilk. **1**, 4 (1964). — **3729.** Schulte, F. J., J. Kaese u. J. Meyer-Lohmann: Die spinale Motorik bei experimenteller Hypocalcämie. Klin. Wschr. **40**, 246 (1962). — **3730.** Schulte, F. J., I. Linke, R. Michaelis, and R. Nolte: Electromyographic analysis of the Moro-reflex in term, preterm and small for dates newborn infants. Develop. Psychobiol. **1** (1968). — **3731.** Schulte, F. J., and A. Lohmann: The EEG and EMG in experimental hypocalcemia. Electroenceph. clin. Neurophysiol. **14**, 915 (1962). — **3732.** Schulte, F. J., u. R. Michaelis: Zur Physiologie und Pathophysiologie der neuromuskulären Erregungsübertragung beim Neugeborenen. Klin. Wschr. **43**, 295 (1965). — **3733.** Schulte, F. J., R. Michaelis u. E. Filipp: Neurologie des Neugeborenen. I. Ursachen und klinische Symptomatologie von Funktionsstörungen des Nervensystems bei Neugeborenen. Z. Kinderheilk. **93**, 242 (1965). — **3734.** Schulte, F. J., R. Michaelis, I. Linke, and R. Nolte: Motor nerve conduction velocity in preterm, fullterm and small for dates newborn infants. Pediatrics **41** (1968). — **3735.** Schulte, F. J., R. Michaelis, and R. Nolte: Meinhard v. Pfaundler and the history of small for dates infants. Develop. Med. Child Neurol. **9**, 511 (1967). — **3736.** Schulte, F. J., and W. Schwenzel: Motor control and muscle tone in the newborn period. Electromyographic studies. Biol. Neonat. (Basel) 8, 198 (1965). — **3737.** Schulte, F. J., and A. Struppler: Measurement of nerve conduction velocity in infants and children. X. Int. Congr. Pediat. Lisboa 1962. — **3738.** Schulte, F. J., A. Struppler, R. Scheininger u. M. Kukku: Eine elektromyographische Untersuchung bei Spastik u. Rigor. Dtsch. Z. Nervenheilk. **183**, 134 (1961). — **3739.** Schulte, W.: Über eine auffallende Häufigkeit von Zusammentreffen fetaler Endokardfibroelastosen mit Gestosen. Mschr. Kinderheilk. **112**, 375 (1964). — **3740.** Schultz, A., E. B. Fink, B. J. Kennedy, and L. Zieve: Exchangeable character or accumulated J^{131} in the thyroid gland of a goitrous cretin. J. clin. Endocr. **17**, 441 (1957). — **3741.** Schultz, M. A., J. B. Forsander, R. A. Chez, and D. L. Hutchinson: The bidirectional placental transfer of J^{131} trijodothyronine in the rhesus monkey. Pediatrics **35**, 752 (1965). — **3742.** Schultz, M. A., F. J. Schulte u. A. H. Parmelee: Schilddrüsenhormon und Hirnentwicklung. Mschr. Kinderheilk. **115**, 284 (1967). — **3743.** Schultze, K. W.: Randsinusblutung aus der Placenta. Geburtsh. u. Frauenheilk. **13**, 708 (1953). — **3744.** Schultze, K. W.: Die Ursachen der intrauterinen Asphyxie. Geburtsh. u. Frauenheilk. **25**, 711 (1965). — **3745.** Schwab, E. H., P. Brindley, M. Podansky, and T. H. Harris: Generalized myositis fibrosa. Ann. intern. Med. **6**, 422 (1932). — **3746.** Schwab, M.: Die Grundlagen der Flüssigkeits- und Elektrolyttherapie. Elektrolyt Colloqu. Kassel 1960. — **3747.** Schwab, M.: Zit. nach Beehr (*231*). — **3748.** Schwartz, J. F.: Neonatal convulsions. Pathogenesis, diagnostic evaluation, treatment and prognosis. Clin. pediat. (Bologna) **4**, 595 (1965). — **3749.** Schwartz, P.: Erkrankungen des Zentralnervensystems nach traumatischer Geburtsschädigung. Z. ges. Neurol. Psychiat. **90**, 263 (1924). — **3750.** Schwartz, Ph.: Die geburtstraumatische Schädigung des Kopfes Neugeborener. Mschr. Kinderheilk. **34**, 511 (1926). — **3751.** Schwartz, Ph.: Die traumatischen Schädigungen des Zentralvervensystems durch die Geburt. Ergebn. inn. Med. Kinderheilk. **31**, 165 (1927). — **3752.** Schwartz, P.: Birth injuries of the newborn. Arch. Pediat. **13**, 429 (1956). — **3753.** Schwartz, P.: Virchow's congenial encephalomyelitis of the newborn. Arch. Pediat. **75**, 175 (1958). — **3754.** Schwartz, Ph.: Birth injuries of the newborn. Basel: S. Karger 1961. — **3755.** Schwartz, R.: Hypoglycemia in the neonatal period. Pediatrics **28**, 523 (1961). — **3756.** Schwartze, P., u. L. Aresin: Die Wirkung von Transfusionen mit O_2 angereichertem Blut auf das EEG menschlicher Embryonen. Biol. Neonat. (Basel) **7**, 76 (1964). — **3757.** Schwartzer, K., u. E. Loeschke: Zur Frage der fetalen Polyglobulie. Klin. Wschr. **19**, 64 (1940). — **3757 a.** Schwartzmann, J., M. E. Crusius, and D. P. Beirne: Diabetes mellitus in infants under one year of age. Amer. J. Dis. Child. **74**, 587 (1947). — **3758.** Schweitzer, A., and S. Wright: Effects on knee jerk of stimulation of the central and of the vagus and of various changes in the circulation and respiration. J. Physiol. (Lond.) 88, 459 (1937). — **3759.** Schwidde, J. T.: Spina bifida. Amer. J. Diss. Child. **84**, 35 (1952).

3760. Staemmler, H.-G.: Probleme der Frühgeburt. Med. Klin. **56**, 1529 (1961). — **3761.** Stämpfli, R.: Die Ionentheorie des Erregungsvorgangs und ihre möglichen Zusammenhänge mit der Biochemie. Naunyn-Schmiedebergs Arch. exp. Path. Pharmak. **228**, 29 (1956). **3762.** STÄMPFLI, R.: Die Strom-Spannungscharakteristika der erregbaren Membran eines einzelnen Schnürrings und ihre Abhängigkeit von der Ionenkonzentration. Helv. physiol. pharmacol. Acta **16**, 127 (1958). — **3763.** STAHLMAN, M.: Respiratory regulation in the newborn. Ann. N.Y. Acad. Sci. **109**, 882 (1963). — **3764.** STAHLMANN, M., and C. SEXTON: Ventilation control in the newborn. Amer. J. Dis. Child. **101**, 216 (1961). — **3765.** STALDER, G. R., E. M. BÜHLER u. V. K. BÜHLER: Nachkommen von balancierten fusions- und translokationsheterszygoten Menschen. Helv. paediat. Acta **20**, 169 (1965). — **3766.** STALDER, G. R., E. M. BÜHLER, U. K. BEIHLER, F. EGLI, R. RICHTERICH, and J. P. COLOMBO: Acid-phosphatase activity in partial translocation-trisomy. Lancet **1965 I**, 768. — **3767.** STANBURY, J. B.: The blocking action of magnesium ion on sympathetic ganglia. J. Pharmacol. exp. Ther. **93**, 52 (1948). — **3768.** STANBURY, J. B.: Havard University Press 1954. — **3769.** STANBURY, J. B.: The metabolic errors in certain types of familial goiter. Recent Progr. Hormone Res. **19**, 541 (1963). — **3770.** STANBURY, J. B., and E. M. CHAPMAN: Congenital hypothyroidism with goiter. Lancet **1960 I**, 1162. — **3771.** STANBURY, J. B., and A. N. HEDGE: A study of a family of goitrous cretins. J. clin. Endocr. **10**, 1471 (1950). — **3772.** STANBURY, J. B., J. W. A. MEIJER, and A. A. H. KASSENAPR: The metabolism of iodotyrosines. J. clin. Endocr. **16**, 848 (1956). — **3773.** STANBURY, J. B., K. OHELA, and R. PITT-RIVERS: The metabolism of iodine in 2 goitrous cretins compared with that in 2 patients receiving methimazole. J. clin. Endoc. **15**, 54 (1955). — **3774.** STAPLETON, T., W. B. MACDONALD, and R. LIGHTWOOD: The pathogenesis of idopathic hypercalcemia in infancy. Amer. J. clin. Nutr. **5**, 533 (1957). — **3775.** STARR, A., and R. B. LIVINGSTON: Long lasting nervous system responses to prolonged sound stimulation in waking cats. J. Neurophysiol. **26**, 416 (1963). — **3776.** STATTEN, T.: Subdural haematoma in infancy. Canad. med. Ass. J. **58**, 63 (1948). — **3777.** STEG, G.: Efferent muscle innervation and rigidity. Acta physiol. scand. **61**, 225 (1964). **3778.** STEGMANN, H., u. H. BECK: Die doppelte Traubenzuckerbelastung nach STAUB-TRAUGOTT beim Neugeborenen. Ärztl. Forsch. **9**, 406 (1955). — **3779.** STEIN, J. M., and H. A. PADYKULA: Histochemical classification of individual skeletal muscle fibres of the rat. Amer. J. Anat. **110**, 103 (1962). — **3780.** STEINBERG, J. B., and J. F. JACKSON: The 16—18 trisomy syndrome. Amer. J. Dis. Child. **105**, 213 (1963). — **3781.** STEINBRECHER, W.: Vorderhornerkrankungen und Läsionen peripherer Nerven. Klin. Wschr. **40**, 780 (1962). — **3782.** STEINERT, H.: Myopathologische Beiträge. I. Über das klinische und anatomische Bild des Muskelschwunds der Myotoniker. Dtsch. Z. Nervenheilk. **37**, 58 (1909). — **3783.** STEMBERA, Z. K.: Asphyxia and perinatal mortality. Čs. Gynek. **29**, 485 (1964). — **3784.** STEMPAK, I. G.: Etiology of antenatal hydrocephalus induced by folic acid deficiency in the albino rat. Anat. Rec. **151**, 87 (1965). — **3785.** STEMPFEL, R., and R. ZETTERSTRÖM: Concentration of bilirubin in cerebrospinal fluid in hemolytic disease of the newborn. Pediatrics **16**, 184 (1955). — **3786.** STEMPEL, W.: Die sogenannte Myositis ossificans progressiva. Mitt. Grenzgeb. Med. Chir. **3**, 394 (1898). — **3787.** STEPHAN, U.: Fortschritte der Paedologie, Bd. 2, 1968. — **3788.** STERN, A.: Die Bedeutung der kindlichen Geburtsverletzungen für die Geburtshilfe. Arch. Gynäk. **124**, 689 (1925). — **3789.** STERN, C., u. W. STERN: Die Kindersprache, 4. Aufl. Leipzig 1928. — **3790.** STERN, G. M., J. M. HALL, and D. C. ROBINSON: Neonatal myasthenia gravis. Brit. med. J. **1964 II**, 284. — **3791.** STERN, L., and R. L. DENTON: Kernicterus in small premature infants. Pediatrics **35**, 483 (1965). — **3792.** STERN, L., A. RAMOS, and J. LIGHT: Sacral agenesis in infants of diabetic mothers. Lancet **1965 I**, 1393. — **3793.** STERN, W. G.: Arthrogryposis multiplex congenita. J. Amer. med. Ass. **81**, 1507 (1923). — **3794.** STETTEN jr., D., and M. R. STETTEN: Glycogen metabolism. Physiol. Rev. **40**, 505 (1960). — **3795.** STEVENSON, F. E., A. G. MITCHELL, and C. A. KOCH: Chvostek's facialis sign in newborn infants. Amer. J. Dis. Child. **34**, 425 (1927). — **3796.** STEVENSON, R. B.: The effect of a reduction in severe toxaemia of pregnancy on foetal salvage. Develop. Med. Child Neurol. **7**, 52 (1965). — **3797.** STEVENSON, S. S.: Paranatal factors affecting adjustment in childhood. Pediatrics **2**, 154 (1948). — **3798.** STEWART, A. M., and A. R. MCGREGOR: Myositis fibrosa. Arch. Dis. Childh. **26**, 215 (1951). — **3799.** STEWART, A., J. WEBB, and D. HEWITT: Survey of childhood malignancies. Brit. med. J. **1958 II**, 1495. — **3800.** STEWART, H. L.: Duration of pregnancy and postmaturity. J. Amer. med. Ass. **148**, 1079 (1952). — **3801.** STEWART, L. B., and A. P. BOWLES: The genetic defect, no. 18 trisomy. J. nat. med. Ass. (N.Y.) **42**, 520 (1963). — **3802.** STICKL, A.: Kann die Schluckimpfung gegen Kinderlähmung bei Schwangeren zu intrauterinen Fruchtschäden führen? Münch. med. Wschr. **107**, 2337 (1965). — **3803.** STILES, A., and H. O. GOODMAN: Reproduction in a mongoloid. Acta Genet. med. (Roma) **50**, 457 (1961). — **3804.** STIMMLER, L., J. V. BRAZIE, and D. O'BRIEN: Plasma insulin levels in the newborn infants of normal and diabetic mothers. Lancet **1964 I**, 137. — **3805.** STIRNIMANN, F.: Das Kriech- und Schreitphänomen der Neugeborenen. Schweiz. med. Wschr. **68**, 1374 (1938). — **3806.** STIRNIMANN, F.: Über den Moroschen Umklammerungsreflex beim Neugeborenen. Ann. paediat. (Basel) **160**, 1 (1943). — **3807.** STIRNIMANN, F.: Über den Moroschen Umklammerungsreflex beim Neugeborenen. Ann. paediat. (Basel) **160—163**, 1 (1944). — **3808.** STIRNIMANN, F.: Das Kind und seine früheste Umwelt. Basel 1947. — **3809.** STIRNIMANN, F., u. W. STIRNIMANN: Der Fußgreifreflex bei Neugeborenen und Säuglingen. Seine diagnostische Verwendbarkeit. Ann. paediat. (Basel) **154**, 249 (1940). — **3810.** STOCKER, F.: Über ophthalmoskopische Beobachtungen an durch Sectio caesarea geborenen Kindern. Schweiz. med. Wschr. **57**, 1096 (1927). — **3811.** STODULSKI, J.: Congenital diaphragmatic hernias in newborn and older infants. Pol. Przegl. chir. **36**, 789 (1964). — **3812.** STÖBER, E.: Über atonisch-sklerotische Muskeldystrophie (Typ Ullrich). Z. Kinderheilk. **60**, 279 (1939). — **3813.** STOECKEL, W.: Mißlungene geburtshilfliche Eingriffe. Mschr. Geburtsh. Gynäk. **75**, 7 (1926). — **3814.** STOERMER, H. J., H. LÖHR u. H. WOLF: Praeventive Behandlung der Toxoplasmose. In: Toxoplasmose von KIRCHHOFF-KRÄUBIG. Stuttgart: Georg Thieme 1966. — **3815.** STÖTTER, G.: Myositis ossificans progressiva. Z. Rheumaforsch. **8**, 297 (1949). — **3816.** STOLZENBERG, F.: Zerreißungen der intervertebralen Gelenkkapsel der Halswirbelsäule, eine typische Geburtsverletzung. Berl. klin. Wschr. **48**, 1741 (1911). — **3817.** STONE, J. E., J. WELLS, W. B. DRAPER, and R. W. WHITEHEAD: Changes in renal blood flow in dogs during inhalation of 30% carbon dioxide. Amer. J. Physiol. **194**, 115 (1958). **3818.** STORSTEIN, O.: The heart in progressive muscular dystrophy. Exp. med. Surg. **22**, 324 (1964). — **3819.** STOYLE, T. F.: Prognosis for paralysis in myelomeningocele. Develop. Med. Child Neurol. 8, 755 (1966). — **3820.** STRANG, L. B.: The lungs at birth. Arch. Dis. Childh. **40**, 575 (1965). — **3821.** STRANG, L. B., and M. H. MAC LEISH: Ventilatory failure and right to-left shunt in newborn infants with respiratory distress. Pediatrics **28**, 17 (1961). — **3822.** STRANG, R. R., D. TOVI, and G. SCHISANO: Teratomas of the posterior fossa. Zbl. Neurochir. **20**, 359 (1960). — **3823.** STRANSKY, E., and E. ZABAT: On myositis fibrosa. Ann. paediat. (Basel) **195**, 161 (1960). — **3824.** STRASSBURGER, H.: Dtsch. med. Wschr. **36** (1), 294 (1910). — **3825.** STRAUCH, H.: Eklampsie und Neugeborene. Geburtsh. u. Frauenheilk. **1**, 671 (1939). — **3826.** STRAUSS, A. J. L.: Autoimmunity in myasthenia gravis. Brit. med. J. **1965 I**, 1245. — **3827.** STRAUSS, A. J. L., B. C. SEEGAL, K. C. HSU, P. M. BURKHOLDER, W. L. NASTUK, and K. E. OSSERMANN: Immunofluorescence demonstration of a muscle binding, complement-fixing serum globulin fraction in myasthenia gravis. Proc. Soc. exp. Biol. (N.Y.) **105**, 184 (1960). — **3828.** STRAUSS, H.: Das Zusammenschrecken. Jb. Psychiat. Neurol. **39**, 111 (1929). — **3829.** STRAUSS, L.: Congenital neuroblastoma involving the placenta. Pediatrics **34**, 23 (1964). — **3830.** STRAUSS, W. L., and G. WEDDELL: Nature of early contractions in rat fetuses. J. Neurophysiol. **3**, 358 (1940). — **3831.** STRICH, R.: Chiari's cerebellar malformations and the spinal cord. Develop. Med. Child Neurol. 8, 84 (1966). — **3832.** STRICKER, E., H. THOLEN, M. A. MASSINI, and H. STAUB: The effect of haemodialysis in myasthenia gravis. J. Neurol. Neurosurg. Psychiat. **23**, 291 (1960). — **3833.** STRICKROOT, F. L., R. L. SCHAEFER, and H. L. BERGE: Myasthenia gravis occurring in an infant of a myasthenic mother. J. Amer. med. Ass. **120**, 1207 (1942). — **3834.** STRÖDER, J., u. B. SANDEN: Reflektorisches Zehenspreizen als Reifungszeichen beim jungen Neugeborenen. Ann. paediat. (Basel) **184**, 374 (1955). — **3835.** STROHMEYER, G., u. W. DOLLE: Milchsäureacidose mit Excesslactat. Dtsch. med. Wschr. **1965**, p. 2238. — **3836.** STRUPPLER, A.: Vorläufige Ergebnisse experimenteller Untersuchungen über das myasthenische Syndrom. Klin. Wschr. **1953 I**, 115. — **3837.** STRUPPLER, A.: Das Tonusproblem im Licht der neueren Forschung. Dtsch. med. Wschr. **82**, 653 (1957). — **3838.** STRUPPLER, A.: Diagnostische und therapeutische Probleme bei der Myasthenia gravis pseudoparalytica. Dtsch. med. Wschr. **1959**, 259. — **3839.** STRUPPLER, A.: Electromyographische Studie über den Masseter-Reflex beim in- infektiösen Tetanus des Menschen. Med. Mschr. **10**, 642 (1959). — **3840.** STRUPPLER, A., u. K. FLEISCHHAUER: Zur Pathophysiologie des Rigors. Naturwissenschaften **42**, 492 (1955). — **3841.** STUMME: Zit. nach F. N. SILVERMAN and N. HUANG (*3517*). — **3842.** STUMPF, M., u. A. v. SICHERER: Über Blutungen ins Auge bei Neugeborenen. Beitr. Geburtsh. u. Gynäk. **13**,

408 (1909). — **3843.** STUR, O.: Studies on the physiologic hypoglycemia of newborns. Biol. Neonat. (Basel) **6**, 38 (1963). — **3843a.** STURMBERG, A.: Über die Adaptierbarkeit von Frühgeborenen und reifen Neugeborenen unter besonderer Berücksichtigung der geistigen Funktionen. Inaug.-Diss. Göttingen 1968.

3844. TABER, K.W., and W. J. ELWELL: Monozygotic anencephalic twins. Maryland med. J. **9**, 14 (1960). — **3845.** TAKAGI, G., and J. F. BOSMA: Disability of oral function in an infant associated with displacement of the tongue. Acta paedial. (Uppsala) **49**, 123 (1960). — **3846.** TAKANO, K.: Phasic, tonic and static components of the reflex tension obtained by stretch at different rates. Nobel Symposium I. Stockholm: Almquist & Wiksell 1966. — **3847.** TAKEUCHI, N.: Effects of calcium on the conductance change of the end plate membrane during the action of transmitter. J. Physiol. (Lond.) **167**, 141 (1963). — **3848.** TAKEUCHI, A., and N. TAKEUCHI: Electrical changes in pre- and postsynaptic axons of the giant synapse of LOLIGO. J. gen. Physiol. **45**, 1181 (1962). — **3849.** TALBOT, N. B.: Functional endocrinology from birth through adolescence, p. 118. Cambridge (Mass.): Havard University Press 1952. — **3850.** TALBOT, N. B., E. H. SOBEL, J. W. MCARTHUR, and J. D. CRAWFORD: Functional endocrinology. Cambridge (Mass.): Havard University Press 1952. — **3851.** TAMURA, H.: Studies on phosphorus and calcium metabolism in premature infant. Acta paediat. jap. **67**, 448, 458, 615 (1963). — **3852.** TANGHERONI, W., and E. BOTTONE: EEG findings in tetany. Minerva pediat. **9** (40), 1060 (1957). — **3853.** TARRATS PIBERNAT, J.: Obstetrical management and EEG of newborn infants. Acta gynaec. obstet. hisp.-lusit. **6** (5), 308 (1957). — **3854.** TASAKI, J.: Nervous transmission. Springfield (Ill.) 1953. — **3855.** TASHIAN, R. E.: Inhibition of brain glutamic decarboxylase by phenylalanine, leucin and valin derivatives. Metabolism **10**, 393 (1961). — **3856.** TAUBENHAUS, M., and H. M. ENGEL: Clinical observation on a cause of idiopathic tetany and epilepsy. J. clin. Endocr. **5**, 147 (1945). — **3857.** TAVERAS, I. M.: Die neuroradiologische Untersuchung im Kindesalter. In: DECKER, Klinische Neuroradiologie. Stuttgart: Georg Thieme 1960. — **3858.** TAYLOR, A. J.: Patau's, Edward's and cri du chat syndromes. Develop. Med. Child Neurol. **9**, 78 (1967). — **3859.** TAYLOR, E. S., J. R. PHALEN, and H. L. DYER: Effect of obstetric difficulties and maternal disease on premature infant mortality. J. Amer. med. Ass. **141**, 904 (1949). — **3860.** TAYLOR, R. L., H. J. LYNCH, and W. G. WYSOR: Seasonal influence of sunlight on the hypercalcemia of sarcoidosis. Amer. J. Med. **34**, 221 (1963). — **3861.** TCHENG, F. C. Y., et J. L. LAROCHE: Phases de sommeil et sourires spontanes. Acta psychol. (Amst.) **24**, 1 (1965). — **3862.** TERNER, C., L. V. EGGLESTON, and H. A. KREBS: Role of glutamic acid in transport of potassium in brain and retina. Biochem. J. **47**, 139 (1950). — **3863.** TENG, P., and K. E. OSSERMANN: Studies in myasthenia gravis. Neonatal and juvenile types. J. Mt Sinai Hosp. **23**, 711 (1956). — **3864.** TEZNER, O.: Der Liquor des kongenitalen Luetikers. Acta paediat. (Uppsala) **17**, 215 (1934). — **3865.** THALHAMMER, O.: Toxoplasmose bei Mensch und Tier. Wien u. Bonn: Wilhelm Maudrich 1957. — **3866.** THALHAMMER, O.: Gibt es bei uns Zytomegalie? Münch. med. Wschr. **25**, 1271 (1960a). — **3867.** THALHAMMER, O.: Die Diagnose und Behandlung einer Toxoplasmainfektion in der Gravidität. Dtsch. med. Wschr. **85**, 177 (1960b). — **3868.** THALHAMMER, O.: Praenatale Dystrophie. Z. Kinderheilk. **91**, 193 (1964). — **3869.** THALHAMMER, O.: Die angeborene Toxoplasmose. In: KIRCHHOFF-KRÄUBIG, Toxoplasmose. Stuttgart: Georg Thieme 1966. — **3870.** THALHAMMER, O., u. E. ZWEYMÜLLER: Wien. klin. Wschr. **73**, 762 (1961). — **3871.** THEILE, F. W.: Nova Acta physiko-medika. Acad. Leopold.-Carol. (D.) **46** No 3, 133 (1884). — **3872.** THERMAN, E., K. PATAU, R. I. DE MARS, D. W. SMITH, and ST. L. INHORN: Isotelo-D_1 mosaicism in a child with an incomplete D_1 trisomy syndrome. Port. Acta biol. A **7**, 211 (1963). — **3873.** THIEFFRY, S., M. ARTHUIS et E. BARGETON: Quarante cas de maladie de Werdnig Hoffmann avec onze examen anatomiques. Rev. neurol. **93**, 621 (1955). — **3874.** THIELE, W. H.: Über ein neues Symptom zur frühzeitigen Erkennung von Hirndruckschäden. Zbl. Gynäk. **69**, 535 (1947). — **3875.** THIELE, W. H.: Klinische Untersuchungen zur Problematik der geburtstraumatischen Schädigungen des kindlichen Zentralnervensystems. Beilagenheft Z. Geburtsh. **130** (1954). — **3876.** THIEMICH, M.: Ueber Tetanie und tetanoide Zustände im ersten Kindesalter. Jb. Kinderheilk. **51**, 222 (1900). — **3877.** THOMAS, J. E., and E. H. LAMBERT: Ulnar nerve conduction velocity and H-reflex in infants and children. J. appl. Physiol. **15**, 1 (1960). — **3878.** THOMASEN, E.: Myotonia. Kopenhagen: Munksgaard 1948. — **3879.** THOMASCHECK, G.: Toxoplasmainfektion und Schwangerschaft. Ursache und möglicher Zeitpunkt einer Keimschädigung. Arch. Gynäk.

202 (93), 119 (1965). — **3880.** THOMPSON, J. F.: Perinatal mortality in breech presentation. Obstet. and Gynec. **15**, 415 (1960). — **3881.** THOMPSON, M. W., R. E. BELL, and A. S. LITTLE: Familial 21-trisomic mongolism coexistent with leukemia. Canad. med. Ass. J. 88, 893 (1963). — **3882.** THOMS, R. K., and W. A. HIESTAND: Relation of survival time of respiratory gasping mechanism of isolated mouse head to age. Proc. Soc. exp. Biol. (N.Y.) **47**, 495 (1941). — **3883.** THOMSEN, J.: Tonische Krämpfe in willkürlich beweglichen Muskeln infolge von ererbter psychischer Disposition. Arch. Psychiat. Nervenkr. **6**, 702 (1876). — **3884.** THOMSON, A. M.: Prematurity: Socio-economic and nutritional factors. In: Moderne Probleme der Paediatrie, Bd. 8. Basel u. New York: S. Karger 1963. — **3885.** THOMSON, G.: Hiatus hernia in children. Acta radiol. (Stockh.), Suppl. **129**, 1 (1955). — **3886.** THOMSON, W. H. S., J. C. MACLAURIN, and J. W. PRINEAS: Skeletal muscle glycogenosis: an investigation of two dissimilar cases. J. Neurol. Neurosurg. Psychiat. **26**, 60 (1963). — **3886a.** THOMSSEN, R., R. LAUFS u. J. MÜLLER: Physikalische Eigenschaften und Partikelgröße des Rubellavirus. Arch. ges. Virusforsch. (im Druck). — **3887.** THOYER-ROZAT, J.: Apropos of the procedure to follow in the case of newborn infants of diabetic mothers. Presse méd. **72**, 2541 (1964). — **3888.** THURAU, K., u. P. DEETJEN: Physiologie der Niere. In: Handbuch der Kinderheilkunde, Bd. 7. Berlin-Heidelberg- New York: Springer 1965. — **3889.** THURSTON, D., F. K. GRAHAM, C. B. ERNHART, P. L. EICHMAN, and M. CRAFT: Neurologic status of 3-year-old children originally studied at birth. Neurology (Minneap.) **10**, 680 (1960). — **3890.** TIBBLES, J. A. R., and J. S. PRICHARD: The prognostic value of the electroencephalogram in neonatal convulsions. Pediatrics **35**, 778 (1965). — **3891.** TIENE, E. S.: Pathogenesis and clinical importance of the hypoglycemic syndrome in the newborn. Minerva pediat. **17**, 961 (1965). — **3892.** TILL, K.: Spinal disraphism. Turk. J. Pediat. **7**, 1 (1965). — **3893.** TILL, K.: Craniosynostosis. Develop. Med. Child Neurol. 8, 212 (1966). — **3894.** TILNEY, F., and J. ROSETT: Value of brain lipoids as index of brain development. Bull. neurol. Inst. N.Y. **1**, 28 (1931). — **3895.** TIMIRAS, P. S., and D. M. WOODBURY: Effect of thyroid activity on brain function and brain electrolyte distributions in rats. Endocrinology **58**, 18 (1956). — **3896.** TIPS, R., G. S. SMITH, and D. L. MEYER: Paternal transmission of a 15/21 translocation. Amer. J. Dis. Child. **106**, 630 (1963). — **3897.** TISCHLER, H.: Schreien, Lallen und erstes Sprechen in der Entwicklung des Säuglings. Z. Psychol. **160**, 209 (1957). — **3898.** TITOV, A. J.: Chronaxy in premature and at term infants during their first few days of life [Russisch]. Pediatriya **39**, 11 (1956). — **3899.** TIZARD, J. P. M.: Generalized lipodystrophy. Infectious mononucleosis mild infantile hemiplegia. Proc. roy. Soc. Med. **47**, 128 (1954). — **3900.** TIZARD, J. P. M.: Indications for oxygen therapy in the newborn. Pediatrics **34**, 771 (1964). — **3901.** TIZARD, J. P. M.: The treatment of respiratory failure in premature infants. J. Obstet. Gynaec. Brit. Cwlth **72**, No 6 (1965). — **3902.** TJIO, H. J., and A. LEVAN: The chromosome number of man. Hereditas (Lund) **42**, 1 (1956). — **3903.** TODD, W. D., and C. M. STEER: Term breech: Review of 1006 term breech deliveries. Obstet. and Gynec. **22**, 583 (1963). — **3904.** TÖNDURY, G.: Die Gefährdung des menschlichen Keimlings durch Viren. Geburtsh. u. Frauenheilk. **25**, 997 (1965). — **3905.** TÖNNIS, W., u. K. J. ZÜLCH: Das Ependymoma der Großhirnhemisphären im Jugendalter. Zbl. Neurochir. **2**, 141 (1937). — **3906.** TÖNZ, O., R. TOBLER, E. JOSS, E. BERGEMANN, and R. D. GLOOR: Trisomy-18 syndrome. Report of 3 cases. Schweiz. med. Wschr. **95**, 509 (1965). — **3907.** TOLKSDORF, M., H. G. HANSEN, H. SINATSBACHSCH, W. LEHMAN, N. NITSCH u. H. R. WEIDEMANN: Mißbildungssyndrom mit Trisomie der Gruppe 16—18. Klin. Wschr. **41**, **354** (1963). — **3908.** TOMASZKIEWICZ, J. A.: Therapie der Dystrophia musculorum progressiva. Mschr. Kinderheilk. **111**, 191 (1963). — **3909.** TOOLEY, W. H., M. KLAUS, C. COSTLEY, W. WAY, and R. ROCK: The lung and acid-base balance in the newborn. Abstract. Amer. J. Dis. Child. **104**, 120 (1962). — **3910.** TOPPER, A.: Mental achievement of congenitally hypothyroid children. Amer. J. Dis. Child. **81**, 233 (1951). — **3911.** TORBERT, J. R.: Intracranial hemorrhage in the newborn. Boston med. surg. J. **160**, 500 (1909). — **3912.** TORELLI, D.: Neurologic symptomatology in the course of grave hypopotassiemia. Physiopathologic and therapeutic considerations on 3 cases of personal observation. Chir. ter. **33**, 221 (1965). — **3913.** TORPIN, R.: Placenta circumvallata and placenta marginata. Obstet. and Gynec. **6**, 277 (1955). — **3914.** TORREGROSA, M. V., and A. ORTIZ: Severe infections in children due to rare gram-negative bacilli (mima polymorpha and bacillus anitratum). J. Pediat. **59**, 35 (1961). — **3915.** TOSTESON, D. C.: Active transport, genetics and cellular volume. Fed. Proc. **22**, 19 (1963). — **3916.** TOTH, A.: Über das Aktionspotential von Herzmuskelzellen der Ratte während der Entwicklung. Naturwissenschaften **52**, 136 (1965). — **3917.** TOUGH, J. M., A. G. BAIKIE, D. G. HARNDEN, M. J. KING, W. M. COURT-BROWN, K. E. BUCKTON, P. A. JAKOBS, and J. A. MCBRIDE: Cytogenetic studies in chronic myeloid leukemia and acute leukemia associated with mongolism. Lancet **1961 I**, 411. — **3918.** TOUGH, J., K. E. BUCKTON, A. G. BAIKIE, and W. M. COURT-BROWN: R-ray induced chromosome damage in man. Lancet **1960 II**, 849. — **3919.** TOW, S. H.: Foetal wastage in twin pregnancy. J. Obstet. Gynaec. Brit. Emp. **66**, 444 (1959). — **3920.** TOWBIN, A.: Spinal cord and brain stem injury at birth. Arch. Path. **77**, 620 (1964). — **3921.** TOWER, D. B.: Neurochemical aspects of pyridoxine metabolism and function. Amer. J. clin. Nutr. **4**, 329 (1956). — **3922.** TOWER, D. B.: The neurochemical substrates of cerebral function and activity. In: Biological and biochemical basis of behaviour (H. F. HARLOW and C. N. WOOLSEY, ed.). Madison: Wisconsin University Press 1958. — **3923.** TOWER, D. B.: Pyridoxine and cerebral activity. Nutr. Rev. **16**, 161 (1958). — **3924.** TOWER, D. B.: Neurochemistry of epilepsy. Springfield 1960. — **3925.** TOWER, D. B., and K. A. C. ELLIOTT: Activity of acetylcholine system in human epileptogenic focus. J. appl. Physiol. **4**, 669 (1952). — **3926.** TOWER, D. B., and K. A. C. ELLIOTT: Experimental production and control of an abnormality in acetylcholine metabolism present in epileptogenic cortex. J. appl. Physiol. **5**, 375 (1953). — **3927.** TOWELL, H. R., and H. B. HILTON: A case of trisomy-18 syndrome. Hum. Chromosome Neurol. No 10, 15 (1963). — **3928.** TOWNE, E. D., and H. K. FABER: The diagnosis and treatment of intracranial hemorrhage of the newborn. Calif. St. J. Med. Jan. 19 (1922). — **3929.** TOWNES, P. L., G. K. DE HART, F. HECHT, and J. A. MANNING: Trisomy 13—15 in a male infant. J. Pediat. **60**, 528 (1960). — **3930.** TOWNES, P. L., J. A. MANNING, and G. K. DE HART: Trisomy-18 (16—18) associated with congenital glaucoma and optic atrophy. J. Pediat. **61**, 755 (1962). — **3931.** TOWNES, P. L., and N. A. ZIEGLER: D-E (13—15/17—18) translocation: occurrence in an infant with 45 chromosomes. Amer. J. Dis. Child. **110**, 686 (1965). — **3932.** TOWNSEND, C. W.: The hemorrhagic disease of the newborn. Arch. Pediat. **11**, 559 (1894). — **3933.** TRACZ, J.: Molding of the head in newborn infants. Clin. Proc. Child. Hosp. (Wash.) **16**, 45 (1960). — **3934.** TRAISSAC, M., C. MARTIN et G. CANTORNE: Hematome sous-dural et fractures spontanées multiples des coles chez un prématuré survenus après une meningo-encéphalide néonatale consécutive a une hépatite icterique de la mere. Arch. franç Pédiat. **17**, 1312 (1960). — **3935.** TREDGOLD, A. F.: Mental deficiency, 2. nd Ed. Baltimore: Wood 1916. — **3936.** TROELSTRA, J. A., J. H. P. JONXIS, H. K. A. VISSER, and J. J. VAN DER VLUGT: Metabolism and acid-base regulation in respiratory distress syndrome. Treatment with tris-hydroxymethylaminomethane (THAM). In: Nutritia Symposium on the adaptation of the newborn infant to extra-uterin life. Leiden: Steufert-Kroese 1964. — **3937.** TROLLE, D.: Discussion on the advisability of performing exchange transfusion in neonatal jaundice of unknown aetiology. Acta paediat. (Uppsala) **50**, 392 (1961). — **3938.** TROTTER, W. R.: The association of deafness with thyroid dysfunction. Brit. med. Bull. **16**, 92 (1960). — **3939.** TRUCKENBRODT, J. ANTENER u. F. LAMPERT: Hypercalcämie und adiponecrosis subcutanea mit Kalkablagerung im frühen Säuglingsalter. Z. Kinderheilk. **95**, 61 (1966). — **3940.** TRUESDALE (1930): Zit. nach J. B. HARLITZ (*1711*). — **3941.** TRUMP, R. C., and T. R. WHITE: Cerebellar ataxia presumably due to live attenuated measles virus vaccine. J. Amer. med. Ass. **199**, 129 (1967). — **3942.** TSYBUL'SKAJA, I. S.: Characteristics of the neonatal period of children whose mothers suffered from heart disease during pregnancy. Pediatriya **42**, 81 (1963). — **3943.** TU, J. B., and H. ZELLWEGER: Blood sertonin deficiency in Down's syndrome. Lancet **1965 II**, 715. — **3944.** TULINIUS, S., and B. ZACHAU-CHRISTIANSEN: The question of congenital malformations after feeding live poliovaccine type I to pregnant women in the first trimester. X. Europ. Polio.-Sympos. Warschau 1964. — **3945.** TULPIUS, N.: Observationes medicae. Amsterdam: L. Elzevirium 1652. — **3946.** TUNIS, B.: Eklampsie und Kindersterblichkeit. Zbl. Gynäk. **52**, 1928 (1928). — **3947.** TUQUAN, N. A.: Some observation on congenital diaphragmatic hernias. J. Path. Bact. **89**, 370 (1965). — **3948.** TURNER, J. W. A.: Congenital myopathy simulating Oppenheims disease. III. Int. Congr. Neurol. Copenhagen 1939. — **3949.** TURNER, J. W. A., and F. LEES: Congenital myopathy. A fifty year follow up. Brain **85**, 733 (1962). — **3950.** TURPIN, R., R. GORIN, L. LAFOURCADE, J. CRUVEILLER et C. GODARD: Les hematomes sous-duraux an cours des deshydratations hypernatremiques du nourrisson. Ann. Pédiat. **36**, 311 (1960). — **3951.** TURPIN, R., J. LEFEBVRE et J. LERIQUE: Les modifications de l'électromyogramme élémentaire et les troubles de la transmission neuromusculaire dans la tétanie. C. R. Acad. Sci. (Paris) **216**, 579 (1943). — **3952.** TURPIN. R., et J. LEJEUNE: Etude dermatoglyphique des paumes des mongoliens et de leur parents et germanis. Sem. Hôp Paris **76**, 3955 (1953). — **3953.** Turpin, R., J. Lejeune, J. La Fourcade, P. L. Chigot et C. Salmon: Présomption de monozygotisme en dépt d'un dimorphisme sexuel. C. R. Acad. Sci. (Paris) **252**, 2945 (1961). — **3954.** Tveten, L.: Primary meningeal melanosis. Acta path. microbiol. scand. **63**, 1 (1965). — **3955.** Tveten, L.: Congenital neurocutaneous syndromes. Acta path. microbiol. scand. **63**, 11 (1965). — **3956.** Tveterås, E., and P. Rudström: Renal thrombosis in newborn. Acta paediat. (Uppsala) **45**, 545 (1956). — **3957.** Twitchell, T. E.: The automatic grasping responses of infants. Neuropsychologia **3**, 247 (1965). — **3958.** Tyce, G. M., E. V. Flock, and C. A. Owen: Tryptophan metabolism in the brain of the developing rat. In: Progr. brain res., vol. 9. Amsterdam: Elsevier Publ. Co. 1964. — **3959.** Tyson, R. M., and J. E. Bowman: Offspring of eclamptic and pre-eclamptic mothers. Arch. Pediat. 48, 270 (1930). — **3960.** Tyson, R. M., and J. E. Bowman: Paralysis of the diaphragm in the newborn. Amer. J. Dis. Child. **46**, 30 (1933).

3961. Uchida, I. A., and J. M. Bowman: XXX 18 trisomy. Lancet **1961 II**, 1094. — **3962.** Uchida, I. A., J. M. Bowman, and H. C. Wang: The 18-trisomy syndrome. New Engl. J. Med. **266**, 1198 (1962a). — **3963.** Uchida, I. A,, and E. Curtis: A possible association between maternal radiation and mongolism. Lancet **1961 II**, 848. — **3964.** Uchida, I. A., A. J. Lewis, J. M. Bowman, and H. C. Wang: A case of double trisomy: trisomy no. 18 and triplo-X. J. Pediat. **60**, 498 (1962b). — **3965.** Ucko, L. E.: A comparative study of asphyxiated and non-asphyxiated boys from birth to five years. Develop. Med. Child Neural. **7**, 643 (1965). — **3966.** Udenfriend, S., and S. P. Bessmann: The hydroxylation of phenylalanine and antipyrine in phenylpyruvic oligophrenia. J. biol. Chem. **203**, 961 (1953). — **3967.** Uehlinger, E.: Myositis ossificans progressiva. Ergebn. med. Strahlenforsch. **7**, 175 (1936). — **3968.** Uehlinger, E.: Hypercalcaemie-Syndrome. Münch. med. Wschr. **106**, 692 (1964). — **3969.** Uhlemann, H. J., u. G. Doring: Über angeborene symmetrische Gelenkskontrakturen. Dtsch. Z. Nervenheilk. **163**, 329 (1950). — **3970.** Ulbricht, W.: Der zeitliche Verlauf der Kalium-Depolarisation der Schnürringsmembran bei verschiedenen Calcium-Konzentrationen und anodische Polarisation. Pflügers Arch. ges. Physiol. **277**, 270 (1963). — **3971.** Ullrich, O.: Kongenitale atonisch-sklerotische Muskeldystrophie, ein weiterer Typus der heredodegenerativen Erkrankungen des neuromuskulären Systems. Z. ges. Neurol. Psychiat. **126**, 171 (1930). — **3972.** Ullrich, O.: Angeborene Muskeldefekte und angeborene Beweglichkeitsstörungen im Gehirnnervenbereich. In: Handbuch der Neurologie (Bumke-Foerster), Bd. 16, S. 139. Berlin: Springer 1936. — **3973.** Ulström, R. A.: Idiopathic spontaneous hypoglycemia. In: F. Linneweh (ed.). München u. Berlin: Urban & Schwarzenberg 1962. — **3974.** Ullström, R. A., and E. Eisenklau: The enterohepatic shunting of bilirubin in the newborn infant. J. Pediat. **65**, 27 (1964). **3975.** Umbach, W., u. M. Kley: Untersuchungen mit Ultraschall zur Diagnose und Verlaufskontrolle des kindlichen Hydrocephalus. Dtsch. med. Wschr. **90**, 1313 (1965). — **3976.** Umland, K.: Das Schicksal der Kaiserschnittskinder und Stillfähigkeit nach Kaiserschnitten. Zbl. Gynäk. **74**, 1434 (1952). — **3977.** Usher, R.: The respiratory distress syndrome of prematurity. Changes in potassium in the serum and the ECG and effects of therapy. Pediatrics **24**, 562 (1959). — **3978.** Usher, R.: The respiratory distress syndrome of prematurity. Pediat. Clin. N. Amer. 8, 525 (1961). — **3979.** Usher, R.: Controlled series trial of intravenous glucose and bicarbonate therapy for respiratory distress syndrome of prematurity. Amer. J. Dis. Child. **102**, 636 (1961). — **3980.** Usher, R.: The metabolic changes in respiratory distress syndrome of prematurity seen as a failure of somatic compensation for asphyxia. Ciba foundation Sympos. on somatic stability in the newly born. London: Churchill 1961. — **3981.** Usher, R.: Reduction of mortality from respiratory distress syndrome of prematurity with early administration of intravenous glucose and sodium bicarbonate. Pediatrics **32**, 966 (1963). — **3982.** Ushiyama, J., K. Koizumi, and C. McC. Brooks: Excitability of spinal neurons and changes resulting from reticular formation stimulation. Amer. J. Physiol. **198**, 393 (1960). — **3983.** Ussing: The alkali metal ion in biology. Berlin-Göttingen-Heidelberg: Springer 1960. — **3984.** Uyematsu, S.: A case of myxedematous psychosis, clinical and pathological report. Arch. Neurol. Psychiat. (Chic.) **3**, 252 (1920). — **3985.** Uzman, L. L., and M. K. Rumley: Changes in the composition of the developing mouse brain during early myelination. J. Neurochem. **3**, 171 (1958).

3986. Vague, J.: Infantile hypothyroidism with goiter by defect in the desiodation of iodothyrosine, treated with iodide. Presse méd. **70**, 2497 (1962). — **3987.** Vahlquist, B.: Das Serumeisen. Acta paediat. (Uppsala) **28**, 1 (1941). — **3988.** Valaes, T., S. A. Doxiadis, and P. Fessas: Acute hemolysis due to naphthalene inhalation. J. Pediat. 63, 904 (1963). — **3989.** Valatx, J. L., D. Jouvet et M. Jouvet: Evolution électroencéphalographique des differents états de sommeil chez le chaton. J. Electroenceph. clin. Neurophysiol. 17, 218 (1964). — **3990.** Vallee, B. L., W. El. Wacker, and D. D. Ulmer: Magnesium deficiency tetany syndrome in man. New Engl. J. Med. 262, 155 (1960). — **3991.** Vandepitte, J., C. Beeckmans et R. Buttiaux: Quatre cas de méningite à flavobacterium des nouveau-nés. Ann. Soc. belge Méd. trop. 38, 563 (1958). — **3992.** Vanier, T. M.: Dystrophia myotonica in childhood. Brit. med. J. 1960II, 1284. — **3993.** Varga, F.: Entstehungsbedingungen der Anoxie bei Wassermangel. Helv. paediat. Acta 10, 68 (1955). — **3994.** Vassella, F., R. Richterich, and E. Rossi: The diagnostic value of serum creatin kinase in neuromuscular disease. Pediatrics 35, 322 (1965). — **3995.** Vaughan, A. L., and F. W. Burton-Fanning: A case of myositis ossificans. Lancet 1901I, 849. — **3996.** Vaughan, V. C.: Kernicterus in erythroblastosis fetalis. J. Pediat. 29, 462 (1946). — **3997.** Vaughan, V. C., F. H. Allen, and L. K. Diamond: Erythroblastosis fetalis. Pediatrics 6, 706 (1950). — **3998.** Veith, G.: Die Residualepilepsie vom Standpunkt des Pathologen. Nervenarzt 30, 552 (1959). — **3999.** Veith, G.: Über die Pathogenese des perinatalen Hirnschadens. Geburtsh. u. Frauenheilk. 20, 905 (1960). — **4000.** Veraguth, O.: Über die Rückenreflexe des Menschen. Neurol. Zbl. 37, 250 (1918). — **4001.** Verhaart, W. J. C.: The pyramidal tract. Wld Neurol. 3, 44 (1962). — **4002.** Verhue, W., and H. G. Hers: Arch. int. Physiol. Biochim. 69, 757 (1961). — **4002a.** Vernadakis, A., and D. M. Woodbury: Effect of cortisol on the electroshock seizure threshold in developing rats. J. Pharmacol. exp. Ther. 139, 110 (1963). — **4003.** Vernadakis, A., and D. M. Woodbury: Effect of acute and subacute administration of diphenyl hydantoin on electroshock seizure threshold in developing rats. In: Progr. brain research., vol. 9. Amsterdam: Elsevier Publ. Co. 1964. — **4004.** Verschuer, O., v.: Genetik des Menschen. München: Urban & Schwarzenberg 1959. — **4005.** Verschuer O. v.: Die Mutationsrate beim Menschen. Z. menschl. Vererb.- u. Konstit.-Lehre 36, 383 (1962). — **4006.** Versé, H.: Das Ketonämieproblem im Kindesalter. Klinische und experimentelle Untersuchungen. I. Zur Symptomologie des periodischen Erbrechens mit Ketonämie. Z. Kinderheilk. 36, 1 (1961). — **4007.** Vest, M. v.: Austauschtransfusionen zur Verhütung von Kernikterus bei der Hyperbilirubinaemie der Frühgeborenen und Neugeborenen. Med. Wschr. 88, 1 (1958). — **4008.** Vest, M.: Insufficient glucuronide formation in the newborn and its relationship to the pathogenesis of icterus neonatorum. Arch. Dis. Childh. 33, 473 (1958). — **4009.** Vest, M.: Congenital disorders of bilirubin metabolism. Schweiz. med. Wschr. 95, 843 (1965). — **4010.** Vierordt, K.: Gerhardts Handbuch der Kinderkrankheiten, 2. Aufl., Bd. 1. Tübingen 1877. — **4011.** Vogel, F. S.: Studies on the nature and deposition of kernicteric pigment. Amer. J. Path. 29, 582 (1953). — **4012.** Vilkki, P.: Diaphragmatic herniation with dextroposition of the heart in connexion with conservatively treated omphalocele. Acta chir. scand. 128, 148 (1964). — **4013.** Vincent, P. C., S. Sinha, R. Neate, G. den Dalk, and B. Turner: Chromosome abnormalities in a mongol with myeloid leucaemia. Lancet 1963II, 1328. — **4014.** Viparelli, U.: La miosite ossificante progressiva. Ann. Neuropsichiat. Psicoanal. 9, 297 (1962). — **4015.** Virchow, R.: Über Kretinismus namentlich in Franken und über pathologische Schädelformen. Verh. phys.-med. Ges. Würzb. 2, 230 (1851). — **4016.** Virchow, R.: Kongenitale Encephalitis und Myelitis. Virchows Arch. path. Anat. 38, 129 (1867). — **4017.** Virchow, R.: Zit. bei Ernst (*1193*). — **4018.** Visfeldt, J.: Persisting chromosome aberrations in cell cultures from irradiated skin. Acta path. microbiol. scand. 59, 556 (1963). — **4019.** Visscher, M. de, C. Beckers, H. G. van den Schrieck, M. de Smet, and A. M. Erdans: Endemic goiter in the Uele region. J. clin. Endocr. 21, 175 (1961). — **4020.** Visser, H. K. A., and W. S. Cost: A new hereditary defect in the biosynthesis of aldostrone. Acta endocr. (Kbh.) 47, 589 (1964). — **4021.** Vivell, O.: Herpes simplex. In: Opitz-Schmid, Handbuch der Kinderheilkunde, Bd. V. Berlin-Göttingen-Heidelberg: Springer 1963. — **4022.** Vivell, O., u. P. Gressner: Die Säuglingssterblichkeit von 1952 bis 1962 aus der Sicht einer Kinderklinik. Münch. med. Wschr. 106, 1612 (1964). — **4023.** Vivell, O., u. R. Mass: Die Bedeutung der Toxoplasmose als intrauterine und postnatal erworbene Infektion im Kindesalter. Mschr. Kinderheilk. 110, 387 (1962). — **4024.** Vlach, V.: Exteroceptivni trupové reflexy u novorozence. Čs. Neurol. 29, 4 (1966). — **4025.** Vlach, V.: Exteroceptive trunk reflexes in the newborn infant. Čs. Neurol. 29, 240 (1966). — **4026.** Volbert, H., u. H. Schweitzer: Über Häufigkeit, Lokalisation und Ätiologie von Blutungen im Wirbelkanal bei unreifen Früchten und Frühgeborenen. Geburtsh. u. Frauenheilk. **14**, 1041 (1954). — **4027.** Voorhess, M. L., M. J. Aspigilla, and L. I. Gardner: Trisomy-18 syndrome with absent radius, varus deformity of a hand and rudimentary thumb. J. Pediat. **65**, 130 (1964). — **4028.** Vorherr, H., u. S. Guth: Toxoplasmose und Schwangerschaft. Geburtsh. u. Frauenheilk. **23**, 390 (1963). — **4029.** Voss, O.: Geburtstrauma und Gehörorgan. Z. Hals-, Nas.- u. Ohrenheilk. **6**, 182 (1923). — **4030.** Voute, P. A.: Meningitis purulenta bij jonge kinderen. Ned. T. Geneesk. **108**, 2321 (1964). — **4031.** Vuchovich, D. M., N. Haimovitz, N. D. Bowers, J. Cosbey, and D. Y. Hsia: The influence of serum bilirubin levels upon the utlimate development of low birthweight infants. J. ment. Defic. Res. **9**, 51 (1965). — **4032.** Vujic, J.: Indikationen und Vorteile der Vakuumextraktion. Arch. Gynäk. **198**, 553 (1963).

4033. Waardenburg, P. J.: Das menschliche Auge und seine Erblagen. Haag: Martinus Nijhoff 1932. — **4034.** Wachholder, K., u. H. Altenburger: Experimentelle Untersuchungen zur Entstehung des Fußklonus. Dtsch. Z. Nervenheilk. **84**, 117 (1925). — **4035.** Wachstein, M., and E. Meisel: The distribution of histochemically demonstrable succinic dehydrogenase and of mitochondria in tongue and skeletal muscles. J. biophys. biochem. Cytol. **1**, 483 (1955). — **4036.** Wacker, W. E. C., F. D. Moore, D. D. Ulmer, and B. L. Vallee: Normocalcemic magnesium deficieny tetany. J. Amer. med. Ass. **180**, 161 (1962). — **4037.** Wacker, W. E. C., and B. L. Vallee: Magnesium metabolism. New Eng. J. Med. **259**, 431 (1958). — **4038.** Wacker, W. E. C., and B. L. Vallee: Magnesium. In: Mineral metabolism (C. L. Comar, and F. Bronner, eds.), vol. 2. New York: Academic Press 1964. — **4039.** Waddell, W. J., and Th. C. Butler: Calculation of intracellular pH from the distribution of 5,5 dimethyl-2,4-oxazolidmedione. Application of the skeletal muscle of the dog. J. clin. Invest. **38**, 720 (1959). — **4040.** Wagner, I. F.: The establishment of a criterion of depth of sleep in the newborn infant. J. genet. Psychol. **51**, 17 (1937). — **4041.** Wagner, I. F.: Curves of sleep depth in newborn infants. J. genet. Psychol. **55**, 121 (1939). — **4042.** Wagner, M. G.: Observations on the newborn dysmature infant and his development during the first nine months. J. Pediat. **63**, 335 (1963). — **4043.** Wagner, M. G.: An epidemiologic analysis of dysmaturity. Biol. Neonat. (Basel) **6**, 164 (1964). — **4044.** Wahn: Über kongenitale Pectoralisdefekte. Diss. Halle 1922. — **4045.** Wahrman, J., M. Berant, J. Jakobs, T. Aviad, and N. Ben Hur: The oral-facial-digital syndrome. Pediatrics **37**, 812 (1966). — **4046.** Waitz, R.: Contribution à l'étude de la pathologie aseptique du nouveau-né, le liquide céphalorachidien du nouveau-né. Rev. franç. Pédiat. **4**, 56 (1928). — **4047.** Wald, N., W. H. Borges, C. C. Li, J. H. Turner, and M. C. Harnois: Leukemia associated with mongolism. Lancet **1961 I**, 1228. — **4048.** Waldhausen, J. A.: Sacrococcygeal teratoma. Surgery **54**, 933 (1963). — **4049.** Waldinger, C.: Pyridoxine deficiency and pyridoxine dependency in infants and children. Postgrad. Med. **35**, 415 (1964). — **4050.** Waldinger, C., and R. B. Berg: Signs of pyridoxine dependency manifest at birth in siblings. Pediatrics **32**, 161 (1963). — **4051.** Walker, A. H. C., and R. F. Jennison: Antenatal prediction of hemolytic disease. Comparison of liquor amnii and serological studies. Brit. med. J., **1962 II**, 1152. — **4052.** Walker, J.: Foetal anoxia. J. Obstet. Gynaec. Brit. Emp. **61**, 162 (1954). — **4053.** Walker, G. J., and W. J. Whelan: The mechanism of carbohydrase action. 8. Structures of the muscle phosphorylase limit dextrin of glycogen and amylopectin. Biochem. J. **76**, 264 (1960). — **4054.** Walker, M. B.: The treatment myasthenia gravis with physostigmin. Lancet **1934 I**, 1200. — **4055.** Walker, M. B.: Case showing effect of prostigmine on myasthenia gravis. Proc. roy. Soc. Med. **28**, 759 (1935). — **4056.** Wallace, C., and I. F. Anderson: Group B/D translocation chromosome in a case with stigmata of the D trisomy. S. Afr. med. J. **38**, 352 (1964). — **4057.** Wallace, H. M., L. Baumgartner, and H. Rich: Congenital malformations and birth injuries in New York City. Pediatrics **12**, 525 (1953). — **4058.** Wallace, W. M., and A. B. Hastings: The distribution of the bicarbonate ion in mammalian muscle. J. biol. Chem. **144**, 637 (1942). — **4059.** Wallace, H. W.: Phenylpyruvic oligophrenia. Bull. New Engl. med. Cent. **5**, 16 (1959). — **4060.** Wallerstein, H.: Treatment of severe erythroblastosis by simultaneous removal and replacement of the blood of the newborn infants. Science **103**, 583 (1946). — **4061.** Wallerstein, H.: Substitution transfusion, a new treatment for severe erythroblastosis fetalis. Amer. J. Dis. Child. **73**, 19 (1947). — **4062.** Walsh, F. B., and R. Lindenberg: Hypoxia in infants and children: A clinical-pathological study concerning the primary visual pathways. Bull. Johns Hopk. Hosp. **108**, 100 (1961). — **4063.** Walshe, F. M. R.: Observations on the nature of the muscular rigidity of paralysis agitans and on its relationship to tremor. Brain **47**, 159 (1924). — **4064.** Walter, D. O.: Spectral analysis for EEGs. Mathematical determination of neurophysiological relationships from records of limited duration. Exp. Neurol. 8, 155 (1963). — **4065.** Walter, D. O., and W. R. Adey: Spectral analysis of electroencephalograms recorded during learning in the cat before and after subthalamic lesions. Exp. Neurol. **7**, 481 (1963). — **4066.** Walton, J. N.: The limp child. J. Neurol. Neurosurg. Psychiat. **20**, 144 (1957). — **4067.** Walton, J. N. (ed.): Disorders of voluntary muscle. London: J. A. Churchill Ltd. 1964. — **4068.** Walton, R. L.: Neonatal tetany in two siblings. Pediatrics **13**, 227 (1954). — **4069.** Ward, O. C.: B. Coli-meningitis in the newborn. J. Irish med. Ass. **33**, 17 (1953). — **4070.** Warkany, J., B. B. Monroe, and B. S. Sutherland: Intrauterine growth retardation. Amer. J. Dis. Child. **102**, 249 (1961). — **4071.** Warkany, J., J. H. Rubinstein, S. W. Soukup, and M. C. Curless: Mental retardation, absence of patellae, other malformations with chromosomal mosaicism. J. Pediat. **61**, 803 (1962). — **4072.** Warkany, J., and E. Takacs: Experimental production of congenital malformations in rats by salicylate poisoning. Amer. J. Path. **35**, 315 (1959). — **4073.** Warren, M. C., A. T. Lee, and W. H. Ziering: Sex-linked hydrocephalus with aqueductal stenosis. J. Pediat. **63**, 1104 (1963). — **4074.** Warren, S., and P. M. Le Compte: The pathology of diabetes mellitus, 3rd ed. London: Kimpton 1952. — **4075.** Wasz-Höckert, O., E. Valanne, V. Vuorenkoski, K. Michelsson, and A. Sovijärvi: Analysis of some types of vocalization in the newborn and early infancy. Ann. Paediat. Fenn. **9**, 1 (1963). — **4076.** Wasz-Höckert, O., T. J. Partanen, V. Vuorenkoski, E. Valanne, and K. Michelsson: The identifications of some specific meanings in newborn and infant vocalizations. Experentia (Basel) **20**, 154 (1964). — **4077.** Wasz-Höckert, O., T. Partanen, V. Vuorenkoski, E. Valanne, and K. Michelsson: Effect of training on ability to identify preverbal vocalizations. Develop. Med. Child Neurol. **6**, 393 (1964). — **4078.** Wasz-Höckert, O., V. Vuorenkoski, E. Valanne u. K. Michelsson: Tonspektrographische Untersuchungen des Säuglingsschreis. Experientia (Basel) **18**, 583 (1962). — **4079.** Waters, W. J., and W. R. Bowen: Bilirubin-encephalopathy. Studies related to cellular respiration. Amer. J. Dis. Childh. **90**, 603 (1955). — **4080.** Waters, W. J., and W. R. Britton: Bilirubin encephalopathy. Preliminary studies related to production. Pediatrics **15**, 45 (1955). — **4081.** Waters, W. J., and E. G. Porter: Dye-binding capacity of serum albumin in hemolytic disease of the newborn. Amer. J. Dis. Child. **102**, 807 (1961). — **4082.** Waters, W. J., and E. Porter: Indications for exchange transfusion based upon the role of albumin in the treatment of hemolytic disease of the newborn. Pediatrics **33**, 749 (1964). — **4083.** Waters, W. J., D. A. Richert, and H. H. Rawson: Bilirubin encephalopathy (Kernikterus). Amer. J. Dis. Child. **86**, 483 (1953). — **4084.** Waters, W. J., D. A. Richert, and H. H. Rawson: Bilirubin encephalopathy. Pediatrics **13**, 319 (1954). — **4085.** Watson, D. G.: Purulent neonatal meningitis. A study of forty five cases. J. Pediat. **50**, 352 (1957). — **4086.** Watson, E. H.: Hydrancephaly. Amer. J. Dis. Child. **67**, 282 (1944). — **4087.** Watson, K. C., J. G. Krogh, and D. T. Jones: Neonatal meningitis caused by Flavobacterium meningosepticum type F. J. clin. Path. **19**, 79 (1966). — **4088.** Waxman, S. H., and D. T. Arakaki: Familial mongolism by a G-G' mosaic carrier. J. Pediat. **69**, 274 (1966). — **4089.** Weaver, R. A., W. M. Laudan, and J. H. Higgins: Fusimotor function. Arch. Neurol. (Chic.) **9**, 127 (1963). — **4090.** Weber, H. H., u. H. Portzehl: Skelet-Muskulatur. Ergebn. Physiol. **47**, 369 (1952). — **4091.** Weber, W. W., P. Mamunes, R. Day, and P. Milier: Trisomy 17—18 (E): Studies in long-term survival with report of two autopsied cases. Pediatrics **34**, 533 (1964). — **4092.** Webster, J. H. D.: A case of unilateral cerebral hyperplasia with co-existent "acromegaly" of the feet, and a slight degree of unilateral gigantism. J. Path. Bact. **12**, 306 (1908). — **4093.** Webster, R. C., and W. C. Young: Thiouracil treatment of the female guinea pig. Effect on gestation and the offspring. Anat. Rec. **101**, 722 (1948). — **4094.** Webster, W. R., C. W. Dunlop, L. A. Simons, and L. M. Aitkin: Auditory habituation: A test of a centrifugal and a peripheral theory. Science **148**, 654 (1965). — **4095.** Wechsler, W., u. H. Hager: Elektronenmikroskopische Befunde bei Muskelatrophie nach Nervendurchtrennung bei der weißen Ratte. Beih. path. Anat. **125**, 31 (1961). — **4096.** Weed, L. H., and P. S. McKibben: Pressure changes in the cerebrospinal fluid following intravenous injection of solutions of various concentrations. Amer. J. Physiol. 48, 512 (1919). — **4097.** Weidmann, S.: Elektrophysiologie der Herzmuskelfaser. Bern: Huber 1956. — **4098.** Weidmann, S.: Effects of increasing the calcium concentration during a single heart beat. Experientia (Basel) **15**, 128 (1959). —

4099. WEIDENMÜLLER, K.: Über eine Magen-Darminfektion besonderer Art bei schwächlichen Kleinkindern (Bacillus pyocyaneus). Z. Kinderheilk. **63**, 190 (1943). — **4100.** WEIL, GARDÈRE u. WERTHEIMER: Multiple kongenitale Mißbildungen. Arch. Méd. Enf. **27**, 273 (1924). — **4101.** WEIL, A., E. LIEBERT, and G. HEILBRUNN: Histopathologic changes in the brain in experimental hyperinsulinism. Arch. Neurol. Psychiat. (Chic.) **39**, 467 (1938). — **4102.** WEINBERG, J.: Diaphragmatic hernies in infants surgical treatment with use of renal fascia. Surgery **3**, 78 (1938). — **4103.** WEINMANN, H., O. CREUTZFELD u. G. HEYDE: Die Entwicklung der visuellen Reizantwort bei Kindern. Arch. Psychiat. Nervenk. **207**, 323 (1965). — **4104.** WEIPPL, G.: Pathologische Neugeborenen-Polyglobulie. Mschr. Kinderheilk. **109**, 21 (1961). — **4105.** WEIPPL, G.: Fetales Hämoglobin bei praenataler Dystrophie. Helv. paediat. Acta **18**, 554 (1963). — **4106.** WEIPPL, G.: Die Betreuung von kleinen Frühgeborenen. Pädiatrie u. Pädologie **1**, 145 (1965). — **4107.** WEISBROT, I. M., L. S. JAMES, C. E. PRINCE, D. A. HOLADAY, and V. APGAR: Acid base homeostasis of the newborn infant during the first 24 hours of life. J. Pediat. **52**, 395 (1958). — **4108.** WEISCHEL, M. E., and L. LUZATTI: Trisomy 17—18 syndrome with congenital extrahepatic biliary atresia and congenital amputation of left foot. J. Pediat. **67**, 324 (1965). — **4109.** WEISS, L., A. DI GEORGE, and H. W. BAIRD: Four infants with the trisomy 18 syndrome and one with trisomy-18 mosaicism. Amer. J. Dis. Child. **104**, 533 (1962). — **4110.** WEISSBACH, G.: Hämatologische Befunde nach Behandlung der kindlichen Toxoplasmose mit Daraprim (Pyrimethamin) und Supronal. Med. Klin. **60**, 22 (1965). — **4111.** WEISSE, K., u. W. KRÜCKE: Die Toxoplasmoseencephalitis. Z. Kinderheilk. 597 (1953). — **4112.** WEISSE, K., u. W. KRÜCKE: Die Einschlußkörper-Encephalitiden. Dtsch. med. Wschr. **84**, 777 (1959). — **4113.** WEISSER, K.: Zur Pathophysiologie des "respiratory distress syndroms". Ann. paediat. (Basel) **200**, 81 (1963). — **4114.** WEITZMANN, E. D., W. FISCHBEIN, and L. GRAZIANI: Auditory evoked responses obtained from the scalp electroencephalogram of the full- term human neonate during sleep. Pediatrics **35**, 458 (1965). — **4115.** WEITZMANN, E. D., and H. KREMEN: Auditory evoked responses during different stages of sleep in man. Electroenceph. clin. Neurophysiol. **18**, 65 (1965). — **4116.** WELLER, T. H.: Cytomegaloviruses. In: HORSFALL and TAMM, Viral and Rickettsial infections of man, IV. ed. London and Philadelphia 1965. — **4117.** WELLER, TH. H., CH. A. ALFORD jr., A. NEVA, and L. M. GIRALDI: Retrospektive Diagnose mit serologischen Methoden bei den angeborenen Rötelninfektionen. New Engl. J. Med. **270**, 1039 (1964). — **4118.** WELLER, T. H., and J. B. HANSHAW: Virologic and clinical observations and cytomegalic inclusion disease. New Engl. J. Med. **266**, 1233 (1962). — **4119.** WELLER, T. H., J. B. HANSHAW, and E. SCOTT: Virology **12**, 130 (1960). — **4120.** WELLER, A., and J. F. JEWETT: Neonatal death after meningitis. N. Engl. J. Med. **264**, 1215 (1961). — **4121.** WELLER, T. H., J. C. MACAULAY, J. M. CRAIG, and P. WIRTH: Isolation of intranuclear inclusion producing agents from infants with illnesses resembling cytomegalic inclusion diseases. Proc. Soc. exp. Biol. (N.Y.) **94**, 4 (1957). — **4122.** WELLER, TH. H., and F. A. NEVA: Propagation in tissue cultures of cytopathic agents from patients with rubella-like illness. Proc. Soc. exp. Biol. (N.Y.) **111**, 215 (1962). — **4123.** WELTI, W.: Delirium with low serum sodium. Arch. Neurol. Psychiat. (Clin.) **76**, 559 (1956). — **4124.** WENDER, M., and M. HIEROWSKI: Enzymatic mechanism of the protein biosynthesis in the developing nervous system. In: Progr. in brain research, vol. 4. Amsterdam: Elsevier Publ. Co. 1964. — **4125.** WENNER, J.: Idiopathisches respiratorisches Distress-Syndrom bei Neugeborenen. Arch. Kinderheilk. **171**, 209 (1964). — **4126.** WENTZLER, E.: Ein Apparat zur Messung des Schädelinnendruckes an der Fontanelle des Säuglings. Arch. Kinderheilk. **70**, 241 (1922). — **4127.** WERDNIG, G.: (1) Zwei frühinfantile hereditäre Fälle von progressiver Muskelatrophie unter dem Bilde der Dystrophie aber auf neurotischer Grundlage. Arch. Psychiat. Nervenkr. **22**, 437 (1891); — (2) Die frühinfantile progressive spinale Amyotrophie. Arch. Psychiat. Nervenkr. **26**, 706 (1894). — **4128.** WERDNIG, G.: Die frühinfantile progressive spinale Amyotrophie. Arch. Psychiatr. Nervenkr. **26**, 706 (1894). — **4129.** WERNER, A. A., J. LEWALD, G. A. JOHNS, and D. KELLING: Growth in children with mongolism. Amer. J. Dis. Child. **57**, 554 (1939). — **4130.** WERNER, H.: Biologie, Übertragungswege und Nachweis von Toxoplasma gondii. Internist (Berl.) **4**, 421 (1963). — **4131.** WERNER, H., L. SCHMIDKE u. G. THOMASCHECK: Toxoplasmainfektion und Schwangerschaft. Klin. Wschr. **41**, 96 (1963). — **4132.** WERNER, S. C.: Treatment of hyperthyroidism. In: S. C. WERNER (ed.), The thyroid. New York: Harper & Row 1962. — **4133.** WERTHEIMER, E.: J. Anat. (Paris) **22**, 458 (1886). — **4134.** WERTHEIMER, E.: J. Anat. (Paris) **23**, 567 (1887). —

4135. WESPI, H. J.: Abnahme der Taubstummheit in der Schweiz als Folge der Kropfprophylaxe mit jodiertem Kochsalz. Schweiz. med. Wschr. **75**, 625 (1945). — **4136.** WEST, R.: Studies in the neurological mechanism of parathyroid tetany. Brain **58**, 1 (1935). — **4137.** WESTPHAL, A.: Arch. Psychiat. Nervenkr. **26**, 1 (1894). — **4138.** WESTPHAL: Zit. nach FÖDERL (*1287*). — **4139.** WESTIN, B., J. A. MILLER, R. NYBERG, and E. WEDENBERG: Neonatal asphyxia pallida treated with hypothermia alone or with hypothermia and transfusion of oxygenated blood. Surgery **45**, 868 (1959). — **4140.** WESTIN, B., R. NYBERG, J. A. MILLER, and E. WEDENBERG: Hypothermia and transfusion with oxygenated blood in the treatment of asphyxia neonatorum. Acta paediat. (Uppsala) **51**, 725 (1962). — **4141.** WHALLEY, P. J.: Hyperparathyroidism and pregnancy. Amer. J. Obstet. Gynec. **86**, 517 (1963). — **4142.** WHARTIN, R. O.: Alkaligenes faecalis meningitis complicated by hydrocephalus in a premature twin. Amer. J. Dis. Child. **84**, 729 (1952). — **4143.** WHEATON, S. W.: Two specimens of congenital cranial deformity in infants associated with fusion of the fingers and toes. Trans. path. Soc. Lond. **45**, 238 (1894). — **4144.** WHITE, W. H.: On Thomsen's disease. Guy's Hosp. Rep. **31**, 329 (1889). — **4145.** WHITE, C.: A foetus with congenital hereditary Graves disease. J. Obstet. Gynaec. Brit. Emp. **21**, 231 (1912). — **4146.** WHITE, P.: Pregnancy complicating diabetes. Amer. J. Med. **7**, 609 (1949). — **4147.** WHITE, P., and H. HUNT: Prediction and prevention of pregnancy accidents in diabetes. J. Amer. med. Ass. **115**, 2039 (1940). — **4148.** WHITE, P., and H. HUNT: Pregnancy complicating diabetes; report of clinical results. J. clin. Endocr. **3**, 500 (1943). — **4149.** WHITE, P., L. GILLESPIE, and L. SEXTON: Use of female sex hormone therapy in pregnant diabetic patients. Amer. J. Obstet. Gynec. **71**, 57 (1956). — **4150.** WHITFIELD, I. C., and E. F. EVANS: Responses of auditory cortical neurons to stimuli of changing frequency. J. Neurophysiol. **28**, 655 (1965). — **4151.** WHITMAN, R. C., and L. W. GREENE: A case of dissiminated miliary tuberculosis in stillborn fetus. Arch. intern. Med. **29**, 261 (1922). — **4152.** WHITTAKER, V. P.: The isolation and characterization of acetylcholine containing particles from brain. Biochem. J. **72**, 694 (1959). — **4153.** WHITTEM, J. H.: Congenital abnormalities in calves. Arthogryposis and hydranencephaly. J. Path. Bact. **73**, 375 (1957). — **4154.** WICKES, I. G.: Foetal defects following insulin coma therapy in early pregnancy. Brit. med. J. **1954II**, 1029. — **4155.** WIDELL, S.: On the cerebralspinal fluid in normal children and in patients with acute abacterial meningo-encephalitis. Acta paediat. (Uppsala), Suppl. **115**, 5 (1958). — **4156.** WIEL, H. J. VAN DER: Hereditary congenital facial paralysis. Acta genet. (Basel) **7**, 348 (1957). — **4157.** WIELENGA, G., A. H. FERGUSON, H. A. E. VAN TONGEREN, and T. G. VAN RIJSSEL: Prenatal infection with vaccinia virus. Lancet **1961I**, 258. — **4158.** WIENER, A. S.: Permeability of the human placenta to isoantibodies. J. Lab. clin. Med. **31**, 1020 (1946). — **4159.** WIENER, A. S.: The half-life of passively acquired antibody globulin molecules in infants. J. exp. Med. **94**, 213 (1951). — **4160.** WIENER, A. S.: Aetiology of physiological jaundice of the newborn. Brit. med. J. **1951I**, 435. — **4161.** WIENER, A. S., I. B. WEXLER, and G. J. BRANCATO: Results of exchange transfusion in erythroblastosis fetalis. Exp. Med. Surg. **10**, 318 (1952). — **4162.** WIENER, A. S., J. B. WEXLER, and J. G. HURST: The use of exchange transfusion for treatment of severe erythroblastosis due to A B sensitation. Blood **4**, 1014 (1949). — **4163.** WIENER, A. S., J. B. WEXLER, and A. SHULMAN: Therapy of severe erythroblastosis fetalis with repeated and massive exchange transfusions. Amer. J. clin. Path. **18**, 141 (1948). — **4164.** WIENER, R., A. IANNACCONE, J. EISENBERG, S. I. GRIBOFF, A. W. LUDWIG, and L. J. SOFFER: Influence of hormone therapy on body fluids electrolyte balance and mucopolysaccharides in myxedema. J. clin. Endocr. **15**, 1131 (1955). — **4165.** WIERDIS, T., U. GIANNINI, and E. JAIA: Foetal and neonatal cerebrovascular disease. Panminerva med. **7**, 325 (1965). — **4166.** WIESEL, T. N., and D. H. HUBEL: Single cell responses in striate cortex of kittens deprived of vision in one eye. J. Neurophysiol. **26**, 1003 (1963). — **4167.** WIESENDANGER, M., u. W. ISLER: Über die diagnostische Bedeutung der Elektromyographie bei neuromuskulären Erkrankungen im Kindesalter. Helv. paediat. Acta **17**, 86 (1962). — **4168.** WIESENER, H. (Hrsg.): Entwicklungsphysiologie des Kindes. Berlin-Göttingen-Heidelberg: Springer 1964. — **4169.** WIESER, ST., u. K. DOMANOWSKY: Das Schreckverhalten des Säuglings. Arch. Psychiat. Nervenkr. **198**, 257 (1959). — **4170.** WIESER, ST., K. DOMANOWSKY u. G. HEINEM: Moroscher Reflex und Schreckreaktion beim Säugling. Arch. Kinderheilk. **155**, 17 (1957). — **4170a.** WIGGLESWORTH, I. S.: Foetal growth retardation. Brit. med. Bull. **22**, 13 (1966). — **4171.** WILCOX, H. L.: The attitude of the fetus in breech presentation. Amer. J. Obstet. Gynec. **58**, 478

(1949). — **4172.** WILDI, E.: Herpesencephalitis in the newborn, with unusual pathological findings. In: VAN BOGAERT, RADEMECKER, HOZAY and LOWENTHAL, Encephalitides. Amsterdam-London-New York-Princetown: Elsevier Publ. Co. 1961. — **4173.** WILLE, H. (1945): Zit. by HIRVENSALO (*1825*). — **4174.** WILLI, H.: Die Neugeborenen-Spasmophilie. Mschr. Kinderheilk. **80**, 309 (1939). — **4175.** WILLI, H.: Das reflexartige Auftreten des sogenannten Phänomens der untergehenden Sonne bei Frühgeburten und cerebralgeschädigten Neugeborenen. Ann. paediat. (Basel) **174**, 87 (1950). — **4176.** WILLI, H.: Die Blutungskrankheiten des Neugeborenen. Ergebn. inn. Med. Kinderheilk. **2**, 467 (1951). — **4177.** WILLI, H.: Étud. néo-nat. **1**, 25 (1952). — **4178.** WILLI, H.: Synkasit-Schädigung bei Frühgeborenen. Helv. paediat. Acta **11**, 325 (1956). — **4179.** WILLI, H.: Pathologie der Neugeburtsperiode. Mschr. Kinderheilk. **107**, 83 (1959). — **4180.** WILLI, H.: Diabetes and pregnancy. Gynaecologia (Basel) **159**, 234 (1965). — **4181.** WILLIAMS, H. L., J. T. HAMMACK, R. L. DALY, W. C. DEMENT, and A. LUBIN: Responses to auditory stimulation, sleep loss and the EEG stages of sleep. Electroenceph. clin. Neurophysiol. **16**, 269 (1964). — **4182.** WILLIAMS, H. L., H. C. MORLOCK, J. V. MORLOCK, and A. LUBIN: Auditory evoked responses and the EEG stages of sleep. Ann. N.Y. Acad. Sci. **112**, 172 (1964). — **4183.** WILLIAMS, H. L., D. J. TEPAS, and H. C. MORLOCK jr.: Evoked responses to clicks and EEG stages of sleep in man. Science **138**, 685 (1962). — **4184.** WILLIAMS, J. C., B. G. BARAT-BOYES, and J. B. LOWE: Circulation **24**, 1311 (1961). — **4185.** WILLIAMS, J. M., and H. STEVENS: The surgical management of subdural effusions and their accompanying neomembranes in infancy. Ann. Surg. **139**, 287 (1954). — **4186.** WILLIAMS, J. P., and W. KESSEN: The effect of hand-mouth contacting on neonatal movement. Child Develop. **32**, 243 (1961). — **4187.** WILLIAMS, J. W.: Placenta circumvallata. Amer. J. Obstet. Gynec. **13**, 1 (1927). — **4188.** WILLIAMS, W. G., and J. T. GRAHAM: Electroencephalographic responses to auditory stimuli in waking children. J. Speech Res. **6**, 57 (1963). — **4189.** WILLIAMS, W. S., and J. T. GRAHAM: EEG responses to auditory stimuli in waking children. J. Speech Res. **6**, 57 (1963). — **4190.** WILLICH, E., u. E. ECKLER: Die Lungenlisteriose. Dtsch. med. Wschr. **90**, 879 (1965). — **4191.** WILLNER, M. M.: Maturational deficiencies of the fetus and newborn. Clin. Pediat. **4**, 3 (1965). — **4192.** WILMERS, M. J.: Congenital malformation in babies of diabetic mothers. Develop. Med. Child Neurol. **7**, 78 (1965). — **4193.** WILSON, S. A. K.: Megalencephaly. J. Neurol. Psychopath. **14**, 193 (1934). — **4194.** WILSON, A., and H. B. STONER: Myasthenia gravis: consideration of its causation in study of 14 cases. Quart. J. Med. **13**, 1 (1944). — **4195.** WILSON, J. L., S. B. LONG, and P. J. HOWARD: Respiration of premature infants. Amer. J. Dis. Child. **63**, 1080 (1942). — **4196.** WILSON, J. L., H. S. REARDON, and M. MURAYAMA: Anaerobic metabolism in the newborn infant. Pediatrics **1**, 581 (1948). — **4197.** WILSON, M.: Placental abnormalities and fetal disease. Amer. J. Dis. Child. **108**, 154 (1964). — **4197a.** WILSON, M. G., H. J. MEYERS, and A. H. PETERS: Postnatal bone growth of infants with fetal growth retardation. Pediatrics **40**, 213 (1967). — **4198.** WILSON, M. G., A. H. PARMELEE jr., and M. H. HUGGINS: Prenatal history of infants with birth weights of 1500 grams or less. J. Pediat. **63**, 1140 (1963). — **4199.** WILSON, S. A. K.: Nuclear aplasia. In: Neurology, vol. II, p. 1459. London: E. Arnold & Co. 1947. — **4200.** WILSON, V. J.: Reflex transmission in the kitten. J. Neurophysiol. **25**, 261 (1962). — **4201.** WIMHOFER, H.: Spätformen der Schwangerschaftstoxikose. Arch. Gynäk. **186**, 125 (1955). — **4202.** WINDLE, W. F.: Asphyxia neonatorum. Springfield (Ill.): Ch. C. Thomas 1950. — **4203.** WINDLE, W. F.: An experimental approach to prevention or reduction of the brain damage of birth asphyxia. Develop. Med. Child Neurol. 8, 129 (1966). — **4204.** WINDLE, W. F., and J. E. FITZGERALD: Development of the spinal reflex mechanism in human embryos. J. comp. Neurol. **67**, 493 (1937). — **4205.** WINDLE, W. F., and A. M. GRIFFIN: Observation on embryonic and foetal movements of the cat. J. comp. Neurol. **52**, 140 (1931). — **4206.** WINDLE, W.F., N. H. JACOBSON, M. I. R. R. DE ARELLANO, and C. M. COMBS: Structural and functional sequelae of asphyxia neonatorum in monkeys. Res. Publ. Ass. nerv. ment. Dis. **39**, 169 (1962). — **4207.** WINDMILLER, J., J. F. MARKS, E. W. REIMOLD, F. COSTALES, and C. PEAKE: Trisomy-18 with biliary atresia. J. Pediat. **67**, 327 (1965). — **4208.** WINDSOR, M. C. F.: Effet du sérum de myasthénic sur la transmission neuro-musculaire chez la grenouille intacte. Presse méd. **67**, 1615 (1959). — **4209.** WINSLOW bei D. PAUL SCHEEL: Über Beschaffenheit und Nutzen des Fruchtwassers in der Luftröhre der menschlichen Früchte [Lateinisch]. Hafniae 1799. — **4210.** WINTER, A.: Grave disorders of acid-base and electrolyte metabolism in the course of toxicosis. Rev. chil.

Pediat. **35**, 233 (1964). — **4211.** WINTERBAUER, R. H., R. FORTUINE, and T. C. EICKHOFF: Unusual occurence of neonatal meningitis due to group B Beta-hemolytic streptococci. Pediatrics **38**, 661 (1966). — **4212.** WISE, L., BURTON, and J. C. HART: Idiopathic hypoparathyreoidism and pseudohypoparathyreoidism. Arch. Neurol. Psychiat. (Chic.) **68**, 78 (1952). — **4213.** WISHINGRAD, L., M. CORNBLATH, T. TAKAKUWA, I. M. ROZENFELD, L. D. ELEGAN, A. KAUFMANN, E. LASSERS, and R. I. KLEIN: Studies of non-hemolytic hyperbilirubinemia in premature infants. Pediatrics **36**, 162 (1965). — **4214.** WISKOTT, A.: Die konnatale Syphilis. In: KELLER-WISKOTT, Lehrbuch der Kinderheilkunde, 2. Aufl. Stuttgart: Georg Thieme 1966. — **4215.** WISSELINGH, C. J. VAN: Ein Fall von kongenitaler generalisierter Muskelhypoplasie. Maandschr. Kindergeneesk. **24**, 234 (1956). — **4216.** WITHROW, C. D., and D. M. WOODBURY: Tissue acid-base changes during maturation. In: Progr. brain research, vol. 9. Amsterdam: Elsevier Publ. Co. 1964. — **4217.** WITHROW, F. B., and R. GOLDSTEIN: An electrophysiologic procedure for determination of auditory threshold in children. Laryngoscope (St. Louis) **68**, 1674 (1958). — **4218.** WITZEL (1891): Zit. nach K. F. HULBERT (*1948*). — **4219.** WOERKOM, W. VAN.: Sur la signification physiologique des réflexes cutanés des membre inférieurs. Rev. neurol. **20** (II), 285 (1912). — **4220.** WOHLFART, G.: Über das Vorkommen verschiedener Arten von Muskelfasern in der Skelettmuskulatur des Menschen und einiger Säugetiere. Acta psychiat. (Kbh.), Suppl. 12 (1937). — **4221.** WOHLFAHRT, G.: Dystrophia myotonica and myotonia congenita Histopathologic studies with special reference to changes in the muscles. J. Neuropath. exp. Neurol. **10**, 109 (1951). — **4222.** WOHLFART, G.: Aktuelle Probleme der Muskelpathologie. Dtsch. Z. Nervenheilk. **173**, 426 (1955). — **4223.** WOHLFART, G., J. FEX, and S. ELIASSON: Hereditary proximal spinal muscular atrophy a clinical entity simulating progressive muscular dystrophy. Acta psychiat. scand. **30**, 395 (1955). — **4224.** WOHLFART, S., u. G. WOHLFART: Mikroskopische Untersuchungen an progressiven Muskelatrophien, unter besonderer Rücksichtnahme auf Rückenmarks- und Muskelbefunde. Acta med. scand., Suppl. **63**, 1 (1935). — **4225.** WOHLGEMUTH, G., R. PERTORINI u. P. V. VÉGHELYI: Chlorpromazin in der Behandlung von Frühgeborenen. Z. Kinderheilk. **82**, 428 (1959). — **4226.** WOHLWILL, FR.: Die Bedeutung des Geburtstraumas für die Entstehung von Gehirnerkrankungen. Klin. Wschr. **5**, 805 (1926). — **4227.** WOLF, A.: Quinine an effective form of treatment for myotonia. Arch. Neurol. Psychiat. (Chic.) **36**, 382 (1936). — **4228.** WOLF, A., D. COWEN, and B. H. PAIGE: Human toxoplasmosis. Occurrence in infants as an encephalomyelitis. Verification by transmission to animals. Science **89**, 226 (1939). — **4229.** WOLF, H.: Blutzucker bei Neugeborenen. Klin. Wschr. **38**, 87 (1960). — **4230.** WOLF, H., u. W. v. BERG: Die Phenylketonurie. Öffentl. Gesundheitsdienst **28**, 255 (1966). — **4231.** WOLF, H., and L. HOEPFNER: The cerebrospinal fluid in the newborn and premature infant. Wld Neurol. **2**, 871 (1961). — **4232.** WOLF, H., u. G. JOPPICH: Reststickstofferhöhungen im Blut von Frühgeborenen. Klin. Wschr. **36**, 616 (1958). — **4233.** WOLF, H. D., F. M. ZSCHOCKE, F. W. WEDEMEYER u. H. HÜBNER: Angeborene hereditäre Fructoseintoleranz. Klin. Wschr. **34**, 693 (1959). — **4234.** WOLF, H., K. O. METZ u. F. SPECHT: Die Bedeutung der Kreatininphosphokinase (CPK) für die Pädiatrie. Dtsch. med. Forsch. **2**, 4 (1964). — **4235.** WOLF, U., and H. REINWEIN: Chromosome mosaicism C-trisomy/normal. Humangenetic **1**, 686 (1965). — **4236.** WOLF, U., H. REINWEIN, R. PORSCH, R. SCHRÖTER u. H. BAITSCH: Defizienz an den kurzen Armen eines Chromosoms Nr. 4. Humangenetik **1**, 397 (1965). — **4237.** WOLFENSBERGER-HÄSSIG: Lächeln und Weinen des Säuglings als soziopsychische Instinktphänomene. Ein Beitrag zur psychologischen Grundlagenforschung. Helv. paediat. Acta **21**, 197 (1966). — **4238.** WOLFF, E. DE, K. SCHÄRER et J. LEJEUNE: Contribution à l'étude des jumeaux mongoliens. Helv. paediat. Acta **17**, 301 (1967). — **4239.** WOLFF, H. G.: The cerebral blood vessels. Anatomical principles. Proc. Ass. nerv. ment. Dis. **18**, 29 (1938). — **4240.** WOLFF, P. H.: Observations on newborn infants. Psychosom. Med. **21**, 110 (1959). — **4241.** WOLFF, P.: Observations on the early development of smiling. In: Determinants of infant behavior. II (B. M. Foss, ed.), p. 113. London: Methuen 1963. — **4242.** WOLFF, P. H.: The causes, controls and organization of behavior in the neonate. In: Psychological issues, vol. V (1), Monograph. No 17. New York: Int. Univ. Press 1966. — **4243.** WOLFF, P. H., and I. HURWITZ: The choreiform syndrome. Develop. Med. Child Neurol. **4**, 160 (1966). — **4244.** WOOD, B. S. B., P. E. CULLEY, J. A. H. WATERHOUSE, and D. J. POWELL: Factors influencing neonatal jaundice. Arch. Dis. Childh. **37**, 371 (1962). — **4245.** WOOD, J. L.: Plethora in the newborn infant associated with cyanosis and convulsions. J. Pediat. **54**, 143 (1959). — **4246.** WOOD-

BURY, D. M.: Effect of hormones on brain excitability and electrolytes. In: Recent progress in hormone research vol. X, p. 65. New York: Academic Press Inc. 1954. — **4247.** WOODBURY, D. M., A. KOCH, and A. VERNADAKIS: Relation between excitability and metabolism in brain as elucidated by anticonvulsant drugs. Neurology (Minneap.) **8**, Suppl. 1, 113 (1958).— **4248.** WOODBURY, D. M., L. T. ROLLINS, M. D. GARDENER, W. L. HIRSCHI, J. R. HOGAN, M. L. RALLISON, G. S. TANNER, and D. A. BRODIE: Effect of carbon dioxide on brain excitability and electrolytes. Amer. J. Physiol. **192**, 79 (1958). — **4249.** WOODBURY, J. W.: Cellular electrophysiology of the heart. In: Handbook of physiology, Circulation sect. 2, vol. 1, p. 237. Washington DC. 1962. — **4250.** WOODBURY, J. W.: The cell membrane: Ionic and potential gradients and active transport. In: Physiology and biophysics (T. C. RUCH and H. D. PATTON, (eds.). Philadelphia and London: W. B. Saunders Co. 1965. — **4251.** WOODBURY, L. A., J. W. WOODBURY, and H. H. HECHT: Membrane resting and action potentials of single cardiac muscle fibers. Circulation **1**, 264 (1950). — **4252.** WOODBURY, R. M.: Causal factors in infant mortality: A statistical study based on investigations in eight cities, p. 142. Washington, D. C. U.S.: Children's Bureau Publ. 1925. — **4253.** WOODY, N. C., and C. D. HANCOCK: Maple syrup urine disease. Amer. J. Dis. Child. **106**, 578 (1963). — **4254.** WOOLF, L. J.: Maple syrup urine disease. In: F. LINNEWEH (Hrsg.), Erbliche Stoffwechselkrankheiten. München: Urban & Schwarzenberg 1962. — **4255.** WOOLF, L. J.: Discussion. In: Molecular basis of some aspects of mental activity (O. WALAAS, ed.), vol. 1, p. 262. 1966. — **4256.** WOOLF, L. J.: The dietary treatment of phenylketonuria: not proven. Develop. Med. Child Neurol. **9**, 244 (1967). — **4257.** WOOLF, L. J., R. GRIFFITH, and A. MONCRIEFF: Treatment of phenylketonuria with a diet low in phenylalanine. Brit. med. J. **1955 I**, 57. — **4258.** WOOLF, L. J., C. OUNSTED, O. LEE, M. HUMPHREY, N. M. CHESHIRE, and G. R. STEED: Atypical phenylketonuria in sisters with normal offspring. Lancet **1961 II**, 464. — **4259.** WOOLF, L. J., and D. G. VULLIAMY: Phenylketonuria, with a study of the effect upon it of glutamic acid. Arch. Dis. Childh. **2** (26), 487 (1951). — **4260.** WOOLSEY u. STEPHENS (1927): Zit. nach J. B. HARLITZ (**1711**). — **4261.** WORKMAN, G. W.: A study of the palmar dermatoglyphics of mongolian idiots. Thesis Toronto 1939. — **4262.** World Health Organization: Public health aspects of low birth weight. Technical Report Series 217, Genf W. H. O. 1961. — **4263.** WORM, M.: Über das Blutzuckerverhalten von Neugeborenen diabetischer Mütter. Geburtsh. u. Frauenheilk. **17**, 1110 (1957). — **4264.** WRIGHT, R. C.: Reduction of perinatal mortality and morbidity in breech delivery through routine use of cesarean section. Obst et. and Gynec. **14**, 758 (1959). — **4265.** WRIGLEY, A. J.: Problem of 'postmaturity'. Proc. roy. Soc. Med. **39**, 569 (1946). — **4266.** WULF, H.: Der Neugeborenen-Index. Z. Geburtsh. Gynäk. **163**, 270 (1965). — **4267.** WYATT, J. P., J. SAXTON, R. S. LEE, and H. PINKERTON: Generalized cytomegalic inclusion disease. J. Pediat. **36**, 271 (1956). — **4268.** WYBREGT, S. H., S. H. REISNER, R. K. PATEL, G. NELLHAUS, and M. CORNBLATH: The incidence of neonatal hypoglycemia in a nursery for premature infants. J. Pediat. **64**, 796 (1964). — **4269.** WYERS, H. J. G., and J. C. W. BAKKER: De liquor cerebro-spinalis van normale a terme geboren neonati. Maandschr. Kindergeneesk. **22**, 253 (1954). — **4270.** WYNN, V.: Water intoxication and serum hypotonicity. Metabolism **5**, 490 (1956). — **4271.** WYSHAK, G., and C. WHITE: Birth hazard of the second twin. J. Amer. med. Ass. **186**, 869 (1963).

4272. YAKOVLEV, P. I.: Pathoarchitectonic studies of cerebral malformations. J. Neuropath. exp. Neurol. **18**, 22 (1959). — **4273.** YAKOVLEV, P. I.: Maturation of cortical substrata of epileptic event. Wld Neurol. **3**, 299 (1962). — **4273a.** YAKOVLEV, P. I., and A. R. LECOURS: The myelogenetic cycles of regional maturation of the brain In: A. MINKOWSKI (ed.), Regional development of the brain in early life, p. 3. Oxford: Blackwell Sci. Publ. 1967. — **4274.** YANG, D. C.: Neurologic status of newborn infants on first to third day of life. Neurology (Minneap.) **12**, 72 (1962). — **4275.** YANNET, H.: Changes in brain resulting from depletion of extracellular electrolytes. Amer. J. Physiol. **128**, 683 (1940). — **4276.** YANNET, H., and R. LIEBERMAN: Central nervous system complications associated with Kernicterus. Amer. med. Ass. J. **130**, 335 (1946). — **4277.** YATES, P. O.: Birth trauma to the cerebral arteries. Arch. Dis. Childh. **34**, 436 (1959). — **4278.** YENSEN, R.: Some implications of muscle tension changes during desynchronized sleep. Percept Motor Skills **21**, 627 (1965). — **4279.** YERKES, R. M., and A. W. YERKES: The great apes. New Haven 1929. — **4280.** YERUSHALMY, J., B. J. V. D. BERG, C. L. ERHARDT, and H. JAKOBZINER: Birth weight and gestation as indices of immaturity. Amer. J. Dis. Child. **109, 43** (1965). — **4281.** YLLPÖ, A.: Icterus neonatorum (inkl. I. n.

gravis) und Gallenfarbstoffsekretion beim Fötus und Neugeborenen. Z. Kinderheilk. **9**, 208 (1913). — **4282.** YLLPÖ, A.: Neugeborene, Hunger und Intoxikationsacidosis und ihre Beziehungen zueinander. Z. Kinderheilk. **14**, 268 (1916). — **4283.** YLLPÖ, A.: Zur Klinik und Ätiologie des familiären Ikterus neonatorum gravis. Z. Kinderheilk. **17**, 334 (1908). — **4284.** YLLPÖ, A.: Zur Physiologie, Klinik und zum Schicksal der Frühgeborenen. Z. Kinderheilk. **24**, 1 (1919). — **4285.** YLLPÖ, A.: Das Schädeltrauma bei der Geburt. Mschr. Kinderheilk. **34**, 502 (1926). — **4286.** YLLPÖ, A.: Über die Pathologie der Frühgeburten und Neugeborenen. Mschr. Kinderheilk. **73**, 128 (1938). — **4287.** YLLPÖ: Zit. nach FÖDERL (*1287*). — **4288.** YOW, M.: Diskuss.-Beitrag. Rubella symposium. J. Pediat. **67**, 987 (1965). — **4289.** YUE, S. J.: Multiple births in cerebral palsy. Amer. J. phys. Med. **34**, 335 (1955). — **4290.** YUNIS, J. J., M. ALTER, E. B. HOOK, and M. MAYER: Familial D-D translocation. New Engl. J. Med. **271**, 1133 (1964).

4291. ZACHARY, R. B.: Early neurosurgical approaches to spina bifida. Develop. Med. Child Neurol. **7**, 492 (1965). — **4292.** ZACHAU-CHRISTIANSEN, B., and Å. VILLUMSEN: Follow up study of children delivered by vacuum extraction and by forceps. Acta obstet. gynec. scand. **43**, Suppl. 7, 31 (1965). — **4293.** ZAK, B., H. H. WILLARD, G. B. MYERS, and A. J. BOYLE: Chloric acid method for determination of protein bound iodine. Analyt. Chem. **24**, 1345 (1952). — **4294.** ZAPPELLA, M.: The placing reaction in the newborn. Develop. Med. Child Neurol. **5**, 497 (1963). — **4295.** ZAPPELLA, M.: The blink reflex to light in the newborn. Develop. Med. Child Neurol. **9**, 287 (1967). — **4296.** ZAPELLA, M., and A. SIMOPOULOS: The crossed extension reflex in the newborn. Ann. Paediat. Fenn. **12**, 30 (1966). — **4297.** ZAPPERT, J.: Syphilis. In: PFAUNDLER-SCHLOSSMANN, Handbuch der Kinderheilkunde, III. Aufl., Bd. II. Leipzig: F. C. W. Vogel 1909. — **4298.** ZAPPERT, J.: Über infantilen Kernschwund. Ergebn. inn. Med. Kinderheilk. **5**, 305 (1910). — **4299.** ZEEK, P. M., and N. S. ASSALI: Vascular changes in decidua associated with eclamptogenic toxemia of pregnancy. Amer. J. clin. Path. **20**, 1099 (1950). — **4300.** ZELLWEGER, H.: Über geburtstraumatische Rückenmarksläsionen. Helv. paediat. Acta **1**, 13 (1945). — **4301.** ZELLWEGER, H.: Krämpfe im Kindesalter. Helv. paediat. Acta, Suppl. 5 (1948). — **4302.** ZELLWEGER, H. U., J. W. SMITH, and M. CUSMINSKI: Muscular hypotonia in infancy; diagnosis and differentiation. Rev. Canad. Biol. **21**, 599 (1962). — **4303.** ZELLWEGER, H.: Familial mongolism. Lancet **1962 II**, 660. — **4304.** ZELLWEGER, H.: Familial mongolism. Clin. pediat. (Bologna) **3**, 291 (1964). — **4305.** ZELLWEGER, H., and G. ABBO: Chromosomal mosaicism and mongolism. Lancet **1963 I**, 827. — **4306.** ZELLWEGER, H., K. BECK, and C. E. HAWTREY: Trisomy 18. Report of a case and discussion of the syndrome. Arch. intern. Med. **113**, 598 (1964). — **4307.** ZELLWEGER, H., A. DARK, and G. A. ABU-HAIDAR: Glycogen disease of skeletal muscle and review of the literature. Report of two cases. Pediatrics **15**, 715 (1955). — **4308.** ZELLWEGER, H., K. MIKAMO, and G. ABBO: An unusual translocation in a case of mongolism. J. Pediat. **62**, 225 (1963). — **4309.** ZELLWEGER, M. W., and W. E. BELL: Congenital muscular hypertrophy. J. Neurol. (Minneap.) **9**, 160 (1959). — **4310.** ZETTERSTRÖM, R., and R. G. ARNOLD: Impaired calcium-phosphate homeostasis in newborn infants of diabetic mothers. Acta paediat. (Uppsala) **47**, 107 (1958). — **4311.** ZETTERSTRÖM, R., and L. ERNSTER: Bilirubin, an uncoupler of oxidative phosphorylation in isolated mitochondria. Nature (Lond.) **178**, 1335 (1956). — **4312.** ZETTERSTRÖM, R., B. STRINDBERG, and R. G. ARNOLD: Hyperbilirubinemia and ABO hemolytic disease in newborn infants of diabetic mothers. Acta paediat. (Uppsala) **47**, 238 (1958). — **4313.** ZIAI, M., and R. J. HAGGERTY: Neonatal meningitis. New Engl. J. Med. **259**, 314 (1958). — **4314.** ZIEGLER, H.-K.: Die hyalinen Membranen im Rahmen der Lungenbefunde bei Frühgeborenen, Z. Kinderheilk. **79**, 433 (1957). — **4315.** ZIEGLER, L. H.: Lipodystrophies. Report of seven cases. Brain **51**, 147 (1928). — **4316.** ZIEL, H. A.: Circumvallate placenta, a cause of ante partum bleeding, premature delivery and perinatal mortality. Obstet. and Gynec. **22**, 798 (1963). — **4317.** ZIERLER, K. L., and R. ANDRES. Movement of potassium into skeletal muscle during spontaneous attack in family periodic paralysis. J. clin. Invest. **36**, 730 (1957). — **4318.** ZIMMER, K.: Über familiäres Auftreten von Hydrocephalus. Geburtsh. u. Frauenheilk. **12**, 447 (1952). — **4319.** ZIMMERMAN, H. M., and H. YANNET: Kernikterus. Amer. J. Diss. Child. **45**, 740 (1933). — **4320.** ZIMMERMANN, O.: Die Pyocyaneus-Meningitis beim Neugeborenen und jungen Säugling. Ann. paediat. (Basel) **172**, 198 (1949). — **4321.** ZINKHAM, W. H., and B. CHILDS: Effect of vitamin K and naphthalene metabolites on glutathione metabolism of erythrocytes from normal newborns and patients with naphthalene hemolytic anemia. Amer.

J. Dis. Child. **94**, 420 (1957). — **4322.** ZINKHAM, W., and B. CHILDS: Defect of glutathione metabolism in naphthalene-induced hemolytic anemia. Pediatrics **22**, 461 (1958). — **4323.** ZIPPERLING, W.: Über eine besondere Form motorischer Reizzustände bei Neugeborenen. Z. Kinderheilk. **5**, 31 (1913). — **4324.** ZITRIN, A., P. FERBER, and D. COHEN: Pre- and paranatal factors in mental disorders of children. J. nerv. ment. Dis. **139**, 357 (1964). — **4325.** ZNAMENACEK, K.: Resuscitation in newborn infants. Čs. Pediat. **19**, 790 (1964). — **4326.** ZNAMENACEK, K.: The significance of blood "excess lactate" in the newborn period. Acta paediat. (Uppsala) **53**, 301 (1964). — **4327.** ZUCHA, J.: The surgical treatment of inflammatory hydrocephalus. Čs. Neurol. **23**, 403 (1960). — **4328.** ZÜLCH, K. J.: Betrachtungen über die Entstehung der frühkindlichen Hirnschäden auf Grund der klinischen und morphologischen Befunde. Arch. Kinderheilk. **149**, 3 (1954). — **4329.** ZÜLCH, K. J.: Mangeldurchblutung an der Grenzzone zweier Gefäßgebiete als Ursache bisher ungeklärter Rückenmarksschädigung. Dtsch. Z. Nervenheilk. **172**, 81 (1954). — **4330.** ZÜLCH, K.: Brain tumors, their biology and pathology. New York 1959. — **4331.** ZUELZER, W. W., and L. APT: Acute hemolytic anemia due to naphthaline poisoning. J. Amer. med. Ass. **141**, 185 (1949). — **4332.** ZUELZER, W. W., and A. K. BROWN: Neonatal jaundice. Amer. J. Dis. Child. **101**, 87 (1961). — **4333.** ZUELZER, W. W., and R. T. MUDGETT: Kernicterus. Pediatrics **6**, 452 (1950). — **4334.** ZUELZER, W. W., L. E. REISMAN, and A. K. BROWN: Studies in hyperbilirubinemia. Amer. J. Dis. Child. **102**, 815 (1961). — **4335.** ZUELZER, W. W., and C. S. STULBERG: Herpes simplex virus as cause of fulminating visceral disease and hepatitis in infancy. Amer. J. Dis. Child. **83**, 421 (1952).

Nachtrag zum Literaturverzeichnis

4336. BECKWIRTH, J. B., CH.-J. WANG, G. N. DONNELL, and J. L. GWINN: Hyperplastic fetal visceromegaly with macroglossia, omphalocele, cytomegaly of the adrenal fetal cortex, postnatal somatic gigantism and other abnormalities: A newly recognised syndrome. Abstr. Pediat. Soc. p. 56 (1964).

4337. COMBS, J. T., J. A. GRUNT, and J. K. BRANDT: New syndrome of neonatal hypoglycemia. Association with visceromegaly, macroglossia, microcephaly and abnormal umbilicus. New Engl. J. Med. **275**, 236 (1966).

4338. DENNISTON, J. C., and C. C. MABRY: Kommentar in S. S. GELLIS: Year Book of Pediatrics, p. 60. Chicago: Year Book Med. Publ. 1967/68.

4339. FISCH, R. O., W. A. WALKER, and J. A. ANDERSON: Prenatal and postnatal developmental consequences of maternal phenylketonuria. Pediatrics **37**, 979 (1966).

4340. JOHNSON, L., and T. R. BOGGS: Comment on Kernikterus. Pediatrics **38**, 544 (1966).

4341. MABRY, C. C., and J. C. DENNISTON: Mental retardation in children of phenylketonuric mothers. New Engl. J. Med. **275**, 1331 (1966).

4342. WIEDEMANN, H.-R.: Complexe malformatif familial avec hernie ombilicale et macroglossie — un "syndrome nouveau"? J. Génét. hum. **13**, 223 (1964). — **4343.** WIEDEMANN, H.-R., J. SPRANGER, M. MOGHAREI, W. KÜBLER, M. TOLKSDORF, M. BONSTEMPS, J. DRESCHER u. H. GUNSCHERA: Über das Syndrom Exomphalos-Makroglossie-Gigantismus, über generalisierte Muskelhypertrophie, progressive Lipodystrophie und Miescher-Syndrom im Sinne diencephaler Syndrome. Z. Kinderheilk. **102**, 1 (1968).

Sachverzeichnis

Die *kursiv* gedruckten Seitenzahlen weisen auf die für das jeweilige Stichwort wichtigste Textstelle hin